军队疾病预防控制

JUNDUI JIBING YUFANG KONGZHI

主　审　任国荃　贺福初

主　编　黄留玉　滕光生

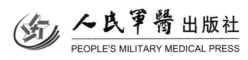

人民军醫出版社

PEOPLE'S MILITARY MEDICAL PRESS

北　京

图书在版编目(CIP)数据

军队疾病预防控制/黄留玉,滕光生主编.—北京:人民军医出版社,2013.10
ISBN 978-7-5091-7048-9

Ⅰ.①军… Ⅱ.①黄… ②滕… Ⅲ.①军事医学—预防(卫生) Ⅳ.①R82

中国版本图书馆 CIP 数据核字(2013)第 245928 号

策划编辑:杨德胜 余化刚 曾 星 文字编辑:杨善芝 郁 静 于明军 责任审读:余满松
出版发行:人民军医出版社 经销:新华书店
通信地址:北京市 100036 信箱 188 分箱 邮编:100036
质量反馈电话:(010)51927270;(010)51927283
邮购电话:(010)51927252
策划编辑电话:(010)51927300—8065
网址:www.pmmp.com.cn

印刷:北京天宇星印刷厂 装订:恒兴印装有限公司
开本:787mm×1092mm 1/16
印张:42.25·彩页 2 面 字数:1037 千字
版、印次:2013 年 10 月第 1 版第 1 次印刷
印数:0001—4000
定价:130.00 元

主编简介

★★★

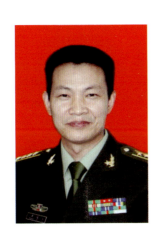

黄留玉

博士、研究员、博士生导师。解放军疾病预防控制所所长、全军卫生监督中心主任。中华预防医学会、中国卫生监督协会常务理事，全军防疫防护专业委员会副主任委员。

作为解放军疾病预防控制所的首任所长，以实现军队疾病预防控制"理论、管理、技术"创新为己任。提出了以国家实验室资质认定为抓手带动军队疾病预防控制机构规范化建设的理念。倡导研究型疾病预防控制，推行军队疾病预防控制任务科研项目化管理。不仅促进了本单位的规范化建设及创新能力的提高，也为军队疾病预防控制体系建设和发展发挥了较好的引领和示范作用。多次参与灾害救援和重大疫情处置，在灾害救援中，提出"科学防疫、生态防疫"，受到了国家及军队表彰。总结提出了科学实用的暴发疫情处置组织及技术流程，研制出了关键技术装备，带动了军队暴发疫情防控能力的提高；编写了首部军队突发公共卫生事件应急处置教材；领导建立了军队疾病监测预警体系；组建了全军卫生监督中心，完善了军队卫生监督体系。

先后承担多项国家和军队重点课题，获得军队科技进步二等奖4项，发表论文100多篇，SCI收录文章29篇；主编专著3部；获专利13项。疾病预防控制所被四总部表彰为国家级应急力量建设先进单位。个人分别获得中华预防医学会"预防医学突出贡献奖"和中国卫生监督协会"健康卫士杯先进个人"。

主编简介

★ ★ ★

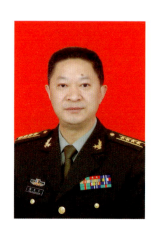

滕光生

医学博士，副教授。现任总后勤部卫生部卫生防疫局局长，兼任全军生物军控履约专业委员会主任委员、中国医药报刊协会副会长、《中国药房》杂志编委会副主任委员和《中国医院用药评价与分析》编委会副主任委员等学术职务。先后主持完成国家、军队重点课题6项，发表学术论文40余篇，主编专著3部，获得国家优秀教学成果二等奖1项、军队优秀教学成果一等奖2项。

内容提要

本书是由军队疾病预防控制领域专家共同编写完成的阐述疾病预防控制理论与实践的书籍,全书分为理论篇、技术篇、实践篇以及附录四部分共 24 章。主要介绍军队疾病预防控制的理论基础、学科体系和法规依据,疾病预防控制工作涉及的 6 大类主要技术手段,以及公共卫生监测、传染病预防控制、突发公共卫生事件应急处置、军兵种疾病预防控制等军队疾病预防控制的主要实践活动的内容与方法。附录中对国内外法规以及军队关于疾病预防控制工作的文件相关目录进行了介绍。全书内容全面,结构完整,要素齐全,具有较强的理论性和实用性。可作为预防医学专业的大学生、研究生,军队公共卫生硕士(MPH)学员的教材,也可为卫生管理者及其他相关人员提供学习参考。

编著者名单

★★★

主　审	任国荃	贺福初

副主审　方国恩　李瑞兴

主　编　黄留玉　滕光生

副主编　贾　红　曹　佳　范泉水

编　委（以姓氏笔画为序）

尹　红	王晓东	刘京梅	刘雪林	孙岩松	邢安辉	宋宏彬
李丙军	李申龙	李　悦	李瑞兴	杨元平	杨会锁	杨振洲
陈景元	张文福	武小梅	罗　芳	范顺良	赵　勇	唐博恒
夏本立	徐天昊	袁正泉	彭双清	韩　黎	廖远祥	

编　者（以姓氏笔画为序）

于　宁	于瑞敏	尹　红	牛文忠	王　力	王　征	王　勇
王　涛	王　强	王小磊	王长军	王以美	王冬玲	王立贵
王兴功	王宗贤	王育兵	王晓东	邓　兵	邓致荣	冯　立
史　云	史慧勤	石　华	石　静	石胜刚	龙　岩	邢安辉
任清明	刘　兵	刘京梅	刘婉瑜	刘雪林	孙如宝	孙走南
孙岩松	孙海龙	孙焕文	汤　芳	许志军	吴志豪	宋宏彬
宋振耀	张　惟	张　彦	张文福	张利军	张建霞	张景兰
朱　涛	李　立	李宇杰	李　悦	李浩平	李丙军	李东力
李申龙	李亚楠	杜昕颖	李江域	李国青	李森林	李承毅
李青华	李瑞兴	杨春梅	杜盼盼	杨　微	杨　辛	杨元平
杨会锁	杨国勇	陈晶良	杨振洲	汪青阳	岳丽君	邱少富
邹　文	陈　水	范顺升	陈泽中	周伟章	胡晓丰	武小梅
罗　芳	范泉水	赵东军	赵晋丰	姚荣旭	唐博恒	贺本立
赵　勇	赵　昕	柴光胜	桂国平	郝荣东	袁金鹏	夏正泉
徐天昊	徐振东	贾德华	郭玉新	郭宝黎	石玉初	常　涛
贾　红	贾瑞忠	曹　佳	曹玮民	韩	郭靳连群	傅建国
戚红卷	戚丽华	蒋　彤	谢怀江			廖远祥
彭双清	温　亮					
蔡勃燕	滕光生					

秘　书　蔡勃燕　曹玮民

序

★★★

  军队疾病预防控制是军队卫生工作的重要内容和有机组成,对维护官兵身心健康、提高部队战斗力,发挥着第一道"防火墙"的重要作用,具有不可或缺的特殊地位。随着科学技术的迅猛发展,预防-治疗-康复一体的现代医学模式逐步形成,生物-心理-社会新健康观日渐普及,使军队疾病预防控制从传统的卫生防疫向更加注重军人全维健康保障转变。贯彻落实党在新形势下的强军目标,适应世界新军事变革,更好地为部队官兵服务,有力保障战斗力生成提高,对军队疾病预防控制工作提出了更高的时代要求。

  为推动军队疾病预防控制事业的创新发展,在总后勤部卫生部的领导下,全军疾病预防控制中心组织全军从事疾病预防控制的专家学者,撰写了《军队疾病预防控制》。该书系我军首部系统完整介绍疾病预防控制理论与实践的专著,具有四个突出特点:一是创新性强。在全面回顾军队疾病预防控制发展历程,总结十年建设发展经验的基础上,首次提出了疾病预防控制的概念、特点、学科和技术体系,填补了我军在疾病预防控制专业领域的空白。二是内容全面。从理论、技术、实践三方面,对军队疾病预防控制进行了全面论述,既涵盖了军队疾病预防控制的通用内容,也涉及特殊地区和军兵种疾病预防控制的专门内容,能够为做好军队疾病预防控制工作提供科学的理论依据和技术指导。三是权威性高。该书由全军疾病预防控制领域的资深和权威人士编写,对政策法规、前沿理论、支撑技术、工作实践都有深入的研究和丰富的经验,代表了当前军队疾病预防控制的最新研究成果和实践经验的深刻总结。四是实用性好。该书的实践篇大都由从事相关工作的一线专业人员撰写,内容实用、深入浅出,可查可读,有利于军队疾病预防控制及相关领域的研究者、管理者和工作者学习参考。

  该书的出版,凝聚了军队疾病预防控制领域专家学者的智慧与心血,集成了疾病预防控制理论研究与实践探索的成果与经验,对于指导和推动军队疾病预防控制事业又好又快发展,具有重要的现实指导意义。希望全军卫生工作者,特别是从事疾病预防控制战线的同志们,认真学习借鉴,切实履职尽责,为开创军队疾病预防控制工作新局面,努力建设保障打赢现代化战争的后勤、服务部队现代化建设的后勤和向信息化转型的后勤,有效履行我军使命任务,做出更大的贡献!

总后勤部副部长 秦银河

前　言

★★★

　　为了提高军队疾病预防控制水平，由总后卫生部、全军及军区疾病预防控制中心、军兵种防疫队、军医大学的相关领导和专家，总结军队疾病预防控制科学研究及工作实践而撰写成本书。本书是首部全面反映军队疾病预防控制理论与实践的书籍，希望能为军队疾病预防控制工作者，军医大学预防医学专业的大学生、研究生，军队公共卫生硕士（MPH）学员以及其他相关人员提供学习参考。

　　本书分三篇24章。第一篇包括第1—6章，系理论部分，介绍军队疾病预防控制的概述、理论基础、政策法规、学科体系，军队传染病及突发公共卫生事件应急管理；第二篇包括第7—12章，系技术部分，介绍卫生流行病学侦察、现场调查、风险评估、现场干预、实验室检测、信息管理等疾病预防控制的相关技术；第三篇包括第13—24章，系实践部分，介绍军队公共卫生监测、传染病预防控制、突发公共卫生事件应急处置、战争与非战争军事行动卫生防病保障、军队卫生监督、军事作业有害因素卫生防护、训练伤及健康管理与慢性非传染病防控、健康教育与健康促进、心理卫生服务、军队爱国卫生工作及军兵种疾病等预防控制的主要工作任务。为了方便查询，最后将国内外重要疾病预防控制相关法规、军队相关政策法规（目录）作为附录。

　　由于可供借鉴的资料较少，加上编者水平有限，对其许多不足、甚至错误之处，恳请读者批评指正。

黄留玉　滕光生

目 录

★★★

★ 理 论 篇 ★

★ 技 术 篇 ★

★ 实 践 篇 ★

理论篇

第1章

军队疾病预防控制概述

军队疾病预防控制工作伴随我军建立与发展壮大的脚步,走过了几十年的光辉历程,为保障人民群众和广大官兵健康,夺取战争胜利,建立新中国,发展社会主义伟大事业和推进我军现代化建设做出了巨大贡献产生了十分深远的影响。尤其在长期与疾病作斗争的实践中,逐步形成了具有我军特色的疾病预防控制理论、技术与实践体系,为军队扎实有效地开展疾病防控工作奠定了坚实基础。

第一节 军队疾病预防控制的概念

1992 年全球最著名的疾病预防控制机构——美国疾病控制中心(Centers for Disease Control) 在其名称中增加"预防"(prevention) 后,疾病预防控制(disease prevention and control) 一词开始进入人们的视野。2002 年中国预防医学科学院及各级防疫站陆续更名为疾病预防控制中心,疾病预防控制的概念开始在国人生活中出现。2003 年 SARS(传染性非典型肺炎)暴发使"疾病预防控制"一词几乎家喻户晓。疾病、预防和控制三个名词在辞海中都能找到相关的解释,但三者组合起来却难寻注解,或仅仅为从事这方面工作的机构名称。在国家大力加强公共卫生能力建设的政策支持下,国家、军队的疾病预防控制体系建设不断得到完善和加强,疾病预防控制的科研和实践都取得了很大成绩,而何谓"疾病预防控制",在学术界目前尚无一个基本的定位和明确的概念。

一、疾病预防控制是卫生革命的产物

医疗卫生事业发展经历了三次不同目标和任务演变的卫生革命。第一次卫生革命以防治传染病、寄生虫病和地方病为主要目标,采取抗生素、免疫接种、消毒、杀虫,灭鼠等公共卫生措施,使传染病发病率和死亡率大幅度下降。第二次卫生革命以控制慢性非传染性疾病为主要目标,通过发展早期诊断技术、提高治疗效果、加强疾病和健康危险因素监测、改变不良的行为生活方式、合理营养和体育锻炼等措施,努力降低慢性非传染性疾病的患病率和死亡率。1998年 5 月第 51 届世界卫生大会审议通过了世界卫生组织(WHO)提出的"21 世纪人人享有卫生保健"的全球卫生战略,拉开了第三次卫生革命的序幕,以提高生命质量,促进全人类健康长寿和实现人人健康为奋斗目标,医学目的也从对抗疾病和死亡逐渐转变为对抗早死、维护和促进健康、提高生命质量。强调进一步树立健康新观念和大卫生观念、加强健康教育和健康促进、坚持可持续发展策略、保护环境、发展自我保健、家庭保健及社区保健等综合性措施。疾病预防控制工作正在努力适应这一发展趋势。

二、疾病预防控制具有公共卫生的基本属性

疾病预防控制是公共卫生的重要组成部分。1920 年美国公共卫生领袖人物 Winslow 认为，公共卫生是通过有组织的社区努力来预防疾病、延长寿命、促进健康和效益的科学和艺术。

1988 年美国医学研究所在其具有里程碑意义的研究报告——《公共卫生的未来》中，把公共卫生归纳为"通过保障人人健康的环境来满足社会的利益"，还确定了公共卫生的三个核心功能：评价（assessment）、政策制定（policy development）和保障（assurance）。

2003 年 7 月 28 日，国务院副总理兼国家卫生部部长吴仪在全国卫生工作会议上明确指出："公共卫生就是组织社会共同努力，改善环境卫生条件，预防控制传染病和其他疾病流行，培养良好卫生习惯和文明生活方式，提供医疗服务，达到预防疾病、促进人民身体健康的目的。"

我国流行病学专家曾光指出："公共卫生是以保障和促进公众健康为宗旨的公共事业。通过国家和社会共同努力，预防和控制疾病和伤残，改善与健康相关的社会和自然环境，提供基本医疗卫生服务，培养公众健康素养，创建人人享有健康的社会。"

三、疾病预防控制是卫生防疫的发展

20 世纪 90 年代中期，根据我国社会疾病谱和公共卫生服务需求变化以及世界卫生组织对作为公共卫生问题的非传染性慢性疾病的重视和关注，我国也把传统的公共卫生单纯应对传染性疾病的概念，扩展到慢性非传染性疾病领域（包括伤害和精神卫生领域）。以"疾病预防控制"替代传统的"卫生防疫"，并从卫生行政和专业机构设置上予以体现。从工作上，卫生防疫是卫生防疫站的主要工作职责，是指预防、控制疾病传播采取的一系列措施，防止传染病的传播流行。从学术上，卫生防疫是研究外界环境因素对人体健康的影响，疾病在人群中发生、发展和分布的规律；并研究保护健康，预防疾病的措施与对策。

综上所述，疾病预防控制既要适应社会-心理-生物医学模式的要求，又要坚持公共卫生的特点和属性，还要兼顾卫生防疫不同发展阶段的需要。我们可以对疾病预防控制下这样的定义：疾病预防控制是公共卫生的重要部分，是卫生防疫的发展。它是以预防医学、临床医学、社会医学和管理学为指导，以疾病、伤害、健康为对象，研究其群体发生和发展规律，制定、实施、评估干预措施的科学和实践。疾病预防控制的目的是保护和促进公众健康。

军队疾病预防控制是军队卫生事业的重要部分，是军队卫生防疫的发展，它以军事预防医学、军事医学、卫生勤务学、临床医学等为指导，以军人疾病、伤害、健康为对象，以传染病为重点，研究其群体发生和发展规律，制定、实施、评估干预措施的科学和实践。军队疾病预防控制的目的是保护和促进军人健康。

（黄留玉）

第二节　军队疾病预防控制发展史

我军的疾病预防控制有着光荣的历史和优良的传统，在军队发展的不同历史时期，为保障军队的战斗力、保障军队的建设与战争的胜利，发挥了重要的作用。大体上讲，军队疾病预防控制工作随着军队的建设发展经历了以下重要的阶段。

一、土地革命战争时期　（1927—1937 年）

当时生活艰苦,疾病频繁,对红军威胁最大的主要疾病是疟疾、痢疾、下腿溃疡和疥疮四种病。中央苏区提倡"预防为主",开始制定一些基本卫生制度,1932 年 1 月 13 日中央苏区《红色中华》报发表"大家起来做防疫的卫生运动"的文章,内务部颁布《苏维埃区域暂行防疫条例》;1933 年 3 月颁发《卫生运动纲要》;发布了第一个防病规定《暂定传染病预防条例》,发布了第一个关于开展卫生运动的文件,成立了第一个防病组织,即中央防疫委员会。在实践中,逐步形成预防为主的卫生工作原则,为以后的疾病预防工作奠定了基础。

二、抗日战争时期　（1937—1945 年）

坚持"积极预防"的指导思想,先后制定了《暂行卫生法规》和《保健条例》,成立了保健委员会,有效地预防了当时威胁部队健康最严重的疟疾、痢疾、疥疮、回归热和斑疹伤寒等疫病的流行。1938 年,晋察冀军区第一次卫生扩大会议决议规定:"新战士入伍应由医生实行入伍体格检查",这是我军首次提出新兵入伍体检。八路军注重卫生教育和卫生监督,组织开展了驻地疾病调查,大多数部队开展了疫苗接种。通过实践,疾病防治工作开始向主动预防方向发展。

三、解放战争时期　（1945—1949 年）

为适应我军大部队运动作战,卫生防疫体系和制度逐步建立和健全。防疫处、专业防疫队或防治队等防疫保健组织陆续成立,制定了卫生防疫侦察、传染病隔离、行军卫生、阵地卫生、饮食卫生等制度,开始生产一些生物制品和预防药物,部分部队开始实行免疫接种。主要预防的传染病有:鼠疫、黑热病、回归热、斑疹伤寒、霍乱、痢疾、疟疾和血吸虫病等。实践中,疾病预防的组织、制度和技术有新的发展。

四、新中国成立以后　（1949—2002 年）

1950 年中央人民政府卫生部和军委卫生部联合召开第一届全国卫生会议,确定了新中国卫生工作的三项原则是:面向工农兵,预防为主,团结中西医。这是"预防为主"方针的正式确立和权威表述。1952 年,成立了以周恩来为主任的中央爱国卫生运动委员会,最初目的是反细菌战。根据实践经验,提出了卫生工作的第四项原则:卫生工作与群众运动相结合。因此,开展了前所未有的群众卫生运动,解放初期对部队健康威胁最大的疾病,如天花、鼠疫、霍乱等烈性传染病和黑热病、疟疾、乙型脑炎、血吸虫病等自然疫源性疾病得到有效防治。

1960—1962 年,制订了第一个全军除害灭病规划,以除四害,讲卫生,消灭疾病为重点,全军部队卫生面貌因之大为改观。

1963 年 10 月,毛泽东、朱德、刘少奇、周恩来等党和国家、军队领导人接见了全军除害灭病运动总结会议代表。

1978 年,中共中央决定恢复开展爱国卫生运动,重新成立了以李先念为主任的中央爱国卫生运动委员会。全军爱卫会随之恢复成立。

1979—1985 年出台第二个全军除害灭病规划,以"两管五改"为重点,管好水、粪,改造水源、厨房、厕所、畜圈、环境,从根本上改善了基层卫生条件,至 20 世纪 80 年代中期,基本控制了传染病对部队的危害。

1986－1990 年第三个全军除害灭病规划颁行,其中以提高"两个质量"(生活、环境卫生质量)为重点。

1989 年三总部下发了《关于加强军队爱国卫生工作的决定》,提出了军队爱国卫生工作 28 字方针,即"党委领导,分级负责,部门协同,群众动手,科学治理,法制监督,常抓不懈"。开始实施卫生检验、检测,促进了部队生活质量和环境质量的提高。

1991－1995 年提出了第四个全军除害灭病规划,以提高"两个质量"和自我保健能力为重点。健康教育得到重组和加强。

1996－2000 年在历年规划的基础上,提出第五个全军除害灭病规划,除提高"两个质量"外,又强调提高"两个能力",即部队生活质量、环境质量和官兵自我保健、自我防护能力,四个方面要同步提高。

五、"非典"以后 (2003 年一)

"非典(传染性非典型性肺炎)"疫情过后,国家进一步加强了公共卫生体系建设,先后投入了大量资金用于国家和地方各级疾病预防控制机构建设。

2004 年底,国务院、中央军委作出重大决策,将军队疾病预防控制机构纳入国家公共卫生体系建设。将全军疾病预防控制中心的职能赋予军事医学科学院,在总后防疫队的基础上组建解放军疾病预防控制所;将军区防疫队与军区医学研究所合并,成立军区疾病预防控制中心;形成了以全军疾病预防控制中心为龙头、战区疾病预防控制中心为骨干、部队疾病预防控制机构为基础的三级军队疾病预防控制体系。各级军队疾病预防控制机构在卫生行政部门的具体指导下,注重内部管理,规范工作程序,实现了机构与机关、机构与部队的有机衔接和高效运行。同时,军队纳入国家公共卫生体系,在国家和地方政府的支援下,军队疾病预防控制机构建设取得了长足进步,军队疾病预防控制工作取得了辉煌成就。

(黄留玉　滕光生)

第三节　军队疾病预防控制的任务和特点

军队疾病预防控制是军队卫生工作的重要组成部分,其基本任务和内容概括起来讲是:研究和采取科学有效措施,预防控制疾病和有害健康的因素,改善环境和军事作业卫生条件、提高生活质量、维护促进军队人员健康,提高部队健康水平和战斗力。

一、军队疾病预防控制的任务

(一)军队传染病预防控制

部队人群是一个特殊的群体,具有集体生活、人员流行动大、作业环境恶劣、任务特殊(如守土戍边、抢险救灾、行军作战等)等特点,易致传染病发生和传播,甚至发生规模不等的暴发和流行,对军队战斗力的影响往往较其他疾病更为严重。因此,传染病的预防控制一直是军队疾病预防控制工作的重点。

(二)军队非传染性疾病预防控制

地方疾病预防控制中,常用慢性非传染性疾病预防控制表述。慢性非传染性疾病不是特指某种疾病,而是对一类起病隐匿、病程长且病情迁延难愈、缺乏确切的传染性生物病因证据,病因复杂,且有些尚未完全被确认的疾病的概括性总称。主要指以心脑血管疾病(高血压病、冠心病、脑卒中等)、糖尿病、恶性肿瘤、慢性阻塞性肺部疾病(慢性气管炎、肺气肿等)、精神异常和精神病等为代表的一组疾病,具有病程长、病因复杂、健康损害和社会危害严重等特点。军队由于人群的特点,在非传染性疾病预防控制方面,突出的是军事作业伤害预防控制、心理与精神疾病预防控制。

(三)军队卫生监督监测

卫生监督是卫生行政部门依据公共卫生法律、法规的授权,对公民、法人和其他组织遵守公共法律制度的情况进行督促检查,对违反公共卫生法律制度的行为追究法律责任的一种卫生行政活动。

军队卫生监督是军队卫生行政部门授权军队卫生监督机构依据《军队卫生监督规定》对军队食品卫生、饮水卫生、放射卫生和公共场所卫生等所采取监督监测和控制措施。监测是监督工作的技术支持。

(四)军队健康教育与健康促进

军队健康教育与健康促进是动员全军多部门的力量,营造有益于健康的环境,传播健康相关信息,提高军人的健康意识和自我保健能力,倡导有益健康的行为和生活方式,促进军人健康素养提高的活动。

(五)战争与非战争军事行动卫生防病保障

战争与非战争军事行动卫生防病保障是军队疾病预防控制的重要内容,主要包括卫生流行病学侦察,战场(行动场所)卫生监督监测、卫生条件改善、卫生宣传教育,传染病的预防控制,以及核、化、生武器防护等。

(六)军队突发公共卫生事件应急处置

突发公共卫生事件,是指突然发生,造成或者可能造成军队人员或地方公众健康严重损害的重大传染病疫情、群体不明原因疾病、重大食物中毒和职业中毒以及其他严重影响公众健康的事件。突发公共卫生事件的监测、分析、评估、调查、处理、以及技术咨询等都是军队疾病预防控制的重要内容。

二、军队疾病预防控制的特点

(一)技术与管理相结合

军队疾病预防控制是一种专业技术研究工作。从事这项事业的主体是专业技术人员。疾病、伤害在军队的发生、发展规律研究,健康促进和健康管理研究,干预措施的制定和评估研究等都需要相应的专业技术研究工作来支撑。军队疾病预防控制工作又不同于一般的专业技术研究,必须和行政管理工作相结合。因为军队疾病预防控制的对象是群体,工作的重点在军营(现场),许多工作内容,如公共卫生监测、干预措施的实施和评估等都离不开行政管理工作,因此有人把疾病预防控制称为技术管理工作。技术与管理相结合是军队疾病预防控制的最显著特征。

(二)专家与官兵相结合

军队疾病预防控制是专业性工作,规律、方法、措施等方面需要专家进行研究探讨,专业技术人员、尤其是知名专家在引领和推动疾病预防控制事业发展中起着关键作用。但疾病预防控制也是群众性工作,改善环境卫生、养成良好生活习惯等疾病预防的重要措施都需要广大官兵的自觉参与。我国的爱国卫生运动,就是被国际广泛赞誉的公共卫生创举。专家与官兵相结合是军队疾病预防控制取得成效的关键。

(三)现场与实验室、临床相结合

现场一般是指人群生活、生产、工作、试验的场所,以及发生事件的场所及发生时的状态。对于疾病预防控制来说,凡是存在卫生问题并危及人群健康的场所,都是疾病预防控制工作者的现场。重视现场工作是疾病预防控制工作的显著特点。一旦出现公共卫生问题,必须亲赴现场及时开展工作是对疾病预防控制工作者的基本要求。但随着实验技术的发展,实验室在疾病预防控制中的作用也越来越大,尤其是原因确证、干预措施的评价都离不开实验室。临床工作在疾病预防控制中的作用也相当重要,如传染病病原诊断必须是现场、实验室和临床的密切配合,慢性病的防控更是如此。现场与实验室、临床相结合是军队疾病预防控制最具特色的工作模式。

(四)常态与应急态管理相结合

突发公共卫生事件的应急处置是军队疾病预防控制的重要内容,各级军队疾病预防控制机构都把应急处置力量建设作为重点工作来抓。由于突发公共事件发生的突然性和不确定性,现场处置任务的时效性等,都要求应急力量要常备不懈,要做好应急管理或危机管理。从另一方面看,虽然近年来突发公共卫生事件相对发生的频率有所上升,但绝对数还是比较小,常态管理仍是军队疾病预防控制管理的经常性工作。重视常态与应急态两种管理模式的结合和转换是军队疾病预防控制组织管理的特殊准则。

(黄留玉　滕光生)

第四节　军队疾病预防控制策略

一、军队疾病预防控制策略形成依据

军队疾病预防控制工作是军队卫生工作的重要组成部分,是保障官兵健康、维护和提高战斗力的根本性工作。军队疾病控制策略是根据军队卫生工作相关法规和任务而提出的,紧紧围绕着军队卫生工作的整体要求和疾病预防控制工作内容任务而展开,形成系统策略。军队疾病预防控制策略又是国家疾病预防控制策略的组成部分,这些策略在卫生工作方针中均有体现。如1997年《中共中央国务院关于卫生改革与发展的决定》提出的新时期中国卫生工作方针,"以农村为重点,预防为主,中西医并重,依靠科学技术和教育,动员全社会参与,为人民健康服务,为社会主义现代化服务",其中,"以农村为重点,预防为主,中西医并重"是卫生工作方针的战略重点。"依靠科学技术和教育,动员全社会参与"就是卫生工作方针的基本策略。而"为人民健康服务,为社会主义现代化服务"则是卫生工作的根本宗旨。军队卫生工作方针的"面向部队、预防为主、中西医结合,依靠科技进步,动员全军参与,为巩固和提高部队战斗力服务"。其中"依靠科技进步,动员全军参与"就是军队卫生工作的总策略。它是制定军队卫生工作一系列策略的总依据。军队卫生工作是国家卫生工作的组成部分,军队卫生工作内容、管理措施、发展方向等都必须围绕卫生工作的总体要求,其策略是国家总体卫生策略的组成部分。军队卫生工作的总体策略派生出军队疾病预防控制策略,是大系统中的小系统,是集合中的要素,所以军队疾病预防控制策略既要符合军队卫生工作的总要求、总目标,又要符合国家疾病预防控制的总要求、总目标。因此制定军队疾病预防控制策略既要依据国家卫生工作方针中疾病预防控制的总策略,又要符合军队卫生工作方针的总策略的要求。

疾病预防控制是与现代公共卫生体系相配套运行的,疾病预防控制机构是疾病预防控制工作的专业主力机构,但不是全部工作机构,现代公共卫生体系包括在辖区范围内提供基本公共卫生服务的所有公、私和志愿机构、组织或团体。公共卫生体系中还包括医院、社区卫生服务中心等医疗服务提供者,负责提供个体的预防和治疗等卫生服务。公安、消防等公共安全部门,负责预防和处理威胁大众健康的公共安全事件;环境保护、劳动保护、食品质量监督等机构,保障健康的生存环境;文化、教育、体育等机构,为社区创造促进健康的精神环境;交通运输部门,方便卫生服务的提供和获取;民政、慈善组织等,向弱势人群提供生存救助保障以及发展的机会。这些保障公民健康的提供者都是疾病预防控制策略所考虑的。军队疾病预防控制策略的制定要在大卫生观的指导下全面谋划,既要注意军队疾病预防控制机构、医疗卫生服务单位等专业保障部门,也要包括涉及官兵健康和部队战斗力的部门及官兵个体需求。

二、军队疾病预防控制策略内容

军队疾病预防控制策略是军队卫生工作策略体系的子系统,军队疾病预防控制策略内容包括以下几点。

(一)坚持改革创新,强化大卫生观

军队疾病预防控制工作要面对新形势、新任务、新要求,必须强化大卫生观念,树立新的健康安全观;适应现代公共卫生要求,用科学发展观去研究谋划,实现疾病预防控制事业的创新发展。

(二)紧贴军队职能任务,适应部队全面建设发展的需要

军队疾病预防控制工作要紧贴军队职能任务实际,结合军事斗争和非战争军事行动要求,结合部队现代化建设实际,对官兵健康进行全方位、连续性的健康维护。

(三)重点抓好军队疾病预防控制体系建设,全面提高综合卫勤保障能力

军队疾病预防控制体系,包括全军各级疾病预防控制机构和各级医疗卫生单位的疾病预防控制职能。以军队一、二、三级疾病预防控制机构为重点,从组织、人员、装备、技术、支撑等方面,全面提高决策咨询、监测预警、专业保障、执法监督、技术指导、快速反应等能力。

(四)坚持依法制管理,提高科学管理水平

根据军队卫生工作法制建设规划,建立健全军队疾病预防控制法规体系,坚持依法管理,不断提高依法管理、科学管理水平。

(五)建立军队疾病预防控制信息网络

军队卫生工作信息网络已基本建成,并在军队各级医疗卫生机构成功运行。要进一步全面规划全军卫生信息网络建设,加强顶层设计,有效利用公共卫生信息资源,实现各类医学信息衔接和相互使用并与国家疾病预防控制中心网的衔接。

(六)全方位的健康教育和健康促进

军队疾病预防控制工作牵涉到军队每一个成员的健康,需要全体官兵共同参与,没有全方位、有效的健康教育和健康促进,就没有全维健康的实现。对各级领导,不同类型人员分别实施针对性强的健康教育和健康促进,注重效果评价和不良健康行为的改善。

（七）增加投入，提高经费使用效益

提高各级领导对健康投入的战略意识，开展军队疾病预防控制经费使用效益研究，增加三级预防科学研究投入，讲究实效，加强管理，提高经费使用效益。

（邢安辉　郭玉新　陈景元）

第五节　军队疾病预防控制机构与职能

一、军队疾病预防控制机构

军队现行的疾病预防控制机构是 2003 年后伴随着全军和军区疾病预防控制中心的成立而形成的。由三级机构组成。

一级：中国人民解放军疾病预防控制中心（军事医学科学院）。下设 11 个研究所（分别是卫生勤务与医学情报研究所、放射与辐射医学研究所、基础医学研究所、卫生学环境医学研究所、微生物流行病研究所、毒物药物研究所、卫生装备研究所、生物工程研究所、野战输血研究所、疾病预防控制所、军事兽医研究所）、1 个附属医院（即解放军 307 医院）、军事医学图书馆和 7 个保障单位，中心机关设办公室和科技部、政治部、院务部、研究生部等。

二级：包括各大军区、军兵种以及新疆军区、西藏军区疾病预防控制中心（或称防疫队、防疫防护队）等。一般下设疾病监控、卫生监督、媒介生物控制、医学防护、健康教育、信息等业务科室（或称所），中心的机关一般为办公室，负责中心行政、政工、业务等机关事务，根据各军区疾病预防控制中心自身特点和实际情况，编设中心实验室、特殊环境医学防护等科室。

三级：包括总装备部和军兵种的基地、军区空军、海军舰队航空兵、集团军、省军区（含相当等级单位）的卫生防疫队（所）和卫生防疫防护（检验）所，以及机关、院校门诊部和师、旅级部队（含相当等级单位）医院的卫生防疫科（所）等。在科室设置上一般根据工作职能和单位特点设置，编设科、办、室等，主要担负防疫防护队属保障任务，其工作范围延伸到部队最基层，形成了军队疾病预防控制的完整工作网络架构。

军队三级疾病预防控制机构在人员编制、装备设备、建设标准、工作职责、技术水平等方面有着较为显著的差别和明确的区分，构成疾病预防控制业务上的指导关系。

二、军队疾病预防控制机构的基本职能

军队三级疾病预防控制机构的职能虽然不完全相同，但一般都可概括为三个方面的内容：一是编制赋予的基本任务，包括负责本系统范围内疾病预防控制技术培训和科学研究，承担重大传染病等突发公共卫生事件的应急处置，负责传染病防控和饮水、食品和公共场所卫生监督，指导部队开展消杀灭综合防治和健康教育等；二是战备建设任务，如国家级防疫救援队、全军"三防"医学救援队、军区（或军兵种）野战防疫队、重大动物疫病应急处置队等抽组建设任务；三是本系统范围内地方重大突发公共卫生事件支援保障。

总体来看，军队疾病预防控制机构职责可以概括为以下 12 个方面。

1. 根据上级卫生主管部门指示要求，协助拟制本系统疾病预防控制规划、计划，制订本机构业务工作预案、方案和管理制度。

2. 组织传染病监测、检疫、预防接种、疫情调查和处置工作，负责部队驻地和活动地域的

卫生流行病学侦察,承担军事行动卫生防疫防护保障。

3. 组织饮用水、食品、环境卫生监测、医院感染、放射监测和训练伤防治,组织指导开展军事作业和特勤卫生防护。

4. 开展消毒、杀虫和灭鼠工作,组织指导开展病媒生物综合防治。

5. 组织开展健康教育和心理卫生服务等健康促进活动,进行部队健康教育与心理卫生需求调查,军队慢性非传染病防控。

6. 组织军用动物疫病和人兽共患病防治,负责兽医卫生勤务保障与技术指导。

7. 负责物理、化学、生物等致病因子标本的采集、检测、鉴定。

8. 负责本系统卫生战备和应急工作,承担卫生防疫防护战役支援保障和突发公共卫生事件应急处置任务。

9. 负责管理和维护本系统疾病预防控制信息系统,开展疾病预防控制信息收集、核实、汇总、分析、报告和工作质量检查评价。

10. 组织专业训练、技术培训、业务交流,开展对下级疾病预防控制机构人员技术培训与业务指导。

11. 开展应用研究,引进和推广先进技术、装备。

12. 上级赋予的其他职责。

(范泉水 殷旭东 牛文忠)

第2章

军队疾病预防控制的理论基础

医学模式的转变、新的健康观、阿拉木图宣言、全球卫生策略、初级卫生保健、三级预防等重要理论思想的提出，把卫生工作的内容从疾病控制扩大到健康维护，把卫生工作的重点从单一疾病预防控制转移到国家卫生系统的综合构建，把卫生工作的作用从个体健康提升到维护国家社会稳定，把卫生工作的结果从保护生产力上升到社会共进目标。这些都构成了军队疾病预防控制的重要理论指导。

第一节　医学模式

一、医学模式的概念

医学模式（medical model），是指人们从宏观的认识论角度，对医学整体的一个基本认识和把握，也即医学观。医学模式是在医学实践的基础上产生的，是人类从与疾病抗争和认识自身生命过程的无数实践中得出的对医学的总体的规律性认识。这种高度概括、抽象的思想观念和思维方法既表现了医学的总体结构特征，又是指导医学实践的基本观点。它包括医学的本质、疾病和健康的定义、疾病与健康发展规律、医学的研究方法、医学认识的社会功能等等。

在人类历史上，人们对医学模式的认识是在不断深化和发展的，是与当时社会经济、政治、文化和科技发展水平密切相关的。历史上的神灵医学模式、自然哲学医学模式、机械论医学模式、生物医学模式等，是当时特定的社会环境和科技水平条件下自然形成的，其模式特征是后人概括总结出来的。生物-心理-社会医学模式则与之不同，是人们根据人类社会发展提出的健康新需求自觉提出来的，它提倡医学应该从生物学、心理学和社会学多维度综合地开展研究，来阐明疾病与健康的关系。

这种观念、认识及方法上的区别，主要起因于不同医学模式的影响，实质上也就是不同健康观的反映。因此可以讲，医学模式既体现了医学观，也体现了方法论。医学理论是通过总结医学实践而产生的，而医学实践又是在特定的医学模式指导下产生的医学行为来完成的。因此，医学观不仅影响医学思维和行为，也关系到医学行为所产生的结果。所以，医学模式对于保护人类健康和疾病防治及其效果，无疑起着非常重要的思想引领和方法论作用。

1977年，美国纽约州罗彻斯特大学精神病和内科教授恩格尔（Engel，GL）指出："生物医学模式逐渐演变为生物-心理-社会医学模式是医学发展的必然。"这一观点在1981年第一次全国医学辩证法讨论会上被介绍到中国，开始为我国医药卫生界所关注，并迅速得到推广和广泛接受。

总之,随着医学科学的进步、医学社会化的进程和人类对健康需求的提高和变化,医学模式经历了多次转变。当代医学理论和实践已经历了从单一的从生物学角度去观察和处理医学问题的生物医学模式,向由多元的从生物、心理和社会学角度去综合观察和处理医学问题的现代医学模式转变。认清医学模式转变有利于解决个体医学与群体医学的关系,生物医学与社会医学的关系,临床医学与预防医学的关系,微观医学与宏观医学的关系,防治疾病与增进健康的关系,医学进步与社会发展的关系,并且引领着医学向更高层次迈进。

二、现代医学模式:生物-心理-社会医学模式

随着社会的发展,生产力水平的提高,人们活动范围的扩大和对人的社会本质认识的深化,生物医学模式缺陷的日益暴露。要求在保留它的积极因素的前提下,克服其片面性,建立更适于医学发展本质的模式的呼声日益增高。

1974年布鲁姆(Blum)提出了环境健康医学模式。他认为环境因素,特别是社会环境因素,对人们健康、精神和体质发育有重要影响,提出了包括环境、遗传、行为与生活方式及医疗卫生服务4个因素的环境健康医学模式。环境因素包括社会和自然的环境因素,是影响健康的最重要因素。

在布鲁姆环境模式的基础上,为了更加广泛地说明疾病发生的原因,拉隆达(Lalonde)和德威尔(Dever)对环境健康医学模式加以修正和补充后,提出了卫生服务和政策分析相结合的综合健康医学模式,系统地论述了疾病流行和社会学相关的医学模式,用来指导卫生事业发展,作为制定卫生政策的依据。

在经历一系列的探讨与实践之后,1977年美国纽约州罗彻斯特大学精神病学与内科学教授恩格尔正式提出:"为了理解疾病的决定因素及达到合理的治疗和预防,医学模式必须考虑到病人、环境以及社会。"他认为应当用生物-心理-社会医学模式取代生物医学模式。

生物-心理-社会医学模式的基本内容,就是不再把人仅仅看成是一个生物体,而是包括疾病、病人和环境,认为经济、政治、文化、社会心理、生活习惯和行为方式等心理和社会因素对健康都有影响,最终是通过个体生理及心理变化,发挥作用的。这一观点其实与1946年世界卫生组织成立时宪章所规定的健康定义不谋而合:"健康不仅是没有疾病和衰弱,而是保持躯体、精神和社会诸方面的完美状态。"人不能任意支配这些因素,但在这些既定因素面前有一定的选择能力和活动幅度,可在一定程度上改变其作用力度。例如,经济条件严格地限制着人的活动范围和方式,限制着人的生活方式和营养状况,限制着人的求医行为和保健方式。但如何利用这些条件,改善保健状况仍有一定的自由。社会因素只有在与个体相互作用过程中才能发挥作用。重视社会因素的作用,不需要以牺牲生物因素为代价。对心理和社会因素的深入研究,也不会妨碍对生物因素的了解。把生物因素与心理、社会因素结合起来,有助于更准确、更深刻、更精细地把握生物因素的作用。把生物因素纳入它本来与之相互依存的系统中,就会更准确地把握其占有的客观位置。

恩格尔医学新模式提出后,迅速得到全球响应。医学模式的转变,是在认识和实践领域中的深刻转变,导致人们对健康问题的思维方式、管理方式、工作方式和实践操作方式的一系列转变,对现代医学的发展产生了巨大的影响,而且这一影响还将持续下去。

近年来,更有学者根据生态环境的破坏和环境污染对健康的影响越来越大,提出了"生物-心理-社会-环境"医学模式,旨在更加重视环境因素对健康的影响作用,指出任何疾病的发生

都是环境与基因的交互作用。人与环境和谐发展,建立环境友好社会,从环境和生态系统中去寻找和消除致病因素,才能实现健康效益的最大化。我国政府"健康中国2020"战略计划课题组在其报告中,也指出了现代医学模式(生物-心理-社会医学模式)的缺陷,即忽视环境的外因和根本条件作用,也不符合中医天人合一、天人感应的养生健康理念,并且忽视了工程技术进步对医学的巨大推动作用,因此,是不符合复杂科学、系统科学发展的趋势。从而提出了"生物-心理-社会-环境-工程医学模式",其目的是树立大健康、大卫生、大医学观,实现健康观念前移,经费投入和服务层次前移,把目前以人为中心的下游健康观前移到以生态为出发点的上游健康观,从治已病前移到治未病和养生保健、延年益寿上来。

(黄留玉　曹　佳)

第二节　健 康 观

健康观是建立在一定医学模式基础上的,随着医学模式的更新而改变的,研究健康与疾病的联系,是对健康和疾病的本质性认识。自从生物-心理-社会医学模式建立后,对现代社会及人们的健康观产生了重大影响。

一、健康

世界卫生组织提出:"健康是指一种身体、心理和社会的完美状态,而不仅仅是没有疾病或不虚弱。"根据这个积极健康观,健康可被理解为生物学、心理学和社会学三维组合的和谐状态。从生物角度看人的健康,主要是检查器官功能和各项指标是否正常;从心理、精神角度观察人的健康,主要是看有无自我控制能力、能否正确对待外界影响、是否处于内心平衡的状态;从社会学角度衡量人的健康,主要涉及个体的社会适应性、良好的工作和生活习惯、人际关系和应付各种突发事件的能力。只有三者都和谐完美,才能称得上是一个健康状态。

二、亚健康

亚健康状态是近年来国际医学界提出的新概念,是指人的机体虽然无明显的疾病,但呈现出活力降低、适应力不同程度减退的一种生理状态,是由机体各系统的生理功能和代谢过程低下所导致的,是介于健康与疾病之间的一种生理功能降低的状态,亦称"第三状态"或"灰色状态"。认定亚健康状态的范畴相当广泛,躯体上、心理上的不适应感觉,在相当长时期难以确诊是哪种病症,均可包括在其中。从预防医学、临床医学,尤其是精神及心理医学的临床实际工作中发现,处于这种状态的人群数量是相当大的。衰老、疲劳综合征、神经衰弱、更年期综合征,均属于"亚健康"范畴。

"亚健康"状态产生的主要原因是人体脏器功能下降,患者仅感到身体或精神上的不适,如疲乏无力、精神不安、头痛、胸闷、失眠、饮食欠佳等,但各种仪器和化验检查都没有阳性发现。"亚健康"状态极有可能发展成为疾病。医学界虽然提示人们"亚健康"状态的存在,但是对其深入的研究是一个跨世纪的医学课题和难题。

三、亚临床疾病

亚临床疾病是健康观的另一概念,又称"无症状疾病"。认为疾病是改变了条件的生命现象过程。疾病过程中不仅有机体受损害、发生紊乱的病理表现，而且还有防御、适应、代偿生理性反应，这类病理性反应和生理性反应在疾病过程中不可避免地结合在一起，是很难人为进行分割的进程和结局。"亚临床疾病"与"亚健康状态"的区别在于前者没有临床症状、体征，但存在生理性代偿或病理性改变的临床检测依据。如"无症状性缺血性心脏病"可以无临床症状，但有心电图改变等诊断依据。

（曹　佳　黄留玉）

第三节　健康影响因素

按照现代医学模式指导思想，影响人类健康的因素不单是疾病本身，而是放在一个宏观的尺度以及一个系统内来理解。世界卫生组织 1991 年调查显示，60％死亡是由于行为生活方式、17％为环境因素、15％为生物因素、8％为卫生服务。可见，影响健康的因素很多，尤其是与社会紧密相关的行为生活方式确已成为影响健康的重要因素。

一、环境因素

人群的健康和疾病总是与环境因素密切相关。有害因素可以引起疾病从而影响健康。水、空气、食物等被污染，生产环境中的职业性危害，噪声及不安全的公路设计等均构成对人们健康的威胁。虽然人们对外界环境进行了改造，但人类活动导致新的危险因素不断产生。现代工农业中，成千上万种的化学合成物质的危险因素成为对健康的严重威胁。对于军人来讲，特殊军事作业环境也是影响军人健康的重要因素。

社会环境包括经济收入、居住条件、营养状况及文化程度等均对健康有着重要的作用。贫困者所面临的健康危险要超过富裕者；文化程度低的人所受危险因素的侵害要超过文化程度高的人。社会带来的工作紧张及生活压力、人际关系中的矛盾等，均能危害健康。

二、行为因素

吸烟、酗酒、滥用药物、缺乏体育锻炼、不合理饮食习惯等不良生活方式以及不良性行为等，均对健康带来直接和间接的影响。在美国人群前 10 位死亡原因中，有 7 种死亡原因与生活方式和行为危险因素有直接关联。改变生活方式和行为，如不吸烟、少饮酒、参加体育活动、注意合理营养、保持乐观情绪等，可明显降低心血管病发病率和死亡率。

三、生物因素

生物因素包括引起传染性疾病和感染性疾病的病原微生物和导致遗传性疾病和伤残与障碍的遗传和非遗传的内在缺陷等。WHO 最近发表报告警告说：艾滋病、埃博拉出血热、结核病、腺鼠疫和黄热病等新出现的或卷土重来的传染病对人类健康的威胁正在上升。由生殖细胞或遗传物质突变所引起的疾病称遗传病。由非遗传的出生时伴有缺陷称先天性疾病，如母亲感染风疹病毒造成的胎儿患先天性心脏病。目前已知遗传性、先天性疾病有 4 000 种以上。我国新生儿出生缺陷率为 1.307％，即每年约有 26 万缺陷儿出生，其中 70％～80％由遗传因素所致。遗传因素在影响人类健康时，常与环境因素、行为因素共同作用、相互制约。如：精神分裂症的发病，遗传因素占 2/3，环境因素占 1/3。许多遗传病并未表现出临床症状，而成为异常基因库。对人类健康产生更大影响。

四、医疗卫生服务因素

医疗卫生服务的目的是防治疾病、增进健康、降低发病率与死亡率、延长寿命,服务的好坏直接影响人群的健康水平。医疗卫生机构布局是否合理,群众就医是否及时、方便,医疗技术水平的高低以及卫生服务质量的高低,包括院内感染和药物滥用的控制,都会影响人群的健康和疾病的转归。因此,充分发挥医疗卫生系统在保护人群健康上的作用,是不可忽视的。因此,在疾病谱和死亡谱发生变化后,许多非传染性疾病和慢性病以及某些退行性疾病逐渐增加,主要有心脑血管疾病、恶性肿瘤等。要防治这些疾病不像防治传染病那么单一,而是要防治导致疾病发生的多种因素。这种多因单果、多因多果的疾病形式,因果关系更加复杂。要消灭这类疾病,获得健康就不能单纯依赖治疗,而要更多或主要地依靠社会预防,降低和排除各种健康危险因素,以达到个体的身心平衡,并与环境协调一致,这样才能获得健康。

(曹 佳 黄留玉)

第四节 全球卫生策略

全球卫生策略是指在世界范围内各国普遍适用的保证人民卫生与健康的综合方式、方法。1977 年第 30 届世界卫生大会决定:"各国政府和世界卫生组织的主要卫生目标是:到 2000 年使世界所有的人民在社会和经济方面达到生活得有成效的健康水平",提出了"2000 年人人健康"的战略目标。据此,我国政府提出的口号为"2000 年人人享有卫生保健"。

一、人人享有卫生保健具体含义

1. 人们在工作和生活场所都能保持健康。

2. 人们将运用更有效的办法去预防疾病,减轻不可避免的疾病和伤残带来的痛苦,并且通过更好的途径进入成年、老年,健康地度过一生。

3. 在全体社会成员中公平地分配一切卫生资源。

4. 所有个人和家庭,通过自身充分地参与,将享受到初级卫生保健。

5. 人们将懂得疾病不是不可避免的,人类有力量摆脱可以避免的疾病。

自 WHO 提出"2000 年人人享有卫生保健"全球卫生战略目标以来,全球卫生状况和卫生服务得到了明显改善。然而,随着社会的发展和人类生存环境的改变,世界卫生面临着许多新的挑战:绝对和相对贫困的广泛存在;慢性非传染性疾病、伤害和暴力的发生率仍在上升;人口老龄化、城市化以及环境污染对人类的生存和可持续发展构成了巨大的威胁;新的传染病不断出现和传统传染病以新的形式出现等。为了应对这些挑战,在 1998 年第 51 届世界卫生大会上,WHO 通过了《21 世纪人人享有卫生保健宣言》,确立了 21 世纪前 20 年的全球重点和具体目标。强调"人人享有卫生保健"不是单一的、有限的目标,它是促进人民健康状况不断改善的过程。每个公民都有平等权利、义务和责任获得最大可能的健康;人类健康水平的提高和幸福是社会经济发展的最终目标。

二、人人享有卫生保健的社会准则

1. **承认享有最大可能的健康水平是一项基本人权** 健康是充分享有一切其他权利的前提,要确保全体人民能利用可持续发展的卫生系统,使之充分发挥其最高健康潜能。

2. **公平** 是21世纪人人享有卫生保健的基础。公平要求消除个人之间、群体之间不公平和不合理的差别,实施强调团结地面向公平的政策和战略。

3. **伦理观** 是人人享有卫生保健政策和实践的基础。继续和加强将伦理应用于卫生政策、研究和提供服务,并指导人人享有卫生保健计划的制订和实施。

4. **性别观** 对于卫生决策来讲,必须承认妇女与男子的同等需求。为了体现人人享有卫生保健的要求,应该将性别观纳入卫生政策和策略。

三、人人享有卫生保健的目标

(一)全球总目标

1. 使全体人民延长期望寿命和提高生活质量。

2. 在国家之间和国家内部促进卫生公平。

3. 使全体人民得到可持续发展的卫生系统提供的服务。

(二)21世纪初的20年人人享有卫生保健的具体目标

1. **增进卫生服务公平性** 到2005年将在国家内和国家间使用健康公平指数检测和促进卫生公平,首先将儿童生长发育测定用于评价卫生公平性。

2. **生存指标** 到2020年实现孕产妇死亡率100/10万以下,5岁以下儿童死亡率45‰以下,所有国家的出生期望寿命达到70岁以上。

3. **主要流行病的全球流行趋势** 到2020年,全球结核、艾滋病、疟疾、烟草所致相关疾病和由暴力或意外损伤等引起的疾病发病率和残疾上升趋势得到控制。

4. **根除和消灭某些疾病** 到2010年,恰加斯病(美洲锥虫病)的传播将被阻断,麻风将被消灭;到2020年,麻疹、淋巴丝虫病、沙眼将被消灭,维生素A和碘缺乏症实现消除。

5. **水、食品、环境卫生和住房得到改善** 到2020年,所有国家将通过部门间行动,在提供安全饮用水、适宜卫生的环境、数量充足和质量良好的食物和住房方面取得重大进展。

6. **健康促进措施** 到2020年所有国家将通过管理、经济、教育、组织和以社区为基础的综合规划,推行并积极管理和监测能巩固促进健康的生活方式和减少有损健康的行为生活方式的策略。

7. **国家政策** 到2005年,所有成员国已经制定、实施和监测与人人享有卫生保健政策相一致的各项具体规范和运行机制。

8. **卫生保健服务** 到2010年,全体人民将能终身获得由基本公共卫生设施提供的综合、基本和优质的卫生保健服务。

9. **信息监测** 到2010年,将建立起适宜的全球和国家卫生信息监测和警报系统。

10. **支持卫生研究** 到2010年,卫生政策和体制运行机制的研究将在全球、区域和国家各级予以实施。

(三)人人享有卫生保健的实施策略

1. 将与贫困做斗争作为工作重点。

2. 全方位促进健康。

3. 动员各部门合作。

（杜盼盼　桂国平　谢怀江）

第五节　初级卫生保健

1978 年，WHO 和联合国儿童基金会在哈萨克斯坦的阿拉木图召开了国际初级卫生保健会议(简称阿拉木图会议)。会议发表的《阿拉木图宣言》中明确指出：推行初级卫生保健(primary health care,PHC)是实现"2000 年人人享有卫生保健"的战略目标的关键和基本途径。所以，"2000 年人人享有卫生保健"与"初级卫生保健"两者之间有内在关系，前者是全球卫生战略目标，后者是实现此战略目标的基本途径和基本策略。

初级卫生保健是一种基本的卫生保健，是依靠切实可行、学术上可靠又为社会所接受的方法和技术，通过社区的个人、家庭积极参与，能够普及的、费用也是社区或国家根据自己的实力在每一发展阶段有能力负担得起的卫生保健。

总之，初级卫生保健是面向全社会的，对任何人都是平等的，它体现了社会的公正。面向基层、面向全社会、为每个家庭和个人服务，它使人民健康水平得到提高，从而促进社会经济的发展，而初级卫生保健本身的发展也要依靠社会经济的发展。

一、初级卫生保健的基本原则

1. 合理布局　人们接受卫生服务的机会必须是均等的，不能忽视乡村和某一地区的人口或城郊居民。

2. 社区参与　社会主动参与有关本地区卫生保健的决策至关重要。

3. 预防为主　按三级预防原则，卫生保健的主要工作应是预防疾病和促进健康，而不仅是治疗疾病。

4. 适宜技术　卫生系统中使用的方法和技术，应是能被接受和适用的。

5. 综合利用　卫生服务仅仅是所有保健工作的一部分。它与营养、教育、饮水供应和住房等，同属于人类生活中最基本的和最低的需要，这些内容既要靠国家全面规划，也要靠每个人的努力。

二、初级卫生保健的四项基本任务

1. 促进健康　通过健康教育和各种政策、法规等社会环境支持，促使人们养成并保持良好的行为方式，注重自我保健意识和能力的提高。通过合理营养、饮用安全卫生水以及改善卫生设施等促进健康，增强体质，保持良好的身体和心理状态。

2. 预防保健　研究影响健康的因素和疾病发生、发展规律，在未发病或发病前期采取有针对性的预防保健措施，预防各种疾病的发生、发展和流行，如开展特定传染病的预防接种、疾病筛查、慢性病管理等。

3. 合理诊疗　在发病初期即能采取适宜有效的措施，防止疾病恶化或向慢性化发展，力求做到早发现、早诊断、早治疗，促进疾病早日痊愈。

4. 康复防残　对丧失正常生理功能或功能缺陷者，通过医学、教育、职业和社会等综合措施,加强生理、心理和社会的康复治疗,最大限度地恢复其功能,防止残疾和并发症。

三、初级卫生保健的八项要素

1. 针对主要卫生问题及其预防控制方法的健康教育。
2. 促进食物的供应和必要的营养。
3. 供应充足的安全饮用水和基本卫生设施。
4. 开展妇幼保健工作,包括计划生育。
5. 主要传染病的预防接种。
6. 预防和控制地方病。
7. 常见病和外伤的妥善处理。
8. 提供基本药物。

1981年第34届世界卫生大会上,又增加一项内容:"采用一切可能的办法,通过影响生活方式和控制自然和社会心理环境来预防和控制慢性非传染性疾病和促进精神卫生。"

四、初级卫生保健的主要内容

初级卫生保健致力于解决居民的主要卫生保健问题,它通过医务人员和居民的直接接触,将医疗和预防相结合,达到保护和增进健康的最高效益。初级卫生保健是在卫生系统中第一级接触点上开展的,其内容因不同国家或地区和居民团体而有所不同,但至少应包括下列内容。

1. 健康教育　即针对当前存在的主要卫生问题及其预防、控制方法开展宣传教育。

2. 合理营养与安全食品　膳食中的食物组成是否合理,亦即提供营养成分的数量与质量是否适宜,特别是其比例是否合适,对于保证人体正常生理功能、生长发育、维护健康、提高人体免疫力及工作能力是至关重要的。

3. 安全卫生的饮用水和清洁的生活环境　安全卫生水是指水源水质的感官性状、理化性质及大肠埃希菌等指标均达到国家卫生标准,煮沸后可以饮用的水。清洁的生活环境主要是做好粪便与垃圾管理,避免、减少粪便与垃圾对农村环境的污染。因此,饮用水的安全卫生和生活环境的清洁主要是做好水、粪、垃圾管理。

4. 妇幼卫生与计划生育　孕产妇死亡率、婴儿死亡率和5岁以下儿童死亡率是卫生工作的指标,已被公认为评价社会经济发展和文明进步的指标,是综合国力的反映。1990年9月在联合国总部召开的世界上规模最大的一次国家和政府首脑会议的主题是儿童问题,"儿童优先""母亲安全"已成为各国领导共同关注的重要议题。建立和健全、发展妇幼保健服务体系,尤其是县、乡、村三级医疗保健网,是做好妇幼卫生与计划生育工作的保证。

5. 传染病预防与计划免疫　新中国成立以来,由于贯彻"预防为主"方针,已经控制和消灭了天花、人间鼠疫、回归热、斑疹伤寒等疾病,随着计划免疫的开展,麻疹、脊髓灰质炎、白喉、百日咳、流行性脑脊髓膜炎(流脑)的发病率明显下降。但由于我国人口多,幅员辽阔,有些传染病还在人群中广泛流行。传染病是可以控制和预防的。

6. 地方病　是指具有严格的地方性区域特点的一类疾病,主要发生于广大农村、山区、牧区等偏僻地带,病区呈灶状分布,可分为化学元素性地方病和自然疫源性地方病。

7. 常见病防治　随着生活水平和医疗水平的提高,我国人口逐步老龄化,疾病结构和死亡病因谱也发生了明显变化,慢性呼吸系统疾病、心脑血管系统疾病和肿瘤等非传染性疾病已成为威胁人民健康和生命的主要问题。

8. 合理用药　药物既可防治疾病,也可对人体产生副作用。因此,合理用药十分重要。

(杨国平　王冬玲　赵　昕)

第六节　三级预防

根据对健康和疾病本质的认识,现代医学提出了"三级预防"。"三级预防"就是以人群为对象,以健康为目标,以消除影响健康的危险因素为主要内容,以促进健康、保护健康、恢复健康为目的的公共卫生策略与措施。

一、第一级预防

第一级预防(primary prevention)亦称为病因预防,是在疾病尚未发生时针对致病因素(或危险因素)采取措施,也是预防疾病和消灭疾病的根本措施。WHO提出的人类健康四大基石"合理膳食、适量运动、戒烟限酒、心理平衡"是一级预防的基本原则。它包括健康促进和健康保护两个方面。健康促进是创造促进健康的环境,使人群避免或减少对病因的暴露,改变机体的易感性,使健康人免于发病。健康保护是对易感人群实行特殊的保护措施,以避免疾病的发生。把整个人群的普遍预防和对高危人群的重点预防结合起来,既降低整个人群暴露的平均水平,又消除高危个体的特殊暴露,两者互补可以大大提高效率。

二、第二级预防

第二级预防(secondary prevention)亦称"三早"预防,"三早"即早发现、早诊断、早治疗,是防止或减缓疾病发展而采取的措施。

由于慢性病的发生大都是致病因素长期作用的结果,因此,做到早发现、早诊断、早治疗是可行的。可采用普查、筛检、定期健康检查来实现。对于传染病,"三早"预防就是加强管理,严格疫情报告。除了及时发现传染病人外,还要密切注意病原携带者。

三、第三级预防

第三级预防(tertiary prevention)亦称临床预防,可以防止伤残和促进功能恢复,提高生存质量,延长寿命,降低病死率。主要是对症治疗和康复治疗措施。

第三级预防的目的是积极康复及防止残疾向残障转变。对智残则是尽力使其不发展成重度或极重度智残。康复训练,是防残工作中不可缺少的,对于各类残疾人都是非常必需的,需要多方通力协作,需要社会保障,应由医生、护士、特教教师、康复工作者及家庭的参与。

中国疾病预防控制中心流行病学首席专家曾光研究员在2002年出版的《现代流行病学》一书中提出了"零级预防"的概念。就是防止或减少致病因子的发生。比传统意义上的一级预防更提前,可以看作预防工作的关口前移,从源头抓起,而政府在"零级预防"中发挥主导作用。通过制定政策等措施,阻止疾病源头进入国家、进入社会,采取措施防止公共卫生突发事件的因子出现,实现零级预防。

(黄留玉)

第3章

军队疾病预防控制法规和卫生标准

　　我国是法治国家,依法治国是我国现阶段的基本特征,法律涉及社会的方方面面,法治在政治、经济、文化等方面发挥着越来越重要的作用。在疾病预防控制工作中,法规也起到举足轻重的作用,疾病预防控制的发展与进步与我国法治的发展密切相关,法规在疾病防治中与专业技术同等重要,有时甚至更加重要。卫生法规和卫生标准是疾病预防控制的法制保障,依法防治是疾病预防控制的基本策略和重要手段,在军队疾病预防控制中发挥着十分重要的作用。目前研究卫生法律在人类疾病防治中的应用及其理论的学科称之为卫生法学,它是卫生学、医学与法学相交叉的学科,正处于高速发展之中。卫生法学的发展为疾病预防控制提供了新的思路和解决问题的方法。军队疾病预防控制工作者应当了解与医药卫生有关的,特别是与公共卫生有关的法律思想、法律制度及法律规范,明确自己在工作中的权利与义务,依法开展疾病防治和卫生监督执法,适当地合理地履行岗位职责,按照正当程序,简便高效地为部队官兵服务,确保部队官兵健康。

第一节　卫生法规概述

一、卫生法规的概念

　　卫生法规是由国家制定或认可的,用以调整有关卫生法律关系的法律规范的总称。法律关系是在法律调整社会关系过程中形成的人们之间的权利和义务关系。卫生法律关系是法律调整形成的人们之间的有关卫生或健康的权利和义务关系。卫生法是法律规范的一类,有广义和狭义之分。狭义的卫生法是指全国人大及其常委会制定的有关卫生的法律,目前我国共有 10 部卫生法律。广义的卫生法则指有权机关制定的法律、法规、规章及其他规范性文件的总称,一般所说卫生法是指广义上的卫生法规,现存卫生法规中法规和规章占绝大多数。卫生法的根本目的是通过规范卫生秩序,保护公民健康。卫生法大部分是调整性法律关系,法律主体之间能够依法行使权利,履行义务,也有少部分为保护性法律关系,旨在恢复被破坏的权利义务法律关系。

二、卫生法规的特点

　　卫生法具有法的基本特征,即国家意志性、规范性和适用普遍性,此外,还具有下列特征:卫生法是行政法律规范、民事法律规范和刑事法律规范相结合的综合性法律规范,分别调整卫生行政关系、卫生民事关系和卫生刑事关系,而不仅仅是调整卫生行政关系;具有较强的科学性和专业性,与科技进步和医学发展有密切联系,通常需要专业机构和专业人员实施;法律规范与技术规范紧密结合,相互交叉,技术规范通常配合法律规范的实施;以保护公民健康为宗旨,维护公民的生命权和健康权;在权利和义务方面,突出强调国家、政府和社会的卫生义务;在法的适用上强调法律监督,执法机关和执法人员需要具有相应的资格。

军队卫生法规除了具有卫生法的一般特征外,还具有以下特点:军队卫生法规一般以军队条例、规则等形式发布;军队卫生法规是军事法律规范,具有更强的强制性,军队全体人员均应当按照规定执行;军队卫生法规体现出保障和服务的法律精神,是为保障军人健康服务的;同时,也体现出集体或群体的观念,以全体人员的健康和军事任务的完成为其主要目标。

三、卫生法规的作用

法的作用泛指法对社会产生的影响。法的作用可以分为规范作用和社会作用。法是一种社会规范,因此,对人类社会具有一定的规范作用,同时法也具有规制和调整社会关系的作用,所以,也具有社会作用。法的规范作用分为五个方面:一是指引作用,是指法律对个体的行为具有指导与引领作用,包括确定的指引和有选择的指引两种:确定的指引,是通过规定法律义务,要求人们做出或抑制一定行为;不确定的指引,是通过授予法律权利,给人们创造一种选择的机会。二是评价作用,法作为一种标准,对他人的行为进行判断、衡量和评判。三是预测作用,凭借法律的存在,可以事先估计当事人相互之间可能会产生的行为。四是强制作用,其对象是违法者的行为,通过制裁来强制人们遵守法律。五是教育作用,这是对一般人的行为产生的影响,包括示警作用与示范作用两方面。法的社会作用涉及三个领域和两个方向,三个领域即社会经济生活、政治生活和思想文化生活领域;两个方向分别是阶级统治的政治职能和执行社会公共事务的社会职能。法的规范作用是手段,社会作用是目的。

卫生法规作为法律规范的一类,规范卫生法律行为,对人们的卫生与健康行为具有指引作用、评价作用、预测作用、强制作用和教育作用。卫生法规在军队疾病防治工作中的社会作用体现在以下几个方面:一是确认和维护官兵的卫生、健康权利和义务,这体现在部队官兵有维护健康、防止疾病发生的权利,也有义务配合各级卫生勤务机关和机构进行相应的控制义务;二是维护卫生秩序,部队卫生工作涉及多个方面多个领域,需要严谨的秩序,卫生法规的很多规范体现出秩序价值和作用;三是为各级卫生勤务机关、卫生监督机构及其工作人员的管理和执法活动和行为提供法律依据,卫生管理行为和执法行为均与人们的健康有关,特别是疾病防治工作往往与群体有关,牵涉人多面广,因此,其行为应当有严格的法律根据,不得恣意妄为;四是进行法律监督,对管理与执法者滥用权力或不尽职责的行为实行制约,卫生法规一般均规定有相应的法律责任,就是对违法行为进行的相应的处罚。概括来说,军队卫生法规的社会作用体现在军事作用与保障作用上,是为军事任务的完成服务的,是为官兵的健康,特别是整个部队群体的健康提供保障的。

四、军队卫生法规的渊源

法的渊源是指法的存在形式,或者法的具体的外部表现形态。法的渊源的正式意义,主要指以规范性法文件形式表现出来的成文法,如立法机关或立法主体制定的宪法、法律、法规、规章和条约等。非正式意义上的法的渊源,主要指具有法的意义的观念和其他有关准则,如公平、正义、效率等观念,政策、道德和习惯等准则,还有权威性法学著作等。军队疾病预防控制的一个重要原则就是依"法"防治,这里所说的"法"可以分为两大部分:一是指通过国家(军队)权力机关、以及被授权的国家(军队)其他机关,依照立法程序制定或认可的卫生法律、法令、条例、细则、规章等规范性文件。二是指派生性的规范即技术规范文件,主要指卫生标准。

1. 卫生法律　由全国人民代表大会及其常委会制定、国家主席发布,具有在全国范围内全体遵循的法律效力。如《中华人民共和国传染病防治法》《中华人民共和国职业病防治法》《中华人民共和国药品管理法》等。相关法律《中华人民共和国食品安全法》《中华人民共和国环境污染防治法》等。

2. 卫生法规　分为行政卫生法规、军事卫生法规和军事行政卫生法规三种。国务院制定发布行政卫生法规,如《公共场所卫生管理条例》;中央军委制定发布军事卫生法规,如《中国人民解放军卫生条例》《中国人民解放军传染病防治条例》;国务院和中央军委联合制定发布军事卫生法规。

3. 卫生规章　分为行政卫生规章、军事卫生规章和军事行政卫生规章三种。行政卫生规章由国务院卫生行政部门发布,具有在全国一定范围内共同遵循的法律效力,其中部分规定军队要参照执行;军事卫生规章由解放军总部制定发布,主要调整军队某一方面的卫生关系和行为准则,具有在全军范围内共同遵循的法律效力,如《军队卫生监督规定》等。军事卫生规章由解放军的总部和国务院的部委联合制定发布,主要调整需要军队和地方共同履行的军事卫生关系和行为活动的具体规定。

从卫生法的空间效力来看,全国人大及其常委会通过或颁发的卫生法律,除有特殊规定之外,适用于我国全部领域,包括领土、领海、领空,以及延伸意义上的部分;中央军委制定或批准颁发的军事卫生法规,适用于全军;国务院和中央军委联合制定发布的军事卫生法规,或由国务院部委、解放军各总部联合发布的军事行政卫生规章,适用于国防卫生建设领域所涉及的地方和军队;解放军各总部以及各军兵种,各军区批准发布的军事卫生规章,适用于它所管辖的区域。

4. 卫生标准　卫生标准是技术规范文件,有国家卫生标准、地方卫生标准、军队卫生标准等。卫生标准作为技术规范涉及公共卫生与人体健康,一经国家(军队)行政机关或其职能部门加以确定并予以颁布,就成为卫生法规的一个组成部分,便具有法律效力,特别是强制性标准,如《生活饮用水国家卫生标准,GB5749-2006》和食品安全标准,相关单位和个人必须严格执行。

5. 其他渊源　包括国际习惯、条约和协定、国家和党的政策、军队条令和规定等。一些重要传染病等重大公共卫生问题,需要世界各国进行密切合作,因此,签订了多边或者双边国际条约或者协定,或者共同遵守一些国际惯例,这些也是疾病防治的法律渊源,如重大传染病疫情发生后的通报制度。我国民法通则第6条规定:"民事活动必须遵守法律,法律没有规定的,应当遵守国家政策。"这一规定也同样适用于疾病预防与控制工作。军队条令和各种规范性文件,因时因地、有针对性地及时总结经验,规定了大量卫生防病方面的政策与措施,工作中也应当遵守或参照执行。

五、军队卫生法规的体系

法律体系是一个很广泛的较大的概念,是指一个国家的全部现行法律规范,按照一定的标准和原则,划分为不同的法律部门或形成的有机联系的整体,反映了一个国家法律的现实状况,反映了法律的统一性和系统性。我国现行的法律体系主要由七个法律部门和三个不同层次的法律规范构成。七个法律部门分别是宪法及相关法,民法商法,行政法,经济法,社会法,刑法,诉讼与非诉讼程序法。三个不同层次的法律规范是:法律,行政法规,地方法规、自治条例和单行条例。由此可见,卫生法律或法规不属于其中的法律部门之一,卫生法律分别散在分布于不同的法律部门之中,但三个层次的法律规范均有相应的卫生法规。目前,我国尚没有一部基本卫生法,一些领域还没有相应的法规,现实存在的卫生法规与我国医疗卫生事业的发展、社会发展或科技进步还不相适应。卫生法规的体系尚没有统一的公认的划分标准和原则,根据实际工作的需要和卫生法的现状,疾病预防控制工作领域的卫生法规体系可以分为以下五个方面:一是疾病预防控制机构建设和人才管理法规;二是疾病防治法规;三是卫生监督与防护法规;四是应急管理与处置法规;五是卫生战备建设法规。其中前四项法规与地方是一致的,但往往具有军队特色,或者制定一些不同于地方的规定,如军队卫生监督法规,监督与被监督的权利和义务与地方有较大区别。卫生战备建设法规为军队所特有,以保障疾病预防控制工作与部队执行军事战备任务紧密结合起来,这是由军队的性质和任务所决定的。卫生法规体系、框架的划分是相对的,主要是为了便于立法、执法或守法,实际上,某一类型的法规可能出现在不同的法规之中,也有可能在一部法规中体现多方面的法律规范,如《军队卫生防疫工作规则》就分别具有上述五种技术规范。

(柴光军　刘雪林)

第二节　疾病防治法规

疾病防治是疾病预防控制工作的基本内容,也是我国卫生法规的主要内容。现存疾病防治卫生法规内容以传染病防治为主,也包括食物中毒事故、放射与核事故、职业病防治、重大动物疫病防治等内容。传染病防治中对血吸虫病、艾滋病、肺结核等制定了专门的法规。这种状况与我国数十年来的疾病预防控制实践是一致的,与军队以传染病防治为主的特点也是一致的。目前,非传染性的慢性病的防治法规尚处于起步阶段,只有一些层次较低的探索性的规范性文件,如国家卫生部疾病预防控制局 2010 年 3 月制定的《全国慢性病预防控制工作规范》(征求意见稿)。应当加强对有重大影响的主要传染病防治的立法与执法工作,同时加快慢性病防治的法制建设。

一、传染病防治法和军队传染病防治条例

(一)传染病防治法

现行《传染病防治法》于 1989 年 2 月 21 日第七届全国人民代表大会常务委员会第六次会议通过,2004 年 8 月 28 日第十届全国人民代表大会常务委员会第十一次会议修订,是我国传染病防治的基本法律依据,国家卫生部于 2005 年 8 月发布了传染病防治法实施办法。传染病防治工作是我国公共卫生事业的主要组成部分,传染病防治法是疾病防治工作最重要的法律,在防治工作实践中发挥了较大作用。传染病防治法分为总则、传染病预防、疫情报告、通报和公布、疫情控制、医疗救治、监督管理、保障措施、法律责任和附则等共 9 章 80 条。重要法律规定有以下内容。

1. 预防为主的方针　传染病防治法第 2 条规定,国家对传染病防治实行预防为主的方

针,防治结合、分类管理、依靠科学、依靠群众。预防为主的方针是传染病防治的指导思想,实践证明是科学有效的。为了使预防为主的方针落到实处,强化了政府在传染病防治工作中的领导地位,第5条规定,"各级人民政府领导传染病防治工作"。同时还规定,"国务院卫生行政部门主管全国传染病防治及其监督管理工作。县级以上地方人民政府卫生行政部门负责本行政区域内的传染病防治及其监督管理工作。县级以上人民政府其他部门在各自的职责范围内负责传染病防治工作"。传染病防治工作必须坚持在政府的领导之下进行,必须责任明确,分工合理。

2. 分类管理规定　防治法规定管理的传染病分甲类、乙类、丙类三类,共39种。甲类传染病是指:鼠疫、霍乱。乙类传染病是指:传染性非典型肺炎、艾滋病、病毒性肝炎、脊髓灰质炎、人感染高致病性禽流感、麻疹、流行性出血热、狂犬病、流行性乙型脑炎、登革热、炭疽、细菌性和阿米巴性痢疾、肺结核、伤寒和副伤寒、流行性脑脊髓膜炎、百日咳、白喉、新生儿破伤风、猩红热、布氏菌病、淋病、梅毒、钩端螺旋体病、血吸虫病、疟疾。自2009年5月1日起,卫生部将甲型H1N1流感纳入乙类传染病。

丙类传染病是指:流行性感冒、流行性腮腺炎、风疹、急性出血性结膜炎、麻风病、流行性和地方性斑疹伤寒、黑热病、包虫病、丝虫病,除霍乱、细菌性和阿米巴性痢疾、伤寒和副伤寒以外的感染性腹泻病。2008年5月卫生部将手-足口病列入丙类传染病进行管理。

3. 监测与预警制度　第17条和19条规定,国家建立传染病监测制度,国家建立传染病预警制度。这两项制度吸收了传染病防治研究与实践的最新成果,对及时发现疫情、及早决策有较大作用。规定各级疾病预防控制机构对传染病的发生、流行以及影响其发生、流行的因素,对国外发生、国内尚未发生的传染病或者国内新发生的传染病等进行监测,并规定各级疾病预防控制机构开展对传染病疫情和突发公共卫生事件的流行病学调查、现场处理及其效果评价等9项职责,强化医疗机构在传染病疫情监测、防止医院内感染等方面的责任,根据传染病发生、流行趋势的预测,及时发出传染病预警,根据情况予以公布。

4. 及时控制制度　及时控制正在发生的疫情是传染病防治的最关键环节之一,防治法完善和强化了传染病暴发、流行时的控制措施,针对不同传染病的特点,并根据各级各类专业机构、各级政府及其有关主管部门的职责分工,分别规定严格控制疫情扩散的各种措施。各种控制措施如隔离治疗措施,消毒和无害化处置,限制或者停止集市、影剧院演出或者其他人群聚集的活动,疫区封锁,临时征用等措施的应用、决定和解除权限等,具有较强的可操作性。

5. 疫情报告、通报和公布制度　规定医疗机构、疾病预防控制机构、卫生主管部门以及其他有关主管部门和机构进行传染病疫情报告的内容、程序和时限;增加了政府各部门、各有关机构之间的疫情通报制度。国家建立传染病疫情信息公布制度,对疫情公布的主体、渠道、形式和原则作了规定,规定国务院卫生行政部门定期公布全国传染病疫情信息,省、自治区、直辖市人民政府卫生行政部门定期公布本行政区域的传染病疫情信息。公布传染病疫情信息应当及时、准确。

6. 医疗救治工作　第5章专门规定了传染病的医疗救治工作,规定了医疗机构的接诊、预检、分诊、救治、转诊、保存病历资料等制度,防止在传染病救治过程中发生医院内交叉感染。

7. 传染病防治的监督与保障制度　规定对医疗卫生机构、消毒产品及其生产单位、饮用水供水单位、涉及饮用水卫生安全的产品、传染病菌种、毒种和传染病检测样本的采集、保藏、携带、运输、使用、公共场所等进行监督。规定了传染病防治的保障措施,要求各级政府保障传

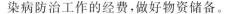

染病防治工作的经费,做好物资储备。

（二）军队传染病防治条例

现行《中国人民解放军传染病防治条例》于 2008 年 10 月 19 日由胡锦涛主席签署发布,自 2008 年 11 月 1 日起在全军施行。《条例》共 10 章 74 条,涵盖了军队传染病防治工作的各个方面和主要环节,对军队传染病防治管理的范围、职责、预防、疫情报告和通报、疫情控制、医疗救治、监督管理、保障、奖励与处分等内容作出了具体的阐释和规定,突出军队传染病防治特点,进一步突出了"预防为主"的工作方针。①条例规定传染病实行分类。39 种传染病分为甲、乙、丙 3 类实施分类管理。并明确了实施预防、控制措施的权限和程序,如需要采取甲类传染病预防、控制措施的,由总后勤部报经中央军委批准后实施。②增设了各级、各部门的职责。规定了各级司政后（联）装机关、各级后勤（联勤）机关卫生部门和疾病预防控制机构、医疗卫生机构的职责。③突出了传染病预防措施。加强预防传染病的组织领导,开展健康教育,加强传染病的监测和预警,以及菌毒种管理。制定传染病预防、医疗救治和疫情控制预案,加强人员、技术培训和演练,防止传染病的医源性感染和医院感染等。④明确了疫情报告、通报要求。军队所有单位和人员都有义务报告传染病疫情;军队疾病预防控制机构、医疗卫生机构和采供血机构及其执行职务的人员必须按照规定及时报告疫情。各级卫生部门应当及时向下级、友邻部队通报军内外传染病疫情信息。⑤强化传染病的医疗救治。对患传染病的军队人员按照划区医疗、定点收治的原则实施医疗救治。规定门诊、急诊实行预检、分诊制度。⑥体现传染病联勤保障特点。当传染病暴发、流行涉及军队两个以上单位时,疫情控制工作由涉及疫情单位的共同上级单位或者所在军区联勤机关负责组织实施。⑦细化了工作保障及奖惩原则。明确对在传染病防治工作中作出显著成绩的单位和个人,对导致严重后果的主管人员和责任人员,依照《纪律条令》的有关规定,给予奖励或处分。

二、艾滋病防治条例和军队艾滋病防治工作规定

《艾滋病防治条例》是为了预防、控制艾滋病的发生与流行,保障人体健康和公共卫生,而制定的条例,由国务院发布,自 2006 年 3 月 1 日起施行。条例共 7 章 64 条,对艾滋病防治原则、宣传教育、预防与控制、治疗与救助、保障措施和法律责任等进行了明确规定,其第 2 条规定,艾滋病防治工作坚持预防为主、防治结合的方针,建立政府组织领导、部门各负其责、全社会共同参与的机制,加强宣传教育,采取行为干预和关怀救助等措施,实行综合防治。强调了县级以上人民政府统一领导艾滋病防治工作,建立健全艾滋病防治工作协调机制和工作责任制,对有关部门承担的艾滋病防治工作进行考核、监督。县级以上人民政府有关部门按照职责分工负责艾滋病防治及其监督管理工作。规定国家建立健全艾滋病监测网络,国家实行艾滋病自愿咨询和自愿检测制度。明确规定艾滋病病毒感染者和艾滋病病人应当履行相应的义务。

《军队艾滋病防治工作规定》2010 年由总后印发,共 7 章 39 条,由总则、预防、检测、报告与告知、治疗与管理、奖励与处分和附则等部分组成。该规定突出了军队特色,明确规定了有关机关在防治工作中的工作职责,任何单位和个人不得歧视病人及病毒感染者及其家属,加强宣传教育,普及艾滋病防治知识,规定军队建立艾滋病检测筛查实验室、筛查中心实验室和确证实验室网络,规定入伍新兵、新学员等在检疫期间内进行艾滋病检测,规定了军队疫情信息报告、通报和管理制度,确定艾滋病定点收治医院和病人治疗办法以及病毒感染者与经治疗后

得到控制的病人的安置办法。该规定对军队艾滋病防治工作有重要指导意义。

三、全国计划免疫工作条例和军队预防接种管理办法

预防接种是预防传染病的重要策略和措施,计划免疫工作是国家传染病防治十分重要的工作之一,《全国计划免疫工作条例》对计划免疫工作的各项具体工作具有很强的指导规范作用。该条例由国家卫生部 1982 年 11 月 29 日发布,共有 8 章 28 条,包括总则、组织领导、计划免疫工作、预防接种要求、异常反应的诊断和处理、经费及装备、奖励和惩罚、附则等内容。该条例规定中华人民共和国居民均应按规定接受预防接种。第 10 条规定,我国实行儿童基础免疫,所用制品包括:百日咳菌苗、白喉类毒素、破伤风类毒素混合制剂、卡介苗、脊髓灰质炎活疫苗和麻疹活疫苗。儿童基础免疫要根据规定的免疫程序进行。2007 年 12 月,卫生部印发《扩大国家免疫规划实施方案》,其主要内容是:①在现行全国范围内使用的乙肝疫苗、卡介苗、脊灰疫苗、百白破疫苗、麻疹疫苗、白破疫苗 6 种国家免疫规划疫苗基础上,以无细胞百白破疫苗替代百白破疫苗,将甲肝疫苗、流脑疫苗、乙脑疫苗和麻腮风疫苗纳入国家免疫规划,对适龄儿童进行常规接种。②在重点地区对重点人群进行出血热疫苗接种;发生炭疽、钩端螺旋体病疫情或发生洪涝灾害可能导致钩端螺旋体病暴发流行时,对重点人群进行炭疽疫苗和钩体疫苗应急接种。通过接种上述疫苗,预防乙型肝炎、结核病、脊髓灰质炎、百日咳、白喉、破伤风、麻疹、甲型肝炎、流行性脑脊髓膜炎、流行性乙型脑炎、风疹、流行性腮腺炎、流行性出血热、炭疽和钩端螺旋体病 15 种传染病。

《军队预防接种管理办法》是 1996 年 7 月发布的有关军队实施预防接种工作的具体规定,该办法对军队进行预防接种工作的基本方法、组织管理、生物制品、接种准备和要求、注意事项等进行了细化规定,办法要求做好预防接种的登记工作,建立接种登记卡、登记簿。

四、军队卫生防疫工作规则

《军队卫生防疫工作规则》是 1999 年 6 月总后批准颁布在全军施行的综合性卫生法规。该规则的特点是系统、全面、可操作性强,全面汇总了军队卫生防疫工作的各项规定、原则、工作标准等,内容包括军队卫生防疫工作方针、基本任务、基本制度和工作要求,卫生部门和卫生人员职责,机构建设,平战时卫生管理等,以部队卫生、传染病防治等为重点内容,对军兵种卫生工作也做出了详细规定。该规则反映了当时军队卫生防疫工作的最高水平,颁布后对军队卫生防疫工作起到了较好的指导作用和规范作用。由于近年来疾病预防控制工作技术有较大的提高,政策法规有一定的变化,适时修订该规则很有必要。

五、中国人民解放军卫生条例

《中国人民解放军卫生条例》于 1996 年 1 月 10 日由时任中央军委主席江泽民签署发布,共 11 章 55 条,规定了军队卫生的基本任务、工作方针、工作内容和要求、卫生机关和卫生人员职责和卫生战备及卫生监督内容,条例确定军队卫生工作的方针是"面向部队,预防为主,中西医结合,依靠科技进步,动员全军参与,为巩固和提高部队战斗力服务"。这个方针对现阶段军队疾病预防与控制工作仍有一定的指导意义。

（柴光军　刘雪林）

第三节　卫生监督与卫生防护法规

卫生监督是指卫生执法机关或其授权机构对公民、法人或者其他组织,贯彻执行国家的卫生法律、法令、条例和卫生标准的情况进行监督、检查的管理活动,一般是具体行政行为,卫生监督工作可能涉及行政许可、行政处罚、行政强制、行政复议等方面。卫生监督涉及执法主体、行政相对人、意思表示、权利和义务、执法内容和执法程序等。卫生监督必须依法进行,需要较高的行政法法律专业知识和素养,同时也需要实施卫生监督的工作人员具有卫生专业知识和素养。卫生监督的客体十分广泛,包括饮水卫生、食品卫生、公共卫生、职业卫生、环境卫生、消毒杀虫产品、医疗机构及卫生机构等。

卫生防护是为使人体免受或减轻有害因素的损害而采取的保护措施。防护在字面上有防备、防止、保护、防范等意思。卫生防护在概念上还没有统一的确切的表述方式。卫生防护的目的是采取措施防止可能产生的损伤或疾病发生,其针对的有害因素往往是明确的具体的,如放射防护。卫生防护对军队人员具有特殊的意义,如核武器、化学武器、生物武器的卫生防护。如 2000 年 9 月颁布的《军队放射防护监督实施办法》适用于对军队医用放射工作单位和人员的防护监督工作。

一、食品安全法

现行《食品安全法》于 2009 年 2 月 28 日颁布,自 2009 年 6 月 1 起施行,是第一部冠以"食品安全"的法律。该法第 1 条明确指出了立法目的:"为保证食品安全,保障公众身体健康和生命安全"。该法共分 10 章 104 条,内容包括总则、食品安全风险监测和评估、食品安全标准、食品生产经营、食品检验、食品进出口、食品安全事故处置、监督管理、法律责任和附则等。

1. **食品安全法的适用范围**　①食品生产和加工,食品流通和餐饮服务;②食品添加剂的生产经营;③用于食品的包装材料、容器、洗涤剂、消毒剂和用于食品生产经营的工具、设备的生产经营;④食品生产经营者使用食品添加剂、食品相关产品;⑤对食品、食品添加剂和食品相关产品的安全管理。

2. **食品安全风险监测和评估**　国家建立食品安全风险监测制度,对食源性疾病、食品污染及食品中的有害因素进行监测。国家建立食品安全风险评估制度,对食品、食品添加剂中生物性、化学性和物理性危害进行风险评估。

3. **食品安全标准**　分为国家标准和地方标准,规定食品安全国家标准由国务院卫生行政部门负责制定、公布,国务院标准化行政部门提供国家标准编号。该法规定食品安全标准应当包括下列内容:①食品、食品相关产品中的致病性微生物、农药残留、兽药残留、重金属、污染物质以及其他危害人体健康物质的限量规定;②食品添加剂的品种、使用范围、用量;③专供婴幼儿和其他特定人群的主辅食品的营养成分要求;④对与食品安全、营养有关的标签、标识、说明书的要求;⑤食品生产经营过程的卫生要求;⑥与食品安全有关的质量要求;⑦食品检验方法与规程;⑧其他需要制定为食品安全标准的内容。

4. **食品安全控制**　由多种制度组成:食品行业许可制度包括食品生产经营许可制度和食品添加剂生产许可制度,食品安全卫生制度,食品进出口制度,食品召回制度,食品检验制度,国家建立食品安全信息统一公布制度等。食品召回制度是指由食品生产者自己主动,或者经国家有关部门责令,对已上市的不符合食品安全标准的食品,由生产者公开回收并采取相应措施,及时消除或减少食品安全危害的制度。该法规定食品检验机构指定的检验人独立进行。

5. 食品安全事故处置机制 国务院组织制定国家食品安全事故应急预案,规定了重大食品安全事故的报告、应急救援、调查处理、责任认定、部门职责等。

6. 监督管理和法律责任 该法第77条规定,县级以上质量监督、工商行政管理、食品药品监督管理部门履行各自食品安全监督管理职责,有权采取下列措施:①进入生产经营场所实施现场检查;②对生产经营的食品进行抽样检验;③查阅、复制有关合同、票据、账簿以及其他有关资料;④查封、扣押有证据证明不符合食品安全标准的食品,违法使用的食品原料、食品添加剂、食品相关产品,以及用于违法生产经营或者被污染的工具、设备;⑤查封违法从事食品生产经营活动的场所。

对各种违法行为做出了明确的处罚规定,分别承担相应的民事、行政法律责任,并特别规定了民事赔偿责任优先以及10倍索赔制度,第98条规定违反本法规定,构成犯罪的,依法追究刑事责任。

7. 军队食品安全法规 按照《食品安全法》第102条"军队专用食品和自供食品的食品安全管理办法由中央军事委员会依照本法制定",《中国人民解放军食品安全条例》已列入军队立法计划,正在起草之中。

二、军队卫生监督规定

《军队卫生监督规定》1999年由总参谋部、总后勤部联合颁发,2011年3月进行了修订。总后卫生部制定了《军队卫生监督实施办法》和《军队放射防护监督实施办法》和《军队卫生监督监测规程》等配套法规,目前初步形成了军队卫生监督法规体系。修订后的《规定》共9章38条,主要包括:总则、机关职责、卫生监督机构与卫生监督员、卫生监督范围与内容、卫生监督程序与方法、卫生监督处理与复议、卫生监督文书、卫生监督信息管理及附则等内容,是军队卫生监督工作的基本依据。军队卫生监督工作有别于国家和地方进行的卫生监督,是监督与保障、服务并存的工作方式,是军队疾病预防控制的重要工作内容。

1. 军队卫生监督的范围和原则 卫生监督,是指各级后勤(联勤)机关卫生部门及其授权的疾病预防控制机构,对军队单位和人员及军队社会化保障单位和人员,贯彻执行食品卫生、生活饮用水卫生、公共场所卫生、放射卫生、职业卫生和传染病防治等法规规章情况进行督促检查,以及对违规行为进行纠正处理的管理活动。军队卫生监督工作的原则是统一领导、分级负责、规范监管、科学指导。同时明确规定了相关单位和人员的义务,即军队单位和人员,以及军队社会化保障单位和人员,应当严格执行国家和军队有关卫生法规规章,接受军队卫生监督机构的卫生监督。

2. 军队卫生监督的主管机关及职责 总后勤部卫生部主管全军卫生监督工作,各级后勤(联勤)机关卫生部门主管本级卫生监督工作。规定各级卫生部门在卫生监督工作方面的职责,包括总后卫生部、各大单位卫生部门和军以下部队(含相当等级单位)后勤机关卫生部门的职责。军区联勤部卫生部还应当承担保障范围内总部和军兵种部队卫生监督的技术服务工作。

3. 卫生监督机构任务与卫生监督员制度 规定了卫生监督机构主要承担的监督任务,卫生监督员开展的具体工作,以及卫生监督员设立、聘用及基本条件等。

4. 卫生监督程序与方法 规定了卫生许可、办理许可证件程序,卫生监督工作方法与程序及对突发公共卫生事件临时控制措施等。

5. 卫生监督处理与复议 军队卫生监督处罚类别包括限期整改、警告、停业整顿、收回许可证书、通报批评和罚款。经济处罚只针对开展有偿服务的单位和社会化保障单位。罚款最高限额不超过 3 万元。对于处罚存在异议的设立了复议程序,总后卫生部作出的复议决定为最终裁定。

6. 卫生监督文书 卫生监督文书种类、填写要求,以及卫生监督文书式样由哪一级单位确定,卫生监督文书的具体管理办法由哪个单位规定。

7. 卫生监督信息管理 该规定明确规定卫生监督机构应当配备专(兼)职人员;应当按规定上报卫生监督情况和报表,定期向有关部门和单位通报卫生监督情况;应当做好卫生监督信息资料登记,并妥善保管。

(刘雪林 柴光军)

第四节 应急管理与处置法规

疾病预防控制工作中一项重要内容就是应急管理与处置,卫生应急的对象绝大多数可以归结为突发公共卫生事件,有时也有一些其他事故需要紧急应对。2003 年 SARS 流行事件发生以来,突发公共卫生事件应对的重要性得到广泛重视,制定了一系列的卫生法规,提高了人们以法防治事件的意识,在实际工作中发挥了重要作用。全国人大会常务委员会于 2007 年 8 月通过了《中华人民共和国突发事件应对法》,突发事件的预防与应急准备、监测与预警、应急处置与救援、事后恢复与重建等应对活动,在法律层面得到了充分保障。突发公共卫生事件是突发事件的重要组成部分,做好突发公共卫生事件的应对是疾病预防控制机构的重要职责,对保护人民生命财产安全,维护国家安全、公共安全、环境安全和社会秩序等有重要作用。

一、突发公共卫生事件应急条例和军队应急处理突发公共卫生事件规定

《突发公共卫生事件应急条例》于 2003 年 5 月 7 日国务院第 7 次常务会议通过,2003 年 5 月 9 日由温家宝总理签署发布。应急条例是为了应对 2003 年 SARS 事件紧急制定发布的,应急条例第一次以法规的形式规定了突发公共卫生事件的定义,应急指挥、管理等制度,对规范各级政府和专业机构有效应对突发公共卫生事件起到了较大的作用。条例共分 6 章,包括总则、预防与应急准备、报告与信息发布、应急处理、法律责任、附则等,共 54 条。2006 年 1 月国务院发布《国家突发公共事件总体应急预案》,2006 年 2 月国家卫生部发布《国家突发公共卫生事件应急预案》,2007 年 8 月全国人大会常务委员会通过《中华人民共和国突发事件应对法》,这些法规构成了突发公共卫生事件应急的法规体系,其主要法律制度和法律规范有以下内容。

1. 突发公共事件与突发公共卫生事件的定义与防治原则 《突发事件应对法》第 3 条指出,本法所称突发事件,是指突然发生,造成或者可能造成严重社会危害,需要采取应急处置措施予以应对的自然灾害、事故灾难、公共卫生事件和社会安全事件。《国家突发公共事件总体应急预案》规定,该预案所称突发公共事件是指突然发生,造成或者可能造成重大人员伤亡、财产损失、生态环境破坏和严重社会危害,危及公共安全的紧急事件。《突发公共卫生事件应急

条例》第2条规定,本条例所称突发公共卫生事件,是指突然发生,造成或者可能造成社会公众健康严重损害的重大传染病疫情、群体性不明原因疾病、重大食物和职业中毒以及其他严重影响公众健康的事件。突发事件应对工作实行预防为主、预防与应急相结合的原则。国家突发公共事件应急的工作原则是:①以人为本,减少危害;②居安思危,预防为主;③统一领导,分级负责;④依法规范,加强管理;⑤快速反应,协同应对;⑥依靠科技,提高素质。突发公共卫生事件应急工作,应当遵循预防为主、常备不懈的方针,贯彻统一领导、分级负责、反应及时、措施果断、依靠科学、加强合作的原则。

2. **分级管理制度**　按照社会危害程度、影响范围等因素,将自然灾害、事故灾难、公共卫生事件分为特别重大、重大、较大和一般四级。突发事件的分级标准由国务院或者国务院指定的部门制定。分级管理制度是突发事件或者突发公共卫生事件的重要法律规定,其报告、管理、应对等均按照其相应的等级区别对待,以达到合理、及时、有效应对的效果。

3. **预测与预警制度**　国家建立统一的突发事件预防控制体系。县级以上地方人民政府应当建立和完善突发事件监测与预警系统,各级人民政府卫生行政部门根据医疗机构、疾病预防控制机构、卫生监督机构提供的监测信息,按照公共卫生事件的发生、发展规律和特点,及时分析其对公众身心健康的危害程度、可能的发展趋势,及时做出预警。

4. **应急报告与发布制度**　国家建立突发事件应急报告制度,规定有下列情形之一的,省、自治区、直辖市人民政府应当在接到报告1小时内,向国务院卫生行政主管部门报告:①发生或者可能发生传染病暴发、流行的;②发生或者发现不明原因的群体性疾病的;③发生传染病菌种、毒种丢失的;④发生或者可能发生重大食物和职业中毒事件的。国务院卫生行政主管部门对可能造成重大社会影响的突发事件,应当立即向国务院报告。国务院卫生行政主管部门负责向社会发布突发事件的信息。必要时,可以授权省、自治区、直辖市人民政府卫生行政主管部门向社会发布本行政区域内突发事件的信息。

5. **应急处理规定**　明确规定了突发事件发生后,应急预案启动的程序和方法,规定了应急处理指挥部及有关政府部门在应对中的责任,对现场救援、现场控制措施、卫生防护措施、医疗救护等进行了规定。

6. **法律责任**　在突发事件发生后的报告、调查、控制、医疗救治工作中负有相应责任的机关、机构及其主要责任人员,分别规定了相应的行政、刑事等法律责任。

《军队应急处理突发公共卫生事件规定》于2003年8月发布,分为总则、组织领导与分工、预防与应急准备、报告与信息发布、应急处置奖励与处分及附则等共7章28条。该规定详细规范了军队应对突发公共卫生事件的具体要求,突出特点是规定了总部有关部门应当履行的职责,事件发生后军队团以上单位成立领导小组等,规定了应急预案的内容,应急报告制度,应急处置的具体内容等。《军队处置突发公共卫生事件应急预案》于2009年9月印发,用于指导突发公共卫生事件的应对工作,细化了各项措施,包括应急组织体系、应急准备、监测、报告和预警、应急响应等。这些规定对军队突发公共卫生事件的应对起到了一定的作用。

二、核事故医学应急管理规定和放射事故管理规定

《核事故医学应急管理规定》于1994年10月8日由卫生部发布,该规定适用于可能或者已经引起放射性物质释放,造成重大辐射后果和人员健康影响的核电厂核事故的医学应急管理工作。国家对核事故医学应急工作实行国家、地方二级管理。根据该规定要求,国务院卫生

行政部门成立国家核事故医学应急救援领导小组,国务院卫生行政部门建立国家核事故医学应急救援专家咨询组和顾问组,国务院卫生行政部门设核事故医学应急救援中心,各级核事故医学应急组织,根据各自的职责,充分利用现有的技术力量组建应急专业组,做好应急响应准备。

《放射事故管理规定》2001 年 8 月 26 日由卫生部和公安部联合发布。该规定共 6 章 32 条,适用于中华人民共和国境内生产、销售、使用、转让、运输、储存放射性同位素及射线装置过程中发生的放射事故的处理。该规定明确了放射事故按人体受照剂量或者放射源活度进行分类,分为一般事故、严重事故和重大事故。混合放射事故,按其中最高一级判定。发生或者发现放射事故的单位和个人,必须尽快向卫生行政部门、公安机关报告,最迟不得超过 2 小时。对事故应急处理、事故立案调查等进行了明确规定。

(刘雪林　柴光军)

第五节　卫生标准

在军队疾病预防与控制工作中,标准作为一种技术法规,起着非常重要的作用。了解有关标准的基本知识,熟悉和掌握相关标准的内容,对科学、规范地开展疾病预防控制工作具有非常重要的意义。

一、标准、标准化

1. **标准**　是为了获得最佳秩序,对重复性活动所制定的共同和重复使用的文件。该文件经协商一致制定并经一个公认机构的批准。标准以科学、技术和经验的综合成果为基础,以促进最大社会效益为目的。

根据《中华人民共和国标准化法》(以后简称标准化法),对下列需要统一的技术要求,应当制定标准:

(1)工业产品的品种、规格、质量、等级或安全、卫生要求。

(2)工业产品的设计、生产、检验、包装、储存、运输、使用的方法或者生产、储存、运输过程中的安全、卫生要求。

(3)有关环境保护的各项技术要求和检验方法。

(4)建设工程的设计、施工方法和安全要求。

(5)有关工业生产、工程建设和环境保护的技术术语、符号、代号和制度方法。

(6)重要农产品和其他需要制定标准的项目。

2. **标准化**　是为在一定的范围内获得最佳秩序,对实际的或潜在的问题制定共同的和重复使用的规则的活动。标准化工作的任务是制定标准、组织实施标准和对标准的实施进行监督。制定标准的过程就是总结和积累人类社会实践经验的过程,标准的实施过程就是推广和普及已被规范化的实践经验的过程。由此可以看出,标准化活动的基本功能是总结实践经验,并把这些经验规范化、普及化。

3. **标准的分类**　从不同的角度和属性可以将标准进行分类。

(1)根据适用范围分类:分为国家标准、行业标准、地方标准和企业标准四类。

①国家标准:由国务院标准化行政主管部门制定的需要全国范围内统一的技术要求,称为

国家标准。

②行业标准:没有国家标准而又需在全国某个行业范围内统一的技术标准,由国务院有关行政主管部门制定并报国务院标准化行政主管部门备案的标准,称为行业标准。

③地方标准:没有国家标准和行业标准而又需在省、自治区、直辖市范围内统一的工业产品的安全、卫生要求,由省、自治区、直辖市标准化行政主管部门制定并报国务院标准化行政主管部门和国务院有关行业行政主管部门备案的标准,称为地方标准。

④企业标准:企业生产的产品没有国家标准、行业标准和地方标准,由企业制定的作为组织生产的依据的相应的企业标准,或在企业内制定适用的严于国家标准、行业标准或地方标准的企业(内控)标准,由企业自行组织制定的并按省、自治区、直辖市人民政府的规定备案(不含内控标准)的标准,称为企业标准。

(2)根据法律的约束性分类:分为强制性标准和推荐性标准。保障人体健康,人身、财产安全的标准和法律、行政法规规定强制执行的标准是强制性标准。其他标准是推荐性标准。强制性标准一经发布,必须执行,不允许以任何理由违反、变更。推荐性标准是以自愿采用为原则,不强制要求严格执行,允许使用单位结合实际情况加以选用。强制性标准主要包括以下几种:

①药品标准、食品卫生标准,兽药标准。

②产品及产品生产、储运和使用中的安全、卫生标准,劳动安全、卫生标准,运输安全标准。

③工程建设的质量、安全、卫生标准及国家需要控制的其他工程建设标准。

④环境保护的污染物排放标准和环境质量标准。

⑤重要的通用技术术语、符号、代号和制度方法。

⑥通用的试验、检验方法标准。

⑦互换配合标准。

⑧国家需要控制的重要产品质量标准。

4.标准化工作机构　国家标准化管理委员会是由国务院授权履行行政管理职能,统一管理全国标准化工作的主管机构;国务院有关行政主管部门分工管理本部门、本行业的标准化工作,省、自治区、直辖市人民政府标准化行政主管部门统一管理本行政区域的标准化工作。

制定标准的部门组织由专家组成的标准化技术委员会,负责标准的草拟、标准的审查工作。目前我国共成立有500多个全国性标准化技术委员会。如:TC11全国食品添加剂标准化技术委员会;TC58全国核能标准化技术委员;TC136全国医用临床检验实验室和体外诊断系统标准化技术委员会;TC181全国动物检疫标准化技术委员会;TC200全国消毒技术与设备标准化技术委员会;TC248全国医疗器械生物学评价标准化技术委员会;TC313食品安全管理技术标准化技术委员会;TC445进出口食品安全检测标准化技术委员会等。

二、军队疾病预防与控制相关标准

1.国家标准　截止"十一五"末,我国国家标准总数达到26 940项,备案行业标准44 143项,备案地方标准19 214项,基本形成了以国家标准为主,行业标准、地方标准衔接配套的标准体系。

卫生标准是为实施国家卫生法律法规和有关卫生政策,保护人体健康,在预防医学和临床医学研究与实践的基础上,对涉及人体健康和医疗卫生服务事项制定的各类技术规定。按照管理职能分工,卫生标准主要由国家卫生部组织制定,根据适用范围分为国家标准和卫生部行业标准,目前已制定 1 500 多项。卫生部设立有卫生标准管理委员会和食品安全、环境卫生、职业卫生、放射卫生防护、学校卫生、化妆品、消毒卫生、职业病诊断、放射性疾病诊断、传染病、临床检验、血液、医疗服务、医疗机构管理、医院感染控制、卫生信息、病媒生物控制、寄生虫病、地方病、食品添加剂 20 个标准专业委员会,卫生标准从以公共卫生为主,覆盖到整个医疗卫生领域。

现行的卫生标准,包括国家标准和部门标准,按专业领域划分,主要包括 19 个大类。

(1)食品安全标准:635 项。涵盖食品安全要求,检测方法,食品包装,食品加工厂卫生规范等。

(2)环境卫生:186 项。涵盖公共场所、生活饮用水、环境污染健康危害、污染控制技术、室内环境卫生、卫生防护距离、保健用品等卫生标准。

(3)职业卫生标准:110 项。涵盖职业有害因素接触限值及配套检测方法、职业卫生防护标准、职业卫生基础标准、工业企业设计卫生标准、工作场所通用条件等卫生标准。

(4)放射卫生防护标准:178 项。涵盖放射卫生防护基础标准,电离辐射、核设施及其场所、放射性同位素和射线装置的卫生防护标准,放射工作人员、公众、接受放射诊疗的患者和受检者的放射卫生标准,涉及放射性的产品、仪表的放射卫生标准,放射防护器材、仪表的防护性能标准,核与放射突发事件的卫生评价和医学应急标准,放射性及其辐照剂量的测量、卫生评价和质量控制等卫生标准。

(5)放射病诊断:58 项。涵盖放射性疾病诊断标准、放射性器官损伤诊断标准、辐射诱发肿瘤诊断标准、核和辐射事故医学应急救治相关标准、放射性疾病救治和护理规范、用于辐射事故物理和生物剂量估算的技术规范、放射工作人员医学监督规范、辐射损伤远后效应医学随访规范等卫生标准。

(6)职业病诊断:128 项。涵盖职业病诊断及相关基础标准、生物监测标准、职业病名单和职业病分类、职业病诊断鉴定的技术规范和指南、职业健康监护技术规范等卫生标准。

(7)传染病标准:79 项。涵盖传染病诊断、治疗、预防、控制、病原微生物实验室检测与生物安全、监测预警以及传染病防治监督执法等卫生标准。

(8)营养标准:14 项。涵盖人群营养、膳食指南、食物成分、营养工作方法等卫生标准。

(9)病媒生物控制:37 项。涵盖病媒生物控制产品(包括效果评价方法、安全性评价方法、安全使用方法等标准)、重要环境和重点行业病媒生物控制技术、病媒生物突发事件应急处理、病媒生物密度监测、病媒生物抗药性检测、病媒生物防制服务机构资质评定与服务质量评价等卫生标准。

(10)消毒标准:11 项。涵盖消毒相关产品卫生标准、消毒效果评价标准与方法、现场消毒操作应用规范及相关基础标准等卫生标准。

(11)学校卫生标准:27 项。涵盖学校卫生专业基础标准,学校建筑设计与设施卫生标准,学校生活服务设施卫生标准,学校家具、教具及儿童青少年用品卫生标准,教育过程卫生标准,儿童青少年健康检查及管理规范、健康教育规程等卫生标准。

(12)化妆品标准:16 项。涵盖化妆品通用标准、化妆品基础标准、化妆品原料标准、化妆品产品标准、化妆品卫生安全评价方法标准、化妆品功效性评价方法标准、化妆品皮肤不良反应诊断和处理等卫生标准。

（13）医院感染标准：7 项。涵盖与医院感染控制相关的管理、评价、预防技术标准和技术规范。

（14）医疗机构管理：5 项。涵盖医疗机构的规模和结构、医疗机构设备及服务设施配置、社区卫生机构设施配置及人员配置、医用设备的安全卫生和安全使用、医疗机构内部组织、医疗机构标识等卫生标准。

（15）临床检验标准：88 项。涵盖与临床检验专业生化、免疫、微生物、血液、PCR 等有关的技术标准及参考方法标准，与临床有关的检验技术规范等卫生标准。

（16）血液标准：16 项。涵盖血液的采集、制备、临床应用过程及与血液安全相关的卫生要求等卫生标准。

（17）医疗服务：43 项。涵盖医疗服务项目、医疗服务规范、医疗服务行为安全、医疗服务质量评价、护理服务规范及质量评价、药物临床应用指导、医务人员执业等卫生标准。

（18）卫生信息标准：65 项。涵盖医疗卫生领域卫生信息相关处理技术、管理体系、信息处理相关设备、信息技术、管理认证和网络安全等卫生标准。

（19）寄生虫病标准：7 项。涵盖寄生虫病诊断、防治及处理原则、预防与控制、病原生物实验安全标准、病原检测技术规范等卫生标准。

（20）地方病标准：46 项。涵盖地方病诊断、病区划分、防治、致病因素消除等卫生标准。

国家卫生标准的制定，特别重视了标准与法规的紧密结合，从食品安全法、职业病防治法、传染病防治法等法律法规入手，系统开展了标准的制定，为法律法规提供技术支撑，同时借助法律法规的执行带动标准的贯彻实施，标准概念进入到每个消费者，与每个消费者的切身利益有了密切联系。如，GB 2762-2005 食品中污染物限量、GB 10783-2008 食品添加剂辣椒红等系列标准、GB 2763-2005 食品中农药最大残留限量、GB 5749-2006 生活饮用水卫生标准等一大批国家强制标准的颁布，为保障食品安全，维护公民健康发挥着重要作用。上述已经颁布执行的国家卫生标准，为我们科学、规范地开展军队疾病预防与控制工作提供了技术支撑，应该在平时每一项具体工作中加以贯彻实施。

2. 军用标准　作为保障军人健康，增强部队战斗力的重要因素，军队医药卫生领域的标准化工作有着广阔的发展空间。部队平、战时的特殊、艰苦生存环境，对恶劣环境条件下营养、食品卫生、饮水、卫生防疫等保障问题提出了特殊要求；核化生、激光的卫生防护与医学救治问题；军事技术和武器装备的发展所带来了一系列人机环境和卫勤保障问题等，通过标准化工作，可以将这些领域的研究成果和实践经验进行总结，制定标准加以规范化，并进而通过标准实施，将这些规范化的实践经验加以推广和普及，从而起到保障军人健康，提高部队战斗力的作用。

根据适用范围，军用卫生标准分为国家军用标准，总后勤部卫生部部门军用标准。对保障军人健康、增强部队战斗力，指导和推动卫生工作有重要意义，要在全军范围内统一和各部门协调配合贯彻执行的标准，一般制定国家军用标准；在总后勤部卫生部专业范围、全军卫生系统内统一的标准，制定部门军用标准。国家标准、行业标准能满足军队医药卫生工作需求的，应该直接采用，贯彻执行。鉴于大部分卫生标准具有军民通用的特性，已经颁布实施的国家和行业卫生标准都应该在我们平常工作中加以贯彻实施。

军队医药卫生标准化工作由总后勤部卫生部主管，各级卫生部门统一组织实施与监督。总后卫生部分别成立了总后卫生部标准化办公室，以及军队医药卫生标准化技术委员会，作为总后卫生部领导下的军队医药卫生标准化工作的日常办事机构和专业技术组织。

目前已经批准颁布的医药卫生军用标准近 300 项,涉及军用卫生、卫生装备、军事兽医卫生等领域。其中军用卫生领域又划分为:环境卫生标准、营养与食品卫生标准、劳动卫生标准、卫生防疫标准、核化生医学防护标准、军事人员选拔与健康促进标准等。这些标准针对军队卫勤保障中的特殊需求而制定,很多标准与平战时军队疾病与预防控制工作有紧密联系,应该在部队疾病预防控制工作中认真贯彻实施。

(张建霞)

第4章

军队疾病预防控制的学科体系

一般认为,疾病预防控制是一种工作,是预防医学指导下的社会实践活动。这主要是由于其前身是卫生防疫,卫生防疫的理论和技术就是预防医学理论和技术;且疾病预防控制与各级疾病预防控制机构的工作紧密相连,容易把疾病控制机构的工作职责看成是疾病预防控制的内容。由于医学模式的转变,慢性非传染性疾病的防控在疾病预防控制中的比重越来越大,临床医生在慢性病防控中发挥的作用也越来越大,临床医学必然是疾病预防控制的重要支撑学科。健康促进(health promotion)是一种综合性社会实践工作,社会医学、管理学的相关理论和技术也是必不可少的。因此,除预防医学外,临床医学、社会医学和管理学等都是疾病预防控制的学科基础,也可以说疾病预防控制是这四个学科的交叉融合。其重点二级学科是:军队卫生学、军队流行病学、三防医学、临床预防医学、社会医学、医学心理学、健康教育学、医学统计学、卫生信息学、卫生勤务学等。

第一节 军队卫生学

一、卫生学

卫生学(hygiene)是在"预防为主"的卫生工作方针指导下,以人群居住、生活和工作环境为研究对象,研究外界环境因素与人群健康的关系,阐明环境因素对人群健康影响的规律,提出利用有益环境因素和控制有害环境因素的卫生要求及预防对策的理论和实施原则,以达到预防疾病、促进健康、提高生命质量的目的的科学。

人类的健康和疾病与环境密切相关,卫生学研究的环境因素包括物理因素、化学因素、生物因素和社会心理因素。从预防医学的角度看,人类在发展进程中不断改造环境,使之适合人类自身的生存、繁衍和发展,另一方面,环境因素对人类的影响又使其自身结构和功能逐渐发展改变,以适应环境的变化。因此,环境与健康之间的关系十分密切。环境因素的性质、剂量或强度、持续时间、联合作用或其他作用条件决定了对人体损害作用的性质和程度;但是人体对环境因素的反应又受机体内在因素的影响,后者包括健康状况、年龄、性别、生理生化功能状态、遗传因素等。因此,健康和疾病是环境因素与机体内在因素交互作用的结果。

阐明环境因素对健康的影响,以群体为对象,采用公共卫生措施,预防疾病,促进健康,是疾病预防关口前移、控制疾病的最可行和最有效的途径。卫生学对整个医学从临床治疗为主向预防为主的方向转变起着重要作用。

二、军队卫生学

军队卫生学(military hygiene)是卫生学的一个分支,是研究军队平战时各种环境因素与军人健康的关系,探索环境因素的性质、变化、对机体的影响及其相互作用的规律,为提高健康水平而提出相应对策的一门学科。

军队卫生学的概念是随着人类对"环境、健康、疾病"认识的深化,以及医学尤其是预防医学,受医学模式影响逐渐演变而发展变化。医学模式的作用和影响,涉及整个医学科学与卫生事业的各个领域,是认识、观察、研究、处理医学有关问题的指导思想和理论基础。

军队是高度集中的武装集团,不论军事生活环境和劳动环境都不同于一般人群,有其特殊性,而且经常要在特殊地理气候条件和恶劣环境下执勤、作战、训练,以及执行抢险救灾、维和维稳等非战争军事行动。尤其是现代化战争条件下军事技术装备和军事作业对军人体质的要求很高。因而提高军人的体力、耐力以及防止过度疲劳和求生存的能力,以增强对各种特殊环境的适应能力,探索环境因素的性质、变化,对机体的影响及其相互作用的规律,为提高指战员的健康水平和部队的战斗力而提出相应的对策,是军队卫生学研究的主要内容和任务。

三、军队卫生学研究的主要内容

军队卫生学按所研究的环境因素分为军队环境卫生、军队营养与食品卫生及军事劳动卫生三个主要部分。由于军兵种的不同,涉及的卫生要求、卫生措施也不同,有时也另设特殊军兵种卫生。

1. 军队环境卫生 包括军队给水卫生。水与健康,生活饮用水水质、水源、水质处理、营区给水、野营及特殊条件下给水。军队驻扎与空气卫生。空气卫生、营区卫生、阵地卫生和污物处理。

2. 军队营养与食品卫生 包括军队营养和食品卫生两大部分,主要内容有营养需要、营养标准、食物营养、营养评价和食品污染及其预防、食物中毒及其预防等。

3. 军事劳动卫生 包括劳动生理和心理基础,军队训练卫生与移动卫生,热、寒、高原环境劳动卫生,噪声、振动、微波、激光及其防护。

4. 特殊军兵种卫生 包括航空卫生、舰艇卫生、战略导弹部队卫生以及陆军特种兵卫生,如炮兵、装甲兵、雷达兵、通讯兵、电子对抗部队卫生。

军队卫生学的基本任务是军队成员在军事生活和劳动作业活动中,防御有害环境因素对军人健康的影响。主要是从两方面着手:一是根据环境因素对健康的影响,提出卫生要求或卫生标准,制定各项卫生措施,以提高生活质量和环境质量以及改善劳动环境条件,达到维护军人健康的目的;另一方面是从机体的健康状态着手,如何提高体力、耐力,加速对各种环境的适应能力,防止过度疲劳和增强生存的能力,或提出各种防护措施,防止不利因素对机体的过度损伤,通过卫生监督监测,规范军人的生活、训练和执勤,以提高部队战斗力,保障军事任务的完成。

(曹　佳)

第二节　军队流行病学

一、流行病学

流行病学的定义是随着流行病学的发展不断演变的。"流行病学是研究人群中疾病与健康状况的分布及其影响因素,并研究防治疾病及促进健康的策略和措施的科学"(流行病学统编教材,第3版,连志浩,1992;第4版,李立明,1999)。这应该是既适合目前我国的卫生实践又充分显示了学科本质的科学的定义,一直在我国流行病学界沿用至今。但是,随着医学科学和实践的发展,流行病学的定义也会与时俱进,不断充实新的内容和实践。

随着社会和医学研究水平的发展,流行病学的研究范畴已从早期的传染病扩大到所有疾病,而且还扩展到所有与健康问题相关的研究领域,已完全超越了疾病的研究范畴。如流行病学已涉及意外伤害、异常心理状态、心理卫生、计划生育、药物依赖、自杀、车祸等危险因素与干预措施的研究,还参与生活质量与人群健康状况的评估,保护人类健康的卫生标准制定与环境保护、卫生行政与保健决策等。在流行病学研究范围、内容不断发展的同时,其研究方法也得到不断的完善,增加了可靠性,为流行病学作为一种方法学在医学和相关领域的广泛应用奠定了坚实的基础。一些新的流行病学分支学科也逐步形成,如血清流行病学、分子流行病学、地理流行病学、临床流行病学、循证医学、营养流行病学、老年流行病学、口腔流行病学、心脑血管病流行病学、环境流行病学、职业流行病学、药物流行病学、肿瘤流行病学等。

二、军队流行病学

军队流行病学(military epidemiology)是研究平战时部队中疾病(特别是传染病)的发生、传播、流行规律及防疫措施,以预防、控制和消灭部队传染病的科学。

军队是一个以青、壮年男性为主要构成的特殊社会人群,执行着特殊的工作任务,具有组织纪律严密,生活高度集中,军事作业强度大,工作流动性大,生活条件艰苦,卫生制度难于维持,接触自然疫源地的机会多,面临人为致病因子攻击的威胁等特点。这一人群的疾病发生规律和特点与普通人群有明显的差异。长期以来,我国军队预防医学研究对平战时军队人群的健康和疾病预防予以了高度重视,根据部队的疾病防治特点,做了大量的工作,积累了丰富的经验,为军队流行病学的形成、建立和发展奠定了坚实的基础。

军队流行病学的概念反映了我军卫生防疫工作的性质和特点,明确了研究对象和范围。长期以来,传染病始终是军队人群健康的最大威胁,是影响部队战斗力、增加部队医疗负担的重要疾病。如在平战时我军人群中传染病的发生占主要地位,病毒性肝炎、细菌性痢疾与感染性腹泻、结核病等仍然居部队疾病的前三位。

在新的社会环境和军事斗争形势下,一些新发传染病(如严重急性呼吸综合征、高致病性禽流感、埃博拉出血热、尼帕病毒脑炎、艾滋病、O139型霍乱、O157∶H7出血性肠炎等)、"复燃"传染病(如结核病、性传播疾病、疟疾、霍乱等)以及生物武器、基因武器等所致疾病的发生也时刻威胁着部队人群。准确掌握新发传染病和"复燃"传染病的流行规律、趋势,研究和建立相关的新型防治技术,有效预防和控制这些传染病的疫情仍然是当前部队卫生的艰巨任务。

近年来,随着疾病谱的变化,军队流行病学在研究传染病的同时,也对一些常见的、多发

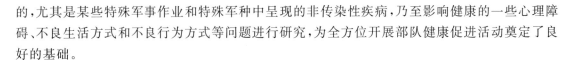

的,尤其是某些特殊军事作业和特殊军种中呈现的非传染性疾病,乃至影响健康的一些心理障碍、不良生活方式和不良行为方式等问题进行研究,为全方位开展部队健康促进活动奠定了良好的基础。

三、军队流行病学研究的主要内容

军队流行病学的研究内容是以流行病学的研究内容和方法为基本框架,根据部队人群的健康特征、任务特征和部队行政管理特点为依据而制定的。

1. **传染病发生与流行的生物学基础和影响因素** 传染病在军队内发生、流行的种类和特征与其他社会人群不同。由于人群聚集的密度大,军事活动时条件艰苦,抢险救灾暴露于病原体的机会多,训练、作战经常接触自然疫源地等原因,部队人群中消化道(如细菌性痢疾、感染性腹泻、病毒性肝炎)和呼吸道传染病(肺结核、上呼吸道感染)呈多发之势,自然疫源性疾病(如钩端螺旋体病、流行性出血热、血吸虫病等)的疫情也时有发生,有时甚至呈暴发和流行趋势。因此,研究与军队密切相关的多发性、常见传染病的生物学基础和影响因素,并予以阐明,以便采取有效的针对性对策与措施,对于搞好军队卫生防疫工作具有重要的意义。

2. **传染病在部队中的分布规律** 传染病在军队内发生与流行时,可以表现为散发、暴发和流行等不同形式和强度等级,即一定的人群现象。因此,有必要研究传染病的分布规律,从中找出原因。此外,除了研究传染病发生与流行时的分布规律外,也应研究无传染病时(即流行间歇期)的原因与规律,使传染病流行过程全貌都呈现出来,以准确认识和掌握部队人群传染病的流行规律和特征,更好地做好预防与控制传染病的工作。

3. **研究与寻找病因** 病因研究是医学研究的主要内容之一。在既往的工作实践中,常常是临床医学工作者首先发现与提出问题,流行病学工作者提出并探索病因,实验医学工作者阐明机制。三者相互协同、构成一个整体。在医学史上,流行病学在众多传染病、非传染病和不明原因疾病的病因探索中使病因得到阐明,并发挥了关键性作用。如 Snow 对霍乱的研究、Lind 对维生素 C 缺乏病的研究、Goldberger 对糙皮病的研究、Gajdusek 对库鲁病的研究等。在此方面,军队流行病学主要是将一般流行病学方法用于分析和解决我军面临的医学问题。

4. **疾病监测** 疾病监测是指系统、完整、连续和规则地观察一种疾病在某地或各地的分布动态,调查其影响因素,以便及时采取正确防治对策与措施的方法,是疫情报告深入的发展。目前,我军高度重视疾病监测工作,建立了全军疾病监测中心和网络,为我国、我军的疾病尤其是传染病的预防与控制提供了全面、快速的信息和技术支撑。疾病(特别是传染病)监测工作已成为我军疾病防治工作的关键措施之一。

5. **评价疾病防治措施效果** 流行病学可用于制订和评价疾病防治措施。对一种疾病的干预方法(或措施)或一种药品或疫苗的效果进行评价时要求采用流行病学实验的方法进行可比性前瞻研究。对于现场干预措施的研究还要求不断在研究中修改完善,即措施制订后要及时付诸实践,并在实践中检验是否符合客观规律,即是否行之有效,并不断予以修正与完善。一项正确的预防对策或措施是经过不断实践才逐步完善的。

6. **卫生保健服务决策与评价** 如何规划和优选卫生、保健项目,使有限的卫生资源发挥最好的效益,如何对卫生机构进行正确的布局和配置,这些问题可以通过卫生服务项目的决策与评价方法予以解决,也是新的流行病学分支——管理流行病学的主要内容。这项工作的进行有利于军队卫生资源的有效利用,可以极大地促进医疗机构建设的完善和医疗水平的提高。

在三军联勤的保障制度下,适合新体制的军队卫生防病决策和项目有待迅速开展,流行病学必将发挥积极作用。

(曹　佳)

第三节　三防医学

一、三防医学

"三防医学"是"防原医学、防化医学和防生物武器损伤医学"的简称。目前,一般将"三防医学"也称为"核、化、生武器损伤防治学"。在 20 世纪,第二次世界大战结束以后,世界分化为以美国和苏联为首的两大阵营,各自坚持自己的意识形态并建立自己的军事集团,从此世界进入随时可能爆发新的大规模军事冲突或战争的"冷战状态"。在此形势下,具有大规模杀伤能力的核化生武器受到高度重视和发展。与之相对应,"三防医学"作为卫勤保障、医学防护和应急救援的重要学科也得到了极大的发展。进入 21 世纪后,随着新军事变革的发生和发展,核化生武器不仅没有退出军事历史舞台,反而成为各国竞相发展和装备的武器,也成为恐怖主义竞相威胁使用的手段。因此,继续加强对"三防医学"的研究,对于维护和提高我军的战斗力具有重要的意义。

二、核武器损伤防护学

1. 核武器(nuclear weapon)　是利用原子核裂变或聚变反应,瞬间释放出巨大能量,造成大规模杀伤和破坏作用的武器。原子弹、氢弹和中子弹统称核武器。核武器是战略威慑和遏制常规战争的主要手段,现代战争大多是核武器威慑下的常规武器局部战争。

(1)原子弹(atomic bomb):其爆炸原理是重原子核裂变的链式反应(chain reaction of heavy nuclear fission)。一些重元素(如^{235}U、^{239}Pu)的原子核在一个中子轰击下,分裂成两个质量相近的新核(也称核碎片),并放出 2～3 个中子和 200MeV 巨大能量的过程,形成猛烈的核爆炸,称为重核裂变反应。

(2)氢弹(hydrogen bomb):其爆炸原理是轻原子核聚变反应(light nuclear fusion reaction)。一些轻核素(如$^{2}_{1}H$、$^{3}_{1}H$ 等)的原子核,在几千万度的高温下发生聚变反应,并放出中子和巨大能量。由于聚变反应需在极高温度下才能进行,故聚变反应又称热核反应(thermonuclear reaction),氢弹也称热核武器(thermonuclear weapon)。

(3)中子弹(neutron bomb):是利用氘氚聚变反应,产生高能中子杀伤人员的战术和武器。其构造与氢弹类似。中子弹是氘与氘、氘与氚、氚与氚的聚变。聚变能量的 80% 以上以中子形式释放出来。与同等爆炸威力的原子弹相比,中子的产额可以增大 10 倍。

2. 核武器的四种杀伤因素及防原医学　核爆炸瞬间产生的巨大能量,形成光辐射、冲击波、早期核辐射和放射性沾染四种杀伤破坏因素。前三种因素的作用时间,均在爆炸后的几秒至几十秒之内,故称为瞬时杀伤因素(instantaneous killing factor)。放射性沾染的作用时间长,可持续几天、几周或更长时间,以其放射性危害人员健康,因此,称为剩余核辐射(residual nuclear radiation)。核武器因种类、当量和爆炸环境的不同,能量分配的比例会有很大差异。

核武器爆炸产生的四种杀伤因素,可以分别作用于人体,也可以同时或相继作用于人体,使人员发生不同类型的损伤,统称为核武器损伤。受单一损伤因素作用后发生单一伤。同时或相继受两种或两种以上不同性质杀伤因素作用,则可发生复合伤。核武器损伤的伤类十分复杂。

防原医学是应用现代科学知识和方法,从医学的角度,研究核武器的四种杀伤因素对机体的损害作用、损伤机制并制定对核武器损伤的医学防护措施,以防止和减少核武器使用条件下的人员伤亡。

三、化学武器损伤防护学

化学武器是一种大规模杀伤性武器,曾经被用于第一、二次世界大战和以后的局部战争中。此类武器以化学战剂的毒性作用杀伤人、畜或植物,因此,受到全世界人民的强烈谴责,称其为"邪恶武器"。

1. **防化医学** 化学武器损伤防护学简称防化医学,它是应用现代科学知识和方法,研究化学武器的伤害作用及其机制、制定对化学武器损伤的医学防护措施,以防止和减少化学战条件下的人员伤亡。主要是在学习理解化学武器的结构特点、战斗性能、影响因素的基础上,掌握化学战剂的分类方法、伤害形式及其主要作用,掌握化学毒剂伤的预防、诊断、急救和治疗的原则,减少人员伤亡和降低伤情损伤程度。

2. **防化医学研究的内容**

(1)化学武器致伤机制研究:在目前外军装备的毒剂中,除了神经性毒剂、全身中毒性毒剂和失能性毒剂外,大多数中毒机制尚不清楚。近年来国外对新作用机制战剂的兴趣却有增加之虞,只有通过大量的科学研究方能予以阐明,并在此基础上研究和发展相应的抗毒药物和其他防护措施。

(2)抗毒剂研究:抗毒剂(antidotes)是指能够针对毒剂的损伤机制,特异性地对抗或者阻止毒剂所引起的原发性生理、生化功能损伤的解毒药物或预防药物。例如阿托品是神经性毒剂的抗毒剂、亚硝酸异戊酯是氰化物的抗毒剂。

(3)防护器材研究:器材防护是化学武器损伤的最基本和不可替代的防护手段,一直是国外高度重视的防化医学研究内容,也是我军最大的防化需求。防护器材有很多种类型,包括防护服、防毒面具、防毒软膏等。我国已经研制和装备了多种防护器材。

(4)侦检和消毒技术研究:化学战剂释放后以多种形式分散在空气中或者污染各种物体,使用特殊的探测技术和检验技术对毒剂进行的侦察和检验称作毒剂侦检(detection)。

(5)化学恐怖事件医学救援:20世纪中期以后,国际恐怖主义活动日趋猖獗,恐怖主义组织通过投放化学毒物而制造的严重化学危害事件,称作化学恐怖事件(chemical terrorism)。因此,对化学恐怖袭击的医学处置,也是防化医学的任务之一。

(6)化学灾害的医学救援:化学灾害(chemical hazards)是指工、农业生产和日常生活中因责任、技术、设备、自然等原因引发的重大和特别重大的化学泄漏事故。近年来,随着我国工农业经济的快速发展,化学灾害的发生日益频繁。另外,战争引发的次生化学灾害也是化学灾害的一个重要类型。因此,研究化学灾害的医学应急救援,也是防化医学的任务之一。

四、生物武器损伤防护学

1. **生物武器的概念**

(1)生物战剂(biological agent)：是指在军事行动中用来伤害人、牲畜或毁坏农作物的致病微生物(包括细菌、病毒、立克次体、衣原体和毒素等)及其所产生的毒素。早期由于主要使用细菌作为生物战剂，称为细菌战剂。生物战剂是构成生物武器杀伤威力的决定因素，目前可能作为生物战剂的微生物约有160多种。

(2)生物武器(biological weapon)：是指装有生物战剂及传播媒介的各种施放装置的总称。它和常规武器、化学武器、核武器并称为四大武器系统，而且它会引发瘟疫，被称为"地狱瘟神"。

随着科技水平的不断进步，战剂的种类、传染性、致病性、耐药性以及施放方法发生了较大变化，生物武器及生物恐怖袭击的破坏将日趋严重，防护更加困难。

2. 防生医学研究的内容

(1)生物袭击的侦察与预警：主要包括生物袭击流行病学侦查的组织和实施、现场生物袭击的仪器检测和预警、生物袭击时的现场流行病学侦察等。

(2)现场病原体快速鉴定技术：主要包括标本的采集与处理、实验室技术、生物安全措施等。

(3)疫源地划定及控制技术：主要包括生物战剂污染区和疫区的划定、生物战剂污染区和疫区的处理等。

(4)现场洗消技术：主要包括现场洗消的目的、原则与特点，常用现场洗消方法及注意事项、单兵洗消技术、集体洗消技术、军事装备洗消技术、环境净化技术等。

(5)具有重要军事意义的医学动物防治技术：主要包括医学昆虫及其防治、主要鼠类及其防治等。

(6)生物武器防护技术与装备：主要包括个人防护技术与装备、集体防护技术与装备、生物战剂损伤人员的一般处置方法等。

(7)生物防护中大规模人群免疫接种技术：主要包括常见战剂的免疫接种方法、免疫接种反应及注意事项等。

（曹　佳）

第四节　社会医学

一、社会医学

社会医学(social medicine)，顾名思义，是社会学与医学的交叉学科。医学研究的对象不仅是一个简单的生物体，也是一个具有社会属性的人。因此，人是否患病或是否处于良好的健康状态，不仅仅是由生物医学决定的。人的社会特征深刻影响人类对健康与疾病的认识，疾病的发生、发展和转归，以及预防、治疗和保健的成效。人的生老病死不仅是自然现象，更是社会产物，受到社会的政治、经济、文化、环境、保障制度、行为生活方式以及医疗卫生服务等众多因素的影响。世界卫生组织提出了"健康社会决定因素论"，概括论述了社会因素对健康的决定性影响。社会医学是从社会的角度研究医学和健康问题的一门交叉学科，它研究社会因素(social factor)与个体及群体健康和疾病之间相互作用及其规律，制定相应的社会策略和措施，保护和增进个体及人群的身心健康和社会活动能力，提高生命质量，充分发挥健康的社会功能,提高人群的健康水平。

作为医学与社会科学相互融合的一门交叉学科,社会医学融合了自然科学和社会科学两大领域,综合了生物医学和社会科学的研究方法与成果,产生了具有自然科学和社会科学双重性质的交叉学科。从学科分类角度思考,社会医学主要研究人群的健康与疾病现象,研究社会因素对人群健康的影响,探讨提高人群健康水平的社会策略、措施和方法。因此,社会医学属于医学的一个分支。但社会医学研究中采用的理论与方法,又是借鉴了许多社会科学的成就,提出的研究结果和改善健康的策略,又需要通过以公共政策和社会管理的途径来实现。因此,社会医学又属于管理学的一门应用学科。

另外,从医学模式来看,新的健康观念已远远超越了单纯生物医学的内涵,从社会、心理和生物医学的角度认识健康与疾病的关系,防治疾病和增进健康涉及生物、心理、社会等一系列因素,医学从单纯生物医学模式中进入了一个更加广阔的研究领域。在新的健康观和医学模式背景下,社会医学将会受到更加重视和更广泛的运用。

二、军事医学社会学

军事医学社会学(military medical sociology)旨在用社会学的基本理论和方法去认识和研究军事医学相关的社会生活、社会关系、社会现象、社会过程的特点、规律,使军事医学更好地为人类社会服务。

军事医学社会学的研究内容,可分为军事医学的社会学和军事医学中的社会学。

1. 军事医学的社会学　主要研究和认识军事医学的社会文化观念,群体、组织、角色的社会关系、社会行为、社会问题的规范、控制,是从宏观上认识和研究军事医学,既可从军事学角度、社会学角度取向进行研究,也可从医学角度特别是军事医学角度取向进行研究。在军事医学领域,军事医学社会学既是卫生勤务、组织管理工作的重要内涵,也是军事医学专业实践的重要基础。

2. 军事医学中的社会学　着重研究健康保持、健康障碍、患病原因、流行转归与各种社会因素的相关性,是军事医学各专业在自身的专业实践中,从生物-心理-社会医学模式出发,研究环境、人的个体和群体、劳动作业、交往、文化(包括知识、信仰、艺术、道德、法律、风俗以及个人的行为模式、能力、习惯)等因素对健康与疾病的影响的规律,促进生物技术医学和人文社会医学的统一,提高自身专业的科学技术水平,更有效地实现专业的科学目标和社会目的。

三、社会医学的主要研究内容

1. 研究社会卫生状况　主要是人群健康状况,社会医学以群体为研究对象,应用社会调查的方法,研究社会卫生状况,主要是人群健康状况,寻找主要的社会卫生问题,发现健康高危人群及弱势人群,确定防治工作的重点,找出人群健康的主要危险因素以及应对策略,对社会卫生问题作出社会医学的"诊断"。

2. 研究影响人群健康的因素　主要是社会因素,社会医学应用现况调查、回顾性调查以及前瞻性调查等多种研究方法,特别是应用社会卫生服务调查的方法,研究社会制度、经济状况、文化因素、人口发展、生活劳动条件、医疗保障制度、行为生活方式和医疗卫生服务等众多社会因素对人群健康产生的积极和消极的作用,对现有的社会卫生问题进行社会病因学分析,为制定社会卫生政策提供依据。

3. 研究社会卫生策略和措施 社会医学研究的目的不仅要通过社会卫生调查及社会病因分析找出当前存在的主要社会卫生问题及其严重程度,更重要的是找出产生社会卫生问题的原因,提出改善社会卫生状况,提高人群健康水平的社会卫生策略和措施,即提出社会医学的"处方"。社会医学所指的社会卫生策略和措施,不是单纯的医疗卫生技术措施,而是涵盖了卫生发展的一系列战略与策略、目标与指标、政策与措施等,通常包括合理配置卫生资源、科学组织卫生服务和应对突发公共卫生事件,发展医疗卫生事业,改善卫生服务公平与效率,提高人民健康水平而采取的一系列政治、经济、法律、文化和教育等方面的综合性策略与措施。

（曹　佳）

第五节　医学心理学

一、医学心理学

医学心理学(medical psychology)是研究心理活动与病理过程相互影响的心理学分支。医学心理学是把心理学的理论、方法与技术应用到医疗实践中的产物,是医学与心理学结合的边缘学科。它既具有自然科学性质,又具有社会科学性质,包括基本理论、实际应用技术和客观实验等内容。医学心理学兼有心理学和医学的特点,它研究和解决人类在健康或患病以及两者相互转化过程中的一切心理问题,即研究心理因素在疾病病因、诊断、治疗和预防中的作用。

现代医学心理学强调从整体上认识和掌握人类的健康和疾病问题,主张把人看做是自然机体与社会实体相统一的存在物,是物质运动与精神活动相结合的统一体。人不仅是一个单纯的生物有机体,而且也是一个有思想、有感情、从事着劳动、过着社会生活的社会成员。人的身体和心理的健康与疾病,不仅与自身的躯体因素有关,而且也与人的心理活动和社会因素有密切联系。临床实践和心理学研究证明,有害的物质因素能够引起人的躯体疾病与心理疾病,有害的心理因素也能引起人的身心疾病(例如药物、乙醇和其他精神活性物质等)能够治疗人的身心疾病,而良好的心理因素与积极的心理状态能够促进人的身心健康或作为身心疾病的治疗手段。

二、军事心理学

军事心理学(military psychology)至今尚没有一个统一的定义。军事心理学首先是心理学的应用性学科。在军事作业环境(military performance environment)或者军事作业人员的方方面面,都有心理学原理和技术的应用。因此,军事心理学的首要目标,是要帮助军队完成他们的任务,任何对战备状态无用的研究都要放到次要位置。

其次,心理学并不是仅仅应用在军事斗争准备和军事战争中,心理学在军事生活的每个方面都发挥着重要的作用。例如,对新兵的挑选和分类,对领导者的鉴定和训练,帮助军人及其家庭应对军事生活的压力,识别处理军事社区成员中的情感问题,保证军人在执行军事任务时的士气(morale)和团队精神,优化军人在极端环境条件下的军事作业能力,发展高科技机器人武器系统,发动信息战,同恐怖分子谈判,以及在世界各地的军事实验室里进行研究等等。因此,军事心理学乃是将心理学的原理原则应用在军队平时和战时,协助处理军中所产生的需要及问题。

三、军事心理学的主要研究内容

1. 军事活动中的选拔、分类与安置（selection,classification and assignment）　心理评估与军事人事管理,军事活动中复杂技能与人格特征的评估,对军人的选拔,飞行员选拔,飞行员空间能力的测定,空中交通管制人员的选拔,军事选拔研究与应用的系统方法。

2. 人的因素与工作绩效（human factors）　文化人类工效学,人工智能,有关人的因素的训练与选拔策略,人-机系统的研究与应用。

3. 环境因素与军事绩效（environment factors）　军事活动中高温、高寒、高海拔、噪声、有害气体、放射性物质、持续性加速度和振动等环境因素对军事活动的影响,军事活动中的晕动病、连续作业导致的战斗疲劳、休息与睡眠因素对军事活动的影响。

4. 军事活动中的领导问题（leadership）　包括小型军事组织的领导优化,战斗与驻防中的领导,行政领导。

5. 个体与群体行为（individual and group behavior）　士气、凝聚力与集体荣誉感,军事组织中的文化与社会因素,极端情境中的个体与群体行为,战斗应激反应,士兵的非战斗应激,军事心理学中的人格因素。

6. 临床与咨询和（或）组织心理学（clinical and consultative/organizational psychology）临床心理评估,专职与兼职的心理教育与训练工作,心理治疗与行为改变,军事活动中神经心理学的应用,军队中的恶习矫正,心理健康的促进,军队组织中的心理咨询。

7. 对特殊对象与特殊情境的研究（military person under different conditions）　宣传与效果评价,人质谈判,妇女在军队中的角色,战争囚犯的再适应与康复。

从上述内容可以看出,所有军事心理学的研究几乎都是实证性研究。军事心理学并非一个独立的、自成体系的学科,它的研究内容是根据不同的军事活动领域而划分的。它之所以被称为军事心理学,是因为它所采用的方法是心理学的,而且它的研究内容几乎涉及了心理学的各个分支。要完成上述研究,就必须掌握系统的心理学专业知识,不能急功近利地追求所谓实用。

（曹　佳）

第六节　健康教育学

一、健康教育学

健康教育学（health education）是研究健康教育和健康促进的理论、方法及实践的一门学科。健康教育学是以医学、行为学、心理学、教育学、管理学、社会学、传播学、政策学、社会营销学等交叉学科为基础产生的边缘学科,以个体、群体、社区为研究对象,力图在医学,尤其是预防医学领域应用行为科学的方法和成就,研究人类行为和健康之间的相互联系及其规律,探索适宜的干预策略及措施,以及对干预效果和效益进行评价的方式方法,从而服务于疾病预防和治疗康复,增进人类身心健康,提高生活质量。健康促进（health promotion）是促使人们维护和提高他们自身健康的过程,是协调人类与环境的战略,它规定了个人与社会对健康各自所负的责任。健康促进概念的提出开创了提高人类健康水平的新思路,是提高人类健康水平的战略途径。

人的行为既具有生物性,又具有社会性,受多个水平因素的影响,包括个体自身(生物、心理)、个体间(社会的、文化的)、组织、社区、物理环境以及政策等水平。行为既能促进健康又能危害健康。个人的知识、信念对行为有重要影响,但是有了信念不一定会形成行为改变,人们对疾病易感性和严重性的认识,对行为改变的投入、收益、障碍的判断都会从个体因素方面影响行为。

人的社会性决定社会关系、社会支持从群体因素方面影响行为。具有共同的利益、共同的价值观、有较密切交往而且居住在一定地域范围的人群可以看作一个社区。一个社区的人群往往具有共同的问题,通过社区成员的积极参与,通过社会行动赋予他们更大的权力,能更大程度上使社区成员掌握自己社区的命运,控制行为与环境,改善生活质量。从社会营销的角度也可以把健康教育看成一个市场,市场中,健康教育人员是服务的提供者,广大社区居民包括现患患者、高危人群、亚健康人群、健康人群,是服务的消费者。通过科学地进行市场分析定位,才能有效地提供优质健康服务,培育并占领市场,满足人群的健康需求。

健康教育学成为一门学科,其意义已经不仅局限于疾病的预防控制。健康教育学不仅可以指导人群预防疾病、控制疾病,而且还可以更加主动地引导他们积极地促进健康,不仅仅为预防疾病而预防疾病,而是激发人们促进健康的意愿,主动地追求健康,过健康的生活方式。

二、军队健康教育学

军队健康教育学(military health education)是健康教育学理论、方法在军队人群中的应用。可以说只要涉及军队人群健康就有健康教育学的内容。军队传染病控制的新理论、新方法、预防接种的新技术、卫生监督的新流程、疾病监测的新模式这些相关学科的成果要得以推广应用,无一例外地要应用健康传播的方法,也遵循着健康教育学中创新扩散理论的规律。健康教育与健康促进也是军队卫生政策贯彻执行的重要手段。军事医学科学研究的成果最终要实现维护和促进官兵健康的根本目的就必须落实到官兵的行为改变或者相应的环境支持,都需要使用健康教育学的理论与方法。

三、军队健康教育学的主要研究内容

1. **军队的主要健康问题及健康影响因素** 主要内容为:新兵、离退休干部、军人家属、军队营区等不同人群、社区;陆军、海军、空军、二炮不同军兵种;高原、高寒、航空、潜海、远洋等不同军事环境;训练、战争、非战争军事行动等不同任务;以及微波、放射、导弹、卫星发射试验、坑道施工等特勤人员的主要健康问题及健康影响因素。

2. **个体与群体健康相关行为** 主要内容为:军队人群的日常健康行为、避开环境危害、戒除不良嗜好、合理利用卫生服务;不良生活方式;药物滥用、性乱等违规行为;极端情境中的个体与群体行为,军事群体应激反应,士兵的非战斗应激。

3. **军队的健康传播规律** 主要内容为:健康信息在军队传播的特点、影响因素;军队适宜的健康传播策略与方法;军队适宜的健康传播工作模式。

4. **军队健康教育的评价体系** 主要内容为:军队健康教育活动的评价方法与指标;全军

健康教育中心、各大单位健康教育中心、军以下健康教育指导站室各级健康教育机构的建设评价方法与标准及工作评价方法与标准。

（赵晋丰）

第七节　医学统计学

一、医学统计学

医学统计学（medical statistics）是运用概率论与数理统计的原理及方法，结合医学实际，研究数字资料的收集、整理、分析与推断的一门学科。国务院学位委员会（2012 年）给出的定义是：医学统计学是运用概率论和数理统计的原理与方法，研究人群健康状况以及卫生服务领域中数据的搜集、整理、分析，并进行统计推断的学科。医学研究的主要对象是人和有关的影响因素。人本身是一种生物，具有生物的一般特性，即生物个体之间、个体生物现象有较大的变异；但人又不同于一般生物，影响人体健康的因素除了自然因素外，还有心理、社会和环境等因素。在人体研究中，出于伦理学的考虑和对生命的尊重，生物学研究常用的损害性、破坏性的方法不能使用。由于上述原因，使医学研究变得更复杂，医学数字资料的收集、整理与分析也更困难。随着医学研究的发展，20 世纪 20 年代后逐渐形成了医学统计学。20 世纪 60 年代以来，医学研究的迅速发展又促进了医学统计学的迅速发展。

近年来，随着计算机技术的迅猛发展、应用与普及，为医学统计学提供了强有力的工具，使医学统计学进一步向深度和广度发展，成为医学研究中必不可少的手段。经过数十年的发展，形成了 SPSS（statistical package for social science，社会科学统计软件包）、SAS（statistical analysis system，统计分析系统）、Stata 统计分析软件三大权威统计软件。

二、军事医学统计学

军事医学统计学（military medical statistics）是医学统计学在军队卫生工作中的应用，其原理、方法和基本内容与医学统计学相同，但突出了军队卫生工作的特点。军事医学统计的主要作用是及时准确地反映部队卫生工作情况的各种统计资料和统计分析结果，为各级军政首长和卫勤领导发现疾病及其规律制订卫生工作规划、考核指导工作及科学管理和决策提供统计学依据。

三、军事医学统计学的主要内容

1. 部队平时卫生统计　　部队平时卫生统计是军队卫生统计中最基本的内容，主要有：①反映军队人员健康水平的健康统计；②反映军队人员疾病发生及其危害情况的疾病统计；③反映军队开展预防工作和健康教育情况的卫生防疫统计；④反映军队卫生资源利用和卫生力量状况的卫生业务统计等。无论部队、机关、医院、院校，都必须按统一规定的内容和时间完成登记、统计并逐级上报，已形成一套完整的制度，并已纳入军队卫生统计学的内容。

2. 医院卫生统计　　医院卫生统计研究对象是医院管理工作中的各种随机现象，透过其偶然性探讨其规律性。主要有：①医院卫生资源统计，目的是了解卫生资源（含人员、设备、经费与信息等）的投入、分配及利用是否合理与有效；②医疗工作数、质量统计，目的是了解工作量以及工作量与人员配备是否相适应,能否及时做出诊断与诊断是否正确,治疗是否有效、及时和彻底,抢救危重病人是否成功,护理技术操作是否正规、熟练,服务是否优质等;③医院综合效益统计,分社会效益统计与经济效益统计,前者是了解医疗、科研、人才培养以及为部队、为地方群众服务工作的情况,后者是了解医疗费用的收支和对上级拨款的使用情况等。

3. 战时卫生统计　由于战时情况紧急,部队行动快,因而在战时要求卫生统计工作必须内容简练,填写方便,报告及时。主要有:①部队减员统计,以反映参战人员因伤、因病减员情况;②战伤救治工作统计,以反映各级救治机构的床位展开、救治效果及伤病员转运等情况;③伤员的伤情统计,以反映负伤的类别、部位及其原因等情况。海、空军及特种兵部队可根据自身特点适当修订或补充部分具体内容,但须报总后卫生部审查备案。此外,平时发生的各种灾害,如地震、洪水、火灾、空难等,其抢救中的卫生统计工作,也可参照战时卫生统计执行。

医务人员既是卫生统计工作的执行者,又是受益者,学习和掌握必要的军事医学统计学,对于我军医务人员具有重要的意义,主要体现在以下几个方面:

(1)医生的正确判断,如患者的病情诊断、治疗方法的选择与预后分析等,在很大程度上取决于统计信息的积累。

(2)临床和卫生防疫中的许多观察数据具有不确定性,如患者的各项检查、化验数据,某一单位不同时期的发病人数等。没有一定的统计知识就不能正确地解释和评价这些数据。

(3)大量的外界信息,如各种传播媒介、科技文献和情报资料,都伴随有直接或间接的统计信息,没有一定的统计常识,就无法正确理解和迅速吸收新知识。

(4)军队卫生统计的许多第一手资料产生于军医之手,如门诊登记、体格检查记录、病历等。军医应该清楚如何从这些资料中提取出统计信息,并使之发挥更大的作用。

(5)具备一定的统计知识,能对科研数据进行基本的统计分析,是每个医学科学研究者应具备的基本素质。

军队医学统计工作有别于一般的医学统计工作,基本要求是准确、完整、及时和保密。

（曹　佳）

第八节　卫生信息学

一、卫生信息学

卫生信息学(health informatics),又称卫生信息科学(health information science),通常与医学信息科学(medical information science)、医学信息学(medical informatics)在一定范围或场合内同义,是信息科学技术与医疗卫生科学的交叉与应用科学。

从广义上讲,卫生信息可以认为是跟医药卫生有关的任何形态的信息,它是反映卫生系统的活动特征及其发展变化情况的各种消息、情报(知识)、数据和资料的总称。传统的卫生信息建立在机构卫生统计的基础上,基本数据来自卫生系统的常规报表,往往只反映了卫生机构利用服务的人群情况。现代卫生信息则以整个人群为基础,包括卫生服务的患病者和健康者、利用者和未利用者各方面的综合情况,即反映人们生育、成长、生活中有关卫生服务的一系列供求信息以及医疗卫生技术当中的信息处理。因此,卫生信息学的科学研究具有多学科的性质,它不仅面对各种自然科学的知识综合,而且包括专门知识、甚至是临床经验,同时还要研究医疗卫生工作中的知识规范化。从狭义上讲,可以把卫生信息学的"范围"定为"卫生"与"信息学"的交叉,前者指其应用领域,后者指其方法学,我们可以把卫生信息学定义为"运用信息科学技术的原理与方法来研究卫生的管理、过程控制与决策以及分析处理医疗卫生过程中获得的知识与经验的科学"。

二、卫生信息管理学

卫生信息管理学是信息管理学的一个分支,它是信息管理学的理论与方法在卫生信息管理领域中应用而衍生的一门新兴交叉学科,是卫生信息管理实践活动赖以生存与发展的理论基础。它是将卫生信息管理科学理论与现代信息环境下卫生信息传播实践融为一体,研究卫生信息收集、存储、传播、交流、利用,对涉及卫生行业领域的信息活动和各种要素(包括信息、人、技术与设备等)进行合理配置,从而有效地满足卫生事业信息需求的一门学科。也可以把卫生信息管理学的定义概括为:卫生信息管理学是研究卫生信息管理实践活动中各个环节与过程及其发展规律与方法的学科。其学科基础是医药卫生、信息科学与管理科学的结合。从这一定义不难看出,卫生信息管理学是一门应用性及技术性很强的学科,因此,我们把卫生信息管理实践活动作为卫生信息管理学的研究对象。

三、卫生信息管理学的主要研究内容

1. 卫生信息管理的基本理论问题　包括卫生信息管理的概念范围、性质与任务、原理与方法及其学科理论基础。

2. 卫生信息资源管理　包括卫生信息资源的采集与组织的内容、原则与方法等。

3. 卫生信息系统管理　包括各类型卫生信息系统(诸如医院管理信息系统、卫生文献管理信息系统、公共卫生信息系统、医疗保险信息系统等)建设的原则与方法、规划与目的、标准与程序、应用与效益等问题。

4. 卫生信息服务管理　包括卫生信息分析决策服务、卫生信息流通服务、卫生信息检索服务、卫生信息咨询服务等服务项目的规范、开发与管理问题。

5. 卫生信息管理政策与法规　包括国家信息政策与法规、卫生信息政策与法规以及医疗卫生知识产权保护等问题。

6. 卫生信息产业管理　包括卫生信息市场的形成与发展规律及其产业化管理的方式方法。

7. 卫生信息管理专业教育及其人才培养　包括卫生信息管理专业人才的选拔、教育、考核和使用。

8. 卫生信息管理方法论研究　主要包括信息技术及管理科学与技术在卫生信息管理实践中的应用研究。

(曹　佳)

第九节　军队卫生勤务学

一、卫生勤务学的概念

卫生勤务学(health service science)是研究军队卫生勤务规律和管理的科学,是军事科学、医学和管理科学的边缘学科,是军队后勤学的组成部分和军事医学的重要分支学科。

军事医学作为医学的一个组成部分,其目的是保障部队成员健康和防治疾病。但它的组织、实施是靠军队卫勤部门来组织进行的。不仅如此,为了使军事医学更富有成效,卫勤部门还要不断地把生命科学成果,包括医学成果和其他一些科学成果,通过管理措施、规范有效地应用到卫勤保障战术和技术中。也就是说,卫勤部门要运用组织管理和医学技术等综合措施,对部队进行健康维护、伤病防治,恢复伤病员战斗力,保障军队成员健康等工作。因此,不断研究军队医疗保障与需求,探讨其中规律,进行科学管理,是卫生勤务学的主要研究内容。

二、联合卫生勤务学

联合卫生勤务学是随着军队后勤体制改革,在后方勤务从分供体制转变为联勤体制的深刻变化中产生的,它的知识体系是在卫生勤务学基础上形成发展起来的。联合卫生勤务学与卫生勤务学从实质上来看:①都是研究军队卫生勤务规律和管理的科学;②都是军事科学、医学和管理科学的边缘学科;③都是军队后勤学的组成部分,军事医学的一个分支学科。不同的是两者基于不同的体制,表现在"联"上的差异,卫生联勤保障的通用保障和军种的专用保障在卫生联勤条件下具有"联"的特点。

联合卫生勤务学作为一门学科,是以军队卫生勤务实践活动及其组织管理(指挥)为研究对象的,目的是提供卫生联勤建设与保障的理论依据,科学预见、指导军队卫勤保障实践,提高卫勤管理水平。主要内容包括:研究军队卫生勤务发展规律,用军事科学、管理科学方法研究战争、军事活动和联勤对军队卫生勤务的影响,卫生勤务基本理论、思维规律和操作技术等。

由于我军是多军兵种组成的武装力量,各军兵种担负的作战任务、武器装备、作战方式,以及各兵种部队与专业部队不同,卫勤保障各具特殊性,卫勤保障的内容、方式各具特点,因此,联合卫生勤务学按军兵种分类,又包括海军卫生勤务学(science of navy health service),空军卫生勤务学(science of air force health service),国防科研试验卫生勤务学(science of health service of scientific experiment of national defense),战略导弹部队卫生勤务学(science of health service of strategic missile forces)等。

三、卫生勤务学的主要研究内容

1. 研究卫勤保障规律　我军在长期卫勤保障实践活动中,积累了丰富的卫勤保障经验,广大卫勤人员不断探索、总结,形成了系统化的理论认识,为卫勤保障实践提供了理论依据和工作指导。新形势下,随着军队建设和卫生工作发展,仍需要强化卫勤保障规律研究,为卫勤决策提供科学依据。

2. 研究部队卫勤部门的组织体制　军队卫勤部门的组织体制是贯彻、实施国家和军队卫生工作方针、政策,开展卫勤工作,实现卫勤工作既定目标的有力组织保证。它的作用在于为更有效地组织运用卫勤力量提供理论依据,更好地发挥卫勤人力物力作用,提高卫勤工作效率。研究军队卫勤部门的组织体制,在于科学地设置卫勤机构,合理划分各级组织机构职责、权限,加强组织的协调性,更好地落实纵向指挥原则,横向控制原则。

3. 研究部队卫生工作的方针、政策和规章制度 我军卫生工作方针是总结我军卫生工作实践经验,吸收先进科学技术成就基础上形成的,指明了我军卫生工作的基本方向。军队卫生法规是军队卫生工作方针、政策的集中体现。因此,研究军队卫生工作的方针、政策和规章制度,旨在保证我军卫生工作更好地坚持面向部队,为国防建设服务,使卫生工作有章可循,有法可依,保证卫生工作正常运行。

4. 研究卫勤保障 卫勤保障具有很强的实践性,它是运用组织管理和医学技术等综合措施为军队战斗力生成和全体部队官兵健康服务的。因此,为了更好地发挥医学理论、技术和卫生装备的作用,更科学地提出不同作战样式下组织卫勤的实施方法,应认真研究卫勤保障,提高卫勤保障能力。

5. 研究卫勤管理方法 军队卫勤管理是军队卫生工作的组织计划、协调和控制,目的在于更好地为军队成员提供卫生服务,更好地发挥卫勤资源的作用。因此,研究卫勤管理方法(包括卫勤领导方法)、提高管理效果和效率是军队卫生勤务的一项重要研究内容。

(曹　佳)

第十节　卫生事业管理学

一、卫生事业管理学

卫生事业管理学是研究卫生事业发展规律和宏观卫生发展规划,寻求最佳卫生服务,科学合理地配置和使用卫生资源,最大限度满足人们对医疗预防保健需求的一门学科。它的任务是研究卫生事业管理的理论和方法,研究与国情相适应的卫生政策,研究与正确的政策相适应的组织管理和工作方法,研究我国及世界各国卫生事业管理的经验。从而推动和保证卫生事业健康发展的学科。卫生事业管理学的研究对象是卫生事业管理的理论、方法、政策、资源、组织、系统、行政和绩效,这些构成了卫生事业管理学的基本要素。

二、军队卫生事业管理学

军队卫生事业管理学(military health service management)是研究军队卫生事业管理规律及其影响因素的科学。它应用管理科学的理论和方法,探索军队卫生资源的合理配置和使用,有效地实现军队卫生目标和卫生计划,最大限度地维护军队成员健康,保障部队战斗力。

军队卫生事业管理学是在我国管理科学的进步、医疗保健和预防医学的发展基础上形成的。军队卫生事业管理学除应用管理科学的基本理论和方法外,还借助社会医学、卫生经济学、卫生勤务学、流行病学和卫生统计学、卫生信息学、卫生法学、数学与电子计算机等相关学科的知识和技术,根据党、国家和军队的卫生工作方针、政策以及各项卫生法规、标准,从宏观上研究军队卫生事业的发展规律。

军队卫生事业是一个复杂的体系,它是我国卫生事业的重要组成部分,但具有军队卫生事业的特殊性。军队卫生事业包括军队医疗、卫生防疫、医学科研、医学教育、药品管理等。军队卫生事业管理过程受军事行动的制约和影响,主要任务是保障平战时部队广大官兵健康、维护部队战斗力;同时贯彻国家的卫生法规、方针和政策,利用军队强大的医疗资源优势为人民服务,也是军队卫生事业义不容辞的责任。因此,军队卫生事业具有国家和军队卫生事业兼容的特点。

三、军队卫生事业管理学的主要研究内容

1. 军队卫生事业管理的理论与方法 是应用管理学的理论和方法,研究军队卫生事业在军队发展中的作用和地位,研究军队卫生事业管理的目标、管理原理和发展战略,并对军队卫生系统的目标达成度进行评价,实现军队卫生事业建设的总目标。

2. 与军队卫生体制改革的相关体制和机制 从军队卫生体制和制度改革入手,针对目前部队医疗卫生保障水平与部队需求不相适应的矛盾,及新的医疗保障制度运行现状和存在的问题进行研究。提出适合我国国情和军情的卫生供应标准体系,与部队官兵、老干部医疗需求相适应的分类保障管理机制、合理医疗保障机制、卫生经费使用监管机制。

3. 军队卫生服务的投入和产出机制 研究科学合理地配置和使用军队卫生资源,研究军队医疗保障政策,及如何充分发挥现有部队人力、财力、物力、技术以及时间、空间、信息等有利条件,以最少的人力、财力、物力的投入取得医疗卫生服务的最佳产出,更加有效地维护部队官兵健康。

4. 军队卫生服务和管理模式 坚持"基层第一、官兵至上",研究全程全方位为部队服务保障模式,研究军队医政管理、医院管理、军队卫生系统信息化管理,研究网络医疗服务,为基层官兵提供"零"距离医疗服务。同时研究建立健全医院为部队服务的激励、约束和补偿机制,着眼保部队官兵健康就是保战斗力、保发展、保效益的目标要求,创新科学管理制度机制,提高医疗服务水平。

(曹 佳)

第5章

传染病流行病学与军队传染病管理

传染病(infectious diseases)是由各种病原微生物和寄生虫感染人体后产生的有传染性、在一定条件下可造成流行的疾病。很多传染病病原体有较强的致病性,一旦感染,病情重,流行范围广,病死率高。传染病肆虐人类的历史不下数千年,是对人类危害最大的疾病。随着人类社会的全面发展,科学也获得了迅猛的发展。生活卫生条件的改善、抗生素的应用和免疫疫苗的不断问世,使传染病对人类生存和健康的威胁日益减轻,在我国和其他很多国家,传染病已不再是引起死亡的首要原因,但近年来,全球传染病发病率大幅度回升,流行、暴发事件不断,由于多种原因,导致旧的传染病死灰复燃,新的传染病不断出现,有些传染病至今仍找不到特异性预防和治疗的方法,传染病的预防和控制仍是世界各国的一个突出重点。鉴于传染病对军人健康和军队战斗力有直接影响,预防和控制传染病在军队流行,也始终是各国军队卫生部门的主要工作。

第一节　传染病的流行过程

传染病在人群中发生、蔓延、终止的过程称为传染病的流行过程。传染病得以在一定人群中发生和传播,必须具备传染源、传播途径和易感人群三个基本环节,只有当三个环节同时存在并相互联系时,才能使传染病得以传播与蔓延,才能形成传染病的流行过程。如果采取有效的防疫措施中断三环节的任何一环,流行过程就可终止。

一、传染源

传染源指受感染的人或动物的机体,包括病人、病原携带者及患病动物。病原体在机体特定部位生长繁殖,并将其排出体外,从一个机体侵入另一个新的机体,机体是病原体的自然居留地。

1. 病人　患传染病的病人是重要的传染源,其体内有大量的病原体。病程的各个时期,病人的传染源作用不同,这主要与病种、排出病原体的数量和病人与周围人群接触的程度及频率有关。有些传染病在潜伏期末就可以排出病原体,从而传染给他人,如霍乱和甲型肝炎,有些传染病在出现症状的前驱期有大量病原体排出,如麻疹、百日咳等。

病人作为传染源的意义很大,这是因为①有些病的现患病人是唯一的传染源;②病人可以排出大量病原体;③由于病的特有症状,促进了病原体的排出及播散;④在发病期间,病人需要他人照顾,增加了密切接触者的感染风险。一般来说,恢复期病人临床症状消失的同时,病原体也停止排出,但也有些传染病临床上痊愈不一定是病原学上的痊愈,如伤寒、白喉等的恢复期病人仍可在一定时间内排出病原体,继续起传染源的作用。

2. **病原携带者** 指无任何临床症状,但能排出病原体的人或动物。携带者有健康携带者、潜伏期携带者和恢复期携带者。健康携带者无疾病既往史,但用检验方法可查明其排出物带病原体,健康携带者携带病原体的时间短,排出量也较少。潜伏期携带者可在潜伏期末排出病原体,如白喉、麻疹、流行性脑脊髓膜炎等病人。恢复期携带者指临床症状消失、机体功能恢复,但继续排出病原体的个体,白喉、流脑、痢疾都有恢复期排菌的现象,恢复期携带病原体的持续时间各病不同,流行性脑脊髓膜炎平均15~20天,而伤寒则更长。通常当恢复期携带病原体的时间超过3个月或更长时,被称为慢性携带者。

携带者的流行病学意义受以下因素影响:①病原体排出持续时间;②病原体的性质和排出量;③周围人群的易感水平;④携带者周围的卫生条件及周围人群的卫生文化水平;⑤对携带者采取的控制措施及质量;⑥携带者的职业。其中,携带者的职业和卫生习惯对其流行病学意义影响最大。

3. **染病动物** 也是人类传染病的传染源。人被患病动物咬伤或接触病动物的排泄物、分泌物可以被感染。人虽然可以和动物罹患同一种疾病,如布氏菌病、鼠疫、炭疽等,但病理改变、临床表现和作为传染源的意义不相同,动物性传染病在动物中的传播方式是长期适应的结果,是特异的。所以,人感染动物病后再经人传染给他人的机会不大。如患狂犬病的狗可出现攻击人,使人患狂犬病,人患此病后临床表现为恐水症,不再成为该病的传染源。当然也有例外,如发生肺鼠疫时,病人不仅能继续传染他人,而且是重要的传染源。

二、传播途径

传播途径指病原体自传染源排出后,在传染给另一易感者之前在外界环境中所行经的途径。一种传染病的传播途径可以是单一的,也可以是多个的。

常见的引起传染病流行的传播途径有以下几种:

1. **经空气传播** 病人和病原携带者在咳嗽或打喷嚏时,呼吸道中含有病原体的分泌物以飞沫的形式排到空气中,易感者吸入这种飞沫,即可被传染。直径在 $100\mu m$ 以下的飞沫待蒸发成为飞沫核,呈气溶胶状态浮游于空气中,经人的呼吸将病原体带入体内,使空气传播最容易实现。经空气传播的传染病流行特征是:①病例常连续发生,潜伏期一般比较短,在易感人群集中时可形成暴发;采取适当措施,即可迅速控制流行。②多有周期性现象,没有有效的预防措施时,亦多有季节性升高,一般以冬春季常见。③儿童病人较多。④流行强度与人群免疫水平、居住条件,特别是拥挤程度密切相关。

2. **经水传播** 饮用污染的水或在其中活动(游泳、洗澡等)均可感染传染病。痢疾、甲型病毒性肝炎、戊型病毒性肝炎等均可经水传播。病原体在水中存活的时间长短、水源的类型、供水范围、水被污染的程度和频率、病原体的种类、居民的卫生习惯,以及对水源采取的净化、消毒措施等都对经水传播范围的大小和发病率的高低有影响。经水传播的传染病流行特征是:①病例分布与供水范围一致,有共同引用同一水源史。②除哺乳婴儿外,不分年龄、性别、职业均可发病。③水源如经常被污染则可表现为慢性过程。④如一次大量污染则可出现暴发,对水源采取净化措施后,暴发或流行即可平息。⑤患者潜伏期较长,临床症状较轻。经接触疫水传播的传染病病人均有接触疫水史,发病有明显季节性、地区性和职业特点。

3. **经食物传播** 多数肠道传染病、一些肠寄生虫病、个别的呼吸道疾病,都可经食物传播。食物原料本身可含有病原体,如生牛肉、猪肉可带有绦虫包囊,此类食物制作时若加工不完善、消毒不严格,就可传染疾病。有时食物原料虽不带病原体,但在加工、运输、储存、销售过程中被污染,则食物仍可带有相当数量的病原体。经食物传播的传染病流行特征是:①病人有食用某一种食物的历史,不吃该食物者不发病;②如一次大量污染,用餐者可呈现集体发病;③停供该食物,暴发很快平息;④患者潜伏期短,临床表现重。

4. **经土壤传播**　传染源的排泄物或分泌物直接或间接污染土壤可使传染病经土壤传播。蛔虫、钩虫、鞭虫等寄生虫病,可通过土壤传播。土壤中的炭疽杆菌、破伤风杆菌等的芽胞可长期在土中存活,长期保持传染性。

5. **接触传播**　接触传播可分为两类:一是易感者与传染源直接接触而被感染,如狂犬病等即属此类;二是传染源的排泄物、分泌物污染日常用品,附着于其上的病原体经手或通过口鼻黏膜、皮肤传播易感者,如污染的公用毛巾、衣帽、玩具、文具等可分别传播癣、疥疮、头虱等。由这种途径传播的传染病,一般发病呈散在性,很少导致流行。其发病特点与病原体在外界环境中的抵抗力、物品交替使用的频率、消毒措施是否完备,以及个人卫生习惯有关。

6. **经虫媒传播**　可分两类。一为机械性传播,即病原体借节肢动物体表或体内带往他处,却不繁殖。节肢动物接触食物、食具或在其上反吐、排便时将其污染,人食用污染食物或使用污染的食具时即可被感染。如家蝇传播痢疾。二为生物性传播,病原体进入节肢动物体内经发育繁殖方能感染易感者。蚊吸入传染源的血后,病原体在其体内发育(丝虫微丝蚴)、繁殖(流行性乙型脑炎病毒)或既发育又繁殖(疟原虫)。有的病原体可经雌性媒介节肢动物的卵巢传到下一代(经卵传播),然后病原体经吸血节肢动物的唾液(疟原虫)、呕吐物(鼠疫杆菌)、粪便(斑疹伤寒病原体)进入易感者机体。

经虫媒传播疾病的流行病学特点是常呈地方性和季节性发病,受气温、温度、日照、土壤、植被等自然因素的影响较大。生物学特异性明显,一定种类的病原体只能通过一定种属的节肢动物传播,如某些按蚊传播疟疾等。发病有年龄差异,如老疫区中病例多集中于儿童,新迁入疫区的易感人群容易发病,一般通过吸血媒介昆虫传播的疾病中无人直接传人的现象。

7. **经血及性传播**　经血传播的传染病多数是医源性传播,即医务人员对病人做检查、治疗或预防注射等过程中造成的传染病传播。如外科、口腔科、妇科手术、内镜等检查中,使用污染的医疗器械或术中输用污染的血液可传播病毒性乙型、丙型肝炎、艾滋病等;垂直传播是病原体从上一代向下一代的传播,也是经血实现传播的。孕妇在孕期和产期将病原体传给子代,包括经胎盘传播、上行性传播(病原体经孕妇阴道、子宫颈口到达绒毛膜或胎盘引起胎儿感染)和分娩引起的传播。静脉注射毒品者是经血传播传染病的重点发病人群。一些传染病可以经性行为传播,如淋病、梅毒、艾滋病等,目前,同性恋者是艾滋病的高发人群。

三、易感人群

易感人群对某种传染病有较高感受性,当他们受到某种病原体的侵袭时便很容易感染或发病。人群易感性的高低与人群中每个个体的特异性免疫力有密切关系,群体免疫力降低会导致人群易感性增高。特异性免疫力可以是天然免疫力,如种属免疫、先天免疫和病后免疫,也可通过免疫接种人工获得。免疫人群易感性升高的主要原因有:

1. **新生儿**　出生 6 个月以上未经人工免疫的婴儿对于各种传染病一般都易感。

2. **免疫人口死亡**　人的一生中可以通过人工免疫、病后或隐性感染获得对某些传染病的免疫力,这些人的死亡,可以相对使人群易感性增加。

3. 免疫人口免疫力自然消退 除了少数传染病病后可以获得较为巩固的免疫外,一般免疫无论是病后或人工免疫后,其免疫力多数不能长期保持,随着时间的推移,免疫力逐渐降低甚至完全消失,使免疫人口再次成为易感人群。

4. 易感人口的迁入 在某些具有地区性流行特征的传染病中,如疟疾、森林脑炎等,在流行区内的本地居民,可由于病后或隐性感染而获得了对该病的免疫力,当非流行区的居民迁入流行区时,由于缺乏相应的免疫力,常使流行区的人群易感性升高。

掌握影响人群易感性升高或降低的因素不仅有助于阐明传染病流行过程的某些特点,而且更重要的是指导人们采取更有针对性的预防措施。

(贾 红)

第二节 传染病流行表现及影响因素

传染病流行过程在数量上可表现为散发、流行、大流行和暴发;在地区上可表现为外来性、地方性、自然疫源性;在时间上可表现为季节性、周期性;在人群中则由于年龄、性别、民族及职业等不同而有不同的分布,常常把传染病时间、地点、人群分布称之为三间分布。自然因素和社会因素对传染病流行有直接和间接的影响。

一、流行强度

疾病的流行强度是指某疾病在某地区、某人群中,一定时期内发病数量的变化及各病例间联系的程度。

1. 散发(sporadic) 某病发病率维持历年的一般水平,各病例间无明显的时、空联系和相互传播关系,表现为散在发生,数量不多,这样的流行强度称为散发。但是在小范围的人群中出现上述情况则称为散发病例或单个病例。

2. 流行(epidemic) 指某病在某地区的发病率显著超过历年(散发)的发病率水平。疾病流行时,各病例间有明显的时、空联系,发病率高于当地散发发病水平的3～10倍。流行与散发是相对的,各地应根据不同时期、不同病种等作出判断。有时在实际工作中用暴发(性)流行一词。它表示在一个地区某病病例突然大量增多,发病率常超过一般流行的发病率水平,来势较迅猛,流行持续时间往往超过该病的最长潜伏期。这个词仅仅是实际工作中使用的,它与流行病学中的暴发之词不同。有些传染病隐性感染占大多数。当它流行时临床症状明显病例可能不多,而实际感染率却很高,这种现象称为隐性流行。如流行性乙型脑炎和脊髓灰质炎常具有这种现象。

3. 大流行(pandemic) 当疾病迅速蔓延,涉及地域广,短时间内可跨越省界、国界或洲界,发病率超过该地一定历史条件下的流行水平,称为大流行。如流行性感冒、霍乱,历史上曾发生过多次世界性流行。

4. 暴发(outbreak) 指在一个局部地区或集体单位中,短时间内,突然出现大量相同患者的现象。暴发常常是由共同的传播途径感染或共同的传染源引起,如食堂集体就餐引发的食物中毒、学校及托幼机构的麻疹暴发流行、军营和学校甲型 H1N1 流感的暴发等。

二、三间分布

1. 地区分布　疾病的发生经常受一个地区的自然环境和社会生活条件的影响。所以研究疾病地区分布常可对研究疾病的病因、流行因素等提供重要线索。形成疾病地区分布差异的原因是很复杂的。地理、气候条件、物理、化学、生物环境、人群的风俗习惯和卫生水平等因素,均可影响疾病的地区分布。地区的划分因不同的研究目的与疾病特点而异。在世界范围内,可按国家、洲划分;在一个国家内可按该国的行政区划分;如军队可按营区、部队编制军区、军、师、团等划分;国家可按省、地区、县、乡等划分;也可按自然环境划分,如按山区、平原、湖泊、气候、土壤中某些化学元素含量等自然环境特征划分。研究疾病分布时,可应用标点地图、疾病地区分布图和疾病传播蔓延图等表示。

描述地区分布可以用以下术语。

(1)输入性:凡本国(地区)不存在或已经消灭的疾病,由国外(地区外)输入时,称为输入性疾病。如艾滋病、肠出血性大肠埃希菌 O157:H7 感染、军团菌病等都是由别国传入我国的。

(2)地方性:当某疾病常在一个地方或一组人群中发生,无需自外地输入时,称为地方性。如黑热病、血吸虫病等。

(3)自然疫源性:一些疾病经常存在于某地区,是由于该地区存在有本病的动物传染源、传播媒介及病原体在动物间生存传播的自然条件。这类疾病的病原体不依靠人的存在而能在自然界生存繁殖,当人类进入这些地区时,就可能传染给人或家畜。如鼠疫、森林脑炎等。

2. 时间分布　无论传染病或慢性病,其流行过程均随时间的推移而不断变化。时间是研究疾病分布的重要指标之一。时间单位依病种而异。例如细菌性或化学性食物中毒,可用小时为时间单位;肺结核或肿瘤则常以 5 年或 10 年作为时间单位,以显示其长期变异。

时间分布分为下列四种类型。

(1)短期波动(rapid fluctuation):疾病在一个集体或固定人群中,短时间内发病数突然增多,称为短期波动。常见因食物或水源被污染而发生的食物中毒、伤寒等。多因许多人在短期接触同一致病因子而引起。发病高峰与该病的常见潜伏期基本一致,故可从发病高峰推算出暴露时间,从而找出某病短期波动的原因。短期波动与暴发的区别在于暴发常用于少量人群,而短期波动常用于较大数量的人群。

(2)季节性(seasonality):有些疾病尤其是传染病的发病率在一定季节内升高,称为季节性。疾病呈现季节性变化的原因很复杂,受各种气候条件、媒介昆虫、人群的风俗习惯、生产条件等因素影响。但许多现象尚未得到确切解释。

传染病的季节性表现得较明显。例如在我国北方,流行性乙型脑炎有严格的季节性,仅发病于 5～11 月份,高峰在 7～9 月份。肠道传染病一年四季均有发病,季节性高峰为夏秋季。呼吸道传染病季节性高峰一般多在冬春季。例如在我国北方,流行性脑脊髓膜炎发病高峰在 1～4 月份。有些慢性传染病,如肺结核、丝虫病等,因潜伏期长,多无明显的季节性。

通过季节性研究可探讨流行因素,并为制订防制对策提供依据。

(3)周期性(periodicity):某些传染病相隔若干年发生一次流行,并且有一定规律性,称为疾病的周期性。呈现周期性流行的疾病主要是呼吸道传染病。例如流行性感冒从历史上看,一般每隔 10～15 年流行一次。流行性脑脊髓膜炎 7～9 年流行一次。周期性是可以改变和消除的。例如,麻疹疫苗推广前,在大、中城市几乎隔一年发生一次流行。自 1965 年推广麻疹疫苗接种后,我国的麻疹发病率显著降低,周期性已不存在。

(4)长期变动(secular trend):是指在一个相当长的时间内,通常为几年或几十年,或更长的时间内,疾病的感染类型、病原体种类及宿主随着人类生活条件改变、医疗技术进步和自然条件的变化而发生显著变化。例如,猩红热在1750—1800年间,是严重的传染病,以后转为缓和,至1840年又变为凶恶之病,其死亡率是往年的数百倍。近百余年来,世界各地猩红热的发病率和死亡率均明显下降,临床上轻型和不典型病例所占的比重增多。

3. 人群分布　人群可按不同的特征(年龄、性别、职业、民族等)来分组,分析具有不同特征的人群某病的发病率、死亡率等。研究疾病在不同人群组的分布有助于确定危险人群和探索致病因素。

(1)年龄:在研究疾病的人群分布时,年龄是最重要的因素,几乎各种疾病的发病率或死亡率均与此变量有关。

大多数疾病在不同年龄组的发病不同。婴幼儿易患急性呼吸道传染病。一些具有大量隐性感染的传染病,如流行性乙型脑炎、流行性脑脊髓膜炎等,在儿童中发病率高,成年人中少见。病原体种类较多且又易发生变异的传染病,各年龄组的发病率多无差异,如流行性感冒、细菌性痢疾等。

比较两个人群的发病率和死亡率时,首先应注意两个人群的年龄构成是否相同。如两个人群年龄构成不同时,可用年龄专率进行比较,或用标准化率进行比较,以免导致错误结论。

(2)性别:许多疾病存在着性别分布差异。描述性别分布,一般是比较男、女性的发病率、患病率或死亡率等,有时用性别比来表示。

性别差异主要由于与致病因素接触的机会不同所致。例如,钩端螺旋体病、血吸虫病往往男性高于女性,是因为农村男性参加农田劳动多,接触疫水机会较多的缘故。

(3)职业:人们暴露于不同的职业环境中,许多传染病及非传染病的发生与职业有关。如皮毛加工人员、畜牧工作人员易患炭疽、布氏菌病;野鼠型出血热多见于农民及野外工作者。

(4)家庭:疾病与家庭有密切关系。家庭人口的年龄结构、文化水平、经济及卫生状况、风俗习惯、嗜好及每个成员的免疫状态等均与疾病的发生有关。家庭成员间接触最密切。因此,某些传染病如病毒性肝炎、细菌性痢疾等在家庭中易于传播。

(5)行为:不良行为生活方式是影响人们健康的重要因素。目前已公认,不良行为生活方式可导致许多疾病,艾滋病、淋病、梅毒等都与不良性行为或吸毒等有密切关系。

以上分别叙述了疾病的地区、时间及人群分布,但实际工作中对某病的描述往往是综合进行的。只有进行全面观察和综合分析,才能获得病因线索和流行因素的信息。

三、传染病流行的影响因素

社会因素和自然因素通过传染源、传播途径和人群易感性而促进或抑制传染病的传播。在这两类因素中,自然因素变化甚小,而人群社会生活的各方面则不断地改变,所以社会因素对传染病的影响更为明显和深刻。

1. 社会因素　包括社会制度、人口、经济、文化、教育、宗教信仰、居住条件、劳动条件、营养条件、就医条件、职业、个人卫生水平、社会动荡或安定等都是影响传染病流行的社会因素。其中社会制度和社会动荡或安定常起到比较重要的作用。社会因素是通过对传染源、传播途径和易感人群三个环节的具体影响而起作用的。

2. 自然因素　对流行过程的影响主要表现在传染病蔓延的范围和一年内的时间分布两方面,也是通过三环节的具体影响起作用的。以动物作为传染源的疾病,自然因素的影响尤其明显,气象、地理等因素可促进或抑制传染源的活动;在由媒介生物作为传播因素时媒介生物生长的一定的地理条件也决定了传染病的地区性;人们在冬季更容易患呼吸道传染病则是自然因素对易感人群影响的表现。

（贾　红　王　勇）

第三节　传染病预防控制策略及措施

自从人类对传染病有了一定的了解和认识后,与传染病的斗争始终未曾停息。各国无论社会体制有何不同,预防控制传染病的目标是一致的。我国经历了多年防治实践,建立了较完整的医疗卫生体系,政府对传染病控制工作在法律上、组织上和技术上都实施了强有力的支持和完善。特别是各级疾病预防控制机构成立以来的十年中,预防控制传染病的发生和流行取得了令人瞩目的成就,传染病管理工作也逐渐向法制化、规范化发展。

一、传染病预防和控制策略

1. 预防为主　是我国的基本卫生工作方针。多年来,我国的传染病预防策略可概括为:预防为主,群策群力,因地制宜,发展三级保健网,采取综合性防治措施。传染病的预防就是要在疫情尚未出现前,针对可能暴露于病原体并发生传染病的易感人群采取措施。

（1）加强健康教育:健康教育可通过改变人们的不良卫生习惯和行为来切断传染病的传播途径。健康教育的形式多种多样,可通过大众媒体、专业讲座和各种针对性手段来使不同教育背景的人群获得有关传染病预防的知识,其效果取决于宣传方式与受众的匹配性。健康教育对传染病预防的成效卓著,如安全性行为知识与艾滋病预防,饭前便后洗手与肠道传染病预防等,是一种低成本高效果的传染病防治方法。

（2）加强人群免疫:免疫预防是控制具有有效疫苗免疫的传染病发生的重要策略。全球消灭天花、脊髓灰质炎活动的基础是开展全面、有效的人群免疫。实践证明,许多传染病如麻疹、白喉、百日咳、破伤风、乙型肝炎等都可通过人群大规模免疫接种来控制流行,或将发病率降至相当低的水平。

（3）改善卫生条件:保护水源、提供安全的饮用水,改善居民的居住水平,加强粪便管理和无害化处理,加强食品卫生监督和管理等,都有助于从根本上杜绝传染病的发生和传播。

2. 加强传染病监测　传染病监测是疾病监测的一种,其监测内容包括传染病发病、死亡;病原体型别、特性;媒介昆虫和动物宿主种类、分布和病原体携带状况;人群免疫水平及人口资料等。必要时还应开展对流行因素和流行规律的研究,并评价防疫效果。

我国的传染病监测包括常规报告和哨点监测。常规报告覆盖了甲、乙、丙三类共 39 种法定报告传染病。国家还在全国各地设立了艾滋病、流感等监测哨点。

3. 传染病的全球化控制　随着经济贸易的全球化和人口流动的加剧,传染病的全球化趋势越来越明显,特别是一些新发传染病如艾滋病、禽流感、SARS 等在世界各地的传播流行,预示着传染病已成为全球性危机。从历史和现实的事例中,世界各国均认识到,国际间的合作对于防止传染病传播和流行非常关键。发生传染病,尤其是突发疫情时,各国政府要做出迅速和有效的反应,互通信息,公布疫情,共同建立预警体系和防范机制。

二、传染病预防和控制措施

管理传染源、切断传播途径和保护易感人群是预防控制传染病的根本措施。

1. 针对传染源的措施

(1)病人:应做到早发现、早诊断、早报告、早隔离、早治疗。病人一经诊断为传染病或可疑传染病,就应按传染病防治法规定实行分级管理。只有尽快管好传染源,才能防止传染病在人群中的传播蔓延。

甲类传染病病人和乙类传染病中的传染性非典型肺炎、人感染高致病性禽流感、肺炭疽病人按照甲类传染病管理必须实施隔离治疗,必要时可请公安部门协助。

乙类传染病病人,根据病情可在医院或家中隔离,隔离通常应至临床或实验室证明病人已痊愈为止。

丙类传染病中的瘤型麻风病人必须经临床和微生物学检查证实痊愈才可恢复工作、学习。

传染病疑似病人必须接受医学检查、随访和隔离措施,不得拒绝。甲类传染病疑似病人必须在指定场所进行隔离观察、治疗。乙类传染病疑似病人可在医疗机构指导下治疗或隔离治疗。

(2)病原携带者:对病原携带者应做好登记、管理和随访至其病原体检查 2~3 次阴性后。在饮食、托幼和服务行业工作的病原携带者须暂时离开工作岗位,久治不愈的伤寒或病毒性肝炎病原携带者不得从事威胁性职业。艾滋病、乙型和丙型病毒性肝炎、疟疾病原携带者严禁献血。

(3)接触者:凡与传染源有过接触并有受感染可能者都应接受检疫。检疫期为最后接触日至该病的最长潜伏期。

留验:即隔离观察。甲类传染病接触者应留验,即在指定场所进行观察,限制活动范围,实施诊察、检验和治疗。

医学观察:乙类和丙类传染病接触者可正常工作、学习,但需接受体检、测量体温、病原学检查和必要的卫生处理等医学观察。

应急接种和药物预防:对潜伏期较长的传染病可对接触者施行预防接种。还可采用药物预防。

(4)动物传染源:对危害大且经济价值不大的动物传染源应予彻底消灭;对危害大的病畜或野生动物应予捕杀、焚烧或深埋;对危害不大且有经济价值的病畜可予以隔离治疗。此外还要做好家畜和宠物的预防接种和检疫。

2. 针对传播途径的措施 传染源污染的环境,必须采取有效的措施,去除和杀灭病原体。肠道传染病通过粪便等污染环境,需要加强被污染物品和周围环境的消毒;呼吸道传染病通过痰等分泌物污染空气环境,通风和特殊环境的空气消毒是非常重要的;艾滋病可通过注射器和性活动传播,因此应大力推荐使用避孕套,杜绝吸毒和共用注射器;而杀虫是防止虫媒传染病传播的有效措施。

消毒(disinfection)是用化学、物理、生物的方法杀灭或消除环境中致病微生物的一种措施,也是切断传播途径的有效措施,包括预防性消毒和疫源地消毒两类。

(1)预防性消毒:对可能受到病原微生物污染的场所和物品施行消毒。如乳制品消毒、饮水消毒等。

(2)疫源地消毒:对现有或曾经有传染源存在的场所进行消毒,其目的是消灭传染源排出的致病微生物。疫源地消毒分为随时消毒和终末消毒。随时消毒是当传染源还存在于疫源地时所进行的消毒;终末消毒是当传染源痊愈、死亡或离开后所做的一次性彻底消毒,从而完全清除传染源所播散、留下的病原微生物。

3. 针对易感者的措施

(1)免疫预防:包括主动免疫和被动免疫。其中计划免疫是预防传染病流行的重要措施。此外,当传染病流行时,被动免疫可以为易感者提供及时的保护抗体,如注射丙种球蛋白预防甲型肝炎等,但因为血液制品的安全性尚存在隐患,除非必要,目前已不主张使用。高危人群应急接种可以通过提高群体免疫力来及时制止传染病大面积流行,如麻疹疫苗在感染麻疹 3 天后或潜伏期早期接种均可控制发病。

(2)药物预防:也可以作为一种应急措施来预防传染病的传播。但药物预防作用时间短、效果不巩固,易产生耐药性,因此其应用具有较大的局限性。

(3)个人防护:接触传染病的医务人员和实验室工作人员应严格遵守操作规程,配置和使用必要的个人防护用品。有可能暴露于传染病生物传播媒介的个人需穿戴防护用品如口罩、手套、护腿、鞋套等。疟疾流行区可使用个人防护蚊帐。安全的性生活应使用安全套。

4. 传染病暴发、流行的紧急措施　根据传染病防治法规定,在传染病暴发、流行时,当地政府应立即组织力量防治,报经上一级政府决定后,可采取下列紧急措施:①限制或停止集市、集会、影剧院演出或者其他人群聚集活动;②停工、停业、停课;③临时征用房屋、交通工具;④封闭被传染病病原体污染的公共饮用水源。

在采用紧急措施防止传染病传播的同时,政府卫生部门、科研院所的流行病学、传染病学和微生物学专家、各级疾病预防控制机构的防疫检疫人员、各级医院的临床医务人员和社会各相关部门应立即组织开展传染病暴发调查,并实施有效的措施控制疫情,包括隔离传染源,治疗病人尤其是抢救危重病人,检验和分离病原体,采取措施切断传播途径和清除危险因素,如封闭可疑水源,饮水消毒,禁食可疑食物,捕杀动物传染源和应急接种等。

(贾 红 王长军)

第四节 军队传染病管理

依照《中华人民共和国传染病防治法》,军队制定了《中国人民解放军传染病防治条例》,以立法形式强化军队传染病管理,达到预防、控制传染病的流行,保障官兵健康的目的。军队传染病管理实行统一领导、分类管理、防治结合、依靠科学、全员参与的原则。

一、管理范畴

纳入军队传染病管理的除《中国人民解放军传染病防治条例》规定的甲、乙、丙三类传染病之外,还包括一些地方性传染病,影响部队战斗力的一些传染病,此外,部队发生的食物中毒也纳入传染病管理范畴。

1. 法定传染病　《中国人民解放军传染病防治条例》规定的法定传染病有三类 39 种。
甲类传染病(2 种):鼠疫、霍乱。

乙类传染病(26 种):传染性非典型肺炎、艾滋病、病毒性肝炎、脊髓灰质炎、人感染高致病性禽流感、甲型 H1N1 流感、麻疹、流行性出血热、狂犬病、流行性乙型脑炎、登革热、炭疽、细菌性和阿米巴痢疾、肺结核、伤寒和副伤寒、流行性脑脊髓膜炎、百日咳、白喉、新生儿破伤风、猩红热、布氏菌病、淋病、梅毒、钩端螺旋体病、血吸虫病、疟疾。

丙类传染病(11 种):流行性感冒、流行性腮腺炎、风疹、急性出血性结膜炎、麻风病、流行性和地方性斑疹伤寒、黑热病、包虫病、丝虫病,除霍乱、细菌性和阿米巴性痢疾、伤寒和副伤寒以外的感染性腹泻病、手足口病。

军队对于甲类传染病实施强制管理,对乙类传染病中传染性非典型肺炎、炭疽中的肺炭疽和人感染高致病性禽流感,均按照甲类传染病管理。

2. 地方性传染病 一些地区因为自然状况特点,有一些法定传染病之外的疾病流行,对当地影响较大,地方政府也按照乙类或者丙类传染病管理,这类地方性传染病,驻地部队单位应当按照当地政府规定执行。对一些对部队危害较大的地方传染病,报上级批准后,部队也可按照乙类或者丙类传染病管理,并通报当地政府卫生行政部门。

3. 战时临时确定的疾病 战争发生时,有些传染病或者不明原因传染病疾病,可能危及部队人群安全时,根据战地情况,报上级批准后,部队可以采取相应级别传染病的管理措施。

二、管理职责

军队传染病管理工作由各级机构分级负责,从总部到基层部队在传染病管理工作中都有明确的职责。

1. 军队传染病的管理工作由各级后勤部门负责。全军的传染病管理工作由总后勤部主管。司令部、政治部、装备部机关各部门也要承担各自职能范围内的传染病管理工作。传染病管理工作中的业务工作,由各级机关卫生部门负责。

2. 各级机关的卫生部门负责制订责任区域的传染病管理规划、计划、方案和规章制度;组织本区域部队开展传染病及传染病人管理工作;组织开展健康教育、业务培训、监督检查;组织流行病学调查和传染病预防控制工作和传染病的统计、报告、通报工作。同时负责与地方政府沟通,对某些传染病实行联防联控。

3. 军队各级疾病预防控制机构负责开展传染病的监测,收集、分析和报告传染病监测信息,预测传染病的发生与流行趋势,并提出预防、控制对策。重点做好传染病疫情流行病学调查、现场处置及效果评价;开展消毒与病媒生物控制;开展健康教育、咨询、普及传染病知识;开展传染病防治技术培训与技术指导。

4. 军队各级基层医疗卫生机构负责本单位的传染病管理、预防与控制工作,根据驻地和本部门特点做好补充方案。根据上级制定的有关预案、方针等做好本部门和下属单位的传染病管理工作;依法、依规定做好传染病的报告和医疗救治;在战时负责各种特殊环境条件下传染病的管理和应急处置。

三、管理方式

1. 传染病监测 军队传染病监测是指长期、连续、系统地收集军队疾病的动态分布及其影响因素的数据,经过分析将信息上报和反馈,传达给卫生行政部门和各级医疗卫生有关职能机构,以便及时为卫勤机关决策提供依据,并对干预效果进行评价。从定义可以看出,疾病监测实施过程分三步:一是系统收集疾病发生的有关资料;二是对所收集资料进行分析和评价;三是尽快发出有关监测信息。军队传染病监测是一长期、连续的过程,必须及时地、不间断地开展。

(1)按工作方式可分为被动监测和主动监测

①被动监测:指由责任报告人按照既定的报告规范和程序向军队疾病预防控制机构常规报告疾病监测数据,报告接收单位被动接受报告的方式为被动监测。军队常规传染病和突发公共卫生事件报告均属于被动监测范畴。被动监测不能包括未到医疗机构就诊的病例或事件,而且易出现漏报现象。

②主动监测:是根据疾病预防控制的特殊需要,由公共卫生机构亲自调查收集资料,或者要求下级单位尽力去收集某方面的资料,称为主动监测。军队疾病预防控制机构开展的传染病漏报调查属主动监测。

(2)按监测内容可分为病例为基础和事件为基础的监测、症状监测和实验室监测

①病例为基础的监测:是收集每一例特定传染病病例信息进行报告,如法定传染病监测、甲型 H1N1 流感等重点传染病监测等。事件为基础的监测是以一宗特定公共卫生事件,如以某种传染病暴发、食物中毒等聚集性卫生事件进行监测。

②症状监测:是通过连续、系统地收集和分析特定传染病的临床症候群发生频率的相关数据,及时发现传染病在时间和空间分布上的异常聚集,以期对原因不明传染病、新发传染病的暴发进行早期探查和预警的监测方法。症状监测也用在某次暴发中新发病例的监测上。如部队在流感等呼吸道传染病暴发时,采用体温监测方式早期发现可疑病例。

③实验室监测:是指按照一定的规范和要求,收集、报告传染病实验室监测的数据和资料(如血清学、分子标志物、病原分离或鉴定结果等)。一般来说,实验室监测网络可作为特定传染病监测系统的一部分。军队目前已加入国家的多个网络实验室监测系统,如麻疹、流感、禽流感、腹泻等网络监测实验室均有军队实验室加入。

2. 传染病报告　法定传染病报告是军队按照相关法规对传染病管理实施的行之有效的手段。多年来,传染病报告方式从邮寄报告卡发展为网络直报,无论从速度还是从质量上使传染病管理都有了空前的提高。目前,军队传染病报告分为一般疫情报告、突发公共卫生事件报告和疫情通报。

(1)一般传染病疫情报告:凡军队单位和人员发现传染病病人或者疑似传染病病人时,都应当及时就近向军队疾病预防控制机构或者医疗卫生机构报告。传染病病人是军队人员时,向军队疾病预防控制机构报告,同时通报病人所在单位;传染病病人是地方人员时,要向当地疾病预防控制机构报告。全军各级医疗卫生机构负责传染病报告工作。

报告时限根据传染病的种类有所区别。甲类、乙类传染病中的非典型肺炎、炭疽中的肺炭疽、人感染高致病性禽流感、甲型 H1N1 流感,以及发现传染病暴发、流行、食物中毒或大批原因不明病人时,应在 3 小时内上报,其他的普通传染病在 12 小时之内报告。

(2)突发公共卫生事件报告:以总后勤部卫生部《关于组织实施军队突发公共卫生事件和传染病疫情直报工作的通知》中,第二条"突发公共卫生事件"规定的 10 种情况为报告内容。

突发公共卫生事件的报告分为初次报告、进程报告和结案报告。报告的内容包括时间、名称、性质、发生时间、地点、涉及的地域、人数,主要症状、体征,可能发生的原因、已采取的措施及下一步工作计划等。军队突发公共卫生事件,应以最快的方式,在 2 小时内上报。

全军和各军兵种的军人、职工、聘用人员等均有责任及时报告发生的疫情;基层医疗卫生机构为本部门责任报告单位。

(3)疫情通报:为使各部队及时了解国内外及军队疫情,总后勤部卫生部定期向总部有关部门、各军兵种、军区级单位后勤通报军内外传染病疫情以及监测相关信息,定期通报国际、国内、军外等有关疫情信息,以利于相关部门及早做好传染病防控准备工作。

3. 疫情处置 军队是比较容易发生传染病暴发的群体,这是由于多种因素造成的。每年都有大量新兵补入部队,人群免疫水平不高,军营居住密度相对较大,训练任务重,且部队常到新的地域执行任务,对当地传染病免疫力低,传染源、传播途径、易感人群三环节在部队都很容易具备。因此,军队卫生部门和疾病预防控制机构要根据本区域、本部门的历年传染病发病情况,制定科学可行的传染病应急处置预案方案,做好人员培训、物资储备、应急演练等。一旦疫情发生要迅速采取相应的应对措施。

(1)部队发生传染病疫情处置要点:部队单位人员集中,接触频繁,发生传染病疫情时,容易造成大范围传播和短时间内大量病人出现,应当按照传染病预防、控制预案,采取相应措施。

按照预案组织对传染病病人的诊治、隔离、转送,明确基本处置方案、感染范围和人群;了解传染源的来源、传播途径,接触者范围及管理控制措施。要控制人员出入,既要防止健康人群进入疫点,受到传染,又要防止疫点内的人员随意外出,造成更大范围的传播。已经接触和可能接触的人员,做好应急预防服药、应急预防接种。

与水源相关的疾病,还要加强饮用水管理,保护饮用水源和食品;加强粪便管理、清除营区垃圾、污物,消除蚊蝇孳生地;加强对营区卫生管理;及时补充控制疫情所需药品、器械等物资。

(2)疾病预防控制机构疫情处置要点:疾病预防控制机构发现传染病疫情或者接到传染病疫情报告时,应立即派出专业人员,开展流行病学调查,根据调查结果,提出疫情控制方案和疫点消毒杀虫处置方案;协助诊治病人、疑似病人和接触者诊治、观察、检疫等管理;开展现场采样、实验室检测,做好病原学分离、追查传染源、确定传播途径,切断传播途径,尽快控制疫情。

(3)医疗卫生机构疫情处置要点:军队各传染病专科医院在平战时为传染病救治主要力量,非专科医院在战时,区域突发或集中暴发的传染病病例较集中时,也可临时收治传染病病人。传染病专科医院应设立预检、分诊制度,在门急诊设立隔离诊室;转诊工作在保证医疗安全的前提下,按照传染病患者转运要求实施转诊,防止疫情播散。不适宜转诊的,救治小组就地进行积极救治。同时做好疫源地的随时消毒和终末消毒。

4. 传染病监督管理 依据《军队卫生监督规定》,军队卫生监督机构对传染病要实施监督管理,对违反《传染病防治条例》及相关规定的单位和人员要进行纠正处理。军队传染病监督的主要内容有以下几方面:

(1)监督检查各单位平时传染病防治工作落实情况。是否开展了传染病防治知识宣传、病媒生物控制、公共卫生设施建设与改造;疫情是否按照要求及时准确报告,预防接种是否达到预定指标等。

(2)监督检查传染病疫情应急准备工作和传染病暴发时控制措施落实情况。在新发传染病流行或部队传染病暴发时,各级卫生主管部门为尽快消灭疫情,经常派出由行政领导、临床专家和流行病专家组成的督导组,到疫情现场督导工作,协助处置疫情。

（3）监督检查医疗卫生机构、疾病预防控制机构消毒隔离、医院感染控制、医疗废物处置、实验室生物安全管理等措施落实情况。

（4）监督检查医疗卫生机构、疾病预防控制机构及其工作人员是否按照法规要求开展传染病监测、报告和预警等履职情况。

（贾　红）

第6章

突发公共卫生事件应急管理

突发公共卫生事件是指已经发生或者可能发生的、对公众健康造成或者可能造成重大损失的事件。狭义是指突然发生，造成或者可能造成社会公众健康严重损害的重大传染病疫情、群体性不明原因疾病、重大食物和职业中毒以及其他严重影响公众健康的事件。广义是指突然发生，造成或者可能造成社会公众健康严重损害的重大传染病疫情、群体性不明原因疾病、重大食物和职业中毒，影响公共安全的毒物泄漏事件、食品安全事件、重大动物疫情，以及由于自然灾害、事故灾难或社会治安等突发事件引发的严重影响公众健康的公共卫生事件。军队突发公共卫生事件是指突然发生，造成或者可能造成军队人员和地方公众健康严重损害的重大传染病疫情、群体不明原因疾病、重大食物中毒和职业中毒以及其他严重影响军队人员和公众健康的事件。

第一节　军队突发公共卫生事件应急管理

一、突发公共卫生事件应急管理的概念

突发公共卫生事件应急管理是指在突发公共卫生事件的发生前、发生中和发生后的各个阶段，用有效方法对其加以干预和控制，使其造成的损失减至最小。应急管理包括为避免或减少突发公共卫生事件所造成的损害而采取的突发公共卫生事件预防、识别、紧急反应、应急决策、处理以及应对评估等行为，目的是提高对突发公共卫生事件发生前的预见能力、事件发生中的防控能力以及事件发生后的恢复能力。

二、军队处置突发公共卫生事件应急管理体系

军队处置突发公共卫生事件应急管理体系是兼具平时、战时和紧急事态下多种应对的完整体系。组织体系主要由领导指挥机构、日常办事机构、专家咨询组和应急处置技术力量组成。军队应急管理体系在各级突发事件领导小组或部队党委的统一领导和各级卫生应急办公室的指导协调下，按照职能分工负责突发公共卫生事件预防与应对处置工作。

1. 领导指挥机构　全军应急处理突发公共卫生事件领导小组是全军处置突发公共卫生事件的领导指挥机构，组长由总后勤部部长担任，常务副组长由总后勤部分管卫生工作的副部长担任，总参谋部、总政治部、总装备部有关领导担任副组长，四总部有关部门领导为成员。领导小组主要职责是组织领导有关单位做好突发公共卫生事件的各项准备和应急处置以及军地协调工作，其中，总参作战部负责军队处置突发公共卫生事件专业力量、警戒部队的派遣、部署

和撤收,履行军队处置突发事件领导小组办公室职责。总后勤部卫生部负责组织医疗救治、生物鉴定、疫情分析、预防控制与现场处置的技术指导,制订防控技术方案,并进行检查、督导;负责药材等卫生物资的筹措、供应和储备;提出防治力量派遣、部署与撤收的建议。全军团以上单位成立应急处理突发公共卫生事件领导小组,负责领导和指挥本单位突发公共卫生事件的应急处置工作。

2. 日常办事机构 全军应急处理突发公共卫生事件领导小组办公室(简称全军卫生应急办公室)设在总后勤部卫生部,承担领导小组日常工作,主任由卫生部部长兼任,主要职责是及时向军队处置突发事件领导小组及其办公室报告处置情况、建立应急处置工作协调机制、协调调集军队卫生资源、协助国家和地方开展应急救援工作、负责拟制突发公共卫生事件对外应答口径等。军区、军兵种和四总部(简称军区级单位)根据应急处置需要,设立卫生应急办公室,负责本单位处置突发公共卫生事件的日常工作。军以下部队卫生主管部门,负责组织协调本单位突发公共卫生应急处置工作。

3. 专家咨询组 各级卫生应急办公室应当建立处置突发公共卫生事件卫勤应急保障专业人才库,抽组成立突发公共卫生事件专家咨询组。其主要职责是参与制订和修订突发公共卫生事件应急预案和技术方案、开展现场技术指导、提出咨询建议等。

4. 应急处置技术力量 军队各级医疗机构、疾病预防控制机构、部队卫生机构和军医大学是军队处置突发事件的应急处置力量。医疗机构负责病人的现场抢救、运送、诊断、报告、治疗、医院内感染控制,检测样本采集,配合进行病人的流行病学调查;抽组医疗救援队。疾病预防控制机构负责突发公共卫生事件监测报告、流行病学调查及现场处理,开展病因现场快速检测和实验室检测,实施疾病及健康危害因素监测;抽组卫生防疫、防护救援队。部队卫生机构负责突发公共卫生事件现场早期控制,配合医疗机构和疾病预防控制机构开展应急处置;军事医学科学院和军医大学负责开展突发公共卫生事件应急处置相关技术研究,根据全军卫生应急办公室安排开展现场技术指导。

三、突发公共卫生事件应急管理的内容

突发公共卫生事件应急管理的内容主要包括应急准备、应急响应、应急处置、应急终止四个阶段的管理。

1. 应急准备 卫生应急准备工作是指事件发生或可能发生之前的常态时期的准备工作。

(1)组织准备:各级卫生应急办公室应协调抓好突发公共卫生事件应急处置卫勤保障机构和机动卫勤力量组建,承担抽组机动卫勤力量的卫勤机构应重点加强本单位机动力量的建设,健全组织,落实人员编配。

(2)预案准备:团以上单位均应制定突发公共卫生事件应急处置预案。各级卫勤保障机构应针对可能应对的突发公共卫生事件类型和本单位职能制定相应的应急保障预案。

(3)物资准备:各级卫勤保障机构应做好突发公共卫生事件技术保障的卫生物资、运输工具、通信装备、疫苗和防护用品等应急物资准备;参与处置突发公共卫生事件的有关部门应组织做好相关物资的储备。

(4)应急培训和演练:全军卫生应急办公室负责制定突发公共卫生事件应急处置训练计划,组织编写培训教材;各级卫生应急办公室应当定期组织开展突发公共卫生事件应急处置业务技术培训和演练,并进行考核评估;军医大学和疾病预防控制机构按照计划任务对部队卫勤

力量进行相关业务技术培训,并指导部队的应急处置演练。

2. 应急响应 主要包括应急预案的启动、应急响应的组织分工与工作程序、形势判定与对策、应急计划方案的制订、应急队伍的编配与使用、队伍的机动方式与展开等。全军应急处理突发公共卫生事件领导小组负责特别重大突发公共卫生事件的处置;军区级单位负责重大和较大突发公共卫生事件的处置;军以下部队负责一般突发公共卫生事件的处置。根据事态发展情况可以适当调整响应级别,对在重点单位、重点地区或重大活动期间发生的突发公共卫生事件,可以相应提高响应级别。

3. 应急处置 主要包括现场管控、医疗救治、现场调查、风险评估、监测分析、现场干预、效果评价、物资补充等。各级应急处理突发公共卫生事件领导小组主要负责确定处置指导原则,明确成员单位具体任务分工和军地协调机制;各级卫生应急办公室或军以下部队卫生主管部门组织评估事件性质,提出启动响应级别和应急处置建议,制定应急处置的具体方案和措施,组织医疗机构和疾病预防控制机构开展调查处置和应急救援;各级疾病预防控制机构组织开展现场信息收集、报告和分析工作,提出应急处置咨询建议,开展现场流行病学调查,提出并实施有针对性的防控措施,督导和检查各项措施落实情况。

4. 应急终止 主要包括开展事态评估和应急处置措施的评估、应急结束基本条件和标准的提出和建议、组织开展任务部队的卫生整顿和检疫、组织卫生工作总结和评价、对事件的原因和发展趋势跟踪分析、调整应急反应体系和机制等。特别重大突发公共卫生事件和军委、四总部机关及其驻京部队发生的重大突发公共卫生事件由全军卫生应急办公室组织论证,其他级别突发公共卫生事件由相应的应急响应负责单位组织论证,提出终止应急响应的建议,报经各级应急处理突发公共卫生事件领导小组批准。终止应急响应,军以下部队卫生主管部门向军区级单位卫生应急办公室报告;军区级单位卫生应急办公室向全军卫生应急办公室报告。

四、突发公共卫生事件应急管理的基本原则

1. 预防为主,常备不懈 提高突发公共卫生事件的防范意识,落实各项防范措施,坚持预防与应急相结合,常态与非常态相结合,做好人员、技术和物资的应急准备。加强强针对性培训和演练,提高部队处置突发公共卫生事件的能力。

2. 集中指挥,分级负责 突发公共卫生事件预防和控制必须在领导小组或指挥部的指挥领导下,依据职能分工进行处置。各级卫生部门发挥着全局牵头协调和领导小组主导参谋作用,通过各级军政首长指挥,各级医疗救治、疾病防控、药材和信息保障的辅助决策,科学组织应急处置。根据突发公共卫生事件的范围、性质和危害程度,对突发公共卫生事件应急处置工作实行统一指挥,分级管理。

3. 快速反应,密切协同 突发公共卫生事件由于具有突发性、公共性、危害性和复杂性的特点,在突发公共卫生事件预防与应急处理工作上,快速反应、及时处置是控制突发公共卫生事件扩散蔓延的关键。军队处置突发公共卫生事件应密切部门协同,加强部门间、地区间、机构间突发公共卫生事件的信息沟通,健全军地联动和联勤保障协调机制,建立系统、规范的应急处置工作制度,形成反应灵敏、协调有序、运转高效的应急处置机制。

4. 科学决策,特事特办 建立监测、报告和预警制度,加强信息网络建设,发挥专家辅助决策作用,完善科学决策机制。特殊情况特别处理,迅速果断控制事态发展。

五、军队突发公共卫生事件分级及响应

1. 军队突发公共卫生事件分级 军队在国家关于突发公共卫生事件判定标准的基础上，根据军队编制体制的特点，以及军队工作性质、人居环境和预防控制方法与地方的不同，进行了适当修订和补充。在《军队处置突发公共卫生事件应急预案》附件中，提出军队突发公共卫生事件分级标准（试行），具体规定如下：

（1）特别重大突发公共卫生事件（Ⅰ级）

①发生肺鼠疫、肺炭疽、传染性非典型肺炎、人感染高致病性禽流感病例，并有扩散趋势。

②新亚型流感病毒在军队人群中持续快速传播，或国家宣布发生流感大流行。

③霍乱在一个营区的2个以上伙食单位发生，1周内发病10例以上，或波及2个以上营区，并有扩散趋势。

④发生群体性不明原因疾病或乙类、丙类传染病，超过100例以上，或危重病例超过6例以上，并有扩散趋势。

⑤新传染病或我国尚未发现的传染病传入军队，并有扩散趋势。

⑥发生烈性病菌株、毒株、致病因子等失控或污染事件。

⑦一次食物中毒人数超过300人，或死亡3人（含）以上。

⑧其他特别重大的人员健康损害的突发公共卫生事件。

（2）重大突发公共卫生事件（Ⅱ级）

①一个营区在一个平均潜伏期（6日）内发生腺鼠疫病例3例以上，或大城市驻军发生腺鼠疫病例。

②发生传染性非典型肺炎、人感染高致病性禽流感疑似病例。

③新亚型流感病毒在军队传播，但传播范围相对局限。

④一个营区1周内霍乱发病3～9例，并有扩散趋势。

⑤发生群体性不明原因疾病或乙类、丙类传染病50～99例，并有扩散趋势。

⑥军队发生我国尚未发现的传染病，尚未造成扩散。

⑦军队医院发生重大医源性感染事件。

⑧预防接种或群体预防性服药出现人员死亡。

⑨一次食物中毒人数100～299人，或出现死亡病例不足3例；一次发生急性职业中毒20人以上，或出现死亡病例。

⑩其他重大的人员健康损害的突发公共卫生事件。

（3）较大突发公共卫生事件（Ⅲ级）

①一个营区在一个平均潜伏期（6日）内发生腺鼠疫病例不足3例。

②发生新亚型流感病毒感染病例，但未在人与人之间传播。

③一个营区在1周内霍乱发病不足3例。

④发生群体性不明原因疾病或乙类、丙类传染病30～49例，并有扩散趋势。

⑤预防接种或群体预防性服药人员出现心因性反应或不良反应达15%。

⑥一次食物中毒人数30～99人，无死亡病例。

⑦一次发生急性职业中毒5～19人，无死亡病例。

⑧其他较大的人员健康损害突发公共卫生事件。

(4)一般突发公共卫生事件(Ⅳ级)

①发生群体性不明原因疾病或乙类、丙类传染病3~29例。

②一次食物中毒5~29人,无死亡病例。

③一次发生急性职业中毒2~4人,无死亡病例。

④其他一般的人员健康损害突发公共卫生事件。

2. 军队突发公共卫生事件响应等级 按照军队卫勤编制体制,根据各类突发公共卫生事件的严重程度和各级应急管理范围,卫勤应急实行三级响应。

(1)总后勤部卫生部应急响应(Ⅰ级响应):指已构成特别重大(Ⅰ级)突发公共卫生事件时,总部机关组织专家调查确认,对疫情进行评估,并组织协调现场处理和医疗救治,做好事件信息发布工作,各级卫生行政部门按上级统一部署做好各自应急处置工作。

(2)军区(军兵种)卫生部应急响应(Ⅱ级响应):指已构成较大(Ⅲ级)以上突发公共卫生事件时,军区(军兵种)卫生部组织专家调查确认,对疫情进行评估,并组织现场流行病学调查处理和医疗救治,采取必要的隔离、疏散等控制措施,向上级部门报告情况。

(3)军以下卫生部门应急响应(Ⅲ级响应):指已构成一般(Ⅳ级)公共卫生事件时,军以下卫生部门组织专家调查确认,对疫情进行评估,组织医疗、疾病预防控制等机构开展现场救治工作,并按规定向上级部门报告。

(袁正泉 李瑞兴)

第二节 军地突发公共卫生事件协同处置机制

在我国,军地卫生部门协同作战,联合开展相关的医疗防病卫生工作的历史由来已久并取得了卓越的成就。2008年开始,为进一步加强军地卫生应急工作协调配合,加强联防联控力度,及时、有效地预防和应对突发公共卫生事件,结合军地卫生应急工作特点,国家卫生和计划生育委员会(原卫生部)会同解放军、武警部队,陆续联合制定了《军地突发公共卫生事件应急处置合作机制》《卫生部门武警部队卫生应急协作机制》和《军队与国家卫生部卫生应急协调机制》。三个文件总结了既往的军警地联合开展医疗卫生工作的经验,进一步细化完善军队和地方卫生部门的应急协作机制。

一、军地协同部门主要职责

根据国务院、中央军委决策意图,按照各自职能,重点围绕突发公共卫生事件应急工作开展协调配合,主要任务为:

1. 传达并贯彻落实上级关于处置突发事件卫生工作的决策指示。

2. 研究拟制国家卫生计生委(国家卫生和计划生育委员会)与军队卫生应急行动协调方案,做好处置突发事件的卫生应急组织和技术准备。

3. 组织突发事件公共卫生监测、风险评估、预警和应急处置,开展突发事件卫生应急等重大问题研究,评估卫生应急保障需求,组织协调国家和军队有关力量参加卫生应急行动。

4. 组织指导军地卫生部门和有关单位开展应对突发事件卫生应急力量投送、卫生物资筹措、储备和应急运输等。

5. 组织协调国家级卫生应急专业力量建设,提出建设规划,协调建设经费,督导任务落实。

6. 组织开展军地卫生力量联合应急处突演练。

7. 组织开展突发事件卫生应急相关科研工作。

8. 履行国务院和军队赋予的其他任务。

二、指挥协调组织机制

根据 2012 年 5 月 15 日颁布的《军队与国家卫生部卫生应急协调机制》,在国家卫生计生委与总参作战部、总后卫生部之间建立协调机构,协调组织军地卫生应急行动。国家卫生计生委 1 名司局领导、总参作战部应急办公室 1 名领导、总后卫生部 1 名局领导负责具体协调工作,并分别指定 1 名处级联络员。依托国家卫生部门和军队应急值班体系,建立并保持军地卫生系统的密切关系,遇有情况随时沟通协调。

在应对特别重大和重大突发公共卫生事件时,需动用军队卫生资源的,全国突发公共卫生事件应急指挥部可依据有关法律法规和应急预案统一协调使用军队卫生资源。协调机制涉及的组织指挥、力量使用、行动协调和平时建设等有关议定事项,由各部门按本系统规定程序报批后实施。

军队执行国家和地方应急支援任务时,派出专家组以下规模的,由国家卫生计生委和总后卫生部协调办理;成建制派出军队应急力量或执行具有特殊意义的重要任务,由总后卫生部根据有关规定按程序报批。紧急情况下,先派出支援力量,边应急处置,边上报批准。

武警部队卫勤力量根据突发事件卫生应急工作需要,参与地方应急支援任务时,省级卫生行政部门与驻地武警总队后勤部联系;如需武警卫勤力量跨省提供支援,由国家卫生计生委与武警总部后勤部联系,协调调用;武警卫勤力量跨省执行任务时,武警总队应当通报驻地省级卫生行政部门。武警部队需要地方卫生部门予以工作指导和技术支援时,由驻地武警总队后勤部协调省级卫生行政部门办理。需要国家卫生计生委协调支援时,由武警总部后勤部协调国家卫生计生委办理。

军队发生特别重大和重大突发公共卫生事件时,需国家予以工作指导和技术支援的,由国家卫生计生委和总后卫生部协调办理。

三、军队与国家卫生计生委卫生应急协调机制工作流程

1. 信息通报

(1)国家卫生计生委应急办以司局便函形式向总参应急办、总后卫生部通报有关突发事件卫生应急、重大突发公共卫生事件处置,包括需要高度关注的国际突发公共卫生事件、可能或已波及对方的突发公共卫生事件的风险评估、预警和处置等信息。

(2)总参应急办、总后卫生部综合局以适当形式向国家卫生计生委应急办通报有关信息。

(3)紧急情况可由协调负责人或联络员通过电话等非正式途径通报信息,再正式行文。

2. 行动协调

(1)需要军队力量参加卫生应急行动时,由国家卫生计生委与总后卫生部沟通后,以部函文件形式向总参作战部提出需求,总参作战部按规定程序审批后尽快反馈国家卫生计生委并

协调落实行动措施。

（2）需要派出军队专家组时，由国家卫生计生委以司局便函文件形式向总后卫生部相关局提出协助处置事件的需求，并通报总参应急办。总后卫生部尽快协调派出相关专家，并及时通报总参应急办。

（3）紧急情况由协调机制负责人或联络员通过电话等非正式途径先协调，再正式行文。

四、军地协同工作制度

1. 情况通报制度 定期或适时向协调组织成员单位通报突发事件卫生应急、重大突发公共卫生事件处置，包括需高度关注的国际突发公共卫生事件、可能或已波及对方的突发公共卫生事件的风险评估、预警和处置等情况。

2. 研判会商制度 针对已经发生或可能发生的重大突发事件，及时协调组织成员单位研究公共卫生安全重大问题，分析卫生应急工作需求，提出对策建议，修订完善国家和军队有关应急预案和技术方案，制定军队参加抢险救援、反恐维稳等非战争军事行动卫生应急行动方案，做好相关准备。

3. 联席会议制度 通常每年召开一次协调组织全体成员单位联席会议，并邀请国家和军队有关部门人员参加，分析卫生应急工作形势，研究处置措施和加强卫生应急专业力量建设的办法。发生重大突发情况时，及时召开协调组织成员会议，研究部署卫生应急工作。

4. 行动协调制度 军地双方密切配合，相互提供人员、技术、物资支援和工作便利。需动用军队卫生专业力量参与处置突发事件时，由国家卫生计生委提出需求和具体任务；总参作战部负责办理医疗防疫、安全警戒和交通运输等兵力调动事宜，重大紧急情况可边派遣应急力量边请示报告；总后卫生部负责医疗救援和卫生防病工作的组织与实施，派出专家组由国家卫生计生委和总后卫生部协调办理。现场担负救援任务的军队卫勤力量由军事指挥机构统一组织指挥，接受地方医疗防疫牵头部门的协调安排。

5. 信息保密制度 军地双方按照保密制度要求，妥善传递和保存相关突发公共卫生事件信息，未经主管部门批准，不得提供给其他单位和个人使用。确需向社会公布的，按有关程序和规定统一对外发布。

五、信息沟通

1. 国家卫生计生委与总后卫生部建立突发公共卫生事件信息通报和共享机制，共同提高突发公共卫生事件预测、预报、预警能力。具体工作由中国疾病预防控制中心与中国人民解放军疾病预防控制中心实施，通常情况下每月至少互相通报一次。军队医疗卫生机构发现发生在地方的突发公共卫生事件，应按国家规定及时向属地疾病预防控制机构报告。

2. 地方发生特别重大、重大突发公共卫生事件或有可能波及军队的突发公共卫生事件时，由国家卫生计生委通报总后卫生部，军队发生特别重大、重大突发公共卫生事件或有可能波及地方的突发公共卫生事件时，总后卫生部应及时向国家卫生计生委通报。

3. 根据监测情况和突发公共卫生事件的危害及影响程度，军地及时沟通信息，及早预警，督导军地相关部门按响应级别开展应急准备和处置工作。

4. 根据 2003 年 11 月 7 日国家卫生计生委颁布的《突发公共卫生事件与传染病疫情监测

信息报告管理办法》，军队内的突发公共卫生事件和军人中的传染病疫情监测信息，由中国人民解放军卫生主管部门根据有关规定向国务院卫生行政部门直接报告。军队所属医疗卫生机构发现地方就诊的传染病病人、病原携带者、疑似传染病病人时，应按属地管理原则向所在地疾病预防控制机构报告。

5. 军队突发公共卫生事件信息属于国家机密，信息传递和保存管理应符合有关保密规定，未经军队有关部门批准，不得提供给其他单位和个人使用。需要向社会公布的，由国家卫生计生委按有关程序和规定统一对外发布。

六、技术协作交流

1. 定期工作交流　军地卫生部门每年定期组织卫生应急工作交流活动，全面总结卫生应急工作开展情况，重点围绕军地应急处置突发公共卫生事件的重点、难点问题进行交流，不断深化军地卫生应急工作合作，提高共同应对突发公共卫生事件的能力和水平。

2. 开展培训演练　国家卫生计生委定期为军队培训卫生应急管理干部和现场流行病学调查、病原学诊断等应急专业技术人员。各省（区、市）卫生部门在开展卫生应急培训时，应将驻地军队中从事突发公共卫生事件预防控制的卫生人员纳入培训范围。总后卫生部根据国家卫生计生委要求为地方培训"三防"医学救援人员，参与指导地方"三防"演练。军地卫生部门不定期组织突发公共卫生事件应急处置联合演练。

3. 技术协作支持　根据突发公共卫生事件应急处置工作需要，军地疾病预防控制机构要加强技术协作，在流行病学调查、现场防控、样本采集、病原学检测等方面相互提供技术支持及工作便利。在发生突发公共卫生事件时，军地卫生部门要密切配合，相互提供人员、技术、物资等应急支援，共同做好应急处置工作。对军队发生的特别重大、重大突发公共卫生事件，必要时由国家卫生计生委和总后卫生部共同组织军地专家进行会商研判。

4. 科研攻关合作　根据国内外卫生应急科研发展趋势，结合重大突发公共卫生事件应急处置工作需要，积极开展卫生应急管理、卫生应急设备、药械等方面的科研攻关与合作。

5. 搞好协调保障　应急行动协调机制运行经费，由各协调组织成员单位自行解决。军队执行地方赋予的卫生应急任务时，由卫生部门积极协助，国家在物资损耗补充等方面给予支持。

军地突发公共卫生事件的应急处置流程如图 6-1。

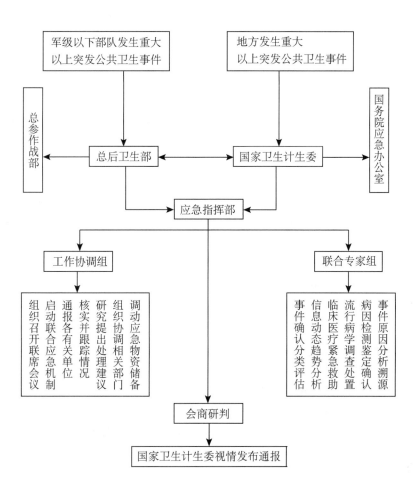

图 6-1　军地突发公共卫生事件应急处置流程

（袁正泉　李　悦　徐天昊）

第三节　突发公共卫生事件监测与预警

一、突发公共卫生事件监测

1. 突发公共卫生事件监测　是指长期、连续、系统地收集疾病与健康相关事件、危险因素的信息资料,包括突发的、直接关系公众健康和社会安全的公共卫生相关事件信息。对信息资料进行核对后,分析疾病和健康相关事件及其相关影响因素的分布及动态变化,并及时将这些信息报告或反馈给卫生行政部门、信息提供者,以及其他一切应当知道的人,以便及时调查和采取干预措施。它既是预防和控制疾病或其他卫生事件的重要对策,也是很具体的重要措施。

2. 监测内容　突发公共卫生事件监测工作是在平时部队、基层、医院报告信息的基础上开展的。其目的是积累日常疾病种类、发生率数据和掌握发病及流行规律,并从日常监视中发现非常态迹象问题,预测威胁状况发生、发展的趋势,及时发现事件及提出预警。

(1)传染病监测:主要监测目标地区或监测地区的人口学资料,传染病的发病和死亡情况及其时间、空间和人群分布,相关医院、诊所、化验室的发病报告及病原体检出情况等资料,流行或暴发的报告资料及流行病学调查资料,个案调查、人群调查资料,人群免疫水平,防治措施及其效果等其他资料。

(2)部队卫生监测:包括军人健康体检、免疫预防接种、部队疾病监控、军人健康教育、食品和水卫生检测、兽医卫生检测、消杀灭、部队内部重要污染源、卫生防疫人员和装备等卫生防疫资源信息等。以及部队伤病预防、疫情控制、环境卫生质量、军人健康行为和军人健康保险等。

(3)伤病员监测:军队伤病员信息监测的总体目标是掌握部队伤病种类、发生率及其变化动态和演变趋势,准确评价部队健康状况,及时发现和确认部队健康伤害威胁因素,掌握部队伤病防治需求及动态。伤病员信息监测分析的基本内容包括:部队伤病减员数和发生率;军队伤病减员空间分布(或单位分布);军队伤病员时间分布;军队伤病员的医疗机构分布;军队伤病员的疾病谱、死亡谱、住院日和医疗费用等。

(4)症状监测:主要包括急救电话记录、呼救的种类与时空分布;急诊、急救室病例的症状和体征以及检验申请单和检验结果;医生处方信息;零售药店的药品销售信息;各门诊和诊所就诊者的症状和体征聚发情况;医疗救治机构病死者信息、尸体解剖记录等信息;社会群体卫生行为及症状监测信息;饲养动物、宠物、野生动物的发病、死亡信息等。

(5)实验室监测:主要监测各军区从实验室分离菌毒种和生物学特性检出情况角度分析病原微生物、媒介昆虫和动物宿主等生物学种类和特性信息。监测内容主要包括:病原种类、病原体的基本特性、演变趋势、菌毒种保藏设施和分布情况;人群和动物的血清学检测、毒力与抵抗力等;生物(战)剂病原体的种类、型别、毒力、耐药性、发展趋势等;病原微生物菌毒种保藏、储存和使用情况(地点、设施、种类、数量),动物宿主和媒介昆虫的种类、地区分布、密度消长、季节变动、病原携带状况及传播效能等。

二、突发公共卫生事件预警

当某一伤害事件可能突然发生,或其威胁增大时,采取超前的防控措施称为预警。由于突发事件伤害的不确定性,而且已有资料可能会存在不完全性,事件的因果关系和计量-反应关系不能被确定,因此,在威胁发生之前需要在一定范围内进行预防和警示。预警的目的是为了使社会和公众处于高度警觉状态,从而减少或消除突发伤害事件的不良影响。公开、民主地与公众交流不仅可以避免恐慌,也有利于对事件的防控,是预警系统的核心。

突发性公共卫生事件虽然有突发性和意外性等特点,但如能及时准确地进行预报和解释,并提出和迅速采取强有力的防范措施,无疑会提高应对突发公共卫生事件的综合能力,将其危害降到最小。目前,军队突发公共卫生事件预警系统采用实行联勤保障、分级管理、网络直报的模式。

全军卫生应急办公室、军区卫生应急办公室根据监测情况和疾病预防控制机构的预警建议,以及国务院、地方政府卫生行政部门的预警信息,经综合判定报上级领导小组批准,发布预警信息,以及调整、解除预警信息。

预警信息包括突发公共卫生事件类别、预警级别、起始时间、可能影响范围、警示事项、应采取的措施和发布机关等。根据突发公共卫生事件的严重程度和影响范围,依次采用红色、橙色、黄色和蓝色分别表示特别严重、严重、较重和一般四个预警级别。特别严重事件预警信息的发布、调整和解除,须经军队处置突发事件领导小组批准。

(张文义)

第四节　突发公共卫生事件应急预案和方案

一、概述

预案是为完成某项工作任务所作的全面、具体的实施方案。它不同于其他计划文书的特点在于其针对性更强,内容更加系统、详尽,预案的执行应获得法律或行政授权。一个合格的应急预案应有助于行政部门识别潜在突发公共卫生事件、了解突发事件的发生机制、明确应急救援的范围和体系,使应急准备和应急管理有章可循、有利于对突发事件及时做出响应、有利于提高全社会的风险防范意识。

应急预案是世界各国在应急管理中普遍运用的政策工具,突发公共卫生事件应急预案体系建设是我国突发公共卫生事件应急机制建设的重要组成部分,是加强突发事件预警、预测能力的基石,也是提高卫生应急处置能力的重要保障。从以往的国际经验来看,应急管理一般是先有分类及部门预案,在此基础上,再建立国家预案。而在中国,是以总体预案的制定来促进部门、分类预案的建立,从而逐步完善国家突发公共事件应急预案体系。

二、预案体系的建立

目前来看,现有的国家级公共卫生事件类应急预案包括:《国家突发公共卫生事件应急预案》《国家突发公共事件医疗卫生救援应急预案》《国家重大食品安全事故应急预案》《国家突发重大动物疫情应急预案》等。军队系统的应急预案包括《军队突发事件应急预案》《军队突发公共卫生事件应急预案》《军队食物中毒应急预案》等。不论国家或军队,预案的主体框架基本相同,主要包括总则、应急组织体系及职责、预警与报告、应急响应和终止、救援的保障、善后处理和附则。

国务院卫生行政主管部门在制定了一系列突发公共卫生事件单项预案后,为进一步指导和规范突发公共卫生事件应急处理工作,为一些单项预案配套制定了相应的技术方案,例如:与《人感染高致病性禽流感应急预案》配套的《人间禽流感病毒感染状况调查方案》《禽流感实验室检测技术方案》《与禽流感病禽密切接触人员防护指导原则》等技术方案。

此间,各省市陆续开始按照总体预案及其框架指南,编制地方应急预案。至此,中国应急预案框架体系初步形成。截止2012年11月,国家已制定各级各类应急预案550余万件。

突发公共卫生事件应急预案体系的初步形成,是我国应急工作一个里程碑,预案既包括应急处理技术层面的内容,又明确了应急处理运行机制的问题,具有行政法规的效力,为卫生应急工作开创了新局面,使我国突发公共卫生事件的应急工作进入了一个崭新的阶段。

三、应急预案的特点和分类

应急预案是为应对紧急状态才被激活的一种行动方案,是一个政府或组织针对紧急事态所采取的全部行动的方案,它要规定政府或管理部门在紧急事态前、中、后的工作内容。制定突发公共卫生事件应急预案的目的是有效预防、及时控制和消除突发公共卫生事件及其危害,指导和规范各类突发公共卫生事件的应急处理工作,最大限度地减少突发公共卫生事件对公众健康造成的危害,保障公众身心健康与生命安全。

1. 应急预案的特点

(1)科学性:预案的制定必须建立在科学研究的基础之上。

(2)全面性:包括所有潜在的突发事件,即使是发生概率很低的突发事件,应涉及突发公共卫生事件处理的所有利益关系者,应跨越突发事件管理的整个过程,包括事前、事中和事后。

(3)简洁性:语言简洁,容易理解。

(4)详尽性:预案内容应尽量具体,各项职责应具体到谁来做、如何做的程度。

(5)权威性:预案必须获得必要的法律或行政授权,以保证执行时畅通无阻。

(6)灵活性:预案的制定必须为那些不可预见的特殊情况留有余地,以便在事情发生后能快速做出反应。

(7)可扩展性:预案必须定期地维护和更新,必要时还可对其进行较大改动。

(8)适用性和可操作性:这是编制预案的关键。

(9)预案与其他计划类文种不同的特点:具体任务明确;内容详细、系统;措施行之有效。

2. 应急预案的分类

(1)按突发公共卫生事件可能造成的影响程度以及反应级别划分,可将其分为4类。

①县级:突发公共卫生事件发生局限于一个县内,凭借该县的力量能够将其控制。

②地市级:突发公共卫生事件发生在一个地市内,凭借该地市的力量能够将其控制。

③省级:突发公共卫生事件危害较大,但被控制在一个单独的省份里。

④国家级:突发公共卫生事件危害极大,超越了省级水平,需要从国家层面上来组织应对措施。

(2)预案按照内容分类

按照适用范围不同,还可将其分为总预案和单项预案。总预案往往针对一大类突发事件,内容涉及面广,牵涉部门多。单项预案通常针对某一种突发事件,对象非常明确,对应的措施也非常具体,如SARS预案。

①总体预案:为了提高政府保障公共安全和处置突发公共事件的能力,最大限度地预防和减少突发公共事件及其造成的损害,保障公众的生命财产安全,维护国家安全和社会稳定,促进经济社会全面、协调、可持续发展,依据宪法及有关法律、行政法规而制定的。

②专项预案:主要是国务院及其有关部门为应对某一类型或某几种类型突发公共事件而制定的应急预案。

③部门预案:有关部门根据总体应急预案、专项应急预案和部门职责为应对突发公共事件制定的预案。

(3)其他分类

①应急行动指南或检查表:是指针对已辨识的危险制定应采取的应急行动方案。此类预案主要起提示作用,有时将其作为其他类型应急预案的补充。

②应急响应预案:是指针对现场可能发生的事故编制的应急响应方案,如化学泄漏事故的应急响应预案。这类预案仅说明处理紧急事务的必需的行动,不包括事前要求(如培训、演

练等)和事后措施。

③互助应急预案:相邻地区为实现事故应急处理中资源共享的目的而制定的相互援助计划。这类预案适合于资源有限的地区。

④应急管理预案:是综合性的事故应急预案,这类预案详细描述事故前、事故中和事故后各项事宜。这类预案的制定要详细到各项具体工作的实施细节。严格来讲,此处的4种预案仅第4种预案属于规范的应急预案。

四、应急预案编制的思路

1. 针对什么 明确预案应对的突发事件是哪些,其性质、类型、级别如何,以及本单位基本情况和卫生部门的条件等。部队预案往往具体一些,预案设定的条件越具体,越容易结合实际,规范的内容也越具体。

2. 做什么 主要讲清楚应急工作的基本任务,是对应急工作内容、范围、工作量的基本界定,部队卫勤部门和各级医疗和疾病预防控制机构可以结合承担的任务或上级明确的任务制定。

3. 谁来做 主要讲清楚为完成任务应当如何去组织。各级卫生部门根据本单位的编制情况和保障能力,明确组织编成,显示组织的层次关系、领导关系和指导关系,明确任务分工,规定各级各类组织机构的负责人和基本职能任务,明确各自在应急处置工作中主要做些什么。

4. 怎么做 主要讲清楚应急工作应当如何开展,提出实际工作的基本规范和要求。主要是把应急工作的主要内容和工作过程中的基本环节分析清楚,并进行规范和提出要求。工作的规范通常从调整关系、规范流程、建立制度、执行标准4个方面作出规定,具体来说,就是要明确上下级之间指挥、领导、指导关系和同级之间主责、协同、协调等工作关系;规范伤病员救治与后送程序、卫生防疫防护工作流程、技术工作规范等;建立相关组织制度和工作制度;明确药材物资准备标准、检测方法及标准、信息采集分析报告标准、应急处置效果评级标准等。使参加任务的人员有一个基本的遵循和行为规范。

五、预案的审批和启用修改

本部门预案要经过本级党委和领导审定后报上一级卫生行政部门认可、批准。预案一旦形成就应该维护其严肃性,不得随意改动。建立突发公共卫生事件应急预案体系管理机制是应急预案建设的核心,国务院及其卫生行政主管部门对应急预案的管理工作非常重视,每年都将应急预案的编制、修订、实施培训及演练列入其年度工作计划。但由于突发公共卫生事件应急预案体系涉及范围非常广,还有大量单项预案需要编写,那些已制定较长时间的预案也需要修订和更新。只有加强军队的应急预案管理工作,才能保证突发公共卫生事件应急预案体系真正达到"横向到边、纵向到底"的要求。

综上所述,预案制定与修订流程见图6-2。

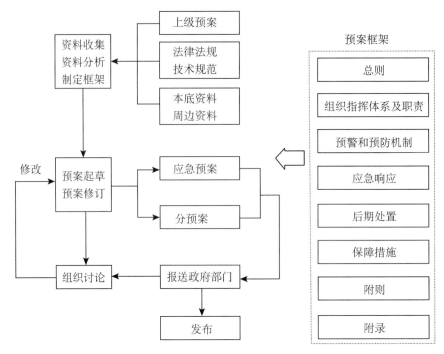

图 6-2　预案制定与修订流程

六、应急预案编制的要点和内容

预案的内容一般偏重于工作程序和工作方法的规范,其基本格式如下。

1. 编制预案的目的、依据　根据本单位承担的任务需求表达。明确为应对某一类突发事件的需要,提高应急处置能力、规范应急保障行为,并提出所依据的相关法律、法规和预案等。

2. 适用范围　通常指预案规范和执行的机构类型范围,包括医疗、防疫防护等保障部队或分队,同时也包括预案适用的时间和空间范围等。

3. 事件背景和想定　通常指预案所应对的事件类型、事件波及范围、严重程度、人员伤害可能类型进行的设计和想定,以及已有的处置情况等。想定是预案针对的环境背景介绍,为预案的内容提供背景和前提。时间的类型不同,对应的应急准备、处置的要求也不同。

4. 基本任务　在对人员伤害进行预计的基础上,进一步预测需要完成的保障任务和基本要求,可能的保障范围及其工作量、技术范围,以及需要的卫生人员和物资需求等。

5. 力量编组和任务区分　预案应当明确机构力量的编组和任务划分,应根据不同的任务需求制定针对性的模块化编组,必要时落实到具体的人员。

6. 指挥与保障关系　预案要明确内外指挥关系与保障关系,尤其是在实施医学救援时必须明确军内、军外的协同指挥关系,明确联合救援的协同实施。

7. 应急机动　预案要明确物资装载程序和方法,明确机动路线、配置地域和展开方式等内容。

8. 应急处置　是预案的重点,应当对应急响应行动和医疗、防疫防护等专业处置的工作流程、重点环节、工作方法、工作标准与评级标准作出规定,也可对技术工作中需要注意的主要问题加以强调。

9. 动态监控　预案中应明确规定主要监控的内容,信息采集、传输、汇总分析、反馈评估等方法及内容。

10. 相关保障　预案应对应急行动和工作中的通讯、运输、军需、生活物资等相关准备工作做出安排。

（王　勇）

第五节　军队公共卫生应急队伍的建设与训练

随着我军执行非战争军事行动任务的不断增多,特别是面对新形势下突发公共卫生事件的不断凸显,应对突发公共卫生事件已成为我军一项重要职能。如何加强军队卫勤力量建设,特别是机动应急防疫力量建设,不断提升我军应对各类突发公共卫生事件的能力,已成为迫切需要研究和解决的重要问题。加强军队公共卫生应急队伍的建设,对于军队完成多样化军事斗争卫勤准备,提高平战时卫生应急保障水平具有重要的推动作用。

一、军队公共卫生应急队伍建设体系结构

军队处置突发公共卫生事件的应急体系,由军队各级疾病预防控制机构、医疗救治机构、药材保障机构和部队卫生机构共同构成。军队疾病预防控制力量是突发公共卫生事件预防和应急处置的主力军和突击队。

军队建立的三级应急体系,第一级为全军疾病预防控制中心,其中"三防"医学救援分队、公共卫生应急处置大队、野战防疫队、核化医疗救援队、动物疫病应急处置队和心理卫生救援分队是突发公共卫生事件应急机动处置力量。第二级为军区疾病预防控制中心、军兵种卫生防疫(防护)队、总装备部卫生防疫防护队、新疆军区疾病预防控制中心和西藏军区卫生防疫队。其中,预编的"三防"医学救援队、野战防疫队,以及解放军第309医院预编的结核病防治队是突发公共卫生事件应急机动处置力量。第三级是指集团军以下部队、机关、院校、科研单位卫生机构中的防疫机构,其中包括军以下后勤、部队医院、机关院校门诊部直属的卫生防疫队(科、所)和卫生防疫检疫所,以及军队医院的感染控制科等,是突发公共卫生事件先期处置力量。

二、公共卫生应急队伍建设的内容

1. 组建应急处置队伍(分队)　部队卫勤单位根据应急工作职能和辖区卫生应急工作需要以及自身编制结构,按照应对不同类型公共卫生突发事件的要求组建卫生应急队伍(分队)。应急队伍人员可以是专职的专业人员,也可以是经过培训和训练的抽组编配兼职人员,队伍人员组成应达到专业结构合理,数量比例适当的要求。卫生应急队伍基本编组包括现场流行病学调查组、现场侦检组(病原微生物侦检、理化毒物侦检)、现场处置组(环境消杀灭、免疫接种、健康教育、卫生监督)、后勤保障组等。在专业结构上,队伍成员应选择由从事现场流行病学、军队卫生学、传染病学、消毒和媒介生物控制、理化和微生物检测、心理学及应急管理等专业人员组成,实行定岗、定位、定人、定技。

2. 编制预案体系　由于突发公共卫生事件类型、规模、严重程度不同,涉及的卫勤响应层

次不同,应对方式、方法和标准也有所不同,因此,需要编制不同层次、不同类型的多种应急预案方案,共同组成各种应急任务的预案体系。一般来说,卫勤单位的应急预案体系既有应对突发公共卫生事件总体预案和针对单一事件的专项事件,也包含开展应急工作需要的技术方案、技术方法和操作规范等技术性内容。

3. 合理配置应急装备　根据各级卫生应急队伍的类型和职能任务配备相应的现场应急装备,储备充足的应急保障物资。应急装备应尽量小型、轻便,便于机动携带和展开,同时,立足现有装备标准,集成分类,突出功能配套,形成不同规模、不同类型、具有不同保障能力模块化的装备组合。

4. 构建有效运行管理机制　不管是定编的应急队伍,还是抽组的应急队伍,都面临着常态及应急态管理和常态与应急态的转换问题。既要保证应急时召之即来,又要平时能提高能力,必须建立有效运行的管理机制。公共卫生应急处置大队建立的"实体化建设、模块化运行、战备化管理、一体化保障"的管理机制,收到了较好的效果。所谓实体化建设,就是做到组织、人员、装备落实,形成一个名副其实的实体组织;模块化运行,就是平时按专业在相应的科室工作;战备化管理,就是坚持战备值班、战备训练和整体拉动;一体化保障,就是和单位的后勤保障相结合。

5. 组织应急训练演练　应急训练主要包括知识教育、技能培训和综合演练等方式,其中,知识教育和技能培训主要围绕各卫勤分队的职能任务展开,具有一定的通用性;综合演练主要围绕不同类型的任务特点展开,具有较强的针对性。由于部队卫勤应急队伍(分队)力量组成不同,专业分工不可能过于细化,因此,特别是在专业技能培训方面应提倡"一专多能"。知识教育和技能培训的内容主要包括卫生勤务、创伤救治、卫生防疫、"三防"医学救援和心理健康知识等;综合演练的内容主要包括组织指挥、应急响应、人员收拢、机动展开、现场处置、医疗后送与转运、部队撤收等。

6. 开展疾病监测预警　公共卫生监测是对致病因素、病例和事件相关信息连续采集、分析、识别、预测和反馈的过程。由于大多数疾病都是在首次接诊时发现的,所以,军队各级各类医疗卫生机构在疾病监测体系中的作用重大,应建立健全传染病及突发公共卫生事件登记和报告制度。军队各级各类疾病预防控制机构是军队公共卫生事件法定的信息分析、监测机构,其中也包括医院感染控制科,部队、机关、院校门诊部卫生防疫队、所、科,以及防保科等。军队相关法规还明确规定了公共卫生事件报告的涉及范围和标准、报告的内容、报告方式、实现和程序要求等。

(贾瑞忠　孙岩松)

技术篇

第 7 章

卫生流行病学侦察

　　卫生流行病学侦察是为了解执行任务地区自然与社会环境、生活条件、医疗卫生状况等情况,分析可能面临的问题,从而确定卫生勤务保障策略与重点,确保部队卫生安全,而对执行任务地区、要地及行进途经地区等所进行的一种卫生学流行病学调查、侦察活动。卫生流行病学侦察是一项卫生专业活动,也是一项军事侦察活动,目的在于查明侦察地区的卫生学、流行病学情况,可能影响部队人群健康及引起疾病的危险因素,可利用的卫生防病资源等情况,并进行必要的评估,做出判断,提出应采取的预防对策和措施。

第一节　部队卫生流行病学战术侦察

一、卫生流行病学战术侦察的时机要求

　　1. 部队执行野外驻训、军事演习、军事设施建设等任务进入新地区、自然疫源地或可疑自然疫源地前,相关疾病预防控制机构应当进行卫生流行病学侦察,提出传染病预防、控制意见;部队应当根据疾病预防控制机构的意见,采取相应的传染病预防、控制措施,并指定专人负责疾病预防、控制工作。

　　2. 平时应经常与地方有关部门联系,及时掌握居民发病情况;了解营区和驻地周围的医学动物及媒介昆虫的种类、分布、密度、习惯和消长规律,掌握部队经常活动区域内的疫源地分布及其特征,指导部队有针对性地采取预防措施。

　　3. 对派遣到国(境)外执行任务的军队人员,派遣单位和有关卫生部门以及疾病预防控制机构,应当根据其执行任务所在国家(地区)传染病发生和流行情况,有针对性地开展传染病防治知识教育,落实传染病防治措施。卫生流行病学侦察的内容大致相同,重点目标是了解疾病的发生情况和环境的卫生情况。实际工作中可根据任务及地区特点确定侦察种类,选择有所侧重的侦察内容。

二、卫生流行病学战术侦察内容

(一)基本情况侦察

　　基本情况调查可提供被侦察地区的本底信息,是流行病学调查的基本内容。

　　1. 行政区划情况　查明侦察地区的地理位置、毗邻地区、行政管辖区域、行政区划、党政机关所在地以及重要城镇。

　　2. 居民情况　包括当地居民的人口数、人口密度、民族结构、居住环境、经济状况、生活条

件,人口流动情况等。

3. 生产情况　了解侦察地区的工业、农业、林业、牧业等生产概况。

4. 交通运输　了解侦察地区的公路、铁路、水运及航空等交通运输分布状况、运输能力、重要车站、港口、码头、机场位置。

(二)疾病侦察

疾病侦察内容主要包括传染病、自然疫源性疾病、地方病的调查。目的是掌握侦察地区人群的健康状况,主要疾病威胁,主要死亡原因。重点查明人群的疾病发病率、死亡率,疾病发生的分布特点、流行特点、危险因素及预防措施。调查内容主要包括:当地疾病的种类与近5～10年各种传染病的流行情况,特别要注意查明与部队关系较大的传染病、地方病的发病和死亡情况、流行环节、流行特征和防治办法,以及既往发生的重大传染病暴发或流行的种类、趋势、分布特征、发生原因及促进因素。

(三)环境卫生侦察

环境卫生侦察的目的是观察潜在的疾病促进因素。重点查明被侦察地区潜在的疾病流行因素,主要涉及自然环境和社会环境的调查。

1. 自然环境

(1)地理景观调查:内容涉及地形特点、气象因素、水文特征、植被种类分布、土壤等。

(2)重要病原体宿主及吸血节肢动物调查:主要查明传播媒介或保菌动物的种类、地区分布、孳生和栖息场所、密度、季节消长规律、生活习性、病原携带率、自然感染率以及医学重要性;当地动物传染病的种类、地区分布,以及居民受染、发病情况;当地各种医学昆虫动物的抗药性、防制办法和经验。吸血节肢动物主要包括蚊、蝇、蚤、虱、蜱、螨、蠓;宿主动物主要包括啮齿动物,小型兽类,鸟类和其他重要宿主动物。

2. 社会环境　涉及的因素繁多,在侦察中应根据调查目的,重点收集与健康明显相关的人为环境指标。着重了解以下项目。

(1)饮水卫生:查明部队野外供水水源是否充足和安全。侦察时主要调查和检测当地饮用水水源的名称、种类、位置、水量、水质级别、有无污染、污染程度、防护设施。侦察工作还包括水源周围水媒传染病调查和水源卫生地形学调查。

(2)食品卫生:目的是了解当地可能供应部队的食品是否安全,有无健康问题。重点调查当地居民的营养状况,营养缺乏病的发生情况,当地主要主、副食品种类、卫生状况,能供药用、食用的植物种类,饮食行业卫生状况及饮食服务人员的身体健康情况,食品保存的条件和方法等。

(3)三废排放情况:了解当地工业、农业及生活废弃物的排放状况,测定是否符合环保标准。主要调查废气、废水和废渣类型、主要有害物质、年均排放量、高峰排放时间、治理措施等情况,对居民生活、生产及身体健康的影响;空气质量指数,不同季节以及不同时间的主要污染物;环境水质等级、污染程度及其分布、污染来源、治理情况;粪污处理状况、处理办法和土壤的卫生状况。

(4)卫生资源:了解当地的医疗资源可能对部队卫生防病工作提供的协助程度。一是查明医疗卫生机构。包括当地医疗卫生组织体制及分布;各级各类综合医院、专科医院、疗养院和门诊部的分布、数量、床位、主要医疗设备、科室设置、专科特长;各级疾病预防控制机构、检验检疫机构、卫生监督机构、专业防治机构(如血吸虫病、结核病、鼠疫防治所等)、兽医防治机构的分布、数量、主要仪器设备、技术能力。二是查明药品生产与供应：包括当地药厂和卫生药械厂的分布、数量、生产品种及生产能力；当地药材公司和药品供应站的分布、数量、药材供应来源、筹备和贮藏能力；血站献血员的人数、分布及身体健康状况，可供血液及血制品的数量和质量。三是查明卫生人力资源：包括了解侦察地区卫生人员的数量及质量，包括各类卫生人员（医疗、护理、疾病预防控制、检验、药剂、特诊、器械维修及兽医）的人员数、职称分布及其专业特长和水平等。

（5）风俗及生活习惯：部队人群在长期居住环境中往往受周边居民的习俗行为的影响，侦察地区居民的风俗和生活习惯也是影响部队健康的重要因素，因此，调查和掌握相关的指标对制定防疫对策是完全必要的。在调查中应注意查明当地人群某些特殊生活方式及习惯：如婚丧嫁娶的习俗，饮食习惯、宗教活动、社会不稳定因素等。

3. 特殊环境因素 随着国内、国际形势的不断变化，军事行动样式和任务区域也处于动态变化中，注意引入更多的观察指标。

（1）高原环境的特殊侦察：高原空气稀薄，气压低，气候多变，昼夜温差大，人烟稀少、交通不便。部队快速进入后，人群中绝大部分将出现程度不同的高原反应，普通疾病（胃肠炎、腹泻、上呼吸道感染）的发病率也将明显增加。

（2）濒海环境的特殊侦察：濒海条件艰苦，驻地居民卫生习惯差，卫生设施简陋，生活用水困难，各种有害昆虫、动物密度高，容易造成传染病的流行和皮肤病的高发。注意调查海洋地理景观、潮汐规律、海洋生物危害和高发皮肤病威胁的相关因素，测定海洋中鲨鱼、海蛇、海星、海蜇、珊瑚等的种类、分布、习性、危害特点及应对、防治方法。

（3）国际维和部队环境的特殊侦察：除常规侦察内容外，应注意侦察性传播疾病（包括AIDS）及外国军队的职业性疾病，并查明周围环境的乙醇类饮料的供应、营地附近接触性工作者机会，药物滥用倾向，军医暴露于血液污染环境的机会等。

（4）应激反应的因素侦察：在侦察工作中应当注意调查和分析军事作业中有许多状态可导致过度的应激反应，对心理健康危险作出充分评估，为心理和行为健康提出有针对性的预防措施。如执行困难和不清楚的任务；在任务中遇到不利因素或感到无助；对任务的完成丧失信心；面临未经过专业训练的任务和操作工作；受到敌意和不合作社会环境；使用新型武器的应激；感情压抑；生活环境不适应；与家庭、亲戚、朋友分离；缺乏娱乐；文化差异、语言障碍、饮食改变；外伤性应激（目击暴力、死亡、体验胁迫、威胁、重大事故或危及生命的疾病）。

三、侦察区域流行病风险评估与防控对策分析

通过系统化的卫生流行病学侦察、卫勤情报搜集和现场防疫防护调查，描述分析风险背景和环境特征，综合分析行动区域内的人群健康危害因素、环境医学危害因素及其威胁水平，明确部队行动中卫生防疫防护保障基本任务和预防工作要求，并向卫勤指挥人员提出部队卫生防疫防护对策和预防措施建议。

（一）侦察区域流行病风险评估基本要求

组织公共卫生专家，确立防疫风险管理范围，重点明确：执行任务的性质和范围；公共卫生安全保障区域和人群范围；部队公共卫生问题、职业健康与安全要求以及责任；部队和当地相关突发事件应急管理立法、政策、管理安排，以及执行任务区域的相关政治、社会、文化、环境因素和相关的社区结构等；部队和社区公共卫生风险事件评估标准。重点询问：①军事行动前部

队或任务区已有哪些现成的方法,可以促进良好的预防保健?②提供的宣传免疫的健康促进材料是否有用?③如何解决因人群流动、人口众多、卫生措施可及性有限等因素所带来的疾病风险?④部队或当地居民如何获得健康保健干预措施?⑤一旦发生传染性疾病是否会被隔离、接触者是否检疫?⑥临床医疗系统是否有能力准备应对严重的事件。

(二)部队主要医学威胁危害评估

1. 行动区域需要保障部队健康状况评估 重点研判部队来源及对冷、热、高海拔环境适应性;人群患病及免疫状况;衣着、装备及营养状况;可得到的预防服药及对疾病和疲劳的抵抗能力等。查明周围环境的乙醇类饮料的供应、营地附近接触性工作者机会,药物滥用倾向,军医暴露于血液污染环境的机会等。

2. 行动区域人群健康和疾病状况评估 重点研判该地区人群的地方病和流行病及主要传播途径和来源;人群免疫状况;生活饮用水处理标准、营养标准、垃圾和废物处理、民用医疗支援和公共卫生体系以及医学研究和治疗产生的生物性危害等。

3. 行动区域地形、气候和天气评估 重点研判行动区域地形是否利于节肢动物和(或)啮齿类动物的孳生、对害虫控制有什么影响,是否高海拔地区、密林、沙漠或山区及水是否可找到等。该季节是否会影响疾病传播、是否影响热和冷损伤、是否影响水的供应、是否影响昆虫及控制行动等。

4. 行动区域动植物评估 重点研判该地区的节肢动物媒介及其抗药性;有毒动物和昆虫分布;有毒植物分布;啮齿类动物分布等。濒海环境应重点调查和测定海洋中鲨鱼、海蛇、海星、海蜇、珊瑚等的种类、分布、习性、危害特点,注意海洋地理景观、潮汐规律、海洋生物危害和高发皮肤病威胁的相关因素。

(三)行动区域疾病防控对策建议

1. 节肢动物和啮齿类动物监控有关工作 重点评估可能导致的疾病和非战斗损伤威胁以及动物控制需求认定。拟定部队职业环境和重点场所病媒生物监测与防治计划和实施方案。

2. 环境卫生有关工作 重点评价热、冷、高原等卫生防护问题以及饮食饮水卫生和废物处理需求。拟定部队环境卫生、生活饮用水和食品卫生监测与监督管理计划和实施方案。拟定重点疾病和(或)伤害职业防护等级保护计划和实施方案。

3. 疾病监控有关工作 重点评价流行病学实验室、流行病学调查及人群免疫和预防服药等需求。拟定部队传染病监测与流行病学调查计划和实施方案。拟定部队重点传染病三级预防计划和实施方案。拟定重点疾病应急监测和报告管理计划与实施方案。

4. 指导部队拟定公共卫生安全等级防护计划 部队当前的任务及首长指示;部队当前的流行病学情况;必须完成的卫生防疫任务及要求(完成任务的时间及质量);指出完成任务的有利条件及可能遇到的问题;工作步骤与方法;人力分配与物资供应;执行与检查安排。在特殊情况下人力、物资机动调配原则。

四、现场侦察组织与实施

(一)侦察前准备

1. 明确侦察任务 卫勤首长在组织侦察前,根据非战争军事行动任务特点、军队部署和已掌握的任务区域政治、军事、地理、交通、卫生等情况,向侦察人员交代侦察的目的、内容重点、范围、要求以及注意事项等。

2. 抽组侦察小组　侦察活动应在部队领导和卫勤机构的组织和指导下进行,由流行病学、军队卫生学、医学动物、卫生防疫及医学检验等专业技术人员完成。必要时,邀请军事医学研究机构专业人员参加。根据侦察的范围和内容确定侦察小组的人数。

3. 侦察计划拟定　侦察计划的内容一般包括侦察目的、路线、人员分工、侦察内容与方法、程序、进度、资料汇总方法与总结等。大的侦察应拟定详细的实施方案,包括侦察目的、路线、人员分工、工作内容、方法、程序与进度、材料核对方法等。可分组完成计划。

4. 技术与物资准备　侦察人员应熟悉有关业务技术,统一方法步骤。因此,侦察前应进行人员培训,学习有关技术,掌握工作方法、采样及检验技术,拟制登记表格;携带必要的侦察用品,包括地图、采样器材、检验箱及配备的试剂,急救、消毒和防护用品,必要的联络和交通工具等。有条件的单位应对侦察结果实行计算机管理,建立数据录入系统。

（二）现场侦察

侦察人员应根据侦察计划,深入现场,根据侦察内容和人员分工实施侦察。现场侦察主要采取口头询问、收集查阅资料、现场查看、采集标本和必要的化验检查等方法。

1. 查阅和收集有关资料　主要是向当地卫生部门和医院、疾病预防控制机构及专业防治或研究机构收集各种有关资料,必要时向有关部门收集气象、地理、环境等方面资料。

2. 询问座谈　主要是向当地的卫生人员、基层干部、常住居民调查了解情况,可采用座谈方式,以便相互补充和启发。

3. 现场查看　通过实地调查,了解当地的地理景观（如地形、地貌、河流、植被、农作物、生态环境等）、交通、卫生设施和居民的环境卫生、个人卫生、特殊风俗习惯等,以判断有无致病因素存在。如有现患病人,应进行访视或流行病学调查。如果调查范围很大,可根据部队任务特点,选择重点地域集中力量进行深入侦察。

4. 采样与检验　根据侦察目的和要求,采集水源、患者、媒介节肢动物、保菌动物的标本,并根据情况在现场或带回实验室检测。

（三）资料整理

将调查资料与实验室检测结果进行分类整理,并综合分析。应注意结合统计学的图、表和流行病学的分布描述指标进行描述总结。如疾病资料按地区、人群和时间分别加以描述。在资料的描述分析中,应当充分利用计算机技术,采用国内外研究者通用的文字处理和数据分析软件,开展快速的资料整理分析,以提高工作效率。

（四）侦察报告的撰写

卫生流行病学侦察报告必须对侦察地区的卫生流行病学状况作出评价,说明部队在该地驻扎或活动时是否安全,可能遇到哪些问题,在哪些方面不安全,须采取哪些预防对策和措施。报告必须简明扼要,说明问题,并附有该地区的卫生流行病学简图。

五、战术侦察的注意事项及要求

（一）侦察人员要预先熟悉侦察地区的情况

侦察前应到上级机关、资料室、图书馆全面查阅收集相关资料,并从疾病预防控制机构、统计或信息部门索取有关资料,这些查阅和收集工作将为侦察计划的拟定和疫情分析提供基础数据,同时也可减少不必要的重复调查。

(二)注意及时整理和核对资料及样本

当侦察活动结束,离开现场前,应对计划所列内容逐项检查、核对,避免遗漏和错误,并及时进行补充。

(三)保证侦察资料的可靠性

侦察人员要具备熟悉的专业知识,同时还要有高度的责任心和实事求是的科学态度,对所得的资料要反复核对,实验要采用灵敏度高、特异性强的检验方法,侦察和测量过程中要严格质量控制,尽可能减少人为的误差。

(四)保证侦察工作的及时性

由于部队行动迅速、情况多变,要求侦察必须及时、侦察人员要精干、携带的器材要简便、检测方法要快速。侦察活动结束后,应尽快进行分析,迅速提供情报,写出侦察报告,提出应采取的预防措施和建议,并迅速向部队首长和卫勤领导报告。

(五)保证侦察工作的连续性和继承性

侦察工作结束后,根据部队的任务特点,还要继续了解当地的疾病及卫生情况,侦察资料要转交给后来的接防部队,接防部队要在原有基础上继续侦察。

(李申龙　曹玮民)

第二节　战区卫生流行病学战略侦察

战区卫生流行病学战略侦察是为了军事斗争准备的需要,对战区或者较大范围地区的卫生学流行病学情况进行的了解情况、评估判断活动。其主要作用是评估确定主要方向的重大问题,为卫生勤务准备提供策略性原则的依据,是一项基础性的准备工作。包括确定战地环境,描述战地情况对部署部队和卫勤保障行动的影响,进行威胁整合和信息合并等内容。

一、战地环境调查与确认

1. 确定战地环境的基本情况及主要特点:地理方面;政治和社会经济情况方面;存在的威胁势力及其能力方面;基础设施方面;医疗基础设施方面;医学威胁;在作战区活动的非政府机构。

2. 确定作战区指挥部范围:确定作战区的地理位置;确定面临危险的总人数;确定所有的支援性本国部队;确定所有支援的盟军、联军、东道国或其他多国军部队和(或)分队。

3. 确定关注区域的范围:卫勤保障由作战区外的组织和(或)分队提供;卫勤保障资源的位置和时间/距离因素,这些卫勤保障资源可用于扩大、加强、重建作战区内卫勤保障部队和(或)人员;作战区外指挥控制资源的协调和同步;后续作战行动或作战区外同时展开的行动。

4. 确定实施战地医疗准备所需的细节等级和可用时间。

5. 评估在医疗方面具有重要意义的现有信息和(或)情报,并确定缺漏的情报。

6. 确定并向情报支援的科、分队、部队提交收集要求。

7. 收集所需信息填补缺失的情报。

二、战地情况影响描述

战地医学情报准备在该阶段的目的是分析并整合战地环境存在的各种因素。对这些因素进行详细分析,确定其对军事方面的显著影响,从而得出医学情报。指挥官根据这些医学情报作出明智的决定。重点是对友军、友方和敌方行动的影响。

1. 地理方面　气候和天气影响;地形分析方面;海拔影响方面。

2. 政治和社会经济情况特征　人口统计;普通人群的生活条件和(或)支援人群。宗族、部落、帮派、反对势力或准军事组织/团体和集团犯罪对为部署部队和其他合格受益人提供卫勤保障的能力的影响;难民、境内流离失所者、扣留/滞留人员、伤病战俘对卫勤保障体系的附加要求。

3. 威胁势力的能力/影响　敌方思想、目标和任务的影响;战斗序列;敌军兵力结构和武器结构;敌军医疗准则/能力;敌方核生化武器的影响;进行心理战和非常规战争的能力和影响。

4. 基础设施　运输体系;通信系统体系结构;公共设施;产业。

5. 医疗基础设施　分析整个医疗体系;分析本土医疗机构;分析当地医疗供应和设备来源;分析医疗后送服务;疾病和其他职业与环境健康威胁的影响;分析非政府组织和其他国际组织提供的服务。

三、医学威胁综合分析

威胁可分为三大类,包括:友方行动步骤,敌方行动步骤,地理方面的威胁。每个大类威胁仅与指挥部安全或卫勤保障事务相关;威胁的种类可因任务或行动的不同而发生巨大的变化(攻击的、防御的、维稳行动和支援行动)。重大军事行动背景下的环境特征及其思考的主要内容包括:①敌方(负面因素)。重点研判敌方人群的传染病及免疫状况、公共卫生水平和能力、野战卫生训练水平以及核武器、生物武器、化学武器以及直接能量武器能力。②友方(正面因素)。重点研判友方军队的单兵和分队预防医学供应品及保障状况、食物供应方式、野战卫生队训练和装备、单兵和分队预防医学措施训练、可饮用水供应、国内公共卫生体系及卫生设施状况、部队及人群免疫状况等要素。③需要保障部队及其健康状况。重点研判部队来源及对冷、热、高海拔环境适应性;人群患病及免疫状况;衣着、装备及营养状况;可得到的预防服药及对疾病和疲劳的抵抗力等。④行动区域的人群健康和疾病状况。重点研判该地区人群的地方病和流行病及主要传播途径和来源;人群免疫状况;生活饮用水处理标准、营养标准、垃圾和废物处理、民用医疗支援和公共卫生体系以及工业生产化学性危害、核电站或其他核来源的放射性危害和医学研究和治疗产生的生物性危害等。⑤行动区域的地形。重点研判行动区域地形是否利于节肢动物/啮齿类动物的孳生、对害虫控制有什么影响,是否高海拔地区、密林、沙漠或山区等、水能否找到等。⑥行动区域的气候和天气。重点研判该季节是否会影响疾病传播、是否影响热和冷损伤、是否影响水的供应、是否影响昆虫及控制行动等。⑦行动区域的动植物。重点研判该地区的节肢动物媒介及其抗药性;有毒动物和昆虫分布;有毒植物分布;啮齿类动物分布等。

四、战区医学情报信息管理与医学地理制图

医学情报信息管理和医学情报有用格式,包括透明图、电子表格、真值表和数据库。在基本信息管理方面,数据库尤为有用。计算机编制地图可以方便地在各种地图的底版上添加所研究的事件发生率,这些底版包括行政区域、地形、水文地质、植被、交通网络等,同时又可方便

地增添不同影响因素的分布,甚至可以通过模拟运算,进行预测分析。计算机编制地图,既是医学地理学编制地理图的一种方式,也是近代医学地理学重要的研究手段与成果。一般有以下 6 个基本步骤:前期准备;录入;综合处理;输出;核对验证;医学地理地图质量控制。

(一)医学地理制图

利用医学地理制图,将研究的疾病空间、时间和人群分布图像化,通过展示一定时期的疾病地理分布特点,较文字更集中、更直观地说明问题。常用的医学地图种类有以下几种。

1. 标点地图　即用标点的方法将某病例(死亡)数字标记在行政区划地图上,显示出各地疾病或死亡发生数。

2. 人口基础信息地图　即将人口密度用数字、颜色或疏密有致的线条作为标记制成地图,显示出生率、死亡率和自然增长率的地理分布,可以进行不同地区间的比较。

3. 疾病统计地图　即按照行政或自然区域,根据发病率、患病率和死亡率等分别用数字、颜色或线条制成,划分的级别可以是等差分级、等比分级或任意划分。这种图能显示不同地区间发病率(患病率或死亡率)的差别,但不能表示同一行政区域内各单位的差别。

4. 疾病扩散地图　即用带颜色、形状、宽度的箭头窄带在地图上表示疾病扩散的方向、路线、速度、强度等发展动态或按行政区划用标点或晕线分时间绘制连续地图,表示疾病随时间所呈现的扩散态势。

5. 透明重叠式地图　即将病例或与病例相关因素的地理分布分别绘制成数张地图,重叠起来说明地理流行病学问题。如鼠疫病例分布绘成一标点地图,另绘一宿主动物分布,两张透明图重叠起来则可以表示病例与宿主地理分布的联系。

(二)医学地理图的应用

1. 疾病地理分布　①描述疾病的地理分布:国际间、国家范围内和局部地区分布状况与规律;②不同疾病地理分布的分析:如聚集性分析;③病因分析:根据地理分布状况提出影响因素假说,然后验证,提出分析的病因。根据地理分布的恒定、重叠和存在的差异来分析其可能的影响因素,探索病因。

2. 卫生保健的地理分布　①医疗保健机构的分布及布局;②疾病人群与医疗保健设备的利用率;③医疗单位与病人住地间距对就诊影响的分析等。

3. 健康的地理分布　人口生存寿命的地理分布和非传染病的地理分布。

总之,医学地图可为部队进驻提供制定卫生医疗保健对策措施的依据。

(李申龙)

第三节　灾害卫生流行病学快速侦察

在突发灾害事件发生时,常规的卫生监测系统常被同时破坏,无法正常工作,卫生工作者只能变被动监测为主动调查,及时、准确地评估事发时的局势变化和卫生需求。灾害卫生流行病学快速侦察是对灾害发生的情况及其主要卫生学流行病学情况进行迅速的了解、确认和评估活动。其主要目的是迅速发现问题,为立即采取措施提供依据。包括现场侦察、风险识别与评估等。

一、现场快速侦察的主要内容

1. 突发事件的公共卫生危害信息 事发地区的面积,估计受影响的人口数及所处的位置;交通及通讯系统的受损情况;饮用水、储存食品、环境卫生设施及宿营设施等生活必需品的备用情况;死亡和失踪人数,需要急诊治疗的人数;事发地区医院及其他卫生设施遭受损害的情况,它们能够提供医疗卫生服务的能力及对药品设备及工作人员的具体需求;人口是否有流动和迁徙,迁徙人口的数量、目的地;社会影响和反应,公众的情绪和要求;是否存在传染病(及食物中毒)的流行或是否有传染病流行的危险。

2. 医学地理信息 事发地区的行政区划分,人口的构成特点;主要的交通路线、现用机场、车站和港口的位置,以及地形情况;卫生设施的分布情况及所提供的卫生服务;关键机构如,银行、国库、药房、自来水厂和政府办公楼等的位置;气候和自然环境特点。

二、快速侦察调查方法

1. 快速侦察组织准备 筹组公共卫生专家/流行病学专家、水和卫生/环境卫生专家、营养学专家、后勤人员/行政管理官员等,建立快速卫生风险评估队伍。明确队伍的任务:准备快速健康评估清单;拟定评估任务时间表;明确携行的技术装备、组织证件、运输车辆燃料;建立通讯系统、与部队或地方当局协调;现场调查、收集风险评估所需的各种相关资料;分析受威胁人口的分布、优先的卫生干预措施,确定高危人群;撰写风险评估报告、向主管部门汇报。

2. 回顾性调查 查阅政府、国际和非政府组织相关报告、通报和文献,获得国家和地区水平的基础卫生信息,包括:事发地区的地理和环境特征,如住宅区、水源、主要交通路线和卫生机构;事件受累人群的规模、组成、优先考虑的健康和营养状况;在紧急状态前和紧急状态期间卫生机构运转和规划实施情况;紧急状态反应所需的、已获得的和已分发的卫生资源;社会治安状况。

3. 实地调查 初步了解居住处合适程度,食品可获得性,环境因素如排水系统和媒介孳生的危险性,以及人群的一般状况;绘制事发地的标点地图,标示受累地区、人口分布和资源(医疗机构、水源、食品分发点、临时居住处等)的地点。

4. 关键人物访视 对事发地关键人员和受累人群进行访谈,重点了解与水和卫生相关的社区组织机构、正常饮食习惯、文化习俗以及对卫生保健的需求。

5. 快速抽样调查 确定人群的性别和年龄分布,平均家庭人口,脆弱人群的人口数;最近的死亡率、死亡和发病的主要原因;最近的营养状况、免疫接种覆盖率以及正规和非正规卫生机构业务情况。指导应急资源分配时间和地点的选定;拟定监测干预措施的基线。

三、灾害风险识别与评估

1. 灾害流行病风险识别的要素 自然灾害背景下的部队/社区疾病卫生风险侦察与识别的主要议题:快速了解整个自然灾害的影响;受灾地区民众的健康状况;受到威胁的群体;存活者的医疗照护需求;现有的地方资源是否足以应付上述的情况;地方政府对自然灾害处置的效果。

2. 区域灾害流行病危险性分析的要素 环境因素,主要是自然灾害发生当地的地理环境、与外界隔离的程度,及当时的气候;地方性疾病发生机制;人口特性,涉及灾区的人口密度、灾民的年龄层分布、本地与外地人的比例、个人卫生习惯等;自然灾害的种类、强度与破坏力;自然灾害前后的资源差别,特别是医疗设备、人力、经费等资源。

3. 部队流行病风险识别的要素 军事行动部队流行病识别风险的相关问题:哪些传染病是军事行动地域社区局部性的和(或)广泛流行的;参与军事行动任务部队原驻地哪些传染病存在局部性的和(或)广泛流行的;季节和天气情况是否会影响传染病的发生;军事安全部门是如何评估生物恐怖对军事行动可能形成的风险。

四、侦察报告

根据现场侦察情况及评估分析情况,及时写出侦察报告。快速侦察报告要突出重点,写出主要卫生学问题,提出可行的建议措施,不要面面俱到。主要内容包括:灾害的基本情况;主要卫生学问题;需要立即投入的救援力量;需要立即采取的措施等。

(李申龙　郭金鹏)

第8章

现场调查技术

现场调查是指应用流行病学、卫生学及其他方法,针对现场实际发生的疾病或卫生事件等卫生问题进行的调查。现场,一般是指人群生活、生产、工作、试验的场所,也可指发生案件或事故的场所及发生时的状态。对于疾病预防控制工作来说,凡是存在严重公共卫生问题并危及人群健康的场所,都是流行病学工作者工作的场所。流行病学工作者必须亲赴现场及时开展工作。深入到现场掌握第一手资料,发现其规律,提出相应的策略和措施。现场调查技术是疾病预防控制工作中的重要技术方法,是流行病学研究工作的起点,其综合运用多种方法,迅速及时地达到以下目的:①查明病因或寻找病因线索及危险(危害)因素,为进一步调查研究提供依据。②控制疾病及危害的进一步发展,终止疾病暴发或流行。③预测疾病暴发或流行的发展趋势。④评价控制措施的效果。⑤进一步加强已有监测系统或为建立新的监测系统提供依据。

与有计划的流行病学研究相比,突发事件的现场调查经常面临的是情况更紧急、更复杂的局面,它是经典的流行病学理论在现场的灵活应用,有以下特点:发生的问题出乎预料;流行病学工作者必须亲赴现场,当场解决问题。必须立即对该问题做出反应;假设在调查中形成并验证;描述、分析、抽样、验证;一旦掌握充分资料和可靠线索,就应采取措施,而不是对全部问题做出判断后再采取措施;不仅收集和分析资料,更重要的是采取公共卫生措施,保证人群健康;由于必须及时地采取控制措施,所以调查的深度可能受限;遵循流行病学理论,借助临床医学、实验科学、大众传媒、管理科学等多科力量。

第一节　现场调查的基本类型和方法

一、个案调查

个案流行病学调查是对发生的个别传染病病人或未明疾病(尚未诊断清楚的)病人的疾病及其周围环境所进行的流行病学调查。其目的是查明发病的原因和条件,及时采取措施,防止或控制疫情扩散,同时也是积累资料作为地区流行病学分析的基础。

(一)拟定调查表

调查表的编制关系到调查工作的成败。制表原则是完整、简洁、明确、具体。内容包括如下几部分:

1. 一般项目　姓名、性别、年龄、职业、住址、工作单位等。
2. 临床部分　发病日期、症状、体征、化验等。这些内容是为了核实诊断用。

3. 流行病学部分　病前接触史,可能受到感染的日期和地点、传染源、传播途径及易感接触者,预防接种史等。

4. 预防控制措施部分　包括控制传染源、传播途径及保护易感者的措施等。

(二)调查步骤

1. 以清除疫源地为目的

(1)核实诊断:不同疾病有不同的传播途径、传染期等,采取的预防措施也不相同,如果没有正确的诊断,会贻误预防控制措施的实施,使疾病继续蔓延或流行。因此,调查时应首先核实原有诊断,查阅病历,化验记录,必要时亲自询问病史,体格检查,采取标本进行检验,组织临床会诊,还要结合流行病学资料确定诊断。

(2)确定疫源地的范围:根据发病日期可以确定病人排出病原体的日期(传染期),查明病人在此时期内的活动范围,带病原体的排泄物污染了外界何种物品、污染范围,从而判断可能受传染的其他人和疫源地范围,登记接触者(包括其姓名、性别、年份、职业、住址等),查明接触方式及时间,以判断哪些人应该接受医学观察或留验(如对传染性非典型肺炎接触者的调查),哪些人应该接受预防接种、被动免疫或药物预防,是否应该进行消毒、杀虫以及其范围,应该进行何种检验等。

(3)查明本疫源地内促进或抑制本病传播、蔓延的条件,以及可能的传播途径:以便采取措施有效地控制与消灭疫源地。

2. 查明病例发生的原因

(1)查清传染源:首先确定本病例受感染的时间,即从该病人发病日期往前推算,在最长潜伏期与最短潜伏期之间的这一段时期。然后查明本病人在这段时间内的活动情况。例如,去过什么地点? 密切接触过什么人或物品(如是否接触过传染性非典型肺炎临床诊断或疑似病例或他们的呼吸道分泌物或排泄物)? 以确定可能在什么地点受到感染。患者的饮食条件有没有特殊改变(与肠道传染病有关)等。从这些情况推测可能的传染源与传播途径等。总之,查明什么问题要根据病种及其流行特点而定。当怀疑某人可能为本病例的传染源时,还可调查此人的其他接触者中有无类似症状或疾病。当其他接触者中也有相同疾病时,增加了此人为传染源的可能性。对被怀疑为传染源的人要进行问病史、体格检查及进行必要的化验检查,以助于追查出传染源。追查传染源的目的在于搜索未曾被发现的其他疫源地,以便采取适当的措施控制传染病蔓延。

(2)查清传播途径:在查明传染源以后,应进一步查清是经过什么具体途径传播的。

3. 调查方法

(1)询问:流行病学调查中许多要查清的问题,是过去发生的事情,详细询问是查明这些情况的重要的方法。询问的方式可以个别谈话或开调查会。流行病学询问调查时涉及面较广,所以要首先说明来意和调查的实际意义,取得对方的合作。在询问调查中要热忱地关心病人及其周围人,对调查工作要极端地认真负责。通过询问,尽量查清上述应该查明的各项内容。

(2)现场观察:应仔细察看疫源地情况,以进一步了解和发现该疫源地的发生经过和关键问题所在,以便针对实际情况采取相应的预防控制措施。一般应根据不同病种确定不同的调查重点。对肠道传染病应着重调查饮水卫生、粪便管理、苍蝇孳生等;对呼吸道传染病(如传染性非典型肺炎)则应了解居住密度、场所通风情况、病人与健康人的接触方式、群众集会等情况;对虫媒传染病则要调查有关的媒介昆虫以及其叮咬人或动物的可能性等。由于疫源地的情况是不断地变化的,往往需要多次进行现场观察和调查。

(3)进行必要的检验:目的是为了查明可疑的传染源,确定周围环境物品被污染的情况(水、食物、日常生活用品、昆虫媒介等),该地区人群免疫水平及易感者数量等。所需要的检验方法根据情况而定,一般可能包括血清学、化学、微生物学、寄生虫学、卫生学或分子生物学等检验方法。根据这些检验可能阐明疫源地发生的真相。应用这些方法有时还能查出尚未被发现的传染源和病人周围的病原携带者。

(4)收集其他一切对阐明这次流行有关的材料。

(5)做出该疫源地的结论。

4. 提出预防控制措施 初步查明上述情况后,提出相应的预防控制措施,组织当地卫生人员,开展防制工作,并督促检查其实施情况。

5. 对疫情发展趋势的估计 个案疫源地调查必须在病人发病后尽快进行,以保证能收到控制传染病蔓延的效果。预防控制措施实施后,应对其效果做出评价,反过来也能验证初步的调查分析是否正确。预防控制措施的效果取决于有无续发病例及新疫区的出现,如果发生续发病例,说明其预防控制措施效果不佳或其落实不力,也可能是因为初步的调查分析不正确。这时需要拟定继续调查分析的内容和进一步预防控制的措施,以便彻底消灭疫源地,因此,调查往往需要多次进行。

个案流行病学调查既适用于已明确诊断的传染病,也适用于未明疾病(其中往往是非传染病、各种病毒病等)。个案流行病学调查的方法和技术,在传染病暴发调查、未明疾病的暴发调查、队列研究和病例对照研究中都有应用。

二、暴发调查

暴发调查是对集体单位或局部地区在较短时间内发生成批同一种疾病时所进行的调查。暴发涉及人数较多,病例常集中在一段时间内发生,一般是由同一传染源或传播途径或因素引起的。起作用的传染源或传播途径一旦被查清,针对它采取的措施,常可及时有效地控制暴发或流行,所以这种调查的任务在于迅速查明暴发原因,采取紧急措施,以达到及时消灭暴发的目的。因此,暴发调查过程就是及时查明暴发的原因、确定拟采取措施的区域和对象、监测控制措施实施效果的过程。

暴发调查的基本步骤:核实诊断→证实暴发→提出假设→详细调查→分析资料、验证假设→制定对策→采取措施→随访监测→评价效果→报告总结。

各级疾病预防控制机构在接到暴发疫情报告后,应迅速赶赴现场,边调查边采取措施,除按"个案调查"要求处理外,并切实做好以下工作。

(一)初步调查

开始调查时,先对已有的资料进行初步分析,并进行初步的调查。

1. 核实诊断 同一次暴发的病例,临床表现是大同小异的。根据以下几方面情况,迅速做出正确诊断。①病人的主要临床症状及体征;②实验室检查结果;③该病所表现出来的流行病学特征。这些资料多半在开始暴发调查前已经有了。既要尊重临床所做的诊断,还要亲自观察核实,重视流行病学史和流行病学特征在疾病诊断中的作用。例如,夏季某地发生一批有流感症状的病人,临床诊断为流感,但病例集中在一地区下田劳动的成年人中,从流行病学特点上不符合流感,而类似钩端螺旋体病,后经实验室证实确诊为钩端螺旋体病。

2. 了解暴发的初步情况　本次暴发开始发生疫情日期,暴发开始与发展的情况,按日或按旬发病人数,该单位或地区人口数,有哪些部门,各部门人数及病人数,已采取了什么措施,近期内群众的生活(如食堂、水源、住宿等)、生产(劳动性质和地点)和活动(集会、旅行、交往等)情况,是否有促进本病发生的因素等,根据病种选择不同重点进行调查了解。

3. 查清暴发的病例　要查清已发生的全部病例,特别是首批病例。在查清全部病例时,必须注意两个问题。

(1)确定是否是该种疾病:首先应根据暴发病例的主要症状、体征或化验指标,制定一个确定病例的统一标准,即本次调查病例的定义。调查所得的病例,要按此标准核对,将不符合此标准者排除。

(2)确定被查漏的病例是否是本次暴发的病例:因为在这次暴发之前该地区或单位可能有少数该种病人存在,在本次暴发时其他地区或单位可能也存在少数这种病人,这些病人可能被误作为本次暴发的病例。一般可将从发病数开始异常增多时算起,至恢复到原有水平止的一段时间作为暴发期间,在这期间内的病例作为本次暴发的病例。同样也可划定暴发的地区范围。

4. 收集其他必要的资料　为了能计算这次暴发的新发病例的发病率(罹患率),并进行分析,有时要查清与病人在同一宿舍居住及同一食堂用餐人数,必要时按性别、年龄统计。还要了解本单位或附近居民或单位过去有无类似疾病,以及过去一般的发病率,以便将本次暴发和当地以往流行病学资料进行对比,对流行强度做出正确的判断。此外,还应对比在发病前一段时间内(指该病的潜伏期),发病与不发病的人或单位在生活、生产和其他活动方面有什么异同之处。

(二)资料的整理与初步分析

对所获的资料进行整理时,首先要核对在调查中所收集到的资料是否完整(该工作最好在现场完成),对于不完整的资料要设法补查、补填,确实无法补足或有错误而无法纠正的资料要予以剔除。然后按时间、地点和人群的不同特点进行分组、列表、制图和计算发病率(罹患率)、死亡率和病死率等,再作以下分析。

1. 分析流行特征

(1)时间分布:按发病日期绘制出不同组别的流行曲线(按小时、日、周、月、年来计算),在一次短时间暴发时,常按每日或3日、5日分别进行分析。分析潜伏期短的病,组距时间要短;潜伏期长的病,则组距可以长些。

(2)地区分布:按病例的家庭、工作或学习地址分别绘制出地区分布,并按时间动态观察病例发生的规律,从中探索传播途径及传播速度。

(3)人群分布:按年龄、性别、职业、工种、工龄、预防接种史、居住年限、甚至民族等特点,计算出不同组别的发病率。

对比分析不同时间、地区和人群的发病率,以及它与各种可能引起暴发因素的关系,常常可以找到暴发的原因。通过对流行特征的分析,可以提出传播方式的初步流行病学判断。

2. 分析传播方式

(1)共同因素的传播:①一次污染,受感染的人是同一次暴露于某个传播因素或同一个传染源。一般说同一次暴露,其发病日期曲线呈单峰型暴发流行,受感染的日期通常是在暴发高峰往前推一个常见潜伏期的日期前后。②持续污染:人们多次暴露于受污染的传播因素,则发病日期持续较久,或有多个高峰;而通过日常生活接触传播,一般不形成暴发,多表现疫源地内多发,或家庭内多发。

(2)连锁式传播:①人与人之间互相传播;②昆虫媒介传播;③动物宿主传播。

3. 分析暴发的原因并建立假设　这是分析的主要目的。可围绕病人感染时间前后,追查感染和未感染人群的生活、生产及活动情况,找出与感染有关的因素,从中可推断出主要传播因素及传染源。例如,一次钩端螺旋体病流行,发病高峰前一个潜伏期时该地下了一次暴雨,之后受感染人群中又大多有在河水中洗浴的情况,则初步考虑可能为水源受污染引起的暴发。暴发原因的分析中还应尽量运用对比的方法。如在食物中毒暴发时,对比吃与未吃某种食物者的发病情况,可以较容易地分析出该食物是否为引起暴发的原因。

(三)制定初步防制方案

1. 现患治疗与隔离　根据情况开设家庭病床或进行集体隔离治疗,如有条件则住院治疗,并做好危重病人的抢救工作。

2. 实行初步的预防控制措施　病家通风换气,环境消毒、杀虫,接触者登记、医学观察或留验,卫生宣传,病人访视以及开展爱国卫生运动等。

(四)进一步调查分析,证实初步分析结果

对暴发原因作了初步分析后,尚需进一步从正面、反面收集各方面资料(包括各种检验资料),验证初步分析是否正确。

1. 继续收集有关资料　如自然地理,环境条件,气象,水源,本地区、本单位疾病流行的历史,人群预防接种情况,生产和居住条件;饮食习惯;民族特点等。

2. 收集未经发现或漏报病例,并进行调查　应特别注意可能作为传染源的人,如一次痢疾食物型暴发,传染源可能是炊事员,也可能是没有临床症状的病原携带者,对这些可疑传染源应多次进行细菌学检查。若从可疑传染源找到与这次暴发菌型一致的病菌,则对此暴发原因可更明确。培养阴性不能否定其作为传染源的作用。

3. 对比不同组别的发病率　如年龄、性别、职业、居住条件等组别,接触与不接触某种可疑传播因子的人群组别等,找出其间差异,探讨传播方式。

4. 进行环境流行病学调查　对可疑传播途径的受污染情况做进一步调查,并做微生物检验或虫媒检查。例如,食物中毒就要对可疑食物做细菌学检查,由此可反证病人诊断的正确性和传播途径判断的正确性。

(五)修订或补充预防控制措施,观察预防控制措施效果

在初步防制方案的基础上,针对暴发发生的原因,拟定行之有效的预防控制措施,尽快落实,以便控制疫情。在实施预防控制措施经过一个最长潜伏期后,如不再发生新病例,可以认为调查分析和预防控制措施正确。否则,还应再深入调查分析,重新制定或进一步落实预防控制措施。

在整个工作过程中调查与预防控制措施要紧密结合进行,不能偏废任何一个方面,更不应单纯治疗病人,既不调查暴发原因,又不实施预防控制措施。

(六)分析总结

应对暴发的原因、传播方式、流行特点、流行趋势、措施评价及经验教训做出结论。这对于预防再发生类似的暴发有一定意义。总结提纲可概括为下列内容。

1. 前言　简要介绍整个经过与工作情况。

2. 描述 对暴发地区的卫生状况及与暴发发生、发展有关的社会自然条件,包括人群感染当时所处的环境条件及感染后可能接触到的环境条件。

3. 暴发过程的特点 诊断和暴发的根据,暴发的整个时间经过,以及暴发在时间、空间和人群中(年龄、性别、职业等)的分布特点。

4. 暴发原因和条件的分析 这一部分是总结的重点,因此对资料的可靠性应充分核实,切忌牵强附会。分析内容包括:感染时间、感染地点、引起暴发和促进发展的可能传染源、传播因子、传播途径,影响暴发经过的社会自然因素。

5. 预防控制措施 组织措施、技术措施及措施的效果评价。

6. 经验教训及建议 从暴发到消灭暴发中取得的经验和教训,为防止发生类似的暴发,向有关单位建议工作改进的内容。

7. 结束语 重点是暴发特点、暴发原因和预防控制措施。

三、病例对照研究

(一)基本概念和原理

病例对照研究是以现在被确认为患有某种疾病的人(病例)与不患该病的人(对照)为研究对象,采用各种方法确定研究对象过去对某些或某个因素的暴露情况,然后将两组的暴露情况加以比较,如果两组中暴露者比例有显著性差异,说明这种暴露与患该种疾病之间存在统计学上的关联。可见病例对照研究是一种由果及因的回顾性研究方式,方向总是向后,疾病在开始研究时已经发生了。

(二)特点

1. 在疾病发生后进行,研究时疾病已经发生。

2. 研究对象按发病与否分成病例组与对照组。

3. 被研究因素的暴露状况,是回顾性获得。

4. 若按因果关系进行分析,结果已发生,由果推因。

5. 根据两组暴露率或暴露水平的比较,分析暴露与疾病的联系。

(三)目的

1. 探索性研究 在病因研究的最初阶段,常常以广泛探索病因为目的,将各种可能的病因线索纳入研究内容之列,从中筛选出最有可能成为病因的危险因素,概括疾病的病因假说。

2. 验证假说的研究 如果所研究的疾病之病因已有相当数量的流行病学或其他方面的事实依据,已形成一种或若干种各自独立的病因假说,此时可以验证假说为研究目的,以便为接受或者推翻这一假说提供新的证据。在实践中,这一目标还往往为其他要求所补充,最常见的有:对若干病因学假说的评价;因果关联强度随之而改变的环境条件,即生物学交互作用的描述。需强调指出的是,病例对照研究的首要目的不在于研究结论的普遍适用性,关键是它的真实可信程度。

(四)类型

1. 病例与对照不匹配 在设计所规定的病例和对照人群中,分别抽取一定的研究对象,一般对照数目应等于或多于病例人数,此外没有其他任何限制与规定。这种类型适于广泛地搜寻可能的危险因子,实施起来也比较方便,获得的信息比较多。

2. 病例与对照匹配 匹配或称配比,即要求对照在某些因素或特征上与病例保持一致,目的是对两组进行比较时排除匹配因素的干扰。如以年龄做匹配因素,在分析比较两组资料时,可免除由于两组年龄构成的差别对于疾病和研究因素的影响,从而更正确地说明所研究因素与疾病的关系。匹配分为成组匹配与个体匹配。

(1)成组匹配:又称频数匹配(frequency matching),匹配的因素所占的比例在对照组与在病例组一致。如病例组中男女各半,60岁以上者占1/3,则对照组中也如此。成组匹配的特点是:匹配不是在单个个体的基础上进行,而是使某种或某些因素(匹配因素)在两组间总的分布相同。

(2)个体匹配(individual matching):以病例和对照的个体为单位进行匹配称个体匹配。其常用方法有1:1,1:2,不宜超过1:4。

在病例对照研究中采用匹配的目的,首先在于提高研究效率,表现为每一研究对象提供的信息量增加;其次在于控制混杂因素的作用,提供了简单易懂的控制潜在混杂的方法,在可供研究的病例很少时尤为适用。所以匹配的特征或变量必须是已知的混杂因子,或有充分的理由怀疑其为混杂因子,否则不应该匹配。匹配的同时也增加了选择对照的难度,而一旦某个因子做了匹配,不但使它与疾病的关系不能分析,而且使它与其他因子的交互作用也不能得到充分分析。把不应该匹配的项目列入匹配,而它可能就是所研究疾病的一个危险因子,企图使病例与对照做到尽量一致,就可能徒然丢失信息,而且增加了工作的难度,结果反而降低了研究效率。这种情况称为匹配过度(over-matching),即对并不起混杂作用的变量进行匹配,如把可能就是疾病的危险因素(研究因素)或是暴露与疾病因果链中的一部分作为匹配因素,结果使研究因素与疾病之间的关联减弱或消失。在现场工作中,尤应注意避免。

3. 巢式病例对照研究(nested case-control study)　也称队列内病例对照研究,这是将队列研究与病例对照研究相结合的一种研究方法,首先进行队列研究,收集每个队列成员的暴露信息以及有关的混杂资料,确认随访期内发生的每一个病例,然后以队列中的病例作为病例组,对照组来自同一个队列,进行病例对照研究。该方法的优点是:①病例与对照的暴露资料均在发病或死亡之前获得,暴露与疾病的时间先后顺序清楚,而且没有回忆偏倚;②病例组与对照组可比性好;③可提高统计效率和检验效率,因为队列成员的暴露率较高,而且队列成员都有共同的开始暴露时间,一般病例对照研究只取整个暴露期的一个横断面。

四、队列研究

(一)基本概念和原理

队列研究是选定暴露于及未暴露于某因素的两组人群,随访观察一定的期间,比较两组人群某种疾病的结果(一般指发病率或死亡率),从而判断该因素与发病或死亡有无关联及关联程度的一种观察性研究方法。

队列研究是由因到果的研究。它所研究的暴露因素在研究开始前就已经存在,而且研究者也知道每个研究对象的暴露情况。

暴露(exposure)是指研究对象接触过某种待研究的物质(如重金属)、具备某种待研究的特征(如年龄、性别及遗传等)或行为(如吸烟)。暴露在不同的研究中有不同的含义,暴露可以是有害的,也可以是有益的,但都是需要重点研究的。

队列研究可分为前瞻性队列研究与回顾性队列研究。在现场调查中,更通常选用回顾性队列研究。

(二)特点

1. 属于观察法 队列研究中的暴露不是人为给予的,不是随机分配的,而是在研究之前已客观存在的,这是队列研究区别于实验研究的一个重要方面。

2. 设立对照组 与病例对照研究相同,队列研究也必须设立对照组以资比较。对照组可与暴露组来自同一人群,也可以来自不同的人群。

3. 由"因"及"果" 在队列研究中,一开始(疾病发生之前)就确立了研究对象的暴露状况,尔后探求暴露因素与疾病的关系,即先确知其因,再纵向前瞻观察而究其果,这一点与实验研究方法是一致的。

4. 能确证暴露与结局的因果联系 由于研究者能切实知道研究对象的暴露状况及随后结局的发生,且结局是发生在确切数目的暴露人群中,所以能据此准确地计算出结局的发生率,估计暴露人群发生某结局的危险程度,因而能判断其因果关系。

(三)目的

队列研究的目的是比较两组人群中疾病的发生情况,可用于检验病因假设,描述疾病的自然史,以及研究某种疾病发生发展的变动趋势,为制定新的预防计划和措施提供依据。

(四)类型

1. 前瞻性队列研究 研究对象的分组是根据研究开始时(现时)研究对象的暴露状况而定的。此时,研究的结局还没有出现,还需要前瞻观察一段时间才能得到,这样的设计模式称为即时性(concurrent)或前瞻性队列研究。

2. 回顾性队列研究 研究对象的分组是根据研究开始时研究者已掌握的有关研究对象在过去某个时点的暴露状况的历史材料作出的;研究开始时研究的结局已经出现,其资料可从历史资料中获得,不需要前瞻性观察,这样的设计模式称为非即时性(non-concurrent)或回顾性队列研究。

3. 双向性队列研究 也称混和型队列研究,即在历史性队列研究之后,继续前瞻性观察一段时间,它是将前瞻性队列研究与历史性队列研究结合起来的一种设计模式,因此,兼有上述两类的优点,且相对地在一定程度上弥补了相互的不足。

大多数情况下,队列研究的目的是验证某种暴露因素对某种疾病发病率或死亡率的影响,但它也可同时观察某种暴露因素对人群健康的多方面影响。例如观察吸烟与肺癌关系的队列研究,也可同时观察吸烟对人群其他疾病或健康状态的影响。

(王　勇)

第二节　现场调查的实施

现场调查按照现场调查的目的可以简单分为突发事件现场调查和一般或常规流行病学现场调查两类。

一、暴发疫情现场流行病学调查

现场调查主要包括组织准备、建立病例定义、核实病例诊断、核实病例数、确定暴发或流行的存在、描述性"三间分布"、建立假设并验证假设、采取控制措施、完善现场调查和书面报告10个步骤。

1. 组织准备　进行现场调查前,应先明确调查目的和具体任务。现场调查工作由相应的专业人员完成,一般应包括流行病医师、实验室检验人员、临床医师等专业人员,必要时还可增加其他专业和管理人员。现场调查应有专人负责组织协调整个现场调查工作,调查组成员要各司其职、各负其责,相互协作。

赴现场前,应准备必需的资料、物品,包括调查表(必要时根据初步调查结果,在现场设计调查表)、调查器材、采样和检测设备、检测用的试剂等用品、现场预防控制疫情用的器材、药品、个人防护用品、相关专业资料和数据库、现场联系信息(联系人及联系电话)、电脑、相机和采访用录音器材等。

2. 核实病例诊断　核实诊断的目的在于排除医务人员的误诊和实验室检验的差错。可以通过检查病例、查阅病史和实验室检验结果来核实诊断,根据其病史、临床表现、实验室检查结果,结合流行病学资料进行综合分析作出判断。

3. 建立病例定义　是为了尽可能地搜索和发现所有的病人,确定疫情规模、波及范围,以评估疾病危害程度,并为查清发病原因提供线索。

现场调查中的病例定义应包括以下四项因素:即发病的时间、地点、人群的特征以及病人的临床表现和(或)实验室检测结果。一般,病例的定义应简单、明了、灵敏、特异、客观、适用。例如,体温、胸部 X 线诊断、血白细胞计数、血尿粪常规指标、皮疹或其他特殊的症状和体征等。现场调查早期建议使用"较为宽松"的病例定义,以发现更多可能的病例及线索。

4. 核实病例数　根据病例定义尽可能发现所有可能的病例,排除非病例,核实病例数。

可以通过加强已有的被动监测系统或建立主动监测系统,提高搜索和发现病例的能力。

根据病例特点及疾病发生地点,搜索病例的方法也应相应地有所变化。大多数疫情暴发或流行时均有一些可识别的高危人群,在高危人群中发现病例相对较容易。对于那些未被报告的病例,可利用多种信息渠道来搜索,如通过与特定医师、医院、实验室、部队、学校的直接接触或利用一些宣传媒体来发现病例。有时为发现病例需做一些细致的工作,例如,入户询问调查、电话调查,或采用病原体分离和培养、血清学等实验手段调查等。

搜索并核实病例后,可将收集到的病例信息列成一览表,以进一步估计病例数及相关信息。

5. 确定暴发或流行的存在　如发现的病例数超过既往平均水平时,应注意分析导致病例数目增加的可能原因,如疾病报告制度是否改变、监测系统是否调整、诊断方法及标准是否改变等,以最终确定是否存在疾病暴发或流行。

6. 描述疾病的分布　流行病学调查的最基本和最重要的任务之一就是描述疾病的"三间分布",即疾病在不同时间、地点、人群中的发生频率。描述疾病的分布可达到以下目的:首先,为探索突发公共卫生事件的原因提供线索,并阐明与突发公共卫生事件有关的因素;其次,用通俗、易懂的基本术语描述突发公共卫生事件的详细特征;最后,明确突发公共卫生事件的高危人群,并提出有关病因、传播方式及其他有关突发公共卫生事件可供检验的假设。

(1)时间分布:分析流行病学调查资料时,必须始终考虑时间因素,应将特定时间的观察病例数与同期的预期病例数进行比较,以判断是否存在暴发或流行。在考虑时间因素时,必须提出明确的时段或时期概念,确定暴露与突发公共卫生事件之间的时序关系。

(2)地区分布:描述疾病的地区分布特性可阐明突发公共卫生事件所波及的范围,有利于建立有关暴露地点的假设。

(3)人群分布:分析不同特征人群中疾病的分布,全面描述病例特征,寻找病例与非病例的差异,将有助于探索与宿主特征有关的危险因素,其他潜在的危险因素,以验证关于传染源、传播方式及传播途径的假设。

分析病例的特征,如年龄、性别、种族、职业或其他相关信息,为寻找高危人群、特异的暴露因素提供线索。有些疾病先累及某个年龄组或种族,有时患某种疾病与职业明显相关。

7. 建立并验证假设 假设是对未知的客观现实所作的、尚未经实践检验的假定性设想和说明。任何科学研究都是以一定的假设为指南,假设不同,观察的侧重点各异,所获资料也不同。暴发和流行调查的假设应说明主要问题是什么、辅助性问题是什么。假设必须建立在研究设计之前,通常会考虑多种假设。

(1)暴发和流行调查的假设应包括以下几方面:①危险因素来源;②传播方式和载体;③与疾病有关的特殊暴露因素;④高危人群。

(2)假设应该具备如下特征:①合理性;②被调查中的事实(包括流行病学、实验室、临床资料)所支持;③能够解释大多数的病例。

(3)建立假设的过程中应做到以下几点:①注意现场的观察;②始终保持开放的思维方式;③请教相关专业领域的专家。

通过调查分析建立假设难度很大,必须仔细审核资料,综合分析临床、实验室及流行病学特征,提出有关可能致病的暴露因素的假设。换句话说,必须根据病例既往暴露史,找出可能致病的因素。如病例和非病例的既往暴露史无明显差异,则应再建立一种新的假设。建立假设应具有想象力、耐力,有时需要反复调查多次后才能得到比较准确的结论。

8. 采取控制措施 根据疾病的传染源或危害源、传播或危害途径以及疾病特征,确定应采取的相应的预防控制措施,包括消除传染源或危害源、减少与暴露因素的接触、防止进一步暴露、保护易感或高危人群,最终达到控制、终止暴发或流行的目的。

必须强调的是,在现场调查过程中,调查与控制处理应同时进行,即在现场调查时不仅要收集和分析资料,探索科学规律,而且应及时采取必要的公共卫生控制措施,尤其在现场调查初期,可根据经验或常规知识先提出简单的预防和控制措施。

9. 完善现场调查、补充控制措施、评估措施的效果 在完成上述步骤的基础上,可采用专门拟定的调查表或调查提纲,对全部病例、有时也需对暴露于病因而未发病的部分人群进行访谈、现场观察,深入进行调查,同时结合必要的实验室检测。运用对比方法,对收集的各种资料进行分析,可按时间、地区及人群特征的不同进行分组、列表、绘图,并计算描述疾病的各种指标,确定或修正初步调查中描述的发病情况。通过资料对比分析,特别是病例对照及队列研究方法,验证假设,确定与疾病暴发和流行有关的因素及传播途径、传播方式。

在初步预防控制方案的基础上,针对与疾病发生有关的因素,制定行之有效的措施,并尽快落实,以免疫情进展。在实施预防控制措施后,如经过一个最长潜伏期,无新病例发生,即可认为所采取的措施是正确的。否则,应再深入调查分析,重新修订、实施预防控制措施,继续观察、评价。

整个调查工作过程中,调查与控制措施应紧密配合进行,不能偏废,更不应只管治疗病人,既不调查暴发原因,又不实施预防控制措施。

10. 调查结论及书面报告 根据全部调查材料及防治措施的效果观察,对发病原因、传播方式、流行特点、流行趋势、预防控制措施的评价及暴发流行的经验教训作出初步结论,并形成书面报告。现场调查工作的书面报告一般应包括初步报告、进程报告及总结报告。

初步报告是第一次现场调查后的报告,应包括调查方法,初步流行病学调查及实验室检测结果、初步的病因假设以及下一步工作建议等。

随着调查的深入和疫情的进展,还应及时向上级汇报疫情发展趋势、疫情调查处理的进展、调查处理中存在的问题等,应及时撰写书面进程报告。

在调查结束后一定时间内,应及时写出调查总结报告,内容包括暴发或流行的概况、引起暴发或流行的主要原因、采取的预防控制措施及其效果评价、应吸取的经验教训以及对今后工作的建议。

现场调查通常包括上述 10 个步骤,但这并不意味着在每一次现场调查中这些步骤都是必不可少的。开展现场调查的步骤也可以不完全按照上述顺序进行,这些步骤可以同时进行,也可以根据现场实际情况进行适当调整。

对应急事件做现场流行病学调查与预先有计划的流行病学研究虽有许多共同之处,但至少在 3 个方面有所不同。首先,进行现场调查之初通常没有明确的假设,因此,在运用分析性研究方法之前,需要采用描述性研究方法形成假设;其次,如上所述,当应急公共卫生问题发生时,首先要保护社区人群的健康并告诫有关注意事项,使得流行病学现场调查一开始就不仅要收集分析资料,而且应采取公共卫生措施;最后,现场流行病学要求我们一旦掌握了充分资料或可靠的线索时就应采取有效的措施,而不是根据资料对要解决的全部问题做出判断后再采取措施。

二、流行病学现场调查

(一)培训调查人员

横断面调查往往要求在比较短的时间内完成大量的现场工作,仅凭为数不多的研究人员是不可能实现的,这时就需要选择和培训一批具备必要的流行病学知识的调查人员来共同完成现场的调查任务。培训调查员主要是向调查员介绍本次横断面调查的背景以及调查目的,介绍抽样方法以及调查对象的一般特征,强调现场调查工作的严格性和重要性,明确研究单位和参与研究的单位,规定调查步骤以及工作量,告知调查要求,并向调查员发放书面的《调查员工作手册》以及《调查员职责手册》。此外,还要针对调查问卷对调查员做更为详细的培训,问卷要从头至尾逐题讨论,认真学习填表说明和各种测量方法,要求调查员必须熟练掌握测量方法和询问方法。培训一般以讲课为主,结合讨论、练习使调查员对培训内容充分地领悟,熟练地掌握调查技巧。经过培训,调查员应对本次调查有较为全面的认识,对问卷的每个问题都能够准确地加以解释,能够以良好的工作态度和实事求是原则完成调查的内容。

一般情况下需要对调查人员的职责作如下规定:服从组织领导,严格遵守调查纪律,调查当中不得随意离开岗位;认真学习培训教材,调查说明及测量方法,客观地实事求是地进行调查、填表;对调查中的疑难问题,应及与负责人员联系,协商解决;完成调查表后应及时核查,调查表完整无误后上交等。

调查员在调查开始前需要进行现场实习,入户调查之前要求提前与被调查户联系,约定调查时间,调查地点,对于外出户,应设法通知其尽可能返回,并预约调查时间。要求调查员有充分的思想准备进行重访,只有经过多次努力仍不见时,才能放弃。调查时,调查员要保持客观的态度,避免有明显引导性提问,不要向被调查者谈自己的看法,对提出的问题要完全让被调查者回答,不要对被调查者的回答主观臆测,调查员要尽可能避免影响被调查者的回答结果。调查员要按照调查表中所有的原设计,逐项询问,不要根据意思用自己的话去提问。被调查者因文化水平或语言障碍而不理解问题的原意,调查员可予以适当的解释,例如可使用方言等。调查员一定要按调查表中的问题顺序,根据填表说明提问,不得问无关的问题或随意改变提问顺序,以防漏问。对于每一个被调查者的任何调查结果,调查员都应保密。在现场调查中应及时检查调查表,发现漏、错项及时更正。人体测量时应及时对照测量标准,控制测量质量。对于超出参考值范围的测量值要特别注意,只有当确定测量无误时,才可填写并签字确认。完成调查后,必须对自己填写的调查表在现场做一次全面的检查,查看有无遗漏的项目,书写错误,逻辑错误。假如发现疑问,应请被调查人重复说明,修改原有的记录。

(二)调查现场的组织管理

组织管理贯穿于整个现场调查。现场调查的组织管理是为了完成调查计划,达到所要求的研究目的而对调查活动所进行的一系列协调和指导。加强行政领导、组织高效的调查队伍、提供完善的后勤服务和经费支持、协调各相关部门的关系等,都是现场调查组织管理的重要内容。

1. 现场调查一般应寻求和当地的卫生行政部门或疾病预防控制机构的配合和支持,按上下级行政隶属关系,逐级汇报,争取卫生主管部门的批示,提高现场调查的效率,有效保障现场调查的顺利进行。

2. 确定调查小组负责人,负责组织协调工作,调查应合理分工,明确职责。

3. 协调现场调查中各方面的关系。现场调查不仅是一种专业技术性调查,同是具有很强的社会性,协调好各方面的关系是现场调查组织管理工作的重要内容。

4. 在进行现场调查中除了要求及时到达调查现场外,还应充分准备好各类物品,包括必要的经费,且必须对交通、食宿等做出具体的安排,可适当多携带一些物品,以应付调查现场多边的情况。

5. 确保调查现场的经费是现场调查工作得以完成的基本条件。现场调查往往需要多部门、多机构共同完成,所以必须提供充足的经费,否则基层的卫生机构难以配合好上级机构做好现场调查工作。

(三)偏倚的种类和来源

在调查中常见的偏倚主要有选择偏倚和信息偏倚两种。

1. **选择偏倚(selection bias)** 指在选择调查对象的过程中产生的系统误差。具体有三种形式。

(1)选择性偏倚:没有按照随机抽样设计的方案选择调查对象,而是随便找了其他人代替,从而破坏了样本的代表性。

(2)无应答偏倚(nonresponse bias):因调查对象拒绝回答或未参加调查,降低了应答率,一般要求应答率应该在 90% 以上。

(3)幸存者偏倚(survival bias):调查对象往往是存活者,无法调查死亡者,存活者的特征很难完全代替死亡者。

选择偏倚的预防:严格遵守随机化原则选择调查对象,不随意更改设计方案。调查前做好宣传工作,提高参与率和应答率。

2. **信息偏倚(information bias)** 指在收集资料的过程中产生的系统误差。包括调查对象偏倚、调查员偏倚、测量偏倚等。

(1)调查对象偏倚:①报告偏倚,由于各种原因,调查对象对所提问题回答不准确或不真实所致的偏倚;②回忆偏倚:患病者和健康者对过去的暴露史记忆程度不同多导致的偏倚,前者多能回忆清楚,而后者多健忘。

(2)调查员偏倚:调查员对具备某种特征的和不具备某种特征的对象关注程度或询问方式不同所引起的偏倚。

(3)测量偏倚:由于测量仪器不标准、检验方法不准确,化验技术操作不规范及数据记录错误等引起的偏倚。

3. 偏倚的预防

(1)选择偏倚的预防:严格遵循随机化原则选择调查对象,不随意更改设计方案。调查前做好宣传发动工作,提高参与率、受检率和应答率,做好补调工作。

(2)信息偏倚的预防:精细设计问卷,问题明确容易回答;严格培训调查员,端正调查态度;讲究调查艺术,争取调查对象合作。

(3)测量偏倚的预防:测试仪器、试剂应标准化,严格操作规程,正确记录数据。

4. 质量控制 在调查实施阶段应注意质量控制,质量控制的措施应该从以下几方面来考虑。

(1)调查员:在基层进行的调查,一般以当地医务人员经过培训后作为调查员为宜。在部队挑选卫生机构的军医,他们能够取得群众配合,获得的资料更真实可信。选择非专业人员为调查员,在疾病诊断方面会有一定困难,一般不予考虑。

(2)预调查:目的是检验调查设计的合理性和可行性。通过预调查可以发现调查表需要补充完善之处,甚至修改调查计划。预调查可以与培训调查员相结合,通过预调查使调查员熟悉调查内容,做到准确完整地填写调查问卷。

(3)本人应答率及调查完成率:在现场调查中应尽可能要求回答者本人在场并要求本人回答,本人不在场时应有熟悉情况人员代替回答。儿童由母亲代替回答为宜。对于确定为调查对象的家庭应通过组织和宣传发动说明调查工作的意义,取得群众的配合。

(4)质量考核在正式调查的当晚检查白天完成问卷的填写质量,发现错漏项目应在第2天予以补充询问和更正,如等到工作结束时再进行质量考核,这样错漏项目过于集中,进行纠正就比较困难。考核调查工作质量,可以在完成的调查中随机抽取2%～3%进行重复调查,观察两次调查结果的一致性。两次调查间隔时间应尽可能接近,时间一长后出现结果的不一致性,除了调查询问误差外,还有可能是疾病和服务利用确实发生了变化所致。

(王　勇)

第三节　现场调查的抽样技术

流行病学现场调查常常采用抽样的方法,从小部分样本,而不是从总体获得全人群的信息。即使调查涵盖人口数量较大,设计良好的抽样调查也比普查式的调查更能提供良好的数据。用小样本来估计总体一定存在抽样误差,但是这种误差可以通过对样本及其大小的设计进行控制。如果抽样方法适当,可以使抽样过程中产生的抽样误差得以控制,使之达到不影响总体结论的程度。当然,如果对一集中人群进行普查是可能的,最好能够对每一个体进行调

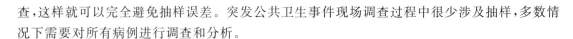

查,这样就可以完全避免抽样误差。突发公共卫生事件现场调查过程中很少涉及抽样,多数情况下需要对所有病例进行调查和分析。

一、抽样类型

在抽样调查中主要有两种抽样类型:概率抽样和非概率抽样。概率抽样采用统计理论来设计抽样,因此可计算抽样误差。概率抽样时,总体中的每一个成员均有机会被抽取,并且其被抽取的概率已知。概率抽样可以从样本中获得关于总体的无偏倚结论。非概率抽样不以统计理论为基础,该抽样方法有偏倚且不能计算抽样误差。判断抽样法和方便抽样等都是非概率抽样。

判断抽样又称目的抽样,是基于对客观事物的判断和认识选择样本的方法。该方法是有偏倚的,通常只有无法进行概率性抽样的情况下应用。例如,要对福建省旅游市场状况进行调查,有关部门选择厦门、武夷山、泰宁金湖等旅游风景区作为样本调查,这就是判断抽样。

方便抽样是基于简便易行而进行抽样的方法。这种抽样可由于其抽样方式本身而造成固有偏倚,因为它是调查时恰巧被捕捉到,或刚好经过某一路线或参加某一活动而被捕捉到的样本。当目标人群为指定地区的居民时,路径抽样、街头巷尾调查、从到诊所就诊者中抽样均是方便调查。

二、概率抽样

进行概率抽样时,总体中的每个个体都有一定的概率被抽取。随机抽样时概率抽样的一个特例,它使得每个个体都有同样的概率被抽到。绝大多数统计检验都是基于样本被随机抽取的假设。

1. 简单随机抽样(simple random sampling) 指总体中每个个体都有均等的机会被抽取。它是按随机原则直接从总体 N 个单位中抽取 n 个单位作样本,这种抽样方式能使总体中每一个单位有同等机会被抽中,这种方式是抽样中最基本的,也是最简单的方式。但在实际操作中,往往因为其费用过高,或者工作量太大而难以实施。然而,简单随机抽样的原理是其他各种抽样技术的基础,并广泛应用于下列各种抽样方法中。

2. 系统抽样(systematic sampling) 也称为等距抽样,是将总体中各单位按一定顺序排列,根据样本容量要求确定抽选间隔,然后随机确定起点,每隔一定的间隔抽取一个单位的一种抽样方式。是纯随机抽样的变种。在系统抽样中,先将总体从 $1 \sim N$ 相继编号,并计算抽样距离 $K = N/n$。式中 N 为总体单位总数,n 为样本容量。然后在 $1 \sim K$ 中抽一随机数 $k1$,作为样本的第一个单位,接着取 $k1 + K$,$k1 + 2K$……,直至抽够 n 个单位为止。系统抽样是一种简单的方法,在公共卫生领域应用较广泛。

3. 分层抽样(stratified sampling) 又称分类抽样或类型抽样。将总体划分为若干个同质层,每层的内部是同质的,各层之间是异质的,然后在各层内随机抽样或机械抽样。分层抽样的特点是将科学分组法与抽样法结合在一起,分组减小了各抽样层变异性的影响,抽样保证了所抽取的样本具有足够的代表性。分层样本选择可以按每层所选的样本比例是否一样来分类。按比例分层抽样时用同样的的比例(样本量大小除以总体大小)从每一层中抽取样本;不等比例分层抽样采用不同的比例从各层中抽取样本,以便得到足够的样本数量对各层总体进行统一估计。

4. **整群抽样**(cluster sampling) 又称聚类抽样。是将总体中各单位归并成若干个互不交叉、互不重复的集合,称之为群;然后以群为抽样单位抽取样本的一种抽样方式。应用整群抽样时,要求各群有较好的代表性,即群内各单位的差异要大,群间差异要小。特别适用于居住较分散的人群调查,或者没有现成可用的抽样底册时,可大量节省调查资源。整群抽样一般会损失一定精确度,为获得与简单随机抽样同样的精度,一般需要增加1倍的样本量。

5. **多阶段抽样**(multistage sampling) 是指将抽样过程分阶段进行,每个阶段使用的抽样方法往往不同,即将各种抽样方法结合使用,其在大型流行病学调查中常用。其实施过程为,先从总体中抽取范围较大的单元,称为一级抽样单元,再从每个抽得的一级单元中抽取范围更小的二级单元,依此类推,最后抽取其中范围更小的单元作为调查单位。

多阶段抽样区别于分层抽样,也区别于整群抽样,其优点在于适用于抽样调查的面特别广,没有一个包括所有总体单位的抽样框,或总体范围太大,无法直接抽取样本等情况,可以相对节省调查费用。其主要缺点是抽样时较为麻烦,而且从样本对总体的估计比较复杂。

6. **按容量比例概率抽样**(probability proportionate to size sampling,PPS) 这是 WHO 推荐,是指在多阶段抽样中,尤其是二阶段抽样中,初级抽样单位被抽中的概率取决于其初级抽样单位的规模大小,初级抽样单位规模越大,被抽中的概会就越大,初级抽样单位规模越小,被抽中的概率就越小。就是将总体按一种准确的标准划分出容量不等的具有相同标志的单位在总体中不同比率分配的样本量进行的抽样。现已被发展中国家广泛采用于调查免疫接种率的常规方法。

三、样本量

从理论上说,调查所需的样本量大小,取决于所确定的最终估计值的可靠性大小。而在实际工作中,往往需要将理论上的样本量和预算的调查成本之间进行权衡。调查的样本量必须足够,但也不应超过所需数量而抽取过多的样本,因为这样会占用调查过程中其他方面的资源。样本量的大小取决于所需可信限的宽度、所需估计值的准确性以及总体中所要测量特征指标的变异度。当测量指标为比率时,可以用下列公式计算样本量的大小:

$$n = z^2 pq/d^2$$

其中,n 为样本量,z = 标准差;d = 所需的精确度水平,或抽样误差,p = 总体中具有某特征的比率(如果该比率未知,则设为 0.05,最大的可变性),q = 总体中不具有某特征的比率(q = 1 − p)。

如果样本所在的总体数量小于 10 000,则该总体数量的大小也需考虑进去。因此,对于总体大于 10 000 的调查,上述公式计算出来的 n 就是最后的样本量的大小。如果总体量小于 10 000,则应予以下调整:

$$nf = n/1 + (n/N)$$

式中,nf = 如果总体量小于 10 000 时的最后样本量的大小;n = 总体量大于 10 000 时的样本量的大小;N = 总体量大小。

如果所需得到的估计值是均数而不是比率时,可对上述公式做简单的调整。上面已经提到,这些公式都是适用于简单随机抽样的最基本公式。然而,在实际工作中,我们常常使用分层抽样或多阶段抽样,在运用这些较复杂的抽样设计时,或者更复杂的分析(而不仅是均数或比率的估计)时,需要对这些公式进行调整。在这种情况下,最好找统计学工作者进行咨询,如条件不允许,也可参阅下面几条简单的规则:①对于整群抽样,标本量需要比简单随机抽样增加1倍;②对于不等比例的分层抽样,需要对每一层计算样本量大小。

计算好样本量后,须对样本量大小与调查所具备的资源是否相符进行评估,评估要根据设计的调查样本量所需的人力、物力和时间进行。通常情况下,常常会发现必须减少样本量,而由此会增加抽样误差,使得估计值的准确度降低。在这种情况下,设计者需要进行抉择,是减少精确度进行调查,还是等筹集到更多的资源以后再进行调查。如果调查后发现有关的特征或变量的变异度比估计的小,那么调查所得到的精确度就比估计的要高。

(王 勇)

第四节 现场调查数据的处理与分析

一、数据的录入与编辑

依据现场工作的时间长短,数据的录入可以与资料收集同时进行,也可以在资料收集完成后进行。

从现场的纸质调查表到录入数据进行分析,通常还有许多工作要做,例如核对资料,删除错误的,不符合逻辑的数据,若与原始资料不符合,应及时修正,即"清库"。资料录入提供了整理数据的机会。当然其前提是录入人员了解课题设计及实施过程中的具体情况,能够对数据的可靠性做出基本的判断。输入数据必须格外仔细,以防止偏倚产生,例如千万不要插入对假设持肯定的数据,也不能剔除对假设持否定的项目。为了避免出入时产生选择偏倚,交替输入病例和对照是一个很好的选择。如果多名录入员,则每个人录入相同比例的病例和对照调查表。

二、资料分析

资料分析是对数据、实际情况、统计结论、偏倚等情况进行综合评估的过程,其策略的制定包括:①确定相应的分析计划。②明确并罗列各项重要变量:暴露因素变量、疾病结果变量、潜在的混杂因素变量、分组变量等。③明确频数分布和描述性统计。④结合描述流行病学,掌握研究对象的群体特征。⑤制定四格表,评价暴露因素与疾病的关系。⑥进行分层分析或剂量反应分析等。

(一)常用的疾病分布测量指标

疾病分布是指疾病在时间、空间和人群间的存在方式及其发生、发展规律,又称疾病的三间分布。它是研究疾病的流行规律和探索疾病病因的基础。通过对疾病分布的描述,可帮助我们认识疾病流行的基本特征,是人群诊断很有价值的重要信息。对疾病分布规律和决定因素的分析有助于为合理地制订疾病的防治、保健对策及措施提供科学依据。

1. 发病率(incidence rate,morbidity) 指在一定期间内(一般为1年)、特定人群中某病新病例出现的频率。分子是一定期间内的某病新发生的病例数。分母是暴露人口,指有可能发生该病的人群,对那些不可能患该病的人,如传染病的非易感者(曾患某病的人)、有效接种疫苗者,不能算作暴露人口。

2. 罹患率(attack rate) 与发病率一样,也是测量人群新病例发生频率的指标;与发病率相比,罹患率适用于小范围、短时间内疾病频率的测量。

3. 患病率(prevalence rate) 指某特定时间内,总人口中现患某病者(包括新、旧病例)所占的比例。患病率的分子包括调查期间被观察人群中所有的病例,分母为被观察人群的总人口数或该人群的平均人口数。

4. 续发率(secondary attack rate) 又称二代发病率,指某传染病易感接触者中,在最短潜伏期与最长潜伏期之间发病的人数占所有易感接触者总数的百分率。

5. 感染率(infection rate) 指在某个时间内被检查的人群中,某病现有感染者人数所占的比例。

6. 病残率(disability rate) 指在一定的期间内,某人群中实际存在病残人数的比例。

7. 死亡率(mortality rate) 指在一定期间(通常为1年)内,某人群中死于某病(或死于所有原因)的频率。其分子为死亡人数,分母为可能发生死亡事件的总人口数(通常为年中人口数)。

8. 病死率(fatality rate) 表示一定时期内,患某病的全部患者中因该病死亡者所占的比例。

9. 存活率(survival rate) 又称生存率,指随访期终止时仍存活的病例数与随访期满的全部病例数之比。

(二)疾病流行强度

疾病的流行强度是指某疾病在某地区、某人群中,一定时期内发病数量的变化及各病例间联系的程度。

1. 散发(sporadic) 某病发病率维持历年的一般水平,各病例间无明显的时、空联系和相互传播关系,表现为散在发生,数量不多,这样的流行强度称为散发。有时也将发病人数不多,病例间无明显传播关系情况也称散发。但是在小范围的人群中出现上述情况则称为散发病例或单个病例。

2. 流行(epidemic) 指某病在某地区的发病率显著超过历年(散发)的发病率水平。疾病流行时,各病例间有明显的时空联系,发病率高于当地散发发病水平的3~10倍。流行与散发是相对的,各地应根据不同时期、不同病种等作出判断。有时在实际工作中用暴发流行一词。它表示在一个地区某病病例突然大量增多,发病率常超过一般流行的发病率水平,来势较迅猛,流行持续时间往往超过该病的最长潜伏期。这个词仅仅是实际工作中使用的,它和流行病学中的暴发之词不同。有些传染病隐性感染占大多数。当它流行时临床症状明显病例可能不多,而实际感染率却很高,这种现象称为隐性流行。如流行性乙型脑炎和脊髓灰质炎常具有这种现象。

3. 大流行(pandemic) 当疾病迅速蔓延,涉及地域广,短时间内可跨越省界、国界或洲界,发病率超过该地一定历史条件下的流行水平,称为大流行。如流行性感冒、霍乱,历史上曾发生过多次世界性流行。当前艾滋病的流行也是呈世界性的。

4. 暴发(outbreak) 指在一个局部地区或集体单位中,短时间内,突然出现大量相同患者的现象。暴发常常是由共同的传播途径感染或共同的传染源引起,如食堂集体就餐引发的食物中毒、学校及托幼机构的麻疹暴发流行、军营和学校甲型H1N1流感的暴发等。

(三)资料结果分析

1. 根据资料性质和分析目的做各种整理表 包括频数分布表和四格表等,这些简单的整理表可用于描述流行病学、分析流行病学、实验流行病学等,必要时还可表明分析指标,如 OR 值或统计量 χ^2 值。例如临床资料整理表,则主要是临床症状和体征、确诊的百分比、住院或死亡的百分比等;描述流行病学资料整理表则以统计图表较常用,个人认为尽量用率,而不是绝对数或构成比进行三间分布的描述;分析性研究整理表则以四格表为基础,因为测量暴露因素和疾病之间联系、为评价混杂因素和效应修正作用设计的分层分析、分析剂量反应、灵敏度和特异度分析、特异性分组分析等都依托于四格表,并由此计算各种统计指标。

2. 统计学检验 根据设计、资料性质、特点等选择适宜的统计学方法。常用各种 χ^2 检验、精确概率计算法与可信区间联合起来对 RR、OR 进行检验,以判断暴露与疾病的关系。

3. 资料的解释,评价因果关系 通过检验,做出初步解释,并考虑各种偏倚的存在,进一步分析有偏数据。依据因果推断标准、统计学检验结果和专业知识对资料进行合理解释。需要注意的是统计学结果有意义并不代表实际上意义。

(王　勇)

第五节　现场调查报告的撰写方法

现场调查报告,是一种全面的总结形式,与科学论文相比,它可能不够精辟和深入,方法学方面不够严谨,但是更加全面。由于现场调查的题材千差万别,因此现场调查报告的撰写要求也不尽相同。针对群发性疾病(如传染病暴发或流行)的调查,可能侧重于流行病学与统计学方法的综合应用;针对个案病例的调查,则可能侧重于对病例临床特征、检测结果的描述,以及逻辑推理在调查过程中的应用等。但不管是什么题材的调查报告,一些基本要求必须得到满足。

完整的现场流行病学调查报告,包括如下要素:

1. 标题。

2. 前言(事件经过)。

3. 基本情况。

4. 核实诊断。

5. 流行特征(描述流行病学)。

6. 病因或流行因素推断与验证(分析流行病学)。

7. 防制措施与效果评价。

8. 问题与建议。

9. 调查小结。

10. 落款。

一、标题

"标题"是现场调查报告内容的高度概括,必须简明扼要地向读者展示所做工作的主要成果。标题应该简练、准确,可包括时间、地点及主要调查内容等要素,有时可省略时间、地点相关信息,可根据具体情况而定。

一般标题的表达形式:"关于＋地点＋事件名＋的调查报告"。但根据工作内容的不同,标题常常有所变化,如"关于 XXXX 的调查报告""关于 XXXX 的评价报告""XXXX 调查"等。

二、前言(事件经过)

"前言"部分主要对事件的发现、报告、调查经过进行简单概括。一般篇幅不宜太长,200～500 字即可。"前言"部分可包括以下内容。

1. 本次现场调查的由来与背景、目的和意义,引出调查所要探讨和解决的问题。

2. 简述发现事件的信息来源,包括接报及上报情况等。

3. 交代事件发生经过,以及调查工作的任务来源(如下级请求或上级要求等)。

4. 简述现场工作经过,包括调查的地点和时间、参加单位与人员、调查方法、调查工作经过、调查处理结论等。

三、基本情况(背景)

"基本情况"是对事件发生地的背景信息进行描述;此部分所包含的内容,应能对调查和分析结论起支持作用,应避免提供与主体内容毫无关联的信息。一般来说,基本情况可包括如下内容:事件发生地的地理位置、环境、气候条件、人口构成状况、社会经济状况、卫生服务机构、平时疾病流行情况或历史上该疾病在该地区流行状况、该地区有关的预防接种情况等。应重点说明与事件性质和原因有关的本底情况,如虫媒传染病应说明媒介种群、密度与变化情况,肠道传染病重点说明当地卫生状况等。

四、核实诊断

针对传染病群体性事件的调查,首先要对疾病进行核实诊断,证实暴发或流行的存在。因此,该部分主要对疾病的临床信息进行汇总、分析并展示。

1. 临床表现　描述病人的临床症状和体征、临床上的分型及其特点。

2. 辅助检查　各种临床辅助检查的结果。根据调查的病种,展示的辅助检查结果应各有侧重,如呼吸道传染病(如 SARS)可重点展示肺部 X 线检查及肺部通气指标,胃肠道传染病应重点展示粪便标本检查结果等。

3. 主要诊断依据　一般参考各法定传染病的国家诊断标准。如果疾病无公认的诊断标准(如新发传染病和不明原因的疾病),应列出病例定义和分级定义。

如果是新发传染病,则临床资料的统计分析应为调查工作重点,以便弄清疾病的特征,为诊断、治疗及防控工作提供参考资料。

五、流行特征

针对一宗群体性传染病事件,应将事件的真实面貌完整呈现,即描述流行病学方法的应用。

1. 疾病流行强度　总发病数目、发病率、病死率和死亡率等信息,以及事件的波及范围及人群等信息。

2. 疾病流行特征　即"三间"分布——时间分布、地点分布、人群分布特征。

流行特点的描述,亦应有明确的目的,应可为下一步的病因推断(分析流行病学)相关工作所利用;如不能为分析流行病学服务,可不必事无巨细地展示所有资料信息。这一部分内容为调查报告的专业核心内容之一,应尽可能地用图表来表示,以求简单明了;在信息量较为丰富的情况下,应避免仅以大段文字来描述疾病的流行特征。另,图表制作应从实际需要出发,科学合理,忌形式主义;图表要简明扼要,应有序号、标题。制表要求重点突出、主谓分明、结构完整、有自明性;表内的标目排列要合理。

六、病因或流行因素的推断与验证

并非每一项调查均可以做分析流行病学的总结。如果调查设计与信息资料足以支持这一部分的分析,则该部分将是调查报告中最重要的内容。

1. 提出病因或流行因素假设 综合临床信息、流行病学特征等内容,提出病因或流行因素的假设。与前面的描述性内容无关、缺乏依据的假设,是不科学不合理的假设,只能使人对本次调查的结论提出怀疑。

2. 验证假设 根据分析流行病学调查结果(病例对照研究和队列研究),以及关联强度、剂量-效应关系等指标,对病因假设进行验证。

3. 传染来源与相关因素调查结果的分析结论 除了流行病学方法的应用以外,逻辑推理思维也必不可少。

4. 标本采集和实验室检测 病原学、免疫学检测结果,是确定病因的强有力的支持资料。

5. 干预效应 如落实了干预措施,则干预效应可为病因推断提供进一步的支持。

6. 病因判断 病因判断的结论;支持本病因结论的理由;排除其他可能原因的理由等。

七、防制措施与效果评价

流行病学调查、查因,是为了控制疾病而服务的;控制(干预)措施的落实,应与流行病学调查同时开展。因此,完整的现场流行病学调查报告,应包括防制措施与效果评价内容。

1. 描述各种技术措施的落实情况,包括采取措施的时间、范围和对象等。

2. 选择过程性指标进行描述,如疫苗接种率、传染源的隔离率等。

3. 防制措施实施后,应对其防控效果作出评价,同时也验证调查分析是否正确。如果效果不佳或发生续发病例,应说明原因,分析指出需要修正的控制措施。

4. 已采取防制措施和即将采取防制措施分开描述。

八、问题与建议

发现问题、总结经验与教训,是提升调查工作意义的必要步骤。同时应提出针对性的工作建议,旨在减少今后类似事件的发生,或为今后类似事件的调查提供指导意见。

1. 存在问题及教训 对调查过程中发现的卫生工作中存在问题进行阐述;对处理不当或效果有限的措施以及存在的问题进行分析。

2. 总结经验 对疫情处理过程中所采取的成功或关键措施进行介绍。

3. 提出建议 综合调查结果、流行因素分析及控制实践经验等内容,分析预测事件可能发展趋势,提出下一步工作建议。包括开展进一步调查研究、尚需采取的对策方法等建议,以及预防今后类似事件再次发生的建议。建议要符合客观实际情况,具有较强的可操作性和可行性。

九、调查小结

现场调查报告,是最为全面的一种业务总结形式。如果整个调查控制工作比较复杂,则报告内容可能冗长难读,因此,可将主要结果与结论进行摘要小结,以方便参考。调查小结不一定是报告的必要组成部分,篇幅宜短,可为几行文字或一个段落。调查小结的内容可包括:调查报告的主要观点、最终结论、针对性建议等。

十、落款

报告的最后为"落款",包括署名及日期。调查报告通常是向政府、卫生行政部门和上级疾病预防控制机构汇报,或向有关单位进行报告,因此,其署名通常为直接负责本次调查的单位和主要流调、实验室检测、防制措施实施人员。

调查报告的末尾还应署上调查报告撰写的日期。

以上所列为调查报告的内容要素,并非调查报告固定提纲。调查报告的提纲,可以上述内容要素为依据,进行调整或修改;应根据调查目的及过程的不同,重点突出地展示调查成果。

一般情况下,包含事件经过、核实诊断、流行特征、病因分析、措施及效果、调查结论等几部分内容的调查报告,已属较为完善的现场流行病学调查报告。

以上为突发公共卫生事件现场调查报告的撰写要求,对于一般流行病学现场调查报告的撰写应该按照常规学术论文的格式和要求撰写,主要内容包括前言、材料与方法、结果、讨论与结论。具体格式和内容要求请参考相关书籍。

(王　勇)

第9章

群体诊断与风险评估

流行病学从宏观的角度认识健康或疾病,研究疾病在群体中的发生及其动态分布。群体或者人群是流行病学中最基本的概念之一。流行病学的研究结果通常是对人群疾病和健康状态的总体概括,是群体诊断。群体诊断发现社会人群中发生或者存在的某一或某些主要公共卫生问题,并对群体的风险进行评估,从而有针对性地提出预防或控制对策或公共卫生服务计划。

第一节 群体诊断

疾病预防控制理论随着科学技术的进步而快速发展,随着医学模式的转变,我国卫生服务已从单纯强调卫生防疫转变为以突出预防疾病和有害因素控制,开展防病和现场干预工作成为主要任务。因此,实施有效干预措施是进行疾病预防控制的关键,而人群诊断是实施干预的基础,有效预防和控制疾病应在现场调查和资料分析的基础上,对人群疾病、健康状况作出判断。人群诊断包括社会诊断、流行病学诊断、行为与环境诊断、教育和组织诊断以及管理和政策诊断五个方面。

一、社会诊断

社会诊断(social diagnosis)即了解人群的健康需求和生活质量判断,主要目的是了解人群的特点,确定目标人群对健康需求和生活质量的判定。需要通过现场调查、收集资料,了解目标人群的经济水平、生产类型、人口学特征、人均收入、居民生活状况、卫生条件、医疗机构等,包含的指标有目标人群的地理、生产状况及其经济效益,住房、供水、燃料、供热、供电、园林绿化及其设施、道路,人均收入、平均工资等影响健康的因素。例如要在部队官兵中开展防治某病的行为干预,首先要对官兵的年龄、身体素质、训练强度、伙食状况,以及营区所在地、气候、卫生状况等特点有全面的了解。

二、流行病学诊断

在流行病学诊断(epidemiological diagnosis)中首先要根据社会学诊断的结果,提出与目标人群健康密切相关的卫生问题,并通过流行病学调查或监测获得的资料,即"5D"指标——死亡率(death)、发病率(disease)、伤残率(disability)、不适(discomfort)和不满意率(dissatisfaction),对这些问题做出进一步分析,揭示问题的普遍性和严重性,确定哪些是主要的卫生问题。例如,要降低部队官兵训练伤的发生率,首先应进行调查工作,以了解官兵因训练受伤的情况,如训练伤发病情况,受伤类型、部位、严重程度、恢复时间,以及训练后身体的不适情况等等。

主要卫生问题确定以后,还要根据确定干预重点的原则,分析问题的普遍性和严重性,了解是否具有有效的防治措施及干预成本等,才能确定干预重点。

由此可见,有必要分清流行病学诊断中的主要卫生问题与干预重点的关系。干预重点必定是该人群的主要卫生问题,但反过来,主要卫生问题却不一定就是干预重点。通过对与健康相关的行为危险因素的发生、分布、强度、频率等研究所得信息的分析,能够实施干预并能够改变的,往往是行为干预重点。

三、行为与环境诊断

行为与环境诊断(behavioral and environmental diagnosis)是在流行病学诊断确定的主要卫生问题的基础上,对与此相关的行为因素和环境因素的判断。有些危险因素,如生物学和遗传因素是不大可能通过干预措施来改变的,但是不少行为和环境因素完全可以改变。例如,乳腺癌早期,行为对于高危妇女患乳腺癌的可能性有一定影响。找出这些可以通过人为努力来改变的行为或环境因素,是行为与环境诊断的目标。生物学和遗传因素是不可能通过行为干预改变的因素,可以通过减少与危险因子的接触而减少风险;如部队在选拔驾驶员时,通过心理测试,筛查出具有心理疾病隐患的人员,不让其从事驾驶工作,可预防交通事故发生。

行为危险因素是指那些与主要卫生问题的发生有关的行为或生活方式。通过健康教育,从而改变行为减少危险因素,因此行为的诊断就在于:

1. 区分引起主要卫生问题的行为与非行为因素,即这个主要的卫生问题是否因行为因素的影响所致,例如,艾滋病的行为因素有静脉吸毒、不安全性行为等。

2. 区分重要与不重要行为,可使用归因危险度或相对危险度来判断某行为与卫生问题的联系强度,例如,在肺癌的很多危险因素中,吸烟与肺癌发病的归因危险度很高,吸烟在肺癌的发生中就是最主要的危险因素。

3. 区分高可变性行为与低可变性行为,依据是通过行为干预发生定向改变的难易程度,一般高可变性行为的特点是正处在发展时期或刚刚形成,与传统文化或生活方式关系不大,在其他计划中已有改变的成功实例。

环境因素是指那些对于个体来说,来自外部的、超出个人控制能力,但能影响或促进某些行为,并对人们的健康产生影响的社会和自然因素。例如,在控烟干预项目中,控制烟草销售量、限制官兵在营区公共场所吸烟、保护被动吸烟者等,都是从吸烟这个危险因素引发的众多的政策环境因素。而在一个工厂里,吸烟是职工们的主要行为危险因素,这个工厂又没有有关限烟的规定,对于工厂的被动吸烟者来说,这就是一个危险的政策环境因素。在控制血吸虫病流行的过程中,我国采取以消灭钉螺和控制传染源为主要措施,取得了显著成效,控制了血吸虫病的流行。在消灭钉螺的措施的关键是改变钉螺生态环境,减少钉螺孳生地,同时土埋灭螺、水淹灭螺和药物灭螺相结合进行,这就是一个消除危险环境因素的例子。

四、教育和组织诊断

教育和组织诊断(education and organizational diagnosis)是指通过上一阶段的行为和环境诊断,确定了目标人群的主要行为和环境危险因素,并列出了需要优先干预的危险因素和目标人群以后,该阶段要进一步确定促使这些行为和环境发生变化的必要条件和促成因素。

PRECEDE 模型中,此阶段的影响因素分为倾向因素(predisposing factor)、强化因素(reinforcing factor)、促成因素(enabling factor),这三个因素是 PRECEDE 模型的精华所在。一般来说,倾向因素是产生某行为的动机、愿望或诱发某行为的因素,包括个体的知识、信念、态度、价值观等;强化因素是激励(或减弱)行为发展的因素,主要来自社会支持、同伴影响、领导、亲属及保健人员的劝告等;促成因素是促使某行为、动机或愿望得以实现的因素,包括人力、技能、卫生资源、社会环境影响力、行政重视与支持、法律、政策等。研究这些因素的目的在于确定干预重点。

例如,在艾滋病防治的项目中,高危人群使用安全套的比率低是主要的危险因素。对这个危险因素产生的原因按这种分类方法发现:有关 AIDS/HIV 知识和信息的缺乏、宗教信仰、个人经验等是高危人群安全套使用率低的倾向因素;同伴也不使用安全套、性伴不配合等就是强化因素;而安全套的可获得性差以及缺乏相关法律法规的支持等是促成因素。对上述因素这样分类,有利于选择最适当的干预重点和策略,并且和其他有关行为改变的理论也不矛盾,在实践中,常常起着相辅相成的作用。

五、管理和政策诊断

管理和政策诊断(administrative and policy diagnosis)是指在前四个阶段诊断结果的基础上,对那些可能促进或阻碍健康因素政策、资源和组织的影响因素进行确认。政策诊断主要是在计划制订过程中审视现有的政策状况,评价现有政策对项目活动的支持或阻碍作用。一些现行政策和法律可能对项目的执行有利,也可能阻碍项目的执行。管理诊断即资源评估,包括项目活动所需的经费和可能来源、时间表的确定、人力资源的配置、组织承诺、为项目提供的环境等。

(刘雪林)

第二节　风险识别

一、风险与健康风险

风险是指在特定时间内,特定环境下,造成人们预期目标与实际出现结果之间差距的因素,通常是指意外事故及其损失发生的可能性,损失的发生具有不确定性。

客观性、损失性、不确定性是风险的三个基本特征。"天有不测风云,人有旦夕祸福",风险的发生是不可避免的,是不以人的意志为转移的客观存在。在日常生活中,人们无时无刻都可能遭遇意想不到的不确定的灾难和损失,而意外一旦发生,损失将不可避免。

在疾病预防控制工作中,主要是针对健康风险进行探讨。健康风险是生活中最常见的风险之一,是指人的生命过程中,环境、社会等外部因素和人自身的行为、心理等内部因素威胁或损害健康的各种可能性。健康风险会给个人、家庭和社会带来不同程度的损失。

二、风险识别的概念

风险识别是指运用适当的识别方法,通过风险调查和分析,查出风险管理对象的风险源,风险的性质和后果,并且找出风险因素向风险事故转化的条件。

从风险识别的定义可知,风险识别过程主要包括两个环节:一是查找风险源,即发现风险;二是找出风险因素向风险事故转化的条件,即分析风险。

在疾病预防控制工作中,风险识别主要是指工作生活环境中物理、化学物质情况;特殊环境,如地震、洪涝、极端天气等自然灾害及其对人群造成的后续影响;众多传染病病原体对人群的易感性;人群生活行为习惯对自身健康的损害等。还包括对此群体进行的不科学的健康教育方式、政策支持等方面。能够及时认识这些有可能威胁人群健康的风险,针对各自的特征采取适当的风险管理与防范措施,能够极大地促进人群健康,提高人群生活质量,同时也能够大幅减少经济损失。

三、风险识别的特点

(一)风险识别是风险管理过程中的重要环节

风险管理过程可划分为风险识别、风险估计、风险评价及风险决策四个阶段。从风险识别的基本内容看,了解风险的客观存在,尤其是分析风险事故产生的原因,对于选择合理、有效的风险干预手段有着决定性意义。否则,即使有着十分便利可行的风险处理手段,但如果这些手段或措施不能针对某一特定风险产生的原因,风险管理的最终效果也可能不会理想。

(二)风险识别是一项复杂的工作

不仅因为风险具有隐蔽性、复杂性、多变性,而且风险识别还要求风险管理者具备较高的风险意识、风险知识和风险洞察力。一个具有较强风险意识和较多风险知识的风险管理者更容易察觉到风险的存在。相反,风险意识淡薄、风险知识相对欠缺的风险管理者,即使风险存在,也可能忽略过去,使本来十分严重的、客观存在的风险因人的消极的主观因素而变得不重要、不被重视,从而可能导致重大损失。不仅如此,风险识别是否全面、深刻,也将直接影响风险管理决策的质量,进而影响整个风险管理的最终效果。因此,不管风险管理者认为自己对识别出的风险处理计划多么完善,但是只要有的风险在识别阶段被忽略,没有得到应有的重视,则整个风险管理计划仍是不完整的。如果有重大的风险因素被忽略,则可能导致整个风险管理的失败,进而对目标群体造成极大的损失。例如2008年汶川地震后,世界卫生组织总部突发事件传染病工作小组、西太平洋区域办事处传染病监测和反应司,以及WHO驻华代表处联合发布了《传染病风险评估和干预措施》,结合当地的交通、农业、工业特点以及受灾情况,指出了加重传染病的危险因素包括:①安全的水供应和环境卫生设施的利用中断;②拥挤的人群安置点以及易感人群的进入(部队、志愿者等救援人员);③更多地接触传染病媒介;④难以获取卫生服务等,卫生基础设施和通讯手段遭受的破坏阻碍了日常服务以及急救医疗和外科服务。强调应重点防范与水/环境卫生/卫生条件相关的疾病和食源性疾病等。再加上救灾部队与医疗疾病预防控制力量的努力,使得灾区的灾后疫情得到了很好的控制,完成了大灾之后防大疫的目标。

(三)风险识别是一项系统性、连续性、制度性的工作

所谓系统性,是指风险识别的过程不能局限于某个部门、某个环节、某个具体风险,而要全面分析风险主体作为完整系统所具有的全部风险。所谓连续性,是指因为事物总是在不断变化发展中,风险的质和量、表现形式以及转化条件都在改变,新的风险还会不断出现,风险管理若不是一项连续性的工作,就很难发现风险主体所面临的潜在风险。所谓制度性,使之风险管

理作为一项科学的管理活动要形成一定的组织,建立一定的制度。如对于极端天气前后的一系列风险,不仅需要气象部门的准确预警,还要结合地质学家对极端天气的影响做一评估,政府、部队机关利用以往经验对风险进行评估以便采取适当保护措施等。这就要求多方面共同完成,需要有相应的制度来统筹管理。

四、风险识别的基本方法

如果没有系统科学的方法识别各种风险,就不能把握可能发生的风险及其程度,也就难以选择处置和控制风险的方法。且不同类型的风险具有不同的特点,应采取不同的处理方法。识别风险的方法通常有以下几种。

1. 风险调查法 从分析具体风险的特点入手,一方面对通过其他方法已识别出的风险进行鉴别和确认,另一方面,通过风险问卷调查有可能发现此前尚未识别出的重要风险。

2. 安全检查表法 分析人员列出一些危险项目,识别与一般工艺设备和操作有关已知类型的危险、设计缺陷以及事故隐患,其所列项目的差别很大,而且通常用于检查各种规范和标准的执行情况。

3. 图表分析法 绘制全部经验的流程及反映运行状况的图表,以展示和分析全部的生产活动。通过对图表的分析,能够有效地揭示整个过程中潜在风险的动态分布,找出影响全局的"瓶颈",并识别可能存在的风险。

4. 情景分析法 通过对系统内外环境及相关问题的分析,构造出多重情景,对系统发展态势及风险进行关键因素及其影响程度的预测,以便采取适当措施防患于未然。情景分析法特别适用于:提醒决策者注意某种措施或政策可能引起风险;建议需要进行监视的风险范围;研究某些关键性因素对未来过程的影响;提醒人们注意某种技术的发展会给人们带来哪些风险。

5. 头脑风暴法 是以专家的创造性思维来提供未来风险信息的一种直观预测和识别方法。头脑风暴法一般在一个专家小组内进行。召开专家会议,发挥专家的创造性思维来获取未来风险信息。通过专家之间的信息交流和互相启发,从而诱发专家们产生"思维共振",以达到互相补充并产生"组合效应",获取更多的未来信息,使预测和识别的结果更加准确。

6. 德尔菲法 又称专家调查法,是依靠专家的直观能力对风险进行识别的方法。用德尔菲法进行项目风险识别的过程是由项目风险小组选定项目相关领域的专家,并与这些适当数量的专家建立直接的信函联系,通过函询收集专家意见,然后加以综合归纳,再匿名反馈给各位专家,再次征询意见。这样反复经过四至五轮,逐步使专家的意见趋向一致,作为最后识别的依据。

7. 故障树分析法 主要是以树状图的形式表示所有可能引起主要事件发生的次要事件,揭示风险因素的聚集过程和个别风险事件组合可能形成的潜在风险事件。

8. 事件树分析法 利用逻辑思维的规则和形式,分析事故的起因、发展和结果的整个过程。利用事件树分析事故的发生过程,是以"人、机、物、环境"综合系统为对象,分析各环节事件成功与失败两种情况,从而预测系统可能出现的各种结果。

对于人群健康风险识别而言,一般使用以下步骤和方法。

(1)健康体检:是以服务对象的健康需求为基础,按照早发现、早干预的原则来选择体检的项目,应该根据个体的年龄、性别、当前健康状况、居住生活环境和疾病家族史等进行适当调整。如40岁以上人群,每年针对心脑血管、糖尿病、肿瘤等疾病进行体检。35岁以上女性应每半年检查一次妇科肿瘤。对有高血压病、糖尿病家族遗传史的人群安排血糖检查等。健康体检的结果对健康风险管理及干预具有明确的指导意义。

(2)健康评估:通过所收集的大量的个人健康相关信息,如个人健康史、疾病家族史、生活方式、心理状态等问卷获取的资料以及健康体检的结果,分析建立生活方式、环境、遗传等危险因素与健康状态之间的量化关系,确定服务对象的主要健康危险因素,并预测患病或死亡的危险性,为服务对象提供一系列的评估报告。如反映服务对象各项检查指标状况的体检报告、反映精神状况的心理评估报告、疾病风险的预测报告以及总体健康评估报告等。

五、风险识别的流程

风险识别是整个健康风险管理过程的一个环节,也是一种有时间、资金、人力、物力限制,有交付成果要求的活动,可以运用项目管理的思路对风险识别活动进行管理,以保证风险识别活动的效益和效率。

(一)风险识别步骤

1. 获得部队风险管理的整体计划 部队风险管理整体计划是风险识别工作开展的总体依据。该计划包括部队性质背景、风险管理目标、风险标准、决策标准以及对风险识别的总体要求等。

2. 确定风险识别的对象和范围 风险识别的对象和范围包括确定必须开展风险识别的部队训练或生活活动的过程、计划、目标、具体的风险标准等,以获得风险识别对象的信息。

3. 制定风险识别计划 风险识别计划包括识别方法的选择,在此基础上确定识别人员能力要求、识别工作时限、识别深度、识别费用、识别成果形式等。

4. 识别准备工作 根据所选的具体识别方法,准备相应的识别工具,例如风险识别对象的分解结构、风险因素调查表、情景分析会、风险的历史资料、风险登记表等。

5. 开展调查 即通过调查进行风险因素、相应风险事件和可能结果的描述及分类。必要时进行环境监测,实验室检测等等。

6. 其他 提交识别结果,为进一步采取有力措施提供依据。

(二)风险识别中的关键问题

1. 风险识别方法的选择 风险管理是一门比较成熟而且具有创新活力的应用性学科,因为风险分析的方法和风险处置的措施非常多。风险识别的主要任务是定性地判断特定的风险是否存在,若存在,它的属性如何,因而风险识别方法通常是一些定性的风险分析方法。各种风险识别方法之间的分析角度、分析路线和分析的侧重点等方面有所区别。在风险识别过程中,应根据具体的风险识别对象的各种因素权衡,选择适合的风险识别方法,这些因素包括风险特点、风险环境和现有风险管理资源等。

2. 风险识别路线的选择 风险识别是一项复杂的系统工程,风险识别的路线不同,最终的识别结果也可能不同。风险识别的路线有很多条,如按照生产流程进行风险识别,以每个工序作为风险识别单位进行风险识别。按照风险性质进行风险识别,预测风险源与风险事件及其转化的条件。以相对独立的子部分为识别单位,识别其动态风险管理过程存在的风险等。

3. 风险系统的预测和以往资料的利用 通常在风险识别时,风险事件尚未发生或仅有发生的迹象,风险系统尚未完全形成,而风险管理者必须事先预测这些风险,制定风险管理计划。

因此,风险管理者必须通过适当的途径,预测风险系统,查找风险源,判断风险属性。风险系统的预测可以借助以往的相关资料,预测或模拟目标的风险系统。不但其他部门或本部门以前的风险管理经验可以借鉴,而且可以通过询问或征询专家的意见,预测目标工程的风险系统。

(刘雪林)

第三节 剂量-效应评估

一、剂量-效应关系

在物理、化学等因素或病原体暴露的人群中,健康效应不尽相同,一般可分为 5 种情况:① 污染物在体内的复合虽有增加,但并不引起代谢、生理、生化或其他功能活动的改变。② 体内污染物的负荷进一步增加,引起了代谢、生理功能或组织器官形态结构的稍许变化,但此种改变没有病理生理学意义。例如,当血铅水平在 $400\mu g/L$ 以下时,尿中 δ-氨基-γ-酮戊酸(δ-ALA)虽有所增加,但仍在正常范围内,并无中毒的危险。③ 负荷水平足以导致有病理生理意义的改变,但尚未出现明显的临床症状,例如,当血铅水平升高到 $400\mu g/L$ 以上,尿中 δ-氨基-γ-酮戊酸达到 $10mg/L$ 以上,则个体发生铅中毒的概率大为增加。④ 个体受到污染物严重损伤,出现临床疾病。⑤ 严重中毒或死亡。当一个个体暴露于某环境因素时,暴露量越大,个体出现某种特定的生物学效应越明显,暴露剂量大小与其所产生的健康效应的严重程度之间的关系即为剂量-效应关系。

合理应用剂量-效应关系概念,应有三个前提条件:① 所研究的反应是由化学物、病原体等物质接触引起的;② 反应的强度与剂量有关;③ 要有定量测定毒性的方法和准确表示毒性大小的手段。

剂量的概念较为广泛,可指机体暴露的剂量(外环境中的含量和暴露时间)或摄入量、外来化学物质被机体吸收的剂量及其在靶器官中的剂量等。生物体暴露一定剂量的化学物质与其所产生反应之间存在一定的关系,称为剂量-反应关系。在毒理学研究中常将剂量反应关系分为两类:① 指暴露于某一化合物的剂量与个体呈现某种生物反应强度之间的关系;② 指某一化学物的剂量与群体中出现的某种反应的个体在群体中所占的比例,可以用%或比值表示,如死亡率、肿瘤发生率等。每一种化学物质,依据其毒性终点的不同,具有不同的剂量-效应关系。

剂量-效应评估是对有害因子暴露水平与暴露人群或生物种群中不良健康反应发生率之间关系进行定量估算的过程,在疾病预防控制工作中有重要的意义:它有助于建立各种有害因素的健康效应谱,确定环境污染的危害程度、危害范围以及引起不利效应的最大暴露剂量水平;确定机体易感性分布;所得到的有关参数可用于比较不同物质的毒性。在制定卫生标准、确定容许限制时,主要是以暴露-反应关系为基础来制定的。是分析某种环境因素与某种健康效应或疾病的联系是否属因果联系的一个重要依据;是安全性评价和风险评价的定量依据。

有一个时期,我国许多地区曾流行一种称为"烧热病"的病因不明疾病,主要流行于产棉区,通过流行病学调查,发现吃生炸棉子油与该病存在剂量-反应关系(表 9-1,图 9-1),从而为疾病的治疗和防控提供了指导。

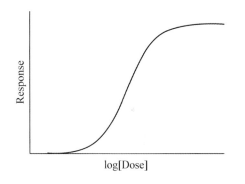

图 9-1 剂量-反应曲线

表 9-1 生炸棉子油的摄入量与烧热病的剂量-反应关系

吃油量(斤/年)	调查人数(人)	发病数(例)	发病率(%)
<5	78	15	19.23
5~	221	53	23.98
7~	148	44	29.73
≥10	50	24	48.00

二、剂量-效应关系曲线

剂量-效应关系一般为 S 形曲线,具有上限和下限的渐近线,但通常不一定是 100% 和 0。S 形曲线反映个体对外源化学物毒的易感性不一致,少数个体特别易感或特别不易感,整个群体的易感性呈正态分布。剂量-效应关系曲线说明在暴露量很低时,几乎没有人出现效应,而随着暴露量的增加出现某种效应的人数随之增加,当暴露量增至一定水平时几乎每个人都发生这种效应,因此,存在没有一个个体出现该效应的最高暴露剂量和全部个体均出现该效应的最低暴露剂量。S 形剂量-效应曲线的特点是在低剂量范围内,随着剂量增加,反应增加较为缓慢,然后剂量较高时,反应也随之急剧增加,当剂量继续增加时,反应强度增加又趋向缓慢。曲线开始平缓,继之陡峭,然后又趋平缓,成为 S 形(图 9-1)。曲线的中间部分,即反应率 50% 左右,斜率最大,剂量略有变动,反应即有较大增减。根据所有指标的不同可分别成为半数有效剂量(ED_{50})、半数中毒剂量(TD_{50})和半数致死量(LD_{50})。另外,实际中非对称 S 形剂量-效应曲线更为常见,曲线一端较长,另一端较短。非对称 S 形曲线反映个体对此外源化学物质的毒作用易感性呈偏态分布。

三、剂量-效应评估主要方法

对剂量-效应关系的评估主要是通过观察和实验的方式得到相关毒性参数和安全限值。

1. 致死剂量或浓度 指在急性毒性实验中外源化学物引起受试实验动物死亡的剂量或浓度,通常按照引起动物不同死亡率所需的剂量来表示。

(1)绝对致死剂量或浓度:指引起一组受试实验动物全部死亡的最低剂量或浓度。由于一个群体中,不同个体之间对外源化学物的耐受性存在差异,个别个体耐受性过高,并因此造成 100% 死亡的剂量显著增加。所以,表示一种外源化学物的毒性高低或对不同外源化学物的毒性进行比较时,一般不用绝对致死量(LD_{100}),而采用半数致死量(LD_{50})。LD_{50} 较少受个体耐受程度差异的影响,较为稳定。

(2)半数致死剂量或浓度:指引起一组受试实验动物半数死亡的剂量或浓度。是一个经过统计处理计算得到的数值,常用以表示急性毒性的大小。LD_{50} 数值越小,表示外源化学物的毒性越强,反之 LD_{50} 数值越大,则毒性越低。与 LD_{50} 概念相似的毒性参数,还有半数致死浓度(LC_{50}),即能使一组实验动物在经呼吸道暴露外源化学物一定时间后(一般固定为 2 小时或 4

小时）。死亡50％所需的浓度（mg/m³）。

（3）最小致死剂量或浓度（LD$_{01}$或LC$_{01}$）：指一组实验动物中，仅引起个别动物死亡的最小剂量或浓度。

（4）最大非致死剂量或浓度（LD$_0$或LC$_0$）：指一组实验动物中不引起动物死亡的最大剂量或浓度。

2. 未观察到有害作用的最低水平（LOAEL）　在规定的暴露条件下，通过实验和观察，一种物质引起机体（人或实验动物）某种有害作用的最低剂量或浓度，此种有害改变与同一物种、品系的正常（对照）机体是可以区别的。LOAEL是通过实验和观察得到的，是有害作用，应具有统计学意义和生物学意义。

3. 未观察到有害作用水平（NOAEL）　在规定的暴露条件下，通过实验和观察，一种外源化学物不引起机体（人或实验动物）可检测到的有害作用的最高剂量或浓度。机体（人或实验动物）在形态、功能、生长、发育或寿命改变可能检测到，但被判断为非损害作用。

在具体的实验研究中，比NOAEL高一个剂量组的实验剂量就是LOAEL。应用不同物种品系的动物、暴露时间、染毒方法和指标观察有害效应，可得出不同的LOAEL和NOAEL。在利用LOAEL和NOAEL时应说明测定的是什么效应，什么群体，什么染毒途径，研究期限。

急性、亚急性、亚慢性和慢性病毒实验都可以分别得到各自的LOAEL和NOAEL。因此，在讨论LOAEL和NOAEL时应说明具体条件，并注意该LOAEL有害作用的严重程度。LOAEL和NOAEL是评价外源化学物毒性作用与制定安全限制的重要依据，具有重要的理论实践意义。

4. 观察到作用的最低水平（LOEL）　在规定的暴露条件下，通过实验和观察，与适当的对照机体比较，一种物质引起机体各种作用（非有害作用，如治疗作用）的最低剂量或浓度。

5. 未观察到作用水平（NOEL）　在规定的暴露条件下，通过实验和观察，与适当的对照机体比较，一种物质不引起机体任何作用（有害作用或非有害作用）的最高剂量或浓度。

6. 阈值　为一种物质使机体（人或实验动物）开始发生效应的剂量或浓度，即低于阈值时效应不发生，而达到阈值时效应将发生。一种化学物对每种效应（有害作用和非有害作用）都可分别有一个阈值。对某种效应，对易感性不同的个体可有不同的阈值。同一个体对某种效应的阈值也可随时间而改变。有害效应阈值应该在LOAEL与NOAEL之间，非有害效应阈值应该在LOEL与NOEL之间。阈值并不是试验中所能确定的，在进行危险性评价时通常用NOAEL或NOEL作为阈值的近似值，因此，对有害效应应说明是急性、亚急性、亚慢性和慢性毒性的阈值。

目前，一般认为，外源化学物的一般毒性（器官毒性）和致畸作用的剂量-反应关系是有阈值的（非零阈值），而遗传毒性致癌物和致突变物的剂量-反应关系是否存在阈值尚没有定论，通常认为无阈值（零阈值）。

7. 安全限值　动物实验外推到人一般有三种基本的方法：利用不确定系数（安全系数）；利用药动学外推（广泛用于药品安全性评价并考虑到受体易感性的差别）；利用数学模型。毒理学家对于"最好"的模型和模型的生物学意义尚无统一的意见。

对毒效应有阈值的化学物安全值是指为保护人群健康，对生活和生产环境和各种介质（空气、水、食物、土壤等）中与人群身体健康有关的各种因素（物理、化学和生物）所规定的浓度和暴露时间的限制性量值，在低于此浓度和暴露时间内，根据现有知识，不会观察到任何直接和

（或）间接的有害作用。也就是说，在低于此种浓度和暴露时间内对个体或群体健康的危险是可忽略的。制定安全限值的前提是必须从动物实验或人群调查得到 LOAEL 或 NOAEL。安全限值可以是每日容许摄入量（ADI）、可耐受摄入量（TI）、参考剂量（RfD）、参考浓度（RfC）和最高容许浓度（MAC）等。

对毒效应无可确定阈值的化学物，根据定义，对无阈值的外源化学物在零以上的任何剂量，都存在某种程度的危险度。这样，对于遗传毒性致癌物和致突变物就不能利用安全限值的概念，只能引入实际安全剂量（VSD）的概念。化学致癌物的 VSD，是指低于此剂量能以 99% 可信限的水平使超额癌症发生率低于 10^{-6}，即 100 万人中癌症超额发生低于 1 人。

（刘雪林　戚丽华）

第四节　暴露量评估

一、暴露的基本概念

暴露指生物（在健康风险评价中为人）与某一化学物或物理因子的接触，可分外暴露和内暴露两大类。外暴露水平与人体接触的环境介质中的污染物浓度和含量水平有关；内暴露水平是指污染物被吸收进入人体或靶器官的水平。

通过空气、水、土壤或食品等环境样品的检测所测得的化学物质的浓度，只能在某种程度上间接反映人们的外暴露水平，直接检测人的血液、乳汁、头发、尿液、耵聍、脂肪、汗液、指甲、脱落牙或活检材料等生物材料样品中污染物或其生物学标志的浓度，可以了解机体的生物学暴露即内暴露水平。一般说来，直接检测内暴露水平比只检测外暴露水平有更多的优点：①内暴露水平更直接地反映机体对污染物的实际负荷水平，并可为制定生物学解除限值，确定呼出气、血液、尿液等样品中某些因子或代谢产品物的可允许浓度提供依据。②外暴露水平多数以群体为单位采样，内暴露水平则是以个体为单位采样，后者反映的是受检个体本人的暴露水平，因而可与本人的健康效应数据进行对应分析，而从空气、水、土壤等环境样品中测得的数据则不可能这样分析。③在病例对照研究中，病例与对照的环境暴露情况可能相同（例如吃同一口井的水、同在一个村庄的空气环境中生活），但由于各种各样的原因，各人的实际暴露水平可能有很大的差异，这时，只能用内暴露水平来区分病例与对照对污染物暴露水平的高低。但检测内暴露水平也有其局限性，因为有时涉及伦理方面的问题，或受检对象不一定会合作，有时甚至拒绝合作。

内暴露水平与外暴露水平不是对立的，可以根据研究的目的、环境条件和可能利用的技术和方法等因素来决定取舍，有时也可以两者联合使用，例如对人的粪便的分析也可以看做是内暴露水平和外暴露水平的结合，如果胃肠道对某些因素的吸收率很低，则粪便中所研究物质的排出量既是环境暴露量（摄入量的近似值），又是肠道生物学负荷量。人乳样品中所研究物质的浓度，既反映了母亲的内暴露水平，又反映了婴儿的外暴露水平。

二、暴露量评估方法及步骤

对人体暴露情况进行测量，是判断环境污染因子与健康损害之间关联的重要依据。

暴露量评估是对人群暴露于多介质环境中有害污染因子的强度、频率和时间进行测量、估算或预测的过程。需要确定区域内多介质环境中污染物质的浓度、人体暴露途径、暴露时间、频率、强度及暴露人群的特征(年龄、性别、体重、饮水量、职业及其敏感人群等)。需要时可采用适当的外暴露模型和内暴露模型,分别推算污染特征因子暴露于人体的真实水平(暴露剂量)。

暴露量评估应考虑到过去、当前和将来的暴露情况,对每一时期应用不同的评估方法。当前暴露的评估可根据对现有条件的测定结果和模式计算结果,对将来暴露量的估算可根据未来条件的模式进行计算,对过去暴露量的估算根据测定或模式所计算的过去浓度或测定的组织化学物浓度而进行。

1. 暴露量评估主要内容

(1)源项评估:污染源的表征。

(2)途径和结果分析:描述某种污染物如何从污染源到潜在的暴露人群的转运情况。

(3)估算环境浓度:应用监测资料或用模式计算的潜在暴露人群的位置的污染水平进行的估算值。

(4)人群分析:描述潜在暴露人群和环境受体的大小、位置和习惯。

(5)综合暴露量分析:计算暴露水平和评估不确定性。

2. 暴露量调查主要方法

(1)问卷调查:通常情况下,问卷调查被用来了解暴露人群的暴露特征,如性别、年龄、职业(性质、种类、年限、每天工作时间等)、家庭环境(住址、周围环境、交通情况、燃料情况、日用品等)、生活习惯等,这些都是进行暴露评价和健康损害调查的重要信息。

(2)环境监测:是采集与暴露人群接触的环境介质样品进行完污染物的检测,测量的是环境介质中的污染物水平,仅能作为一种粗略估计人群外暴露水平的方法,根据环境中污染因子浓度可将污染区分为高、中、低暴露区进行分析。

(3)个体暴露监测:是利用特殊的个体采样仪器,全天记录个人的暴露情况。相对于环境监测,个体监测更接近于机体的真实外暴露水平,因而它的价值更高。但是由于进行个体监测需要专门的仪器,并且耗费时间长,因此,通常情况下在环境监测中并不可能对所有暴露人群进行个体采样监测,只能在总人群中随机抽取部分人群进行研究。

个体暴露检测根据 USEPA 的《Exposure Factor Handbook》和《Guidelines for Exposure Assessment》的要求和说明进行测定。

3. 暴露量评估通常有以下五个步骤

(1)表征暴露环境:即对通常的环境的物理特点和人群特点进行描述,应确定气候、植被、地下水水文学以及地表水等物理特点情况,确定人群并描述有关影响暴露的特征,如相对于污染源的位置、生活习惯方式以及敏感亚群的存在情况等。这一步应考虑到当前的人群特征,同时也应考虑将来人群的情况。

(2)确定暴露途径:应确定过去人群暴露的途径。依据对污染源、释放情况、类型和化学物质发生场所的位置、可能的化学物环境最终结果(包括存留、分离、转运和介质间的转换),以及潜在暴露人群的位置和和活动情况。对每一暴露途径确定暴露点和暴露方式(如食入、吸入)。

(3)暴露的定量:在这一步应对以上确定的每一途径上暴露量的大小、暴露频率和暴露持续时间进行定量。通常分两个阶段进行,即估算暴露浓度和计算摄入量。

(4)估算暴露浓度:确定在暴露期将要暴露的化学物污染浓度。利用监测数据或化学转运及环境的最终结果模式估算暴露浓度。利用模式可估算当前污染介质中将来化学污染物的浓度或可能受到污染的介质中化学污染物的浓度,目前介质中的浓度以及没有监测数据地点的浓度。

(5)计算摄入量:计算在第二步确定的每一暴露途径上特定的化学物质暴露量。暴露量以单位时间、单位体重与身体暴露的化学物的质量来表示[mg/(kg·d)]。化学物摄入量计算公式中包括的变量有暴露浓度、暴露率、暴露频度、暴露持续时间、体重和暴露平均时间。这些变量的数值取决于现场条件和潜在的暴露人群特征。

通常,暴露量计算值以某一暴露量的大小和持续时间或以潜在终身暴露量表示。例如,急性或亚急性效应(如发育效应)使用每一事件或在短时间内几个事件暴露量的大小。另一方面,对于致癌危险评价,通常考虑终身日平均暴露量。根据危险评价所评估的毒性效应的本质确定所给的适宜的暴露时间长短。

为使暴露调查结果真实可靠,应选择合理的暴露模型。根据世界卫生组织的定义,暴露模型可以描述为一个逻辑或者经验的构建,它能够通过输入现存数据来估计个体和群体的暴露水平。暴露模型是间接暴露测量的有用工具,能最大限度地整合利用不同来源和类型的现存资料,综合考虑各种暴露途径并能预测未来的潜在暴露。目前发达国家应用的暴露模型可以分为两大类:一类是环境污染源模型,通过模拟污染物从污染源释放、在特定环境介质中迁移、转化的过程来估计特定环境介质中可能被人体接触的污染物浓度;另一类是机体摄入量模型,通过模型定量估计机体摄入水、土壤、空气等环境介质中污染物的数量,如饮食暴露模型、职业暴露模型、蓄积模型等。USEPA暴露评价模型中心(CEAM)提供了目前已经被证实的集中暴露评价模型,包括定量评价地下水污染物迁移、地表水污染物迁移的模型、污染物食物链迁移的模型和综合评价多重暴露量的模型;区域多介质环境中化学污染物质的暴露模型主要有饮水途径模型、摄食途径模型、皮肤接触途径模型、吸入途径模型,可参考使用。

通常假设,人群短期内暴露于高剂量的有害物质与终身持续暴露于低剂量有害物质的后果是相同的,以终身累计暴露量(一生中平均每日有害物质的暴露量)来表示。

外暴露剂量是根据暴露模型计算出的每人每日摄入量和环境污染检测结果进行估算,和终身日平均暴露剂量率(D)表示,用该物质在环境介质中的平均浓度与成年人摄入环境介质的日均摄入量的乘积除以成年人平均体重得到。若该物质在多个环境介质中存在时,该物质人群终身日均总暴露剂量率(D总)则是暴露人群每种介质暴露的终身日均总暴露剂量率之和。

内暴露量估算在剂量-反应评价和风险表征中有更高的应用价值,目前的常用方法一是根据人体生物材料测定的结果进行估算;二是根据外暴露测定算出的摄入量进行推算,计算公式为摄入量与该物质的吸收率的乘积。

在暴露调查过程中影响人体暴露的因素包括污染因子浓度、人体摄取速率、暴露速率、暴露期、体重和平均时间。每一个变量均有一定的取值范围,为得到客观的调查结果,必须综合各个变量。暴露浓度一般采用暴露期内浓度的算术平均值,它能基本反映整个暴露期的实际暴露情形。若在暴露期内不同时间段的浓度变化较大,可以将暴露期分为多个时间段,分别计算各时间段的平均暴露浓度。摄取速率一般根据统计数据进行确定。暴露频率和暴露期根据调查地区人群的实际情况而定;商业区和娱乐区人群流动性很大,应选择常住人口为重点调查对象,相对于流动人口而言,常住人口为高暴露人群。体重以暴露期内人群平均体重表示。平均时间依健康效应而不同,研究非致癌效应时,暴露期即为平均时间;研究致癌效应时,其平均时间为人群平均寿命。

为使暴露调查结果真实可靠,暴露数据需要获取准确的暴露期内暴露点的污染因子的暴露浓度。暴露浓度的测定应根据《粮食卫生标准》(GB 2715-2005)、《粮食卫生标准分析方法》(GB/T 5009.36-2003)、《食品中污染物限量》(GB 2762-2005)、《食品卫生检验方法理化部分(总则)》(GB/T 5009.1-2003)、《食品中放射性物质检验(总则)》(GB 14883.1-1994)和《食品中放射性物质限制浓度标准》(GB 14882-1994)执行。

三、暴露量评估质量控制

(一)正确选择检测暴露水平用的样品

这对整个研究工作的成败具有重要意义。生物材料具有定量测量的特异性与敏感性,可较真实地反映污染物的暴露剂量。根据环境污染因子在体内代谢特点和是否便于采集和分析来选择,其检测也应该进行严格的质量控制与质量保证。如研究"有机氯农药的环境暴露与不良妊娠结局的关系",大米、食用油、蔬菜和鸡蛋等都是人们摄入有机氯农药的来源,那么,研究其中哪一种食品才能较好反映人们的环境暴露水平呢?由于当地农民食用的油是统购统销买来的,各个妊娠妇女的情况不至于有很大差别。又由于蔬菜的品种较多,不易取得研究对象共有的代表性样品。大米虽然是一种可用的材料,但其中有机氯含量较低,而且样品处理较麻烦。采集妊娠妇女家中自养鸡的鸡蛋,则有以下三个优点:①有机氯不易溶于水而易溶于脂肪,故含脂量高的蛋、肉、禽、鱼等食品是人们摄入有机氯的主要来源;②我国农村的鸡一般采用放养方式,故鸡蛋中有机氯残留量可能与家庭周围环境有机氯污染程度呈相关关系,也可能与家中其他自产食品的污染程度相同;③由于农村各方面条件的限制,妇女妊娠时多数不可能像在城市里那样补充多种营养食品,但自养鸡的蛋作为补充食品则是多数人可能做到的。根据以上分析,在本研究中以研究对象自家鸡蛋中有机氯残留为指标,有可能较好地反映孕产妇有机氯农药的环境暴露水平。

进行生物学暴露水平的评价也有采集哪一种样品较合适的问题。例如。血铅、尿铅、粪铅、发铅或乳牙铅都各有其特点。对于长期稳定的暴露来说,血铅是前几个月总暴露量的一个可靠指标,但血液本身不是铅的靶器官,不能直接提供健康效应的信息,而且血铅测定较难取得研究对象的合作。尿铅测定则比较容易,尿铅也是总暴露量的一个指标,但尿铅排出量正常并不能排除过量暴露的可能性,另外,还存在因衣物等污染的可能性。粪铅能很好地反映成年人经口摄入的总量,但由于幼儿的吸收率较高,用粪铅评价幼儿这一最重要的人群的暴露情况是不太合适的。齿铅和发铅已越来越多地用于评价长期累积的暴露量,其优点是采样简易,齿铅甚至可以说明过去几年的暴露情况,为评估儿童暴露史提供了一种好方法;发铅取样比较容易,但必须仔细清洗其表面粘污的铅,否则不能反映内暴露情况。国际化学品安全规划署出版的《Environment Health Criteria 27》建议对几种主要污染物的暴露进行生物学评价时才有下列指示性样品:砷暴露可用血、尿、头发;镉暴露可用血、尿、粪;铬暴露可用尿;铅暴露可用脱落牙、血、尿、头发、粪,有时可用胎盘;无机汞暴露可用血、尿;甲基汞暴露可用血、头发;有机氯农药暴露可用脂肪组织、血、乳;五氯苯酚暴露用尿;多氯联苯暴露可用脂肪组织、乳、血;苯暴露可用血、呼出气;一氧化碳暴露可用血、呼出气。

(二)正确选择暴露指标

在研究环境污染对人群健康的影响时,正确选择暴露指标是重要的。例如,要测定污染大气的多种化学物质是很难的,因而通常仅以 SO_2 和悬浮颗粒物为大气污染指标,用以反映大气被污染的程度。用污染物的体内负荷水平来反映化学性质稳定、有蓄积倾向的物质,如铅、镉、汞和有机氯农药等是较适宜的,但对于在体内变异大、而且易代谢的物质,则常不适于直接检测它们本身,这时可选用他们的代谢产物或其他生物学敏感标志。例如,在目前的技术条件下,成年人铅暴露的生物学评价首选还是血铅,但取得静脉血不容易,手指血又易污染,故近年人们提出对可能过量暴露于铅的个体测定血中的锌原卟啉(ZPP),如果长期暴露于铅的人与同年龄、同性别的未接触铅的对照组比较,ZPP 并不增加,就不需要测定血铅,这就说明,在这种情况下,ZPP 是铅暴露的良好指标。选用的暴露指标,一般以符合下列条件者较为理想:①有化学特异性;②有简易的检测方法,无须高技术,适用于检测大量人群;③有灵敏度高的检测方法,能微量鉴定;④检测费用低廉;⑤与所研究的污染物暴露水平有数量上的相关关系。

(三)注意合理确定检测时间和地点

所研究的污染物性质不同,检测的时间、地点就有所不同。例如,对于致畸原,了解妊娠期的暴露情况是很重要的,而对致癌原或致突变原,则其潜伏期可能很长,了解短时间的情况可能没有意义。引起哮喘、慢性支气管炎或肺气肿的因子,通常具有局部作用,宜检测 8 小时工作或全天的平均浓度。在职业暴露情况下,为了区别不同时间的劳动对健康的影响,采样的时间地点应适合生产过程的特点。

(刘雪林 戚丽华)

第五节 危险度评估

危险度是指发生某种不利于健康事件的概率。

研究发现,多数病人所经历的疾病或死亡都是在生命的早期可以有效预防的。在发生疾病的几年或几十年以前就可发现有一定的危险因素或亚临床疾病状态,但都没有得到足够的重视。

健康危险度评估是研究致病危险因素与慢性病发病率及死亡率之间数量依存关系及规律性的科学,是社会医学的研究方法,也是预防疾病、促进健康的方法。它将生活方式等因素转化为可测量的指标,根据所处的环境、行为生活方式、遗传等情况对个体危险状况做出综合评估,预测个体在未来一定时间发生疾病或死亡的危险,同时估计个体降低危险因素的潜在可能,并将信息反馈给个体。

健康危险度评估帮助个体或群体预测在未来 10 年内发生疾病(心脑血管疾病、肿瘤、糖尿病)的风险,进一步分析并确定危险因素,在此基础上提供健康改善计划,帮助个人改善其不健康生活方式,降低其危险因素,从而有效地控制疾病并改善自己的健康。健康危险度评估同样可以用于群体的发病预测,并确定评估人群中主要危险因素,为制定干预计划提供参考。

危险度评估由以下四个步骤组成:危害识别、危害表征、暴露评定、危险性表征。前三个步骤在前面三节内容中已作相关介绍,本节主要介绍危险度表征。

危险度表征是指在规定的条件下定性或定量地确定某规定集体、系统或人群发生已知的和潜在的有害作用的概率,及其伴随的不确定性。危险性表征是危险度评估的第 4 个阶段。

危险性表征是危害识别、危害表征和暴露量评价的综合结果。危险性表征摘要通常包括下列各项。

1. 有关危害、剂量-效应和暴露的主要结论,包括重要的有生物学支持的替代方案。

2. 关键性支持信息和替代方法的性质。

3. 危险估计和伴随的不确定性,包括当数据缺失或不确定时关键默认值选项的使用。

4. 利用线性外推,以估计的暴露乘斜率因子近似得到低于 POD 的危险度,即危险度＝斜率因素×暴露。对于高于 POD 的危险度,利用剂量-效应模型代替此近似值。

5. 利用非线性外推,危险度评定的方法取决于所用的方法。如果确定非线性剂量-效应函数,用预期的暴露能用于估计危险度。如果计算 RfD 或 RfC,危害能表示成危害商(HQ),定义为估计暴露与参考剂量或参考浓度的比值,即 HQ＝暴露/(RfD 或 RfC)。从危害商通常能推断是不是非线性作用模型,是否与所讨论环境暴露水平有关。

6. 数据和分析主要优点和缺点,包括主要的评论意见。

7. 与 EPA 相似的危险性分析或与人们通常熟悉的危险进行适当的比较。

8. 与其他有相同问题的适当的评定进行比较。

不确定性是危险性表征的重要组成部分,它定量地估计了一个结果的数值范围。此种范围来源于数据的变异性和不确定性,以及用来判定暴露与有害健康作用之间关系的模型的结构的不确定性。在危险性表征时,必须说明危险度评价过程中每一步所涉及的不确定性。危险度表征中的不确定性应能反映前几个阶段评价中的不确定性。

当分析不确定性时,一个必须解决的问题是如何辨别变异性和真正的不确定性对预测人群危险性的相对影响。

(刘雪林　戚丽华)

第六节　食品危害分析与关键点控制

危害分析和关键点控制(hazard analysis and critical control point,HACCP)是对食品安全危害因素予以识别、评价和控制的一种手段,是一个通过对可能发生在食品生产、加工、供应各个环节中的危害进行评估,进而采取控制的预防性的食品安全控制体系。HACCP 系统最初主要用于航天食品的质量控制,是 20 世纪 60 年代由美国 Pillsbury 公司 H. Bauman 博士等与宇航局和美国陆军 Natick 研究所共同开发的。该指南已被世界范围内认可为食品安全准则,是保证食品从收获到餐桌安全的一项有效而合理的方法。

与传统的食品安全控制手段依靠终产品的检测不同,HACCP 系统通过寻找潜在的危害,提供了一种能起到预防作用的体系:HACCP 系统是对原料及各生产工序中影响产品安全的各种因素进行分析,确定加工过程中的关键环节,建立并完善监控程序和监控标准,采取有效的纠正措施,将危害预防、消除或降低到可接受的安全水平,采用 HACCP 系统,能更经济、有效地保障食品的安全。

一、HACCP 的基本原则

HACCP 是一个确认、分析、评价和控制食品生产、加工、供应等过程中可能发生的生物、化学和物理性危害的具有严密逻辑性和系统性的体系。由以下 7 个原则组成。

原则一:危害分析(hazard analysis,HA)。

危害分析与预防控制措施是 HACCP 原理的基础,也是建立 HACCP 计划的第一步。对食品原材料的生产、原料成分、食品的加工制造、食品贮运、食品消费等各阶段进行分析,确定食品各阶段可能发生的危害及危害的程度,并提出相应的防护措施来控制这些危害。

原则二:确定关键控制点(critical control point,CCP)。

根据原则一提出的危害分析和防护措施,找出食品生产加工等过程中可以被控制的点、步骤或方法(即关键控制点 CCP)。通过控制这些 CCP 来防止、排除食品生产加工过程中的潜在危害或使其减少到可接受的水平。

原则三:建立和确定每一个 CCP 所对应的关键限值(critical limits,CL)。

在 CCP 上衡量产品是否安全,必须有可操作性的参数作为判断的基准,以确保每个 CCP 限制在安全范围内,这些判断标准就是所谓的关键限值。关键限值是非常重要的,目前 HACCP 常用的关键限值有:温度、时间、水分、水分活性、pH、含盐量、含糖量、物理参数、有效氯浓度等参数,以及组织形态、气味、外观等感官性状指标。

原则四:确定 CCP 的监控措施,建立从监测结果判定加工过程管理情况的技术程序(monitor)。

监控程序应该尽量用各种物理及化学方法对 CCP 进行有计划地连续观察或测定,以判断 CCP 是否符合关键限值,做好准确记录,作为进一步评价的基础。

原则五:确立纠偏措施(corrective actions)。

在监控过程中,如果发现 CCP 超出关键限值,必须采取纠偏措施。虽然 HACCP 体系已有避免 CCP 出现偏差的措施,但从总体而言,保护措施还应该包括对应于每个 CCP 的纠偏措施,以便万一发生偏差时能够及时进行纠偏,使其回到正常状态。纠偏措施一般包括两步。

第一步:纠正或消除发生偏离 CL 的原因,重新加工。

第二步:确定在偏离期间生产的产品,并决定如何处理。

采取纠偏措施时,要有相应的记录。

原则六:建立验证程序(verification procedures)。

验证程序用来确定 HACCP 体系是否按照 HACCP 计划运转,或者计划是否需要修改,以及再被确认生效使用的方法、程序、检测及审核手段,例如:验证关键限值是否能够控制确定的危害。验证程序必须在 HACCP 系统连续有效地工作的条件下进行。

原则七:建立记录系统(record-keeping procedures)。

在实行 HACCP 体系的全过程中,有大量的技术文件和日常的监测记录,这些记录应是全面的,一般应建立全部的程序文件,并记录以下内容:HACCP 计划中确定的危害的性质、CCPs、关键限值等要素;HACCP 计划的准备、执行、监控、记录和纠偏措施等书面材料;与执行 HACCP 计划有关的信息、数据记录文件等(图 9-2)。

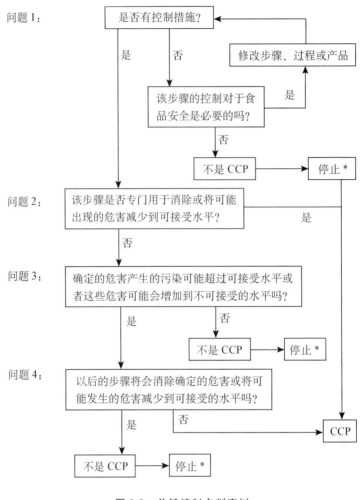

图 9-2 关键控制点判定树

*.继续对下一个危害进行分析

二、HACCP 原理与军队食品安全保障

当前,军队食品安全问题集中在餐饮服务保障环节。应用 HACCP 原理,对提高部队餐饮单位食品安全管理和安全质量水平、保障官兵健康,是一个有效的手段。

根据当前的研究报道,通过危害分析(HA),部队餐饮单位的食品安全关键控制点(CCP)排在前 10 位的是:食品加工场所建筑布局、卫生设施、食品采购索证、食品库房管理、生熟交叉污染、食品加工温度和时间、食品保存温度和时间、公用餐具清洗消毒、食品留样、从业人员健康和卫生习惯。以下分别介绍这些关键点的控制方法。

(一)部队餐饮单位建筑布局中的关键控制点

部队食堂、生活服务中心、招待所餐厅等餐饮单位,其建筑布局符合《GJB 1101-1991 军队食堂卫生管理规范》等相关法规规章的要求,是保障餐饮服务环节食品安全的前提和基础。具体地分析,应满足以下关键点的要求。

1. 餐饮单位建筑不应建于可能对食品安全卫生造成危害的地段内,与污染源距离至少达到25m。

2. 食品加工处理区建筑面积应当充足,食品加工处理区与就餐区的面积比例应当大于1:1.2。

3. 建筑结构应坚固耐用、易于维修、易于保持清洁,应能避免有害动物的侵入和栖息。

4. 加工场地地面、墙壁、门窗、天花板等设施的设计和构造应有利于保证食品卫生、易于清洗消毒、便于检查。所有用于食品处理及可能接触食品的设施,应由无毒、无臭或无异味、耐腐蚀、不易发霉、表面平滑且可重复清洗和消毒的材料制造。

5. 全部食品加工处理应当在室内进行。应设置粗加工、烹调、餐用具清洗消毒及洗后存放、就餐等专用场所,在合理位置设置原料半成品储存、切配和备餐场所,根据需要设置食品库房和其他专用操作场所。进行凉菜、冷加工糕点、生食深海水产品、鼻饲食品等制作、送餐分装等直接入口食品短时间存放或处理操作的,应分别设相应专间。

6. 专间应为独立隔间,专间内应设有专用工具清洗消毒设施和空气消毒设施,专间内对温度实施控制,宜设有独立的空调设施。专间入口处应设置洗手、消毒、更衣设施。

7. 食品处理区应按照原料进入、原料处理、半成品加工、成品供应的流程合理布局,食品加工处理流程宜为生进熟出的单一流向。成品通道、出口与原料通道、入口,成品通道、出口与使用后的餐饮具回收通道、入口均宜分开设置。

8. 人流、物流、水流、气流的流向应合理。水流和气流方向应从清洁度高的区域流向清洁度低的区域;非加工区域内相关人员不能进入加工区域;物流从清洁度低的区域走向清洁度高的区域。

9. 供水应能保证生产和服务需要,加工用水的质量应定期进行检测,水质应符合GB5749的要求。定期对输水管道进行检查。不与食品接触的非饮用水的管道系统和食品加工用水的管道系统,应以不同颜色明显区分,并以完全分离的管路输送,不存在逆流或相互交接现象。自备水源的供水设施、应建立水源防护设施及其消毒程序。

10. 具备稳定、可靠的电力和燃料供应,应清洁地使用燃料。

(二)部队餐饮单位卫生设施配备中的关键控制点

部队餐饮单位的卫生设施主要包括:清洗消毒设施、从业人员更衣盥洗设施、防虫/防鼠/防尘设施、通风排烟设施、空调降温设施等。

1. 各类清洗消毒设施根据不同功能和卫生要求分别设置。粗加工场所内应分别设置动物性食品和植物性食品的清洗水池,水产品的清洗水池宜独立设置,各类水池应以明显标识标明其用途。水池数量或容量应与加工食品的数量相适应。食品处理区内应设清洁工具的清洗水池,其位置应不会污染食品及其加工操作过程。

2. 所有用于食品处理区及可能接触食品的设备与用具,应由无毒、无臭或无异味、耐腐蚀、不易发霉、表面平滑且可重复清洗和消毒、符合相应卫生标准的材料制造。

3. 从业人员洗手消毒设施的水龙头宜采用非手动式开关或可自动关闭的开关,其附近有足够数量的清洗、消毒用品和干手设施。

4. 设置与从业人员数量相适应的更衣场所,更衣场所与加工经营场所应处于同一建筑物内,宜为独立隔间。厕所远离食品处理区,采用冲水式,设置洗手设施,设有效排气(臭)装置。

5. 食品处理区内可能产生废弃物或垃圾的场所均应设有废弃物容器,废弃物及时清理。

在加工经营场所外适当地点宜设置废弃物临时集中存放设施,其结构应密闭,不污染环境,能防止害虫进入、孳生。废水的排放走向从洁净区到一般清洁区应能保证废弃物和废水得到处理。

6. 工作空间应保持良好通风,无异味或空气中不含可能给食品造成污染的物质。排气口应装有易清洗、耐腐蚀并可防止有害动物侵入的网罩。清洁操作区送风管道入口应设置在清洁的环境或增加消毒过滤设施。

7. 烹调场所应有良好的通风排烟设施。产生油烟的设备上部,应加设附有机械排风及油烟过滤的排气装置,过滤器应便于清洗和更换。

8. 应当安装空调降温设施保证专间温度低于 25℃。

(三)采购索证的关键控制点

根据国家和军队的法律法规要求,餐饮单位采购食品材料(包括原料、辅料、化学品、餐用具和包装材料)时必须索证,即索取、查验采购产品的相关证明、票据和凭证,包括生产和(或)卫生许可证、生肉/禽类的检疫合格证、食品及其原料应检疫检验合格的证书等,符合要求方可接受。

1. 餐饮单位应对所有供应商建立审核批准管理程序。供货商提供的资质、许可证、产品合格证明文件应当加盖供货商公章。

2. 应制定所有采购材料的检查、批准和处理的程序,保证所接收的原材料均来自合格供应商。

3. 应建立采购材料的质量标准,确保采购的产品符合规定的采购要求和国家有关的食品卫生标准。

4. 餐用具、包装材料应符合卫生标准并且保持清洁卫生,不含有毒有害物质,不易退色。

5. 所使用的化学品应为食品工厂或餐饮业允许使用的,有主管部门批准生产、销售和使用说明的证明,化学品的使用说明包括主要成分、使用剂量等注意事项。

6. 建立并执行进货检查验收制度,审验供货商的经营资格,验明产品合格证明和产品标识,并建立产品进货台账,如实记录产品名称、规格、数量、供货商及其联系方式、进货时间等内容。

7. 对以上资料应建立档案,妥善保存,以备查验。所有索证记录、进货台账保存 2 年以上。

(四)食品库房管理的关键控制点

1. 食品库房应根据储存条件的不同分别设置,必要时设冷冻(藏)库。冷藏库、冷冻库的温度应满足食品的储存要求,并配备温度计量装置。

2. 食品和非食品、生食和熟食、原料半成品和成品、植物性食品和水产品动物性食品应分开储存,同一库房内储存不同性质食品和物品,应区分存放区域,不同区域应有明显的标识。不存放个人用品等有碍卫生的物品。

3. 储存设施应保持清洁、定期消毒,有防霉、防鼠、防虫设施。

4. 对清洁剂、消毒剂、杀虫剂等化学品应有专门的场所或固定容器储存,并由专人进行管理。对于有毒的化学品应严格控制,做好标识和登记,标明名称、毒性及使用方法,防止污染产品、产品接触面和包装材料。

5. 储存的食品要分类、分架、隔墙离地。货架上标明采购日期、保质期,先进先出,定期检查,不得存放发霉变质或超过保质期限的食品。

(五)预防交叉污染的关键控制点

1. 按照规定的人流、物流、水流、气流的流向运作,防止在存放、操作中产生交叉污染。不使用生虫、发霉、酸败等污染、变质的材料。

2. 用于原料、半成品、成品的工具和容器,应分开并有明显的区分标志;原料加工中切配动物性和植物性食品的工具和容器,宜分开并有明显的区分标志。

3. 用于植物性食品原料、动物性食品原料、半成品和成品的刀、墩、板、桶、盆、筐、抹布以及其他工具、容器应明显标志,分开使用,定位存放,用后清洗、消毒,保持清洁。

4. 加工场地应控制冷凝水,防止各种不洁物、化学及物理污物对食品及食品接触面的污染。

5. 应保持生产加工处的通风道、食品传送梯清洁。

6. 应建立生产区域、非生产区域的卫生控制程序。

7. 凉菜实施专人专室制作。凉菜间的工作台面、各种食品加工用具、容器及抹布在每餐使用前应进行清洗消毒,保持洁净。非凉菜间工作人员不能进入凉菜间,凉菜间不能存放非直接入口食品及与凉菜制作无关的任何物品。凉菜间人员制作凉菜前,应将手(含腕部)用消毒剂浸泡,再用流水冲净,操作时应使用一次性手套、口罩。供加工凉菜用的蔬菜、水果等食品原料,应洗净消毒,未经清洗处理的原料,不得带入凉菜间。

8. 围边(打荷)制作应与凉菜制作相同,菜肴装饰的原料,使用前洗净消毒,不得重复使用。

9. 点心加工使用的工用具、容器和接触食品的机械设备使用前后应清洗消毒,做到无污垢,无异味并有专门保洁存放场所。

10. 冷加工糕点、现榨果汁和果盘制作、生食深海水产品加工应和凉菜制作要求相同。

11. 加工后的凉菜等应当放置在冰箱或食用冰中保存并用保鲜膜分隔。

(六)食品储存(运输)温度和时间的控制

1. 容易腐败的原料,须冷藏或冷冻储存。储存区须检视是否有不洁物体(如污水滴入)或防护不当(如昆虫、老鼠侵入污染)。

2. 对冷藏或冷冻温度明确标准,冷冻冷藏品持续处于稳定的冷冻冷藏状态,冷冻库温度在储存原料冰点温度以下,冷藏库(保鲜柜)温度控制在 $0 \sim 10℃$,含畜禽肉制品冷藏温度应控制在 $0 \sim 4℃$。蒸发器霜厚度不得超过 1 cm。

3. 运输食品及其原料的工具应保持清洁,运输冷藏、冷冻食品应有保温设备并保证正常使用(有特殊保存条件要求的,按保存条件运输)。

4. 操作间内的冷藏或冷冻设施,应根据其用途进行标识,确保食品原料、半成品、成品分开存放。

5. 热菜加工在烹调后至食用前需要较长时间(超过 2 小时)存放的食品,应当在高于 60℃或低于 10℃的条件下存放。需要冷藏的熟制品,应凉透后再进行冷藏。凡隔餐或隔夜的熟制品不应作为冷菜供应,经充分再加热后方可食用。

(七)食品加工温度和时间的控制

1. 需要熟制加工的食品应当达到安全的温度,鱼、肉类动物食品、块状食品、有容器存放的液态食品或食品原料的中心温度不低于 70℃,豆浆、四季豆等特殊食品应煮熟煮透;对工艺参数的确认通过感观目测、定期对熟制食品的中心温度及终产品的微生物指标进行监测。

2. 凉菜间温度保持在 25℃ 以下。制作肉类、水产品类凉菜拼盘应及时冷藏;改刀熟食从改刀后至供应的时间不得超过 3 小时;隔夜冷荤食品要回烧彻底。冷荤食品烧制后应在 2 小时内冷却。

3. 点心食品加热要充分,防止外熟内生。当天没有用完的点心馅料、半成品点心等,应有专门的冷柜存放并规定相应的存放时间,重新使用时,应彻底解冻再按相应工序要求加工。奶油类原料应当低温存放。含奶、蛋的面点制品应当在 10℃ 以下或 60℃ 以上的温度条件下储存。

4. 加工与供应的间隔时间不得超过 1 小时。

(八)公用餐饮具消毒的关键控制点

1. 要求采用热力消毒方法。热力消毒包括煮沸、蒸气、红外线消毒,其中以采用军队配发的热力消毒柜进行消毒为首选方法。个别无法采用热力消毒的餐饮具以及公用具,可使用卫生行政部门批准的化学药物消毒,设置的消毒池应备有符合规定的三联池并以明显标识表明其用途。

2. 清洗消毒餐饮具应有固定的场所和专门区域、清洗池和冲(漂)洗池,不与配菜、烹调等加工场所相混。清洗消毒设施的大小和数量应能满足加工需要。清洗消毒的布局,应按从脏到净的顺序安排。

3. 采用自动清洗消毒设备的,设备上应有温度、时间显示和清洗消毒剂自动添加装置。

4. 消毒食(饮)具应有专门的密闭存放柜,避免与其他杂物混放,并对存放柜定期进行消毒处理,保持其干燥、洁净。

5. 应具备检验能力或委托卫生监督机构检验,每月至少 1 次,每次抽取 10 件餐饮具进行消毒效果评价,对餐具消毒效果进行验证。使用含氯消毒剂的单位应有余氯试纸测试浓度。消毒后的餐具应光洁、明亮、无渍迹,并经检验符合 GB 14934 的要求。

(九)食品留样的关键控制点

1. 部队会餐、重要接待活动用餐、配送集体用餐(营养餐)应全部品种留样。平时凉菜(专间出品的全部成品)、易造成食物中毒食品等应当留样。

2. 留样食品应按品种分别盛放于清洗消毒后的密闭专用容器内,在冷藏条件下存放 48 小时以上,每个品种留样量不少于 100g。

3. 留样记录应当完整,包括留样日期、时间、餐次、食品名称、留样人等信息。

4. 留样应有专人负责。

(十)从业人员健康和卫生习惯管理的关键控制点

1. 从业人员每年进行健康体检,持军队卫生部门颁发的《健康体检/卫生培训合格证》上岗;新进人员必须经体检、培训合格后方能上岗。

2. 从业人员凡患有痢疾、伤寒、病毒性肝炎等消化道传染病(包括病原携带者),活动性肺结核,化脓性或者渗出性皮肤病以及其他有碍食品卫生的疾病,不得从事接触直接入口食品的工作。

从业人员有发热、腹泻、皮肤伤口或感染、咽部炎症等有碍食品卫生病症的,应主动报告,立即脱离工作岗位,待查明原因、排除有碍食品卫生的病症或治愈后,方可重新上岗。

3. 每日岗前健康检查制度,每日上岗前由班组长逐一检查每个从业人员个人卫生、健康状况,并详细记录。

4. 从业人员上岗操作前应洗手,操作时手部应保持清洁。接触直接入口食品时,手部还应进行消毒。保持良好个人清洁卫生,操作时应穿戴清洁的工作服、工作帽,头发不外露,不留长指甲、涂指甲油,不佩戴饰物,加工人员不化妆、不用香水。

5. 专间操作人员进入专间时应再次更换专间内专用工作衣帽并戴口罩,操作前双手严格进行清洗、消毒。不穿戴专间工作衣帽从事与专间内操作无关的工作。

6. 如厕前必须换下工服,出厕后必须洗净双手、重新换上工作服方可进入食品操作场所。

7. 食品加工操作场所内应避免吸烟、饮食及其他可能污染食品的行为。

8. 勤洗澡、勤洗衣服和被褥,保持工作、生活环境整洁。

(靳连群)

第七节　职业病危害和控制效果评价

军事职业病危害评价是对从事军事作业时由于环境因素和作业因素引起的损伤和疾病开展的评价工作。其中,环境因素包括物理、化学、生物、烟雾等各种有害因素;作业因素是为了完成某项任务必须采取的固定体位、重复性操作及负重等因素引起的损伤和疾病。在病种上,除了国家职业病目录包括的 10 类 115 种职业病外,还包括军事烟雾中毒、军事作业环境物理因素所致的疾病、军事作业因素所致的疾病、军事作业环境生物因素和毒素等所致的疾病、军事作业和军事作业环境因素所致的神经精神障碍以及没有列入但科学证据证明军人从事军事作业与此种疾病存在直接联系的任何其他军事作业所致疾病等。

一、职业病危害和控制效果评价的内容

存在职业病健康危害风险的军事作业单位在了解职业病危害知识的同时,依据国家《安全生产法》和《职业病防治法》和军队职业病防治相关要求,在各阶段依法进行职业病危害评价,以保证安全作业,保护从事军事作业人员的安全和健康。各军事作业单位应从评价依据、评价流程、评价内容、评价方法、对策措施等方面对军事作业单位的职业病危害情况进行评价分析。

由于军事作业单位职业危险、有害因素与职业病危害因素的差异,职业病危害评价侧重对作业环境中可能影响从事军事作业人员身体健康的职业病危害因素进行识别、评价和控制,重点在于职业病的预防和控制。

二、职业病危害和控制效果评价的法律依据

开展职业病危害评价的主要依据是各种职业病危害法律法规、职业病危害标准、规范以及军事作业单位提供的各种资料。虽然安全和卫生法规、标准和规范各有自己的法规体系,但在职业病危害评价中有一些相同的法规、标准作为依据,例如《生产过程安全卫生要求总则》(GB12801－91)、《生产设备安全卫生设计总则》(GB5083-1999)、《工业企业总平面设计规范》(GB50187-93)、《工业企业安全卫生设计总则》(GB5083-1999)等等,还包括中华人民共和国职业病防治法、国家安全生产监督管理总局第 23 号令、国家安全生产监督管理总局第 27 号令、《建设项目职业病危害分类管理办法》(卫生部令第 49 号)、职业卫生监督管理"四个一"工程。

三、职业病危害和控制效果评价方法

在评价方法上,职业病危害和控制效果评价方法相对固定,主要有检查表法、类比法和定量分级法。

(一)检查表法

检查表法是由评价人员对照有关法律、法规和标准,事先编制相关的检查表,通过逐项对照检查,查找军事作业项目中可能存在的职业病危害因素、检查项目设计中拟采取的各项措施与有关法律、法规、标准要求的相符性,从而判定军事作业项目符合卫生要求的状态,并作出相应的评价分析的一种方法。主要内容包括:工程概况、试运行情况、总体布局、生产工艺、生产设备及布局、生产过程中的物料及产品、建筑卫生学、职业病防护措施、个人使用的职业病防护用品、辅助用室、应急救援、职业卫生管理、职业病危害因素以及时空分布、预评价报告与防护设施设计及审查意见的落实情况等。

采用检查表法评价时,大致有以下三个步骤。首先,由评价人员事先对评价对象进行调查分析和讨论,列出包括检查单元和部位、检查项目、检查要求等内容的一系列表格。在设计检查表格时,应针对不同的行业类型和特点,划分相应的评价单元,列出不同的检查项目和内容;然后根据评价对象所提供的相关资料和现场调查的实际情况,逐项检查,作出符合或不符合的结论,完成分析;最后,根据分析结果编制评价报告。

(二)类比法

类比法是职业病危害预评价的重要方法,以对与拟评价项目相同或相似工程(项目)的职业卫生调查、工作场所职业病危害因素浓度(强度)检测以及对拟评价项目有关的文件、技术资料的分析,类推拟评价项目的危害因素的种类和程度,对危害的隐患和后果进行风险评估,预测拟采取的危害防护措施的防护效果。

采用类比法评价时,主要对军事作业项目的总平面布置、工艺流程、设备布局和卫生防护措施进行初步工程分析,确定评价单元,筛选重点评价因子;在工程分析基础上,根据军事作业项目职业病危害特点,采用类比法,选定合适的作业项目作类比;类比项目或装置监测项目;在正常作业状况下,对存在的作业性毒物、粉尘和噪声等危害因素的工序、工段进行布点监测;调查类比项目或装置作业人员健康监护的情况、急性中毒的案例;军事作业项目拟采取的防护措施、职业卫生管理情况的类比分析。

(三)定量分级法

定量分级法是对军事作业项目工作场所职业病危害因素浓度(强度)、职业病危害因素的固有危害性、军事作业人员接触时间进行综合考虑,计算危害指数,确定军事作业人员作业危害程度等级的一种评价方法。

职业病危害预评价目前主要是根据类推原理的代替推算法,在分析军事作业项目职业病危害因素的基础上,应用国家和军队规定的各类劳动卫生分级评价方法对军事作业项目职业病危害因素的危害程度、危害性进行的定量评价。新的军事作业项目可根据建设项目工程分析和同类项目类比调查;扩建、改建和技术改造军事作业项目可根据已有测定资料,分别取得军事作业人员接触粉尘、化学毒物、噪声等职业病危害因素时间以及工作场所职业病危害因素浓度(强度)等数据,计算军事作业人员作业危害等级指数,评价军事作业人员作业危害等级,也就是以相同或相似的军事作业项目、作业环境、劳动条件的测试数据或模拟实验的测试数据

为依据,用相关的分级评价方法进行评价,类推拟建军事作业项目职业病危害因素的危害程度或危害性。

四、职业病危害和控制效果评价的流程(图9-3)

(一)准备阶段

主要工作是接受委托,收集和研读职业病危害预评价报告书、初步设计、卫生行政部门对项目在可行性研究阶段及设计阶段的审查意见及有关技术资料、开展初步现场调查、标志控制效果评价方案并对方案进行技术审核,确定质量控制要点等。

1. 收集各种与评价项目有关的资料,包括适用的各类法律、法规、标准、规范,军事作业场所提供的各类安全卫生技术、管理文件资料、运行记录,以及现场的安全卫生状况等。

2. 根据收集到的资料及军事作业场所的评价要求和评价目的,制定相应的评价计划或评价方案,以指导评价工作按时有序地开展。

(二)实施阶段

依据评价方案开展职业卫生调查、工作日写实、职业卫生检测、职业卫生管理措施核实等工作,并对职业健康检查结果进行分析。

1. 在获得充分资料的基础上进行工程分析,对物料、工艺过程、设备设施、作业场所等进行风险、有害因素或职业病危害因素的识别,并明确其存在的环节。

2. 结合军事作业场所实际情况,划分评价单元或确定重点评价因子,并选择评价方法。

3. 利用选定的各种评价方法进行定性、定量或综合评价,以明确风险、搜集整理有害因素或职业病危害因素的危害程度。

4. 结合现场或类比现场实际情况或可行性研究报告中的职业安全卫生的考虑,依据相应的法律、法规、标准和规范的要求,对危害的军事作业场所卫生管理、工程技术措施等进行评价。

5. 针对辨识、评价的情况,有针对性地提出各种合理可行的安全、卫生对策措施,包括管理措施、工程技术措施、应急救援预案等。

(三)报告编制与评审阶段

主要工作为分析、整理所得的资料、数据,并对其进行评价,得出结论,提出对策和建议,完成评价报告书的编制。对评价报告书进行评审、修改。

1. 做出职业病危害评价的结论。

2. 在评价过程中要对评价报告进行反复的审核、修改、完善工作,确保职业病危害评价报告的质量。

整个评价流程如图9-3所示。

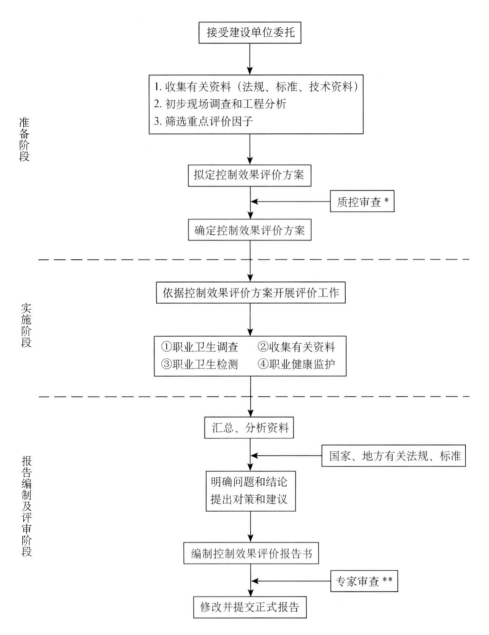

图 9-3　职业病危害控制效果评价工作程序

（孙如宝）

★★ 第10章 ★★

现场干预技术

现场干预措施是指在疾病预防控制实践中,在人群诊断的基础上,针对重要的和应急的公共卫生问题,以实验流行病学理论为指导,对病人或健康人施加或去除某种因素的措施和方法,并观察和评价对发生疾病或对健康状态的影响,以消除威胁公众健康的因素,达到预防控制疾病的目的。

现场干预措施可分为两大类:一类是用来控制已经发生疾病的进程,通常称为治疗性干预措施;另一类是用来预防疾病的发生,称为预防性干预措施。预防性干预措施的主要效应是减少新病例的发生;而治疗性干预措施的主要效应是减轻疾病或预防其发展成更严重的疾病或死亡,从而改变疾病的自然史。对于传染性疾病来说,干预措施有针对传染源的、针对传播途径和保护易感人群的。如果由于工厂排出化学性物质污染水源,造成人群中化学中毒事件发生,其干预措施还应包括勒令停产、罚款、赔偿等,还会涉及有关法律、法规等问题。干预措施实施的基本单位可以分为个体、部队营区、家庭、社区等,取决于干预措施的性质及其应用策略。如疫苗接种实施的基本单位是个体,而食盐加碘则实施的基本单位可以是营区、社区、村庄等。

第一节　行为干预技术

对于人的行为的本质,心理学、行为学、社会学、生物学、医学等学科有不同的认识。心理动力理论认为,行为是内在心理活动的外部表现;行为主义理论认为,行为是机体对环境各种刺激所作的反应,包括显性行为和隐性行为;人本主义理论认为,行为是机体在特定环境下通过自我调控和观察学习而形成的反应模式;社会学习理论认为,行为是机体对环境刺激经过一系列的认知活动后所做出的适应性反应。也有学者综合以上观点,认为可以将行为概括为人类在内外因素的共同作用下产生的外部活动。一般根据行为受生物或社会因素决定,分为本能行为和社会行为。

健康相关行为是指与健康或疾病有关的行为。按照行为者对自身和他人健康状况的影响,健康相关行为一般可分为促进健康的行为和危害健康的行为。为了疾病预防控制的需要,通常要对人的行为进行干预,以预防疾病的发生,控制疾病的发展,促进人类的健康。改变行为的技术多种多样,主要介绍以下两种技术方法。

一、行为主义方法

1. 强化的方法　是建立在操作性条件作用的原理之上,是系统地应用强化的手段去增强某些期望行为而减弱或消除某些不期望行为。强化有不同的方式。

(1)正强化:为了建立一个促进健康的行为模式,给予一个好的刺激,如运用奖励的方式,使这种行为模式重复出现,并保持下来。

(2)负强化:通过去掉一个坏的刺激而引发或增加所希望的行为。如由于驾驶粗心大意而易发生交通事故,人们就要学会仔细操作来避免这种事件的发生。

(3)消除:通过消除强化事件以减少或去除不希望的行为。例如,每当一个人在办公室吸烟时,好朋友就离开(强化事件消除),这样他在办公室吸烟就会越来越少,甚至会由此而戒烟。

(4)惩罚:使用某种不愉快事件以减少某些不期望行为。

(5)差别强化:是通过结合使用正强化和消除的方法,使期望的行为得以呈现,不期望的行为得以抑制。如在一个社区老年人锻炼方案中,规定参加锻炼的每个人都会领到一份纪念品,如果其中有些人锻炼做得不好,就终止其纪念品的发放。

(6)塑造:是用来培养一个人目前尚未有的目标行为的手段,可以被看作个体行为不断地接近目标行为的差别强化过程。

2. 刺激控制 即通过对诱发行为的环境刺激的控制来改变行为的方法。刺激控制首先要对刺激进行了解和辨别。某个刺激使某种行为发生的可能性增加,那么就说这个行为得到了这个刺激的强化。刺激控制是行为改变普遍使用的一种策略,主要通过三种途径来实现。

(1)回避或排除:回避或排除具有某些刺激的环境或环境中的某些刺激。如在戒烟期间应避免去易于吸烟的场所和避免与吸烟者接触。

(2)取代:引入抑制目标行为或与目标行为不相容的行为刺激。如为了预防艾滋病危险行为,政府为外来打工人员提供丰富多彩的休闲和娱乐活动。

(3)调节:通过对环境某些方面的调节,以促进期望行为的发生或者减少不期望行为的出现。

二、认知行为方法

认知行为方法是通过改变人们的认知来达到改变其行为的目的。认知行为的中心问题是认知重建,即抛弃不正确的认知,建立合理的认知。

改变认知主要通过两个途径:

一是从认知入手,对不合理的认知,如先入为主、非此即彼、以偏概全、选择性主义等进行校正,使行为者明白人的认知存在的局限性和片面性,认知是一个复杂的过程,人很难做到完美无缺。有时换一种角度和方式来考虑问题对于建立合理的认知显然是有好处的。

二是从行为入手,借助于活动计划将行为改变的目标进行分解,循序渐进、从易到难,使行为者在实现行为目标时不至于望洋兴叹。

(武小梅)

第二节 健康教育相关技术

健康教育是现场预防控制的重要方法手段,对个体和群体均有一定的干预作用,健康教育是一项有组织、有计划、有规律的活动,由一系列的方法、步骤组成。

一、制订健康教育计划与组织实施

1. 制订健康教育计划的步骤

(1)健康问题分析:要设计一个在某地区开展健康教育的计划首先要做的就是对该地区的健康问题进行分析。找出该社区在健康与疾病方面的主要问题,以及与健康问题相关的社会环境因素,包括人口、经济、文化、卫生服务、政策、生产、生活等内容。

(2)行为问题分析:分析每个健康问题是否与行为因素有关。在相关的行为中还要进一步分析该行为是否与该健康问题密切相关、该行为是否经常发生、该行为是高可变性行为还是低可变性行为。

(3)资源分析:进行资源分析主要是对现有资源及未来可获得资源如人力、物力、财力、政策、时间、信息等进行分析。

(4)确定优先项目:优先项目应该是那些对健康影响大、与行为关系密切、该行为具有高可变性并相对具有支持改变该行为的外部条件的项目。

(5)确定目标:一个健康教育计划必须有明确的目标,它是计划实施和效果评价的根据,如果缺乏明确的目标,整个计划将失去意义。一项计划的目标可分为总体目标和具体目标两部分。

(6)制定传播、教育、干预策略和实施计划:确定与分析目标人群,即健康教育项目计划要重点干预的人群。在目标人群确定之后,还应该对各级目标人群的状况、特点、干预重点内容、存在的障碍等因素进行分析,才能为干预策略的制定提供帮助。干预策略的制定要紧紧围绕目标人群的特征及预期目标,大体应该包括健康教育策略、社会策略、环境策略三个方面。

(7)制定评价计划:在其他部分设计完成以后应该制定出评价的方法、评价的指标,还应该包括实施评价的机构、人员和时间。

2. 组织实施的重要环节

(1)制定实施时间表:制定实施时间表的依据是项目计划书,根据计划书中所定的目标、活动内容、进度要求和工作现场范围来确定。时间表应以时间为引线列出各项实施工作内容、具体负责人员、工作地点、经费预算、特殊需要等。

(2)对实施工作进行质量控制:对实施工作的质量控制主要靠监测活动来实现。监测其实也就是过程评估,主要包括对工作进程的监测、对活动内容的监测、对活动开展状况的监测、对人群知信行及有关危险因素变化情况的监测、对经费开支的监测等。

(3)选定实施人员:在实施工作开始之际,人员数量以精简为原则,在实施过程中发现需要增加时再及时补充。一般来说,从执行机构中选定实施工作人员,根据需要对实施人员进行实施该项计划有关知识与技能的培训。

二、组织健康传播活动

健康传播活动根据健康教育内容、工作对象、工作时间、工作目标等可分为大型传播活动和小型传播活动,人际传播活动和大众传播活动,系列传播活动和单一传播活动等。

1. 制订健康传播的策略　传播策略是一个有组织、有系统地为达到某种预定目标、在特定时间内通过某种传播渠道向目标人群传播特定信息的全面计划。传播策略是健康教育工作者开展具体工作的指南。

（1）明确需要解决的问题：找出通过向受众传播信息或知识便可以解决的问题，或者是必须通过传播才能协助解决的问题。

（2）明确传播的目标和确定检验指标：明确目标人群行为改变或建立需要哪些信息，这些信息的知晓程度应该有怎样的提升预期；明确受众的态度、信念、技能的改变预期；明确受众行为的预期改变；列出判定成功和达到目标的标准；列出客观的可以描述的预期结果指标。

（3）确定主要的受众：必须准确知道打算向谁传播讯息，哪些人是优先的受众，他们的需求是什么，他们的特点是什么。

（4）分析受众特点：对各类目标人群、特别是一级目标人群的特点要进行仔细的调查了解和分析，做分析的目的是使传播活动更具针对性，获取好的效果。进行受众分析时需要考虑的因素有性别、婚姻、年龄、职业、民族等等。

（5）选择、确定、表述与制作讯息：选择受众需要的基本信息，制作成清楚、具体、准确、简明、实用的信息。

（6）媒介和传播者的选择：挑选最能接近和影响特定教育对象的传播渠道，包括人际渠道、大众传播媒介、小型传播媒介等，也可选择多种传播媒介开展综合的传播活动；通过官方或德高望重的传播者传播信息效果更佳。

（7）资源分析：分析潜在的支持系统、现有资源的优势及薄弱之处。

（8）信息传播与有关保健服务同步进行：在制定传播策略时还应考虑传播的信息是否能够与受众所处的现实环境相符合、保健服务是否能够跟得上。

（9）监测与评价：从一开始制定传播策略时就应考虑到评价，把评价活动计划进去，包括项目开始时的基线调查、项目进展过程中的过程评估、中期效果评估和终期效果评估。

（10）制定实施工作时间表：当上述几项完成后，就该制定实施传播策略的工作时间表，也就是具体的工作计划和时间进度表，是工作进度的指引，也是过程评价的依据。

2. 大众传播活动

（1）与大众媒介建立关系：通过运用公共关系手段在健康教育部门与大众媒介之间建立一种、相对稳定的、符合共同兴趣的协调机制。然后利用这种协调机制来促进健康信息传播活动。

（2）确定传播主题、内容和传播目标：分析并确定当地的主要健康问题、现时对公众影响最大（公众最关注）的健康问题、与信息密切相关的健康问题。

（3）选择媒介：根据媒介的效应、传播活动覆盖面、受众拥有该种媒介的比例，以及经费和其他资源情况来考虑，确定媒介。

（4）整合资源：资源的开发和整合需要从社会各方面筹集资源，这就需要运用行政和组织的手段，也要配合以公共关系的运用。

（5）设计技术方案：通过专家会议研讨，明确整个传播活动的形式、内容、时限、地点等，共同拟定出传播活动的策划方案。

（6）签订协议书：在技术方案全部确定之后，应按照规范的办法拟定一份合作协议书，确定工作内容、质量要求、各方责任、完成时间等。

3. 人际传播活动

（1）个别劝导：在健康教育活动中健康教育人员经常会针对某一个干预对象的特殊不健康行为和具体情况向其传授健康知识、保健技能，启迪其健康信念，说服其改变态度和行为。这是行为干预的主要手段,也是健康教育工作采用最多的人际传播形式。

(2)小组讨论:通过面对面的小组讨论形式,交流传递与健康相关的信息、讨论共同关心的健康问题,以影响小组成员的信念、态度和行为。这样的形式在健康教育活动中经常采用。

(3)讲座:传播者根据受众的某种需要,针对某一专题,有组织、有准备地面对目标人群进行的健康教育活动。这种活动形式可以使比较多的目标人群同时接受影响,信息的传播比较直接。

(4)培训:培训者和受训者面对面进行,交流充分,反馈及时,培训者可以运用讲解、演示等方法逐步使受训者理解和掌握需要掌握的保健技能,不同于一般的知识讲座。

(5)健康咨询:是为满足人们对健康的需求而提供的一种健康服务的形式,常用的有门诊咨询、随访咨询、电话咨询、书信咨询、共通咨询(如网络、广播)。

三、健康教育媒体材料的制作与使用

健康教育媒体材料泛指健康教育活动中所使用的辅助材料,如传单、报刊、小册子等印刷平面材料和录像片、光盘等声像材料。

1. 媒体材料制作步骤

(1)目标受众的需求分析:首先需要对目标人群的健康信息需求进行某种方式的调查,了解为实现项目目标,目标人群在健康信息方面有什么需求。

(2)选择和确定信息:首先根据传播目标来确定信息范围,然后根据目标人群的信息需求情况来确定传播的具体信息内容。

(3)制订计划:包括制作材料的种类、数量、使用范围、发放渠道、使用方法、经费预算、时间安排、评价方法以及承办人员等内容。

(4)设计形成初稿:由专业人员和材料设计人员根据确定的信息内容、表现形式和制作计划在一定的期限内设计出材料的初稿。平面材料的初稿包括文字稿和图稿;录像材料的初稿应写出文字稿并画出重点画面;录音带或 CD 的初稿也需要文字稿。

(5)预试验:在有代表性的地点,选择一定数量的目标人群,征询对材料的文字或画面的意见。

(6)修改与定稿:经过预试验获得目标受众的意见后,讨论修改意见,在取得共识后进行修改。如果需要且条件允许,可再做一次预试验,然后将修改后的稿件确定下来。

(7)生产与发放:在材料定稿之后,应尽快安排生产,及时发放到使用单位或目标受众。

2. 媒体材料的使用

(1)培训使用人员:把材料的传播目标、传播的主要受众、分发方式、张贴地点或播放时间和频度等使用要求介绍清楚,同时还可以布置对材料的评价准备,培训将采用的评价方法等内容。

(2)使用媒体材料:根据材料的不同内容、不同形式和不同的传播对象,选择适当的使用方法。使用面向个体的材料,卫生人员应该对个体进行使用方法的指导;使用面向群体的材料,要经常组织特定的受众向其宣传讲解媒体材料;使用面向大众的材料,应注意张贴的地点、位置、光线等效果,并及时更换。

四、健康教育评价

健康教育评价指采用科学而且可行的方法,收集真实而完整的信息,对健康教育活动的计划、措施、方法、活动效果进行系统的评估,并与某种标准进行比较,描述和解释活动的规划、执行过程和成效,为改善活动的决策提供依据。

包括形成评价、过程评价、效果评价、成本-效益分析与成本-效果分析几种类型。

1. 设计评价方案 应包括评价的总体目标、评价对象、评价的内容、采用的评价方法、评价指标,需要收集的资料包括如何收集和分析资料,评价报告的内容,评价结果如何被利用,开展评价工作需要哪些资源,谁进行评价,评价活动进行的时间进度表等。

2. 实施评价方案 评价前,要做好组织协调,争取经费与技术支持,进行人员培训,做好评价准备工作。根据评价方案和统一的规范进行现场资料收集,进行资料整理与分析,完成评价报告。评价报告完成后,一方面要向有关领导部门报告结果;另一方面,更要向被评价单位反馈评价结果,推广项目的成功经验,改进项目设计、实施、资金使用中的不足之处。

(武小梅)

第三节 心理危机干预技术

一、基本概念

心理危机干预,是对处于困境或遭受挫折等心理危机状态中的个体,予以关怀和支持,使之恢复心理平衡的一种紧急的、短程的、支持性的心理治疗过程。心理危机干预工作是在个体面对突发事件、重大灾害以及严重挫折时,根据其心理应激反应状况,运用社会情感支持、个体认知干预等,帮助其消除心理困扰,恢复心理平衡,防止其产生严重心理创伤或自伤、伤人的重要手段。

二、心理危机干预的对象

凡是处于困境或遭受挫折,有严重的焦虑、恐惧、悲哀、抑郁等反应或自杀风险的人,心理功能严重失衡、短期内丧失解决问题能力的人,以及受创伤性事件的影响的所有人都可以成为危机干预的对象。但对存在精神病性症状的求助者,如有兴奋躁动、激越、妄想等所有症状的人,存在意识障碍及严重自杀风险的求助者,不属于仅单独使用心理治疗形式的危机干预的范畴,应结合药物进行治疗,甚至住院治疗。

三、心理危机干预与心理咨询、治疗的联系和区别

危机干预和心理咨询与治疗的方式、方法有相同之处,都是心理工作者通过与求助者或被干预者进行耐心和真诚的交谈,双方建立融洽的关系,通过解释、鼓励、支持、提供信息等手段,提高他们解决和应对面临心理危机的能力,从而恢复心理平衡。

危机干预与治疗不同之处是,前者涉及面窄,常与预防自杀有关,并为其先导;后者涉及的范围较广,包括职业、家庭、婚姻咨询和各种心理疾病的治疗;心理危机干预是短期的、就事论事的,可以采取主动的方式,帮助处于困境和有轻生意念的人运用个人和社会资源集中解决、应付当前存在的问题,不涉及纠正求助者的人格与行为模式;心理咨询与治疗是被动地接受来访者求助,逐步纠正求治者内心的冲突,帮助其再建行为和人格模式,是较长期的咨询与治疗的过程。

四、心理危机干预的一般程序

1. 问题的评估　在干预初期,工作人员必须对干预对象的心身状况、诱因以及寻求心理帮助的动机进行全面的了解和评价,同时与其建立良好的工作关系。在这一阶段,一项重要的工作是评估其自杀、他杀、自伤、冲动攻击行为等发生的可能性和风险程度,如果存在,必须引起重视。对心身状况的评估应从情绪、认识、行为、躯体症状四个方面进行临床观察与诊断。必要时对人际和现实环境进行评估,对整个干预也有重要价值。

2. 制订治疗性干预计划　在全面了解了干预对象发生危机的诱发事件和目前的危机水平之后,工作人员应着手制订干预计划,治疗目标不在于人格的塑造,而在于帮助其恢复到危机前的心理平衡水平。

3. 实施干预计划　是危机干预最主要的阶段。主要包括四个方面的工作:帮助被干预者正确理解和认识自己的危机;帮助被干预者疏泄和释放被压抑的情感;学习应对方式,帮助被干预者总结过去成功的应对技巧和学习新的应对方式,减轻应激对心理平衡的影响;建立新的人际关系。如果危机是由失去亲人引起,此部分工作将是有效的干预策略之一。

4. 效果反馈及强化　在危机干预的过程中,需要不断评估干预是否产生了效果,以便随时根据实际需要对计划做出调整。经过 4~8 周的危机干预,大多数求助者的危机已得到解决或缓解,此时应及时中断治疗,以减少求助者的依赖性。在结束阶段,注意强化被干预者应用学会的新的应对技巧,鼓励和支持他在今后面临紧迫处境或重大挫折时,应用新的应对方式和有关社会支持系统来独立解决、处理问题,避免和减少危机的发生。

五、危机干预的主要方法和技术

不同的心理治疗流派有不同的危机干预方式。目前我国常用的针对重大灾难的危机干预技术主要包括:紧急事件晤谈(CISD)、危机干预六步法、眼动脱敏和信息再加工治疗(EMDR)等。

1. 紧急事件晤谈(CISD)　CISD 是一种集体治疗的方式,最初仅用于维护应激事件救护者的身心健康,后来逐步将其使用范围扩展到遭受各种创伤的求助者,成为危机干预的一个基本工具。干预的目标是降低创伤性事件引起的症状的激烈度和持久度,迅速使个体恢复常态。正式的援助通常在危机事件发生的 48 小时内进行,整个过程一般需要 2~3 小时,分为六个期进行。

(1)介绍期:指导者和小组成员自我介绍,指导者说明 CISD 的规则,强调保密性。

(2)事实期:要求求助者从自己观察和感官感受到的角度出发,提供危机事件发生的过程。

(3)感受期:鼓励求助者暴露自己有关事件最初和最痛苦的想法。

(4)反应期:让求助者谈自己对事情的情感反应这是求助者情绪反应最强烈的阶段。指导者要更多地表现出关心和理解。

(5)症状期:从生理、心理、认知和行为等方面来描述个人的痛苦和症状。

(6)教育期:让求助者认识到,他的躯体和心理行为的反应在严重的压力下是正常的,是可以理解的,讨论积极的适应和应对方式,提醒可能的并存问题。

2. 危机干预六步法　主要针对处于困境或遭受挫折、短期内丧失解决问题的能力、有自杀风险的人。

（1）确定问题：从被干预者角度理解和确定其本人所认识的问题。

（2）保证被干预者的安全：在危机干预的过程中，保证被干预者安全非常重要，因为只有在其安全的情况下，进一步的干预工作才能顺利进行。

（3）给予支持：强调与被干预者的沟通和交流，使被干预者了解危机干预工作者是完全可以信任，是能够给予其关心和帮助的人。

（4）提出并验证变通的应对方式：危机干预工作者要让被干预者认识到，有许多变通的应对方式可选择。

（5）制订计划：危机干预工作者要与被干预者共同制定行动步骤来矫正其情绪的失衡状态。

（6）得到承诺：让被干预者复述所制定的计划，并得到其按照计划行事的明确保证。

3. 眼动脱敏和信息再加工治疗（EMDR）　EMDR 是一种整合的危机干预技术，它借鉴了控制论、精神分析、认知、行为、生理学等多种学派的理念，建构了加速信息处理的模式，帮助求助者迅速降低焦虑，诱导积极情感，唤起求助者对内的洞察、观念转变和行为改变以及加强内部资源，使求助者能够达到理想的行为和人际关系的改变。

EMDR 必须由经过专门培训的危机干预工作者来实施，每次 1.5～2 小时，治疗分为 8 个步骤，包括：采集一般病史和制订计划、采集创伤病史、脱敏和修通、巩固植入、身体扫描、结束、反馈与再评估。在治疗干预中，危机干预工作者应帮助求助者使过去的创伤事件意识化，形成目前关于这件事的认知及情感框架；发现目前的扳机点，激化非适应性的症状，使求助者脱敏；植入对创伤事件合理有效的认知、情感和行为反应，增加求助者的控制感。

（武小梅）

第四节　免疫预防与药物预防

一、基本概念

1. 预防接种　是指根据疾病预防控制规划利用疫苗，按照军队规定的免疫程序，由合格的接种技术人员，给适宜的接种对象进行接种。提高部队人群免疫水平，以达到预防和控制针对传染病发生和流行的目的。

2. 药物预防　是指利用药物具有的免疫重建和（或）对机体特异性和（或）非特异性免疫功能具有增强作用的特点，达到预防和控制疾病发生和流行的目的。

二、预防接种的主要途径和方法

目前常用的接种途径有皮肤划痕法、注射法、口服法、喷雾法和气溶胶法。

1. 皮肤划痕法　一般选择上臂外侧三角肌中部，接种活疫苗时多采用此法，在上臂外侧三角肌中部消毒后，滴加疫苗，用接种针在疫苗处划刺 0.5～1.0cm 长的划痕，以不出血呈红痕为宜。划痕可为"－""＋＋""＃"字形，划后用针将疫苗在划痕上轻轻涂匀。

2. 注射法　分为皮内注射法、皮下注射法、肌内注射法，以及无针注射法。

（1）皮内注射：一般选择前臂掌侧，如结核菌素试验、锡克试验、布氏菌素试验、过敏试验等。但是卡介苗接种必须在上臂三角肌中部。在前臂掌侧下 1/3 处，绷紧皮肤，用四号半针头与皮肤平行刺入。疫苗注入皮内后,皮肤表面呈现橘皮样丘状隆起。

(2)皮下注射:是最常用的方法。一般选择上臂外侧三角肌附着处。如麻疹疫苗、流行性乙型脑炎疫苗等。在上臂三角肌外侧,绷紧皮肤,用五号针头与皮肤呈30°～40°角,刺入针头的2/3后注入疫苗。

(3)肌内注射:一般选择上臂三角肌中部及臀大肌外侧。如乙型肝炎疫苗、精制破伤风抗毒素等。

(4)无针注射:通过高压喷射疫苗,剂量可以调节,每小时可以接种600人次以上,适用于大规模人群接种。

3. 口服免疫 口服法简便易行,易于接受,便于推广。如口服脊髓灰质炎减毒活疫苗糖丸、霍乱疫苗等。

4. 喷雾法 多采用鼻内喷雾,用喷雾器喷嘴插入鼻孔内0.5cm,将疫苗喷入鼻孔即可。如流感活疫苗、流行性腮腺炎活疫苗的免疫。

5. 气溶胶免疫 用压缩空气雾化器将疫苗喷射出去,形成$5\mu m$左右的雾化粒子,均匀地悬浮于空气中,人或动物随自然呼吸将疫苗吸入,机体在吸入抗原的刺激下产生特异性抗体。

三、预防接种的种类和应用实例

1. 根据接种的生物制品种类分类

(1)人工自动免疫:是将抗原物质接种于人体,使机体自行产生特异性免疫。自动免疫制剂有灭活疫苗、减毒活疫苗、亚单位疫苗(也称组分疫苗)、基因工程疫苗和类毒素等。

(2)人工被动免疫:使用含有抗体的血清或其他制剂输入机体,使其立即获得现成抗体而受到保护。常用的有抗毒素、抗血清和免疫球蛋白等。因免疫持续时间短,主要在紧急疫情时使用。

(3)被动自动免疫:常用于保护婴幼儿及年老体弱者和某些传染病疫情发生时采用的一种免疫方法。即先接种被动免疫制剂,使机体迅速获得免疫力,然后再接种自动免疫制剂,获得较持久免疫力。本法兼有被动免疫和自动免疫的作用,但只能用于病毒性乙型肝炎、麻疹、破伤风、白喉等少数传染病。如注射乙肝疫苗的同时加注高效价的乙型肝炎免疫球蛋白预防乙型肝炎,主要是阻断乙型肝炎的母婴传播。如在处理从未接种过狂犬病疫苗的三级暴露的犬咬伤患者时除在局部注射抗狂犬病毒血清或免疫球蛋白,同时还要注射狂犬疫苗。

2. 根据接种的时机分类

(1)计划免疫:根据传染病流行病学特征、疫情和人群免疫水平的监测,按照科学的免疫程序有计划地、适时地进行基础免疫和加强免疫。

军队计划免疫工作主要结合我国、我军的具体情况而定。例如新兵入伍后要接种破伤风疫苗、脑膜炎球菌多糖菌苗、乙型肝炎疫苗等。各军兵种还可以根据各自部队驻地常见传染病、工作性质等有选择地接种相应的疫苗。

(2)应急接种:是有别于计划免疫的另一种预防接种方式,有狭义和广义之分。狭义的应急接种是在发生某种传染病流行时,紧急接种相应的疫苗,从而控制疾病流行。一般认为,接种后产生抗体快,疾病潜伏期较长的疾病可以进行应急接种。如麻疹、流行性腮腺炎、病毒性肝炎等。广义的应急接种是对进入疫区工作的人员或传染病流行前,或敌人进行生物武器攻击前紧急接种生物制剂,通过主动或被动免疫途径使人员快速获得免疫力,以抵御病原体的侵袭。如在部队执行维和或国际救援任务之前接种黄热病疫苗等。

（3）暴露后接种：指暴露于某病的传染源后或暴露于某种感染因子后的预防接种。此种预防接种多采用被动自动免疫方法，以增强免疫效果。

四、药物预防的种类与应用

对某些有特效药物防治的传染病，必要时可用药物预防。要防止滥用药物预防，以免造成药品浪费和增加病原体的耐药性。药物预防最好只用于密切接触者，而不要普遍投药。

1. 鼠疫　鼠疫耶尔森菌引起的烈性传染病，为甲类传染病。与患者接触者可口服磺胺嘧啶或四环素，连用 6 天。

2. 病毒性肝炎　丙种球蛋白对甲型肝炎接触者具有一定程度的保护作用。乙型肝炎特异免疫球蛋白应与乙肝疫苗联合使用，可用于意外事故的被动免疫、高危人群中易感者的预防。

3. 疟疾　进入疫区前 2 周至离开疫区后 6 周预防用药，多用周效磺胺 2 片顿服，每周 1 次。

4. 结核病　对儿童、青少年或 HIV 感染者等有感染结核杆菌好发因素而结核杆菌素试验阳性者，可考虑预防用药。如抗结核药物异烟肼（H）、利福平（R）、乙胺丁醇（E）等。

5. 破伤风　最可靠的预防方法是注射破伤风类毒素。如伤口严重，可在其他部位肌内注射破伤风免疫球蛋白。

6. 流行性脑脊髓膜炎　在流行期与病人密切接触者，采用磺胺嘧啶预防，耐磺胺嘧啶者可口服利福平。

7. 水痘　接触水痘的易感者早期可应用丙种球蛋白或带状疱疹免疫球蛋白，可明显降低水痘的发病率，减轻症状。

8. 流行性感冒　对于甲型流感，可使用金刚烷胺。

9. 钩端螺旋体病　对进入疫区短期工作的高危人群，可服用多西环素预防；对高度怀疑已受钩端螺旋体病感染但尚无明显症状者，可每日肌内注射青霉素，连续 2～3 天。

（刘京梅　孙走南）

第五节　消　毒

消毒是杀灭或清除传播媒介上各种病原微生物的干预措施。消毒是一种良好的公共卫生习惯与切断疾病传播的重要手段。

近年来，世界上和我国新的传染病不断发现，如传染性非典型肺炎、人感染高致病性禽流感、甲型 H1N1 流感、腺病毒 55 型等的发生和流行。同时，老的传染病仍然存在，已控制的传染病部分死灰复燃，传染病的发生和流行的压力以及对公众健康的威胁依然存在。消毒仍然是切断各种新老传染病传播的关键措施，有时可能是唯一措施。

自然灾害同样带来医疗卫生方面的挑战。灾后防疫工作的核心，就是提供清洁的水和环境，消毒是其主要工作之一。

消毒工作是看得见、摸得着、既具体、又科学的控制措施。消毒对各种感染的消除与控制非常有效。同时，通过现代媒体的宣传报道，消毒也是稳定民心的重要措施。

一、消毒的关键概念

1. 疫源地消毒(disinfection for infectious focus)　对存在着或曾经存在着传染源的场所进行的消毒。其目的是杀灭或去除传染源所排出的病原体。

2. 随时消毒(concurrent disinfection)　疫源地内有传染源存在时进行的消毒。其目的是及时杀灭或去除传染源所排出的病原微生物。

3. 终末消毒(terminal disinfection)　传染源离开疫源地后,对疫源地进行的一次彻底的消毒。如传染病病人住院、转移或死亡后,对其住所及污染的物品进行的消毒;医院内传染病病人出院、转院或死亡后,对病室进行的最后一次消毒。

4. 防疫消毒(anti-epidemic disinfection)　在传染病发生或流行时,预防其传播所进行的消毒处理。

5. 普通喷雾消毒(disinfection by ordinary spray)　用普通喷雾器喷洒消毒液进行的消毒处理。消毒时,喷洒雾粒的直径多数在 $100\mu m$ 以上。

6. 气溶胶喷雾消毒(disinfection by aerosol spray)　用气溶胶喷雾器喷洒消毒液进行的消毒处理。消毒时,喷洒雾粒的直径多在 $20\mu m$ 以下。本法喷雾粒小,悬浮于空气中易蒸发,有时可以达到喷雾和熏蒸的效果。

7. 高效消毒剂(high potent disinfectant)　是可杀灭包括细菌芽胞在内的各种微生物的消毒剂,如含氯消毒剂、过氧乙酸、过氧化氢、甲醛和环氧乙烷等。

8. 中效消毒剂(moderate potent disinfectant)　是可杀灭细菌繁殖体(包括结核杆菌)、真菌与大多数病毒的消毒剂,如乙醇、甲酚溶液、含碘消毒剂等。

9. 低效消毒剂(low potent disinfectant)　是可杀灭多数细菌繁殖体、真菌和病毒,不能杀灭结核杆菌以及某些抗力较强的真菌和病毒的消毒剂,如氯己定(洗必泰,chlorhexidine)和季铵盐类消毒剂,如苯扎溴铵(新洁尔灭等)。

二、传染病现场消毒处理原则

1. 消毒的时机　接到甲类传染病报告后,应立即派防疫人员赴现场进行彻底消毒处理。对必须消毒的乙类传染病,应在 2 小时内派出人员赴现场消毒处理。

2. 各类传染病的消毒要求

(1)传染性强及病原体在外界存活时间较长的传染病,如鼠疫、霍乱、炭疽、伤寒、白喉、结核、病毒性肝炎、脊髓灰质炎等需要做好随时消毒和终末消毒处理。

(2)传染性较强但病原体在外界不能久存的传染病,如猩红热、麻疹、水痘、流行性腮腺炎、流行性感冒等,一般采取通风、日晒、清洗、擦拭等措施即可达到消毒目的。

(3)无直接传染能力的传染病,如疟疾、登革热、乙型脑炎等虫媒传染病,不需采取特殊消毒措施。

3. 传染病消毒的重点

(1)呼吸道传染病:重点消毒处理病人的痰和口鼻分泌物,以及被其污染的物体表面和室内空气。

(2)肠道传染病:重点消毒处理病人的粪便与呕吐物,以及被其污染的食物、食(饮)具、水和其他物品等。

（3）传染性肝炎：对甲型和戊型肝炎病人，重点消毒处理其粪便和血液，以及被其污染的食物、食（饮）具、水和其他物品。对乙型和丙型肝炎病人，重点消毒处理其血液、粪便和唾液，以及被其污染的食物、食（饮）具、环境和其他物品。

（4）性传播疾病：对艾滋病病人，重点消毒处理其血液和体液，以及被其污染的物品、用品。对梅毒、淋病等病人，重点消毒处理局部病变的分泌物和脓液，以及被其污染的物品、用具。

三、现场终末消毒的工作程序

1. 消毒人员到达病家后，首先向病人家属做好解释工作。查对门牌号、患者姓名，了解发病日期、病人居室、活动场所及日常接触使用的物品等情况，并以此确定消毒的对象、范围及方法。

2. 消毒前必须穿戴好隔离衣、帽、口罩、手套，备好防护用具，进行现场观察，了解污染情况，划分清洁区和污染区，并按面积或体积、物品多少计算所配制的消毒药物量，保证配制药物的有效浓度。

3. 在实施消毒前应由检验人员先对不同消毒对象采集样品，以了解消毒前污染情况。

4. 房间消毒前，应先关闭门窗，保护好水源（盖好灶边井、水缸等），取出食物、厨具等，将未污染的衣物、被单等收叠储藏好。若为肠道传染病，应先灭室内苍蝇，然后再消毒。

5. 患者的排泄物、呕吐物、分泌物、残余食物等，以及装前述污物的便器、痰盂、痰杯和用过的日常生活用品（食具、毛巾、抹布、牙刷、毛巾等，以及兽毛、奶制品等）应严格进行消毒。

6. 消毒顺序应按先外后内、先上后下、先清洁房间后污染严重的场所，依次对门、地面、家具、墙壁等进行喷雾消毒；呼吸道传染病重点做好空气消毒。

7. 室内消毒完毕后，必须对其他污染处，如走廊、楼梯、厕所、下水道口等进行消毒。

8. 室外环境或病人居住、工作的污染场所（如工厂、机关、学校等），应根据具体情况决定进行追踪消毒或指导上述单位医务室进行消毒。

9. 传染病院和综合医院的传染病房的消毒工作应参照本程序进行。

10. 传染病病家随时消毒，要求在接到患者诊断和原驻地隔离卡后，消毒人员应立即到病家指导随时消毒，必要时提供所需药品，并标明药品名称及使用方法。根据病种和病家具体情况应做到"三分开"和"六消毒"。"三分开"是：住室（条件不具备者可用布帘隔开，至少也要分床）、饮食、生活用具（包括餐具、洗漱用具、便盆、痰罐等）分开；"六消毒"是：消毒分泌物或排泄物、消毒生活用具、消毒双手、消毒衣服和被单、消毒患者居室、消毒生活污水。患者家属和护理人员除做好患者的随时消毒外，还应做好本人的卫生防护，特别是护理患者后要消毒双手。

11. 传染病病人尸体的终末消毒按《中华人民共和国传染病防治法》第四十六条的规定进行。

12. 消毒工作完毕后，应将所有的消毒工具进行消毒清洗，然后依次脱下隔离衣、帽、口罩（或其他防护用具），衣服打叠好，使脏的一面卷在里面，放入消毒专用袋中带回彻底消毒；最后消毒员应彻底清洗双手，消毒，并填写好工作记录表；消毒完毕 60 分钟后，检验人员再次采样，消毒人员应告诉病家在消毒后 1～2 小时，彻底通风和擦洗，然后消毒人员撤离。

13. 消毒操作应注意以下事项。

（1）根据传染病病原体的种类不同、消毒处理的对象不同、消毒现场的特点不同，选用恰当的消毒剂和合适的消毒方法；消毒药物必须在现场配制。

(2)消毒人员在消毒时不准吸烟、饮水、吃食物、随便走出疫区(点),并劝阻其他无关人员离开工作场所。

　　(3)消毒人员必须谨慎细心,不得损坏病家物品,凡须消毒的物品切勿遗漏;必须将已消毒和未消毒物品严格分开堆放,以防反复污染。

　　(4)用气体熏蒸消毒时,必须使房间密闭,达到基本不漏气;要充分暴露须消毒的物品,物品要分散开,相互间要有空隙,以利药物扩散、接触;要控制消毒要求的温度、湿度及时间;食物及不耐腐蚀或怕沾染气味的物品要取出或盖严;用火加热时,必须严防火灾。

　　(5)压力蒸汽灭菌按 GB 15981 有关规定执行;煮沸消毒应达 100℃ 30 分钟。

四、现场消毒效果评价

　　1. 消毒效果评价最有效的方法是直接检查被消毒物品上有无病原体存在。但由于有些病原体很难分离,所以通常采用对指示微生物进行检查的间接方法。

　　2. 进行消毒效果检查时,应有消毒检验记录或表格,必须记录样本名称、来源、数量、编号、检验指标、采样日期、采样者、检验结果、检验者及审核者签字等。

　　3. 消毒效果检查的对象:物品表面、衣物、排泄物、分泌物、呕吐物、空气等的消毒效果检查。

　　4. 消毒效果评价必须针对不同消毒药剂选用经中和试验证实有效的中和剂或中和方法。

五、消毒相关卫生要求

　　1. 室内空气染菌限量　夏季细菌总数应≤2 000cfu/m³,冬季应≤4 000cfu/m³。不得检出致病菌。

　　2. 食(饮)具染菌限量　细菌总数应≤20cfu/cm²,大肠菌群应≤3 cfu/cm²。不得检出肠道致病菌和乙型肝炎表面抗原(HBsAg)。

　　3. 室内其他日用品表面染菌限量　细菌总数应≤15 cfu/cm²。不得检出致病菌。

　　4. 饮用水染菌限量　细菌总数应≤100 个/ml,大肠菌群应≤3 个/L。

(张文福)

第六节　媒介生物控制

　　媒介生物主要为节肢动物和啮齿动物,可通过机械或生物方式传播人类疾病。采取科学手段快速、及时杀灭媒介生物或将其密度控制在不足为害等水平,对于防治传染疾病、维护人类健康,以及防范生物恐怖袭击、保障生命安全具有重要意义。

一、基本定义

　　1. 媒介生物(vector)　即病媒生物,指能传播疾病的生物,一般为能传播人类疾病的生物,包括节肢动物(主要为昆虫纲和蛛形纲)和啮齿动物(主要为鼠类)。

　　2. 综合防制(integrated pest management,IPM)　从媒介生物、环境以及社会经济条件的整体出发,遵循标本兼治、以治本为主以及有效、经济、安全、简便的原则,综合运用环境、物理、化学以及行政法规等手段,将媒介生物控制在不足为害的水平。

3. 环境生态防制(environmental management) 结合媒介生物的生态习性与环境的依存关系,通过减少或消除孳生、栖息环境,达到防制虫媒传染病的目的。

4. 物理防制(physical management) 通过声、光、电、机械或人工的方法,进行诱杀、驱赶或击打,以及采用物理隔离方法,对害虫和啮齿动物实施防控。

5. 化学防制(chemical management) 针对不同场所、不同媒介生物的特点,合理选择适宜的化学药剂和器械,对害虫和啮齿动物实施防控。

6. 常量喷雾(routine volume spray) 喷雾器喷洒药液量在 $20ml/m^2$ 以上,直径为 $100\mu m$ 及以上的雾滴数量不低于 85%。

7. 超低容量喷雾(ultra low volume spray) 喷雾器喷洒药液量在 $0.5ml/m^2$ 以下,雾滴直径在 $5\sim50\mu m$,其中 $20\mu m$ 的雾滴数量不低于 85%。

8. 滞留喷洒(residual spray) 使用具有滞留药效的化学制剂,喷洒于害虫栖息停留的物体表面,使其接触药剂致死,达到防制目的。

二、媒介生物危害

媒介昆虫对人类危害可概括为三类。其一,通过叮咬、吸血或机械携带方式传播虫媒疾病。例如,蚊类传播疟疾、流行性乙型脑炎(乙脑)、登革热、丝虫病;蝇类机械携带病菌,传播痢疾、伤寒、霍乱;蜱传播森林脑炎;螨传播恙虫病;蚤传播鼠疫和斑疹伤寒等。其二,通过骚扰、刺叮,引起人类不安,影响工作和生活。例如,蚊、蠓、虻、蚋、蚤、虱、臭虫以及蜱螨等叮咬能引起人皮肤瘙痒、红肿;蜘蛛、蝎子和蜈蚣等分泌毒素,被叮咬后可产生强烈的疼痛和刺激感。其三,实验室内人工感染病原微生物的媒介昆虫,有可能被用于生物战或生物恐怖袭击。这类病原包括:蚊类传播的登革热、乙型脑炎、黄热病、东方或西方马脑炎、委内瑞拉马脑炎、基孔肯雅热等病毒;蚤传鼠疫杆菌;蜱传森林脑炎病毒和 Q 热贝氏立克次体等。

啮齿动物是许多自然疫源性疾病的宿主,可以直接把病原微生物传播给人,或通过体外寄生虫如蚤、虱、蜱、螨等间接传给人。传播的疾病主要有:鼠疫、钩端螺旋体病、流行性出血热、鼠型斑疹伤寒、恙虫病、森林脑炎、血吸虫病以及沙门氏菌类疾病等。

三、媒介生物防制策略

贯彻以预防为主,环境整治为重,药物杀灭为辅,综合防制的管理方针。需要遵照一些共性要求如:加强组织领导,发动群众,实行专业人员与群众相结合,采用简便、有效、经济、快速的方法,合理用药减少抗性产生,防止人畜中毒和环境污染。此外,根据媒介生物的特点尚需采取以下策略。

明确控制对象和控制范围:大多数情况下传播某种疾病的媒介生物不止一种,因此,在制定控制计划时,应尽可能进行媒介危害和种群密度调查,确定占主导作用的传播对象,判断其主动或被动扩散区域,对重要种类和重点部位实施控制。

1. 综合措施和主导措施相结合 可采取的综合措施主要包括:环境治理、物理防制、化学防制、生物防制、遗传和法规防制等。在具体防制过程中,还应当依据治理对象的生活和生态习性,确立主导的关键措施,集中力量实施控制,力求事半功倍。

2. 监督和监测相结合 对操作过程的监督,有助于规范操作方法,提高控制效率。而定期监测媒介生物的密度消长、消长动态与环境、气候、气象以及实施措施的关系,又可为控制措施的科学制定提供依据,并能够对控制效果进行及时评价。通过监督与监测相结合,找出控制措施的薄弱环节,及时调整力量进行处置。

3. 控制措施持之以恒　鼠类和媒介昆虫在适宜的条件下,繁殖速度较快,在短时间内即可增高到足以引起疾病流行的程度。因此,媒介生物的控制工作需要常抓不懈,通过不断总结经验教训,达到巩固防制成果的目的。

四、媒介生物控制方法

1. 环境生态防制　根据媒介昆虫和啮齿动物的生物学特点和生态习性,通过环境治理,减少和消除其孳生、栖息场所。此方法与物理和化学方法相配合,能够持久巩固媒介生物的防制效果。具体包括以下措施:

(1)环境处理和改造,定时检修和清理建筑物上、下水管道,平整地面,清除积水,清理杂草。

(2)生活垃圾日产日清,封闭裸露垃圾。

(3)室外厕所粪便应及时清除或覆盖。

(4)抹平缝隙、封堵建筑物与外界相通的孔洞。

(5)定期晾晒被褥、床板、床垫。

2. 物理防制　主要采用机械捕打、诱杀、粘捕、焚烧、烫杀、驱除、防范昆虫和鼠类等方法。物理防制方法虽然效率不高,但操作比较简便,并且在一些特定场所行之有效。具体包括如下方法:

(1)室内安装诱虫灯。室外可安装蚊虫诱捕器。

(2)房门处可加装防蚊、蝇纱门、纱窗或风幕等。

(3)生活垃圾站点可使用粘蝇纸、条。

(4)室内布放粘蟑板、粘捕盒。

(5)室内外布放粘鼠板、鼠夹、鼠笼。

(6)开水或蒸气烫杀食品储存地缝隙内的害虫。

(7)使用蚊拍、电蚊拍、蚊帐、头网等用具防护。

(8)野外作业时架筑防蝇纱网。

(9)仓库和野外临时营地周围挖筑防鼠沟。

(10)建筑物通风口、排水孔安装防鼠网。

(11)房门下部加钉镀锌铁皮或安装防鼠板,减小房门与地面缝隙。

3. 生物防制　是指通过人为增加媒介生物的捕食性、寄生性天敌以及病原微生物来防制病媒的方法。虽然害虫天敌的种类多种多样,但真正能够被用于生物防制的种类并不多。例如,苏云金杆菌和球形芽胞杆菌;蜻蜓、剑水蚤、寄生蜂一些食蚊鱼(柳条鱼、鲤鱼、鲫鱼、草鱼、塘角鱼等)和捕食性蚊类(巨蚊、贪食库蚊、褐尾库蚊等)。该方法安全,不存在环境污染,但实施过程复杂且起效慢,因而在实际应用时存在一定限制。

4. 遗传防制　是通过改变媒介生物的遗传物质,降低其繁殖能力或生存能力,从而达到控制或消灭的目的。例如,利用辐照、不育剂或生物杂交的方法处理获得绝育雄性昆虫,大量释放至野外后,竞争正常种群的繁殖能力,增高正常雌性个体产下未受精卵的概率,最终达到降低种群数量的目的。

鼠类不育剂能够在相对封闭的种群中使大量雄鼠不育但又不破坏鼠类的社群行为。该方法虽然起效慢,但长期使用可显著降低鼠类种群的出生率,从而能够有效改善化学灭鼠后出现的鼠群数量"补偿性增殖",并且对鼠类天敌不会造成影响。目前市场上使用的不育剂包括:α-氯代醇、筱树醇、雷公藤多甙和雷公藤甲素等。

5. 化学防制   是指使用天然和人工合成的杀虫剂、驱避剂等控制和杀灭媒介生物的方法。该方法见效快、使用方便,能够大规模应用,虽然存在环境污染大、促进媒介抗性产生和发展的弊端,但仍然是目前防制媒介昆虫的重要手段。

常用的化学杀虫剂主要包括:有机磷类、有机氯类、氨基甲酸酯类、拟除虫菊酯类以及昆虫生长调节剂等。在实际应用过程中,杀虫剂和剂型的选择尤为关键,需要兼顾靶标害虫的生活、生态习性对杀虫剂的敏感性、对非靶生物的安全性以及使用方法、成本等多方面因素。在同一地区,应轮换使用不同作用机制的杀虫剂,1~3 年轮换 1 次,以防止和延缓抗药性发生。

化学杀虫剂通常情况需要配合工具进行施用。例如,大面积布撒粉剂需要使用手摇、机动、电动喷粉机。滞留喷洒需使用手压式喷雾器和背负式、车载式、手推车式机动喷雾机。空间喷雾需使用电动、机动超低容量喷雾机以及热烟雾机、烟雾机。另外,低空大面积杀虫可选择固定翼飞机或者旋转翼飞机喷雾等。

化学防制的具体方法包括以下几种。

(1)常量喷雾:主要适用于害虫孳生地处理。选择适宜剂型加水稀释后进行喷雾。按照喷雾器使用说明操作手动、机动、电动等各类常量喷雾器械。

(2)滞留喷洒:适用于室内外表面喷洒。可选用可湿性粉剂、悬浮剂等剂型的药物。根据物体表面吸水量,确定药剂使用浓度,按公式(1)计算出所需药液总量。使用常量喷雾器喷洒。在喷洒墙面时,喷头距离墙面约 45cm,与墙面约呈 45°角,自上而下喷洒。

$$Q = \frac{D_1 A}{C} \tag{1}$$

式中:

Q— 总喷洒量,ml;

D_1— 单位面积剂量,mg/m^2;

A— 喷洒面积,m^2;

C— 药剂浓度,mg/L。

(3)超低容量喷雾:适用于使用超低容量喷雾机快速杀灭空间飞虫。可选用油剂、醇剂等药物剂型。

室内施用药物时,应根据单位面积所需剂量和处理面积计算总喷雾量,见公式(1)。根据超低容量喷雾机的喷雾流量、药剂浓度、房间体积和单位体积所需药物剂量,计算所需喷雾时间,见公式(2)。

$$T = \frac{D_2 V}{CF} \tag{2}$$

式中:

T— 喷雾时间,min;

D_2— 单位体积所需药物剂量,mg/m^3;

V— 房间体积,m^3;

C— 药剂浓度,mg/L;

F— 喷雾流量,ml/min。

室外喷雾时,需要的气象条件为风向稳定,风速<2m/s,气温不高于38℃。施药顺序为自下风区开始,匀速向上风区背向移动。移动速度根据所用喷雾器的流量、射程和喷雾量计算,见公式(3)。使用飞机时,还应依据喷幅宽度设置地面信号引导或者使用定位装置定位喷雾。

$$Vs = \frac{SF}{Q} \tag{3}$$

式中:

Vs— 喷雾移动速度,m/min;

S— 射程,m;

F— 喷雾流量,ml/min;

Q— 总喷洒量,ml。

(4)热烟雾法:适用范围相对密闭场所、下水管道、暖气管道等区域,也适用于野外大面积丛林地带。注意严禁在有易燃、易爆物质的场所使用。使用药物包括:热烟雾机专用药剂、烟剂。可选用的器械有:脉冲式热烟雾机、电加热烟雾机或其他热烟雾发生器、发烟装置。

室内使用时,根据热烟雾机的喷雾流量,计算所需喷雾时间,见公式(2)。操作人员在入口处向室内喷烟,结束后需关闭门窗30分钟以上。室外使用时,在风速< 2m/s,风向稳定环境条件下,人员自下风区向上风区背向移动,移动速度见公式(3)。

(5)熏蒸法:对于精密仪器室、仪表舱、电子设备间、贵重资料室等不易施药的密闭场所,可选择适宜熏蒸剂熏杀。常用熏蒸剂有:溴甲烷、硫酰氟、磷化铝、环氧乙烷等。不同种类对保护对象的影响程度和药剂伤害的救治程度不同,操作过程存在一定的危险性,需要慎重选择。

(6)毒饵法:适用于室内外控制蝇、蟑螂、蚂蚁和鼠类等。小面积可以使用布饵器或者人工投放,大面积可使用颗粒喷撒器械。使用方法是将颗粒毒饵直接撒放或置于容器中,布放在害虫活动场所。根据害虫密度确定投放毒饵量,一般约每15m²放毒饵1~6堆,每堆1~2g。胶体毒饵要挤粘在害虫活动场所隐蔽处,布饵时做到量少点多。

(7)药物浸泡蚊帐法:适用于防制蚊、蝇、蠓等害虫。使用药物:种类和使用剂量,见表10-1。使用时需事先测量蚊帐吸水量,将药物稀释后浸泡或用喷雾器均匀喷洒蚊帐。

表 10-1　适用于蚊帐处理剂的杀虫剂和用量

名　称	制　剂	用量/帐
顺式氯氰菊酯	10%悬浮剂	6ml
氟氯氰菊酯	5%乳油	15ml
溴氰菊酯	25%悬浮剂	40ml
溴氰菊酯	1%可分散片剂	1片
醚菊酯	10%乳油	30ml
高效氯氟氰菊酯	2.5%微囊悬浮剂	10ml
氯菊酯	10%乳油	75ml

（8）驱避法：适用于野外作业时裸露皮肤防蚊、蠓、虻、蚋、蜱吸血骚扰害虫。使用药物以避蚊胺、驱蚊酯等为主要药物成分,可选用膏剂、霜剂、酊剂和水剂。将药物涂抹在脸、颈和手臂、小腿等裸露皮肤,或涂搽于脸部、颈部使用。每次用量 1ml 或 1g,涂搽于双臂或双腿时,每次用量不少于 2ml 或 2g。处理衣物时,重点喷涂衣领、后背、袖口和裤口。

五、药械安全要求与个人防护

1. 贮运要求　杀虫药剂应储存在阴凉、通风、干燥的库房中,严禁潮湿、暴晒。运输时严防挤压,撞击,雨淋,防止药液渗漏。药品包装容器要按照 GB 12268《国家废物污染环境防制法》进行处理。

2. 使用要求　杀虫剂使用时应远离鱼塘、蜜蜂养殖场、蚕园等地区。机械操作时,防止烟雾机烫伤、机械损伤、触电等。

3. 个人防护　施药时应穿戴口罩、防护服、防护眼镜、手套、防护鞋。避免在高温、高湿、大风环境下施药。如若药液溅到眼睛或皮肤,立即用大量清水冲洗。出现中毒症状时迅速脱离施药环境,及时就医。

六、综合防制效果评估

防制效果评估以处理前、后的媒介生物密度下降率作为评价指标。计算见公式（4）。

$$M = \frac{A-B}{A} \times 100\%　　　　　　　　　　（4）$$

式中：

M— 密度下降率（％）；

A— 处理前密度；

B— 处理后密度。

（杨振洲　史慧勤）

第11章

实验检测分析技术

第一节　检测实验室管理

在纳入国家疾病预防控制体系后,由于国家和军队在政策上和经费上的大力支持与倾斜,军队各级疾病预防控制机构的实验室建设得以跨越式发展,为疫情处置、卫生监督检测、健康维护和科学研究等提供了良好的支撑平台。按照军队疾病预防控制机构建设有关要求,军队二级疾病预防控制机构设有理化分析、卫生微生物学检验、病原微生物检验、放射防护、艾滋病初筛、血清学实验、卫生毒理、分子生物学实验和消杀灭专业实验等特殊专业实验室;三级疾病预防控制机构设有理化检验、生化检验、细菌检验等专业实验室;根据各单位业务工作需要,有些单位还设有高原病、寄生虫病等实验室。实验室规范化管理是各级军队疾病预防控制机构始终遵循的原则。

一、实验室资源管理

资源管理是质量管理模式之一。实验室资源管理主要包括对人员、设备设施、试剂材料、技术、环境等的管理,同时,对实验室资质和知识产权等无形资产的保护也是实验室资源管理的组成部分之一。

(一)实验室人才管理

实验室人才队伍建设和人员管理是实验室资源管理的首要内容。随着军队疾病预防控制事业的发展,各级疾病预防控制机构对熟练掌握实验技能的人才需求量有所增加,而由于部队编制限制,难以实现按需扩大技术队伍,因此,制定适合本单位的人才队伍规划,实施切实可行的人才战略,才能为军队疾病预防控制事业的发展提供人才保障。

人才应具有高水平的知识创新能力,高水平的运用信息知识能力,高水平的知识管理能力;同时具有合理的知识结构,当然,最重要的是具有高水平的做人、做事、做学问的综合能力。

1. 人才结构　实验室人才队伍应具备合理的结构,一般应包括以下三部分:有较高政治素养和开拓精神,献身于军队疾病预防控制事业,掌握现代科学和管理知识,熟悉所从事领域的专业知识的领导核心;具有跟踪应用新技术、开发新的检测方法能力,适应军队疾病预防控制工作需求的专业学术带头人;有技术素养高、基本功扎实、责任心强、检验技术精的专业技术群体。

2. 人员配置　实验室的人员是根据本单位发展规划,结合实验室建设全局,着眼实验室核心竞争力配置的。一般分专业、年龄、资历按梯次配置。各类实验室都应有本学科带头人或技术看家人,要特别重视引入实验室急需人才和高层次人才。实验室应指定实验技术好的高级技师作为技术监督人员,对新技术、新设备引进和新人员上岗等能实施全程监督;应有专人负责实验室标准资料、记录、报告等文件的管理,并注重平时对实验室人员的培训。一些特殊实验室,如生物安全实验室、化学分析仪器室等,还需要配备环境设施管理人员和仪器设备控制人员。

3. 人员管理　对实验室各项工作和岗位进行分析,确定每一项工作和每个岗位对实验人员的要求,对招收实验人员制定基本准入标准。制定实验室各岗位职责并制定作业标准程序,规范所有检测工作。同时,加强对实验室工作的监督,监督重点是规范操作和实验室安全等。建立有效的绩效考核机制是对实验室人才资源实施高效管理的重要一环。一般的绩效考核包括工作态度、工作技能、工作效率、团队意识、敬业精神等,对新技术的开发和引进、发明专利、发表论文、承担课题等常被用作考评的量化指标。

4. 实验室人员教育培训　实验室应建立"终身学习""全员学习""全过程学习"的理念,创建学习型实验室,提高核心竞争力,实现可持续发展。实验室管理者要制定教育培训计划,根据军队疾病预防控制工作需求和本实验室现状,为实验室各类人员制定教育目标、培训目标、技能目标,可采用岗前培训和在岗培训相结合、学历教育和在职教育相结合、送出培训和自我培训相结合的多种方式以获得满意的培训效果。对于需要取得国家或地方上岗证书的(如压力容器操作证),应注重获证人员的衔接。所有实验室人员要建立培训档案和技术档案,时刻保持实验室人才队伍的完整。

(二)仪器设备管理

仪器设备是决定实验室技术能力的主要条件之一,合理配置仪器设备,充分发挥仪器设备的技术功能和使用效率,必须对仪器设备实施系统管理和精细化管理,使仪器设备能够经济、有效的运行。

1. 设备配置　实验室仪器设备需求的总体规划是与实验室的发展方向、发展规划、承担任务、运行成本等相适应的。同时,仪器设备的配置也要符合其他一些条件,如经费来源、实验室环境、场地、技术人员编制和能力等。一般实验室设备应满足抽样、样品制备、测量、检测、数据处理等需要。仪器设备购置前要进行可行性论证,了解仪器设备参数和供应商情况,选择多家供应商招标,择优选择。

在仪器设备选型配置上要防止盲目攀比,不能按照档次高、型号新来选设备。目前,随着科技发展,可选择的高精仪器设备越来越多。但大型精密仪器不仅价格贵,维护成本也很高,如果利用率低,则给使用单位带来很大负担。所以,要清楚设备使用的目的是用于科研还是用于日常检测,配置满足工作需要,性价比合适的仪器设备。

2. 设备管理　每件仪器设备均应建档,主要包括原始档案和使用档案,原始档案包括申购报告、论证报告、订货合同单、验收记录及随机技术资料;使用档案一般是指工作日志和履历表。目前,较大的实验室仪器设备均建立了设备数据库,对仪器设备实施自动化管理。数据库中对每一个仪器设备都赋予唯一的编号,以便管理。基本条目一般包括设备的基本参数、购置时间、放置房间、保管人、校准时间、运行状况等。

给每件仪器设备建立使用和维护保养登记十分必要。为便于使用者记录,一般采用登记簿形式,将登记簿置于仪器设备旁边明显处。登记簿主要记录该仪器设备验收情况、每次使用时间、使用人、使用时的状况,以及修理记录。实验室应遵循"防尘、防潮、防振""定人保管、定期保养、定室存放、定期校准"等"三防四定"的原则,保证仪器设备处于良好的工作状态。

(三)试剂材料管理

化学试剂、药品、菌毒种是实验室必备的物品,采购、保管要按照检测/校准要求和各单位规定进行,如果采购的试剂药材等不符合标准或保存管理不当,则会影响实验结果,并可能带来极大的安全隐患。

1. 试剂及标准品采购　对于试剂耗材的采购,各单位一般由专人或专科负责,并有相应的管理规定,主要是为了保证耗材及时供给和优质低价,也可避免采购过程中的不良商业行为。试剂耗材应按照所需纯度、标准从正规厂家或代理商处采购,有些实验对试剂要求较高,最好相对固定生产厂家或公司,以减少系统误差,保证结果的统一性和方法的可靠性。

2. 化学试剂、药品的贮存　化学药品贮存室应由专人保管,并有严格的账目和管理制度。试剂要分类存放,易燃、易爆、腐蚀性、挥发性试剂要分开存放,必要时要建专门的库房;化学药品贮存室应符合有关安全规定,有防火、防爆等安全措施,室内应干燥、通风良好。对于剧毒化学试剂药品要加"三铁一器"(铁门、铁窗、铁柜、报警器)、双人双锁,严格管理。对易制毒化学品也要按照有关规定分类管理。

3. 菌毒种保存　实验室对菌、毒种的申购、保存、保管、领用、处理等各个环节实行有效的监督控制,做到"三专"(专室、专柜、专锁),并有双人负责菌、毒种的出入库保管、保存及处理等,包括传代、鉴定等,保管人员应定期对库内温度、湿度、通风及冰箱、冰柜等菌、毒种保藏设备运转情况进行检查,并做好记录。保管人员根据菌、毒种的保存期限,及时通知分管病种的检验人员进行传代,定期鉴定,并详细记录,发现菌、毒种发生变异或死亡,应及时向负责人报告;因工作需要索取、领用和发放菌、毒种时,须严格按国家对各类菌毒种的管理规定操作。

4. 实验室有毒有害废弃物处理　实验室各类化学废渣、废料、废液以及垃圾要分类收集存放,按要求统一处理。遗弃废液、废渣要及时收集,不得在实验室存留,更不得随意倒在下水道。能自燃、能放出毒气的、不溶于水的、易燃性大的、能放出异味等有危险的废料和实验室垃圾要进行妥善处理后,再分类收集。含有放射性物质的废弃物,必须严格按照有关的规定,严防泄漏,谨慎地进行处理。菌毒种应先进行无害化处理再销毁,销毁过程应有两人以上参加,并做好销毁记录。因工作需要暂时保留的菌、毒株也应该按规定的时间销毁。

(四)环境管理

实验环境对实验结果有直接影响,各类实验对环境都有不同的要求,从设计到环境控制都要遵从相应的标准。

1. 实验室设计　实验室从设计之初就应按照功能需要合理布局,满足建筑、结构、采暖通风、气体管道、给排水、电气和实验室家具等设施设备的具体要求,还要考虑实验室朝向和楼面载荷等问题。不同功能的检测实验室由于实验性质不同,对环境也有其特殊的要求,天平室、精密仪器检测实验室、化学分析实验室、微生物实验室、加热室、通风柜室、电子计算机室、试样制备室、化学试剂溶液配制储存室、数据处理室、贮存室和危险品贮存室等各类专业检测实验室都有不同的环境要求,科学设置实验场所,才能合理应用资源。

2. 环境条件的建立与监控

(1)根据检测要求,检测过程和仪器的运行要在一定的环境条件下进行,有些对温度、湿度有要求,有些对光照、电压等有要求,还有些检验操作或仪器设备要远离酸性、碱性试剂等,因此,要按照相关的规范、方法和程序的要求,满足实验环境条件。同时,实验室应监测、控制和记录环境条件,应确定监控周期并定期由责任部门监测并做记录和分析统计。

(2)实验室要对区域进行划分,对人员进入和实验室使用进行控制。日本业内人士提出实验室的"5S"管理,(5S代表5个日文词英译文的第一个字母)简单明了地将实验室管理总结为整理(seiri)、整顿(seiton)、清扫(seiso)、清洁(seiketsu)和素养(shitsuke),具体包括区分需要和不需要的物品,并去除不必要的物品;将需要的物品安排成有序的状态;清洁仪器设备和打扫地面;保持整洁美观;明确每人的"5S"职责,建立自律及养成从事"5S"的习惯。

二、实验室安全管理

实验室必须确保安全是国家和军队法律法规对实验室的要求。我国曾经发生过由于P3医学实验室管理不当而导致SARS病毒感染事件,而化学实验室爆炸造成伤亡的事件时有发生。随着军队疾病预防控制机构实验室建设的高速发展和检测任务日趋繁重,实验室安全管理水平的提高成为军队疾病预防控制体系建设中一个不可忽视的重要内容。从事实验室工作的各类人员应该把保护人身安全、财产安全、公共安全视为自己的责任和义务,坚持预防为主、安全第一的原则,做实验室安全工作的积极参与者。

1. **基本概念** 安全是免除不可接受的损害风险的状态。事故是造成死亡、疾病、伤害、损坏或其他损失的意外情况。事件是导致或可能导致事故的情况。风险是某一特定危险情况发生的可能性和后果的组合。危险源是可能导致人员伤害或疾病、物质财产损失、工作环境破坏的根源或情况。危险源识别就是从组织的活动中识别出可能造成人员伤害、财产损失和环境破坏的因素,并判定其可能导致的事故类别和导致事故发生的直接原因的过程。风险评价是评估风险的大小及确定风险是否可容许的全过程。

2. **实验室危险源** 实验室的危险源多种多样。人的不安全行为和物的不安全状态是实验室事故的导火索。导致人或物失去控制的因素均会影响实验室安全。同时,实验室正常运行、非正常运行和潜在的紧急状况都应在危险识别中加以考虑。危险源的存在形式复杂,种类很多。一般有物理性危险因素,如设备、设施的缺陷、防护缺陷、电和机械危害、电磁辐射和放射性危害、粉尘和生物气溶胶等;化学性危险因素,如易燃易爆物质、有毒物质、腐蚀性物质等;生物性危险因素,如致病微生物、传染病媒介物、致害动植物等;此外,还有由于指挥或操作错误导致的行为性危害因素;负荷超限、辨识功能异常所致的心理生理性危害因素等。

3. **危险源识别和风险控制** 实验室危险源识别应该考虑以下内容:对作业环境进行现场观察,发现可能存在的危险;对事故、事件、伤害和疾病的记录和数据进行分析,找出危险趋势;调查工作过程及方法是否增加风险;咨询实验员工是否识别出危险因素或风险;分析材料安全数据;听取同领域专家意见,总之,对于实验室检测过程中人、机、料、法、环等与危险状态有关的因素都要考虑。

对危险源的严重程度进行分级,确定风险等级,进行风险评价并有针对性地开展风险控制。选择风险控制措施按照完全消除、采用替代物或采取隔离措施等顺序,努力降低风险,将风险最小化。如其他控制措施不可行,作为最终手段可使用合适的个人防护用品和设备。

4. **实验室安全设施和通用要求**

(1)一般规则:实验室工作人员必须经过安全培训才能进入实验室工作。在工作时,一定要严格按照检验规程和安全守则操作。仪器设备应制定安全操作规程,有使用管理制度。生物安全实验室要按照规定建立不同级别的防护屏障并保证其能正常运转,化学试验室有报警装置、紧急喷淋系统。

（2）实验室安全工作行为：从事生物、化学、食品卫生、卫生检疫、放射性等方面的检验人员，必须接受有关化学、生物、放射性安全和防护、救护知识培训，熟悉生物、化学、放射性检验安全操作知识和消毒知识，识别检验样品、废弃物对人、环境的危害和污染，严格按安全守则操作。制定紧急撤离行动计划，确保用于急救的设备可供使用。

（3）实验室安全通用要求：各实验室在认真分析辨识危险源的基础上，对存在的风险进行评价和风险控制，建立安全体系，编制安全手册，开展安全教育，严格遵守各实验专业的安全要求和国家、军队、行业的标准，并在实验、检验的全过程中对各个安全要素开展监督。

（4）实验室安全设施：实验室的基本安全设施包括紧急逃生通道和出口标志、消防器械、排风换气装置、急救箱、紧急冲淋和洗眼、洗鼻设备、收集废液废物的装置、个人防护设备；特殊实验室应按照其相关要求配备安全设施和设备。

三、实验室资质认定

为加强实验室建设，使实验室管理水平与国家、国际接轨，军队一二级疾病预防控制机构目前已经或正在按照要求开展实验室资质认定工作，通过开展实验室资质认定，不仅能保证军队疾病预防控制机构出具实验报告的合法性，更好地为军民提供优质服务，还可以使本单位的规范化建设得到跨越式进步。

（一）基本概念

1. 计量认证（CMA）　国家认证认可监督管理委员会和各省、自治区、直辖市人民政府质量技术监督部门对实验室和检查机构的基本条件和能力是否符合法律、行政法规规定以及相关技术规范或者标准实施的评价和承认活动。

2. 审查认可（CAL）　国家认监委和地方质检部门依据有关法律、行政法规的规定，对承担产品是否符合标准的检验任务和承担其他标准实施监督检验任务的检验机构的检测能力以及质量体系进行的审查就是审查认可。

3. 实验室资质认定（计量认证）标志CMA的含义　CMA是China Metrology Accredidation（中国计量认证/认可）的缩写。

取得计量认证合格证书的检测机构，可按证书上所批准列明的项目，在检测（测试）证书及报告上使用本标志。

4. 实验室资质认定的法定效力　根据计量认证管理法规规定，经资质认定合格的检测机构出具的数据，用于贸易的出证、产品质量评价、成果鉴定，作为公证数据具有法律效力。未经资质认定的技术机构为社会提供的数据，法律上不予采纳。

5. 实验室资质认定检测机构检测数据和结果的用途　检测机构存在的目的就是为社会提供准确可靠的检测数据和检测结果，出具的数据和结果主要用于以下方面：政府机构要依据有关检测结果来制定和实施各种方针、政策；科研部门利用检测数据来发现新现象、开发新技术、新产品；生产者利用检测数据来决定其生产活动；消费者利用检测结果来保护自己的利益；流通领域利用检测数据决定其购销活动。

（二）申请条件及程序

应当通过资质认定的机构包括：为行政机关做出的行政决定提供具有证明作用的数据和结果的单位；为司法机关做出的裁决提供具有证明作用的数据和结果的单位；为仲裁机构做出

的仲裁决定提供具有证明作用的数据和结果的单位;为社会公益活动提供具有证明作用的数据和结果的单位;为经济或者贸易关系人提供具有证明作用的数据和结果的单位;以及其他法定需要通过资质认定的单位。

（三）申请条件

1. 申请单位应依法设立,独立客观公正地从事检测、校准活动,能承担相应的法律责任;建立并有效运行相应的质量管理体系。

2. 具有与其从事检测、校准活动相适应的专业技术人员和管理人员。

3. 具备固定的工作场所、工作设施和环境,应当保证检测、校准工作顺利进行。

4. 具备正确进行检测、校准活动所需要的并且能够独立调配使用的固定和可移动的检测、校准设备。

5. 满足《实验室资质认定评审准则》的要求。

（四）申请程序

1. 申请单位按管辖关系向国家认监委或者省质量技术监督局提出计量认证/审查认可申请。报送申请书及其附表(一式3份),并提供所要求的材料(1套)。

2. 行政管理部门接到申请材料后,对申请材料的完成情况进行审查,材料不齐全或不符合法定形式的,5日内口头或者书面一次告知申请单位进行补充或通知申请单位不予受理。

3. 承担技术评审的机构在接到发证管理机关对申请机构的技术评审要求及相关材料后2个月内安排现场评审。技术评审完成后(包括整改及评定),评审机构向发证管理部门报告技术评审结果。

4. 发证管理部门接到评审材料后,对其进行审查,提出审查意见。经审查同意的报委(局)领导批准。审查不同意的,出具《不予行政许可决定书》,并说明理由。

5. 发证管理部门负责办理计量认证证书,获计量认证的机构名称、地址、证书编号、认证项目、有效期等信息将通过认监委(质监局)网站行政审批专栏对社会公布。

（五）申请准备工作

实验室在决定申请资质认定后,应从现场评审时主要涉及的组织机构、仪器设备、检测工作、人员培训、实验室环境、管理体系建立和运行等几个方面做好迎审准备工作,具体分为以下五个部分。

1. *完善组织机构* 申请计量认证的实验室应具有明确的法律地位,并能承担法律责任的实体,具有独立法人或授权法人资格。书面有效的法律证据则满足要求。为了保证计量认证工作的顺利实施,申请资质认定的单位,一般都有必要成立相应的领导小组,具体负责机构和岗位设置及岗位职责划分、协调人财物等资源的利用等重大问题,掌握认证工作安排和进度,负责各相关部门之间的协调和衔接等。实验室内部机构设置必须有利于检测工作的顺利开展,有利于实验室各环节与管理工作的衔接,有利于职能部门的作用得到充分的发挥。

同时,实验室必须根据自身的实际情况,制定切合自身实际的质量要求和管理目标,保证检测活动在客观独立、公正公开、诚实守信的条件下进行。

2. *确定申请项目和检测能力* 申请项目和检测能力的多少决定实验室建设规模的大小和投入的多少,实验室应根据自身的需要、技术能力、人员等情况,拟定资质认定的申请项目,并填写好申请资质认定检测能力表。确定申请项目一般可根据上级对实验室的业务的需求、疾病预防控制任务需要、实验室所能投入的资金和自身所能使用的人员技术能力来决定。

3. 根据所申请的能力配备相应的硬件　根据所申请的检测能力,实验室应配备能够满足能力要求的所有硬件设备,包含试验场地、仪器设备、辅助设备、安全设备、药品试剂、标准物质、各类消耗品等。

4. 确定关键岗位人员　实验室资质认定要求各岗位明确人员具体负责。包括授权签字人、技术负责人和质量负责人、内审员及质量监督员等。所有这些岗位人员都应有文件明确任命,有些岗位要求有一定经验,有些最好是科室主任或部门业务领导负责,还有些岗位如内审员,需要经过培训,取得国家的相应证书才可上岗。

5. 建立运行管理体系　首先要编制质量管理体系文件。质量管理体系文件是描述管理体系的一整套文件系统,是管理体系的具体体现和运行法规,也是管理体系审核的依据(不论内审还是外审)。所以,管理体系文件的编制必须得到实验室及主管部门的高度重视。管理体系文件编制完成后,就进入了试运行和改进阶段,运行和改进的目的是为了通过试运行,考察管理体系文件与本实验室运作模式的符合性和协调性,对暴露出来的问题进行修改和完善,达到进一步完善管理体系的目的。

(贾　红)

第二节　样本采集与后送技术

军队疾病预防控制工作中需要对大量的样本或样品进行检测、检验、分析,样本既包括临床样本,也涉及环境样本、食品样本等多种多样的样本,而样本检测是否成功的重要前提是采用适当的样本采集方法、保存方法和后送方法。

样本的采集简称采样,或检样、取样、抽样,是以检验、分析、评价为目的,抽取人体少量组织、体液等,或少量有代表性的产品、物品等的过程。人体样本采样采集的是人体少许的血液、排泄物(粪、尿)、分泌物(痰、鼻分泌物)、呕吐物、体液(胸腔积液、腹水)和脱落细胞(食管、阴道)等样本;而卫生监督工作中采集的样本更广,包括空气、水、食品、用具、产品等。在采样过程中,要设法保持原有的理化指标,防止成分散逸或带入杂质。

样本采集的目的可分为两大类:一是查明疾病暴发流行或突发公共卫生事件发生的原因;二是进行卫生质量监测和评价。样品采集要遵循的原则:①代表性原则,要保证所采集到的样品相对于大量原待检样品具有代表性,使所采集的样品能反映被采样品的整体水平。②典型性原则,对于污染或怀疑污染的食品,应采集接近污染源的食品或易受污染的部分,以证明是否被污染。同时要采集确实污染的样品做阳性对照。③适时性原则,如发生食物中毒,应立即赶往现场及时采样,否则不易采到中毒食品。在临床上也往往要等到检出的毒物明确以后,采用有针对性的解毒药品进行抢救。④程序性原则,所做的工作都应该程序化,尤其针对采样,应遵循适时采样、无菌操作、低温运输、及时检样、快速报告的原则。

一、传染病相关样本

(一)各种样本的采集方法

1. 痰液样本　一般的痰液样本,为患者清晨第一口痰,用于检查痰液的一般形状,涂片查细胞、细菌、虫卵,协助诊断某些呼吸系统疾病。痰培养样本多用于检查痰液中的致病菌,确定病菌类型。24小时痰样本多用于检查24小时痰液的量及性状,协助诊断。应尽可能防止漱口液、唾液、鼻涕及鼻咽部分泌物混入样本,不应用纸巾包裹痰液。

2.拭子样本 包括鼻拭子样本、咽拭子样本和肛拭子样本。其中,鼻、咽拭子样本是呼吸道传染病常用的采样方法之一。鼻拭子样本是指从鼻道内鼻甲处采集分泌物做细菌培养或病毒分离,协助诊断。咽拭子样本是指用灭菌拭子从病人咽部取分泌物做细菌培养、病毒分离以及病原的检测[核酸检测:聚合酶链反应(PCR)、定量 PCR、环介导管等温扩增(LAMP)、交叉引物扩增(CPA)等,免疫学检测:胶体金、酶联免疫吸附试验(ELISA 等)],从而协助诊断。肛拭子样本是肠道致病菌带菌调查中最常见的样本,一般用于不易获得粪便时或排便困难的患者及幼儿。

3.血液样本 一般可分为静脉血样本、动脉血样本和毛细管血样本。军队疾病预防控制多采集静脉血样本。静脉血样本又分为全血样本、血清样本、血培养样本。全血是由血细胞和血浆组成的红色黏稠混悬液。取坐位,采集静脉血 5～10ml,注入带有抗凝血药的灭菌试管中,充分摇匀后立即送检。多用于做血沉、血常规检查和测定血液中某些物质含量(如:肌酐、尿素氮、血糖等)。血清是不抗凝血液凝固后,除去血细胞、凝血因子、纤维蛋白(原)之外的复杂胶体溶液。采集时用一次性注射器无菌操作取静脉血,一般 3～5ml,将血液顺管壁缓慢注入灭菌干燥试管中,在室温中斜放,避免震荡,待凝固后送检。不能当日送检时,则须分离血清,并放低温冰箱内保存。病毒性疾病一般要求采集双份血清,需在－20℃ 冰箱中保存。血培养样本多用于查找血液中的病原菌。

动脉血样本和毛细管血样本多用于临床。其中,动脉血样本一般采集桡动脉或股动脉血液,常用于血气分析(医学上常用于判断机体是否存在酸碱平衡失调以及缺氧和缺氧程度等)。毛细血管样本常用于微量检测,一般采集耳垂或手指末梢血液,常用于血常规检查。

4.尿液样本 常规的尿液样本,嘱患者弃其前段尿,不终止排尿,留取中段尿 10～30ml于无菌容器内。常用于检查尿液的性状,有无管型和细胞,并做尿蛋白和尿糖的定性检测;也可用于病原体分离及免疫学检测,如军团菌抗原等。12 小时或 24 小时尿液样本常用于各种尿生化检查,或尿浓缩查结核杆菌。尿培养样本一般常用于细菌培养和细菌敏感试验。要注意避免阴道分泌物、经血、粪便、精液、前列腺液等污染。月经期不做任何尿液检验。

5.粪便样本 常规的粪便样本,嘱患者排空膀胱。采集自然排出的新鲜黏液样、脓血样、米泔样等粪便样本,外观无异常的粪便应从中央取材。用无菌棉签或灭菌药勺采集 2～5g(蚕豆大小)或 5～10ml 稀便于灭菌瓶或试管中。常用于颜色、性状、细胞的检查。细菌培养样本常用于检查致病菌。隐血样本用于检查粪便内肉眼不能察见的微量血液。寄生虫样本用于粪便中的寄生虫、幼虫以及虫卵计数检查。

6.呕吐物样本 食物中毒事件大多会采集患者的呕吐物用于检测病原菌。多用无菌玻璃瓶采集 20～30ml 呕吐物于增菌液中,增菌液的量为样本量的 5～10 倍。

7.穿刺液样本 包括脑脊液、胆汁、胸腹水、关节液等无菌液体的采集。一般要由有资质的临床医师严格按照无菌操作要求进行样本的采集。

脑脊髓液通常是取自腰椎穿刺,由医师以如下方法操作:以 70％乙醇或 20％碘酊消毒背部下方,麻醉后,用特制的通管针,轻轻地由第 3 与第 4 腰椎间的中线部位穿刺入脊髓蛛网膜,整个过程需以最严格的无菌操作技术进行。

8.活体组织、器官样本 一般要由有资质的临床医师严格按照无菌操作要求进行样本的采集。

此外,还有结膜样本,脓或伤口样本,皮肤、毛发样本,涂抹样本和其他样本等。

(二)样本的运送与保存

1. 样本的运送　采集样本后应在规定时间内(3~4小时,一般不超过24小时)送到实验室。为保存病原菌的活性及抑制污染菌的过度生长,运送过程中一般要求将样本于4℃条件下保存,可使用冰包等冷藏器具;未能在24小时内送至实验室的,应置−70℃以下温度保存,亦可在−20℃冰箱中短暂保存(血液培养及生殖道样本除外,应置于35℃温箱或室温)。进行脑膜炎奈瑟菌和淋病奈瑟菌检测样本,应在适当的保温条件下运送。进行厌氧菌检测样本,必要时应使用运送培养基,在厌氧条件下运送。运送样本时盛装样本的容器应封口,避免剧烈震动,以防样本溅出、倾倒或溶血。所有样本均应由专人运送。对于重大疫情及甲类传染病的样本,应指定具有"危品运输资质"的专人,按照危品运输规范运送。

2. 采集样本的保存　采集后的样本保存的目的是为了维持样本的原态,抑制杂菌繁殖,不影响或有利于病原微生物的检出。常用的方法有冷藏、保存液、半固体培养基等。一般细菌检验样本应在4~8℃中保存,病毒、立克次体样本最好在−70℃或液氮中保存。分离病毒的组织块样本可放于50%中性甘油缓冲盐水(pH8.0)中,在5℃条件下保存数周;鼻、咽拭子等样本可用商品化的保存运输液于−70℃保存。分离沙门菌、志贺菌、霍乱弧菌和鼠疫杆菌等,多用卡布半固体培养基保存。

(三)样本采集注意事项

1. 采样时应根据疫情单位提供情况,结合流调资料,患者临床表现以及现场具体情况确定采样类别,制定具体详细的采样计划并做好个人防护措施。

2. 采样工作应由受过专门培训、有经验的人员承担。对于特殊样本(穿刺液样本,活体组织、器官样本,结膜样本等)应由具有资质的医护人员进行采集,采样人员只是从旁协助,不能擅自对病人采集,以免危及病人生命或造成其他损伤。

3. 采样前应对选用的采样方法和装置进行可行性实验,掌握采样操作技术。将一应采样器材和个人防护装备准备齐全,宁多勿少。

4. 采样时一定要根据采样单核对病人,在采样管上做好标识;采样过程中应注意严格遵循无菌操作,并防止被采物料受到环境污染和变质。

5. 采集样本时使用的物品必须消毒合格,避免样本受到污染。

6. 采用无菌卫材收集样本,并置于已贴有患者标签的坚固且密合性好的容器中,盛装样本的容器必须防止倒置或破碎,将容器置于适当的储存环境待送。

7. 样本采集后,应进行安全的无泄漏包装,重点防止样本间的交叉污染。采样单用封口袋密封,要与样本分开放置。

不合格样本的拒收标准:①样本上无患者标签或患者标签与检验申请单不符合。②样本以不适当的温度、运送培养基及容器运送。③样本的量不足、已被防腐剂固定和运送时间过长。④样本外漏、容器破损及明显受污染的样本。⑤粪便样本培养,放置时间过长,已干。

二、卫生监督相关样品

(一)水样品

1. 采样的分类与方法　水样品的采集大体可分为水源水的采集,出厂水的采集,末梢水的采集,二次供水的采集以及分散式供水的采集。

水源水是指集中式供水水源地的原水。水源水采样点通常应选择汲水处进行。水源水又分为表层水,一定深度的水、泉水和井水。在河流、湖泊可以直接汲水的场合,可用适当的容器如水桶采样。从桥上等地方采样时,可将系着绳子的桶或带有坠子的采样瓶投入水中汲水。注意不能混入漂浮于水面上的物质。在湖泊、水库等地采集具有一定深度的水时,可用直立式采水器。这类装置是在下沉过程中水从采样器中流过,当达到预定深度时容器能自动闭合而汲取水样。在河水流动缓慢的情况下使用上述方法时最好在采样器下系上适宜质量的坠子,当水深流急时要系上相应质量的铅鱼,并配备绞车。对于自喷的泉水可在涌口处直接采样。采集非自喷泉水时,应将停滞在抽水管中的水汲出,新水更替后再进行采样。从井水采集水样应在充分抽汲后进行,以保证水样的代表性。

出厂水是指集中式供水单位水处理工艺过程完成的水。出厂水的采样点应设在出厂进入输送管道以前处。末梢水是指出厂水经输水管网输送至终端(用户水龙头)处的水。末梢水的采集应注意采样时间。夜间可能析出可沉渍于管道的附着物,采样时应打开龙头放水数分钟,排出沉积物。采集用于微生物学指标检验的样品前应对水龙头进行消毒。二次供水是指集中式供水在入户之前经再度储存、加压和消毒或深度处理,通过管道或容器输送给用户的供水方式。二次供水的采集应包括水箱(或蓄水池)进水、出水以及末梢水。分散式供水是指用户直接从水源取水,未经任何设施或仅有简易设施的供水方式。分散式供水的采集应根据实际使用情况确定。

2. **样本的运输与保存** 采样工作结束后,采样人员要根据采样记录和样品登记表清点样品,并认真检查样品瓶的封口,确认准确、安全的情况下装箱运往实验室。应根据采样点的地理位置和各项目的最长可保存时间选用适当的运输方式,在现场采样工作开始之前就应安排好运输工作,以防延误。水样运输前应将容器的外(内)盖盖紧。装箱时应用泡沫塑料等分隔,以防破损。同一采样点的样品应装在同一包装箱内,如需分装在两个或几个箱子中时,则需在每个箱内放入相同的现场采样记录表。运输前应检查现场记录上的所有水样是否全部装箱。在运输途中如果水样超过保质期,应对水样进行检查。如果决定仍然进行分析,那么在出报告时,应明确标出采样和分析时间。

水样保存的基本要求是尽量减少其中各种待测组分的变化,即做到:①减少水样的生物化学作用;②减缓氧化-还原作用;③减少被测组分的挥发损失;④避免沉淀、吸附或结晶物析出所引起的组分变化。

具体的保存方法 ①冷藏与冷冻:冷藏与冷冻的目的是抑制生物活动,减缓物理作用和化学作用的速度。冷藏的适宜温度为 $2 \sim 5℃$,在该温度范围内保存不会影响以后的分析测定,但不能作为长期保存的手段,对废水样品更是如此。冷冻的温度为 $-20℃$,适用于需要深冷冰冻贮存样品的项目。因水样结冰会使玻璃容器破裂,所以应使用塑料容器。②过滤与离心分离:为了将水样中的悬浮物、沉淀、藻类以及其他微生物除去,取样期间或取样后,要立即用滤纸或滤膜进行过滤,或进行离心分离,使处理过的水样具有更好的稳定性。过滤时应合理选择滤料,防止因滤料的吸附作用或能溶出某些物质而影响水样。③加生物抑制剂:为了抑制微生物的作用,需要向所采集的水样中加入适量抑菌剂。常用的抑菌剂有氯化汞、苯、甲苯、三氯甲烷和硫酸铜等,应根据检测指标的要求合理使用。④加氧化剂或还原剂:为了减缓氧化-还原作用,常向采集的水样加氧化剂或还原剂。如在水样中加入 $HNO_3-K_2Cr_2O_7$,可使汞维持在高氧化态,增加其稳定性;测定 S^{2-} 的水样,加入维生素 C 使 S^{2-} 处于低价态,改善 S^{2-} 的稳定性;余氯为氧化剂,可氧化水样中的氰化物、酚类、烃类、苯系物等,采集水样时应加入适量硫代硫酸钠以消除余氯的影响。⑤调节pH:用硝酸将水样的pH调节至1~2,既可防止重金属的沉淀,又可防止金属在器壁表面上吸附,同时还能抑制生物的活动和防止微生物的絮凝、沉降;加氢氧化钠将水样的pH调节至12,可防止氰化物和挥发酚挥发,将水样的pH调节至8,可防止六价铬被还原,加碱保存也能抑制微生物的代谢过程,降低对水样的生物化学作用。

3. **样品采集注意事项**　采集水样时应注意不可搅动水底的沉积物;采集测定油类的水样时,应在水面至水面下300mm采集柱状水样,全部用于测定。不能用采集的水样冲洗采样器(瓶);采集测定溶解氧、生化需氧量和有机污染物的水样时应注满容器,上部不留空间,并采用水封;含有可沉降性固体(如泥沙等)的水样,应分离除去沉积物;测定硫化物、微生物学、放射性等项目要单独采样;完成现场测定的水样,不能带回实验室供其他指标测定使用。

水样在运输过程中应注意在装运前要逐一与样品登记表、样品标签和采样记录进行核对,核对无误后分类装箱;需要冷藏的样品,要将样品瓶置于放有致冷剂的隔热容器中保存、运输;冬季运输样品时要采取保温措施,以免冻裂样品瓶;如果样品瓶为玻璃容器,应采用具有固定装置的送样箱装箱运输,以防在运输过程中因震荡、碰撞而导致破损;所有水样箱上都要标上"切勿倒置"和"易碎物品"的醒目标记;样品运输必须配专人押运,防止样品损坏或沾污;样品移交实验室分析时,接收者与送样者双方应在登记表上签名,以示负责;采样单和采样记录应由采样方和检验室各保存一份待查。

水样的保存要注意五点:第一,采样前应根据所采集的样品的性质、组成和环境条件,确定检验保存方法和保存剂的可靠性;第二,为了消除保存剂所含杂质及其污染物对检验结果的影响,要把同批的等量保存剂加入与水样同体积的蒸馏水中制成空白样品,与水样一起送往实验室分析,从水样测定值中扣除空白值;第三,如果怀疑某种保存剂可能干扰定量分析测定,可进行相容性试验;第四,为了避免加入的保存剂引起样品的"稀释",应使保存剂具有足够的浓度,否则在分析和计算结果时要考虑"稀释"问题;第五,要考虑加入的保存剂是否会改变待测物的化学或物理性质与形态。如果具有这方面作用,会使检验结果的代表性(可比性)降低。如酸化会使胶体和固体溶解,当要测定的项目是溶解组分时,从胶体和固体中溶出的组分就会使检验结果偏高,因此,使用酸化手段要慎重。

(二)环境样本

1. **土壤样品的分类与采样方法**　对于土壤样品的采集为使样品具有代表性,在采样布点前,首先要对监测地点的自然条件、农业生产情况、土壤性状、污染历史等进行调查研究,并在此基础上选择代表一定面积的地区或地块布置一定数量的采样点。

土壤样品的采样点布设方法主要有:对角线法、梅花形法、棋盘式法、蛇形法。其中对角线法适用于面积小、地势平坦的污水灌溉或受污染河水灌溉的区域;梅花形法适用于面积较小、地势平坦、土壤较均匀的区域;棋盘式法适用于中等面积、地势平坦、地面完整、但土壤较不均匀的区域,该法也适用于受固体废物污染的土壤;蛇形法适用于面积较大、地势不平坦、土壤不够均匀、采样点较多的区域。

土壤监测的布点数量要满足样品容量的基本要求,即由均方差和绝对偏差、变异系数和相对偏差计算样品数是样品数的下限数值,实际工作中土壤布点数量还要根据调查目的、调查精度和调查区域环境状况等因素确定。一般要求每个监测单元最少设3个点。

采样深度应根据监测目的而定。了解土壤污染情况:采样深度取20cm耕作层土壤,20~

40cm 耕作层以下的土壤;如需了解土壤污染的深度,则应按土壤剖面依层次取样。每个采样点取样 1kg,多点混合样可用四分法缩分,保留 1kg 样品。

样品采集一般按三个阶段进行。前期采样应根据背景资料与现场考察结果,采集一定数量的样品分析测定,用于初步验证污染物空间分异性和判断土壤污染程度,为制定监测方案(选择布点方式和确定监测项目及样品数量)提供依据。正式采样要按照监测方案,实施现场采样。正式采样测试后,发现布设的采样点没有满足总体设计需要,则要进行增设采样点补充采样。面积较小的土壤污染调查和突发性土壤污染事故调查可直接采样。

2. 大气样品的分类与采样方法 大气样品的采集可分为室内环境大气样品的采集和室外环境大气样品的采集。其中室内大气样品的采集又可分为长期累积浓度的测定和短期浓度的监测;室外环境大气样品的采集又可分为点源监测和区域性污染监测。

具体的采样方法有平板沉降法和惯性撞击采样法。前者适用于室内和或气流较稳定的场所,主要用于空气中细菌的检测。根据检出目的菌的特征,选用相应的平板培养基,在室内四角和中央处各放一个平板。同时打开平皿盖,扣放于底旁并暴露 15 分钟,盖好,置 37℃ 培养 24 小时。计算 5 个平板上平均菌落数。后者可利用 LWC-1 型离心式空气微生物采样器。通电后,开始采样,采样时间根据情况而定,一般在 0.5~8 分钟,流量为每分钟 40L。采样后,取出含有培养基地胶条,37℃ 培养 24 小时,计算菌落数。

3. 样品的运输与保存 在采样现场样品必须逐件与样品登记表、样品标签和采样记录进行核对,核对无误后分类装箱。运输过程中严防样品的损失、混淆和沾污。对光或温度敏感的样品应有避光或保温外包装。由专人将样品送到实验室,送样者和接样者双方同时清点核实样品,并在样品交接单上签字确认,样品交接单由双方各存一份备查。

对于易分解或易挥发等不稳定组分的样品要采取低温保存的运输方法,并尽快送到实验室分析测试。避免用含有待测组分或对测试有干扰的材料制成的容器盛装保存样品。

4. 样品采集注意事项 土壤样品和气体样品的采集要充分考虑代表性,能够真实地反映现场的情况和满足检测的目的要求。采样时间应结合气象条件的变化特征,尽量在污染物出现高、中、低浓度的时间内采集,这样测定结果能较好地反映大气污染的实际情况。

(三)食品样品

1. 采样的分类与方法 根据检验目的、食品特点、批量、检验方法、微生物的危害程度等确定采样方案。采用概率性随机抽样方法,包括单纯随机抽样、分层随机抽样、整群抽样、系统抽样、复合抽样。

按照是否遵循无菌操作技术,可分为常规采样和无菌采样。在无菌条件下进行采样时要注意温度最好控制在一定的范围之内,即不可太高,影响食品的性质。

具体而言,对于即食类预包装食品,应取相同批次的最小零售原包装,检验前要保持包装的完整,避免污染。非即食类预包装食品,对于原包装小于 500g 的固态食品或小于 500ml 的液态食品,取相同批次的最小零售原包装;大于 500ml 的液态食品,应在采样前摇动或用无菌棒搅拌液体,使其达到均质后分别从相同批次的 n 个容器中采集 5 倍或以上检验单位的样品;大于 500g 的固态食品,应用无菌采样器从同一包装的几个不同部位分别采取适量样品,放入同一个无菌采样容器内,采样总量应满足微生物指标检验的要求。对于散装食品或现场制作食品,应根据不同食品的种类和状态及相应检验方法中规定的检验单位,用无菌采样器现场采集 5 倍或以上检验单位的样品,放入无菌采样容器内,采样总量应满足微生物指标检验的要求。

2. **样品的运输与保存**　包装食品按照包装标签标明的存放条件存放。保存过程要防止腐败变质、霉变、生虫等。一般样品在检验结束后保留1个月,以备复验。易变质的食品如冷荤凉菜,不予保存。

采集样品后,应当立即送检,如条件不许可时,也应在4小时内送检。夏季送检样品时,应注意冷藏,但不得在样品内加入任何防腐剂。特殊样品要在现场做特殊处理。怀疑挥发性毒物的样品应防止挥发逸散。送检样品必须有牢固的标签,标明样品名称、编号、采样人、采样日期,严密封闭包装。应附详细送检申请单,填明样品名称、件数、重量、来源、送检时间、检验项目、采样条件(容器是否灭菌、有无封签)、送样人。采集样品过程中,要注意履行必要的采样手续,会同被采样单位负责人签封,开具正式收据等。

3. **样本采集注意事项**　尽管因为调查目的、检测对象和样品种类不同,采样具有其特殊性,要求也不同,但应该注意如下共同事项:采样工具应该清洁,不应将任何有害物质带入样品中,避免造成人员感染、样品和环境的污染;样品在检测前,不得受到污染、发生变化;样品抽取后,应迅速送检测室进行分析;在感官性质上差别很大的食品不允许混在一起,要分开包装,并注明其性质。注意采样的代表性或针对性;注意采样时间和种类;注意对样品的详细标记:用于卫生质量评价的样品,应标明样品名称、编号、采样时间、采样量、采样者、检测项目等。

三、媒介生物相关样本

从广义上讲,凡是能作为中间介质,将病原从一个宿主传播到另外一个宿主的生物均称为媒介生物。狭义的媒介生物则是指能够直接或间接传播疾病的节肢动物和啮齿类动物。媒介生物样本是指生物实体原样或经特殊加工处理后,可供学习、研究或展示的动物、植物及微生物的完整个体或身体的一部分。

1. **采样的分类与方法**　虫媒传染病媒介生物种类繁多,样本采集方法也各有不同。常规调查研究与发生传媒传染病后的样本采集也有着本质上的不同。

按样本的用途,大致可分为研究用样本和展示用样本;按制作工艺,可分为干制样本、浸制样本、剥制样本、蜡叶样本和玻片样本等;按保存内容,可分为整体样本、皮张样本、骨骼样本、子实样本和组织器官样本等;按科学意义,又可分为模式样本、珍稀濒危生物样本、特有生物样本和普通研究样本等。常见的昆虫类样本的采集和啮齿动物样本的采集方法如下。

(1)蚤:蚤是日常生活中常见的昆虫。密集的敌投蚤类,可用绒布或毛布覆盖后,从一边翻转,用镊子夹棉球粘取,并连同棉球放入加塞玻璃管中,加塞塞紧。室内游离蚤可用粘蚤纸粘捕。夜间在地上放一盛水浅盘,中间点一小油灯诱捕。鼠洞蚤可用掏蚤勺掏出洞土,捕捉随土出洞的蚤。啮齿动物的寄生蚤,动物死后很快游离,故应捕捉活动物,如鼠类可装在布袋内送化验室,检蚤前放密闭容器中用乙醚和鼠一同熏死。蚤死前自然脱落,或梳下死蚤,供当时检验,或保存于1/20万甲紫2%盐水中,在3天内检验。

(2)蜱:蜱的样本采集可用布旗轻拂草尖,或将约1m^{2}的白布一边缝成筒状穿一横木,以绳系两端,平放在草上拖行,走一段距离,用镊子夹下附着的蜱,装入玻璃管中。寄生蜱多在家畜或野生动物的软组织,如尾根内面、腋下、颈下等。叮咬吸血时,口器下唇有倒齿固定在皮内不动,可用镊子夹虫体拔出采集。

(3)蚊、蝇:飞翔的蚊子可用捕虫网捕捉。无捕虫网时,可用涂有肥皂的脸盆粘捕。落着的蚊子可用吸蚊管或吸蚊器捕捉。蝇类样本用捕虫网或诱捕法捕捉。家蝇可用米汤、腐烂水果、糖浆等为诱饵；绿蝇和金蝇等可用烂肉、臭鱼等为诱饵。

（4）啮齿动物：将敌投或自毙小动物夹入布制鼠袋或塑料袋内。洞居啮齿类用捕鼠笼、钢轧或掘灌等方法捕捉，装鼠袋后送。如个体大，不便后送的，条件许可时，也可剖取脾、肝、腿骨等送检。

2. 样本的运送与保存　干样本的运送，采用针插保存，置于样本盒中。玻片样本，用75％乙醇浸泡后送回实验室进行洗脱、腐蚀和压片等处理。浸泡样本直接置于浸泡液中。

在疾病监测工作中，对动物宿主的确定、媒介生物体内带病毒率的普查等工作，均需采集病原体宿主、动物的器官、血液及媒介昆虫样本，以便在实验室进行分离病原微生物。采集到的样本以最快、最直接的途径送至实验室，短时间内可以使用干冰、液氮保存；如果24小时内能抵达实验室，一般采用冰排，温度保持在4℃以下运送；24小时内不能抵达实验室的多采用液氮罐低温保存，或置于−20℃移动制冷设备中保存和运输。

3. 样本采集注意事项　为了便于样本的鉴定，采集到媒介生物样本后，立即进行显微拍照，保留样本的颜色和形态，为后期的鉴定提供依据。记录采集样本的经纬度、采集时间、采集范围、采集人以及采集时的环境参数，如温湿度、风向等。人诱法采集双翅目吸血昆虫时，注意勤观察、勤收集，以免被叮咬引发疾病。注意动物保护法和动物福利，如需要采集具有保护性质的动物体表寄生虫时，应捕获采集后，立即放生。如确需获得组织样本，需经相关部门同意方可开展。采集人根据进入疫源地的虫媒传染病情况和条件，适当提前注射相应疫苗。

（杜昕颖　戚红卷　史　云　石　华）

第三节　实验室物理因素检测技术

军事作业场所经常存在着物理性危害因素，其中与人体健康密切相关的主要包括：气温、气湿、气压、气流等气象条件；可见光；噪声和振动；高频电磁场、微波、电磁场、红外线、紫外线、激光等。长期或大剂量短期接触物理性危害因素都可能对健康造成损害，甚至导致相关疾病的发生。与化学因素相比，物理因素具有如下特点。

1. 作业场所常见的大部分物理因素（激光除外）都是人工产生的，并在自然界中存在。正常情况下，有些因素不但对人体无害，反而是人体生理活动或从事生产劳动所必需的，如气温、可见光等。

2. 每一种物理因素都有特定物理参数，如表示气温的温度，振动的频率，电磁辐射的能量或强度等。物理因素对人体造成危害以及危害程度的大小，与这些参数密切相关。

3. 作业场所中的物理因素一般有明确的来源，当产生物理因素的装置处于工作状态时，这种因素的出现在作业环境中有可能造成健康危害。一旦装置停止工作，则相应的物理因素便消失。

4. 作业场所空间物理因素的强度一般是不均匀的，多以发生装置为中心，向四周传播。如果没有阻挡，则随着距离的增加呈指数关系衰减。

5. 有些物理因素，如噪声、微波等，可有连续波和脉冲两种传播形式。不同的传播形式使得这些因素对人体危害程度有较大差异。

6. 在许多情况下，物理因素对人体的损害效应与物理参数不呈直线的相关关系。而是常表现为在某一强度范围内对人体无害,高于或低于这一范围,才对人体产生不良影响,并且影响的部位和表现形式可能完全不同。例如正常气温对人体生理功能是必需的,而高温可引起中暑,低温可引起冻伤或冻僵;高气压可引起减压病,低气压可引起高山病等。

根据物理因素的特点,对作业场所进行卫生学调查时要对有关的参数进行全面测量。同时,针对物理因素采取预防措施时不是设法消除这些因素,也不是将其减少到越低越好,而是设法将这些因素控制在正常范围内,条件允许时使其保持在适当范围则更好。如果由于某些原因,作业场所的物理因素超出正常范围且对人体健康构成危害,而采取技术措施和个人防护又难已达到要求时,需要缩短接触时间的办法以保护作业者身体健康。

一、噪声测量

噪声是指人感到厌烦或不需要的声音的总称。生产性噪声或工业噪声是生产过程中产生的声音,其频率和强度没有规律,听起来使人感到厌烦。经常接触噪声会影响人们的情绪和健康,干扰作业效率。噪声是范围很广的一种生产性有害因素,在许多军事作业过程中都会有接触机会。

(一)噪声检测仪器

对于噪声的测定,通常采用的仪器有声级计、频率分析仪、自动记录仪和优质磁带记录仪等。

1. **声级计**　是一种按频率计权和时间计权测量声音的声压级和声级的仪器,它是声学测量中较为常用的基本仪器。声级计根据其用途可分为一般声级计、脉冲声级计、积分声级计、噪声暴露计、统计声级计和频谱声级计。根据准确度分为四种类型:O 型声级计作为标准声级计,固有误差为±0.4dB;还有Ⅰ型声级计、Ⅱ型声级计和Ⅲ型声级计,后者作为噪声监测的普查型声级计,固有误差为±0.1.5dB。声级计由传声器、前置放大器、衰减器、放大器、模拟人耳听觉特性的频率计权网络和有效值指示表头等部分构成。声级计是噪声测量中的基本仪器,其工作原理是:从传声器把声音转换成电压信号,由衰减器控制输入信号的大小,通过放大器、计权网络或滤波器检波后,由表头显示分贝值,如果需要记录噪声波形,可从输出端连接到记录器上。

2. **频率分析仪**　可用以测量噪声频谱,一般由测量放大器和滤波器两部分组成。如果噪声通过一组倍频程带通滤波器,就能得到倍频程噪声频谱;如果通过一组1/3倍频程带通滤波器,就可得到1/3倍频程噪声频谱。

(二)噪声检测

1. **声环境功能区噪声检测**　噪声敏感建筑物室内测量时,距离墙面和其他反射面至少1m,距窗约1.5m,距离地面1.2~1.5m,在门窗全打开状况下进行。并采用较该噪声敏感建筑物所在声环境功能区对应环境噪声限值低10dB(A)的值作为评价依据。测量应在无雨、雪、雷电,风速不大的天气进行。在敏感建筑物室内测量时,应在周围环境噪声源正常工作条件下,视噪声源的运行状况,分别在昼与夜两个时段连续进行测量。根据环境噪声源特征,优化测量时间。噪声测量需做测量记录。如:记录测量日期、时间、地点及测定人,使用的仪器型号、编号及其校准状况,记录测定时间内的风向、风速、雨雪等天气状况,记录测量项目及测定结果,依据的标准,声源及运行状况说明等事项。

2. **生活环境噪声检测**　测点位置要根据生活噪声排放源、周围噪声敏感建筑物的布局以及毗邻的区域类别,在社会生活噪声排放源边界布设多个检测点,其中包括距噪声敏感建筑物较近的位置。测点选在生活噪声排放源边界外 1m、高度 1.2m 以上、距任一反射面距离要大于 1m 的位置。在边界有围墙且周围有受影响的噪声敏感建筑物时,测点要选在边界外 1m、高于围墙 0.5m 以上的位置。室内测量点位设在距任一反射面 0.5m 以上、距地面 1.2m 高度处,在受噪声影响方向的窗户开启状态下测量。生活噪声排放源的固定设备结构传声至噪声敏感建筑物室内。在噪声敏感建筑物室内测量时,测点应距任一反射面至少 0.5m 以上、距地面 1.2m、距外窗 1m 以上,窗户应关闭。被测房间内的其他可能干扰测量的声源应关闭。夜间有频发、偶发噪声影响时同时测量最大声级。

二、振动测量

振动是一种极其普遍的物理现象,是物体围绕平衡位置所做的往复运动。任何机械设备在动态下都会或多或少地发生振动,这在机械设备的工作过程中是广泛存在的。根据振动作用人体的部位和传导方式,可将生产性振动划分为局部振动和全身振动。这种分类具有重要的卫生学意义,因为无论从对机体的危害还是所采取的防治措施方面,两者间都存在很大差别。

(一)振动的物理量

描述振动的物理性质的基本参数包括振动的频率、位移、速度和加速度。

1. 振动频率　指单位时间物体振动的次数。单位为赫兹(Hz)。

2. 位移　指振动物体离开平衡位置的瞬间距离。单位 mm。振动物体离开平衡位置的最大距离称为振幅。

3. 速度　指振动物体单位时间内位移的变化量。单位为 m/s。

4. 加速度　指振动物体单位时间速度的变化量。单位为 m/s^2。

位移、速度、加速度均是代表振动强度的物理量,取值时分别取峰值、峰峰值、平均值和有效值。峰值为最大值,由于振动是往复交替的运动过程,故又有正负之分,即有正峰值和负峰值。正峰值和负峰值的绝对值的和为峰峰值。平均值是振动物理量随时间变化的各点绝对值的平均数。有效值又称为均值的方根值。

(二)振动评价参量

1. 振动频谱　生产中的振动,很少由单一频率构成,绝大多数含有极其复杂的频率成分,而且不同频率的振动强度也不同。为了了解振动源的特性,进而评价其对人体的危害,需要对振动频谱进行分析。振动频谱是将按频带大小测得的振动强度(加速度有效)数值排列起来组成的图形。常用的频带有 1/3 倍频带和 1/1 倍频带两种;按中心频率,前者的频率范围 6.3～1250Hz,后者为 8～1 000Hz。

2. 共振频率　物体在外力的激发下,可产生一定频率的振动。该频率称为该物体的固有频率。当外界激发的频率与物体固有频率相一致时,振动强度加大,该现象称为共振。

3. 4 小时等能量频率计权加速度有效值　研究表明,振动对机体的不良影响与振动频率、强度和接触时间有关。振动的有害作用在振动频率在 6.3～16Hz 时与频率无直接相关,但在 16～1 500Hz 谱段随频率的增加,作用强度下降。为了便于比较和进行卫生学评价,我国目前以 4 小时等能量频率计权加速度有效值作为人体振动强度的定量指标。该指标是在频率计权和固定接振时间的原则下,计算加速度的有效值。所谓频率计权,是根据频率(或频带)对测定值进行修正,即依据不同频率振动对机体的效应,设定各频带相应的计权系数。若每日接触振动的时间不等于 4 小时,则通过公式计算。

(三)振动检测工作

首先,根据机械的结构特点和运转速度,选择能反映机械振动强度最敏感的参数和测试位置。其次,选择合适的传感器和仪器,准确地检测出感兴趣的振动信号。目前,旋转机械的振动一般通过检测轴的相对振动的电涡流位移传感器,或者装在机器壳体上的加速度或速度传感器来测试。传感器最好安装在轴承上,因为轴旋转时对轴承作用动态和静态力。若传感器不便安装在轴承上,则应尽量靠近轴承。为了得到轴承振动全部信息,每一测点均须在 3 个相互垂直的方向(轴向、径向水平和垂直)检测。有些机器出厂时规定了振动测试规范,则按要求进行。此外,振动传感器应避免放置在谐振部件附近,以免产生虚假信号。

近年来,新技术的兴起促使检测技术蓬勃发展,广泛采用运算放大器和各种集成电路,大大简化了测试系统,提高了系统特性。检测技术的核心就是传感器,随着传感器技术不断提高,新型传感器层出不穷,可测物理量迅速增多。信息技术,特别是计算机技术和信息处理技术,使测试技术产生了巨大变化,大幅度地提高测试系统的精确度、测试能力和工作效率。由于出现各种廉价传感器和实时处理装置,为开发多传感器和多种参量测试系统提供可能性。

三、电磁辐射测量

在某空间内,任何电荷由于它本身的存在,受有一种与电荷成比例的力,则这空间内所存在的物质,也就是给电荷以作用力的物质称为电场。如果电场的存在是由于电荷的存在,则这种电场是符合库仑定律的,称为库仑电场。静止电荷周围所存在的电场,则称为静电场,它是库仑电场的一种特殊情形。运动电荷受到作用力的空间称为有磁场存在的空间,而且将这种称为磁力。此外,一个变动的磁场产生一个电场,此电场不但存在于变动磁场的范围里,并且还存在于邻近的范围里。同样,一个变动的电场在发生变动的范围和变动附近的范围里产生一磁场。

(一)常用测量单位

1. **功率**　功率的基本单位为瓦(W),即焦耳/秒(J/s)。为了表示宽的量程范围,常常引用两个相同量比值的常用对数,即分贝(dB)为单位。

2. **功率密度**　有时用空间的功率密度 S 表示电磁场强度,尤其是在微波波段。因为在微波波段,测量功率比测量电压容易,而且也具有实际意义。功率密度的基本单位为 W/m^2。常用的单位为 mW/cm^2 或 $\mu W/cm^2$。

3. **磁场强度**　虽然在电磁兼容领域中经常使用,但它并非在国际单位制中的具有专门名称的导出单位。实际工作中,导出单位磁感应强度常被采用,磁通密度的基本单位为特斯拉(T)。过去磁通密度的单位使用高斯(Gs),现在"高斯"虽已被淘汰,但在实际工作中有时还可能遇到(1Gs＝0.1mT)。

4. **电场强度**　简称场强,即某处电场强度矢量为这样一个矢量,其大小等于电荷在该处所受电场力的大小,其方向与正电荷在该处所受电场力的方向一致。电场强度常用单位是伏特/米(V/m)。

(二)电磁辐射测量仪器

电磁辐射测量按测量场所分为作业环境、特定公众暴露环境、一般公众暴露环境测量。按测量参数分为电场强度、磁场强度和电磁场通量密度等的测量。对于不同的测量应选用不同类型的仪器,以期获得最佳的测量效果。测量仪器根据测量目的分为非选频式宽带测量仪和选频式辐射测量仪。

1. 非选频式宽带监测仪器 主要是指不进行分频测量,仪器测量值为仪器频率范围内所有频率点上场强的综合值。其特点是携带方便、测量简便,适用于一般环境的测量。

2. 选频式测量仪 应用该类仪器可对不同频率场强进行分频测量,这类仪器用于环境中低电平电场强度、电磁兼容、电磁干扰测量。对环境电磁辐射测量主要包括两种,一种是场强仪(或称干扰场强仪),一种是频谱仪和接收天线组成的测量系统。

根据具体监测需要,可选择不同量程、不同频率范围的监测仪器,仪器选择的基本要求是能够覆盖所监测的频率,量程、分辨率能够满足测量要求。

(三)电磁辐射测量方法

1. 测量条件

(1)气候条件:气候条件应符合行业标准和仪器标准中规定的使用条件。测量记录表应注明温度、相对湿度。一般在晴天,温度 4℃ 以上,相对湿度小于 75%,风力小于 3 级的气候条件下测量。

(2)测量高度:取离地面 1.7~2m。也可根据不同目的,选择测量高度。一般地面测量时,测量高度取 1.7m,测量高层建筑时,在阳台或室内选点测量。

(3)测量频率:取电场强度测量值 >50dBμV/m 的频率作为测量频率。

(4)测量时间:基本测量时间为环境电磁辐射的高峰期。每个测点连续测量 5 次,每次测量时间大于 15 秒,连续测量 6 分钟,并读取稳定状态的最大值。测量读数起伏过大时可适当延长测量时间。

2. 布点方法 对整个区域电磁辐射测量时,根据区域测绘地图,划分为 1km×1km 或 2km×2km 小方格,取方格中心为测量位置。对典型辐射体,可以以辐射体为中心,按间隔 45°、8 个方位为测量线,每条线上选取距场源分别 30m、50m、100m 等不同距离定点测量,测量范围根据实际情况确定。

四、电离辐射测量

电离辐射是高能量的射线与物质发生相互作用使物质中的原子发生直接或间接电离的过程。直接电离粒子本身带有电荷,可以通过碰撞就能引起物质电离的带电粒子,例如电子、β 射线、质子和 α 粒子等。间接电离粒子是能够释放出直接电离粒子或引起核变化的非带电粒子,如光子、中子等。

(一)常用单位

1. 照射量 X 是一个用来表示 X 射线或 γ 射线在空气介质中产生电离能力大小的辐射量,单位是 C/kg。

2. 吸收剂量 D 是单位质量受照物质中所吸收的平均辐射能量,单位是 J/kg,专门名称是戈瑞(Gy)。

3. 器官剂量 DT 辐射防护中某一器官或组织的吸收剂量的平均值。

4. 当量剂量 HT 表示不同类型和能量的辐射照射对人体造成的生物效应的严重程度或发生概率的大小,即考虑了辐射权重因子的吸收剂量,单位是 J/kg,专门名称是希沃特(Sv)。

5. 有效剂量 E 计算受到照射的有关器官和组织带来的总的危险,即考虑到组织权重因子当量剂量,单位是 J/kg,专门名称是希沃特(Sv)。

(二)测量仪器与方法

从测量方法上大体可分为三种:瞬时剂量率测量仪器,累计计量测量仪器,γ谱仪。用于瞬时剂量率测量的仪器有电离室、G-M 计数管、闪烁剂量率仪等。测量累计剂量的仪器常用热释光剂量计。γ谱仪分析仪器采用 NaI(T1)、HP(Ge)就地 γ谱仪。

一般,电离室的灵敏度较差,但对 γ射线的能量相应特性较好,电子线路简单,且结构结实,适宜做便携式仪器。G-M 计数管的 β射线、γ射线能量响应特性差,电子线路简单,易做小型的便携式仪表。闪烁剂量率仪的灵敏度高,能量响应好,质量轻,携带方便,但自身本底较高。

就地 γ谱仪中,HP(Ge)的优点是能量分辨率高,但探测效率低。NaI(T1)探测器的计数效率高,但能量分辨率差。

仪器的刻度是为了保证仪器的正常工作和准确,刻度内容包括能量响应、角响应、线性、仪器刻度系数等。仪器刻度通常有两种方法:一种是将所用的仪器与标准仪器比对,另一种是用已知辐射场或标准源进行标定。对于常规剂量测量,定期进行刻度是非常有必要的。

(孙如宝)

第四节 实验室分析化学技术

分析化学在疾病预防控制领域有着广泛应用,饮水卫生、食品卫生、环境卫生、劳动卫生中化学因素的检测评价,消毒剂、消杀灭产品、卫生毒理供试品的分析都离不开分析化学。其特点在于需要考虑产品本身的有效性和安全性,主要包括两大领域:有效成分鉴定和纯度分析,污染物或毒理指标含量测定,此外,突发公共卫生事件中化学因素的应急检测及结果确认等方面,都离不开各种分析化学检测技术。

一、分析化学的定义

在百年诺贝尔化学奖的历史中,检测与分析技术数获殊荣,欧洲化学联合会给予分析化学如下定义:分析化学是一门发展并运用各种方法、仪器和策略,在时空维度里获得有关物质组成及性质信息的一门科学(analytical chemistry is a scientific discipline that develops and applies methods, instruments and strategies to obtain information on the composition and nature of matter in space and time)。这就说明了分析化学的内容极其广泛,它是利用一切可利用的性质,研究建立新的检测原理、新的仪器设备、新的表征测量的方法与技术,从而最大限度地获取物质结构和质量信息的一门科学。

二、分析检测技术的分类

分析技术从过程上分为前处理技术及仪器分析技术;从原理上分为色谱相关、光谱相关、其他技术(电化学相关、生物化学分析技术)。用于疾病预防控制领域的分析检测技术主要包括光谱、色谱和色质联用分析技术。

光谱可分为原子光谱(检测元素)和分子光谱(主要用来检测化合物,有时也用于某种特定元素或离子的检测,如铝和六价铬的检测),从检测原理上又可分为吸收光谱和发射光谱。光谱定性是基于被测元素或化合物在某个波长有特征吸收或发射。定量原理是在一定浓度范围内,吸收或发射强度与被测物的浓度之间满足朗伯比尔定律,即吸收或发射强度与被测物的浓度呈正比。

根据流动相的不同,色谱可分为气相色谱和液相色谱,其分离原理是不同物质在固定相和流动相之间具有不同的分配系数,经过反复多次的分配,化合物在不同的检测时间到达检测器(保留时间),根据保留时间的差异对化合物进行定性,根据色谱峰峰高或峰面积对化合物进行定量。质谱可以提供相对分子质量和大量碎片信息,是化学结构鉴定强有力的手段,目前色质联用已成为有机混合物分离、定性、定量的首选技术。

三、分析检测技术

(一)样品前处理技术

样品前处理技术(sample pretreating)是指样品的制备和对样品中待测组分进行提取、净化、浓缩的过程。其目的是消除基质干扰、保护仪器,提高方法的准确度、精密度、选择性和灵敏度。样品前处理是分析检测过程的关键环节,只要检测仪器稳定可靠,检测结果的重复性和准确性主要取决于样品前处理,方法的灵敏度也与样品前处理过程密切相关。样品制备过程必须小心处理,防止待测组分发生变化、降解和污染。

经典的样品前处理技术包括:过滤、酸消解、索氏提取、液液分配、柱层析技术等。现代技术主要包括:凝胶渗透色谱(gel permeation chromatography,GPC)、固相(微)萃取、微波消解、超临界流体萃取、加速溶剂萃取、氮吹浓缩、旋转蒸发、微量化学法等。

(二)现代仪器分析技术

重金属等元素检测技术主要包括:原子吸收分光光度技术、原子发射分光光度技术、等离子光谱技术、原子荧光光度技术及紫外－可见分光光度技术等。

无机物检测技术主要包括:电化学技术、热分析法、滴定分析技术、分光光度技术及离子色谱技术等。

有机化合物及天然毒素检测技术:气相色谱(农药残留、部分兽药残留、食品添加剂、天然毒素等);液相色谱(兽药残留、食品添加剂、天然毒素等);气质联用仪、液质联用仪、超临界色谱仪(热不稳定有机化合物、部分农兽药残留及有毒有害物质的检测);薄层色谱仪:部分特定波长具有紫外吸收的化合物或天然产物等;傅里叶变换红外光谱仪(化合物中基团的定性鉴定等);磁共振光谱仪(化合物中碳氢等结构确证);高分辨气质联用仪:结构确证及有机物的痕量分析。

1. 原子光谱分析技术　在卫生检验中最常使用的原子光谱为原子吸收与原子荧光。原子吸收的基本工作原理是:样品溶液中的被测元素在原子化器中原子化,原子化了的被测元素自由原子对光源(空心阴极灯)发出的特征光谱产生共振吸收,通过检测吸收强度,从而检测出被测样品中被测元素的含量。

原子化器是原子吸收分光光度计的关键部件,其作用是产生大量稳定的基态自由原子。因此,原子化技术将直接决定分析灵敏度和结果重现性。目前广泛应用的原子化器有火焰、石墨炉两种。火焰的原理是试液经毛细管吸入雾化器,小的雾滴与火焰气体充分混合后进入燃烧器,蒸发掉溶剂,原子化样品在光路中产生大量的基态自由原子。常用的火焰是乙炔-空气焰,温度约2 300℃。石墨炉原子化器是利用高温(约3 000℃)使试样在石墨管中完全蒸发,充分原子化,从而进行吸收测定。由于石墨炉原子化率高、自由原子在吸收区停留时间长,因此,这种方法具有灵敏度高、试样量少等特点,但其干扰复杂,测量精度劣于火焰法。由于铅、铬、镉等高温毒理学元素在环境、水、食品中含量较低,需使用石墨炉法进行测定,而钾、钠、铁、锌等高丰度元素用火焰原子化法检测即可。

原子荧光光谱分析是一种利用线光源或连续光源将原子激发到较高的电子能级,并测量被激发的电子返回至基态或较低能级时所发射出的荧光辐射的分析方法。

其常用的原子化法是氢化物发生法,该法多用于可还原成稳态氢化物元素的检测,如砷、硒、汞等,这些元素可以通过化学法还原为气态氢化物,然后被导入加热的石英管中进行测定。

2. 分子光谱分析技术　分光光度法是通过测定被测物质在特定波长处或一定波长范围内光的吸收度或受激发后发射出的辐射强度,对该物质进行定性、定量以及结构分析的方法。按照波长范围不同可以分为:紫外光区、可见光区、红外光区等。属于吸收光谱的有紫外-可见分光光度法、红外光谱法等,荧光光谱、磷光光谱则属于发射光谱技术。在疾病预防控制工作中最常使用的有紫外-可见分光光度计、红外光谱仪等。国家标准列出的食品中亚硝酸盐、甲醛、二氧化硫等物质的检测就使用了紫外-可见分光光度技术,橄榄油、蜂蜜等食品掺假通常通过红外光谱技术进行鉴定。

3. 质谱分析技术　质谱分析(MS)可以直接获得化合物的相对分子质量及丰富的结构信息,从而直观地"看"到分子的化学式、结构式,因此颇受分析工作人员的青睐。但传统的质谱技术仅能在真空度较高的条件下,分析鉴定较纯的化合物,使得其使用受限。

近年来,适于大气压下直接离子化的 MS 表面分析技术方兴未艾。目前主要有电喷雾解吸电离(DESI)、实时直接分析(DART)等两大离子化技术和由之产生的若干分支。这些技术的贡献在于依据方法适用性,对气、液体和固体样品表面不做任何处理就可在大气压下直接进行实时分析,几秒内便可获得结果,使 MS 技术满足了现场实时快速分析的迫切需求。

电感耦合等离子体质谱是利用电感耦合等离子体炬作为激发光源,产生的样品离子经质量分析器和检测器后得到质谱。其具有检测灵敏度高、检测快速、干扰低、可做同位素比值分析等优点。与其他分析技术联用,可实现元素价态分析和形态分析。

4. 色谱分析技术　气相色谱(GC)在疾病预防控制体系中一般用于不同基质中的各种挥发组分的定性定量分析等。如蔬菜、茶叶中的有机磷、有机氯以及拟除虫菊酯类农药残留的检测。结合热脱附技术、顶空或吹扫捕集技术,可以检测环境中 TVOC 及苯系物,水或土壤中的(半)挥发性物质。

在卫生及卫生相关产品的分析中占有主流地位的色谱技术则属高效液相色谱(HPLC)法,在食品及保健食品质量控制、纯度分析和微量杂质、降解产物、代谢产物的分析鉴定等方面存在普遍应用。最为广泛使用的仍然是反相模式(RP-HPLC)。

目前研究进展集中于使用整体柱或小孔径填料色谱柱,以降低样品分析时间、增加样品通量,即达到"快速"或"高通量"的分析目的。另一研究热点是在流动相中引入第二种有机添加剂,用作离子对试剂、胶束或分离极酸、极碱物质时的硅羟基掩蔽试剂。新型色谱技术还包括各种新型的分子印迹型色谱柱的开发及体内污染物分析中的柱切换技术,以达到快速在线预柱切换净化的目的。利用超临界流体的低黏度、强溶解性、强流动性及物质在其中的稳定性,超临界流体色谱也是人们所关注的热点。

检测器方面,蒸发光散射(ELSD)检测器在 HPLC 中的应用有增加趋势,特别适用于多种抗生素、天然产物及磷酸酯等的分析。其他检测器还有示差检测器、荧光、化学发光及电化学检测器、电雾式检测器(CAD)等。CAD 和 ELSD 均为质量型检测器,产生的是普适性响应信号,其强弱不取决于分析物的光谱或理化性质。因此,使用一种对照品测量而得的校准曲线,同样适用于其他化合物,这就提供了在无对照品或放射性同位素标记化合物存在时准确定量的可能性。

离子色谱也属于液相色谱的范畴,其在无机阴离子,如:氯离子、氟离子、硫酸根、硝酸根、溴酸盐等的检测方面有着无可比拟的优势。

5. 色谱-质谱联用技术

(1)气相色谱(GC)是一种具有高分离能力、高灵敏度和高分析速冻的分类技术,但是仅可依据保留时间进行定性而使其应用大大受限。将气相色谱与质谱(MS)两种技术有机结合可扬长避短、大大拓展其应用范围。GC-MS 在多种挥发性有机化学物质(VOC)、农残、药残的检测中,可以同时实现定性定量。如浓缩苹果汁中 105 种农药残留量的快速筛选,水产品中 205 种多氯联苯残留量的检测等都使用了气质联用技术。

(2)液相色谱(LC)-质谱(MS)联用技术集合了 LC 的高效分离能力和 MS 的高灵敏度与高选择性的优点,已成为色谱联用技术中的最重要分支,系分离、鉴定各种化合物的主要手段之一,也在食品中药残、农药、毒性物质等、持久性有机污染物、天然产物化学成分的定性定量研究、分析及体内药物分析如药动学测定、代谢物定量分析中得到了广泛应用。多维/串级质谱、衍生化试剂、小型化、纳流喷雾技术、基于芯片的样品引入技术是联用技术的发展热点。

目前应用最普遍的是电喷雾离子源(ESI)、大气压化学电离源(APCI)等离子源和四极杆、离子阱等质量分析器的有效结合。其中,三重四极杆(QQQ)、四极杆-飞行时间质谱和离子阱均可实现串级质谱的功能,便于通过碰撞诱导解离(CID)进行谱峰解析,和应用多种串级质谱模式,如中性丢失、母离子扫描、子离子扫描等,通过离子的多种特征碎裂行为,并结合化合物在 LC 上的保留行为等特征进行产物结构确证;同时可通过多反应监测(MRM)定量,提高选择性和灵敏度。

对于未知物的鉴定越来越倾向于多种技术联合使用,以从化合物的不同性质层面有效阐释,最终得到准确的结构鉴定结果。例如,LC-MS,GC-MS 和 LC-NMR 可相互补充,提供化合物稳定性和有关降解产物的结构信息。联合使用制备 GC、1D 和 2D NMR、及计算机辅助化合物结构解析(CASE)技术,对复杂基质中的(半)挥发性杂质进行结构鉴定。需要指出的一点是,未知物的最终判定"金标准",仍然应该是合成得到该物质的标准品。

6. 毛细管电泳(CE)技术 从 20 世纪 80 年代末期发展以来,CE 技术以其高效、快速、微量、多模式等特点,迅速在分析化学和生命科学领域得到广泛应用,如 DNA、蛋白质分析、药物质量控制、临床检验等方面的应用。随着技术手段的提高,其在疾病预防控制领域的应用也日趋增多,如测定环境中的多环芳烃(PAHs),使用毛细管胶束电动色谱分离测定对硫磷、甲基对硫磷、水胺硫磷和克百威,使用加压梯度毛细管电色谱分离 18 种氨基酸等。CE 的主要模式包括如毛细管区带电泳、非水 CE、微乳液电动色谱、毛细管等速电泳、毛细管电色谱、免疫亲和CE 等,诸多检测技术如二极管阵列、激光诱导荧光(LIF)、MS、电荷耦合器件(CCD)、化学发光、非接触电导等均有涉及,以达到高灵敏度或获得分析物的三维、结构信息。

(岳丽君)

第五节 卫生毒理学安全性评价技术

一、概述

1. 概念 安全性(safety)指在规定条件下化学物暴露对人体和人群不会引起健康有害作用。在卫生毒理学中,安全性评价(safety evaluation)是利用规定的毒理学程序和方法评价化学物对机体产生有害效应(损伤、疾病或死亡),并外推和评价规定条件下化学物暴露对人体和人群的健康是否安全。

2. 基本目的

(1)受试物毒作用的表现和性质:在急性和慢性毒性试验中,观察受试物对机体的有害作用,对有害作用的观察应该是对每个实验动物进行全面逐项的观察和记录。发现有害作用是进行剂量-反应(效应)研究的前提。

(2)剂量-反应(效应)研究:是安全性评价的基础。通过对不同有害作用的剂量-反应(效应)研究,可以得到受试物的多种毒性参数和剂量-反应(效应)线的斜率。

(3)确定毒作用的靶器官:确定受试物有害作用的靶器官,是毒理学安全性评价的重要目的,以阐明受试物毒作用的特点,并为进一步的机制研究和毒性防治提供线索。

(4)确定损害的可逆性:一旦确认有害作用存在,就应研究停止接触后该损害是否可逆和消失,器官功能是否恢复,还是停止接触后损害继续发展。化学物毒性作用的可逆性关系到对人的危害评价,如果受损的器官组织能够修复并恢复正常功能,则可能接受较高危险性的接触水平。

二、基本内容

暴露于人类的各类化学物质的使用方式、暴露途径和危害程度不同,对其进行安全性评价的程序与内容也有显著差异。各国和各国际组织主要根据化学物质的种类和用途制定卫生毒理学安全性评价的规范、标准或指导原则,以此作为评价化合物安全性的技术支持,具有严格的原则性,也允许有一定的灵活性。

卫生毒理学安全性评价遵循分阶段试验的原则,主要因为各毒理学试验之间是有关联的,某些试验是其他试验的基础。如急性毒性试验是绝大多数毒理学试验的基础;LD_{50}或近似LD_{50}是致畸试验、亚慢性毒性试验和某些致突变试验剂量设计的参考依据;慢性毒性试验剂量和观察指标的选择要参考亚慢性毒性试验的结果。另一方面,为尽量减少资源的消耗,对于试验周期短、费用低、预测价值高的试验应予以优先安排。因此,可以根据前一阶段的试验结果,判断是否需要进行下一阶段的试验。如对某些受试物进行了部分毒理学试验后,发现其毒性作用很强,即可将其放弃,而不必进行以后阶段的试验。这样可以在最短的时间内,用最经济的方法,取得可靠的结果。

1. 试验前的准备工作 在对受试物进行安全性评价之前,必须尽可能地搜集其相关资料,包括化学组成、理化性质及生产工艺方面的资料。这是进行毒理学试验设计的基础。对于待测样品,要求其必须是配方组成和工艺流程固定、成分稳定、纯度一致的定型产品。一般情况下,用于卫生毒理学安全性评价的受试物为工业品或市售商品,以反映人体实际暴露的情况。待测样品应一次提供足够试验用的数量。

2.不同阶段的毒理学试验项目 现有的卫生毒理学评价程序中,一般将毒理学安全性试验分为四个阶段试验。

(1)第一阶段试验:包括急性毒性试验和局部毒性试验。主要是测定 LD_{50} 值、LC_{50} 值或其近似值,为其他试验的剂量设计提供参数,根据毒作用的性质、特点推测靶器官,并对受试物的急性毒性进行分级。试验通常要求使用两种动物,染毒途径应为人体可能暴露的途径。有可能与皮肤、眼、黏膜接触的化学物质还要求进行皮肤、黏膜刺激试验、眼刺激试验、皮肤致敏试验、皮肤光毒和光致敏反应试验等局部毒性试验。

(2)第二阶段试验:包括重复剂量毒性试验、遗传毒性试验与发育毒性试验。这些试验的目的是研究受试物多次暴露后对机体可能造成的潜在危害,并研究受试物是否具有遗传毒性与发育毒性。剂量范围发现试验、14 天重复剂量毒性试验、28 天重复剂量毒性试验可能得到更多的毒效应信息。遗传毒性试验包括原核细胞基因突变试验、真核细胞基因突变、染色体畸变试验、微核试验或骨髓细胞染色体畸变分析等。通常需要几个试验成组使用,以观察不同的遗传学终点,提高预测遗传危害和致癌危害可靠性。发育毒性试验主要是传统致畸试验。

许多受试物在结束第一、第二阶段的试验后,需根据试验结果、受试物用途和人可能的暴露水平,决定是否进行下一阶段的试验。

(3)第三阶段试验:包括亚慢性毒性试验、生殖毒性试验和毒动学试验。亚慢性毒性试验是为了确定较长时间内重复暴露受试物所引起的毒效应强度的性质、靶器官及可逆性,得到亚慢性暴露的观察到有害作用的最低水平(lowest observed adverse effect level,LOAEL)和未观察到有害作用水平(no observed adverse effect level,NOAEL),预测对人体健康的危害性,并可为慢性毒性试验和致癌实验的剂量设计和指标选择提供参考依据。生殖毒性试验用于观察受试物对生殖过程的有害影响。毒动学试验研究受试物或其代谢物在血液、其他体液及器官组织中浓度随时间的改变,了解在体内的吸收、分布和消除情况。代谢试验用于检测受试物的代谢产物、相关的代谢酶,以及对外源化学物代谢酶的影响。

(4)第四阶段试验:包括慢性毒性试验和致癌试验。慢性毒性试验研究受试物与机体长期暴露所致的一般毒性作用,确定靶器官,获得慢性暴露的 NOAEL 和 LOAEL;致癌试验研究受试物的致癌作用。本阶段的两个试验周期长、耗费的资源多,通常结合进行。

3.人群暴露资料 将毒理学试验的结果外推到人具有不确定性,而人体暴露试验可直接反映受试物对人体造成的损害作用,具有决定性意义。故在可能的情况下,应努力搜集人群暴露资料,包括对职业性暴露人群的检测、对环境污染区居民的调查、对新药的临床试验、对药物毒性的临床观察、对中毒事故的原因追查等。

三、主要试验方法

毒理学试验是对化学物进行安全性评价的主要手段,已被各国际组织或各国的行政部门所颁布的规程或指南列为常规试验。毒理学试验可分为基础毒性试验和特殊毒性试验。基础毒性试验主要包括急性、亚急性、亚慢性、慢性毒性试验和局部毒性试验。特殊毒性试验包括致癌试验、致突变试验、致畸试验和生殖毒性试验。

为使实验顺利进行并确保实验结果的准确、可靠,实验前须遵照一定的实验原则,根据研究目的进行周密的实验设计。实验原则既包括统计学原则,也包括实验本身所遵循的原则。

（一）急性毒性试验

急性毒性是指机体一次或 24 小时内多次接触一定剂量化学物后在短期内产生的毒性作用及死亡。急性毒性试验是评价化学物急性毒作用的试验,是了解和研究化学物对机体毒作用的第一步,在短期内可以获得许多有用的信息和资料。

1. 急性毒性试验目的

（1）通过试验测定毒物的致死剂量以及其他急性毒性参数,以 LD_{50} 为最主要的参数,并根据 LD_{50} 值进行急性毒性分级。

（2）通过观察动物中毒表现,毒性作用强度和死亡情况,初步评价毒物对机体的毒效应特征、靶器官、剂量-反应（效应）关系和对人体产生损害的危害性。

（3）观察反应是否具有可逆性。

（4）为后续的重复剂量、亚慢性和慢性毒性试验研究以及其他毒理试验提供接触剂量设计依据,并为选择观察指标提出建议。

（5）提供毒理学机制研究的初步线索。

2. 急性毒性试验方法要点

（1）在几种常用的哺乳动物中,大鼠为首选的啮齿类动物。

（2）各剂量组雌雄动物均至少 5 只。雌性动物应为未孕和未产仔的。

（3）动物经 5～7 天适应期后,将动物随机分配到各试验组。至少设置 3 个不同的剂量组,组间剂量距离适当。

（4）通常经胃管染毒,主要采用等容量灌胃法。

（5）观察期限一般为 14 天,也可依据毒性反应、症状发生的速度和恢复期长短而定。如有必要可适当延长观察期。

（6）选用适宜方法计算经口 LD_{50},常用概率单位图解法,Bliss 法等,国内常用改进寇氏法。

（二）急性毒性替代试验

由于受试物的化学结构、活性成分的含量各异,毒性反应的强弱也不同,研究者应根据受试物的特点,选择以下国内外公认的试验方法。

1. 近似致死剂量法　该方法主要用于非啮齿类的动物实验。实验方法如下。

一般采用 6 只健康的 Beagle 犬或猴。犬的年龄一般为 4～6 月龄,猴的年龄一般为 2～3 岁。

按 50% 递增法,设计出含数个剂量的剂量序列表。根据估计,由剂量序列表中找出可能的致死剂量范围,在此范围内,每间隔一个剂量给一只动物,测出最低致死剂量和最高非致死剂量,然后用两者之间的剂量给一只动物。如果该剂量下动物未发生死亡,则该剂量与最低致死剂量之间的范围为近似致死剂量范围;如果该剂量下动物死亡,则该剂量与最高非致死剂量间的范围为近似致死剂量范围。

2. 最大给药量法　对于某些低毒的受试物可采用该方法。在合理的最大给药浓度及给药容量的前提下,以允许的最大剂量单次给药或 24 小时内多次给药（剂量一般不超过 5 000mg/kg体重）,观察动物出现的反应。一般使用 10～20 只动物,连续观察 14 天。

3. 固定剂量法　1984 年英国毒理协会首先提出,与经典急性毒性试验方法不同,该方法不以动物死亡作为观察终点,而是以明显的毒性体征作为终点进行评价。1992 年,OECD 采用该方法。该方法选择 5mg/kg、50mg/kg、500mg/kg 和 2000mg/kg 四个固定剂量进行试验,特殊情况下可增加 5000mg/kg 剂量。实验动物首选大鼠,采用一次染毒的方式进行。根据预试验的结果,在上述四种剂量中选择一个可能产生明显毒性但又不引起死亡的剂量进行试验,如预试验结果表明,50mg/kg 引起死亡,则降低一个剂量档次进行试验。每个剂量至少用 10 只动物,雌雄各半。给受试物后至少应观察 14 天,根据毒性反应的具体特点可适当延长。对每只动物均应仔细观察并详细记录各种毒性反应出现和消失的时间。

固定剂量法实验结果,参考表 11-1 进行评价。

表 11-1 固定剂量法试验结果的评价

剂 量 (mg/kg)	试 验 结 果		
	存活数<100%	100%存活 毒性表现明显	100%存活 无明显中毒表现
5	高毒 ($LD_{50} \leqslant 25mg/kg$)	有毒 (LD_{50} 25~200mg/kg)	用 50mg/kg 剂量试验
50	有毒或高毒,用 5mg/kg 剂量进行试验	有害 (LD_{50} 200~2000mg/kg)	用 500mg/kg 剂量试验
500	有毒或有害,用 50mg/kg 剂量进行试验	(LD_{50}>2000mg/kg)	用 2000mg/kg 剂量试验
2000	用 500mg/kg 剂量进行试验	该化合物无严重急性中毒的危险性	

4. **急性毒性分级法** 是以死亡为终点的分阶段试验法,每阶段 3 只动物,根据死亡动物数,平均经 2~4 阶段即可判定急性毒性。1996 年,该方法被 OECD 采用,2001 年更新。虽然急性毒性分级法所用动物少,但仍可得到可接受的结论。急性毒性分级法应用啮齿类动物,首选大鼠,利用 3 个固定剂量(25、200、2000mg/kg 体重)之一开始进行试验,根据实验结果进行评价:①不需要进一步试验进行分级;②下一阶段以相同剂量的另一种性别试验;③下一阶段以较高或较低的剂量水平进行。确认染毒动物存活后,进行下一个性别或下一个剂量的试验。

5. **上下法** 又称阶梯法,由 Dixon 和 Mood 首次提出。Bruce 于 1985 年对其进行了改进。目前是 OECD 和 EPA 推荐的方法之一。其最大特点是节省实验动物。此外,使用该方法不但可以进行毒性表现的观察,还可以估算 LD_{50} 及其可信限,适用于评价引起动物快速死亡的药物。该方法分为限度试验和主试验。限度试验主要用于有资料表明受试物毒性可能较小的情况。在相关毒性资料很少或预期受试物有毒性时,应进行主试验。

限度试验是最多用 5 只动物进行的序列试验。试验剂量为 2 000mg/kg,特殊情况下也可使用5 000mg/kg。

主试验由一个设定的给药程序组成,在此程序中,每次给药 1 只动物,间隔至少 48 小时。给药间隔取决于毒性出现时间、持续时间和毒性的严重程度。在确信前一只动物给药后能存活之前,应推迟按下一剂量给药。时间间隔可以适当调整,但使用单一时间间隔时,试验会更简便。

第一只动物的给药剂量低于 LD_{50} 的最接近的估计值。如果该动物存活,第二只动物给予高一级剂量;如果第一只动物死亡或出现濒死状态,第二动物给予低一级剂量。

在决定是否及如何对下一只动物给药前,每只动物都应认真观察达48小时。当满足停止试验标准之一时,停止给药,同时根据终止时所有动物的状态计算LD_{50}估计值和可信区间。

6. 累积剂量设计法 即金字塔法,在非啮齿类动物进行急性毒性试验可用此法。经典的试验设计需要8只动物,分对照组和给药组,每组4只,雌雄各2只。在整个观察期内都给动物受试物,一般是隔天染毒,但剂量是逐渐增加的。直到一只动物或两只动物死亡,或者达到剂量上限。当没有动物死亡时,最小致死剂量和LD_{50}大于最高剂量或受限制剂量。当在某一剂量所有动物均出现死亡时,最小致死剂量和LD_{50}应在最后两个剂量之间。当在某一剂量部分动物出现死亡,部分死亡出现在后继的下一个高剂量,此时,最小致死剂量位于首次出现死亡的剂量和前一低剂量之间,LD_{50}则应在首次出现动物死亡的剂量和所有动物均死亡的剂量之间。假如没有动物死亡发生,常常以最高剂量给予动物5~7天,以确定后续的重复给药试验中高剂量的选择。

(三)长期毒性试验

急性毒性研究的是一次大剂量染毒所引起的毒性反应,这种接触外源化学物的方式实际并不常见。在多数情况下,人类与生活和生产环境中的化学物的接触方式是长期的、重复的、低水平的,一般不会发生急性毒作用。由于长期重复剂量染毒和一次剂量染毒所致毒作用可能完全不同,故利用急性毒性资料难以预测慢性毒性。所以,除对具有急性毒性的化学物需进一步研究其长期毒性(亚急性、亚慢性和慢性毒性)研究外,还需对一些即使急性毒性很低,但长期存在于人类生产和生活环境中,在机体内具有一定的蓄积能力并可产生不良健康效应的化学物进行长期毒性研究。长期毒性试验是指机体反复多次接触外源化合物所引起的毒性反应。

过去主要根据与机体重复接触时间的长短,将外源化学物所致毒性作用分为短期重复剂量毒性作用、亚慢性毒性作用和慢性毒性作用。其相应的评价试验分别为短期重复剂量毒性试验、亚慢性毒性试验和慢性毒性试验。现在,这三种试验可统称为重复染毒毒性试验或长期毒性试验。

短期重复剂量毒性是指实验动物或人连续接触外源化学物14~30天所产生的毒性效应。亚慢性毒性是指实验动物或人连续较长期(相当于生命周期的1/10)接触外源化学物所产生的毒性效应。慢性毒性是指实验动物长期染毒外源化学物所引起的毒性效应。由于慢性试验耗费大量的人力、物力和时间,一般在必要时才做。因此,重复剂量毒性试验和亚慢性试验具有预备和筛选的作用。尤其28天重复染毒毒性试验已成为一种初步评价长期接触可能引起的毒效应的经济适用的短期重复染毒试验。亚慢性毒性试验已经成为比较常用的长期重复染毒毒性试验,基本可以代替慢性试验,由该试验可确定外源化学物的NOAEL。

1. 试验目的

(1)观察长期接触受试物的毒性效应谱、毒作用特点和毒作用靶器官,了解其毒性机制。

(2)观察长期接触受试物毒性作用的可逆性,是否具有迟发性毒性反应、蓄积毒性和耐受性。

(3)研究重复接触受试物毒性作用的剂量-反应(效应)关系,从初步了解到确定NOAEL和LOAEL,为制定人类接触的安全限量提供参考值。

(4)确定不同动物对受试物的毒效应的差异,为将研究结果外推到人提供依据。

2. 试验要点 重复剂量毒性试验、亚慢性毒性试验和慢性毒性试验在设计和评价上有许多共同之处。亚慢性毒性试验时长期重复试验最常用的,以该试验为重点进行介绍。

(1)实验动物的选择:一般要求选择两种动物,一种为啮齿类,一种为非啮齿类。一般要求选用两种性别,雌雄各半。特殊情况下如研究某种受试物的性腺毒性或生殖毒性,可选用单性别动物。

(2)染毒方式与染毒期限:染毒途径的选择主要考虑两点:一是应当尽量选择和人类接触途径相似的方式;二是应当与预期进行的慢性毒性作用研究的接触途径相一致。一般以经口、经呼吸道和经皮染毒为多。染毒频率为每日 1 次,连续给予,如试验期为 3 个月或超过 3 个月时,也可每周 6 次。

(3)剂量选择和分组:一般至少应设 3 个剂量组和 1 个阴性(溶剂)对照组。高剂量组应能引起明显的毒性或少量动物的死亡。低剂量组应无中毒反应,相当于 NOAEL。高、低剂量组间设置 1 个中剂量组,比较理想的中剂量约相当于观察到有害作用的最低剂量 LOAEL。组距以 3~10 倍为宜,最少不低于 2 倍。

(4)观察指标:试验过程及染毒结束时,应对实验动物进行全面、系统、深入的观察检测。主要包括一般观察、实验室检测、系统尸解和病理组织学检查、可逆性观察等。

3. 注意事项　长期毒性试验由于周期长,人力、物力、财力消耗很大。如果试验设计不周密,或者实施过程的失误,可能会带来不可弥补的损失。如果是委托试验,还可能面临法律诉讼等后果,将极大影响试验机构和试验者的声誉。实验质量控制是保证实验数据具有科学性、准确性和公平性的先决条件,长期毒性试验应该严格遵循 GLP 原则进行试验。

(1)重视试验项目管理:有效的试验项目管理指选择具有丰富长期毒性试验经验的专业化人才对项目的设计和实施全面管理。应尽量排除实验因素的干扰,保证试验的顺利进行。试验过程中应保障所有设施仪器的状态良好。参加实验人员必须是经过专业培训的人员,应排除一切出现操作失误的可能性。如果出现失误,均应如实记录,以利试验结果的准确评价。试验项目管理人员对试验实施过程的监管一定要落在实处。

(2)合理的试验设计:剂量设计时长期重复毒性试验成败的关键。剂量设置应能得到如下结果:足够高的剂量以能观察到受试物的毒性作用,动物死亡率不能超过 10%,如果是阴性结果,剂量设计必须达到技术规范的要求。否则,应该谨慎做出结论。成功的试验设计能得到明确的剂量-反应关系,获得理想的 LOAEL 和 NOAEL。

(3)试验动物环境的要求:近年来,随着社会的进步,科学的发展,GLP 认证及国家实验室认可的普及,对动物环境和动物级别提出了更高的要求,以利于试验结果得到国际认可。环境不良会导致动物自发性疾病过多,干扰实验结果。因此,实验动物的饲养和实验环境标准化十分重要。大鼠的长期毒性试验必须在符合国家实验动物标准的屏障环境中进行。

(4)检测条件的控制:实验室检测指标在长期毒性试验结果评价中占重要地位。试验前、过程中和结束时需要多次进行指标检测,这不仅要求所有检测仪器和辅助条件短期内准确可靠,而且要长期稳定可比。对仪器实施严格的质量控制是非常必要的。国家在临床检验规范化和质控方面有一套组织机构和标准,承担长期毒性试验的单位应主动加入国家甚至国际有关的质控体系。

(5)正确、科学分析实验结果:对长期毒性试验结果进行分析时,应正确理解均值数据和单个数据的意义。综合考虑数据的统计学意义和生物学意义。正确应用统计学假设检验的结果有助于确定试验结果的生物学意义,但具有统计学意义并不一定代表具有生物学意义。在判断生物学意义时应考虑到参数变化的剂量－反应关系、其他相关参数的改变,以及与历史对照的比较。非啮齿类实验动物数量少、个体差异大,因此单个动物的试验数据往往具有重要的毒理学意义。

四、需要注意的问题

1. 在对受试物进行毒理学安全性评价时一定要遵循有关机构的规范或指南。各国和各法规机构的安全性评价基本内容相近,并逐步协调和接轨。

2. 全面贯彻执行 GLP,要对安全性评价全过程进行质量控制,这是实现国内外实验室之间数据通用的基础。

3. 在实验设计和实施时注意贯彻 3R 原则,即替代、减少和优化。

4. 毒理学安全性评价试验主要是对受试物的毒效应的筛选,在必要时应进行靶器官毒理学研究,进一步研究毒作用模式和机制研究。

5. 毒理学安全性评价的结果可得到受试物毒作用的 LOAEL 和 NOAEL,以 NOAEL 作为阈值的近似值。以此为基础可得出安全限值,安全限值＝NOAEL/安全系数。安全系数一般采用 100,据认为安全系数 100 是为物种间差异 10 和个体间差异 10 两个安全系数的乘积。

(张利军　彭双清)

第六节　实验室微生物检测技术

微生物是一类形体微小、结构简单、肉眼看不见、需要借助光学显微镜或电子显微镜才能观察到的低等微小生物的总称。近年,由病原微生物引发的公共卫生事件时有发生,如 2001年美国炭疽邮件事件、2003 年 SARS 疫情、2009 年甲型 H1N1 流感疫情、2010 年产 NDM-1 泛耐药菌的报道、2010 年新型布尼亚病毒疫情、2011 年欧洲肠出血性大埃希菌 O104∶H4 疫情、2013 年 H7N9 禽流感疫情等事件,都引起了社会极大的恐慌,而短时间内迅速鉴别出病原体的种类对于遏制传染病疫情蔓延及消除社会的恐慌具有重大意义。而传染病疫情的研判及病原的最终鉴定确认需要依靠一系列实验室检测技术。

随着分子遗传学及基因组学的飞速发展,微生物实验室检测技术,除常规的分离培养、免疫学诊断与核酸诊断技术外,还引入了光谱学、分析化学、生物芯片及高通量测序等高新技术,各种新技术及新型装备不断涌现。但是,在重视新技术发展的同时,不可忽视传统生物学技术及流行病学调查在病原分离、鉴定和确认中的作用,需要综合考虑、系统鉴定,从而更准确、快速无误地鉴定确认病原,为传染病预警预报、预防控制、策略制订等提供科学指导和合理依据。

一、微生物的形态学检查

微生物形态学检查是微生物检验的重要方法之一,它是微生物分类和鉴定的基础,可根据其形态、结构和染色反应性质等,为进一步鉴定提供参考依据。

(一)显微镜检查

由于微生物个体微小,肉眼不能看到,必须借助显微镜的放大才能看到。一般形态和结构可用光学显微镜观察,其内部的超微结构则需用电子显微镜才能看清楚。常用显微镜有如下几种。

1. 普通光学显微镜　普通光学显微镜可用于细菌、放线菌和真菌等的观察。

2. 暗视野显微镜　暗视野显微镜常用于观察不染色微生物形态和运动。

3. 相差显微镜　在相差显微镜下,当光线透过不染色标本时,由于标本不同部位的密度不一致而引起光相的差异,可观察到微生物形态、内部结构和运动方式等。

4. 荧光显微镜　荧光显微镜与普通光学显微镜基本相同,主要区别在于光源、滤光片和聚光器。适用于对荧光色素染色或与荧光抗体结合的细菌或病毒的检测或鉴定。

5. 电子显微镜　是用电子流代替可见光作为光源,波长与可见光相差几万倍,大大提高了分辨力,并用电磁圈代替放大透镜作为光学放大系统,放大倍数可达数万倍或几十万倍,常用于病毒颗粒和细菌超微结构的观察。

(二)不染色标本检查

不染色标本一般可用于观察细菌形态、动力及运动情况。细菌未染色时无色透明,在显微镜下主要靠细菌的折光率与周围环境的不同来进行观察。有鞭毛的细菌运动活泼,无鞭毛的细菌则呈不规则布朗运动。梅毒苍白密螺旋体、钩端螺旋体、弯曲杆菌等的活菌各有特征鲜明的形态和运动方式,具有诊断意义。常用的方法有压滴法、悬滴法和毛细管法等。

(三)染色标本检查

细菌标本经染色后,由于细菌与周围环境间在颜色上形成鲜明对比,故在普通光学显微镜下可清楚地观察到细菌的形态特征(如细菌的大小、形状、排列等)和某些特殊结构(如荚膜、鞭毛、芽胞等),并可根据染色反应对细菌加以分类鉴定。细菌染色的一般程序:涂片(干燥)→固定→染色(媒染)→脱色→复染。

1. 常用染色法

(1)单染色法:只用一种染料染色。由于大多数细菌胞质内含有酸性物质,可与碱性染料结合,故常用吕氏亚甲蓝、结晶紫和稀释苯酚(石碳酸)复红等染液。此法可观察细菌的大小、形态与排列,不能显示细菌的结构与染色特性。

(2)复染色法:用两种或两种以上不同染料可将细菌染成不同的颜色,除可观察细菌的大小、形态与排列外,还反应出细菌染色特性,具有鉴别细菌种类的价值。常用的有革兰染色法和抗酸染色法。

①革兰染色:细菌涂片经火焰固定,加结晶紫染液染 1 分钟,清水冲去染液。加碘液媒染 1 分钟,水洗,甩干。用 95% 乙醇脱色,轻轻摇动约 30 秒,至无紫色洗落为止,水洗,甩干。加稀释苯酚复红或沙黄染液数滴进行复染,约 30 秒,水洗。干后显微镜下镜检观察结果,革兰阳性菌染成紫色,革兰阴性菌为红色。

②抗酸染色

齐-尼氏抗酸染色法:细菌涂片经火焰固定,加苯酚复红溶液,缓缓加热至有蒸气出现,切不可沸腾。染液因蒸发减少时,应随时补充,防止染液蒸干。持续染 5 分钟,水洗,甩干。滴加 3% 盐酸乙醇脱色,不时摇动玻片至无红色脱落为止,水洗,甩干。加吕氏美蓝复染液数滴复染 1 分钟,水洗。干后显微镜下镜检观察结果,抗酸杆菌染成红色,非抗酸杆菌为蓝色。

金胺 O-罗丹明 B 染色法:细菌涂片固定后加第 1 液(罗丹明 B 液)30～90 秒。弃去第 1 液后加第 2 液(0.1% 金胺 O 液)染 15 分钟。用第 3 液(3% 盐酸酒精)脱色 1～2 分钟,水洗。滴加第 4 液(稀释亚甲蓝液)染 30 秒,水洗,干后置荧光显微镜下镜检观察结果,在淡蓝色背景下,抗酸杆菌呈红色,其他细菌和细胞呈蓝色。

2. 特殊染色法

(1)鞭毛染色(改良 Ryu 法):新载玻片浸泡在 95％乙醇中处理,临用时取出,以干净纱布擦干。在玻片上滴蒸馏水 1 滴。挑取培养物少许,轻触蒸馏水滴顶部,仅允许极少量细菌进入水滴,不可搅动,以免鞭毛脱落。置 35℃孵箱自然干燥,不能用火焰固定,滴加鞭毛染液染 1～2 分钟轻轻水洗。干后显微镜镜检观察结果,鞭毛和菌体呈紫色。

(2)异染颗粒染色(阿尔培托法):细菌涂片经火焰固定,加甲液染色 3～5 分钟。水洗。滴加乙液,染 1 分钟。水洗。干后显微镜镜检观察结果菌体呈绿色,异染颗粒呈蓝黑色,用于白喉棒状杆菌染色。

(3)荚膜染色

①奥尔特荚膜染色法:将已固定的细菌涂片滴加 3％沙黄染液,用火焰加温染色,持续 3 分钟,冷却后水洗,待干镜检。结果:菌体呈褐色,荚膜呈黄色,此法主要用于炭疽芽胞杆菌。

②Hiss 氏硫酸铜法:细菌涂片自然干燥,乙醇固定。滴加第 1 液(结晶紫乙醇饱和液 5ml 加蒸馏水 95ml 的混合液),微加热染 1 分钟。再用第 2 液(20％硫酸铜水溶液)将涂片上的染液洗去,勿再水洗,倾去硫酸铜液,以吸水纸吸干镜检。结果:菌体及背景呈紫色,荚膜呈鲜蓝色或不着色。

(4)芽胞染色:将已固定的细菌涂片滴加第 1 液(齐-尼苯酚复红液),微加热染 5 分钟,冷却后水洗。用第 2 液(95％乙醇)脱色 2 分钟,水洗。加第 3 液(碱性亚甲蓝液)复染 1 分钟,水洗,待干镜检。结果:菌体呈蓝色,芽胞呈红色。

3. 负染色法 背景着色而菌体本身不着色的染色为负染色法。最常见的是墨汁负染色法,用来观察真菌及细菌荚膜等。在标本涂片处滴加染液,混合后加上盖玻片(勿产生气泡),轻压。在低倍镜下寻找有荚膜的菌细胞,转高倍镜或油镜确认,如新型隐球菌可见宽厚透亮的荚膜,背景为黑色。

4. 荧光染色法 经荧光素染色的细菌,或荧光素标记的荧光抗体与相应抗原的细菌、病毒结合形成的复合物,在荧光显微镜下发出荧光。

二、微生物的分离培养与常规鉴定

(一)细菌的分离培养

细菌的分离培养是指从混杂微生物中获得单一菌株纯培养的方法,多用于临床标本(混杂细菌)分离出某一特定的细菌。

1. 培养基的种类 细菌培养基是人工配置的供细菌生长繁殖需要的营养物质。根据其性质和用途可分为以下几类。

(1)按物理性质分类:液体、半固体和固体培养基。液体培养基主要用于增菌,固体培养基用于细菌分离,半固体培养基用于观察细菌的运动和纯菌种的保存及鉴定细菌。

(2)按用途分类:基础培养基、营养培养基、鉴别培养基和选择培养基。基础培养基是含有细菌生长繁殖所必需的基本营养成分;营养培养基可供营养要求较高的细菌繁殖;鉴别培养基是利用各种细菌对糖、蛋白质的分解能力及代谢产物的不同,在培养基中加入某种特殊的化学物质,待检微生物在培养基中生长后能产生某种代谢产物,产生明显的特征性变化,据此将该种微生物与其他微生物区分开来;选择培养基是加入某种化学物质,能抑制某类细菌生长,而使另一类细菌生长,从而将后者选择出来的培养基。

2. 分离接种　严格无菌采集的待检材料不经处理可直接接种于培养基中，进行分离。对于污染较严重的材料，在接种培养基前，必须根据污染杂菌的程度及性质进行适当处理之后方可进行分离培养。

（1）平板划线接种法：可借划线将混杂的细菌在琼脂平板上分散成单个细菌，经培养繁殖后形成菌落；根据菌落的形态及特征，挑选单个菌落进行纯培养。这也是实验室最常用的分离细菌的方法。常用分区和连续划线法，前者适用于含菌量较多的标本，后者适用于培养含菌较少的标本。

（2）斜面培养基接种法：主要用于单个菌落的纯培养、保存菌种或观察细菌的某些特征。

（3）半固体培养基穿刺接种法：主要用以保存菌种或观察细菌的动力。

（4）液体接种法：多用于增菌和细菌大量繁殖时应用。

3. 培养方法　根据细菌生长特性选择不同培养法。常用的细菌培养方法可分为需氧培养法、二氧化碳培养法、微需氧培养法和厌氧培养法。

（二）病毒的分离培养

病毒的分离培养需用活的细胞或组织，实验室主要应用动物接种、鸡胚培养和细胞培养。

1. 动物接种　是最早的病毒培养方法。不同的病毒应选择不同的易感动物以及不同的接种途径。

2. 鸡胚培养　许多病毒对鸡胚敏感，根据不同的病毒，可选择不同日龄的鸡胚和不同的接种途径。常用的接种途径有：绒毛尿囊膜接种、尿囊腔接种、羊膜腔接种和卵黄囊接种。

3. 细胞培养　是病毒分离鉴定中最常用的方法，通常使用人胚肾细胞、人胚肾二倍体细胞、鸡胚成纤维细胞及各种传代细胞。病毒感染细胞后，多数可以引起病变，在普通光学显微镜下即可观察。有些虽然不产生病变，但能改变培养液 pH 或出现血凝现象等。

4. 病毒生长繁殖的指标　细胞病变效应、红细胞吸附、红细胞凝集、干扰作用、细胞代谢反应、空斑形成试验和50％组织培养感染量或50％感染量测定等可作为病毒在组织或细胞中生长繁殖的指标。

（三）常规鉴定技术

传统的微生物鉴定技术主要是通过对分离的病原进行形态学、生长特性、生化特性和血清学反应的观察、测定与分析以对微生物种类进行初步识别和鉴定。

1. 形态观察　细菌纯培养物涂片后染色镜检，根据其形态、大小、排列方式、细胞结构（包括细胞壁、细胞膜、细胞核、鞭毛、芽胞等）及染色特性上的不同以达到区别、鉴定微生物的目的。病毒悬液经高度浓缩和纯化后，借助电子显微镜可直接观察病毒颗粒，根据其大小、形态可初步判断病毒属性。

2. 生长特性　细菌的菌落、色素、溶血性、气味和动力等是细菌鉴定的重要特征，据此能对细菌做出初步判别。

3. 生化试验　是指利用化学反应来测定微生物的代谢产物，微生物生化反应是微生物分类鉴定中的重要依据之一。常用的生化反应有：糖酵解试验、淀粉水解试验、V-P 试验、甲基红试验、靛基质试验、硝酸盐还原试验、明胶液化试验、尿素酶试验、氧化酶试验、硫化氢试验、三糖铁琼脂试验和硫化氢-靛基质-动力琼脂试验等。

4. 血清学试验　利用含已知特异抗体的血清鉴定未知细菌的种或型。常用方法是玻片凝集试验，如基于玻片凝集的血清分型试验在志贺菌、沙门菌、大肠埃希菌和霍乱弧菌等肠道致病菌的鉴定中依然起重要作用。病毒的血清学鉴定方法主要是根据抗原与抗体能特异结合的原则,用已知的病毒抗原(或抗体)检测血清中的特异抗体(或抗原)。常用的试验有补体结合试验、中和试验、血凝抑制试验、胶乳凝集试验、间接血凝试验和酶联免疫吸附试验等。

三、微生物菌毒种的保藏与管理

微生物菌毒种的保藏是指将分离得到的野生型或者经过人工改造后得到的对于科学研究等方面有价值的菌毒种以适当的方式收集、检定、编目和储存,以保持菌毒种的纯度、活性和基因信息的完整性,以便用于科学研究和生产的长期使用。

微生物菌毒种是国家重要的生物资源和战略资源,是进行微生物学研究和应用的基本材料,是发展生物工程的重要基础条件,是开展传染病预防控制的重要保障,因此,做好微生物菌毒种保藏与管理工作至关重要,应作为实验室生物安全管理工作的核心内容。

(一)保藏方法

菌毒种的保藏方法有20多种,从总体上可分为4大类:传代法、干燥法、冷冻法和冷冻干燥法。不同类型或不同种属的菌毒种可根据其生理特性选用不同的保藏方法。

(二)菌毒种的管理

菌毒种的管理包括菌毒种的收集、整理、鉴定、编号、保存、供应及菌毒种资料保存等工作。要经常收集典型菌毒株和对临床诊断有参考价值的菌毒株,扩大菌毒种种类和数量,凡需要保藏的菌毒种应登记造册。菌毒种经鉴定、核实后将有价值的菌毒株进行编号,由专业管理人员进行移植、活化,并做成冻干菌毒种或按其他方法保藏。菌毒种的交流和供应等管理要严格按照菌毒种管理制度规定执行。

四、实验室的免疫学检测技术

免疫学检测技术是基于抗原抗体反应的测定抗原、抗体、免疫细胞及其分泌的细胞因子的实验方法。随着学科间的相互渗透,免疫学涉及的范围不断扩大,新的免疫学检测方法层出不穷,不仅成为传染病诊断的重要方法,也为众多学科的研究提供了方便。具体技术方法见本章第七节。

五、常用的分子生物学检测技术

近年来,随着分子遗传学及基因组学的飞速发展,微生物的实验室检测技术已从常规的分离鉴定以及免疫学检测,进入可对基因序列和结构直接进行测定的分子生物学水平。常用的分子生物学检测技术包括聚合酶链式反应(PCR)、核酸杂交、核酸指纹图谱分析、生物芯片和基因组测序等。具体技术方法见本章第八节。

(邱少富　宋宏彬)

第七节　免疫学检测技术

免疫学是研究生物体对抗原物质免疫应答性及其方法的生物医学科学,是生物医学领域重要的基础学科和前沿学科,与人类健康及重大疾病防治密切相关。

免疫学是机体识别"自身"与"非己"抗原,对自身抗原形成天然免疫耐受,对"非己"抗原产生排斥作用的一种生理功能。正常情况下,这种生理功能对机体有益,可产生抗感染、抗肿瘤等维持机体生理平衡和稳定的免疫保护作用。在一定条件下,当免疫功能失调时,也会对机体产生有害的反应和结果,如引发超敏反应、自身免疫病和肿瘤等。抗原抗体反应是免疫学理论的基本原理,是指抗原物刺激机体产生相应的抗体后,两者发生特异性结合的反应。免疫学技术是指利用免疫学反应的特异性原理建立的各种检测与分析技术以及建立这些技术的各种制备方法。

早在 20 世纪初,人们已经利用免疫学来区分人类的血型。植物分类学很早就应用免疫学的方法。在研究植物和动物的毒素时也采用了免疫学技术。例如,1889－1890 年,人们用免疫学技术研究白喉毒素和破伤风毒素,随后又用它来研究植物毒素,如蓖麻毒素、巴豆毒素和动物毒素中的蛇毒、蜘蛛毒。另外,人们很早就利用沉淀反应鉴别动物的血迹。近年发展起来的一些新技术,如放射免疫、免疫荧光和酶免疫等,都为生物学提供了实用的研究手段。免疫学技术已广泛应用于各种传染病、免疫性疾病、肿瘤的诊断与防治。

一、经典的抗原抗体反应

1. 凝集反应 细菌和红细胞等颗粒性抗原,当与相应抗体特异结合后,在适量电解质存在的条件下可逐渐凝集,出现肉眼可见的凝集现象称为凝集反应。参与凝集反应的抗原叫凝集原,抗体叫凝集素。

(1)直接凝集试验:颗粒性或细胞性抗原与相应抗体在合适的环境下相遇时,彼此发生的特异性结合,再由抗原抗体结合物相互凝集成为肉眼可见的凝块。

(2)间接凝集试验:将可溶性抗原或抗体结合在一种与免疫无关的惰性微粒表面,然后与相应的抗体或抗原作用,在有电解质存在的适宜条件下,微粒即可被动地被凝集,出现肉眼可见的凝集现象。通过微载体进行的凝集试验叫间接凝集试验,也称微载体技术。常用的微载体:致敏红细胞、聚苯乙烯乳胶、炭粉颗粒。

SPA 协同凝集试验:葡萄球菌 A 蛋白(staphylococal protein A,SPA)是葡萄球菌的特异性表面抗原,能与多种动物 IgG 的 Fc 片段结合。特异性的 IgG 的 Fc 片段与 SPA 结合后,其 Fab 片段仍保持与特异性抗原结合的特点而发生抗原抗体反应,从而导致葡萄球菌的凝集。

(3)桥梁凝集试验:又称 Coombs 抗球蛋白试验,用于检测不完全抗体。单价抗体只有一个抗原结合部位,不会产生凝集反应,当加入抗球蛋白抗体后,可以将两个各连结一个抗原决定簇的单价抗体再连结起来,出现凝集。

2. 沉淀反应 可溶性抗原(如血清、毒素等)与相应抗体在电解质存在合适的电解质环境中相遇,发生结合,当比例适当即在澄清的溶液中肉眼可见的混浊沉淀物,称为沉淀反应(precipitation)。

(1)单向免疫扩散试验:将一定量抗体于实验前混合进琼脂糖凝胶中,制成含抗体的琼脂板上打孔,孔中加入一定量的待测抗原,使抗原单独凝胶扩散,称为单向免疫扩散试验。

(2)双向免疫扩散试验:在琼脂上打多个孔,分别加入抗原和抗体,两者同时相互扩散,在比例适合处特异性结合形成沉淀线。观察沉淀线的位置、数量、形状,以及对比关系,可对抗原抗体进行定性分析,常用于抗原抗体的纯度鉴定。

3. 补体参与试验

(1)溶血试验:将抗红细胞的抗体(通称溶血素)与相应的细胞混合,当有补体存在时,红细胞即被溶解,产生溶血现象,称为溶血反应。广泛应用于血清总补体活性测定补体中各亚成分功能活性的检测。

(2)补体结合试验:可溶性抗原与相应抗体结合后,可以再结合补体,但这一反应不能被肉眼观察到,可加入红细胞及其抗体(溶血素),根据是否溶血来判定反应系统是否存在相应抗原抗体,如红细胞不溶解说明存在相应的抗原抗体,为阳性反应;如溶血则说明不存在相应的抗原抗体,为阴性反应。

(3)免疫黏附实验:补体系统被激活后,可产生一系列具有生命活性的重要片段,通过与表达于细胞表面的相应受体结合而发挥作用。其中与C3b/C4b 与 CRI 和 CR3 的结合被称为免疫黏附。

4. 中和试验 免疫学和病毒学中常用的一种抗原抗体反应的试验方法,病毒或毒素与相应的抗体结合,抗体中和了病毒或毒素,失去了其生物学效应,这种试验称为中和试验。

(1)毒素中和试验:检定外毒素或抗毒素的技术。

(2)病毒中和试验:用于检查患过某些病毒疾病或免疫机体中血清中抗体的增长情况的方法。

(3)抗链球菌溶血素"O"试验。

二、免疫电泳技术

在 Ag、Ab 在凝胶中扩散的同时加入电场作用,使 Ag、Ab 的扩散速度加快,同时限制了扩散的方向,增加了试验的敏感性。

1. 免疫电泳 是将琼脂糖内电泳和双相免疫扩散两种方法结合的一种免疫检测技术。此方法可用于抗原和抗体的相对应性的测定、样品的各成分以及它们的电泳迁移率的测定等。

2. 对流免疫电泳 是将双向免疫扩散与电泳相结合的一种技术。可应用于某些感染性疾病的快速检测。

3. 火箭免疫电泳 是一种单向免疫扩散和电泳相结合的定量检测方法。可定量检测血清中某种蛋白含量及测定粪便悬液中 α_1-抗胰蛋白酶,诊断蛋白质丢失性肠病等。

4. 交叉电泳 是一种琼脂平板电泳和火箭电泳结合起来的方法。此法具有分辨能力高,且有利于各蛋白质组分的比较,既能用于定性分析,也可用于定量测定。

5. 放射免疫对流电泳 放射性元素标记的抗体(抗原)在含有抗原(或相应抗体)发生沉淀时,沉淀线通过自显影显现此种方法能检出肉眼看不见的沉淀线,从而提高反应的敏感性。是一种快速、敏感、简易的免疫测定方法。

三、免疫微粒技术

免疫微粒技术是利用高分子材料合成一定粒度大小的固相微粒作为载体,包被上具有特异性亲和力的各种免疫活性物质(抗原抗体),使其成为免疫致敏微粒,用于免疫学及其他生物学检测与分离的一项技术。

1. 乳胶微粒免疫技术 将特异性致敏的胶乳颗粒与待测标本中相应抗原相遇,发生凝集反应,胶乳凝集程度与待测标本中抗原浓度呈函数关系,由此可测出标本中待测物的含量。

(1)胶乳凝集试验:也是一种间接凝集试验,将可溶性抗原(或抗体)致敏乳微粒,制成的免疫乳胶与相应的抗体(或抗原)结合,发生特异性凝集反应。临床上主要用于妊娠诊断、类风湿因子、C反应蛋白等检测,此法具有操作简单,反应迅速等特点,因此广泛用于某些疾病的初筛。

胶乳免疫测定法是建立在胶乳凝集定性试验基础上发展起来的一种非放射均相免疫测定法,方法主要有粒子计数法和比浊法。

(2)微粒固相免疫法:微粒表面吸附面积大,数量多,捕获较多的待测物,因此,微粒可作为载体,如在微粒中直接用荧光素、核素或酶标记显色,其敏感性极高。

2. 免疫磁性微粒检测技术 磁性微粒是20世纪80年代初,用高分子材料和金属离子为原料,聚合而成的一种以金属离子为核心。外层均匀包裹高分子聚合体的固相微粒。在液相中,受外加磁场的吸引作用,磁性微粒可快速沉降而进行分离,无须进行离心沉淀。因此,将磁性微粒应用于免疫检测,可使操作过程大为简化。此方法广泛用于细胞分离及分子生物学方面。

3. 胶质体微粒检测技术 脂质体微粒检测技术是近年来人们发现的一种新型固相载体微球。根据脂质体的特性建立了一类新型免疫测定方法-脂质体免疫试验。

(1)脂质体免疫试验的特点:是一类体外利用细胞裂解素(补体、磷脂酶、蜂及蛇毒等以及非离子型去污剂 Triton X-100)溶破脂质体,释放溶质作为指示剂,或使脂质体致敏以增加凝集程度而指示抗原抗体是否发生反应的新型免疫测定技术。

(2)脂质体免疫试验的检测模式:主要包括补体介导的溶破法、细胞膜裂解素溶破法、阳离子反应染料法、凝集增强法、固相脂质体免疫试验、靶敏感脂质体免疫试验等。

(袁　静)

第八节　分子生物学检测技术

一、概述

分子生物学检测技术以生物大分子核酸或蛋白质为分析材料,通过分析特定核酸片段的有无、核酸的序列改变、基因结构及表达(产物)的变化,为环境、食品、疾病的监(检)测提供准确、科学的信息和依据。因此,分子生物学检测技术包括针对核酸的检测和针对蛋白质的检测,本节主要讨论针对核酸的检测。

分子生物学检测技术在医学中的应用大致经历了三个阶段:①利用 DNA 分子杂交技术对遗传病的基因进行诊断;②以 PCR(Polymerase Chain Reaction)技术及其衍生技术 RT-PCR 和实时定量 PCR 检测外源或宿主细胞自身的核酸有无、多少、结构改变;③以生物芯片(包括基因芯片、蛋白质芯片、组织芯片等)技术为代表的高通量密集型检测技术,具有样品处理能力强、用途广泛、自动化程度高等特点,因而具有广阔的应用前景和商业价值。现在仍然是以 PCR 技术及其衍生技术如 RT-PCR、实时定量 PCR 在医学检测中应用最为广泛。芯片技术和测序技术由于所需仪器昂贵,技术要求高,花费大,尚未得到广泛应用,但由于提供的信息量大,随着技术的发展和完善,费用降低,仪器小型化,它们会成为分子生物学检测技术未来的主力。

虽然分子生物学检测技术的第三阶段技术尚未成为主力,但分子生物学检测技术在医学领域的应用极为广泛和深入,已广泛应用于临床进行遗传性疾病、遗传易感性疾病、感染性疾病、器官移植反应等的检测。

传染性疾病曾经肆虐人类生命,现今仍是人类生命健康的极大威胁。每年我国仍有数百万人感染传染病,上万人死于传染病。一些新发传染病已在中国出现并造成流行,例如艾滋病、SARS、H5N1、H7N9、莱姆病、登革热、埃立克体病等。中国还存在其他新发传染病传入的可能,包括埃博拉出血热、西尼罗热、尼帕病等。中国正面临严重耐药问题:因为抗生素的滥用,世界正面临越来越严重的耐药菌株威胁问题,如2010年出现的携带"NDM-1"耐药基因的超级细菌,其耐药性已经不再是仅仅针对数种抗生素具有"多重耐药性",而是对于绝大多数抗生素均不敏感;调查显示,中国耐药结核分枝杆菌可在人中传播,中国肺炎球菌疾病抗生素耐药全球第一,中国已成为世界上滥用抗生素最严重的国家之一。另外,随着环境变迁巨大,气候变化异常,世界交流增多,生物恐怖袭击的可能发生,传染病的预防控制任务将更加艰巨,传染病监测和早诊断将更显重要,分子生物学检测技术在传染病的防控中也必将发挥更重要的作用。

二、分子生物学检测技术检测传染病病原的策略

根据检测目的可分为偏重检出病原体的一般性策略和偏重监测、研究的完整性策略。

一般性策略主要目的是日常检测中检出有无病原体感染,是何种病原感染,常用技术为PCR和核酸杂交技术。

完整性策略主要用于监测、研究病原体,不但要检出病原体,还要比较变异(耐药、毒力)和分型。在不明原因传染病流行或暴发检测中多用完整性策略。常用方法包括核酸杂交、PCR、基因芯片、测序。

三、传染病病原检测常用相关分子生物学技术

1. 核酸杂交法 最初用于微生物检测的分子生物学技术是基于探针的核酸杂交法,用带有同位素标记或非同位素标记的针对特定病原体的DNA或RNA片段作探针来检测样本中是否含该探针对应的互补核苷酸片段,借以判断某一特定微生物或某一型微生物是否在样品中存在。核酸杂交有原位杂交、斑点杂交、Southern杂交(针对DNA)、Northern杂交(针对RNA)等,核酸分子探针又可根据它们的来源和性质分为DNA探针、cDNA探针、RNA探针及人工合成的寡聚核苷酸探针等。核酸探针技术具有特异性好、敏感性高、诊断速度快、操作较为简便等特点。目前,已建立了多种病原体的核酸杂交检测方法,相关的病原检测试剂盒已商品化,尤其是荧光原位杂交技术和结合PCR扩增以增加灵敏度的核酸杂交法更为常用。

2. 限制性内切酶分析技术 限制性内切酶分析对象可是细菌质粒、染色体。提取质粒DNA或病原染色体后,选择相应限制性内切酶孵育,充分切割后,通过琼脂糖凝胶电泳分离DNA。由于不同DNA序列和大小不同,通过琼脂糖凝胶电泳分离得到的DNA图谱也将不同,因此,分离株能够被分类分型。染色体DNA若经非稀有位点限制性核酸内切酶消化,消化病原微生物基因组DNA可以产生大量短的片段,电泳后,将获得一系列被分离的DNA图谱,可借此分型,但由于基因组DNA巨大,酶切后产生的片段众多,且含有大量的重叠片段,这将导致菌株间图谱一致性分析产生困难。因此,可选用对染色体有很少酶切位点的限制性核酸内切酶消化细菌DNA,产生大的DNA片段(10~800 kb),但这些大片段不能通过常规电

泳方法进行有效分离,而应在脉冲场凝胶电泳(PFGE)下分离,在电场方向周期改变(脉冲)的凝胶电泳条件下,DNA片段根据大小有效分离。PFGE产生的染色体DNA图谱比用高频率切割的限制性内切酶产生的图谱更为简单清晰。理论上,所有的细菌都能使用PFGE进行分型分类,结果具有极高的再现性和分辨率,常作为分子生物学分型方法的"金标准"使用。但PFGE也有局限性,例如所需时间长,使用的试剂非常昂贵,要求专门的仪器等。另外,很小的电泳条件的不同就可以改变每条光谱带间距离,使用不同凝胶进行电泳得到的结果也比较复杂,这给不同实验室间的结果比较带来一定麻烦。如今,在基因组序列或局部大片段序列已知道情况下,也可结合PCR对特定序列扩增后做限制性内切酶分析,做到更精细分型。

3. PCR技术 即聚合酶链反应(polymerase chain reaction)技术,是一种在体外扩增核酸的技术。其原理是模拟体内天然DNA的复制过程并循环达到目标产物扩增,即在模板、引物、4种dNTP和耐热DNA聚合酶存在于适当反应液的条件下,特异扩增位于引物对应互补序列间的序列,扩增是通过包括高温变性、低温退火、中温延伸三步反应为一循环的多循环达到。PCR技术自1985年发明以来,因其高度灵敏性和良好的特异性受到了高度重视,各种各样以PCR为基础的DNA序列的扩增和检测方法得到了迅猛发展,现被广泛用于传染病病原的检测和监测,是分子生物学检测技术中应用最成功最广泛的技术。

(1)反转录PCR:当扩增模板为RNA时,需先通过反转录酶将其反转录为cDNA,然后以cDNA为模板进行扩增。

(2)多重PCR(multiplex PCR):又称多重引物PCR或复合PCR,它是在同一PCR反应体系里加上两对以上引物,同时扩增出多个核酸片段的PCR反应,其反应原理,反应试剂和操作过程与一般PCR相同。多重PCR主要用于多种病原微生物的同时检测或鉴定,也用于某些遗传病及癌基因的分型鉴定。具有如下特点:①高效性,在同一PCR反应管内同时检出多种病原微生物,或对有多个型别的目的基因进行分型,特别是用一滴血就可检测多种病原体;②系统性,多重PCR很适于成组病原体的检测,如肝炎病毒(HBV、HCV),肠道致病性细菌,无芽胞厌氧菌,战伤感染细菌及细菌战剂的同时侦检;③经济简便性,多种病原体在同一反应管内同时检出,将大大地节省时间,节省试剂,节约经费开支,提供更多更准确的诊断信息。但引物设计要求较高,也是该检测技术的关键。

(3)定量PCR:定量PCR技术有广义概念和狭义概念。广义概念的定量PCR技术是指以外参或内参为标准,通过对PCR终产物的分析或PCR过程的监测,进行PCR起始模板量的定量。狭义概念的定量PCR技术是指用外标法(荧光杂交探针保证特异性)通过监测PCR过程(监测扩增效率)达到精确定量起始模板数的目的,同时设内对照有效排除假阴性结果。

(4)免疫-PCR(immuno-PCR):是针对抗体检测抗原不够灵敏的缺点而在原检测基础上拓展出来的检测抗原的技术,即不改变抗体检测抗原的特异性,又增加了抗体检测抗原的灵敏性,拓展了抗体检测抗原的适用范围,使抗体检测抗原技术适用于极微量抗原的检测(比ELISA敏感度高10^5倍以上,可用于单个抗原的检测)。免疫-PCR技术的关键环节是嵌合连接分子的制备。在免疫-PCR中,嵌合连接分子起着桥梁作用,它有两个结合位点,一个与抗原抗体复合物中的抗体结合,一个与质粒DNA结合,其基本原理与ELISA和免疫酶染色相似,不同之处在于其中的标记物不是酶而是质粒DNA,在操作反应中形成抗原抗体-连接分子-DNA复合物,通过PCR扩增DNA来判断是否存在特异性抗原。

由于PCR反应极强的扩增能力和检测的灵敏性,微量样品污染便有可能导致假阳性结果的出现;另外,PCR 本质为酶学反应的影响因素较多,也可致假阴性出现。因此,PCR 诊断实验室必须有合理的实验室设计、高质量的仪器、试剂、耗材、合格的操作人员、严格的管理来保证结果质量。否则,任一方面出现问题,都会影响 PCR 检测质量,直接影响实验室检测结果的可信度。

4. 核酸测序 1977 年 Sanger 发明了具有里程碑意义的末端终止测序法,因既简便又快速,成了迄今为止 DNA 测序的主流。然而随着科学的发展,传统的 Sanger 测序已不能满足研究的需要,对模式生物进行基因组重测序以及对一些非模式生物的基因组测序,都需要费用更低、通量更高、速度更快的测序技术。因此,第二代测序技术应运而生。第二代测序技术的核心思想是边合成边测序,即通过捕捉新合成的末端的标记来确定 DNA 的序列,现有的技术平台主要包括 Roche/454 FLX、Illumina/Solexa Genome Analyzer 和 Applied Biosystems SOLID system。这三个技术平台各有优点,454 FLX 的测序片段比较长,高质量的读长(read)能达到 400bp;Solexa 测序性价比最高,不仅机器的售价比其他两种低,而且运行成本也低,在数据量相同的情况下,成本只有 454 测序的 1/10;SOLID 测序的准确度高,原始碱基数据的准确度大于 99.94%,而在 15X 覆盖率时的准确度可以达到 99.999%,是目前第二代测序技术中准确度最高的。虽然二代测序相对一代测序速度大大提高,成本大大下降,但对科研和应用的要求尚有距离,因此,第三代的测序技术—单分子实时 DNA 测序将很快会面市,它不但可快速测读 DNA 序列,还可直接测读 RNA 的序列,同时辨读甲基化的 DNA 序列。第三代测序的完善有望使个人基因组测序成本降至 100 美元,使得人人都可以消费得起。到那时,个性化医疗将以更快速度发展,对病原的研究和防治将更加深入、有效。

DNA 测序是一种重要的生物实验技术,但现阶段费用高,操作复杂,因此,基因组测序主要应用于生物、医学研究和不明原因传染病流行(暴发)时病原的测序鉴定,平时也可针对基因组部分序列 PCR 扩增后进行测序对比,对细菌、病毒鉴定和监测。

5. 生物芯片 生物芯片技术是将生物大分子,如寡核苷酸、cDNA、基因组 DNA、肽、抗原以及抗体等固定在诸如硅片、玻璃片、塑料片、凝胶和尼龙膜等固相介质上形成生物分子点阵,当待测样品中的生物分子(被标记后)与生物芯片的探针分子发生杂交或相互作用后,利用激光共聚焦显微扫描仪对点阵杂交信号进行检测和分析。

微生物检测基因芯片是指用来检测样品中是否含有微生物的核酸片段的芯片。基于高通量、微型化和平行分析的特点,微生物检测基因芯片在微生物病原体检测、种类鉴定、功能基因检测、基因分型、突变检测、基因组监测等研究领域中发挥着越来越重要的作用。现在,许多细菌、病毒等病原体的基因组测序已经完成,将许多代表各种微生物的特殊基因制成一张芯片,将样品反转录后就可同微生物基因芯片杂交,检测样本中有无病原体基因的表达及表达水平,由此判断病人感染病原、感染进程以及宿主反应等。这样就大大提高了检测效率。

现阶段生物芯片由于价格高,扫描器件昂贵,数据处理复杂,主要用于研究和突发不明传染病的快速检测。

6. 生物传感器 是将传感器技术与分子诊断技术的优势相组合的技术,是现代检验诊断发展的一个方向。生物传感器具有检测准确、操作简便等特点,已在生物分子相互作用、药物筛选、临床诊断、食物检测等领域获得了较大的进展和推广应用,其中用于病原体检测的以 DNA 生物传感器最为常见。但现阶段由于还存在灵敏度不够、容易受杂质干扰等缺点,尚未成为病原检测监测的主流技术。

7. 其他

(1)等温核酸扩增技术:相对于 PCR 技术来说,等温核酸扩增技术不需要贵重设备,在降低费用以推广普及核酸扩增检测技术方面展现光明前途,有助于对传染病现场快速检测诊断和更广泛的检测、监测。主要有依赖于核酸序列的扩增(NASBA)、环介导的核酸等温扩增(LAMP)、链替代扩增(SDA)、滚环扩增(RCA)、依赖解旋酶的等温扩增(HAD)等技术,正在发展和成熟。

(2)分子探针技术:不同于扩增被检测分子数量来增加检测灵敏度,而是通过增加被检测分子对应更多检测信号来增加灵敏度,两者结合将大大提高检测灵敏度。

一种方法放大了优点,也可能带来缺点,如 PCR 增加了检测灵敏度,但控制不好却可增加假阳性,因此,每一种方法都有其局限性,为了弥补单一技术的不足,除了加强检测质量控制外,应有机组合多项技术(包括生物检测技术、免疫学技术、病理检测技术等)来联合诊断,检测结果还要结合流行病资料、临床症状来综合判断。

(吴志豪　王立贵)

第九节　现场快速检测技术

军队疾病预防控制机构的现场快速检测与承担的实验室检测都具有一般卫生检测和病原微生物检测的共性,并遵循统一的法律法规和规范标准。实验室检测具有准确、灵敏等特点,但在卫生监督、重大活动保障、公共卫生应急处置过程中,对危害因素要求做到早发现、早报告、早干预、早控制,现场快速检测技术就体现出了强大的优势。

现场快速检测是实验室检测的外向延伸,把一些需要在固定场所检测的项目迁移到户外。不仅可以扩大疾病安全监测范围,提高发现病原生物的概率,提前发出卫生安全风险预警,还可以为突发传染病公共卫生事件的初筛提供检测方法。户外现场初步检测与实验室精确检测相互补充,使现场人员运用尽可能多的先进设备进行样本检测,提高数据精确度和可靠性,为及时发现问题,迅速采取措施,防止现场事态进一步扩散赢取时间,使各种安全隐患解决在萌芽中。

现场快速检测能够为卫生监督执法工作提供了方便、快捷的技术支撑,是突发公共卫生事件现场处置、重大活动卫生保障工作中及时控制(潜在)公共卫生危害因素或因子的重要手段。

一、现场快速检测的定义

目前,尚未有权威机构或学者对现场快速检测进行明确定义,一般而言,军队疾病预防控制体系的现场快速检测主要是指通过感官检测方法、生物实验法、理化分析法、免疫学方法等,对卫生监督、重大活动保障及突发公共卫生事件所指向的场所、设施和健康相关产品进行卫生学检测,在短时间(一般在几十分钟)内发现存在或潜在公共卫生危害因素的检测技术方法。其作用主要有两个方面:

1. 通过初筛及时发现可疑对象,对进一步检验具有重要的参考和指导意义。

2. 以现场快速检测结果为依据,及时采取临时控制措施。

二、现场快速检测的特点

现场快速检测和实验室检测在本质上都属于检验或检测范畴。现场快速检测方法的原理也与实验室检测方法一样,都是将物理特性、化学反应、生物原理等应用于检测中。现场快速检测之所以在军队疾病预防控制体系中格外受到重视,原因在于其独特的优势。

(一)快速

现场快速检测技术可以在几十分钟甚至几分钟内得到检测结果,大大缩短了检测周期,特别是在处理突发事件中,检测结果对确定事件原因和患者救治方案具有重要作用,也是消除公共卫生安全隐患的重要依据。这也是现场快速检测最核心的特性。

(二)便捷

现场快速检测技术能将检查与检测进行有效结合,及时发现问题,减少工作环节,降低成本,提高效率。

(三)高效

相对于实验室检测,现场快速检测大大简化了前期准备、样品处理和实验操作等关键步骤。疾病预防控制机构无需投入大量人力、财力、物力进行实验室建设、设备购置和人员培训,且耗材价格也较为低廉,从而大大降低了检测成本。

虽然相对于传统的固定实验室检测模式,现场检测技术拥有无可比拟的时效性和便利性,但其推广应用的步伐一直较为缓慢,究其原因主要有以下两个方面。

1. 干扰因素多　由于采用的是无固定实验室模式,因而也将受到更多的不确定因素的干扰,包括环境条件、检测方法、仪器操作、设备状态等,如不能及时识别并排除这些不确定因素,检测结果的准确性将会受到较大影响,严重时甚至会产生假阳性等偏离现象。

2. 标准化程度低　现场快速检测的卫生学指标除部分属于现场检测专门指标外,大多数卫生学指标都是应用实验室仪器检测获得的结果,是否适合现场快速检测使用,检测数据是否与实际情况相符,检测结果是否可以直接作为判别依据,还需要对设备原理和检测方法的科学性、可靠性、重复性等做进一步的比较和验证。

三、现场快速检测的分类

(一)根据检测要求分类

随着以传感器技术为代表的现代信息技术的迅猛发展,以及其与物理学、化学、微生物学等传统学科的有机结合,现场快速检测技术将不再只停留在定性和限量检测上,有些指标和方法可以达到半定量甚至定量的检测效果。现场快速检测根据检测要求可以分为定性检测、限量检测、半定量检测和定量检测 4 种。通常根据检查对象和要求选择检测方法。

1. 定性检测　能够快速得出被检样品是否含有有毒有害物质,结果表述形式为阴性或阳性。

2. 限量检测　能够快速得出被检样品中有毒有害物质是否超过规定限值或有效成分是否达到标准规定值。一般来说,定性检测和限量检测仅用于中毒事故现场的未知中毒物的筛选及其他用于初筛作用的现场快速检测项目。如应用较为广泛的测氯试纸和戊二醛浓度测试卡等这些操作简便、灵敏度高、特异性强、干扰少、耗时少的现场快速检测指标。

3. 半定量检测　与定性检测相比,其检测结果是一个大约数值,结果表述形式为合格、不合格或具体数值。对一些分析准确度要求不高,但要求简便快速得出检测结果的检测对象,以及在定性分析中,除需要给出存在哪些物质外,还需要指出其大致含量,可采用半定量检测,如利用 ATP 荧光仪对样品洁净度进行检测。

4. 定量检测 部分现场快速检测方法本身就属于定量检测的范畴,如温度、湿度、紫外线辐照强度、电导率等物理指标的检测,结果表述形式为具体数值。

(二)根据检测原理分类

目前应用较广泛的现场快速检测技术,根据检测原理可以分几类。

1. 物理法 是目前应用最为成熟的现场快速检测方法,绝大部分卫生学指标可以直接采用定量检测,如温湿度、噪声、风速、场强等。

2. 电化学法 主要用于各类有毒有害气体的检测,是目前测毒类现场快速检测使用最广泛的一种技术。电化学法的核心是定电位电解式气体传感器,其工作原理为:在一个塑料制成的筒状池体内,安装工作电极、对电极和参比电极,在电极之间充满电解液,由多孔四氟乙烯做成的隔膜,在顶部封装。前置放大器与传感器电极的连接,在电极之间施加了一定的电位,使传感器处于工作状态。气体与电解质内的工作电极发生氧化或还原反应,再对电极发生还原或氧化反应,电极的平衡电位发生变化,变化值与气体浓度成正比。国外在定电位电解式传感器方面的技术较为领先,因此,此类传感器大都依赖进口。

3. 比色法

(1)分光光度法:是通过测定被测物质在特定波长处或一定波长范围内光的吸收度,对该物质进行定性和定量分析的方法。在分光光度计中,将不同波长的光连续地照射到一定浓度的样品溶液时,可得到与不同波长相对应的吸收强度,绘出该物质的吸收光谱曲线。用紫外光源测定无色物质的方法,称为紫外分光光度法;用可见光光源测定有色物质的方法,称为可见光光度法。分光光度法的应用光区包括紫外光区(200～400nm),可见光区(400～760nm),红外光区(2.5～25μm)。

(2)目视比色法:化学比色分析法与一般的仪器分析方法相比,具有价格低,操作相对简便,结果显示直观,一次性使用,不需检修维护,灵敏度和特异性较好。目前常用的化学比色法包括各种检测试剂和试纸,两者都是利用迅速产生明显颜色的化学反应检测待测物质,可通过与标准比色卡比较进行目视定性或半定量分析,随着检测仪器的不断发展,与其相配套的微型检测仪器也相应出现。与试剂检测方法相配套的微型光电比色计目前已发展得比较成熟,试纸联用的光反射仪的出现使试纸法由原来只能进行定性、半定量分析发展为可根据需要直接进行定量检测。

4. 酶联免疫法 是一种以酶作为标记物的免疫分析方法,也是目前应用最广泛的免疫分析方法之一,将酶标记在抗体/抗原分子上形成酶标抗体/酶标抗原,酶作用于能呈现出颜色的底物,通过仪器或肉眼进行辨别。微生物也可通过增菌后用此方法进行定性检测。

虽然酶联免疫法方法是一项比较成熟的技术,但由于短时间内很难开发出高灵敏度的比色快速检测方法应用于现场的快速测定,而抗体制作技术已比较成熟,胶体金试纸检测在这方面具有较大的发展空间。

胶体金试纸检测将特异的抗体交联到试纸条上,试纸条有一条控制线和一条或几条显示结果的测试线,抗体和特异抗原结合后再与带有颜色的特异抗原反应时,就形成了带有颜色的三明治结构,如没有抗原,则没有颜色。商品化的胶体金检测试纸多为定性检测方法,用反射光密度计对斑点颜色的强度进行测定,可得到半定量的结果。

胶体金技术使用方便快速,操作简单,短时间(10～15 分钟)获得检测结果。其生产成本和检测成本与普通 PCR 相比均较低,不需要特殊的仪器设备。应用范围广,检测样本种类多(鼻、咽拭子,血,尿液或粪便)。不同环境下的稳定性好,不需冷藏,对人体无毒害。因为该技术是基于抗原抗体结合反应,使其具有很好的特异性,同时也导致其敏感性差,可能会出现假阴性结果。因此,如果胶体金检测的结果为阴性,同时病人又有临床症状存在,则阴性结果不能完全排除感染。此时应进行病毒分离培养或采用其他检测技术做最终的确认。故胶体金检测技术只能作为初筛的技术手段,而不能作为最终的结论。

5. 生物学发光检测法　ATP 存在于所有动植物、微生物细胞内,细菌死亡后,在细胞内酶的作用下,ATP 将很快被分解掉。当 ATP 在荧光素酶的作用下与荧光素结合时发出一种生物荧光,荧光量与 ATP 含量成正比。因此,利用荧光光度仪测定荧光的强度,即可测定出 ATP 的含量,从而可推算出活菌数。其发光原理为:

$$荧光素+ATP+O_2 \xrightarrow[Mg^{2+}]{荧光素酶} 氧化型荧光素+AMP+ppi+CO_2+光(\lambda=562)$$

ATP 生物发光法技术是近年发展起来的一种快速卫生学检测方法,具有灵敏度高、操作简便等特点,应用范围十分广泛。由于 ATP 不仅存在于细菌中,各种活的生物体(包括昆虫、植物、动物、真菌或酵母菌)中都含有 ATP,因此通过测定 ATP 可判定物体表面的洁净程度。

6. 生物芯片技术　生物芯片是指在固相基质上集成各种可以作为受体的生物信息,包括采用光导原位合成或微量点样等方法,将大量生物大分子,利用受体与连接物间的反应进行生物学检验的方法。与传统的化学传感器和离线分析技术相比,生物芯片有着许多不可比拟的优势,如高选择性、高灵敏度、较好的稳定性、低成本、可微型化、便于携带、可以现场检测等,它作为一种新的检测手段正迅猛发展。按照芯片固相支持介质划分,芯片主要有薄膜型、玻片型、微孔板型和集成电路型。按照芯片的制备方法分为原位合成法和合成点样法。按照作用对象不同可分为基因芯片、蛋白质芯片、多肽芯片、组织芯片、细胞芯片、质谱芯片、电子芯片等。

由于一些相关技术如检查的特异性、样品制备和标记操作的简化、检测的灵敏度及相关仪器的研发等都不同程度地制约了生物芯片技术的进一步发展,虽然在现场快速检测领域,生物芯片技术与其他检测方法相比还未得到普遍应用,但近年来生物芯片的研制越来越趋向于微型化、集成化、智能化以及无创伤的方向发展,随着检测仪器和检测方法的不断成熟,生物芯片技术在现场快速检测领域将有更广阔的应用前景。

7. LAMP 技术　2000 年,日本科学家 Notomi 等建立了一种新的体外 DNA 扩增技术,即环介导的等温扩增(loop-mediated isothermal amplification,LAMP)。该技术通过识别靶序列上 6 个特异区域的引物和一种具有链置换特性的 DNA 聚合酶,能够在恒温条件下特异、高效、快速地扩增靶序列。其扩增产物可以通过常规电泳检测,也可以通过简易直观的荧光目测比色和焦磷酸镁浊度检测。已在临床病原微生物检测、遗传病诊断、单核苷酸多态性(SNP)分型、传染病监测和转基因食品鉴定等领域显示出了巨大的应用潜力并正得到日益广泛的应用。在甲型流行性感冒的检测中被作为金标,被 WHO 推荐使用。

与所有的技术都具有优缺点一样,LAMP 技术的优点在于其具有极高的扩增特异性;反应时间短;可通过加热模块、水浴槽等简单的,甚至是非专业的设备完成反应。如果在反应体系中加入反转录酶,还可以实现对 RNA 模板的扩增(即,RT-LAMP)。

也正是由于 LMAP 技术的敏感性特别高,所以导致其特别容易造成污染。因为 LAMP 要求靶序列长度不能过长,为保证高效率的扩增,一般不超过 300bp,所以,不宜用于长片段检测。此外,LAMP 技术不易区分非特异性扩增;由于其产物测序复杂,不可以切胶回收、转化连接,只能用于检测的初筛。

8. 便携式分子生物学检测系统 广义的现场检测技术,包含了林林总总的各种检测方法(形态学、免疫学、生化反应、分子生物、常规分离培养鉴定等)。很多经典的检测技术方法由于受到仪器设备笨重不易携带的制约,而无法应用于现场。随着现代科学技术的不断发展,目前已有公司研发出了掌上 PCR 仪、掌上电泳仪、个人型超低温冰箱、迷你型酶标仪、微型分光光度计、个人型荧光定量 PCR 仪、迷你恒温培养箱、核酸/蛋白全自动提取仪、ATP 荧光检测仪等现场便携式分子生物学检测系统,机型均采用迷你型设计,体积小巧、移动便捷,适于车载电源供应。

现场便携式分子生物学检测系统与相应试剂配合,实现现场采样、现场检测及超低温保存,适用于病原微生物、有害物质或者污染物等多领域的分子生物学现场检测。从样品采集、存储、检测分析到数据存储,提供便捷全面的一体式解决方案,协助疾病预防控制机构及时获取现场第一手准确检测数据。极大程度地丰富了现场快速检测方法。

(岳丽君　杜昕颖　陈泽良)

第12章

信息管理与分析技术

随着信息技术的发展,传统的卫生防疫信息传递、存储、利用方式已不能满足疾病预防控制业务工作的需要,为适应当前信息管理的形势,疾病预防控制工作正广泛应用信息化手段和方法。利用局域网、物联网、移动通信等技术能够实现传染病信息快速、智能的采集和传输,应用地理信息系统(geographic information system,GIS)、遥感、定位等技术能够更好地满足传染病防控任务的需要,应用数据库、数据仓库等技术能够实现疾病预防控制信息的安全存储和便捷管理,应用统计分析、数据挖掘等技术能够实现数据的深度分析挖掘与智能辅助决策。信息管理和分析技术在疾病预防控制任务各阶段和环节的广泛应用,将大幅度提高工作效率和水平。

目前我军已研发与应用了网络化的军队突发公共隆事件和传染病报告信息系统,建立了疾病预防控制信息数据库,使网络直报信息系统一改按月逐级报告传染病统计数据的传统管理方法,创新了疫情报告和突发公共卫生事件信息管理模式,从而解决了疫情的及时报告与订正、常规监测及突发事件预警、监测结果自动预警预报、监测数据空间分布与问题分析以及流动人口疫情报告管理等多方面问题;实现了按日进行传染病疫情报告分析和重大疾病的管理,为传染病疫情的及时发现、报告和处理提供了坚实的基础保障,实现了疾病预防控制中心对传染病疫情的实时监控,提高了传染病管理工作效率,使传染病管理得到了系统化、程序化和科学化的应用发展。

第一节　网络通信技术

网络通信技术是指通过计算机和网络通信设备对图形和文字等形式的资料进行采集和传输,使信息资源达到充分共享的技术。它按照通信介质分为有线通信技术、无线通信技术。有线通信技术即利用金属导线、光纤等有形媒质传送信息的方式;无线通信技术是利用电磁波信号可在自由空间中传播的特性进行信息交换的一种通信方式。

一、局域网技术

局域网(local area network,LAN)是指在某一区域内由多台计算机互联成的计算机组,一般是方圆几千米内。局域网可实现文件管理、应用软件共享、打印共享、电子邮件和传真通信服务等功能。

(一)局域网特点

局域网分布于较小的地理范围内,如一个单位、一个部门等;一般不对外提供服务,保密性较好且便于管理;网速较快,现在通常采用 100～1000Mbps 的传输速率到达用户端口,1～10Gbps 的传输速率用于骨干网络链接;投资较少,组建方便,使用灵活。

(二)局域网组成

网络中的计算机等设备要实现互联,就需要以一定的结构方式进行连接,即拓扑结构。网络拓扑结构主要有星型结构、环形结构、总线型结构、混合型结构四类,以星型结构或混合型结构最常见。网络中配备交换机、路由器等设备用于连接用户计算机。

二、网络互联技术

网络互联是指将两个以上的计算机网络,通过一定的方法,用一种或多种通信处理设备相互连接起来,构成更大的网络系统,实现更大范围网络的数据资源共享。

(一)网络互联技术组成

网络互联的形式有局域网与局域网互联、局域网与广域网互联、广域网与广域网互联三种。网络协议是分层的,因此,互联也存在层次问题。网络互联的层次决定了网络互联设备所具有的层次和复杂程度。实现互联的层次越高,互联设备就越复杂。主要分为物理层互联、数据链路层互联、网络层互联及高层互联。

网络互联设备是实现网络互联的关键,有着不同的功能特点和应用环境。目前最常用的网络互联设备是交换机和路由器。

(二)网络互联技术应用

在军队疾病预防控制网络中,目前各军队单位通过自己的局域网接入军事综合信息网上报疫情信息属于局域网接入广域网的方式;而各单位通过短信上报疫情信息,则属于广域网与广域网的连接。

三、移动网络技术

移动网络技术是通过移动 IP 技术实现的。任何情况下,移动 IP 都应支持节点从一个网络向另一个网络移动,即"宏观移动性";而不仅仅是支持"微观移动性",例如像蜂窝电话一样从一个蜂窝向另一个蜂窝切换无线连接。由于移动网络技术的灵活性和易用性,目前在现场侦查、应急救援等方面被广泛应用。

(一)无线局域网

无线局域网(wireless local area networks,WLAN)是利用射频技术取代铜线或光纤所构成的局域网络,具有灵活性和移动性高、安装便捷、易于网络规划和调整、故障定位容易及易于扩展等优点。它同时也存在一些不足:建筑物、树木、车辆都可能阻碍电磁波传输进而影响网络性能;无线信道的传输速率比有线信道低得多;无线信号更容易被监听,造成信息泄露,需要通过加密传输解决信息安全问题。

(二)无线自组网

无线自组网又被称为"Ad Hoc 网络",是一组带有无线收发装置的移动终端组成的一个多跳的临时性自治系统。在自组网中,每个用户终端不仅能移动,而且兼有路由器和主机两种功能。

无线自组网的优点是独立组网、动态变化的拓扑结构、无中心的自组性网络、多跳路由方式、移动终端体积小等优点,适合野外环境临时组网;其缺点是终端信息处理能力低、带宽有限、安全性差。

(三)3G/4G 技术

第三代移动通信技术(3rd-generation,3G),是指支持高速数据传输的蜂窝移动通讯技术。3G 服务能够同时传送声音及数据信息,速率一般在几百 kbps 以上。目前 3G 存在四种标准: CDMA2000、WCDMA、TD-SCDMA、WiMAX。

4G 是第四代移动通信及其技术的简称,是集 3G 与 WLAN 于一体并能够传输高质量视频图像的技术。4G 系统能够以 100Mbps 的速度下载,上传速度能达到 20Mbps,并能满足几乎所有用户对于无线服务的要求。

四、卫星通信技术

卫星通信是一种利用人造地球卫星作为中继站来转发无线电波而进行的两个或多个地球站之间的通信,由通信卫星和经该卫星连通的地球站两部分组成。

(一)卫星通信特点

卫星通信具有覆盖区域大,通信距离远的优点。卫星通信频段宽、容量大、机动灵活,质量好、可靠性高,且具有广播功能。卫星通信的不足:传输时延大、回声效应、存在通信盲区、存在日凌中断、星蚀和雨衰现象。

(二)系统组成

卫星通信系统主要由上行发射站、通信卫星(星载转发器)、地面接收站三部分组成,上行发射站和地面接收站统称为地面站。同时具备上行发射和地面接收功能的站点叫做双向站点,一般体积较大、成本较高;只能单向接受、没有发射功能的站点为单向站点,成本较低。目前地面站点正朝着小型化、机动化的方向发展,具备运动中通信的功能即实现"动中通"。

(三)卫星通信技术应用

依托(全军远程医学信息网)工程,我军目前已建成覆盖全军三级疾病预防控制机构及300 多家医院的卫星通信系统,在军队疾病预防控制的教育培训、应急指挥、疾病预防控制会商、紧急救援等方面得到广泛应用。

五、物联网技术

物联网是各种感知技术的广泛应用,它是一种建立在互联网上的泛在网络,其目标是将无处不在的末端设备和设施,包括具备"内在智能"的传感器、移动终端、工业系统、数控系统、家庭智能设施、视频监控系统等和"外在使能"如贴上射频识别标签(Radio Frquency Identification,RFID)的各种资产、携带无线终端的个人与车辆等智能化物件,通过各种无线或有线的长距离或短距离通讯网络实现互联互通。随着生物、化学等传感器技术的发展,建立基于"生化传感网"的自动化疾病侦察、监测和预警系统将逐渐成为现实,目前美军已建立了接近实用的系统。

(一)物联网特点

物联网技术的重要基础和核心仍旧是互联网,通过各种有线和无线网络与互联网融合,将物体的信息实时准确地传递出去。物联网不仅仅提供了传感器的连接,其本身也具有智能处理的能力,能够对物体实施智能控制,实质是提供不拘泥于任何场合、任何时间的应用场景与用户的自由互动,并依托云服务平台和互通互联的嵌入式处理软件,弱化技术色彩、强化与用户之间的互动。

(二)物联网技术架构

物联网架构可分为三层:感知层、网络层和应用层。感知层由各种传感器构成,如温湿度传感器、二维码标签、RFID标签和读写器、摄像头、红外线、全球定位系统(Global Positioning System,GPS)等感知终端。网络层由各种网络,包括互联网、广电网、网络管理系统和云计算平台等组成,是整个物联网的中枢,负责传递和处理感知层获取的信息。应用层是物联网和用户的接口,它与行业需求结合,实现物联网的智能应用。

六、消息队列技术和中间件技术

消息队列技术是分布式应用间交换信息的一种技术,它可驻留在内存或磁盘上,队列存储消息直到它们被应用程序读走。中间件是一种独立的系统软件或服务程序,位于用户应用和操作系统及网络软件之间,并且独立于网络和操作系统。分布式应用系统借助这种软件在不同的技术之间共享资源,管理计算资源和网络通讯。中间件为开发者提供了公用于所有环境的应用程序接口,当应用程序中嵌入其函数调用,便可利用其运行的特定操作系统和网络环境的功能为应用执行通信功能。

消息队列和中间件技术已应用军队突发公共卫生事件和传染病疫情报告信息系统,通过长报文对疾病预防控制信息进行数据分发,实现异步通信。

（赵东升　张　惟）

第二节　数据库与数据仓库技术

数据库系统是对数据进行存储、管理、处理和维护的软件系统,是现代计算环境和信息管理系统中的一个核心成分。

数据仓库是决策支持系统和联机分析应用使用数据源的结构化数据环境。数据仓库研究和解决从数据库中获取和分析信息的问题,它的特征在于面向主题、集成性、稳定性和时变性。

一、数据库技术

(一)数据模型

数据库的基础是数据模型。数据模型是一个描述数据、数据联系、数据语义以及一致性约束的概念工具的集合。数据模型提供了一种描述物理层、逻辑层以及视图层数据库设计的方式,可划分为四类。

1. 关系模型(relational model)　关系模型用表的集合来表示数据和数据间的联系。每个表有多个列,每列有唯一的列名。关系模型是基于记录模型的一种。基于记录模型的名称的由来是由于它用一些固定格式的记录来描述数据库结构,记录的类型可以有若干种。每张表包含某种特定类型的记录。每个记录类型定义了固定数目的字段或属性。表格的列对应于记录类型的属性。关系数据模型是使用最广泛的数据模型,当今大量的数据库系统都基于关系模型。

2. 实体-关系模型(entity-relationship model)　实体-关系(E-R)模型是对现实世界的一种影射:现实世界由一组称作实体的基本对象以及这些对象间的关系构成。实体是现实世界

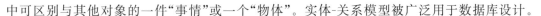

中可区别与其他对象的一件"事情"或一个"物体"。实体-关系模型被广泛用于数据库设计。

3. 基于对象的数据模型(object-based data model)　面向对象数据模型是另一种越来越被关注的数据模型。面向对象数据模型可以看成是 E-R 模型增加了封装、方法和对象标识等概念后的扩展,它结合了面向对象数据模型和关系数据模型的特征。

4. 半结构化数据模型(semistructured data model)　结构化数据模型中,所有某种特定类型的数据项必须有相同的属性集,而半结构化数据模型允许那些相同类型的数据项含有不同的属性集的数据说明,更适合于非结构化和半结构化数据如文献知识的存储、处理和分析,是当前研究和应用热点领域之一。

(二)数据库设计

数据库设计是指根据用户需求,在某一具体的数据库管理系统上设计数据库的结构和建立数据库的过程。数据库设计是信息系统开发和建设中的核心技术,主要有以下步骤。

1. 需求分析　调查和分析用户的业务活动和数据的使用情况,弄清所用数据的种类、范围、数量以及它们在业务活动中交流的情况,确定用户对数据库系统的使用要求和各种约束条件等,形成用户需求规约。

2. 概念设计　对用户要求描述的现实世界,通过对其中诸处的分类、聚集和概括,建立抽象的概念数据模型。这个概念模型应反映现实世界各部门的信息结构、信息流动情况、信息间的互相制约关系以及各部门对信息储存、查询和加工的要求等。所建立的模型应避开数据库在计算机上的具体实现细节,用一种抽象的形式表示出来。

3. 逻辑设计　将现实世界的概念数据模型设计成数据库的一种逻辑模式,即适用于某种特定数据库管理系统所支持的逻辑数据模式,并为各种数据处理应用领域产生相应的逻辑子模式,形成"逻辑数据库"。

4. 物理设计　根据特定数据库管理系统所提供的多种存储结构和存取方法等依赖于具体计算机结构的各项物理设计措施,对具体的应用任务选定最合适的物理存储结构,包括文件类型、索引结构和数据的存放次序与位逻辑、存取方法和存取路径等。这一步设计的结果是"物理数据库"。

5. 验证设计　在上述设计的基础上,收集示例数据并具体建立一个数据库,运行一些典型的应用任务来验证数据库设计的正确性和合理性。一个大型数据库的设计过程往往需要经过多次循环反复。当设计的某步发现问题时,就需要返回到前面去进行修改。因此,在做上述数据库设计时就应考虑到今后修改设计的可能性和方便性。

6. 运行与维护设计　在数据库系统正式投入运行的过程中,必须不断地对其进行调整与修改。

(三)数据库管理系统

数据库管理系统(database management system)是一种操纵和管理数据库的软件,用于建立、使用和维护数据库,简称 DBMS。它对数据库进行统一的管理和控制,以保证数据库的安全性和完整性。它可使多个应用程序和用户用不同的方法在同时或不同时刻去建立、修改和询问数据库。DBMS 提供数据定义语言 DDL(data definition language)与数据操作语言 DML(data manipulation language),供用户定义数据库的模式结构与权限约束,实现对数据的追加、删除等操作。主要包括以下功能。

1. 数据定义　用户通过 DDL 定义数据库的三级模式结构、两级映像以及完整性约束和保密限制等约束。DDL 所描述的库结构仅给出数据库的框架，数据库的框架信息被存放在数据字典（data dictionary）中。

2. 数据操作　DBMS 提供数据操作语言 DML，供用户实现对数据的追加、删除、更新、查询等操作。

3. 数据库的运行管理　数据库的运行管理功能包括多用户环境下的并发控制、安全性检查、存取限制控制、完整性检查和执行、运行日志的组织管理、事务的管理和自动恢复，即保证事务的原子性。这些功能保证了数据库系统的正常运行。

4. 数据组织、存储与管理　DBMS 要分类组织、存储和管理各种数据，包括数据字典、用户数据、存取路径等。数据组织和存储的基本目标是提高存储空间利用率，选择合适的存取方法提高存取效率。

5. 数据库的保护　数据库中的数据是信息社会的战略资源，所以数据的保护至关重要。DBMS 对数据库的保护通过 4 个方面来实现：数据库的恢复、数据库的并发控制、数据库的完整性控制、数据库安全性控制。

6. 数据库的维护　包括数据库的数据载入、转换、转储、数据库的重组和重构以及性能监控等功能，这些功能分别由各个使用程序来完成。

二、数据仓库技术

（一）数据仓库特性

数据仓库，是在数据库已经大量存在的情况下，为了进一步挖掘数据资源、为了决策需要而产生的，它并不是所谓的"大型数据库"。数据仓库作为复杂数据查询和分析的基础，具备以下 4 个特性。

1. 面向主题　数据仓库中的数据按照一定的主题域组织。主题是指用户使用数据仓库进行决策时所关心的重点方面，每个主题对应一个宏观分析领域，通常与多个操作型信息系统相关。数据仓库排除对于决策无用的数据，提供特定主题的简明视图。

2. 数据集成　数据仓库中的数据是在对原有分散的数据库数据抽取、清理的基础上，经过系统加工、汇总和整理得到的，必须消除数据的不一致性，统一与综合之后才能进入数据仓库。

3. 连续稳定　数据仓库主要是为决策分析提供数据，所涉及的操作主要是数据的查询。一旦某个数据进入数据仓库以后，一般情况下将被长期保留。

4. 随时间变化　数据仓库中的数据通常包含历史信息，系统记录了业务从过去某一时间点到目前的各个阶段的信息，通过这些信息，可对业务发展历程和未来趋势做出定量分析和预测。

（二）数据仓库结构

一个典型的数据仓库系统通常包含数据源、数据存储和管理、联机分析处理（on-line analytical processing，OLAP）服务器以及前端工具与应用四个部分。

1. 数据源　是数据仓库系统的基础，即系统的数据来源，通常包含企业的各种内部信息和外部信息。

2. 数据存储与管理　是整个数据仓库系统的核心。在现有各业务系统的基础上，对数据进行抽取、清理、并有效集成，按照主题进行重新组织，确定数据仓库物理存储结构，组织存储数据仓库的元数据，包括数据仓库的数据字典、记录系统定义、数据转换规则、数据加载频率以及业务规则等信息。数据仓库系统的管理包括数据的安全、归档、备份、维护和恢复等工作。

3. OLAP服务器　对需要分析的数据按照多维数据模型进行重组,以支持用户随时从多角度、多层次来分析数据,发现数据规律与趋势。

4. 前端工具与应用　前端工具主要包括各种数据分析工具、报表工具、查询工具、数据挖掘工具以及各种基于数据仓库或数据集市开发的应用。其中,数据分析工具主要针对 OLAP服务器;报表工具、数据挖掘工具既可以用于数据仓库,也可针对 OLAP 服务器。

(三)数据仓库设计

数据仓库的设计必须满足下列要求:综合表达大量用户的经验,不能干扰现有的联机处理系统(on-line transaction processing,OLTP),提供与数据协调一致的中心知识库,快速响应复杂的查询,提供多种多样的强大分析工具。

1. 构造数据仓库模型　对于数据仓库的逻辑设计需要维度建模方法。维度建模显示出事实表和维度表之间的相互关系,并且允许沿维度的层次结构下钻和上钻。维度模型主要分为星型模型和雪花模型两类,雪花模型更规范化和容易维护,星型模型用于简单而有效的查询,方便用户直接访问。

2. 确定主题　在数据仓库中,数据是按主题存储的。例如对于一般的制造企业,销售、发货和存货都是非常重要的商业主题。

3. 确定事实表　事实表是存储指标的地方。每个数据仓库都包括一个或多个事实数据表。事实表的主要特点是包含数字数据,而这些数字数据可以汇总以提供有关单位运作历史的信息。

4. 识别并确认维度　维度是分类的有组织的层次结构,称为级别,它描述数据仓库事实表中的数据。维度一般描述一个成员的相似集合,用户将基于该集合进行分析,并且维度是多维数据集的基本组件。一般将维度划分为常规维度、虚拟维度、父子维度和数据挖掘维度。例如,"时间"维度由"年""季度""月"和"日"构成,这种方法将产生一个常规维度。

5. 选择事实　事实是包含在事实表中的数字数据,这些数字数据可以汇总以提供有关单位运作历史的信息。

6. 在事实表中存储事先计算的公式　当数据仓库事实数据表中包含有数十万行时,事先对事实表中的指标做处理是非常必要的。事实表的指标操作可能是简单的加法,或者计算平均值,甚至是复杂的算法。在事实表中存储事先计算的公式,根据需求预先计算好数据汇总,可以快速响应查询,改进性能。

7. 修饰维度表　在维度表中,每个表都包含独立于其他维度的事实特性,通过维度建模产生维度表架构。在系统中创建维度表需要注意下列事项:①创建代理键。代理键是在数据仓库内部维护的键,而不是从源数据系统中获得的键。②保持引用完整性。必须在所有维度表和事实表之间维护引用完整性。③共享维度。必须为相似的查询提供一致的信息。

8. 选择数据库的持续时间　数据仓库中的数据是供分析和决策用的,其中的数据是和时间变化相关的数据,因此,可以对过去数据进行分析,也可以对未来进行预测。OLTP的数据每隔一段时间被存储到数据仓库中,必须根据实际的需要选择存储转移的时间和频率,此外不同类型数据的存储转移的时间和频率也可能不同。

9. 跟踪变化缓慢的维度　一般情况下维度表相当稳定,绝大部分维度都是不变的,很多维度虽然会变化,但是变化很缓慢,需要跟踪变化缓慢的维度,并对其做修改。

10. 决定查询优先级别和查询方式　根据用户的需要和用户的水平制定合理的信息传递策略，以满足多种多样的用户需求。

(四)联机分析处理

联机分析处理(OLAP)是数据仓库系统的主要应用，是共享多维信息、针对特定问题的联机数据访问和分析的快速软件技术。它通过对信息的多种可能观察形式进行快速、稳定一致和交互性的存取，允许管理决策人员对数据进行深入观察。

OLAP 具有灵活的分析功能、直观的数据操作和分析结果可视化表示等突出优点，从而使用户对基于大量复杂数据的分析变得轻松而高效，它可用于证实人们提出的复杂假设，以利于迅速做出正确判断。

三、数据仓库在疾病预防控制领域的应用

欧美等发达国家都在利用数据仓库技术开展疾病预防控制领域的相关研究。通过在国家、州、医院等各个层次建立数据仓库，对疾病进行监测管理，搭建一个分层管理、信息共享的组织体系，大大地提高了疾病监测管理能力与工作效率。例如，美国国家疾病预防控制中心构建的国家电子疾病监测系统(national electronic disease surveillance system，NEDSS)中，疾病预防与控制数据仓库是核心组件之一，该数据仓库整合不同数据来源的基础数据，集成了多个数据源，为数据分析提供了一个具有一致数据结构的数据集合，存储多年积累的超过 500GB 的疾病预防与控制监测数据；芝加哥健康事件监测系统(chicago health event surveillance system，CHESS)，收集处理芝加哥各医院以及实验室的传染病报告，将其汇总建立数据仓库，对整个芝加哥的疾病暴发情况进行监测管理。

在我国，数据仓库技术作为一个优秀的工具也在不断受到关注。中国疾病预防控制中心正在建立数据仓库，为覆盖全国的计划免疫、传染病等业务的直报系统的数据管理和分析提供统一平台；军事医学科学院基于军队突发公共卫生事件和传染病疫情报告信息系统，建立了军队传染病数据仓库系统。

（赵东升　王小磊）

第三节　统计分析技术

统计分析是指根据统计研究的目的，运用各种统计指标和统计分析方法，对经过加工整理的统计资料进行分析研究，认识客观现象的状态，揭示客观现象的本质及其规律性，预测客观现象前景的活动，起着军师、参谋的作用。统计分析具体方法有很多，已被广泛应用到传染病分析、预测、预警和疾病预防控制业务辅助决策中，常用方法包括回归分析、聚类分析、时间序列分析和 Meta 分析等。

一、回归分析

回归分析是在掌握大量观察数据的基础上，利用数理统计方法建立因变量与自变量之间的回归关系函数表达式(称回归方程式)。回归分析法不能用于分析与评价工程项目风险。

回归分析中，当研究的因果关系只涉及因变量和一个自变量时，叫作一元回归分析；当研究的因果关系涉及因变量和两个或两个以上自变量时，叫作多元回归分析。此外，回归分析

中，又依据描述自变量与因变量之间因果关系的函数表达式是线性的还是非线性的，分为线性回归分析和非线性回归分析。通常线性回归分析法是最基本的分析方法，遇到非线性回归问题可以借助数学手段化为线性回归问题处理。回归分析法预测是利用回归分析方法，根据一个或一组自变量的变动情况预测与其有相关关系的某随机变量的未来值。进行回归分析需要建立描述变量间相关关系的回归方程。根据自变量的个数，可以是一元回归，也可以是多元回归。根据所研究问题的性质，可以是线性回归，也可以是非线性回归。非线性回归方程一般可以通过数学方法化为线性回归方程进行处理。

二、聚类分析

聚类分析（cluster analysis，亦称为群集分析）是对于静态数据分析的一门技术，在许多领域受到广泛应用，包括机器学习、数据挖掘、模式识别、图像分析以及传染病分析。聚类是把相似的对象通过静态分类的方法分成不同的组别或者更多的子集（subset），在同一个子集中的成员对象都有相似的一些属性。

数据聚类算法可以分为结构型和分割型。结构型算法利用以前成功使用过的聚类器进行分类，而分割型算法则是一次确定所有分类，可以从上至下或者从下至上双向进行计算。从下至上算法从每个对象作为单独分类开始，不断融合其中相近的对象。而从上至下算法则是把所有对象作为一个整体分类，然后逐渐分小。分割型聚类算法，是一次性确定要产生的类别，这种算法也已应用于从下至上聚类算法。基于密度的聚类算法，是为了挖掘有任意形状特性的类别而发明的，此算法把一个类别视为数据集中大于某阈值的一个区域。许多聚类算法在执行之前，需要指定从输入数据集中产生的分类个数，除非事先准备好一个合适的值，否则必须决定一个大概值。

聚类分析是传染病"三间"分布研究、疾病谱分析、早期预警和疾病与环境气候关系等研究的重要技术手段。

三、时间序列分析

时间序列分析（time series analysis）是一种动态数据处理的统计方法。该方法基于随机过程理论和数理统计学方法，研究随机数据序列所遵从的统计规律，以用于解决实际问题。

它包括一般统计分析（如自相关分析、谱分析等），统计模型的建立与推断，以及关于时间序列的最优预测、控制与滤波等内容。经典的统计分析都假定数据序列具有独立性，而时间序列分析则侧重研究数据序列的互相依赖关系。后者实际上是对离散指标的随机过程的统计分析，所以又可看做是随机过程统计的一个组成部分。例如，记录了某地区历年来第一个月，第二个月，……，第 N 个月的流感发病数量，利用时间序列分析方法，可以对未来各月的流感发病数量进行预报。

四、Meta 分析

Meta 分析是指用统计学方法对收集的多个研究资料进行分析和概括，以提供量化的平均效果来回答研究的问题。其优点是通过增大样本含量来增加结论的可信度，解决研究结果的不一致性。Meta 分析是对同一课题的多项独立研究的结果进行系统的、定量的综合性分析。它是文献的量化综述，是以同一问题的多项独立研究的结果为研究对象，在严格设计的基础上,运用适当的统计学方法对多个研究结果进行系统、客观、定量的综合分析。

应用 Meta 分析能够实现:①对同一问题的多项研究结果的一致性进行评价;②对同一问题的多项研究结果作系统性评价和总结;③提出一些新的研究问题,为进一步研究指明方向;④当受制于某些条件时,如时间或研究对象的限制,Meta 分析不失为一种选择;⑤从方法学的角度,对现阶段某课题的研究设计进行评价;⑥发现某些单个研究未阐明的问题;⑦对小样本的实验研究,Meta 分析可以统计效能和效应值估计的精确度。

因此,设计合理严密的 Meta 分析能对证据进行更客观的评价(与传统的描述性的综述相比),对效应指标进行更准确、客观地评估,并能解释不同研究结果之间的异质性。Meta 分析符合人们对客观规律的认识过程,与循证医学的思想完全一致,是一个巨大的进步。

(李　立)

第四节　数据挖掘技术

近年来,数据挖掘技术引起了信息产业界和整个社会的极大关注。其主要原因是随着大数据时代的到来,人类拥有了可以广泛使用的大量数据,并且迫切需要将这些数据转换成有用的信息和知识。数据挖掘技术能够为疾病预防控制相关科学研究提供有力支持,主要应用有疾病发病原因及传播分析、疾病"三间"分布分析、疾病聚类关联分析等。

一、数据挖掘概念

数据挖掘(data mining,DM)又称数据库中的知识发现(knowledge discover in databases,KDD),是目前人工智能和数据库领域研究的热点。所谓数据挖掘是指从大量数据中揭示出隐含的、先前未知的并有潜在价值的信息(规律)的非平凡过程。数据挖掘是一种决策支持过程,它主要基于人工智能、机器学习、模式识别、统计学、数据库、可视化技术等,高度自动化地分析数据,做出归纳性的推理,从中挖掘出潜在的模式,帮助决策者调整策略、减少风险,做出正确决策。

数据挖掘包括数据准备、规律寻找和规律表示 3 个步骤。数据准备是从相关的数据源中选取所需的数据并整合成用于数据挖掘的数据集;规律寻找是用某种方法将数据集所含的规律找出来;规律表示是尽可能以用户可理解的方式(如可视化)将找出的规律表示出来。

并非所有的信息发现任务都被视为数据挖掘。例如,使用数据库管理系统查找个别的记录,或通过因特网的搜索引擎查找特定的 Web 页面,则是信息检索(information retrieval)。虽然这些任务可能涉及使用复杂的算法和数据结构,但是它们主要依赖传统的计算机科学技术和数据的明显特征来创建索引结构并有效地组织和检索信息,而不是数据挖掘。

二、数据挖掘的任务

数据挖掘的任务主要是关联分析、聚类分析、分类、预测、时序模式和偏差分析等。

1. 关联分析(association analysis)　两个或两个以上变量的取值之间存在某种规律性,就称为关联。数据关联是数据库中存在的一类重要的、可被发现的知识。关联分为简单关联、时序关联和因果关联。关联分析的目的是找出数据库中隐藏的关联网。一般用支持度和可信度两个阈值来度量关联规则的相关性,并引入兴趣度、相关性等参数,使得所挖掘的规则更符合需求。

2．聚类分析（clustering）　聚类是把数据按照相似性归纳成若干类别，同一类中的数据彼此相似，不同类中的数据相异。聚类分析可以建立宏观的概念，发现数据的分布模式，以及可能的数据属性之间的相互关系。

3．分类（classification）　分类就是找出一个类别的概念描述，它代表了这类数据的整体信息，即该类的内涵描述，并用这种描述来构造模型，一般用规则或决策树模式表示。分类是利用训练数据集通过一定的算法而求得分类规则。分类可被用于规则描述和预测。

4．预测（predication）　预测是利用历史数据找出变化规律，建立模型，并由此模型对未来数据的种类及特征进行预测。预测关心的是精度和不确定性，通常用预测方差来度量。

5．时序模式（time-series pattern）　时序模式是指通过时间序列搜索出的重复发生概率较高的模式。与回归一样，它也是用已知的数据预测未来的值，但这些数据的区别是变量所处时间的不同。

6．偏差分析（deviation）　在偏差中包括很多有用的知识，数据库中的数据存在很多异常情况，发现数据库中数据存在的异常情况是非常重要的。偏差检验的基本方法就是寻找观察结果与参照之间的差别。

三、数据挖掘的方法

1．神经网络方法　神经网络具有鲁棒性、自组织自适应性、并行处理、分布存储和高度容错等特性，非常适合解决数据挖掘问题，主要包括：用于分类、预测和模式识别的前馈式神经网络模型；以离散模型和连续模型为代表的，分别用于联想记忆和优化计算的反馈式神经网络模型；以 Art 模型、Koholon 模型为代表的，用于聚类的自组织映射方法。神经网络方法的缺点是"黑箱"性，人们难以理解网络的学习和决策过程。

2．遗传算法　是一种基于生物自然选择与遗传机制的随机搜索算法，是一种仿生全局优化方法。遗传算法具有隐含并行性、易于和其他模型结合等优点。

3．决策树方法　是一种常用于预测模型的算法，通过将大量数据有目的分类，从中找到一些有价值的、潜在的信息。它的主要优点是描述简单，分类速度快，特别适合大规模的数据处理。最有影响和最早的决策树算法是由 Quinlan 提出的基于信息熵的 id3 算法，以及其改进 id4 递增式学习算法等。

4．粗糙集方法　粗糙集理论是一种研究不精确、不确定知识的数学工具。粗糙集方法有几个优点：不需要给出额外信息；简化输入信息的表达空间；算法简单，易于操作。粗糙集的数学基础是集合论，难以直接处理连续的属性，连续属性的离散化是粗糙集理论实用化的重点。

5．模糊集方法　即利用模糊集合理论对实际问题进行模糊评判、模糊决策、模糊模式识别和模糊聚类分析。系统的复杂性越高，模糊性越强，一般模糊集合理论用隶属度来刻画模糊事物的亦此亦彼性。

（王小磊）

第五节　地理信息系统、遥感和定位技术

地理信息系统（geographic information system，GIS，也有称为"地理信息服务"）是一门综合性学科，它结合地理学与地图学以及遥感和计算机科学，是用于输入、存储、查询、分析和显

示地理数据的计算机系统,已广泛应用于各个领域。地理信息系统技术把地图这种独特的视觉化效果和地理分析功能与一般的数据库操作集成在一起,与其他信息系统最大的区别是对空间信息的存储管理分析。

地理信息系统能够应用于科学调查、资源管理、财产管理、发展规划、绘图和路线规划。例如,地理信息系统可以使医疗救援人员在重大公共卫生事件发生的情况下较容易地规划最优救援路线并计算出应急反应时间。

一、遥感技术

遥感技术是从远距离感知目标反射或自身辐射的电磁波、可见光、红外线等对目标进行探测和识别的技术。例如航空摄影就是一种遥感技术。人造地球卫星发射成功,大大推动了遥感技术的发展。现代遥感技术主要包括信息的获取、传输、存储和处理等环节。完成上述功能的全套系统称为遥感系统,其核心组成部分是获取信息的遥感器。遥感器的种类很多,主要有照相机、电视摄像机、多光谱扫描仪、成像光谱仪、微波辐射计、合成孔径雷达等。传输设备用于将遥感信息从远距离平台(如卫星)传回地面站。信息处理设备包括彩色合成仪、图像判读仪和数字图像处理机等。

遥感技术广泛用于军事侦察、军事测绘、海洋监视、气象观测、环境污染监测和气溶胶侦检等。遥感技术总的发展趋势是:提高遥感器的分辨率和综合利用信息的能力,研制先进遥感器、信息传输和处理设备以实现遥感系统全天候工作和实时获取信息,以及增强遥感系统的抗干扰能力。

遥感技术的优点是探测范围大,获取资料速度快、周期短,受地面条件限制少,获取的信息量大等。

二、定位技术

定位技术是指通过卫星、信号基站、无线热点等无线电信号对物体或人进行确定位置的技术,现有的定位技术主要有:卫星定位技术、WiFi 定位技术、移动通信网络定位技术等。

全球定位系统(global positioning system,GPS)是一个中距离圆形轨道卫星导航系统,它可以为地球表面绝大部分地区(98%)提供准确的定位、测速和高精度的时间标准。系统由美国国防部研制和维护,可满足位于全球任何地方或近地空间的用户连续精确的确定三维位置、三维运动和时间的需要。使用者只需拥有 GPS 接收机即可使用该服务,无需另外付费。GPS 信号分为民用的标准定位服务(standard positioning service,SPS)和军规的精确定位服务(precise positioning service,PPS)两类。SPS 无须任何授权即可任意使用,可达到 10m 左右的定位精度。

除了 GPS 系统外,我国也研制建设了自己的"北斗"导航定位系统,是继美国、俄罗斯之后世界上第三套导航定位系统,已初步具备区域导航、定位和授时能力,可为用户提供高精度、高可靠定位、导航、授时服务,并具短报文通信能力。

定位技术在紧急搜救、传染病侦察等方面具有重要作用。

三、"3S"技术的结合

随着科技的发展,"3S"技术的概念正在兴起。"3S"技术是遥感技术(remote sensing,

RS)、地理信息系统(geographic information system,GIS)、全球定位系统(global positioning system,GPS)的统称。随着"3S"研究和应用的不断深入,人们逐渐地认识到单独地运用其中的一种技术往往不能满足实际需要,许多工程或项目需综合利用这三大技术的特长,方可形成和提供所需的观测、信息处理、分析模拟的能力。例如,海湾战争中"3S"技术的集成代表了现代战争的高技术特点。

遥感技术、地理信息系统和定位系统是目前对地观测系统中空间信息获取、存储管理、更新、分析和应用的三大支撑技术,是现代社会持续发展、资源合理规划利用、城乡规划与管理、自然灾害动态监测与防治以及传染病防控与监测等的重要技术手段。

作为实时、客观获取空间信息的新兴技术手段,RS和GPS成为地理信息系统的重要数据来源,而通过GIS对其获得的数据进行处理和分析,可提取各种有用信息以进行决策支持。

"3S"技术在很多领域都可应用,如防震救灾时利用实时传输的遥感信息,可动态监测地震、水灾等发生的地理位置和所在的行政区域,包括经纬度、行政界线;传染病疫情的动态演变,包括移动方向、损失情况等;在地理信息系统的支持下,可以快速制作遥感影像图,编制灾害发展事态图,并通过屏幕显示和打印成图,为指挥人员提供实时决策依据。

(李江域)

第六节　生物信息学技术

生物信息学技术与生物医学研究密不可分,在病原微生物检测和传染病诊断中,生物信息学技术更是发挥着不可或缺的作用。如在PCR(Polymerase Chain Reaction)检测时必须先设计PCR引物,人工设计PCR引物费时费力,且效果较差。如果使用PCR引物设计软件,则能很快设计出合适的PCR引物序列。本节主要介绍在病原微生物侦检、传染病诊断过程中需要的生物信息学技术及常用软件。

一、PCR引物设计

聚合酶链式反应(polymerase chain reaction,PCR)是20世纪80年代中期发展起来的体外核酸扩增技术。它具有特异、敏感、产率高、快速、简便、重复性好、易自动化等突出优点,能在一个试管内将所要研究的目的基因或某一DNA片段于数小时内扩增至十万乃至百万倍,使肉眼能直接观察和判断,可从一根毛发、一滴血、甚至一个细胞中扩增出足量的DNA供分析研究和检测鉴定。

PCR引物设计的目的是找到一对合适的核苷酸片段,使其能有效地扩增模板DNA序列,引物的优劣直接关系PCR的特异性与成功与否。

设计PCR引物时一般需遵守以下原则:①引物最好在模板cDNA的保守区内;②引物长度一般在15～30碱基之间;③引物GC含量为40%～60%,Tm值最好接近72℃;④引物3′端要避开密码子的第3位;⑤引物3′端不能选择A,最好选择T;⑥碱基要随机分布;⑦引物自身及引物之间不应存在互补序列;⑧引物5′端和中间△G值应该相对较高,而3′端△G值较低;⑨引物的5′端可以修饰,而3′端不可修饰;⑩扩增产物的单链不能形成二级结构。

引物设计完成后,应对其进行BLAST比对检测,如果与其他基因不具有互补性才可以进行下一步实验。

引物设计过程中不同种类模板的设计难度不一。有的模板本身条件比较困难,例如 GC 含量偏高或偏低,导致找不到各种指标都十分合适的引物;用作克隆目的的 PCR,因为产物序列相对固定,引物设计的选择自由度较低。这种情况只能退而求其次,尽量去满足条件。

此外,根据应用需要,有时还要进行多重引物设计,即设计出可以在复杂生物环境(多种生物并存)中使用的特异性引物。这种引物设计一般较难,通常需要通过特定的软件进行设计。

常用的引物设计软件有 PRIMER3、PRIMER5、PRIMER EXPRESS 等,用于多重 PCR 引物设计的软件有 MPprimer 等。

二、序列比对

序列比对是指为确定两个或多个序列之间的相似性或同源性,而将它们按照一定的规律排列。通常将两个或多个序列排列在一起,标明其相似之处。序列中可以插入间隔(通常用短横线"-"表示),对应的相同或相似的符号(在核酸中是 A,T 或 U,C,G,在蛋白质中是氨基酸残基的单字母表示)排列在同一列上。

序列比对是生物信息学中最基本、最重要的操作,通过序列比对可发现生物序列中的功能、结构和进化信息。序列比对的根本任务是通过比较生物分子序列,发现它们的相似性,找出序列之间的共同区域,同时辨别序列之间的差异。在分子生物学中,DNA 或蛋白质的相似性是多方面的,可能是核酸或氨基酸序列的相似,也可能是结构甚至功能的相似。

序列比对分为长序列比对和短序列比对,长序列比对软件主要有 BLAST、FASTA、HMMER、SAM 等。短序列比对主要是用于处理高通量测序技术产生的读长较短的测序数据,常用软件有 Bowtie、BWA、SOAP2 和 BarraCUDA 等。

在病原微生物侦检中,经常要将被检测微生物的测序结果与国际公共微生物序列数据库以及人类参考基因组数据进行比对分析。基于序列比对方法的 Pathseq、RINS 等工具软件可快速侦检已知病原微生物,并为快速鉴定未知病原微生物提供重要参考依据。

三、基因芯片数据分析

基因芯片技术是近年来发展起来的可以高通量、自动化分析的生物学研究技术,它具有速度快、高通量、自动化、使用试剂少、成本低等优点。

对数据进行有效分析是芯片技术研究的热点和重点。基因芯片数据分析就是从基因芯片的高密度杂交点阵图提取杂交点荧光强度信号进行定量分析,通过有效的数据筛选和相关基因表达谱聚类,整合杂交点的生物学信息,发现基因的表达谱与功能可能存在的联系。

基因芯片数据分析方法主要有:差异基因表达分析、聚类分析、判别分析。差异基因表达分析用于检测基因在不同组织样本中的表达差异,从而分析潜在的致病基因等信息。聚类分析采用统计方法分析样本之间的相互关系。判别分析是以不同样本中显著性差异表达的基因作模板,建立相关疾病或病原微生物的有效诊断方法。

用于基因芯片数据分析的软件主要有:GenePattern、ArrayVision、ArrayPro、J-express 和 Phoretix 等。

四、进化树分析

在生物学中进化树用来表示物种之间的进化关系,又称"系统树""系谱树"。生物分类学家和进化论者根据各类生物间的亲缘关系的远近,把各类生物安置在有分枝的树状图表上,简明地表示生物的进化历程和亲缘关系。在进化树上每个叶子结点代表一个物种,如果每一条边都被赋予一个适当的权值,那么两个叶子结点之间的最短距离就可以表示相应的两个物种之间的差异程度。

根据核酸序列、蛋白质序列或蛋白质结构差异关系可构建分子进化树或种系发生树。进化树给出分支层次或拓扑图形,它是产生新的基因复制或享有共同祖先的生物体的歧异点的一种反映。构建进化树的方法包括两种:一类是序列相似性比较,主要是基于氨基酸相对突变率矩阵(常用 PAM250)计算不同序列差异性积分作为它们的差异性量度(序列进化树);另一类在难以通过序列比较构建序列进化树的情况下,通过蛋白质结构比较包括刚体结构叠合和多结构特征比较等方法建立结构进化树。

常用的进化树分析算法主要有三种:距离法则、简约法则和最大似然法则,基于这三种分析算法的进化树分析软件有 PhyTools、MEGA、Phylip、TreeView 等。进化树分析是研究病原微生物谱系关系、致病机制及其流行变异规律不可缺少的重要工具。

五、生物信息数据库

数据库是生物信息学的主要内容,正是各种数据库的产生和存在,才使得生物信息学技术和手段能够处理生物学问题。因此,生物学数据库尤其是各种组学数据库对生物学研究有着重要的意义,各种数据库几乎覆盖了生命科学的各个领域。在疾病防控和生物安全领域,生物学数据库具有至关重要的基础性地位,因此,美国、欧盟等都建立了国家级的生物信息学数据中心,长期保存这些数据并为科学研究和疾病防控提供数据支撑。

目前世界上公认最重要的基因组序列数据库有:美国国立生物技术信息中心(NCBI)的 GenBank 数据库、欧洲生物信息研究所(EMI)的 EMBL 数据库和日本国立遗传研究所的 DDBJ 数据库。这三大核酸序列数据库每天交换更新数据,保证了三大数据库的一致性,使得它们成为核酸序列数据库中数据最全的数据库。与基因组有关的数据库还有 ESTdb、OMIM、GDB、GSDB 等。

蛋白质序列数据库有 SWISS-PROT、PIR、OWL、NRL3D、TrEMBL 等,蛋白质片段数据库有 PROSITE、BLOCKS、PRINTS 等,蛋白质三维结构数据库有 PDB、NDB、BioMagResBank 和 CCSD 等。

基因组注释是利用生物信息学方法和工具,对基因组所有基因的生物学功能进行高通量注释,是当前功能基因组学研究的一个热点。基因组注释的研究内容包括基因识别和基因功能注释两个方面,基因识别的核心是确定全基因组序列中所有基因的确切位置,基因功能注释则是利用已知功能基因的注释信息为预测出的新基因进行高通量功能注释。目前常用的基因组注释数据库主要有基因本体数据库(gene ontology,GO)和京都基因与基因组百科全书(kyoto encyclopedia of genes and genomes,KEGG)。

(赵东升　李江城)

第七节　实验室信息管理系统

一、实验室信息管理系统简介

实验室信息管理系统(laboratory information management system,LIMS)是由计算机硬件和应用软件组成,能够完成实验室数据和信息的收集、分析、报告和管理的专业信息系统。LIMS 基于计算机局域网,专门针对一个实验室的整体环境设计,是一个包括了信号采集设备、数据通讯软件、数据库管理软件在内的高效集成系统。

二、目的作用

LIMS 以实验室为中心,将实验室的业务流程、环境、人员、仪器设备、标物标液、化学试剂、标准方法、图书资料、文件记录、科研管理、项目管理、客户管理等等因素有机结合。

实验室使用 LIMS 系统主要有以下作用:

1. 改进质量管理手段　通过使用 LIMS 系统可以提高分析数据的综合利用率和时效性,还可以挖掘分析数据的潜在价值。

2. 规范实验室内部管理　在实验室内部,根据实验室业务及质量管理流程,实现样品申请、样品登记、任务分配、分析数据的快速采集,审核、处理、统计、查询,直至报表自动生成,最后将有用的信息传递给用户。

将人员、仪器、试剂、方法、环境、文件等影响分析数据的质量要素有机结合起来,整体内部管理体系遵循 ISO9000 及实验室评审国际标准 ISO/IEC 17025,全面提升实验室的分析水平和规范化管理。LIMS 系统的建立为实验室进行标准化认证创造条件。

3. 实现实验数据和报告的共享　LIMS 系统的主要管理对象是实验室,它既是实验室的信息集成,又支持其他管理系统对实验数据的快速访问。只要有相应的访问权限,LIMS 终端用户即可选择浏览数据。通过样品链,在同一个界面中完成对分析数据的浏览。

4. 强化质量监测手段　LIMS 作为一种信息手段,能够有效避免人工记录时出现的各种错误。同时,LIMS 系统直接从仪器中读取数据,从而避免实验人员篡改数据的可能性。

三、LIMS 的应用

根据实验室的业务特点不同,LIMS 系统分为生产过程质量检测类 LIMS(如石油、化工、制药),环境保护安全健康类 LIMS(如环境监测中心、疾病预防控制中心),试验研究检测分析类 LIMS(如生命科学研究)等。

目前国内外已经有很多成熟的商业化 LIMS 系统,如赛默飞世尔公司的 Thermo Fisher Scientific LIMS、恒源信息公司的 HY-LIMS。

中国国家疾病预防控制中心和多个省市的疾病预防控制中心都先后部署了 LIMS 系统,解放军疾病预防控制中心也在试用推广 LIMS 系统。

(李　立)

实践篇

第13章

军队公共卫生监测

公共卫生监测被定义为"持续系统地收集、分析和解释特异的结局性数据,用来计划、实施和评估公共卫生实践"。监测是公共卫生基础工作,其功能在于信息的取得,也就是通过监测工作,在第一时间掌握涉及公共卫生风险的消息,并经由后续的评估等措施,确认这些信息的内涵与重要性。发现(detect)、评估(assess)、反应(response)、通报(notify)及报告(report)已成为公共卫生监测必备能力。

公共卫生监测已经实践了数十年并继续成为监测传染病疫情的一个不可缺少的方法,对于早期发现并识别传染病疫情、提高应急反应效果具有重要的作用。在公共卫生和生物反恐实践中有重要的现实意义。现代医学模式正在由单一的生物医学模式向生物-环境-社会-心理-工程的会聚医学模式转变,由疾病治疗为主向预测干预为主转变。强化新发、突发疫情的公共卫生监测能力,完善全球疫情预警监测情报网络,及早发现和防范突发公共卫生事件,实现疾病风险早期主动管理,仍是国际公共卫生发展和国家公共卫生建设的核心内容。

进入21世纪、特别是经历严重急性呼吸综合征(severe acute respiratory syadromes,SARS,又称传染性非典型肺炎)之后,我国高度重视军队疾病预防控制系统建设,着眼提高我军应对多种安全威胁、完成多样化军事任务保障能力,建立总部、战区和军以下单位疾病预防控制体系。通过纳入国家公共卫生体系建设,依托军队综合网络和军队疾病预防控制体系,整合疾病预防控制信息资源,建立了"三军联动、平战兼容、军民融合"全军疫情数据中心及疾病预防控制信息平台,集成了新一代军队疾病预防控制信息系统,实现了全军疫情网络直报、联合监测、综合预警。并通过军地疫情合作机制和国家疾病预防控制信息系统,实现了军地疫情信息资源交流和共享,缩短了突发疫情响应周期,增强了疫情预防控制快速反应能力。已成为军队实施突发公共卫生事件应急预案和传染病防治的重要管理工具。

第一节 军队公共卫生监测网络与疾病预防控制信息系统

公共卫生监测,又称疾病监测、流行病学监测或预防医学监测,是对致病因素、病例和事件相关信息连续采集、分析、识别、预测和反馈的过程,是一项针对信息开发和利用的专业工作。信息的采集,依靠的是各级各类医疗卫生机构、医务人员和全体社会成员;信息的分析、综合与事件的预测,依靠的是专业疾病预防控制机构;信息系统及网络建设,依靠的是卫生主管部门和信息化专业管理部门;信息的利用是决策者、卫生人员和社会公众。因此,公共卫生事件监测工作是一项系统工程,必须建立相应的组织体系和网络系统。

一、军队公共卫生监测组织体系

军队公共卫生事件监测工作在总后勤部卫生部的统一组织领导下,依据《军队传染病防治条例》《军队处置突发公共卫生事件规定》和《军队处置突发公共卫生事件应急预案》等法规,建立全军监测体系。监测体系的构成如下:

1. 法定责任报告单位和责任报告人　军队各级各类医疗卫生机构、卫生主管部门及团以上单位司令部门是突发公共卫生事件的责任报告单位。各级医疗卫生机构执行职务的医疗卫生人员是责任报告人。军队各级各类医疗卫生机构应建立健全传染病及突发公共卫生事件登记和报告制度。执行首诊医师负责制;指定专门的部门和人员负责保障体系内传染病及突发公共卫生事件信息的报告与管理,负责检查、收集、核实、登记和报告相关信息,保证疫情信息的网络直报和行政逐级上报;负责对本单位相关医务人员进行信息报告培训;协助疾病预防控制机构开展传染病及疫情的调查。军队各级各类单位和人员都有及时、如实报告突发公共卫生事件的义务。

2. 疾病事件监测管理单位　军队各级各类疾病预防控制机构是军队公共卫生事件信息法定的分析、监测机构,包括全军疾病预防控制中心、军区疾病预防控制中心、军兵种卫生防疫(防护)队、医院感染控制科和部队、机关、院校门诊部卫生防疫队、所、科,以及防保科等。全军疾病预防控制中心是全军疾病与公共卫生事件监测信息的汇总单位。军区疾病预防控制中心是保障区域内各单位疾病与公共卫生事件信息的收集汇总单位。军队医院感染控制科是本院门诊、住院人员疾病与突发公共卫生事件信息收集汇总单位。部队、机关、院校卫生防疫队、所、科,以及防保科是本单位疾病与突发公共卫生事件信息收集汇总单位。各级疾病预防控制机构在上级卫生主管部门领导下开展疾病与突发公共卫生事件的监测工作。其基本职能是负责收集、分析、报告和反馈保障区域内疾病(含传染病)及公共卫生事件信息;实时监视部队疫情动态,及时分析、调查、核实与报告;发现和预测不明原因疾病及传染病的发生及流行趋势;向上级卫生主管部门提出监测报告和预警建议;负责保障区内传染病及公共卫生事件信息报告的业务管理、技术培训和工作指导。

3. 监测工作的执法监督机构　各级卫生主管部门是法定传染病与突发公共卫生事件报告管理的执法监督机构,并赋予全军与军区疾病预防控制中心和军兵种卫生防疫(防护)队具体执行报告核查、调查与监督的权力。监测监督机构定期和不定期地检查保障区内各级各类部队基层卫生机构、医院、疾病预防控制机构的传染病及意外伤害的登记、报告和管理情况,发现问题责令单位限期改进;对责任疫情报告人和责任单位不报、漏报、谎报、迟报、瞒报传染病及公共卫生事件信息的,给予通报批评,要求限期改正。情节及后果严重的,依照中国人民解放军纪律条例相关规定,报告上级党委,实行行政处分或者处罚。

二、公共卫生监测的基本内容

公共卫生监测工作是在平时部队、基层、医院报告信息的基础上开展的。其目的是积累日常疾病种类、发生率数据和掌握发病及流行规律,并从日常监视中发现非常态迹象问题,预测威胁状况发生、发展的趋势,及时发现事件及提出预警。因此,监测工作是持续的、多角度的。

1. 部队卫生监测　主要内容包括军人健康体检、免疫预防接种、部队疾病监控、军人健康教育、食品和水卫生检测、兽医卫生检测、消杀灭、部队内部重要污染源、卫生防疫人员和装备等卫生防疫资源信息等。以及部队伤病预防、疫情控制、环境卫生质量、军人健康行为和军人健康保健等。

2. **伤病员监测** 总体目标是掌握部队伤病种类、发生率及其变化动态和演变趋势,准确评价部队健康状况,及时发现和确认部队健康伤害威胁因素,掌握部队伤病防治需求及动态。伤病员信息监测分析的基本内容包括:部队伤病减员数和发生率;军队伤病减员空间分布(或单位分布);军队伤病员时间分布;军队伤病员的医疗机构分布;军队伤病员的疾病谱、死亡谱、住院日和医疗费用等。

3. **传染病监测** 主要包括目标地区或监测地区的人口学资料,传染病的发病和死亡情况及其时间、空间和人群分布,相关医院、诊所、实验室的发病报告及病原体检出情况等资料,流行或暴发的报告资料及流行病学调查资料,个案调查、人群调查资料,人群免疫水平,防治措施及其效果等其他资料。

4. **症状监测** 主要包括急救电话记录、呼救的种类与时空分布;急诊、急救室病例的症状和体征及检验申请单和检验结果;医师处方信息;零售药店的药品销售信息;各门诊和诊所就诊者的症状和体征聚发情况;医疗救治机构病死者信息、尸体解剖记录等信息;社会群体卫生行为及症状监测信息;饲养动物、宠物、野生动物的发病、死亡信息等。

5. **实验室监测** 从实验室分离菌毒种和生物学特性检出情况角度分析病原微生物、媒介昆虫和动物宿主等生物学种类和特性信息。监测内容主要包括病原种类、病原体的基本特性、演变趋势、菌毒种保藏设施和分布情况;人群和动物的血清学检测、毒力与抵抗力等;生物(战)剂病原体的种类、型别、毒力、耐药性、发展趋势等;病原微生物菌毒种保藏、储存和使用情况(地点/设施、种类、数量),动物宿主和媒介昆虫的种类、地区分布、密度消长、季节变动、病原携带状况及传播效能等。

三、公共卫生监测的网络与制度

总后勤部卫生部负责建立健全《军人健康档案》标准和"军队健康危害事件监测预警系统",制定军队健康危害事件监测预警工作计划和网络建设规划,规范监测方法和标准。各级卫生主管部门依据有关突发公共卫生事件应急处置法律法规、预案及技术文件,组织相关专家针对不同类别的突发公共卫生事件制订适合本单位、本系统的各项监测工作计划和建设方案。

各级各类医疗卫生机构按照全军统一的监测方法和标准实施落实监测工作,完成病例报告和聚集性分析、上报和反馈各类突发公共卫生监测信息。各级疾病预防控制机构(含军兵种和部队防疫机构),根据卫生监测计划,建立健全体系范围内部,以及与卫生主管部门和保障部队衔接的突发公共事件监测报告信息系统。其中包括症状监测、实验室监测、健康危害因素监测、卫生监督监测等综合监测预警网络、信息平台和承担与有关部门的信息交换机制。

各级疾病预防控制机构建立突发公共卫生事件接警值班制度,负责网络报告的动态监控和接报情况记录。记录内容包括:事件发生单位、时间、地点;性质、暴露人数、健康危害人数、发病人数、死亡人数;发病原因、初步分析、已采取的应急措施、需要上级有关部门解决的问题;事发部队疾病预防控制机构的初步调查报告、进程报告、转归报告、结案报告;值班人员上报与请示情况、主管领导与上级领导批示情况;报告时间、报告人、联系电话等。

各级疾病预防控制机构应建立突发公共卫生事件信息分析制度。每月汇总信息,定期分析形势,并根据需要随时做出专题分析报告,制作分析简报或专题报告,并在每月第2个工作日向上级卫生主管部门和疾病预防控制机构报告,向下一级卫生部门和疾病预防控制机构反馈。简报的主要内容:事件相关信息的数量、基本分布,发生规律、趋势分析,主要影响因素,造成的部队伤害和经济损失,完善应对机制和预防控制对策建议等。

四、公共卫生监测信息流程

突发公共卫生事件的发现往往从人员发病表现出来的,呈现从散发到群发或突然群体发病的基本特征。部队和医院的首诊医师是事件迹象或事件的初始发现者,其填写的门诊登记簿和传染病个案报告卡是事件监测最原始和基础的信息。有时,原始信息就可判定为事件的征象或事件已经发生。有时则需要在信息汇总、分析后才能识别。因此,必须建立一套完整的信息传输和报告制度加以保证。按照规定,军队传染病和突发公共卫生事件的报告,实行双重管理、双向报告制度。一是通过单位建制系统逐级上报,直至总后勤部卫生部(或总后勤部卫生部信息中心)。二是通过"全军疫情与突发公共卫生事件信息直报系统",利用军事综合信息网和移动短信编码技术手段,直报全军疾病预防控制中心数据库。由中心数据库数据,各级各类单位按权限共享。师医院防疫所、医院感染科、门诊部防保科以及旅、独立团医院或卫生队和相当卫生机构直接上报全军疾病预防控制中心数据库。疾病预防控制中心与上级卫生主管部门建立信息交互机制。各防疫机构负责本级,两级疾病预防控制中心负责本系统和总体分析、核查、预测和管理,并定期向上级卫生主管部门提出分析报告(图 13-1)。

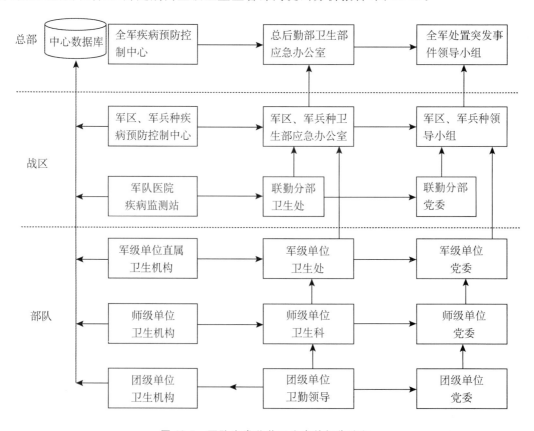

图 13-1　军队突发公共卫生事件报告流程

五、军队疾病预防控制信息系统构成与主要功能

军队疾病预防控制信息系统 2005 年启动建设,2009 年投入运行,承担法定传染病和突发公共卫生事件信息直报功能。该系统数据库中心部署在全军疾病预防控制中心(CDC)和总后勤部卫生部,主管部门为全军 CDC,其用户群体覆盖各级卫生部门、疾病预防控制机构、军队医院、机关院校门诊部、师旅医院和旅团卫生队,报告单位 2000 多个。整个系统由若干子系统组成,包括:疾病报告管理信息系统、突发公共卫生事件监测系统、重点传染病症状监测系统、军事训练伤监测系统、军队医院感染病例监测报告系统、军队食品风险监测信息报告系统及健康相关危险因素监测系统等组成。疾病预防控制信息系统的主要功能模块如下:

(一)军队疾病监测信息系统的核心业务功能

1. 疫情报告卡管理　包括个案信息报告、查询修改订正、重卡筛查和报告审核等功能。

2. 疫情实时统计　分军区军兵种统计、分战区统计、分年龄职业统计、分病种统计。

3. 疫情统计分析　疫情时间序列分析、地区分布分析、构成分析、比较分析和关系分析、定时统计报表。

4. 症状监测系统功能包括　流感样病例监测包括流行病学监测、实验室监测、暴发监测;急性呼吸道感染监测;腹泻症状监测。

5. 疾病暴发事件报警管理　记录报告信息,核实信息,跟踪处理情况,对疫病情况和应急处理情况的管理。

6. 伤害监测系统功能　包括部队训练伤发生状况、门诊急诊、住院医疗和卫生防护工作等情况。

(二)疾病预防控制决策支持系统功能

1. 方法库管理　对国内外各类突发公共卫生事件的具体控制措施与方法进行编辑、分类与整理,可进行快速查询。

2. 报表管理　对报表的参数与格式进行维护,可生成所需报表。

3. 辅助分析工具　提供辅助分析工具,对疾病模型进行采样、探索、修正、建模、评估等过程的仿真分析研究,从而确定模型,在应急状态中使用。

4. 统计查询　可进行基础的统计与查询,并可设定统计指标与查询参数。

5. 专题分析　通过临床研究、流行病研究与实验室研究的各类方法,对突发公共卫生事件所需分析的内容进行研究。

6. 值班管理　值班人员日常工作管理。

7. 方案管理　提供方案模板维护具体方案与措施,跟踪方案落实情况,并对相关方案进行评估总结。

8. 预案管理　分类管理预案,跟踪并记录预案落实情况,提供预案审批、启动的管理流程。

9. 文档管理　能够进行文件的收发、录入、编辑、检索、登记、归档、传输、统计和打印等。

(三)疾病预防控制数据资源及医学地理信息系统(GIS)

1. 全军传染病网络直报信息库　包括法定的甲类传染病、乙类传染病和丙类传染病。

2. 全国各战区卫生流行病学数据库　包括全国社会经济、气候、基础地理数据库;全国公共卫生危险因素数据库;全国传染病疫情与人口死亡数据库;全国应急资源数据库。

3. GIS基础数据维护　负责对整个系统运行所需的各种来源的空间数据进行采集、转换、入库、编辑、分析以及打印制图等,包括采集处理、显示查询、空间定位、制图打印和备份恢复等。

4. GIS专业应用分析　包括传染链分析、影像范围分析、三维建模分析、空间聚集度分析、空间趋势分析、应急调度分析、模型分析和信息标绘等。

(四)安全管理平台支撑系统及功能

1. 权限管理　设置和维护用户及用户组的数据、访问与应用权限。

2. 安全检测　监测应用系统,识别非法操作、非法入侵的情况,并进行预警和告警。

3. 认证管理　借助安全基础平台,对用户身份进行认证与管理。

4. 密码管理　对用户的密码进行维护与管理。

5. 授权管理　借助安全基础平台,对用户进行授权,同时维护授权参数。

(五)系统管理平台支撑系统功能

1. 用户管理　对应急系统的用户进行统一管理。

2. 系统配置　对本系统的软、硬件环境运行配置,使得系统可以在管理人员设定的参数下正常运行,并满足设定的功能。

3. 版本控制　对应急系统与各子系统进行跟踪,记录软件及其相关文档的变化,对版本进行更新维护,发放软件许可证,显示版本信息。

4. 系统告警　对故障状态进行告警,同时可根据设定方式自动通知系统维护人员。

5. 系统报告　对系统的整体运行情况,形成基于WEB的可用性报告或分析图表,通过这些报告可分析系统的运行状态。

(六)数据交换平台支撑系统功能

1. 数据传输　主要包括交换路由管理、队列服务、发送服务、接收服务、监听服务、接口服务、命令服务以及节点配置、日志查询、统计等用户管理功能。

2. 应用整合　主要包括接口文档模板、编译注册器、消息格式转换服务、接口文档管理、数据源管理、数据路由管理、接口查询发布和API服务。

(李申龙　李青华　邹　文)

第二节　传染病症状监测与暴发早期预警

症状监测是指通过连续、系统地收集和分析特定疾病临床症候群的发生频率的数据,及时发现疾病在时间和空间分布上的异常聚集,以期对疾病暴发进行早期探查、预警和快速反应的监测方法。也是以早期察觉和调查疾病发生为主的一种对可能突发事件的察觉、评估、报告机制,在一定程度上可以缩短应对时间。

近年来,症状监测系统已成为各国防范新发传染病与生物恐怖攻击等突发公共卫生事件不可或缺的工具。我军也基于军队疾病预防控制体系初步建立了军队传染病症状监测系统,军医诊断时只要发现病人符合该病症候群的定义,即发出通报。让部队防疫军医、医院感染控制人员和公共卫生决策者监视动态定义疾病症候群的分析结果,以及尽早发现疾病症状和提升防疫能力。但是,基于症状监测的疾病预防控制作业经验仍处于起步阶段,症状监测仍有不完善之处,如开展症状监测存在基线的确定、警戒值的确定、技术与政策支持等难点问题。因此,症状监测必须辅以强大的实验室监测力量才能充分发挥作用。科学有效的症状监测,应做到流行病学监测数据与实验室诊断数据、疾病临床相关数据与人类行为相关资料等互为补充,注重传统与非传统监测数据源的系统整合。

一、症状监测目的和意义

传统的疾病监测系统建立在医院诊断和检查结果的基础上,但是在症状报告、样品采集和疾病的最后诊断之间往往存在一段时间的滞后期,不能满足生物恐怖事件或者其他公共卫生突发事件的快速鉴定和实时应对的要求。症状监测是针对公共卫生监测早期异常"症状"专用数据的一整套连续的、系统的收集、分析和预警方法。可以快速追踪疾病暴发的规模和速度,从而监控疾病趋势,提醒人们及时采取有效措施,降低患病率和病死率,进而减少经济损失。因此,在公共卫生和生物反恐实践中有重要的现实意义。

二、症状监测系统的基本原理和主要功能构成

自动化症状监测系统是指利用现代信息科技,搜集疾病临床前期症状,通过时间-空间聚集分析处理,结合可视化信息展现异常预警探测理论模型,为疾病预防控制疫情调查人员实时提供疾病各项症候群/疾病发展现况,并依此主动进行疫情调查工作,采取适当的防疫措施。自动化的症状监测系统主要包括以下功能模块:①数据来源和采集。②症状分类与动态定义。③异常探测与预警反应。④数据分析、查询和可视性。系统首先从数据源被抽取和整合到中心数据库;并在数据库中将原始数据自动地分类到症状类别,以监视某一特定疾病的威胁;再运用异常数据时空探测分析算法来识别异常聚集事件发生情况;对发现异常预警事件进行核实调查,并通过地理信息系统(GIS)等可视化技术让用户方便直观地总结和分析异常预警探测事件发生信息数据。自动化网络化的症状监测系统工作流见图 13-2。

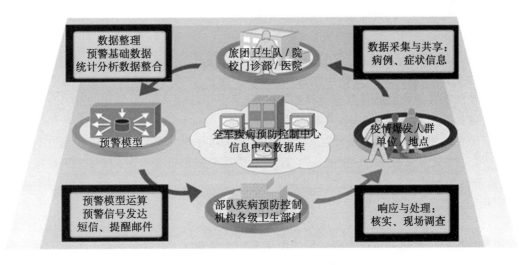

图 13-2　症状监测预警流程

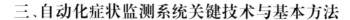

三、自动化症状监测系统关键技术与基本方法

(一)数据来源和采集

症状监测是一个数据驱动的公共卫生监测方法,其相关的数据源范围非常广泛,主要与所要预警的症候群种类及目标疾病和人们在患病时行为有关。症状监测系统的数据来源主要有3类:第一类是医疗服务管理的临床数据,如急诊和门诊就诊例数、急诊主诉记录、医疗保险报销记录;第二类是与病例的行为有关数据,如学校缺课记录、工厂缺勤记录、健康相关网站访问记录、急救呼叫记录、私人医师呼叫记录、非处方药销售记录;第三类是其他诸如兽医的数据、鸟的死亡情况等。

数据采集方法主要取决于预警的目的、预警何种症候群、数据来源、原始数据的记录和保存方式及医疗机构信息管理方式和水平。数据采集主要方式是利用专门的计算机软件,与医院的 HL7 信息管理系统连接,采集急诊室患者的主诉、年龄、性别、住址和其他相关数据。另外也可采用临床医师报告和公共卫生人员主动搜索的方法采集数据。如军队开展的原因不明肺炎病例监测(旨在早期预警 SARS 与人禽流感),则是由医院通过基于因特网的疾病实时报告系统报告的方式收集数据。

(二)症状分类与动态定义机制

许多症状能够帮助辨别对公共卫生有威胁的疾病。如类流感症状可以是由于炭疽的攻击引起,这是生物恐怖事件监测中尤其需要注意的。常用于自动化监测的症状类型包括:类流感,呼吸道疾病,皮肤病,发热,神经系统疾病,发冷,肠胃道疾病,皮疹,腹泻,出血性疾病,重症和死亡,哮喘,局部皮肤损害,特殊感染,呕吐,淋巴结炎,败血症,体质,以及炭疽、肉毒中毒、鼠疫、兔热病、天花等与生物恐怖相关疾病。

主诉是症状监测数据的主要来源,其症状动态定义机制可分为 2 种。一种是基于文本处理和信息检索的自动分类方法,可通过管理者提供症状或 ICD-9 码定义,使用者可根据已提供的定义以网页勾选的方式建立症候群(主诉及 ICD-9)。另一种是基于 ICD-9CM 编码的结构化数据记录的自动分类方法,通过 SyCo 功能输入症候群名称与 ICD-9 以建立 XML-based 配置文件作为症候群定义。

(三)疾病症状异常探测分析与预警信号识别

症状监测收集的数据通常是非特异性的,研究者要用流行病学和统计学方法,才能发现某种异常现象的特征和规律。首先,需要依据历史资料建立起预警指标基线水平,依照适宜的特异度和灵敏度确定报警阈值的波动范围,然后,系统性地对各类数据进行时空聚集性和人口学特征等多层次综合,再通过回归模型、时空序列等统计学技术进行处理,并与基线数据进行比较,分析数据的时空变化,进而判断是否存在传染性疾病暴发或生物恐怖等公共卫生事件发生。症状监测系统数据分析的主要目的是发现或检出疾病暴发或症候群发生率异常升高的"信号",以便做出预警。因而,需要预先建立阈值或基线水平,以发现和判定异常值。目前,在早期预警数据分析和信号识别中所采用的统计分析方法有以下几种。

1. 控制图法 可分为 4 个阶段。①症候群阶段:从不同来源的数据中,把各个病例分到相对应的症候群中。②建模阶段:从以前的历史数据中建立一个时间和空间分布的模型,预测每天各地区相关疾病各个症候群的发生频数,即期望值(常用理论均数)。③探查阶段:同一时间和地区的期望值与观察数据相比较,来发现和判定是否有一个异常值或信号。④预警阶段:

把发现的异常信号报告给公共卫生行政部门,适合于季节性和每天的数据分析。

2. 时间序列模型　建立一个标准的时间序列模型至少需要1年以上的历史数据,这些数据应该包括所研究疾病在当地的人口密度、医院、水源等区域的正常变动趋势。最具代表性的模型是自回归线型模型和自回归滑动平均模型(ARIMA)或是这2种方法的合并。

3. 空间时空模型　分为时空扫描预测和时间扫描预测两种建模方法。前者比后者探查一个大的区域的暴发能力要强,但探查局部暴发的能力要弱。因此两者只能相互补充、不能相互代替。地理信息系统(GIS)应用于症状监测系统,可以分析时空聚集的情况,了解病例空间聚集的现象,分析病例热点区扩散现象和移动区域,提高监测效益。一般采用空间自相关中的全局空间自相关,先分析病例空间现象整体分布状况,判断此现象是否有空间聚集特性存在,再利用区域空间自相关找出空间现象的聚集位置。如果疾病在空间聚集的现象确实存在,就能继续进行疫情控制和流行病学调查研究,将有助于更深入地探讨疾病病例空间分布的特性,以及在时间尺度下疾病病例空间变迁的问题。

4. 数据可视化　为了促进数据分析的可交互性和直观性,地图、图形和表格是普遍使用的可视化工具。利用位置编码和GIS,分析传染病数据。GIS功能表征空间信息,由单独邮编区域组成的地图,用不同的颜色标出来代表威胁水平。等级能应用于不同的症状类别,并且能直接点击进入单独病例的详情。

四、预警信号响应与分级处理方法

(一)预警信号的研判与认定

症状监测预警系统经过模型运算和规则判断,最终输出预警信号。传染病监测预警真正想要探测的是传染病暴发事件,理想的情况下,暴发事件将会引发预警信号,但对于强度低的暴发事件,预警系统也可能探测不出。因此,有预警信号产生,不意味着有传染病暴发发生,也不意味着需要采取传染病控制措施。对于症状监测预警系统发出的预警信号应考虑数据质量的波动、报告系列的随机波动、传染病季节性增高等因素。

1. 数据质量的波动　比较典型的是周末效应、节假日效应,此外由于资料收集终端故障造成的报告资料集中录入也会出现假的预警信号。

2. 报告系列的随机波动　报告病例的时间分布本身是一个时间序列,即使在没有暴发的情况下,数据的随机波动也可能出现预警信号。

3. 传染病季节性增高　多数传染病发病都具有季节性增高的特点,在采用过去n期而不是历史n年同期数据为基线的情况下,季节性将对任何一种预警模型产生影响,具体表现在特定传染病高发季节,会出现比较多的预警信号,这些信号并不表示有暴发事件。

(二)预警响应方式

根据预警强度和波及范围的不同,可将预警响应方式分为3个级别。

1. 继续关注　不需要做出响应,但需等待下一次预警信号的发出。如果变化不大,则继续关注;如果强度增加或范围增大,则需启动下一步响应行动。

2. 预警信号分析核实　预警信号分析与核实的目的是判断该事件是否是疑似事件,分析数据、多来源数据验证及电话调查,以判断该事件是否是疑似事件。

3. 现场调查　当判断为疑似事件,需启动现场调查,其目的是判断该疑似事件是否是暴发。方法程序包括:成立现场调查组;确认暴发;确认诊断;估计病例数;分析病例三间分布特征;建立和验证假设;制订防控措施并评价效果;信息发布与交流。

(三)传染病早期预警业务流程

疾病预防控制机构及相关人员接收到预警信息以后,需要及时采取响应行动,以确保阻止传染病暴发、流行事件的发生,或者将事件的影响控制在有限的范围。响应行动包括现场调查、风险评估和采取公共卫生控制措施等。预警响应流程见图 13-3。

1. 预警信息分析与核实 负责预警工作的人员发现预警信息后,应立即对预警信息进行核实,并及时填写《自动预警系统异常信息报告卡》。

2. 现场调查 预警发送后,相关机构将深入到现场开展工作,用户可通过移动终端,收集相关的信息资料,包括对首例病人的调查与追踪,样本采集与检测等。

3. 风险评估 在现场调查,通过对现有的数据和信息进行综合的风险评估,评估事件的性质、疫情趋势、可能受影响的人数、受牵连的范围等。

4. 采取措施 通过对现有信息的分析,系统提供采取相关措施的建议,为现场人员提供决策支持。通过移动终端,上报现场采取的措施及效果,以便进行措施的调整与补充。

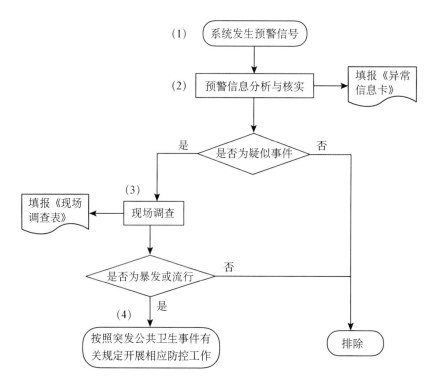

图 13-3 预警响应流程

五、症状监测系统有效性评价及其相关政策问题

症状监测提前预警的能力取决于疾病暴发的规模、受影响人口的范围、症状定义及各种数据资源、开始预警调查的标准、医疗相关机构报道特殊病例的能力等因素。卫生部门和疾病预防控制机构必须建立相应的程序和方案,来考查症状监测及评估症状监测运行状况,确保系统

运行及其信息采集、分析和利用。对症状监测系统有效性的评价内容包括预警的必要性、合理性及预期目的；系统的结构、特性和运行成本等。

1. **系统特性的评价指标**　主要从系统的可用性、可接受性、灵活性、稳定性、简易性、敏感度、阳性预测值、ROC曲线、代表性、及时性等方面来评价。

2. **系统运行成本的评价指标**　主要包括：一次数据分析结果，开展了多少调查；疾病暴发后的成本和预警反应后的成本；反应的标志是什么；需要多少工作时间；假警报引起的不必要的焦虑；假警报调查的收益情况；假警报所耗费的成本；疾病暴发确认被耽搁而引起的不必要的发病例数；与以前的事件比较，系统的持续运行能够减少多少成本。

3. **症状监测的政策问题**　症状监测信息系统具有多学科交叉特性，不但涉及信息技术领域和生物统计学、生物信息学、动力学系统、运筹学和管理信息系统，还直接涉及许多政策性问题，如数据所有权和数据权限控制、部门内部与部门之间的合作。症状监测信息系统直接涉及主要政策性问题如下。

(1)与法律相关的问题：现实中通过很多法律、法规和协议对数据收集、数据保密和报告等进行管理，从而会直接影响传染病信息系统的设计和操作。

(2)与数据所有权和数据权限控制等相关的问题：例如，谁是数据库和衍生数据的所有者，谁可以读写、集中或分发数据。

(3)与数据传播和警报相关的问题：即在什么情况下，需要对什么人或单位发出什么类型的警报信息。

(4)数据共享和相关的激励机制问题：为便于在运行中长期共享传染病信息，所有的数据提供方应采取恰当的激励措施，并从合作中获益。

（李申龙　温　亮　刘婉瑜）

第三节　突发事件公共卫生风险预警评估与信息沟通

预警是将威胁和风险信息公告大众、媒体或相关地域、单位的人员，以提高警觉，同时警惕并提示采取必要防范措施的行政行为。预警可以动员群众，强化防范措施，提前采取预防和控制行动，同时也是对恐怖袭击和不良分子的威慑力，可以最大限度地降低危害造成的影响。通过系统化的风险评估和风险管理，重点预判行动期间哪些疾病有暴发风险，系统地评估疾病/事件发生的可能性及其对部队或所在地带来的不利影响，针对性地拟制相应的风险处置和风险沟通计划，进而达到降低行动期间部队传染病疫情和突发公共卫生事件的发生率的目的。因此，一个完善的风险评估和强化后的部队卫生防疫系统，对于识别潜在的自然和人为的公共卫生风险，预防、减少和应对突发公共卫生事件具有极其重要意义。

一、预警的工作程序、时机和内容

1. **预警工作程序**　突发事件公共卫生风险预警工作包括风险评估、提出建议、行政发布3个主要环节。军队突发公共卫生事件的风险评估工作，通常首先由各级疾病预防控制中心及军兵种卫生防疫专业机构完成，通过监测信息、报告信息和情报，分析提出评估报告，向本级或上级卫生主管部门提出风险评估意见和处置措施建议，以及预警提示范围的建议。其次，卫生主管部门根据专业机构的评估报告进行审查，必要时，召开机关和专家会议会商、审查，或进行复查、核实。确认后,由卫生主管部门向上级处置突发事件领导小组或部队党委提出预警建议和应急处置措施建议。最后,经审查批准之后,由各级处置突发事件领导小组或部队党委向有关单位或全军发布预警警报,并按照发布与终止部门一致的原则,适时终止警报。

2. 预警的研判及级别　疾病预防控制机构根据监测发现、实地调查、综合分析和专家会商的结果,按照特别严重、严重、较为严重、一般4个级别对紧急事态进行判定,并向上级卫生主管部门提出预警级别及范围、内容的建议。各相关应急组织指挥机构根据卫生主管部门的建议或上级指示发出预警。

3. 预警的条件　发现传染病暴发、流行时;不明原因的群体性疾病发生时;传染病菌、毒种和其他危险源物资丢失时;重大食物中毒、职业中毒、化学中毒、核和辐射损伤事件已经发生或极可能发生时;发现生活饮用水污染时;自然灾害引发公共卫生状况不良时;发现其他严重影响或可能影响部队官兵或民众健康事件时,应提出预警。

4. 预警信息内容　主要包括发生或可能发生的事件类别、预警级别、起始时间、可能影响范围、警示事项、应采取的预防控制措施,以及发布机关、发布时间、有效范围等。在风险沟通时应明确健康风险的性质、程度、重要性和(或)控制等信息,并注意明确关键信息;了解信息接收者;充分准备;自身要对这些信息坚信不疑。

5. 预警信息的发布　各级卫生主管部门根据突发公共卫生事件的管理权限、危害性、紧急性,可以通过部门通知、通报的方式向所属卫勤部队、分队或保障区域部队发布形势预报。涉及需要跨战区、跨系统、跨部门尽快了解的情况,由总后勤部卫生部以通知、通报的方式向全军相关卫勤部队、分队及医学院校、科研单位发布形势预报或通报。疫情通报发布的主要内容包括:突发公共卫生事件和传染病疫情性质、原因;发生地及波及范围;发病、伤亡及涉及的人员范围;处理措施和控制情况;转达上级应急响应指示及事件处置结果等信息。

6. 事件信息的发布权限　军队特别重大(Ⅰ级)、重大(Ⅱ级)突发公共卫生事件的信息发布,由总后勤部卫生部和总政治部宣传部会同国家有关新闻主管部门共同负责。新闻稿件经军队处置突发事件领导小组审查报军委批准后,授权新华社发布,或以"国务院新闻办公室"名义发布。军队较大(Ⅲ级)突发事件和一般(Ⅳ级)突发事件的人员伤害、疾病流行、致伤致病因素、卫勤情况等信息向国家、地方提供,由总后勤部卫生部相关业务局室(中心)负责整理,经总后勤部卫生部审查批准,由总部卫生应急办公室负责对外提供。对外发布军队突发公共卫生事件信息,由总部卫生应急办公室视情会同国务院卫生行政部门拟制新闻通稿,统一对外口径,报国务院和中央军委批准后,由国务院卫生行政部门统一发布。未经授权,军队任何单位不得擅自发布或向地方单位提供信息。

二、风险评估的时机和形式、方法

(一)风险预警评估的具体情形和时机

1. 突发公共卫生事件　①国外发生的可能对我国造成公共卫生危害的突发公共卫生事件;②国内发生的可能对本辖区造成公共卫生危害的突发公共卫生事件;③军队日常风险评估中发现的可能导致重大突发公共卫生事件的风险。此类评估可根据事件特点、信息获取情况等在事件发生和发展的不同阶段动态开展。

2. 重大军事行动及大型活动　①多国军队或多个军区军兵种参与的重大军事演习;②多个国家或省市参与、持续时间较长的大规模人群聚集活动,如大型运动会,商贸洽谈会及展览会等;③主办方或所在地人民政府要求评估的大型活动。此类评估可在活动准备和举办的不同阶段动态开展。

3. 自然灾害和事故灾难　在重大自然灾害预报后,或重大自然灾害及事故灾难等发生后,应对灾害或灾难可能引发的原生、次生和衍生的公共卫生危害及时进行风险评估。此类评估可根据需要,在灾害(灾难)发生前或发生后的不同阶段动态开展。

(二)风险预警评估的形式

1. 日常风险评估　主要是对常规收集的各类突发公共卫生事件相关信息进行分析,通过专家会商等方法,识别潜在的突发公共卫生事件或突发事件公共卫生威胁,进行初步、快速的风险分析和评价,并提出风险管理建议。根据需要,确定需进行专题风险评估的议题。在条件允许的情况下,应每日或随时对日常监测到的突发公共卫生事件及其相关信息开展风险评估。这种风险评估形式简单,可采用小范围的圆桌会议或电视电话会商等形式。评估结果应整合到日常疫情及突发公共卫生事件监测数据分析报告中。当评估发现可能有重要公共卫生意义的事件或相关信息时,应立即开展专题风险评估。

2. 专题风险评估　主要是针对国内外重要突发公共卫生事件、大型军事活动、自然灾害和事故灾难等开展全面、深入的专项公共卫生风险评估。专题风险评估可根据相关信息的获取及其变化情况、风险持续时间等,于事前、事中、事后不同阶段动态开展。每次风险评估根据可利用的时间、可获得的信息和资源以及主要评估目的等因素,选择不同的评估方法。

(三)风险评估的主要方法

风险评估通常采用定量分析、定性分析及定量与定性相结合的分析方法。在突发公共卫生事件风险评估工作中,常用的分析方法主要有以下4种。

1. 专家会商法　是指通过专家集体讨论的形式进行评估。该评估方法依据风险评估的基本理论和常用步骤,主要由参与会商的专家根据评估的内容及相关信息,结合自身的知识和经验进行充分讨论,提出风险评估的相关意见和建议。会商组织者根据专家意见进行归纳整理,形成风险评估报告。该方法的优点是组织实施相对简单、快速,不同专家可以充分交换意见,评估时考虑的内容可能更加全面。但意见和结论容易受到少数"权威"专家的影响,参与评估的专家不同,得出的结果也可能会有所不同。

2. 德尔菲法　是指按照确定的风险评估逻辑框架,采用专家独立发表意见的方式,使用统一问卷,进行多轮次专家调查,经过反复征询、归纳和修改,最后汇总成专家基本一致的看法,作为风险评估的结果。该方法的优点是专家意见相对独立,参与评估的专家专业领域较为广泛,所受时空限制较小,结论较可靠。但准备过程较复杂,评估周期较长,所需人力、物力较大。

3. 风险矩阵法　是指由有经验的专家对确定的风险因素的发生概率和严重程度,采用定量与定性相结合的分析方法,进行量化评分,将评分结果列入二维矩阵表中进行计算,最终得出风险发生的可能性、后果的严重性,并最终确定风险等级。该方法的优点是量化风险,可同时对多种风险进行系统评估,比较不同风险的等级,便于决策者使用。但要求被评估的风险因素相对确定,参与评估的专家对风险因素的了解程度较高,参与评估的人员必须达到一定的数量。

4. 分析流程图法　是指通过建立风险评估的逻辑分析框架,采用层次逻辑判断的方法,将评估对象可能呈现的各种情形进行恰当的分类,针对每一类情形,梳理风险要素,逐层对风

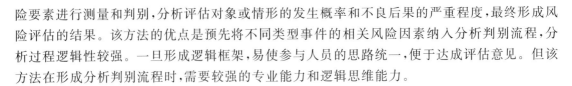

险要素进行测量和判别,分析评估对象或情形的发生概率和不良后果的严重程度,最终形成风险评估的结果。该方法的优点是预先将不同类型事件的相关风险因素纳入分析判别流程,分析过程逻辑性较强。一旦形成逻辑框架,易使参与人员的思路统一,便于达成评估意见。但该方法在形成分析判别流程时,需要较强的专业能力和逻辑思维能力。

三、风险评估的实施步骤

突发事件公共卫生风险评估是对可能引发突发公共卫生事件的风险系统地进行识别、分析和评价的过程,可归纳为计划和准备、实施、报告3方面:计划和准备包括评估议题的确定、评估方法的选择和人员确定、数据资料和评估表单的准备等;实施包括风险识别、风险分析、风险评价和提出风险管理(预警、控制措施等)建议;报告包括风险评估报告的撰写和报送等。

(一)评估议题的确定

日常风险评估建立在对不同来源监测数据分析的基础上,根据监测数据的异常变化、疾病和突发公共卫生事件的特点及趋势、军委总部军政首长、各级政府和公众关注的程度等确定评估议题。监测信息的来源通常包括突发公共卫生事件监测系统、各类疾病监测系统、突发公共卫生事件相关的媒体检索信息、公共卫生服务热线及信息通报等。对于专题评估,其评估议题一是来自日常风险评估发现的重要疾病和突发事件信息;二是来自各种重要自然灾害、事故灾难和大型活动信息;三是卫生部门指定的重要评估议题。

(二)评估方法的选择及人员确定

应根据风险评估议题和评估目的,选择适当的风险评估方法。日常风险评估多使用专家会商法,专题风险评估可选择德尔菲法、风险矩阵法及分析流程图法中的1种或多种,也可使用专家会商法或其他方法。根据评估目的、涉及领域和评估方法,确定参加评估人员的数量和要求。参加日常风险评估的人员通常为从事突发公共卫生事件监测分析、相关疾病监测与预防控制的流行病学专业人员,根据需要,邀请实验室检测专业人员参加。此外,对特定的突发公共卫生事件开展评估时,应根据评估议题重点关注的内容确定参会人员。参加专题风险评估的人员原则上应来自议题相关的不同专业领域,且在本专业领域具有较高的权威性,必要时邀请卫生系统外的相关专家参与,专家人数应满足所使用方法的要求。

(三)数据资料和评估表单的准备

在进行正式的风险评估前,应完成监测数据的初步分析,并收集整理相关的文献资料,如传染病风险评估可能涉及的相关信息包括致病力、传播规律、人群脆弱性、公众关注程度、应急处置能力和可利用资源等;如开展大型活动、自然灾害的风险评估时,还应针对议题本身的特点,收集有关自然环境、人群特征、卫生知识与行为、卫生相关背景信息等资料。根据风险评估议题及所使用的方法,设计制定风险评估表单,如德尔菲法所使用的专家问卷。

(四)风险识别

风险识别是指发现、确认并描述风险要素的过程。只有做好风险识别,才能正确地分析风险因素,更好地评估公共卫生风险,为卫生应急对策服务。日常风险评估是在对各类相关监测信息进行分析的基础上,对传染性疾病、食物中毒、职业中毒、环境污染等突发公共卫生事件,以及自然灾害、事故灾难、大型活动等其他事件进行风险识别,确定需要纳入评估的重点议题。如,传染性疾病应重点考虑:甲类传染病及按甲类管理的传染病;聚集性疫情或暴发疫情;三间分布或病原学监测有明显异常的传染病;发生多例有流行病学联系的死亡或重症的传染病;发生罕见、新发传染病或输入性的传染病;发现已被消灭、消除的传染病;群体性不明原因疾病等。

1. 日常风险评估中的风险识别 首先,日常风险评估特别是按月、周等定期开展的针对各类突发公共卫生事件风险的综合性评估,为保证评估的效果,需要在力求全面分析的基础上,确定评估的重点议题,提高评估的效率和针对性。其次,每次日常风险评估的评估内容和结果既可能会有一定的连续性和重复性,也可能因季节因素、相关事件和风险因素的变化而有所差异,因此,每次评估前,必须开展风险识别,确定风险评估议题。在进行专家会商和具体评估时,还可以对确定的评估议题或所识别风险的全面性、合理性进行进一步的审议、确认和补充。

2. 重要突发公共卫生事件专题评估中的风险识别 应重点整理、描述与事件有关的关键信息,如事件背景、特征、原因、易感和高危人群、潜在后果、可用的防控措施及其有效性等。如开展德国肠出血性大肠埃希菌疫情的风险评估时,应重点描述事件发生时间、地点、感染人群,病原及疾病的特征(疾病的严重性、传播方式),我国进口及销售可疑污染食品的情况,监测、救治及预防控制能力等。

3. 大型活动的专题风险评估专题评估中的风险识别 应重点描述下列内容:①大型活动的特点,如时间、地点、规模、主要活动内容及形式、活动参加人员的数量及其生活居住环境和易感性等特点;②大型活动举办地的各种突发公共卫生事件发生情况,如传染病的种类及流行强度、中毒的类型及发生率、高温中暑或冰冻灾害发生情况等;③大型活动期间可能带来的输入性疾病或其他健康危害;④大型活动期间可能发生的其他突发事件公共卫生风险,如恐怖事件、自然灾害、事故灾难等;⑤现有的卫生保障能力和已采取的措施,如监测能力、救治能力、防控能力、饮食饮水保障水平、人群免疫水平等。在对上述特征及相关信息进行整理的基础上,列举并描述各种潜在的公共卫生风险。

4. 对于自然灾害和事故灾难专题评估中的风险识别 应重点考虑下列内容:①灾害或灾难发生的时间、地点、涉及人数、影响范围等;②灾害发生地特别是受灾害严重影响地区重点疾病和突发公共卫生事件的背景情况;③灾害或灾难对重点疾病或突发公共卫生事件的影响或带来的变化;④灾害或灾难发生地对此次灾害或灾难的应对能力(包括灾害或灾难对原有卫生应急能力的影响比及采取的应急处置措施);⑤灾害或灾难可能引发的次生、衍生灾害对疾病或突发公共卫生事件的影响。在此基础上,列举并描述各种潜在的公共卫生风险。

(五)风险分析

风险分析是认识风险属性并确定风险水平的过程。分析比较用于确定风险发生可能性、后果严重性和脆弱性的相关资料,得出风险要素的风险水平。风险分析的过程包括发生可能性分析、影响程度分析及脆弱性分析。对于日常风险评估,分析的侧重点因事件类型而异。如对传染病突发公共卫生事件进行风险分析时,需综合考虑该传染病的临床特点和流行病学特点(致病力、传播力、毒力;季节性、地区性;传播途径、高危人群等)、人口学特征、人群易感性、对政府和公众的影响、人群对风险的承受能力和政府的应对能力等;对意外伤害、中毒、恐怖事件等非传染病类突发公共卫生事件进行风险分析时,需综合考虑事件的性质、波及范围、对人群健康和社会影响的严重程度、公众心理承受能力和政府的应对能力等。对于专题风险评估,如自然灾害、事故灾难和大型活动,可组织专家对风险的发生可能性、影响程度和脆弱性进行定性分析或定量分析。

1. 发生可能性分析 对自然灾害、事故灾难和大型活动所造成的传染病、中毒、意外伤害及其他次生、衍生的公共卫生风险,可结合事件背景、各类监测信息、历史事件及其危害等,对风险发生的可能性进行分析。可按照发生可能性的大小,分为极低、低、中等、高、极高5个等级,并可根据需要进行赋值(如分别对应1～5分)。

2. 影响程度分析 可从风险影响的地理范围、波及的人口数、所造成的经济损失、对人群健康影响的严重性、对重要基础设施或生态环境系统的破坏程度、对社会稳定和政府公信力的影响、对公众的心理压力等方面考虑,大型活动还应考虑风险对该活动的顺利举办可能造成的负面影响等。可按照其影响程度的大小分为极低、低、中等、高、极高5个等级,并可根据需要进行赋值(如分别对应1～5分)。

3. 脆弱性分析 包括风险承受能力和风险控制能力的分析,可从人群易感性、公众心理承受力、公众公共卫生意识和自救互救能力、医疗救援能力、技术贮备、卫生资源及其扩充能力、公共卫生基础设施、生活饮用水、食品供应、卫生应急能力等方面考虑。可按照脆弱性大小将其分为极低、低、中等、高、极高5个等级,并可根据需要进行赋值(如分别对应1～5分)。

(六)风险评价

风险评价是将风险分析结果与风险准则相对比,确定风险等级的过程。突发事件公共卫生风险评估中,可能并没有明确的风险准则或者尚未设立明确的风险准则。在这种情况下,风险评价将主要依据风险分析结果与可能接受的风险水平进行对照,确定具体的风险等级。如,将风险分为5个等级,即极低、低、中等、高、极高。对于极易发生、潜在影响很大、脆弱性非常高的风险,定为极高风险;对于易发生、潜在影响大、脆弱性高的风险,定为高风险;对于不容易发生、潜在影响小、脆弱性低的风险,定为低风险;对于罕见、几乎无潜在影响和脆弱性很低的风险,定为极低风险;居于高水平和低水平之间的定为中等风险。也可根据风险赋值结果,确定风险等级。

日常风险评估多采用专家会商法,确定风险等级一般不采取评分的形式,而是由专家根据工作经验及历史监测数据等相关资料,综合分析评价后直接确定风险的等级。如采用风险矩阵法,可分别对各风险发生可能性、影响程度和脆弱性进行评分,计算出各风险的风险分值。根据风险分值对风险进行等级划分,确定风险级别。如采用分析流程图法,则可根据事先已经确定的分析流程,在尽可能全面收集、汇总和分析相关信息的基础上,对每个风险要素进行选择和判断,最终较为直观地确定风险级别。

(七)风险管理建议

根据风险等级和可控性,分析存在的问题和薄弱环节,确定风险控制策略,依据有效性、可行性和经济性等原则,从降低风险发生的可能性和减轻风险危害等方面,提出预警、风险沟通及控制措施的建议。

(八)评估报告的撰写

1. 日常风险评估 重点分析、评估近期本辖区内应予关注的事件或风险及其风险等级,并提出有针对性的风险控制措施建议。评估报告主要包括引言、事件及风险等级、风险管理建议。引言部分扼要介绍评估的内容、方法和主要结论等。事件及风险等级部分就识别出的重点事件或风险分别说明其风险等级及主要的评估依据,必要时可对事件的发生风险、发展趋势进行详细描述。风险管理建议部分提出预警、风险沟通和控制措施的建议。根据需要,提出需进行专题风险评估的议题。

2. 专题评估 报告内容主要包括评估事件及其背景、目的、方法、结论及依据、风险管理建议等几个部分。

四、风险信息沟通和咨询

沟通与咨询是风险管理的基础。基于官兵与大众疾病风险感知能力需求拟订疾病卫生风险沟通计划,健全危机沟通路径,让相关组织或者个人积极参与到风险评估和风险沟通过程,使社会动员效率最大化。

1. 科学开发和传播健康教育信息 重点针对军事行动中部队疾病预防活动和健康促进,组织风险沟通计划信息材料。应注意的关键问题包括:通过风险评估和既往监测信息,找出最可能的公共卫生和传染病威胁;开发关于健康促进和健康教育的合适信息和工具;与军政部门合作,为部队和社区成员提供集会相关信息工具包;执行海外救援任务或多国联合演习保障时,还应考虑制作多语种的健康教育工具;利用多种途径进行风险沟通,包括军事综合信息网进行在线风险沟通。

2. 积极开展健康促进与卫生知识培训 首先,通过健康促进的政策和行动,使军队成员和社会大众、公共卫生部门和卫生保健专业人员的广泛参与,为军事行动期间的传染病疫情和突发公共卫生事件的准备和应对工作提供多方面的社会基础和群众基础。其次,与军事部门、政治部门和卫生防疫部门之间的积极合作,在事件或行动早期,对运输、交通、食物加工和公共卫生服务人员进行相关卫生知识的培训和教育,以利于事件发生时有关干预措施及其信息沟通。

3. 拟订落实突发事件公共卫生风险沟通计划 ①公共卫生道德教育。教育官兵和公众预防传染病的基本方法,加强个人卫生、饮食卫生、环境卫生。②有关传染病的基本知识的健康教育,传染病预防控制的基本原则与措施,管理传染源、切断传播途径、保护易感人群,使军队成员和公众对传染病引起警觉且具备一般和必要的预防知识。③控制传染源的知识教育。注重动物源性及虫媒传染病传染源的控制知识和方法的教育,对传染病患者和带菌者,要进行隔离和管理知识的教育。引导和教育病死率高、少见传染病患者和感染者克服恐惧倾向。④切断传播病途径的知识教育。针对不同类型传染病传播途径,教给大众相应的预防知识,如消化道传染病,采取"三管一灭"(管水、管饮食、管粪便、灭蝇)措施,防止病从口入。⑤提高人群免疫力的知识教育。着重普及计划免疫与预防接种的知识,这是健康教育工作的重点。⑥传染病相关法律法规知识教育。必须宣传传染病相关法律法规知识,使公众知法懂法,并自觉守法,以便共同做好传染病预防与控制工作。

(李申龙 张文义 曹玮民)

第四节 军队传染病疫情报告与动态监控

我军传染病监测工作始于 20 世纪 50 年代,最初是自下而上的由各级卫生行政部门负责的疫情报告管理体系。到 90 年代初,在总后勤部卫生部的领导下,设立专门的疾病监测机构,形成了以常规传染病报告卡为主的一套比较完整的传染病监测系统。随着计算机技术的发展,以及网络条件的成熟,我军传染病监测在报告方式、报告内容等方面不断完善。报告方式由最初的邮寄报告卡方式发展到目前的军事综合信息网加密传输方式,实现了传染病疫情网络直报;报告内容也由月报发展为传染病个案报告卡。

为进一步加强和改进军队突发公共卫生事件和传染病疫情报告工作,更好地维护和保障官兵健康,提高部队战斗力,根据《中华人民共和国传染病防治法》《中国人民解放军传染病防治条例》和《军队应急处理突发公共卫生事件》的有关规定,结合我军传染病防治和卫生信息工作的实际,决定自 2009 年 6 月 10 日起,全军实行突发公共卫生事件和传染病疫情直报(以下简称"疫情直报")。"疫情直报"是指各责任报告单位利用军事综合信息网、移动短信编码等技术手段,将突发公共卫生事件和传染病疫情信息,通过"全军突发公共卫生事件和传染病疫情直报系统",直接报达解放军疾病预防控制中心全军疾病监测信息数据库,全军各级卫生部门、疾病预防控制机构、医疗卫生机构按照权限,管理和使用所报告信息的疫情报告模式。

一、军队法定传染病疫情报告

(一)责任报告单位和报告人

各级卫生部门、疾病预防控制机构、医疗卫生机构、采供血机构是传染病疫情报告的责任报告单位;责任报告单位执行职务的卫勤管理人员和医师、检验人员、采供血人员、卫生防疫人员等专业技术人员是责任报告人。责任报告单位的军事主官为疫情直报工作的第一责任人。在本单位卫生信息技术部门的协助下,解放军疾病预防控制中心、各大单位疾病预防控制机构疾病监(防)控科、各医院(疗养院)医院感染控制科、机关(院校)门诊部预防保健科、师(旅)级以上部队防疫(检)所(队)、旅(团)级部队和其他相关单位卫生机构专、兼职防疫军医承办疫情直报技术工作,并指定专人负责。

(二)报告的传染病病种

1. 甲类传染病　鼠疫、霍乱。

2. 乙类传染病　传染性非典型肺炎、艾滋病、病毒性肝炎、脊髓灰质炎、人感染高致病性禽流感、甲型 H1N1 流感、麻疹、流行性出血热、狂犬病、流行性乙型脑炎、登革热、炭疽、细菌性痢疾和阿米巴性痢疾、肺结核、伤寒和副伤寒、流行性脑脊髓膜炎、百日咳、白喉、新生儿破伤风、猩红热、布氏菌病、淋病、梅毒、钩端螺旋体病、血吸虫病、疟疾。

3. 丙类传染病　流行性感冒、流行性腮腺炎、风疹、急性出血性结膜炎、麻风病、流行性斑疹伤寒和地方性斑疹伤寒、黑热病、包虫病、丝虫病,除霍乱、细菌性痢疾和阿米巴性痢疾、伤寒和副伤寒以外的感染性腹泻病、手足口病。

4. 总后勤部卫生部决定列入疫情报告管理的其他传染病　非淋菌性尿道炎、尖锐湿疣、软下疳、恙虫病、森林脑炎、莱姆病、水痘及其他暴发、流行传染病或原因不明的传染病等。

5. 总后勤部卫生部决定列入重点监测报告管理的其他疾病或症候群　食物中毒、不明原因肺炎病例、不明原因死亡病例及大批不明原因疾病等。

(三)法定报告传染病疫情审核、调查与确认

传染病报告卡录入人员对收到的传染病报告卡须进行错项、漏项、逻辑错误等检查,对有疑问的报告卡必须及时向填卡人核实。

部队疾病预防控制机构疫情管理人员每日上网对辖区内报告的传染病信息进行审核,对

有疑问的报告信息及时反馈报告单位或向报告人核实。

各级疾病预防控制机构每日进行报告信息审核时,对甲类传染病和乙类传染病中的肺炭疽、传染性非典型肺炎、脊髓灰质炎、人感染高致病性禽流感的病人或疑似病人及其他传染病和不明原因疾病暴发的报告信息,应立即调查核实,于2小时内通过网络对报告信息进行确认,对误报、重报信息应及时删除。对于其他传染病报告卡,由部队疾病预防控制机构核对无误后,于24小时内通过网络对报告信息确认。

确认原则要求是:对于脊髓灰质炎、全军第一例传染性非典型肺炎,应由军队确认实验室进行确诊,然后将信息立即反馈给原责任报告单位所在战区疾病预防控制机构通过网络确认。甲类传染病及按甲类管理的传染病,须经部队和军区级疾病预防控制机构核实,军区级疾病预防控制机构通过网络进行确认。对于其他传染病报告卡,由部队疾病预防控制机构经核对无误后,及时通过网络确认。

(四)传染病疫情报告种类及内容和要求

1. 报告病例分类与分型　军队传染病报告病例分为疑似病例、临床诊断病例、实验室确诊病例、病原携带者和阳性检测结果5类。需报告病原携带者的病种包括霍乱、脊髓灰质炎、艾滋病及卫生部规定的其他传染病。炭疽、病毒性肝炎、梅毒、疟疾、肺结核分型报告。炭疽分为肺炭疽、皮肤炭疽和未分型3类;病毒性肝炎分为甲型、乙型、丙型、戊型和未分型5类;梅毒分为一期、二期、三期、胎传、隐性5类;疟疾分为间日疟、恶性疟和未分型3类;肺结核分为痰涂片阳性、仅培阳性、细菌阴性和未痰检4类。另外,乙型肝炎、血吸虫病应分为急性和慢性。

2. 个案信息报告类型和内容　军队实行全军统一的《军队传染病报告卡》采集和报告传染病个案信息。《军队传染病报告卡》按法定格式,用A4纸印刷,由责任疫情报告人使用钢笔或圆珠笔填写并签名,按规定时限报告。报告内容包括:病人基本信息、疾病信息、报告人信息,填写项目内容,至少包括患者姓名、性别、年龄、职别、职业、单位、住址和联系电话;发病病种、诊断类别、发病日期、诊断日期、入院日期、报告单位、报告科室、报告人、疾病名称、收卡日期、报告日期等(报告卡填写具体要求见报告卡)。

3. 个案信息报告类型　军队传染病个案报告分初次报告、订正报告和死亡报告3种类型。

(1)初次报告:医师首次接诊的甲、乙、丙类传染病的实验室确诊病例、临床诊断病例和疑似病例时,必须填写报告卡。军队决定按照乙类、丙类管理的其他地方性传染病和其他暴发、流行传染病或原因不明的传染病也应填写传染病报告卡。

(2)订正报告:对疑似病例确诊后,临床诊断病例更改诊断时,或发现因填卡选择病种错误时,应及时进行订正报告,并重新填写传染病报告卡,卡片类别选择订正项,并注明原病种。

(3)死亡报告:对已进行发病报告的传染病病例,死亡后应重新填写报告卡进行死亡报告(注明死亡日期);对未进行发病报告的死亡病例,在填写报告卡时,应同时填写发病日期(如发病日期不明,可用接诊日期)和死亡日期。

(五)传染病疫情报告的时机、方式和流程

军队传染病疫情报告实行联勤保障、分级管理、网络直报。

1. 传染病报告卡由首诊医师或其他执行职务的人员负责填写。现场调查时发现的传染病病例,其报告卡由疾病预防控制机构的现场调查人员填写。责任报告人在诊断传染病病人后,应立即填写传染病报告卡,并由本单位的传染病信息管理人员核实后,在当日将其输入报告系统。没有条件实行网络直报的责任报告单位(医疗机构),在规定的时限内将传染病报告卡报告战区疾病预防控制中心。发现地方传染病疫情时,应当按照国家有关规定向属地的县级疾病预防控制机构报告。

2. 报告时限和要求。责任报告单位和责任疫情报告人发现甲类传染病和乙类传染病中的肺炭疽、传染性非典型肺炎、脊髓灰质炎、人感染高致病性禽流感的病人或疑似病人时,或发现其他传染病和不明原因疾病暴发时,应于 2 小时内将传染病报告卡通过网络报告;未实行网络直报的责任报告单位应于 2 小时内以最快的通讯方式(电话、传真)向部队疾病预防控制机构报告,并于 2 小时内寄送出传染病报告卡。对其他乙、丙类传染病病人、疑似病人和规定报告的传染病病原携带者在诊断后,实行网络直报的责任报告单位应于 12 小时内进行网络报告;未实行网络直报的责任报告单位应于 12 小时内寄送出传染病报告卡。

3. 部队疾病预防控制机构收到无网络直报条件责任报告单位报送的传染病报告卡后,应于 2 小时内通过网络直报。其他符合突发公共卫生事件报告标准的传染病暴发疫情,按军队突发公共卫生事件信息报告的有关要求报告。

二、疫情动态监控分析与信息反馈

各级疾病预防控制机构应建立疫情信息分析制度,每月汇总,定期分析,并根据需要随时做出专题分析报告,制作分析简报或专题报告,并在每月第 2 个工作日向同级卫生部门和上级疾病预防控制机构报告,向下一级卫生部门和疾病预防控制机构反馈。军队疫情信息监控、分析和反馈的主要内容如下。

1. 疫情动态监控 各级疾病预防控制机构必须每日对通过网络报告的传染病疫情进行动态监控,做好监控和审核记录,发现比较异常的疫情报告,及时核实、报告,启动应急调查处理机制等。发现甲类传染病或按甲类传染病管理及其他重大传染病疫情报告时,或发现鼠疫、霍乱、肺炭疽、白喉和脊髓灰质炎野毒株等重要传染病的输入病例时,应就地严格管理病人,同时立即以最快的通讯方式向同级卫生部门和上级疾病预防控制机构报告,并随时做出专题分析和报告。

2. 疫情分析与预测 全军和战区疾病预防控制中心须按周、月、年进行动态分析报告。应在次周二、次月 5 日前、次年 1 月 20 日前,向总后勤部卫生部和各大单位卫生部门报告法定报告传染病统计分析报表。日报、周报、月报和季报以传染病报告日期进行统计分析;年报以报告日期和发病日期同时进行统计分析。疫情分析所需人口资料、单位代码、地区编码等基础数据均由《军队疾病预防控制基本信息系统》提供。部队疾病预防控制机构,根据卫生部门需要,建立部队疫情分析制度。各级疾病预防控制机构要及时将疫情分析结果报告上级疾病预防控制机构和同级卫生部门,并反馈到下一级疾病预防控制机构和医疗机构。

3. 疫情分析种类及内容

(1)周分析:汇总本周传染病的发病、死亡基本情况,列出分单位的各传染病的报告病例数及死亡数;根据本周实际的传染病监测数据,与上一周及去年同期监测水平比较,检索发现并列出本周呈聚集性报告的传染病。根据近期重点关注的传染病或季节性传染病,确定本周重点分析传染病,描述本周病例的三间分布,并与上一周及历史同期发病水平的比较,分析流行特点。搜集国内、外相关疫情情报并进行摘录。针对疫情发生的重点地区、重点人群及其他疫情特点,提出具有针对性的干预措施和必要的预防控制建议。

(2)月分析:汇总本月传染病的发病、死亡情况,统计分单位的各传染病的报告病例数及死亡数,与上月及去年同期监测水平比较,用恰当的统计图表概括和概要描述;确定本月报告的重点传染病,描述其流行病学三间分布特点及影响因素;综合评价当月传染病监测信息报告质量,包括本月零缺报率、报告卡审核、重复报告卡排查、报告及时性等情况;制作下发简报,并作为传染病疫情监测历史资料进行归档。

(3)年度分析:按照病例的发病日期,汇总全年传染病的发病、死亡情况,反映年度内实际新发病例水平;总结性描述全年传染病疫情监测数据和年内发生的重要传染病暴发流行事件;与上年及历年平均水平比较,高度概括各种传染病的流行特点;分析和评价对全年疫情监测信息报告质量;作为传染病疫情监测的历史资料进行归档,供传染病监测部门、科研部门及其他部门查询。

(4)预测预报专题分析:各级疾病预防控制机构应在常规疫情分析基础上,结合传染病流行周期、发病季节特点,对重点病种进行预测分析;并根据掌握的可能引起流行的迹象,在流行前期做出预报。在发现甲类传染病或按甲类管理的乙类传染病、其他乙类传染病和丙类传染病发生暴发或流行及其他传染病或不明原因疾病暴发流行时,应根据其流行特点及疾病控制工作的需要,随时进行专题分析。内容一般包括:描述传染病的历史发病流行水平和近期流行特点,提出合理的预防控制措施,并结合现场流行病学调查结果评价疾病控制效果。

4. 军队疫情动态信息反馈　军队疫情分析结果以日报、周报、月报、年报和专报5种方式及时反馈给总后勤部卫生部、各级医疗卫生部门、各级疾病预防控制机构和各级医疗机构。日报主要分析前一天传染病数据,同时报告国家当天的传染病情况,主要包括各种传染病发病数和死亡数,进行发病聚集性检索。专报是在军队发生重大传染病疫情或军队驻地发生地震等自然灾害后临时启动的传染病报告方式,主要分析传染病的概况、自然地理环境、社会经济、医疗卫生状况及传染病风险研判等。

5. 疫情信息交流、查询　疾病预防控制机构负责指定专门科室承担传染病信息管理和交流。定期召开信息分析讨论会,参加人员应包括相关领导、办公室、传染病信息管理和传染病预防控制等有关业务人员。传染病信息管理科室要建立传染病信息查询记录制度。本单位有关科室查询和利用传染病信息资料,应经单位领导或传染病信息管理所在科室领导批准。其他单位查询传染病信息资料,应经本单位领导批准或卫生部门批准。

三、疫情直报信息管理基本要求

各责任报告单位应建立突发公共卫生事件和传染病疫情登记制度。疫情直报实行首诊负责制,由责任报告人填写《中国人民解放军传染病报告卡》(以下简称"信息报告卡")。由医院感染控制科等疫情直报承办部门负责本单位所报告信息的查重、订正和管理,收集并保存"信息报告卡"3年以上。

各级疾病预防控制机构负责本单位、本系统疫情信息的审核、查重和统计分析,并依据其工作职责管理使用疫情信息,组织开展传染病疫情监测预警、流行病学调查与现场控制。各级疾病预防控制机构接报甲类、乙类传染病和突发公共卫生事件应及时报告本级卫生部门,并通报疫情所在部队。全军一、二级疾病预防控制机构要建立传染病疫情分析制度,每日对报告的各类疫情进行动态监控,定期分类汇总,及时通报疫情信息,提供防控建议。

各级卫生部门负责突发公共卫生事件确认、分级,负责组织管理传染病预防控制。全军联勤部卫生部应当按规定组织区域性流行病学调查、监测和传染病防控工作。

军队传染病疫情,由总后勤部卫生部向国务院卫生行政部门通报。若军队传染病疫情有可能来源于地方或传入地方,并严重影响当地公共卫生安全的,经总后勤部卫生部批准,有关部门可向当地人民政府通报有关情况。任何单位和个人未经批准和授权不得擅自公布和披露突发公共卫生事件和传染病疫情。

四、传染病网络直报质量评价指标

(一)网络报告率

指标意义:定期评价辖区传染病网络直报机构的实际报告运转状况,指导各大单位及时发现辖区 1 个月、6 个月甚至 1 年不能正常报病机构及其可能原因,以进一步加强对辖区网络直报机构的管理。

计算公式:网络报告率(%)＝实际有传染病病例报告的机构总数/辖区网络直报机构总数×100

评价周期:月和年。

(二)卡片报告及时性指标

1. 及时报告率

(1)指标意义:通过比较传染病病例的诊断日期和网络直报系统报告卡的生成日期,评价辖区医疗机构的病例报告是否及时。甲类传染病及采取甲类预防控制措施的传染病的两者间隔在 2 小时及以内,乙、丙、其他类传染病两者间隔在 24 小时及以内计为及时。

(2)计算公式:及时报告率(%)＝及时报告传染病病例数/网络直报系统传染病病例总数×100。

(3)评价周期:月和年。

2. 及时报告构成比

(1)指标意义:评价大单位及时报告卡数占全军及时报告卡总数的百分比。

(2)计算公式:及时报告构成比(%)＝及时报告传染病病例数/网络直报系统及时报告传染病病例总数×100。

(3)评价周期:月和年。

(三)卡片审核及时性指标

1. 及时审核率

(1)指标意义:通过比较网络直报系统传染病报告卡生成日期和军区(兵种部)疾病监测中心审核时间,评价军区(兵种部)疾病监测中心对属地病例信息审核是否及时。甲类传染病及采取甲类预防控制措施的传染病的两者间隔在 2 小时及以内,乙、丙、其他类传染病两者间隔在 24 小时及以内计为及时。

(2)计算公式:及时审核率(%)＝及时审核传染病病例数/网络直报系统传染病病例总数×100。

(3)评价周期:月和年。

2. 及时审核构成比

(1)指标意义:评价大单位及时审核卡数占全军及时审核卡总数的百分比。

(2)计算公式:及时审核构成比(%)=及时审核传染病病例数/网络直报系统及时审核传染病病例总数×100。

(3)评价周期:月和年。

(四)重卡指标

1. 重卡率

(1)指标意义:评价各辖区年度累计重卡总数,指以军区(兵种部)为单位,按照患者姓名、性别、年龄、职别、病种、单位6项查重条件所获得的重复报告卡数。说明:①按照年龄不按照出生日期;②"痰涂片阳性、细菌阴性、未痰检、仅培阳"按照一种病名"肺结核"来查重;③设定对每年度1月1日至当月月末的所有卡片进行查重。

(2)计算公式:重卡率(%)=每年1月1日至当月重卡数/本年1月1日至当月累计报传染病病例总数。

(3)评价周期:月和年。

2. 重卡构成比 指重卡数占上一级汇总重卡总数的百分比,计算公式:重卡构成比(%)=重卡数/上一级重卡汇总数。

(五)质量综合评价

可以查询月度、年度质量评价各项指标,同时可以查询综合率和综合评分。

综合率(%)=网络报告率×0.3+及时报告率×0.3+及时审核率×0.2+(1-重卡率)×0.2。

综合评分标准如表13-1。

表 13-1 综合评分标准

指标(%)	分 值	评分标准
网络报告率	30	①100%:满分;②90%~100%:20分;③80%~90%:15分;④80%及以下:10分
及时报告率	30	①100%:满分;②95%~100%:20分;③90%~95%:10分;④90%及以下:5分
及时审核率	20	①100%:满分;②95%~100%:15分;③90%~95%:10分;④90%及以下:5分
(1-重卡率)	20	①0:满分; ②0~5%:15分; ③5%~10%:10分;④10%及以上:5分

中国人民解放军传染病报告卡见表13-2。

表 13-2 中国人民解放军传染病报告卡

卡片编号：_____ 报卡类别：1. 初次报告　　2. 订正报告（A. 死亡　B. 其他）

医疗卡账号：□□□□□□□□□□□□□□□□□□□

* 患者姓名：_____　　* 性别：□男　□女

* 出生日期：_____年_____月_____日(如出生日期不详,填写实足年龄：_____岁)

* 身份：□现役干部 □离退人员 □士兵 □学员 □士官 □职工 □非现役文职 □免减费家属 □其他人员

特殊职业：□医务人员 □炊事员 □饲养员 □保育员 □新兵 □学员 □其他

入伍地：_____省(市)_____县(区)　入伍时间：_____年____月

* 患者单位：_____军区(军兵种、总部)_____军_____师(旅)_____团（_____部队）

单位联系电话：_____

* 患者地址：_____省(市)_____市(地)_____县(区)_____镇(乡)

单位性质：□军队院校 □医疗单位 □野战部队 □科研院所 □机关 □其他

* 隶属大单位：□军委 □总参谋部 □总政治部 □总后勤部 □总装备部 □海军 □空军 □第二炮兵 □沈阳军区 □北京军区 □兰州军区 □济南军区 □南京军区 □成都军区 □广州军区 □国防大学 □军事医学科学院 □国防科技大学 □驻港澳部队

* 病例分类：(1) □疑似病例 □临床诊断病例 □实验室确诊病例 □病原携带者

　　　　　　(2) □急性 □慢性(乙型肝炎、血吸虫病填写)

* 发病日期：_____年_____月_____日(病原携带者填初检日期或就诊时间)

* 诊断日期：_____年_____月_____日_____时

死亡日期：_____年_____月_____日

感染地点：□营区 □野外作训 □出差 □探亲 □外出就餐 □其他（　　）

入院日期：_____年_____月_____日　　　出院日期：_____年_____月_____日

甲类传染病*：□鼠疫、□霍乱

乙类传染病*：□传染性非典型肺炎、艾滋病(□病例、□HIV 感染者)病毒性肝炎(□甲型、□乙型、□丙型、□丁型、□戊型、□未分型)、□脊髓灰质炎、□人感染高致病性禽流感、□麻疹、□流行性出血热、□狂犬病、□流行性乙型脑炎、□登革热、炭疽(□肺炭疽、□皮肤炭疽、□未分型)、痢疾(□细菌性、□阿米巴性)、肺结核(□痰涂片阳性、□仅培阳、□细菌阴性、□未痰检)、伤寒(□伤寒、□副伤寒)、□流行性脑脊髓膜炎、□百日咳、□白喉、□破伤风□猩红热、□布氏菌病、□淋病、梅毒(□Ⅰ期、□Ⅱ期、□Ⅲ期、□胎传、□隐性)、□钩端螺旋体病、□血吸虫病、疟疾(□间日疟、□恶性疟、□未分型)、□甲型 H1N1 流感

丙类传染病*：□流行性感冒、□流行性腮腺炎、□风疹、□急性出血性结膜炎、□麻风病、□流行性和地方性斑疹伤寒、□黑热病、□包虫病、□丝虫病、□手足口病、□除霍乱、细菌性痢疾和阿米巴性痢疾、伤寒和副伤寒以外的感染性腹泻病

其他传染病：□非淋菌性尿道炎、□尖锐湿疣、软下疳、□恙虫病、□森林脑炎、□莱姆病、□水痘、□结核性胸膜炎、□其他病种：_____

其他：□不明原因肺炎、□不明原因死亡、□食物中毒

订正病种：_____　　订正时间：_____年____月____日

（续 表）

```
* 报告单位：_____ [□医院□门诊部□师医院□卫生队(所)其他：_____]
报告类型：□门诊报告□住院报告
转  归：(痊愈/好转/恶化/死亡/不明)
* 报 告 人：_____ 报告人所在科室联系电话：_____
* 报告日期：_____年___月___日
```

备 注：

录入人员：_____ 录入日期：_____年___月___日

* 项为必填项

（李青华 李亚楠 李申龙）

第五节 突发公共卫生事件应急监测与评估信息报告

突发公共卫生事件危害预防与控制的重点在于防范、准备和及早发现，对于应急处置行动来讲，最为主动的工作是建立良好的监测与预警机制，采用适当的监测方法，及时分析监测数据，发现问题。突发公共卫生事件监测的目的是及时发现事件迹象、征兆和发生的事件，为应对处置提供决策的依据。事件预警的目的是提前通告威胁态势，提示受威胁地区和人员采取预防控制的措施。事件预警在疾病监测的基础上进行，常规疾病监测与事件的初始报告则是突发公共卫生事件监测的基础。现代预防医学更加强调积极、主动、科学的预防，以往把防疫工作的重点放在传染病流行控制上的理念已经不适应，必须把防疫工作向前延伸，把防疫工作的重点放到疾病与突发公共卫生事件的监测和预警上来。

一、事件报告范围和标准

突发公共卫生事件报告范围在突发公共卫生事件最低级别判定标准基础上，参考卫勤应急响应条件提出，报告范围比事件范围宽。

1. 传染病流行事件 部队、基层发生甲类传染病或按照甲类报告的传染病；发生乙类、丙类传染病3例以上。或发生新亚型流感病毒感染病例、新传染病或我国尚未发现的传染病。

2. 群体性不明原因疾病 部队发生群体性不明原因疾病3例以上，或部队出现群体性发热、腹泻症状患者，难以诊断时。

3. 食物中毒暴发事件 部队、基层一次发生食物中毒5人以上，或出现死亡病例。

4. 职业中毒突发事件 部队、基层一次发生急性职业中毒2人以上，或出现死亡病例。

5. 环境健康伤害事件 环境因素所致，短时间发生急性病例3人以上。

6. 医院内感染事件 发生10例以上医院感染暴发；发生特殊病原体或新发病原体的医院感染；可能造成重大公共影响或者严重后果的医院感染。

7. 预防接种事件 预防接种或预防性服药，出现群体不良反应或心因性反应，或出现人员死亡。

8. 动物疫情 部队营区内或周围发现成批动物死亡时。

9. **生物突发事件** 发生生物恐怖袭击时；发现由新病原体,或由异常抗性病原体,或人工修饰生物学迹象的病原体所致疫情；发现可疑含生物制剂的物品、容器和施放装置、可能携带生物制剂的杂物,或发现异常种类和分布的病媒昆虫动物；病原微生物设施或菌、毒种发生意外事故,造成烈性病菌株、毒株、致病因子等失控或污染事件。Ⅳ级公共卫生事件发生,根据疾病种类或流行特征高度怀疑为非自然疫情时。

10. **化学突发事件** 发生化学恐怖袭击时；重要地点、场所和敏感部门发现可疑危险化学品释放装置、遗洒物品,尚未肯定为何种危险化学品时；化学设施发生意外事故,发生人员暴露或导致化学损伤伤病员或死亡；重要危险化学物品丢失、被盗、失控时。

11. **核与辐射突发事件** 军用核设施报警或发生设备应急或发生厂区应急时；放射源丢失、被盗、失控,或者放射性核素和射线装置失控导致人员受到超过剂量限值照射时；出现人员急性放射病、局部器官残疾的情况或现场死亡的情况时。

12. **重要症状监测报告** 短期内有 3 个以上患者出现相同严重症状的情况。包括严重肺炎加休克综合征、急性出血综合征、急性脑膜脑炎综合征、疱疹或皮疹伴急性发热、弛缓性瘫痪、猝死等,并高度怀疑由特种微生物或毒素所致的。此报告在敏感地区和时期,如大型安保行动时,由指定医院专报。

二、报告方式、时限和程序要求

责任报告单位和责任报告人获得突发公共卫生事件相关信息后,应在 2 小时内以电话或传真等方式向本级卫生部门和疾病预防控制机构报告,具备网络直报条件的单位应同时进行网络直报,不具备网络直报条件的责任报告单位和责任报告人,应采用最快的通讯方式将《突发公共卫生事件信息报告卡》报送本级疾病预防控制机构,疾病预防控制机构接到《突发公共卫生事件报告卡》及相关信息后,应对信息进行审核,确认真实性,2 小时内进行网络直报,同时报告上级卫生部门。

卫生部门接到事件信息报告后,应尽快组织有关专家进行现场调查,如确认为突发公共卫生事件,应根据不同的级别,及时组织采取相应措施,并立即向本级处置突发事件领导小组报告,同时向上一级卫生部门报告。军区(军兵种)处置突发事件领导小组办公室和卫生应急办公室接报后 2 小时内分别报军队处置突发事件领导小组办公室和全军卫生应急办公室。如尚未达到突发公共卫生事件标准的,由疾病预防控制机构和专业防治机构密切跟踪事态发展,随时报告事态变化情况。重大及特别重大突发公共卫生事件按日提出进程报告。突发公共卫生事件结束后,由相应级别卫生部门组织评估,在确认事件终止后 2 周内完成总结报告,对事件的发生和处理情况进行总结和评估。

三、事件报告的信息内容

军队突发公共卫生事件信息报告分为事件初始报告和事件现场调查处置报告。

1. **事件初始报告** 基本内容包括事发单位、事件名称、事件类别、发生时间、地点、涉及的地域范围、人数及主要症状与体征、可能的原因、已经采取的措施、事件的发展趋势、下步工作计划等。具体内容及填报要求见《军队突发公共卫生事件报告卡》(表 13-3)。

表 13-3 军队突发公共卫生事件报告卡

报卡类别:□初次报告 □订正报告(次) □结案报告

填报单位(盖章): 填报日期:_____年____月____日____时

报告人: 联系电话:

事件基本信息

事件名称:_____

事件类别:1. 传染病;2. 食物中毒;3. 职业中毒;4. 化学突发事件;5. 环境健康危害;6. 预防接种服药事件;7. 群体性不明原因疾病;8. 医疗机构内感染;9. 核和辐射照射事件;10. 生物突发事件;11. 其他重要症状监测报告

事件等级:1. 特别重大;2. 重大;3. 较大;4. 一般;5. 未分级;6. 非突发事件

确认分级时间:_____年____月____日; 订正分级时间:_____年____月____日

预案启动时间:_____年____月____日;预警级别: 响应级别:

预警发布单位:_____;结束响应时间:_____年____月____日

事件信息来源:1. 军队医疗卫生机构;2. 事件发生单位报告;3. 地方医疗机构;4. 本系统自动预警生成;5. 军队有关人员直接电话报告或举报;6. 其他

事件单位或部别:_____

发生地区和地点:_____省(市)_____市_____县(区)_____乡(镇)

详细地点:

事件发生场所:1. 院校;2. 医疗卫生机构;3. 餐饮服务单位;4. 机关办公场所;5. 野外作训;6. 部队生活服务场所;7. 生产场所;8. 住宅小区;9. 其他重要场所_____

事件波及地域范围:

事件波及人口数:

事件发生时间:_____年____月____日____时____分

接到报告时间:_____年____月____日____时____分

首例病人发病时间:_____年____月____日____时____分

末例病人发病时间:_____年____月____日____时____分

发病基本信息

初步诊断:_____ 初步诊断时间:_____年____月____日

订正诊断:_____ 订正诊断时间:_____年____月____日

报告发病数:_____ 累计数:_____ 新增数:_____ 排除数:_____

住院病人数:_____ 累计数:_____ 新增数:_____ 排除数:_____

危重病人数:_____ 累计数:_____ 新增数:_____ 排除数:_____

报告死亡数:_____ 累计数:_____ 新增数:_____ 排除数:_____

主要症状和体征:1. 呼吸道症状;2. 胃肠道症状;3. 神经系统症状;4. 皮肤黏膜症状;5. 精神症状;6. 其他症状和体征(对症状的详细描述可在附表中详填)

流行病学调查处置相关信息(附表)

现场调查信息:1. 疾病或中毒损伤类型、病种及其诊断或初步诊断;2. 致病或危害因素及其检测确认;3. 可疑污染物或场所;4. 事件发生原因;5. 责任单位

现场处置信息:1. 病人处理过程及病例个案调查结果;2. 事件控制措施与效果;3. 实验室检测相关信息

---

2. 事件现场调查处置报告 基本内容包括疾病或伤害初步诊断、致病因素、事件发生原因、事发责任单位、病人处理过程、事件控制措施、实验室检验结果、事件导致的经济损失等。具体内容及填报要求见《军队疾病暴发事件调查报告信息清单》(表 13-4)及《军队食物中毒事件调查处置报告信息清单》(表 13-5)。

表 13-4 军队疾病暴发事件调查报告信息清单

一、初步诊断

1. 甲类传染病：①鼠疫；②霍乱

2. 乙类传染病：①传染性非典型肺炎；②艾滋病；③病毒性肝炎(甲型、乙型、丙型、戊型、未分型)；④脊髓灰质炎；⑤人感染高致病性禽流感；⑥麻疹；⑦流行性出血热；⑧狂犬病；⑨流行性乙型脑炎；⑩登革热；⑪炭疽(肺炭疽、皮肤炭疽、未分型)；⑫痢疾(细菌性、阿米巴性)；⑬肺结核(涂阳、仅培阳、菌阴、未痰检)；⑭伤寒(伤寒、副伤寒)；⑮流行性脑脊髓膜炎；⑯百日咳；⑰白喉；⑱新生儿破伤风；⑲猩红热；⑳布氏菌病；㉑淋病；㉒梅毒(Ⅰ期、Ⅱ期、Ⅲ期、胎传、隐性)；㉓钩端螺旋体病；㉔血吸虫病；㉕疟疾(间日疟、恶性疟、未分型)

3. 丙类传染病：①流行性感冒；②流行性腮腺炎；③风疹；④急性出血性结膜炎；⑤麻风病；⑥流行性和地方性斑疹伤寒；⑦黑热病；⑧包虫病；⑨丝虫病；⑩除霍乱、细菌性和阿米巴性痢疾、伤寒和副伤寒以外的感染性腹泻病

4. 其他：

二、致病因素

1. 细菌性：①沙门菌；②变形杆菌；③致泻性大肠埃希菌；④副溶血性弧菌；⑤肉毒梭菌；⑥葡萄球菌肠毒素；⑦蜡样芽胞杆菌；⑧链球菌；⑨椰毒假单胞菌酵米面亚种菌；⑩伤寒杆菌；⑪布氏菌；⑫志贺菌属；⑬李斯特菌；⑭空肠弯曲杆菌；⑮产气荚膜梭菌；⑯霍乱弧菌；⑰肠球菌；⑱气单胞菌；⑲小肠结肠炎耶尔森菌；⑳类志贺邻单胞菌；㉑炭疽杆菌；㉒其他致病细菌

2. 病毒性：①甲型肝炎病毒；②乙型肝炎病毒；③丙型肝炎病毒；④戊型肝炎病毒等；⑤SARS 病毒；⑥其他病毒

3. 依原体支原体：①肺炎依原体；②其他依原体支原体

4. 真菌性：①真菌毒素；②其他真菌

5. 其他新发或不明原因：①SARS；②禽流感病毒；

三、事件发生原因

1. 饮用水污染；2. 食物污染；3. 院内感染；4. 医源性传播；5. 生活接触传播；6. 媒介动、植物传播；7. 原发性；8. 输入性；9. 不明；10. 其他

四、病人处理过程：

1. 对症治疗；2. 就地观察；3. 就地治疗；4. 公安机关协助强制执行；5. 免费救治；6. 医学观察；7. 转送定点医院；8. 隔离观察；9. 特异性治疗；10. 明确诊断；11. 采样检验；12. 就地隔离；13. 其他

五、事件控制措施

1. 隔离传染病病人；2. 区域实行疫情零报；3. 开展流行病学调查；4. 筹资免费救治 5. 多部门协作，群防群治；6. 落实各项公共卫生措施；7. 政府成立专项工作组织；8. 区域实行疫情日报；9. 国家卫生部已公布该事件信息；10. 启动部队本级应急预案；11. 预防性服药；12. 启动军区军兵大单位级应急预案；13. 启动全军总部应急预案；14. 专家评估；15. 上级督察和指导；16. 针对新病种出台新方案；17. 调拨储备急需物资药品；18. 宣传教育；19. 消毒；20. 疫苗接种；21. 疫点封锁；22. 医疗救护；23. 现场救援；24. 群体卫生防护；25. 其他

六、实验室检验结果

标本种类及标号；采样数 检测数；阳性数 检验方法

七、经济损失统计

1. 卫生应急处置费用(元)合计——其中卫生行政管理——；医疗救治——；疾病预防控制——；检测检验费；其他综合保障——

2. 事件造成的间接损失(元)估算

3. 事件造成的直接损失(元)估算

表 13-5　军队食物中毒事件调查处置报告信息清单

一、疾病初步诊断

1. 伤寒;2. 霍乱;3. 菌痢;4. 甲型肝炎;5. 腹泻;6. 中毒;7. 皮肤病;8. 神经系统疾病;9. 其他疾病;10. 环境生物效应;11. 其他;12. 不明

二、致病因素

1. 生物性:①肉毒梭菌;②椰毒假单胞菌酵;③志贺菌属;④霍乱弧菌;⑤类志贺邻单胞菌;⑥牛绦虫、猪绦虫;⑦变形杆菌;⑧葡萄球菌肠毒素;⑨米面亚种菌;⑩李斯特菌;⑪肠球菌;⑫炭疽杆菌;⑬溶组织阿米巴;⑭致泻性大肠埃希菌;⑮蜡样芽胞杆菌;⑯真菌毒素;⑰空肠弯曲杆菌;⑱气单胞菌;⑲甲型、戊型肝炎病毒;⑳布氏菌;㉑副溶血性弧菌;㉒链球菌;㉓伤寒杆菌;㉔产气荚膜梭菌;㉕小肠结肠炎耶尔森菌;㉖旋毛线虫;㉗沙门菌;㉘其他细菌微生物

2. 农药及化学性:①有机磷类;②除草剂类;③杀鼠药类;④杀虫药类;⑤氨基甲酸酯类;⑥菊酯类;⑦其他农药及化学物

3. 有毒动、植物:①菜豆;②白果;③高组胺鱼类河豚;④发芽马铃薯;⑤含氰苷类植物;⑥鱼胆;⑦毒蘑菇;⑧大麻油;⑨有毒贝类;⑩曼陀罗;⑪桐油;⑫动物甲状腺;⑬毒麦;⑭其他有毒动、植物

4. 其他

三、事件发生原因

1. 食物污染或变质;2. 原料污染或变质;3. 加热温度不够;4. 生熟交叉污染;5. 熟食储存(温度/时间)不当;6. 误服有毒品;7. 加工人员污染;8. 用具容器污染;9. 投毒;10. 不明;11. 其他

四、引发中毒食物

1. 果蔬类;2. 腌肉制品;3. 豆及豆制品类;4. 鲜活肉制品;5. 腌菜制品;6. 其他

五、责任单位

1. 食品加工厂;2. 批发零售单位;3. 饮食服务单位;4. 集体食堂;5. 食品摊贩;6. 家庭;7. 其他

六、病人处理过程

1. 催吐导泻;2. 明确诊断;3. 对症治疗;4. 抗生素治疗;5. 使用解毒药物;6. 抢救病人;7. 采样检验;8. 中毒情况调查;9. 特异性治疗;10. 其他

七、事件控制措施

1. 封存可疑食品;2. 抢救中毒病人;3. 宣传教育;4. 检验可疑食品;5. 追查事件原因;6. 加强食品卫生安全管理;7. 其他

八、实验室检验结果:

标本种类及标号;采样数——;检测数——;阳性数——;检验方法——

九、经济损失统计:

1. 卫生应急处置费用(元)合计——,其中卫生行政管理——;医疗救治——;疾病预防控制——检测检验费;其他综合保障——

2. 事件造成的间接损失(元)估算

3. 事件造成的直接损失(元)估算

四、疾病暴发预警调查分析与评定

1. **异常发现**　监测发现有以下情形之一的,应当组织专家召开疫情分析和监测评估会议,做出专题分析报告,并提出卫勤响应建议:①发生或者极可能发生传染病暴发、流行;②发生或者发现不明原因的群体性疾病;③传染病菌种、毒种、放射源等丢失;④发生或者可能发生重大食物中毒和职业中毒事件;⑤发生或者可能发生生活饮用水污染、放射性污染;⑥发生或者可能发生生物恐怖事件;⑦自然灾害后处于公共卫生高危状态,已经发生或极有可能出现灾

后疫情;⑧发生或者可能发生其他严重影响公众健康的事件。

2. **调查核实** 疾病预防控制机构在接到突发公共卫生事件相关信息(报告)后,应当尽快通过报告人、事发单位领导、事件相关人员进行核实。必要时,前往事件发生地进行调查核实,调查内容参考《突发公共卫生事件调查处置信息报告表》内容。医院疾病监测站人员负责对本院报告的传染病、中毒病例和疑似病例及可能有突发公共卫生事件迹象的信息进行核实确认。

3. **疫情评定** 疫情信息的评定是卫勤应急响应和采取应对措施的基本依据。部队疫情评定一般分为4个等级:①安全。部队中无任何传染病,周围居民中除个别的一般常见的传染病外,也无其他传染病。②不稳定。部队中有乙类传染病个别的散发病例,无明显聚集性和流行趋势。③不安全。部队中有乙类传染病病例出现,并有继续增加的趋势,或周围的居民中有传染病流行。④严重。部队中发生个别的甲类传染病病例,或在短期内发生大批乙类传染病。

4. **预警信息提示**

(1)发现部队的疫情状况处于不稳定时,疾病监测责任单位应发出提示信息,提示加强针对性预防控制工作。评为不安全时,发生预警信息,提示警惕暴发或流行的可能。评为严重情况,应视为突发公共卫生事件已经发生,应发出警报信息,立即采取相应的处置措施,要对部队进行预防管控和防疫教育。

(2)发现医源性和院内感染暴发或可能暴发时,根据病因学种类和发生原因及应采取的控制措施,向有关医疗单位及与医院有过接触的看护、探视人群发出警报和提示。群体服药和免疫接种异常反应及不明原因疾病发生时,向预防接种或群体预防性服药人群和操作的医疗、卫生机构发出警报和提示,必要时向始发地公众发出警报和提示。

(3)发现环境受到污染或气候、生态改变,引发或可能引发急性损害时,向波及的范围和受累人群发出警报和提示,同时上报提出处置建议。

(4)发现情报或有迹象人为袭击威胁存在时,根据情报和核、化学、生物威胁物、人为释放危险物装置和伤病员的发生情况,向卫生行政部门、安全管理部门和有关单位发出报警提示的建议。

(5)发现军队单位的核、化学、生物危害源物质失控现象时,根据源物质种类、性质和包装情况、危害的可能性,向上级提出警报建议,向医疗机构发出警报提示,以便尽早发现危害导致的伤病员,向公众发出警报提示,以便识别和控制源物质,减少人员损伤。

五、突发公共卫生事件处置的后期评估与结案信息报告

突发事件应急处置事后评价工作做得如何,直接关系到军心、民心的稳定,关系到卫生事业今后的发展,也关系到军队的威信和信誉。主要目的是调查认定突发公共卫生事件发生的原因及造成的人员、财产损失,分析评价应急处理的措施、政策和程序,总结经验,吸取教训,改进应急管理工作。

1. **突发传染病疫情处置的效果评估** 根据事件案卷资料、事件后续监测信息、必要的典型调查等信息,组织专家讨论会,参照突发传染病疫情现场调查与处置工作质量控制指标要求,并结合事件的具体情况拟定评估实施方案对事件进行评估,做出书面报告。评估的重点内容包括:①事件性质是否明确,包括诊断、强度(罹患率)、级别等;②卫生流行病学状况、致病病因及其影响因素是否明确;③事件控制及其效果,包括预防控制措施的针对性、有效性、成本效果、社会效益,措施落实的保障机制等如何;④事件处置的组织响应、程序、部门协作、动态管理、技术操作规范、病因调查与检测方法及其推断等是否合理、科学;⑤信息报告、风险沟通、健

康教育等工作开展如何。

2. **群体性不明原因疾病的效果评估** 根据群体性不明原因疾病的报告记录；应急处置机构组织形式及成员单位名单；调查处理方案；调查及检验、诊断记录和结果材料；控制措施及效果材料；事件后续监测信息、必要的典型调查等信息，组织专家讨论会，参照群体性不明原因疾病现场调查与处置工作质量控制相关要求，并结合事件的具体情况拟定评估实施方案。对事件进行评估，做出书面报告。评估的重点内容包括：①事件性质是否明确，包括诊断、强度（罹患率）、级别等；②现场调查处理概况；③患者救治概况；④所采取的措施、效果评价；⑤官兵健康教育开展情况和心理评估；⑥取得的经验和存在的不足等内容。为提高以后类似事件的应急处置能力及指导其他地区开展类似预防控制工作提供有益的经验。

3. **食物中毒事件处置的效果评估** 根据事件案卷资料、事件后续监测信息、必要的典型调查等信息，组织专家讨论会，参照食物中毒事件现场调查与处置工作质量控制指标要求，并结合事件的具体情况拟定评估实施方案，对事件进行评估，做出书面报告。评估的重点内容：①事件性质是否明确，包括诊断、强度（罹患率）、级别等；②中毒原因及其影响因素是否明确，包括查明中毒食品，弄清造成食物中毒的原因、致病因素来源及其污染、残存或增殖原因等；③事件控制及其效果，包括防控措施的针对性、有效性，成本效果、成本效益、社会效益，措施落实的保障机制等如何；④事件处置的组织响应、程序、部门协作、动态管理、技术操作规范、病因调查与检测方法及其推断等是否合理、科学；⑤信息报告、风险沟通、健康教育等工作开展如何。

4. **职业中毒事件处置的效果评估** 根据事件案卷资料、事件后续监测信息、必要的典型调查等信息，组织专家讨论会，参照职业中毒现场救援工作质量控制要求，结合事件的具体情况拟定评估实施方案，对事件进行评估，做出书面报告。评估的重点内容：①现场卫生救援方案的可行性；②现场救援措施的及时性与有效性；③现场救援数据记录完整性、统计的全面性和有无差错；④官兵反馈意见；⑤技术培训、指导和检查是否及时、合理和科学；⑥中毒事件对社会、经济及人员心理的影响等。

5. **核、化学、生物突发事件处置的效果评估** 事件处置效果评估主管部门组织专家、处置力量和机关三结合的评估组完成。人员经历和能力涉及卫生勤务、临床、传染病学、化学损伤防护医学、放射医学、生物武器防护医学、流行病学，以及化学、物理和微生物等检验学，必要时包含兽医学专业领域的专业技术人员。对事件相关信息共同研究讨论，包括核化生危害因素是否继续存在、危害是否还在继续发生、危害是否还在继续，是否得到有效控制，以及社会秩序是否基本恢复正常等，其中最特殊的是核、化学、生物因素危害是否得到有效控制或被彻底消除的评估。综合分析事件所有相关信息包括事件初始表现、状态、危险源种类、基本信息、伤病等动态信息、检验结果、处置措施和效果等信息。组织专人进行信息搜集或深入追查，特别是首发伤病员或指示病例、典型多发性伤病员信息：①危害损伤情况。有否造成人员伤亡，伤病员或某种症状的发生数、临床状态，死亡人数、死因，伤病员分布及范围。②环境调查与检验检测数据。事发时风向、风力和温度，现场情况，环境标本及可疑物的形状与检测结果；事发地暴露人数、防护状态等。③急救及收治情况。收容治疗人数、诊断、病因学检验信息、治疗及效果，死亡数、死因等。④事件威胁地域、人群情况。⑤深入调查、再次采集标本情况和检测数据等。最后，综合上述指标数据和状况信息进行危害是否存在、种类和性质、危害范围和程度、危害是否持续和是否扩散蔓延的评估，对处置措施是否得到和需要继续进行及措施显效所需时间和显效指标的意见，向事件处置指挥部、政府及反恐怖协调小组提出建议和方案。

6. 事件的经济损失调查与评估 为了了解疾病暴发事件造成的经济损失,提高人们对部队卫生安全和疾病预防重要性的重视和认识,在疾病暴发事件调查过程中应注意了解暴发事件引起的经济损失情况,包括与暴发事件有关的直接经济损失和间接经济损失。疾病暴发事件引起的直接经济损失,一般应包括患者抢救治疗所支付的医疗费用、疾病调查控制活动所支出的费用和病人及其陪伴人员因缺工、误工和差旅费等原因造成的收入与支出两方面的经济损失等。直接经济损失一般比较确定,可通过调查实际了解和计算。间接经济损失一般是指疾病引起身体、精神等方面的病痛损害、学习和休息时间的损失、工作能力的损失和死亡较难准确计算和确定的经济损失情况。

(李青华　王　勇　李申龙)

第六节　军队医院感染监测与病例信息报告

医院感染监测工作在发达国家深受重视,监测网络系统功能强大。20 世纪 50 年代开始美国率先建立国家医院感染监测系统(NNIS),后整合为国家医疗安全网络(national healthcare safety network,NHSN)。目前医院感染监测的国际主流趋势为目标性监测,集中重点于 3 个目标性监测单元:器械相关、操作相关和多重耐药菌/艰难梭菌(MDRO/CDI)。欧盟于 2000－2008 年资助了欧洲医院感染监测网(HELICS)和促进患者安全(IPSE)2 个项目。自 2008 年开始,欧洲 CDC 开始接管医院感染监测工作,并成立了新的欧洲医院感染监测网络(HAI-Net)。目前欧洲 CDC 监测的重点为欧洲地区医院感染的现患率调查、抗菌药物使用监测、手术部位感染监测、重症监护室医院感染监测和现患率的再调查等。

我国医院感染监控工作起步较早,1986 年在国家卫生部领导下成立了由 17 所医院组成的医院感染监控系统。1989 年,监测系统扩大到 103 所医院,并逐步形成具有 200 多家医院参加的全国医院感染监测网,2006 年全国医院感染监测与数据直报系统投入使用。同时,医院感染监测理念也发生了许多变化,目标性监测、前瞻性监测、可供省网及各医院间相互比较的监测已经成为医院感染监测的重点。我军医院感染控制工作在国内起步较早,建立了较完善的规章制度,大多数军队医院较好地开展了医院感染监测工作,有相当一部分军队医院开展了目标性监测,积累了较多的技术力量。为进一步规范我军医院感染控制工作,加强医院感染管理,在总后勤部卫生部的领导下,全军 CDC 于 2011 年正式启动了军队医院感染监测网的建设工作,军队医院感染监测网络信息系统于 2012－2013 年在军队医院试点运行,实现了医院感染信息的实时自动监测和统计分析。该系统设置有医院感染病例监测、医院感染监测月报、医院感染暴发报告和医院感染暴发预警、统计分析等功能模块。

一、监测的目的与意义

医院感染(healthcare associated infection)是指住院患者在医院内获得的感染,包括在住院期间发生的感染和在医院内获得出院后发生的感染,但不包括入院前已开始或入院时已存在的感染。医院感染的发生不仅影响了医疗质量和医疗安全,也造成了医疗资源的巨大浪费。近年来,随着大量介入性诊疗技术、放射治疗、化学治疗及抗菌药物的广泛使用,加之人口老龄化程度的不断提高,造成了疾病谱的变化和内源性感染的增多,医院感染的传染源、传播途径和易感人群也发生了很大改变,也使得医院感染逐渐成为一个重要的公共卫生问题。

医院感染的预防与控制是保障患者安全的一个关键环节,也是各类相关医护人员的重要职责。尽管并非所有的医院感染都是可预防的,但是通过努力却可以显著地降低一个医院/科室医院感染的发生率,从而实现保障患者安全和节省社会经济资源的目的,而开展医院感染监测是控制医院感染发生发展的重要基础。一个良好的医院感染监测可以提供医院感染的本底值,建立可供比较和评价的医院感染发病率基线,据此及时发现和鉴别医院感染暴发流行情况。此外,医院感染监测应是一个连续的过程,需要根据持续监测结果来评估一些临床实践活动变化对医院感染产生的影响,发现和确定医院感染的危险因素,从而制定有效的预防策略和控制措施,最终实现降低医院感染发生率的目标。

二、监测基本方法与内容

医院感染监测的类型通常包括全院综合性监测和目标性监测,前者是指对某医院全部住院患者和医务人员进行医院感染及其有关危险因素的监测,后者主要是指针对高危人群、高发感染部位等开展的监测,同时,也包括医院感染的病原学(常见条件致病细菌、真菌、病毒等)监测和医院感染的媒介因素(抗菌药物使用、侵入性技术操作、手卫生依从性、医院环境卫生、消毒效果及灭菌物品、器械)监测等。对于资源有限、监测基础较差的医院来说,监测工作只能针对医院感染的一些重点部位、重点部门等高危领域开展。重点部位监测是指优先监测一些可对患者病死率、住院时间、花费等产生显著影响,并且可预防的常见医院感染,如呼吸机相关肺炎、手术部位感染、原发性血流感染等。重点部门监测是指一些易于发生医院感染的高危科室,如重症监护室(intensive care units,ICUs)、外科、肿瘤科、血液透析科、新生儿病房等。医院感染监测的方式主要分主动监测和被动监测2种。主动监测是指由经过培训的医院感染专职人员按照设计好的方案去主动调查和发现医院感染病例,收集病例和各类危险因素。被动监测又称为临床报告,主要是由非医院感染专职人员报告发现的医院感染病例。随着医院感染控制和管理的不断深入,以及信息技术的快速发展,医院感染监测方式和内容也在发生着改变,最重要的一个变化是医院感染监测和管理软件系统在医院的推广应用,这为快速、科学、高效开展医院感染监测工作提供了有力支撑,并大力促进了医院感染监测工作的发展。

(一)医院感染患病率调查

1. 调查对象 指定时间内所有住院患者。

2. 调查内容

(1)基本资料。监测月份、住院号、科室、床号、姓名、性别、年龄、调查日期、疾病诊断、切口类型(清洁切口、清洁-污染切口、污染切口)。

(2)医院感染情况。感染日期、感染诊断、医院感染危险因素(动静脉插管、泌尿道插管、使用呼吸机、气管插管、气管切开、使用肾上腺糖皮质激素、放射治疗、抗肿瘤化学治疗、免疫抑制药等)、医院感染培养标本名称、送检日期、检出病原体名称。

(3)按科室记录应调查人数与实际调查人数。

3. 调查方法

(1)制定符合本院实际的医院感染患病率调查计划,培训调查人员。

(2)以查阅运行病历和床旁调查患者相结合的方式调查。

(3)填写医院感染患病率调查表。

(4)每病区(室)填写床旁调查表。

4. 资料分析与反馈

(1)计算医院/科室的医院感染患病率和实际调查率(实际调查人数占应调查人数的比例),描述医院感染病原体分布,分析医院感染病原体危险因素及相关性。

(2)结合历史同期资料进行总结分析,提出调查中发现的问题,报告医院感染管理委员会,并向临床科室反馈调查结果和建议。

(二)医院手术部位感染监测

手术部位感染监测是通过对手术后患者感染的监测,发现感染病例和相关危险因素,计算出外科医师感染专率等指标,并反馈给手术医师,使医师们知道他们手术患者的感染情况,从各方面寻找造成感染的原因并设法解决,有效地降低手术部位感染发病率。

1. 监测对象 被选定手术类型的所有择期及急诊手术患者。可重点监测风险较高的手术,如胆囊切除术、结肠切除术、直肠切除术、髋关节或膝关节置换术、剖宫产、子宫切除术和乳房切除术等。

2. 监测内容

(1)基本资料:监测月份、住院号、科室、床号、姓名、性别、调查日期、疾病诊断、切口类型(清洁切口、清洁-污染切口、污染切口)。

(2)手术资料:手术日期、手术名称、手术腔镜使用情况、危险因素评分标准(表 13-6,包括手术持续时间、手术切口清洁度分类、美国麻醉医师协会(ASA)评分,表 13-7)、围术期抗菌药物使用情况、手术医师。

(3)感染资料应包括感染日期、诊断、病原体及其他相关感染资料。

表 13-6　危险因素评分标准

危险因素	评分标准	分　值
手术时间(小时)	≤75%	0
	>75%	1
切口清洁度	清洁、清洁-污染	0
	污染	1
ASA 评分	Ⅰ、Ⅱ	0
	Ⅲ、Ⅳ、Ⅴ	1

表 13-7　ASA 评分表

分　级	分　值	标　准
Ⅰ级	1	健康。除局部病变外,无全身性疾病。如全身情况良好的腹股沟疝
Ⅱ级	2	有轻度或中度的全身疾病。如轻度糖尿病和贫血,新生儿和 80 岁以上老年人
Ⅲ级	3	有严重的全身性疾病,日常活动受限,但未丧失工作能力。如重症糖尿病
Ⅳ级	4	有生命危险的严重全身性疾病,已丧失工作能力
Ⅴ级	5	病情危急,属紧急抢救手术,如主动脉瘤破裂等

3. 监测方法 采用主动监测与临床报告相结合的方法。对监测的患者均应进行随访,无置入物的手术切口感染随访时间为 30 天,有置入物的随访时间为 1 年。

4. 资料分析与反馈

(1)在进行手术部位感染监测资料进行分析时,有必要进行风险分层。手术部位感染危险因素评分标准取决于手术持续时间、手术切口清洁度分类、美国麻醉医师协会（ASA）评分3项。根据此3项指标计算出的手术部位感染危险因素评分共有0分、1分、2和3分4个危险指数等级，手术部位感染风险分层分析即是根据这4个危险指数等级进行分层，分别计算不同危险指数等级的手术部位感染发病率、外科医师感染专率等指标。

（2）对监测资料进行定期分析总结，包括感染发生的原因、危险因素及变化趋势等，形成手术部位感染监测报告。

（3）定期反馈不同手术类型感染率，不同切口类型感染率，外科医师感染专率，感染微生物分布报告等结果，提出监测中发现问题和防控建议。

（三）成年人及儿童 ICU 医院感染监测

ICU医院感染指患者在ICU发生的感染，即患者住进ICU时，该感染不存在也不处于潜伏期，患者转出ICU到其他病房后，48小时内发生的感染仍属ICU感染。

1. 监测对象　ICU患者。

2. 监测内容

（1）基本资料：监测月份、住院号、科室、床号、姓名、性别、年龄、疾病诊断、疾病转归（治愈、好转、未愈、死亡、其他）。

（2）医院感染情况：感染日期、感染诊断、感染与侵入性操作相关性（中心静脉插管、泌尿道插管、使用呼吸机）、医院感染培养标本名称、送检日期、检出病原体名称、药物敏感结果。

（3）ICU患者日志：每日记录新住进患者数、住在患者数、中心静脉插管、泌尿道插管及使用呼吸机人数、记录临床病情分类等级和分值（表13-8）。

3. 监测方法

（1）宜采用主动监测，也可专职人员监测与临床医务人员报告相结合。

（2）填写医院感染病例登记表。

（3）每天填写ICU患者日志。

（4）ICU患者各危险登记表。

（5）临床病情等级评定：对当时住在ICU的患者按"临床病情分类标准及分值"（表13-8）进行病情评定，每周一次（时间相对固定），按当时患者的病情进行评定。每次评定后记录各等级（A、B、C、D及E级）的患者数。

表 13-8　临床病情分类标准及分值

分类级别	分　值	分类标注
A 级	1 分	需要常规观察、不需加强护理和治疗（包括手术后只观察的患者）。这类患者常在48小时内从ICU中转出
B 级	2 分	病情稳定，但需要预防性观察，不需加强护理和治疗的患者，例如某些患者要排除心肌炎、心肌梗死及因需要服药而在ICU过夜观察
C 级	3 分	病情稳定，不需加强护理和监护的患者，如昏迷的患者或出现肾衰竭的患者
D 级	4 分	病情不稳定，需要加强护理和治疗，需要经常评价和调查治疗方案的患者。如心律失常、糖尿病酮症酸中毒（但尚未出现昏迷、休克、DIC）
E 级	5 分	病情不稳定且处在昏迷或休克状态，需要心肺复苏或需要加强护理治疗，并需要经常评价护理和治疗效果的患者

4. 资料分析与反馈　计算医院感染病例（例次）发病率、患者日感染发病率、器械使用率及相关感染发病率、调整感染发病率等指标，计算方法见卫生部 2009 年发布的医院感染监测规范（WS/T 312）。

结合历史同期资料进行总结分析，提出监测中发现问题，报告医院感染管理委员会，并向临床科室反馈监测结果和分析建议。

(四)细菌耐药性监测

细菌耐药性监测是指监测临床分离细菌耐药性发生情况，包括临床上的一些重要耐药菌的分离率，如耐甲氧西林金黄色葡萄球菌（MRSA），耐万古霉素肠球菌（VRE），泛耐药的鲍曼不动杆菌（PDR-AB）和泛耐药铜绿假单胞菌（PDR-PA），产超广谱 β-内酰胺酶（ESBLs）的革兰阴性细菌等。

1. 监测调查对象　临床标本分离的病原菌。

2. 监测内容　细菌、抗菌药物、药物敏感结果。

3. 监测方法　统计、分析微生物室分离的细菌和药物敏感结果。

4. 资料分析与反馈　计算不同病原体的构成比、主要革兰阳性菌的构成比及对抗菌药物的耐药率、主要革兰阴性菌的构成比及对抗菌药物的耐药率、MRSA 占金黄色葡萄球菌的构成比和对抗菌药物的耐药率、泛耐药鲍曼不动杆菌（PDR-AB）和泛耐药铜绿假单胞菌（PDR-PA）构成比和分离绝对数、VRE 占肠球菌属细菌的构成比和对抗菌药物的耐药率、产 ESBLs 革兰阴性菌的构成比和对抗菌药物的耐药率等指标。结合以往资料总结并公布监测结果，向临床医师和医院药事管理机构反馈。

三、军队医院感染病例监测信息报告

军队医院感染监测网建设虽然仍处于起步阶段，但是经过不断建设和完善，其将为总部领导实时掌握我军医院感染发生发展的基本情况、暴发流行趋势及动态信息提供保障，并有效支持总部决策和反馈指导全军医院感染控制工作。主要目的在于全面了解全军医院感染发生发展趋势和相关危险因素分布，及时发现和预警医院感染暴发流行情况，为宏观管理提供相应数据，并对各医疗机构感染控制提供信息和技术指导意见。医院感染病例监测报告内容与要求如下：

监测报告内容包括患者基本信息、医院感染诊断、病原学检查结果、危险因素信息、抗菌药物使用等信息。医院的临床科室发现医院感染病例后，应填写《军队医院感染病例报告卡》（表 13-9），并上报至医院感染管理控制科/部门，后者通过医院内感染监测管理信息系统及时准确将报告卡信息报告至全军 CDC。医院感染监测月报是指连续收集每个月各医院的医院感染综合性监测、手术部位感染监测、空气卫生学监测和物体表面卫生学监测等信息。

表 13-9　军队医院感染病例报告卡

编号：_____　　卡片类型：□ 初次　　□ 订正

患者姓名：_____ ID 号：_____ 性别：□男 □女　出生日期：_____年____月____日

入院日期：_____年____月____日　　　出院日期：_____年____月____日

入院科室：_____　　　　　出院科室：_____

入院诊断：_____

出院诊断：_____

医院感染日期：_____年____月____日

医院感染诊断

□上呼吸道感染　　□消化系统感染　　　□皮肤感染　　　□血液系统感染

□下呼吸道感染　　□泌尿系统感染　　　□软组织感染　　□骨或关节感染

□手术部位感染　　□中枢神经系统感染　□口腔感染　　　□生殖系统感染

其他感染：_____

传染病：_____

病原学检查

送检标本：□痰　□尿 □大便 □血 □胸水 □脑脊液 □分泌物 □导管 □其他_____

病原体：□金黄色葡萄球菌　□凝固酶阴性葡萄球菌 □鲍曼不动杆菌 □肺炎克雷伯菌

　　　　□粪肠球菌 □屎肠球菌 □铜绿假单胞菌 □嗜麦芽假单胞菌 □大肠埃希菌

　　　　□阴沟肠杆菌 □洋葱伯克霍尔德菌 □白色念珠菌 □表皮葡萄球菌 □其他_____

药敏实验：□已做　　　□未做

多重耐药菌病原体：□MRSA □MRAB □VRE □VRSA □产 ESBLs 革兰阴性菌 □其他_____

危险因素

基础疾病：□糖尿病　　□血液病 □肝硬化 □艾滋病 □慢性肾病 □恶性肿瘤 □药物成瘾

生理状态：□营养不良 □低蛋白血症 □白细胞计数＜ $1.5\times10^9/L$

治疗因素：□动静脉插管 □留置导尿 □使用呼吸机 □气管切开 □手术（切口等级____）

　　　　　□介入性检查（如内镜检查）□免疫抑制药（含激素）□人工装置（如心脏起搏器）

　　　　　□化疗 □放疗 □透析 □穿刺 □引流 □输血 □脏器移植 □其他_____

医院感染发生前抗菌药物使用：□是　　□否　　　　　用途：□预防　□治疗

联合使用：□单剂____天　　□二联____天　　□三联____天　　□其他_____

感染与预后关系：□无影响　　　□加重病情　□促进死亡　□直接造成死亡

报告单位：_____　　报告科室：_____

报告人：_____联系电话：_____　填卡时间：_____年____月____日____时

四、军队医院感染暴发报告

医院感染暴发报告是指军队医疗机构发生医院感染暴发、疑似医院感染暴发或医源性感染暴发时，应当按照总后勤部卫生部 2009 年颁发的《关于组织实施军队医院感染暴发报告及处置工作的通知》的要求及时准确报告，报告内容包括医院感染暴发发生的时间和地点、感染初步诊断、感染累计人数、感染者主要临床症候群、疑似或确认病原体、相关危险因素主要检测结果和采取的控制措施等(表13-10)。为了方便各类医疗机构开展监测和报告工作,对于未安装医院内感染监测管理信息系统的监测网点,可以通过军事综合信息网登录本系统,直接进行网络填报。

表 13-10　军队医院感染暴发报告表

编号:　　　　卡片类型:□ 初次　□ 订正

报告单位	
报告人	联系电话
填写时间	年　月　日　时　分
感染暴发时间	首例:　年　月　日　　末例:　　年　月　日
累计感染人数	人　　死亡人数　　　人
发生地点(科室分布)	
感染初步诊断	
感染者主要临床症候群	
感染者目前健康状况	痊愈:____例;正在治疗:____例;病危:____例
感染源	□患者　□医务人员　□医疗器械　□医院环境　□食物　□药物　□探视者 □陪护者　□感染源不明
感染途径	□呼吸道　□消化道　□接触传播　□血液传播 □医疗器械(侵入性操作)　□不明
疑似或者确认病原体	
相关因素主要检测结果	①主要影像学检查结果(X线、CT、MRI、B超):_____ ②医院环境卫生学主要监测结果:_____ ③其他:_____
暴发原因分析	
采取的控制措施	
事件结果	
下一步整改工作情况	
上级卫生部门意见	盖章: 年　月　日
大单位卫生部门意见	盖章: 年　月　日
医院感染病例报告卡	共　　份附后

(陈　勇　韩　黎)

第七节 军事训练伤监测与病例个案报告

军事训练是和平时期军队的中心任务之一,是提高和保持官兵体能水平、增强战斗力的根本途径,主要包括军事体能训练、战术训练、队列训练及潜艇、坦克、炮兵、雷达、通讯、飞行等专业训练。军事训练伤的发生是影响参训人员健康和部队战斗力的重要因素,近年来随着军事训练强度的不断增加,军事训练伤发生率不断升高,对官兵健康和生存质量具有较大影响。因此,军事训练伤的预防控制是和平时期军事医学的重要课题。为了准确掌握部队训练伤发生的分布特征及变化趋势,了解不同军兵种训练伤发生特点、规律和影响因素,科学指导部队军事训练防护,自2013年7月1日开始,全军部队开展了军事训练伤监测报告。

一、军事训练伤监测定义

军事训练伤是指军事训练直接导致的参训人员的组织器官功能障碍或病理改变,简称"军训伤"。军事训练伤监测是长期、连续、系统地收集军事训练伤的动态分布及其影响因素的资料,经过分析将信息上报和反馈,传达给军事部门和卫勤机构,以便及时采取干预措施并评价其效果。

二、监测的目的、对象与组织体系

1. 监测的目的 军事训练伤的监测是从军事训练伤预防与控制工作的实际需求出发,通过长期系统地收集分析和利用训练伤信息,掌握部队人群军训伤发生的种类及分布特征;揭示军训伤影响因素和变化趋势;分析预测军训伤发生情况,为制订军训伤防控策略和措施提供依据,评估防控策略和措施的效果,科学、有效指导军事训练防护,控制和减少军事训练伤发生。

2. 监测对象 监测对象为参加军事训练的全体官兵。

3. 监测组织与职责 军事训练伤监测工作是在总后勤部卫生部统一领导下,主要由解放军疾病预防控制中心、各大单位疾病预防控制机构和团以上部队卫生机构组成三级训练伤监测体系,组织实施网络监测报告。

(1)解放军疾病预防控制中心:负责全军训练伤信息的综合、分析和研究;定期向总后勤部卫生部提出综合报告和防治建议;承担全军训练伤监测机构的业务指导、质量评估和骨干人才培训以及监测系统维护。

(2)大单位疾病预防控制机构:负责全辖区训练伤监测信息的收集、综合、分析;定期向大单位卫勤机关提出分析报告和综合防控建议;对下级训练伤监测机构进行业务指导、检查监督和人才培训。

(3)部队卫生机构:负责所属部队训练伤监测工作的组织协调及本级单位训练伤监测信息的收集、核对、登记和报告;对所属单位的训练伤监测工作进行检查监督和业务指导;利用训练伤监测信息,加强训练伤防治工作。

三、监测报告的伤病种类、内容和要求

(一)监测伤病种类

根据明确的参训史,在《军事训练伤诊断标准及防治原则》(WSB38-2001)的基础上,增加中暑、冻伤、急性高原病、爆震性聋等特殊环境训练损伤和化学中毒、烧烫伤、咬蜇伤等其他损伤,共5类29种,具体监测病种如下。

1. 软组织损伤　擦伤(关节部位皮损范围为体表面积0.5%、非关节部位在1%以上)、挫伤、撕裂撕脱伤、急性腰扭伤、腰肌劳损、腰椎间盘突出症、腱炎及腱鞘炎、肌纤维组织炎、滑囊炎、创伤性滑膜炎。

2. 骨与关节损伤　急性骨折、应力性骨折、关节扭伤、关节脱位。

3. 器官损伤　头、胸、腹、眼、耳、鼻、口腔等器官损伤。

4. 特殊环境训练损伤　中暑、冻伤、急性高原病、爆震性聋等。

5. 其他　化学毒剂损伤、推进剂损伤、烧烫伤、咬蜇伤等。

(二)监测报告内容

根据军训伤防控需求,从军队人群特征、军训伤主要类型及发生状况、分析指标体系等因素考虑,确定当前监测信息内容主要包括以下四部分:一是病例的一般信息,主要有姓名、性别、年龄、入伍时间、单位、职别、兵种、联系方式等标识信息和特征信息;二是训练伤发生相关信息,主要包括军训伤的发生时间、发生场所、训练伤发生科目、发生时段、影响因素等;三是训练伤救治信息,包括就诊时间、训练伤类型、严重程度、处置情况、后送信息、住院天数、缺勤信息等;四是报告信息,包括报告单位、报告人、报告时间等。

所有监测报告内容统一标准后编制成军事训练伤(病)报告卡(表13-11),作为军训伤监测的制式卡片,用于信息的统一采集。

(三)报告方式与要求

军事训练伤监测报告采用网络直报方式。目前,依托军事综合信息网,建立了"中国人民解放军军事训练伤信息监测系统",联通军事综合信息网的单位可直接登陆"中国人民解放军军事训练伤信息监测系统"上报,未联通军事综合信息网的单位可每月将报告卡上传至所属大单位疾病监测中心,由其代报。监测报告的基本要求如下。

1. 部队卫生机构指定专人为训练伤责任报告人,负责报告卡信息报送管理工作。

2. 部队卫生机构医生发现军事训练伤病例时,做好病例登记(门诊或住院登记)的同时,按要求填写军事训练伤(病)报告卡。

3. 训练伤监测责任人每日收集训练伤报告卡后进行上报,每月底对本月报告卡进行补充和订正,于次月3日前完成。

4. 后送至医院救治的病例,待其出院归队后,由训练伤监测责任人补齐相关信息后进行订正报告。

5. 整建制或分队外出训练演练时,发现病例填报报告卡,归队后整理上报。

表 13-11 中国人民解放军军事训练伤(病)报告卡

报告单位:报告卡编号:(自动生成)　　　填卡时间:　　年　月　日

保障卡号:_____ 姓名:____ 性别:□男 □女 出生年月_____ 年____月 入伍时间:_____ 年____月
隶属大单位:_____军区(军兵种、总部)
单位番号:_____
身份类别:□义务兵 □士官 □学员 □营以下干部 □团以上干部
兵种专业类别:□步兵类 □炮兵类 □装甲类 □工程类 □防化类 □航海类 □航空类 □导弹类 □防空类 □通信、导航类 □电子对抗类 □雷达、观通类 □后勤类 □装备技术保障类 □其他_____(请填写具体名称)
训练伤(病)发生时间:_____年____月____日导致伤(病)发生的训练科目:_____
发生时段:□新训阶段 □常训阶段 □外训阶段(含野外驻训、演习、拉练)□其他_____
本级救治:□现场处置 □门诊处置 □住院治疗
后送医院名称:_____入院日期:_____年____月____日 出院日期:_____年____月____日
主要损伤部位: □头部 □面部 □颈部 □胸(背)部 □腹(腰)部及骨盆(会阴)□脊柱脊髓 □上肢 □下肢 □多发伤 □其他_____(合并损伤时以损伤较重部位为主) 训练伤(病)类别 □软组织损伤:①擦伤;②挫伤;③撕裂(脱)伤;④急性腰扭伤;⑤腰肌劳损;⑥腰椎间盘突出症;⑦腱炎及腱鞘炎;⑧肌纤维组织炎;⑨滑囊炎;⑩创伤性滑膜炎 □骨与关节损伤:①急性骨折;②应力性骨折;③关节扭伤;④关节脱位 □器官损伤:①颅脑;②耳鼻喉;③眼部;④口腔;⑤胸部器官;⑥腹部器官;⑦泌尿生殖器官合并损伤时以损伤较重器官为主 □特殊环境训练损伤:①中暑;②冻伤;③急性高原病;④爆震性聋;⑤其他 □其他损伤:①化学毒剂损伤;②推进剂损伤;③烧烫伤;④咬蜇伤;⑤其他 临床诊断:_____ 伤势:□轻 □中 □重 □危重 转归:□治愈 □好转 □死亡 □其他_____ 因训练伤(病)缺勤时间:_____天
训练伤(病)发生可能影响因素 组训因素:①组织管理;②训练方法;③防护措施;④场地、器械与训练条件 个体因素:①身体素质;②心理素质;③防护知识知晓程度;④技术动作掌握程度 气象因素:□地理环境因素 □其他_____ 备注:

报告人:_____联系电话:_____报告日期:_____年____月____日

四、监测信息的管理和利用

数据采集后,全军疾病预防控制机构和大单位疾病预防控制机构定期对数据进行审核、汇总,定期下载保存报告卡数据。围绕伤病发生强度、分布特征、伤病负担、报告情况等方面对数据进行统计分析,并将分析报告定期反馈给本级卫勤机关、下级疾病预防控制机构和部队,根据分析结果,提出监测综合报告和防治意见和建议,以指导军训伤防治。

五、疫情报告管理的监督检查

为了保证军事训练伤监测报告的及时性和准确性,各级卫勤机关和疾病预防控制机构应定期对训练伤报告情况进行监督检查和指导。一般采取现场检查、分析报告资料等方式,检查的重点是部队卫生机构的军事训练伤报告组织和制度的建立及工作落实情况、病例报告情况、报告的及时性和准确性等,对部队训练伤报告管理情况进行综合分析评估,发现问题、总结经验、提供技术支持,促进监测改进提高。

(孙海龙 邹 文 常 涛)

第八节 环境与职业卫生监测

传统的军事部署医学风险评估主要针对以传染病为主的疾病和非战斗损伤。现代军事医学认为,环境污染化学和物理危害暴露,不论是意外泄漏、现存污染还是敌军直接释放,正在成为威胁部队健康的重要因素。职业环境卫生危害不仅会严重影响任务的完成,而且将降低公众对军队保护国家的信心。健康危害是指达到有害水平的环境污染,如工业有毒化学品、化学和生物战剂、辐射和核污染等。有害水平既包括能够引起直接的健康效应和对完成任务的能力构成严重影响的高水平暴露,也包括不会严重影响军事行动的延迟或长期健康效应的低水平暴露。因此,预防医学机构应利用工业危害评估信息和环境本底调查资料,结合行动风险管理程序来明确职业环境卫生危害,评估它们的威胁,制订合适的防治措施,以及为指挥员和战士完善有效的风险沟通方法。因此,不论是平时还是战时,通过监测可以发现影响部队健康的各种因素,在进一步综合分析的基础上,确认医学威胁、制定控制措施,这对保护指战员的身体健康、保持军队的战斗力具有非常重要的作用。

一、监测的目的与意义

1. 证实职业和环境卫生危害和对暴露士兵及军队的影响。

2. 阐明在整个行动期间职业和环境卫生危害所构成的威胁。

3. 用简单明了的语言向指挥员和制订行动计划人员报告各种危害。

4. 帮助指挥员在制订行动计划时充分考虑职业和环境卫生危害,并尽可能降低其对部队构成的威胁。

5. 为行动结束后部队的健康评估和行动过程中职业和环境卫生及地方病风险管理的评价提供职业和环境卫生及地方病数据资料。

二、环境职业卫生危害及其确认

职业环境卫生危害指任何能够引起伤害、疾病或死亡等不利于个体健康的有害的职业和环境条件,并有可能影响部队的整体健康状况,既指挥部门关心的健康威胁和医学威胁。被部署人员在日常与职业有关的行动中可能接触的环境有害物质主要由不加控制的工业排放、蓄意破坏或敌方或友军有意或无意的行动所造成的。暴露的途径可能是单一的(如从空气中吸入)或多途径的(如通过皮肤从土壤中吸收、从空气中吸入和全身吸收辐射),也可能通过空气、水、土壤或这些复合因素而接触。对战士身体和任务造成损害的有害物质暴露程度与多种因素有关,主要包括:危害类型(化学、辐射、物理或地方病);暴露源(空气、水、土壤);暴露源的浓度;暴露频率和持续时间;人体对这些条件敏感性的差异。

在军事行动中需要确认的职业环境卫生危害种类如下。

1. 化学危害 是指接触任何非放射性化学品或物质后所引起的不良反应。这些危害产生于空气中存在的过高的雾气、水蒸气、其他有毒气体或固体颗粒(烟雾或尘埃)及污染的土壤或直接接触液态化学物。暴露途径包括吸入、摄入、通过表皮吸收和黏膜吸收等。

2. 放射危害 是指暴露于以微波或粒子形式释放能量的物质,包括电离和非电离辐射所引起的伤害。

3. 物理危害 包括过多的噪声、振动、极端温度、过多的红外射线和紫外射线(如电焊)等。

4. 生物危害 指接触任何活体生物所引起的不良反应。

三、职业环境卫生危害评估

职业环境卫生危害评估应包括对所部署部队展开行动的健康风险和周围环境的健康风险暴露,包括空气、土壤、可饮用水与不可饮用水、电离和非电离辐射源及其他物理危害。职业和环境卫生危害可表现为过去曾存在的污染,或由于战争破坏、储备的核武器引起的污染,以及邻近的商业区及居民区存在的污染等。职业和环境卫生危害评估需要对以下标准要素进行初始的和延续的监测。

1. 周围的空气 评估应该包括监测挥发性和半挥发性有机物、多环芳香糖类、农药、金属元素、辐射、总的可吸入的颗粒物和燃烧产生的污染物,如一氧化碳、二氧化硫、臭氧、氮氧化物等。

2. 土壤 评估应该包括重金属、农药、除草剂、挥发和半挥发有机物、爆炸物、辐射等的监测。此外,应收集有害物质、石油、油料和润滑剂泄漏等标本,并在关闭这些场所前提交最终情况证明文件。

3. 水 评估应包括根据军队卫生标准对饮用水和非饮用水中化学物质、金属、生物和辐射物含量进行测定,并评估水的易受污染性,以确定管理应用水源的困难、主要非饮用水的可利用性需求(如清洁卫生和救火)和由于蓄意破坏或发生骚乱过程中的易受(破坏)污染性。确认并评价所建议的废水(包括污水)的收集和处理系统。

4. 放射调查 包括需要对辐射、电离源和非电离辐射源、放射污染开展本底调查的地点进行评价。如果存在战争破坏现场,需要对辐射源和放射污染进行快速评估。根据军事作业规定的标准明确可接受的暴露水平。

5. 噪声 如果存在工业的或其他噪声的危害,应对环境噪声进行评估。

6. 职业健康 评估职业伤害并明确控制措施是否到位和恰当。推荐适当的应对措施,提出职业健康风险暴露证明文件,立即向有关负责人和指挥员报告。

四、环境本底调查与信息报告

在部署地区,应尽早开展并完成环境本底调查,通过环境本底调查,能够确认并量化职业和环境卫生和安全危害,这些危害可能对部署的人员构成潜在的或直接的威胁。环境本底调查目的是阐明职业和环境卫生危害,进而在制订行动计划时能对这些危害加以考虑。记录保存和报告要求如下。

1. 每一份采集的样本都要有证明文件,内容包括:唯一的样本编号和名称、样本采集地点、样本采集日期和时间、样本类型(如大块样本、掘取样本、混合样本、空白样本等)、样本载体

（空气、水、土壤）、采集方法、样本采集点的环境条件、任何需要的改进方法、样本采集人的信息和实验室信息等。

2. 如果行动条件允许，应尽快向部队卫生领导报告样本分析和危险评估结果，并向上级有关部门和需要的专业机构提交综合报告。报告内容包括所有数据资料的复件、摘要、最后报告和调查结果；报告时间至少每个季度提交 1 次。军队的有关部门或机构应建立相应的危害监测和报告系统，以便协助有关部队对这类危害进行评估。在进行职业和环境卫生危害评估时，工业危害评估应该在选择可能的营地和随后的环境本底调查的确认过程中进行。

五、环境与职业卫生监测工作基本要求

1. 军事部署前应开展的工作　①利用工业危害评估结果，针对所有预先选定的并在指挥部的行动计划中确认的关键作业场所（航空港、海港、关键地区），设计并展开环境本底调查工作。工业危害评估要利用现有的情报信息，帮助确认对行动可能产生影响的健康危险。②针对在工业危害评估结果中确认的特殊危险，制订应对措施或危机控制方案，目的是降低其风险。③明确工业危害评估和随后在各部署阶段展开的职业、环境危险评估和环境本底调查工作所需的医学资源，并纳入人员编制的需求中。④制订风险沟通计划，使用能够让指挥员、行动计划制订者和参战人员理解的术语，说明职业和环境危险。⑤制订记录保存和归档程序，便于提供职业和环境卫生数据资料，帮助行动结束后健康评估和对职业和环境卫生风险管理过程进行评价。⑥将上述信息汇总在行动计划、相关的文件中，便于参考使用。

2. 军事行动期间部队卫生部门应根据部署情况，实施职业和环境卫生监测计划　除非有足够、此前已有的可利用数据，否则应使用适当的现场采样、实验室分析技术开展这些评估工作，在所需的最短时间内对职业和环境卫生危险做出准确的评估：①当可能出现"高"和"非常高"的危险情况时，需要在现场采用实时或近乎实时方法，对健康危险进行快速评估，现场分析通常需要实验室的确认分析；②当可能出现"中等"危险情况时，可将采集的样本带离现场进行分析后做出评估，这时需要后方实验室提供支持；③当可能出现"低"的危险情况时，可离开现场进行评估，通过数学模型模拟确定危险。在资源允许的条件下，进行样本采集和在后方实验室进行分析。

3. 行动结束后预防医学部门应开展以下工作　①编写职业和环境卫生评估证明文件，向军队医学监测系统档案库提交评估结果；②确保所有的样品分析结果和危险评估报告，按要求上报给有关的部门；③提出相应的后续医疗证明文件，对与"行动结束后职业健康评估"审查有关的职业和环境卫生问题加以说明；④总结职业和环境卫生监测的经验，提出改进意见和措施，向有关上级部门和需要的专业机构提交报告。

（李申龙　孙海龙　李承毅）

第九节　军队食品安全风险监测

食品安全风险监测，是通过系统和持续地收集食源性疾病、食品污染、食品中有害因素的监测数据及相关信息，并进行综合分析及时通报的活动。2009 年的《食品安全法》规定国家将建立食品安全风险监测制度，对食源性疾病、食品污染及食品中的有害因素进行监测。国家逐步建立了覆盖全国的食品安全风险监测网络。2013 年，具有军队特色的食品安全风险监测

工作开始启动。

一、国家食品安全风险监测概况

2013年国家食品药品监督管理总局成立前,中国食品安全管理采用分段式的监管模式,卫生和计划生育委员会(原卫生部,简称卫生计生委)、农业部、工商总局和国家质量监督检验检疫总局分别建立了侧重点不同的食品安全监测预警体系。2013年国家食品药品监督管理总局成立后,按照新的职能划分,在食品安全风险监测方面,卫生计生委会同国家食品药品监督管理总局等部门制定、实施食品安全风险监测计划。农业部负责畜禽屠宰环节和生鲜乳收购环节质量安全监督管理。此外,境外发生的食品安全事件可能对我国境内造成影响,或者在进口食品中发现严重食品安全问题的,国家质量监督检验检疫总局负责时采取风险预警或者控制措施,并向国家食品药品监督管理总局通报,国家食品药品监督管理总局负责及时采取相应措施。

1. 卫生计生委食品安全监测预警体系　20世纪70年代,WHO/UNEP/FAO联合发起了全球环境监测系统/食品污染监测与评估规划(GEMS/Food),其主要目的是监测全球食品中主要污染物的污染水平及其变化趋势。中国是全球食品污染物监测计划参加国,1992年开始食品污染物的监测,并积累了部分数据,为制定我国食品中污染物限量标准提供了依据。2000年,由中国疾病预防控制中心开展的全国污染物监测网启动。随着工作的展开,规模逐渐扩大和完善,目前已建立全国食品化学污染物及有害因素监测、食源性致病菌监测和食源性异常病例/异常健康事件监测平台。截止到2012年底,全国设置监测点1400多个,覆盖31个省份、90%的地市和47%的区县,2012年共监测食品样品15万余份,获得监测数据97万余个;建设了8个国家食品安全风险监测参比实验室;食源性疾病监测哨点医院从465家增加到570家,初步建立食源性疾病主动监测系统。

2. 农业部食品安全监测预警体系　国家农业部也建立了农产品质量安全例行监测制度,对全国大、中城市的蔬菜、畜产品、水产品质量安全状况实行从生产基地到市场环节的定期监督检测,并根据监测结果定期发布农产品质量安全信息。

3. 工商总局食品安全监测预警体系　国家工商总局建立了食品安全电子监管系统,可以在工商部门和食品流通企业之间建立起畅通的信息交换机制,使工商部门对食品流通企业的经营情况进行充分实时的掌握,也可以让食品流通企业在最快时间掌握问题食品的具体情况,在最短的时间对问题食品进行下架和处理并将处理结果反馈给工商部门。

4. 国家质量监督检验检疫总局食品安全监测预警体系　国家质量监督检验检疫总局建立的全国食品安全风险快速预警与快速反应体系(RARSFS)于2007年正式推广应用,同年8月实现对17个国家食品质检中心日常检验检测数据和22个省(市、区)监督抽查数据的动态采集,初步实现国家和省级监督数据信息的资源共享,构建质监部门的动态监测和趋势预测网络。

二、军队食品安全风险监测网络

为建立健全军队食品安全监管长效机制,提升食品安全监测技术手段信息化水平,构建军队食品安全风险监测网络体系,提高基层部队食品安全检测能力,探索军队食品安全风险监测模式,发现并消除部队食品安全隐患,有效防范集体食物中毒等重大食品安全问题及其他食源性疾病,切实维护广大官兵身体健康和部队安全稳定。依据国家有关监测内容和食品安全形势,结合军队食品供应保障特点,食品风险监测采取常规监测、专项监测和应急监测相结合,重点开展农兽药残留、重金属、违禁添加物质、食品添加剂和生物毒素等项目。其中,常规监测项目要根据食品类型和项目需求开展,了解部队食品污染水平,为部队餐饮供应部门采购提出预警;专项监测和应急监测要针对国内、外发生的某些重大食品安全事件,以及来自某些特定污染区域中指示性食品开展监测,确定污染状况,为制定专项监督检查以及相关政策规定和标准提供依据。

(一)军队食品安全风险监测网概况

目前,全军已经启动建立军队食品安全风险监测网,开始在驻京部队试行。

军队食品安全风险监测网由三级机构构成,分别是:部队卫生机构的监测站、二级疾病预防控制中心和全军疾病预防控制中心。部队卫生机构、机关(院校)门诊部和具备监测能力、承担重大活动接待任务的重点餐饮单位建立食品安全风险监测站,承担食品安全风险监测点(集中办伙食堂等餐饮单位)的食品安全风险检测和信息上报等工作。二级疾病预防控制中心建立食品安全风险监测信息管理中心,主要负责有关食品样品特殊检测项目的检测信息和对监测站异常检查结果的复查信息管理,依托食品安全风险监测信息管理系统,向全军食品安全风险监测信息管理中心上报。全军疾病预防控制中心建立全军食品安全风险监测中心,负责收集、汇总分析监测信息,依托食品安全风险监测信息管理系统,向总后勤部卫生部上报食品卫生安全风险监测、评估与预警信息。

(二)军队食品安全监测的特点

军队食品安全风险监测是对国家食品安全风险监测的补充(表13-12),与国家有关监测相比较,具有以下特点。

一是与国家食品安全风险监测相衔接,突出部队特点,监测重点是大型餐饮单位。军队食品安全管理的重点是饮食保障单位,当前作战部队的办伙模式正在由传统的连办伙逐步向营办伙、营区办伙、团办伙、旅办伙集中方向发展。机关院校食堂实行社会化,大到保障四五千人,小到保障数百人。这些特点给食品安全管理带来新的挑战,一旦出现食品安全事件则会影响到整个建制部队的战斗力。

二是以安全评估和监督保障相结合为监测目标,不仅仅通过监测评估潜在食品安全风险,同时通过设在部队单位的监测站直接对主要消费的食品采取每批抽检的办法,便于及时发现问题,杜绝隐患。

三是结合部队实际,以军队主要消费的自供食品和用量大的食品品种为主要监测对象。包括谷物及制品、蔬菜及水果、水产品、豆制品、肉及肉制品、酒及饮料、食用油及调味品等,以及食品相关产品的检测。重点是军供大米、面粉、肉类、食用油、蔬菜等品种。

四是监测站采用以定量和半定量现场快速检测技术为基本手段,结合信息网络化技术,实现监测数据实时上报,便于实施;专业疾病预防控制机构作为实验室技术支持。

五是监测项目以部队主要风险因素化学污染物和有害因素为主,逐步展开病原体监测和食源性疾病监测,初步开展监测项目35次,涵盖谷物、蔬菜、水果、禽肉、水产品、豆制品、酒与饮料、食用油及调味品,乳及乳制品等9类食品中的农药残留、兽药残留、食品添加剂、违禁添加、真菌毒素、食品品质、卫生指标等项目。由于技术条件所限,监测站不开展食源性致病菌检测,增加了以生物学发光检测法评估消毒效果和洁净度的三磷腺苷(ATP)检测。

表 13-12 军队食品安全风险监测项目

食品类型	抽检食品	检查项目	检测频率
谷物及其制品	小麦粉	硼砂	每批抽查
		过氧化苯甲酰	
		溴酸钾	
		黄曲霉毒素 B_1	
		呕吐毒素	
		玉米赤霉烯酮	
	大米	黄曲霉毒素 B_1	
		呕吐毒素	
		玉米赤霉烯酮	
蔬菜及其制品	新鲜蔬菜	农药残留	每天抽查
		硝酸盐	
水果及其制品	新鲜水果	农药残留	
		硝酸盐	
畜禽肉及其制品	肉及肉制品	盐酸克伦特罗	每周抽查
		莱克多巴胺	
		沙丁胺醇	
水产及其制品	淡水鱼等	氯霉素	每月抽查
		孔雀石绿	
		碱性橙	
		甲醛	
		过氧化氢	
豆类制品	豆制品	碱性橙	每两月抽查
		吊白块	
酒与饮料	白酒	铬	每两月抽查
	葡萄酒	二氧化硫	
		苯甲酸钠	
		山梨酸钾	
	啤酒	二氧化硫	
	饮料	苯甲酸钠	
		山梨酸钾	
		甜蜜素	

食品类型	抽检食品	检查项目	检测频率
食用油及调味品	食用油	酸价	每批抽查
		过氧化值	
	调味品	苯甲酸钠	
		山梨酸钾	
		苏丹红	
		酱油氨基酸态氮	
		毛发蛋白	
	食盐	食盐碘	年度抽查
		食盐抗结剂	
	酱腌菜类	亚硝酸盐	每两月抽查
		甲醛	
	茶叶	农药残留	每两月抽查
乳及乳制品	鲜奶	磷酸盐	每两月抽查
		蛋白质	
		三聚氰胺	
餐食具洁净度检测	消毒后餐用具	ATP荧光检测	每周抽查

（三）食品安全风险监测站管理

食品安全风险监测站是军队食品安全风险监测体系的基本单元，负责完成抽样、样品检测、数据上报、实验室维护、质量控制等任务。

监测站应配备1～2名专职检验人员，室内面积10～15m²，配备耐酸碱操作台，有上下水、电、空调等辅助设施，具备军网接入条件，实验室布局设置为存储区、样品制备区、检测区、废弃物处理区。

主要设备有数字化食品安全快速检测系统、ATP荧光检测仪及配套的前处理设备。其核心设备为数字化食品安全快速检测系统BK-iRT B型，由理化检测模块、酶联免疫检测模块、信息化管理模块和辅助模块构成，结合配套试剂，具备开展126项食品检测项目的能力，依托军事综合信息网，通过中国人民解放军食品风险监测信息系统，实现检测结果实时上报，数据直接上传到管理中心，并与管理中心实时互动，获取在线指导和帮助。

（四）军队食品安全风险监测网工作流程

食品安全风险检测站的食品安全信息，依托全军卫生信息数据传输专网，实行直报。军队食品风险监测信息系统的工作模式为数据共享、分级管理、网络直报，其流程为：根据全军下达监测任务，各食品风险监测站接受任务，根据全年任务进行分解制定本监测站采样计划，按照计划采集样品，利用统一试剂检测并上传检测结果，上报结果。所有监测数据直报至全军食品安全风险监测中心，二级食品安全风险监测信息管理中心可依据各自权限进行本系统数据查询和统计分析,建立食品安全数据库、供应商信用体系。各单位根据实际情况,除完成全军监测计划外,各军区、军兵种等大单位可以下达本区域、本系统专项检测任务,各监测站也可自己根据实际自建任务(图13-4)。

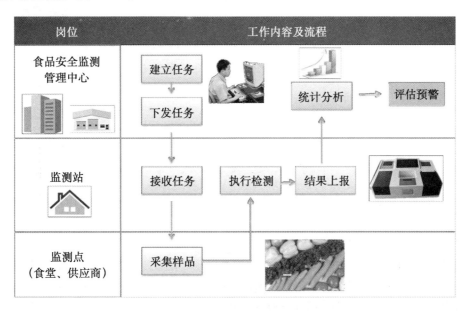

图13-4 食品安全风险监测网工作流程

监测站所采用的检测方法为快速检测,不是国家标准方法,原则上检测结果须经二级疾病预防控制机构实验室复检,复检结果须向全军食品安全风险监测中心发送订正报告,并附上正规检测报告,涉及全军性的食品品种或指标还需送全军食品安全风险监测中心实验室复检确认。不易保存且分散供应的食品检测项目,如蔬菜农药残留超标,ATP检测等结果一般不再复核。需要复核的样品按照要求采样,低温保存,按照要求条件运输。

(刘雪林 孙如宝 李宇杰)

第14章

军队传染病预防与控制

第一节 呼吸道传染病预防与控制

呼吸道传染病是指由病毒、细菌、支原体和衣原体等病原体从人体的鼻腔、咽喉、气管和支气管等呼吸道感染侵入后引起的有传染性的疾病,是世界范围内最常见也是危害最为严重的传染病之一。我国法定传染病中呼吸道传染病有严重急性呼吸综合征(SARS),又称传染性非典型肺炎、甲型 H1N1 流感、人感染高致病性禽流感、麻疹、肺结核、流行性脑脊髓膜炎、百日咳、白喉、猩红热、流行性感冒、流行性腮腺炎、风疹等。据统计,呼吸道传染病占甲、乙类传染病报告总数的 59% 以上。近年来,呼吸道病原感染导致的大规模新发、突发传染病频发,例如 2003 年的 SARS、2005 年的高致病性 H5N1 禽流感、2009 年的甲型 H1N1 流感、2013 年的人感染 H7N9 禽流感等。面对这些新的变化和流行趋势,呼吸道传染病的防控形势不容乐观。

部队具有人员居住密度高、流动性强的特点,同时受大规模军事调动、高强度军事训练、新兵入伍等因素的影响,容易引发急性呼吸道传染病的暴发流行,严重干扰部队官兵的正常工作和训练,影响部队的战斗力。据美军数据调查显示,新兵患急性呼吸道传染病的概率是非入伍年轻人的 16 倍,因患肺炎住院的比例比后者高 30 倍。我军呼吸道传染病在近 10 年间发病率不断上升,已占传染病报告总数的 1/3 以上,位居传染病报告总数的首位。特别是近些年来,冬季集训新兵中暴发的急性传染病疫情显著增多,严重干扰了正常新兵集训工作,影响我军战斗力。

一、流行特征

呼吸道传染病多高发于冬春季节,主要原因是夏季气候炎热,不利于某些病毒、病菌的生存和传播,而冬春季节门窗紧闭,室内空气不流通,居住密集以及气候寒冷或气温骤变使人体抵抗力如呼吸道黏膜局部抵抗力降低。呼吸道传染病主要通过空气、飞沫和气溶胶传播,疫情常蔓延迅速、传播广泛、难以控制。由于病原体的变异,人群免疫水平的下降,易感人群的积累,流感等呼吸道传染病往往若干年就出现一次较大的流行。

1. 传染源 传染病病人是军队发生呼吸道传染病最主要的传染源,尤其是麻疹、水痘等不存在病原携带状态的传染病,病人是其唯一的传染源。此外,隐性感染者或健康带毒(菌)者也是重要的传染源。在部队外出执行任务或训练时,也可接触到动物传染源:如家禽、野禽、猪、鼠等。

2. **传播途径** 所有的呼吸道传染病都经空气传播,包括飞沫、尘埃、气溶胶等传播方式。一些呼吸道传染病也可以通过间接接触传播,如日常生活用品(公共食具、公用玩具、床、被等)被传染源的排泄物或分泌物污染后,通过手-鼻-口等途径将病原体传给易感者。在军队,这些传播形式均可存在。

(1)经飞沫传播:含有大量病原体的飞沫在患者或是病原携带者呼气、喷嚏、咳嗽时经口鼻排入环境,大的飞沫迅速降落到地面,小的飞沫在空气中短暂停留,局限于传染源周围,多发于1.5~2m 的距离。因此,经飞沫传播只能累及传染源周围的密切接触者,

(2)经飞沫核传播:飞沫核是飞沫在空气中失去水分后由剩下的蛋白质和病原体所组成,直径为 $2～10\mu m$。飞沫核可以气溶胶的形式漂流到远处,在空气中存留的时间较长。病原体抵抗力较强的呼吸道传染病,如结核杆菌、猩红热等,可经此方式传播。

(3)经尘埃传播:含有病原体的较大的飞沫或分泌物落在地面,干燥后形成尘埃,由于人们的活动(如清扫、走动等)和起风(包括机动车辆行驶引起的气流)等的作用,使尘埃扬起,易感者吸入此种带病原体的尘埃可引起感染。耐干燥的结核杆菌、炭疽杆菌芽胞可以此种方式传播。

(4)接触传播:易感者因接触被呼吸道传染病传染源排泄物或分泌物所污染的日常生活用品,如毛巾、餐具、门把手、电话柄等,所造成的传播,故将此种传播方式又称为日常生活接触传播。被污染的手在间接传播中起特别重要的作用。

3. **易感人群** 呼吸道传染病人群普遍易感,在部队,尤其以新兵最易感染。人体对部分呼吸道传染病产生的免疫力不持久,病原体型别较多或发生变异,都可造成类似病原体传染病的再次流行。在传染病流行或隐性感染后具有免疫力的人数增多,则人群易感性就降低,免疫接种也可大大降低人群易感性等。

二、预防控制措施

呼吸道传染病的流行与人口因素、社会环境和自然环境密切相关。军队人群中多是青壮年,流动性大,是呼吸道传染病的主要易感人群;社会因素对呼吸道传染病流行过程有决定性的影响,如开展爱国卫生运动在建设社会文明、增强卫生意识、加强环境保护等方面都有利于呼吸道传染病的控制;自然因素中包括地理、气候和生态等对呼吸道传染病流行过程都有重要影响。

(一)预防控制原则

军队控制呼吸道传染病主要是按照"针对重点、健全制度、预防为主、防治结合、依法管理、分级负责、规范措施、协调配合、加强监测、注重预警"的原则,落实"早发现、早诊断、早报告、早隔离、早治疗",达到预防与控制呼吸道传染病的目的。

(二)预防控制措施

根据传染病的影响因素以及每种传染病的流行特点,采取综合性措施和针对性措施相结合的方法预防控制呼吸道传染病。除了根据传染病的特点进行控制传染源、切断传播途径,保护易感人群等措施外,还需根据部队特点,切实、有效的采取下列防控措施。

1. **加强疫情监测、报告与预警**

(1)部队基层医务人员,特别是门诊、巡诊工作人员,加强对呼吸道传染病的监测,及时将监测到的数据上报。

（2）各医疗卫生单位加强人员值班,每天统计分析诊治的患者信息,及时发现并报告异常情况。

（3）各级卫生行政部门应加强军地协调,与驻地疾病预防控制机构保持联系,掌握驻地疫情动态。完善相应应急响应机制。

2. 加强部队群防与管控

（1）疫情流行期间,要加强人员管控,严格控制人员出入,尽量减少与地方人员的接触和集会活动;严格控制家属和外来人员滞留部队,防止输入性感染和继发感染的发生。

（2）部队外出执勤,应做好卫生流行病学侦查,了解疫情动态与当地主要流行因素,做好针对性预防控制措施。

3. 加强医院感染的预防控制

（1）各级医疗机构要根据国家和军队有关诊断技术及要求,开展临床医务人员的专业理论与技能培训,提高医务人员对医院感染预防与控制意识、报告与处置能力,做到早发现、早诊断、早报告、早隔离、早治疗。

（2）医疗机构应当加强医院感染监测工作,发现疑似或确诊相关呼吸道传染病患者,应当按照有关要求,及时报告,规范消毒、隔离和防护工作,做好相应处置工作。

4. 加强患者诊治和密切接触者管理

（1）对疑似或确诊患者应当及时采取隔离措施,疑似患者和确诊患者应当分开安置;患者出院、转院后按要求进行终末消毒。

（2）全面、彻底调查密切接触者,密切接触者医学观察期限为最长潜伏期。由疾病预防控制部门对密切接触者进行追踪和管理,对密切接触者实行医学观察/健康随访。一旦出现感染症状,则立即转送至医疗机构进行诊断、报告及治疗。

5. 加强健康教育,落实预防接种　做好防控呼吸道传染病有关知识的教育,培养官兵良好的生活方式和卫生习惯。部分呼吸道传染病,通过预防接种可有效控制其流行。在疫情发生时,对高危人群进行主动免疫是行之有效的预防措施。

三、重点呼吸道传染病预防与控制

（一）流行性感冒

流行性感冒（简称流感）是由流感病毒引起的急性呼吸道传染病。该病起病急,经呼吸道飞沫传播,传播迅速。另外,由于流感病毒容易发生抗原性变异,人群对变异株普遍易感,因此常引起周期性的、世界性大流行,危害极大,而且在今后相当长一段时期仍然无法控制它的传播和流行。

人感染禽流感是由禽甲型流感病毒某些亚型中的一些毒株引起的急性呼吸道传染病。尽管目前人禽流感只是在局部地区出现,但是,考虑到人类对禽流感病毒普遍缺乏免疫力、人类感染 H5N1 型、H7N9 型禽流感病毒后的高病死率及可能出现的病毒变异等,世界卫生组织（WHO）认为该病可能是对人类存在潜在威胁最大的疾病之一。

流感也是当前危害部队人员健康的重要传染病之一。部队人员工作生活高度集中、流动性强、野外作业多、训练强度大,一旦有流感传入,若防疫措施不及时,短期内可形成暴发,流感是军队平、战时非战斗减员的主要原因之一。

1. 病原学特点　流感病毒可分为甲（A）、乙（B）、丙（C）3 型。甲型流感病毒易引起大流行；乙型流感病毒主要引起散发性病例和局限性流行；丙型流感病毒主要侵犯婴幼儿，以散发性轻型形式出现。流感病毒各型之间无交叉免疫，同一地区、同一年份中可有多次不同类型流感病毒引起流行。流感病毒可发生抗原漂移和抗原变异，往往引起较大流行或世界性大流行。流感病毒不耐热，56℃、30分钟可被灭活，在0～4℃可存活数周，在−70℃或冻干条件下可长期保存。室温、干燥、日光、紫外线都不利于它的存活，对乙醚、乙醇、汞、酚和氯等敏感。不耐酸，最适pH 7.0～8.0。一般抗生素对流感无效。

2. 流行病学特点

(1)传染源：病人是主要的传染源，潜伏期末即有传染性，发病初期传染性最强，体温正常后其传染性大大降低。传染期一般5～7天。隐性感染者见于有部分免疫力的人群中，虽无临床症状，但能短期排毒。人禽流感感染的传染源主要为患禽流感或携带禽流感病毒的鸡、鸭、鹅等禽类。

(2)传播途径：主要通过空气飞沫传播。也可通过患者污染的食具、茶杯和玩具等传播。人禽流感主要经呼吸道传播，也可通过密切接触感染的家禽分泌物和排泄物、受病毒污染的物品和水等被感染，直接接触病毒毒株也可被感染。

(3)人群易感性：人对流感病毒普遍易感。男、女之间易感性无差别。新生儿易感性高，感染后症状较重，病死率高。一般认为，人类对禽流感病毒并不易感，人禽流感感染的高危人群主要为从事家禽养殖业者及其同地居住的家属、在发病前1周内到过家禽饲养、销售及宰杀等场所者、接触禽流感病毒感染材料的实验室工作人员及与禽流感患者有密切接触的人员，但也有部分患者无流行病学接触史，感染来源不明。

(4)流行特征：流感大流行是指流感病毒新亚型或以前流行亚型的重新出现，而人群普遍或绝大多数缺乏相应免疫力，现有疫苗失去保护作用，造成病毒在人群中快速传播，肆虐全球的现象。暴发常于冬季开始，突然发生，流行时间较短，同时波及各年龄组人群。在一个单位内，数日便可达到高峰，然后迅速下降并终止流行。军营和学校是流感暴发的高发地。流感主要表现为散发。在城市终年不断，常从秋季开始，流行曲线缓慢上升，持续时间长，达到中等水平后缓慢下降。

流感流行具有一定的季节性，我国北方地区的流行一般均发生在冬季(11月份至次年1月份)，南方四季都有病例发生，发病高峰在夏季和冬季。部队新兵和经常外出人员如司机、采购人员发病率也较高。

3. 预防控制措施

(1)疫情监测：中国是全球流感监测的重要哨点，目前我国建立起了有967家流感哨点医院及网络实验室的流感监测网络，军队疾病预防控制机构也已加入国家流感监测网络。流感监测的主要目的是掌握流感的流行规律和毒株变异情况，及时对流行形势做出估计、预测。早期发现疫情对预防和控制流感流行有重要意义。

(2)免疫预防和药物预防：接种流感疫苗是预防和控制流感的主要措施之一。在流感流行季节之前对人群进行流感疫苗预防接种，可以减少接种者感染流感的机会或者减轻流感症状，可以降低因流感流行引起的人群超额住院率和超额死亡率，减少流感流行造成的危害，减轻流感的疾病负担。由于每年流行的流感病毒毒株都有变异，所以，疫苗的成分要随之改变，从而与流行株匹配。由于流感病毒抗原变异，常规疫苗尚不能有效预防流感暴发与流行，尤其是在大流行早期没有相应的疫苗时，可使用抗病毒药物进行干预。

(3)个人卫生:增强对各种疾病的抵抗力是应对所有传染病的通用方法。流感流行季节要根据天气变化增减衣服,少去拥挤的公共场所和正在患类流感疾病者的家中。房间要经常通风换气,保持清洁。不接触病禽和病畜。

(二)麻疹

麻疹是由麻疹病毒引起的急性呼吸道传染病,人人易感,病后获得持久免疫力。自从婴幼儿广泛接种麻疹减毒活疫苗以来,该病的流行已基本得到了控制,是全球下一个拟消除的传染病。

1. 病原学特点　麻疹病毒属于副黏病毒科麻疹病毒属,只有一个血清型,麻疹病毒体外抵抗力弱,对热、紫外线及一般消毒剂敏感,56℃ 30 分钟即可灭活,但耐寒及耐干燥,室温下可存活数日,−70℃可存活数年。

2. 流行病学特点

(1)传染源:人为麻疹病毒唯一宿主,因此病人是唯一的传染源。急性患者为最重要传染源,无症状带病毒者和隐性感染者较少,传染性也较低。发病前 2 天至出疹后 5 天内均具有传染性,前驱期传染性最强,出疹后逐渐减低,疹消退时已无传染性。传染期患者口、鼻、咽、眼结合膜分泌物均有病毒,恢复期不带病毒。

(2)传播途径:经呼吸道飞沫传播。病人咳嗽、打喷嚏时,病毒随排出的飞沫经口、咽、鼻部或眼结合膜侵入易感者。密切接触者亦可经污染病毒的手传播,通过第三者或衣物、用具间接传播甚少见。

(3)人群易感性:人类普遍易感,易感者接触传染期患者后 90%以上发病,病后可获持久免疫力。6 个月内婴儿因从母体获得抗体很少患病,该病主要在 6 个月至 5 岁小儿间流行。目前成年人麻疹病例的报道越来越多,军队麻疹聚集性发病时有出现,其主要原因为幼时接种过麻疹疫苗,以后未再复种,使体内抗体的水平降低而成为易感者。

(4)流行现状:在麻疹疫苗使用前,麻疹的流行非常严重,流行年发病率可高达 5000/10 万以上,非流行可在 150/10 万左右,而且呈典型的周期性流行,城市每隔 2~3 年流行 1 次,1~5岁小儿发病率高。麻疹疫苗广泛使用后,麻疹的流行表现出以下流行特征①发病率和死亡率大幅度下降;②流行季节高峰(冬、春季)推迟;③发病年龄双向偏移,婴儿和成年人麻疹病例比例增大;④发病地区分布变迁,城市的发病率明显下降,而边远、少数民族地区及经济相对不发达地区发病率下降幅度较小,甚至个别地区发病率上升。2011 年全国共报告麻疹病例 9943例,报告发病率 0.74/10 万,与 2010 年相比,报告发病率下降了 74.06%,2011 年全国麻疹发病率降至历史新低,但与麻疹消除目标(1/100 万)还有一定的差距。部队麻疹发病率略高于地方,主要由于在军营屡屡出现麻疹聚集性发病,发病单位新兵麻疹疫苗接种工作未能很好落实,是导致麻疹小规模暴发的主要原因。

3. 预防控制措施

(1)隔离治疗病人:早期发现患者,早期隔离。一般麻疹患者可在家内由基层医务人员指导隔离治疗,病情严重者应送医院治疗。一般病人隔离至出疹后 5 天,并发肺炎者延长至 10天。对病人进行对症治疗和防治并发症。对密切接触者自接触患者之日起 21 天内进行医学观察,尽量减少其与他人接触,一旦出现发热、出疹等症状和体征,要立即报告。对未患过麻疹且无麻疹疫苗免疫史的密切接触者应急接种麻疹疫苗;有条件者可先注射免疫球蛋白,3 个月后接种麻疹疫苗。病人密切接触者中年幼、体弱或具有麻疹减毒活疫苗接种禁忌证者的易感人群,可采取免疫球蛋白被动免疫。

(2)切断传播途径:麻疹流行期间避免到公共场所探亲访友,一般无并发症的患者在家中隔离以减少传播和继发医院内感染。患者住过的地方应开窗通风30分钟以上。

(3)保护易感人群:组织开展多种形式的健康教育,宣传控制、消除麻疹策略和措施,提高人群免疫力,减少麻疹易感人群是消除麻疹的关键。当发生麻疹暴发疫情后,对患者居住地周围的易感人群开展麻疹疫苗应急接种。应急接种应在短时间内完成,接种率应达到95%以上。应急接种实施时间要尽早,防止疫情的蔓延。新兵入伍后体格复查时应询问、登记有无麻疹病史,对来自边远地区新兵应给予特别注意,对无病史又未接种过疫苗的新兵应进行疫苗接种。近年很多单位对所有入伍新兵全部给予麻疹疫苗接种,对控制麻疹在部队流行有明显成效。

(4)加强监测:应积极开展麻疹疑似病例监测,对报告病例开展流行病学个案调查和进行实验室诊断。

(三)流行性脑脊髓膜炎

流行性脑脊髓膜炎简称流脑,是由脑膜炎双球菌引起的化脓性脑膜炎,为国家法定乙类传染病。我国是流脑的高发地区,死亡人数占各种传染病的第7位。冬春季多发,儿童发病率高。因有效疫苗及抗菌药物的使用,一般呈散发,但当人群免疫力下降、人口流动、流行菌群或耐药性改变时,可引起暴发或流行。潜伏期为1~7天,一般2~3天。临床上表现为普通型、暴发型、慢性型。

1. 病原学特点 流脑为脑膜炎双球菌所致。脑膜炎双球菌又名脑膜炎奈瑟菌或脑脊髓膜炎双球菌,是一种革兰阴性菌,根据本菌的荚膜多糖抗原的不同,通过血凝试验在20世纪40年代发现了A、B、C、D群4个血清群。60年代又发现了X、Y、Z群、29E群、W135群5个群。1983年又报告了L群。国外共有以上10个血清群;而中国大陆发现了H、I、K群3个新群。在全世界的流行中尚有1‰~5‰的菌株还无法分群,可见该菌至少有13个血清群。A群、B群、C群、Y群及W135群差不多是造成所有人类患病个案的血清群,该菌感染性强,但对外界的抵抗力较弱,在外环境中存活能力差。本菌含自溶酶,如不及时接种易溶解死亡。对寒冷、干燥较敏感,低于35℃、加温至50℃或一般的消毒剂处理极易使其死亡。

2. 流行病学特征 流脑冬、春季节病例高发,一般11~12月份病例开始增多,第2年的2~5月份为发病高峰期。该病发病率高,危险性大,是严重危害儿童健康的传染病,成年人流脑也不容忽视。

(1)传染源为带菌者或流脑病人:病人从潜伏期末开始至发病10天内具有传染性。仅有上呼吸道炎症的患者数量多,易被误诊,是本病的重要传染源。

(2)传播途径:病原菌存在于患者或带菌者的鼻咽分泌物中,主要借飞沫传播。在空气不流通处2m以内接触者均有因吸入带菌者呼吸道飞出的含有流脑病菌的泡沫颗粒而感染。病原菌在环境中抵抗力差,通过物品间接接触传播的机会少。

(3)易感人群:人群普遍易感。来自农村的青年,尤其是应征新兵等,在城市流脑流行时易发病。本病隐性感染率高。人群感染后仅约1%出现典型临床表现。

3. 预防措施 主要采取以预防接种为主的综合防治措施。

(1)传染源控制措施:患者隔离治疗,对诊断为疑似、临床诊断、实验室确诊的流脑患者应送传染病医院或设有传染病病房的医院隔离治疗。做到早隔离、早治疗。一般隔离至症状消失后 3 天。

流行期间有下列情况者应进行医学观察或治疗：上呼吸道感染症状，有发热、头痛、呕吐等表现；2 岁以下小儿拒乳、嗜睡、哭闹不安；皮肤黏膜有出血点者。

流脑带菌者应给予药物治疗，消除带菌状态。

（2）传播途径控制措施：室内保持开窗通风、清洁。养成良好的个人卫生习惯，如勤洗手、打喷嚏、咳嗽时使用手帕，不直接面对他人等，可以减少传播、感染的机会；对疫源地和周围环境开展湿式清洁，必要时用 1% 含氯石灰（漂白粉）澄清液或其他含氯制剂喷雾消毒。对物体表面可用适当浓度含氯制剂擦拭；开展健康教育，流行期间减少集会。

（3）保护易感人群措施：预防接种是预防流脑的最有效的方法。目前，我国使用的流脑疫苗为 A 群流脑疫苗和 A+C 群流脑疫苗；A 群流脑疫苗主要用于 6～18 月龄的儿童；A+C 群流脑疫苗用于 2 周岁以上儿童及成年人，在流行区的 2 岁以下儿童可进行应急接种。新兵入伍必须接种流脑疫苗。此外，由农村进入城市的人员，有免疫缺陷的人都应给予预防接种。

对确认的密切接触者可选择应用诺氟沙星、环丙沙星、头孢菌素或氯霉素、利福平、磺胺甲噁唑等抗生素进行预防性服药。

（四）结核病

结核病（tuberculosis）是一种由结核杆菌引起的以呼吸道传播为主的慢性传染病。近年来，随着结核耐药菌株的增多，世界范围内人口流动的日益频繁及艾滋病等免疫缺陷疾病的增长等因素，全球发病率逐年递增。据估计，现在全球每年有 800 万结核病新发病例，而与结核病相关的死亡人数则达 200 万之众。中国约有 460 万活动性肺结核病人，全年龄组感染率为 44.5%，在世界卫生组织统计的全球 22 个结核病高负荷国家中占第二位，每年新发病例占全球总数的 16%。

军队是一个相对密集且高度集中的特殊人群，结核病能通过空气传播等特点，使其对部队人群具有更大的威胁性。军队结核病总体发病率水平明显高于全国同龄组人群，尤其是近年肺结核的报告发病数超过乙型肝炎，位居全军各传染病种发病的首位。因此，结核病不仅是我国重要的公共卫生问题也是我军急需控制的重要传染病。

1. 病原学特点　结核病的病原体为结核分枝杆菌，属放线菌目、分枝杆菌科、分枝杆菌属，包括人型、牛型、鸟型和鼠型等类型。对人致病的主要是人型，牛型少见。结核杆菌为需氧菌，在 35～40℃ 范围均可生长，最适温度 37℃。结核杆菌生长缓慢，培养时间需 8 天至 8 周，临床初次分离培养时常用罗氏改良培养基和小川培养基。在一些特定条件下，结核杆菌的形态、致病力、药物敏感性等特性可发生改变，如形成 L 型细菌，产生耐药菌株。机体感染结核杆菌后是否发病受到细菌毒力、侵入机体的菌量及机体自身免疫力的影响。大部分感染者可能一生都不发病，结核杆菌蛰伏于体内，称为潜隐感染。只有 5%～10% 的感染者会在一生中的某一阶段发展为活动性结核病。处于潜隐感染的感染者没有结核病的临床表现，也不会传播结核病，其体内的结核杆菌常处于休眠静止状态，但当机体因各种原因导致免疫力下降时，处于休眠状态的结核杆菌就会重新滋生繁殖，引起发病，这一过程称为复燃或"内源性发病"，大部分成年人的发病多为潜隐感染后的复燃。少部分感染者因感染的菌量大、毒力强或重复多次感染，在感染后很快发病，称为"外源性发病"。婴幼儿、HIV 感染者等各种免疫功能低下者容易发生活动性结核病。

2. 流行病学特点

(1)流行过程

①传染源:痰涂片阳性的肺结核病人是结核病的主要传染源。传染性大小主要取决于病人的排菌数量,可通过痰涂片检查来定量判断。据估计,一个未经治疗的痰涂片阳性肺结核病人,每年平均可能感染传播给10～15人。活动性肺结核病人的排菌状态并非固定。原来未排菌的病人,当结核病灶恶化进展、破坏肺组织、穿破支气管与外界相通后,就可处于排菌状态。因此,应当连续地进行痰涂片检查,以免漏掉间歇性排菌病人。有空洞形成的病人,其痰中含有大量的结核菌,是重要的传染源。结核病牛作为人类结核的传染源,主要是经牛奶传播,中国人很少饮用生牛奶,在人类感染的结核菌株中比例很小,其流行病学意义不大。

②传播途径:经空气传播是主要的传播途径,95%以上的结核菌的原发感染灶是在肺部,而且是通过称为"微滴核"的飞沫传播,结核杆菌不能通过尘埃传播进入肺泡组织。肺结核病人在谈话和咳嗽时从呼吸道排出含有结核杆菌的飞沫,大飞沫迅速落下,小飞沫与空气接触后水分急剧蒸发形成飞沫核(微滴核),$<5\mu m$的含菌微滴核可进入易感者肺泡造成感染。加强室内通风,可有效减少微滴核,紫外线直接照射也能迅速杀灭微滴核中的结核杆菌。病人排出的飞沫下落干燥后附着于尘土上,再随风形成漂浮于空气中的带菌尘埃。含有结核杆菌的大尘埃颗粒或$5\mu m$以上的微滴核一般不会造成感染。结核杆菌经食物进入消化道,很容易被大量胃酸杀死,一般不会造成感染。当结核杆菌大量或少量反复进入消化道时,可在肠壁淋巴滤泡形成病灶,造成感染。

③易感人群:人群对结核杆菌普遍易感,人群中易感者的比例是结核病流行的重要影响因素。易感者在接触传染源后是否感染与接触时间长度和暴露程度有关,接触时间越长、传染源传染性越强、与传染源接触越密切则获得感染的可能性越大。拥挤、通风不良的居住环境可以增加易感者与传染源接触的密切程度和暴露危险性。易感者的年龄也可影响其感染的危险性,一般认为易感者发生感染的危险性随年龄的增长而增大。免疫功能紊乱或缺陷(如 HIV 感染)、营养不良、接触矽尘、糖尿病、重度吸烟和过度劳累等,均能增加对结核杆菌的易感性。与结核病人接触的医务人员为结核病的高发人群,他们的发病属于医院内感染。

(2)影响流行过程的因素:冬、春季发病较多,潮湿环境容易感染,居室通风不良等有利于结核杆菌传播。社会因素生活水平、居住条件、人口流动和卫生服务对结核病的流行有着重要影响。贫困是结核病发生的一个重要危险因素。贫困人群的医疗服务可及性和公平性都较处于较低水平,不能及时获得结核病诊断和治疗,造成了结核病在贫困人群中的肆虐流行。

3. 预防控制策略和措施　目前,我国的结核病控制策略是世界卫生组织(WHO)在全球推行的直接面视下短程化疗(DOTS)策略。随着结核病防治工作的深入开展,DOTS 策略有了进一步的扩展和完善。2006 年 WHO 在成功实施 DOTS 策略的基础上,将 DOTS 策略发展为遏制结核病策略,作为 2006－2015 年全球控制结核规划的基础。军队结核病的预防与控制在遵循 WHO 和我国结核病防治策略的前提下,采取以下措施。

(1)肺结核宣传教育:宣传教育对象,一级是结核病人;二级是结核病人的密切接触者;三级是健康人群。宣传方法,门诊病人初诊宣教,解释病情,介绍治疗方案、药物剂量、用法和不良反应、坚持规律用药与完成疗程的重要性;发放宣教材料,结核病科普宣传、读物、病人须知等。

(2)控制传染源:早期发现、早期治疗、彻底治愈、初治疗痰涂片阳性病人是控制传染源的关键。对与患者同宿舍或同连队和其他密切接触人员,进行 X 线检查。一旦发现排菌肺结核病人,强化期必须住院督导化疗,待痰菌阴转后可转门诊管理化疗,直至完成全疗程。

(3)切断传播途径:对传染性结核病咳嗽、喷嚏或大笑时用手帕掩捂口鼻,与健康人谈话时应戴口罩。加强室内通风,室内每小时与户外通风 6 次,可减少 99% 的微滴核。紫外线照射,具有高效杀灭空气微滴核中细菌的作用。医务人员或家属等在与病人面对面接触时可戴口罩。只有紧贴口鼻的滤菌口罩才可以滤去 $1\sim5\mu m$ 的传染性微滴核,一般口罩无完全保护作用。

(4)减少易感人群:对于结核菌感染率高的发展中国家接种卡介苗依然是一项有效的预防措施,尤其是粟粒性肺结核和结核性胸膜炎的预防作用最突出,对农村入伍的新兵、新学员是接种的重点,有条件的单位应坚持接种。接种前要先做结核菌素试验,阴性者方可接种卡介苗。对与痰涂片阳性病人密切接触者的成年人,结核菌素试验阳性者,可服药预防,以减少感染者发病。

(5)重视耐药结核病的防治:耐药结核病治疗困难,治疗时间长,治疗药物昂贵,出现不良反应的可能性大,患者病死率高;如果不能治愈,患者又成为潜在的传染源,导致耐药菌株的进一步传播。有研究提示,即使在严格实施 DOTS 策略、患者依从性很高的情况下,仍不能有效控制耐药结核菌株的传播。因此,开展耐药结核病的传播的防控策略研究是目前国家和军队亟待解决的问题。

(贾　红　杨春梅　汤　芳)

第二节　消化道传染病预防与控制

消化道传染病是指由细菌、病毒、寄生虫等生物性致病因子引起的,经消化道传播的,以消化道病理损伤和功能紊乱为主要特征的一组疾病,流行广泛,是全球性的公共卫生问题,全世界每年有 3 亿~4 亿人次发病,500 万~1 000 万人死亡。一般落后地区的发病率明显高于发达地区。消化道传染病既可通过水、食物传播,也可由日常生活接触传播,特别是生活卫生条件差,人员密集的集体单位,发病率较高,并易发生经水和食物传播的暴发、流行。该类疾病的病情一般较重,对部队官兵的健康、出勤率和战斗力都有重大影响,战时或大批部队行动时,饮水、饮食卫生常难以保障,消化道传染病对部队的危害更大。消化道传染病历来是部队平、战时的多发病,多年来部队严格落实传染病防治制度,使消化道传染病的发病率有了大幅度的降低,近年全军消化道传染病报告发病数占全部传染病的 16%~17%,但消化道传染病防治仍不可掉以轻心。这类疾病主要有霍乱、细菌性痢疾、伤寒和副伤寒及甲型、戊型病毒性肝炎、其他感染性腹泻和肠道寄生虫病等。

一、流行特征

消化道传染病多高发于夏秋季,主要原因是夏秋季气候炎热,有利于病毒、细菌的生存、繁殖和传播,而部队中人员由于集中就餐、生活工作高度集中、接触频繁,是消化道传染病防治的重点人群。

1. 传染源　主要是现症病人、慢性病人和无症状病原携带者,不同类型传染源的流行病学意义取决于排出病原体的量、持续的时间、污染的范围,传染源是否易于发现和管理,传播途径是否易于实现等。

2. 传播途径 均为粪-口途径,即病原体随粪便排出后,通过水、食物、手、苍蝇经口感染。如水源或食物受到污染时,则可引起食物型和水型暴发流行。另外,还可通过密切生活接触传播,即接触病人或带菌者的生活用具而感染。

3. 易感人群 人群普遍易感。除甲型肝炎、伤寒和副伤寒外,其他病原体感染后无持久免疫力。

4. 流行特征 呈全球性分布,不同地区发病率的差异主要与当地的经济、卫生水平、生活习惯、个人卫生知识水平等有密切关系,主要流行因素为饮水、饮食及个人卫生制度不落实,发现和隔离传染源不及时等,一般落后地区的发病率明显高于发达地区。消化道传染病虽然全年均可发病,但多数具有较为明显的夏、秋季高峰特征,而且不同地区的季节高峰期略有差异。各年龄组人群均对消化道传染病易感,因而多数疾病无年龄、性别差异。

二、预防控制措施

军队人群人员高度集中,多集中就餐,一旦发生饮水、食物污染可引起消化道传染病的暴发,如果水源持续、小量污染或炊事员中存在病原携带者,则可发生慢性流行。近年部队外出训练、野外执行任务增多,在野外条件下,卫生设施缺乏,饮食、饮水卫生难以保证,是消化道传染病及食物中毒容易暴发流行的关键时期,应该引起高度重视,切实落实各项卫生措施。

(一)预防控制原则

1. 消化道传染病防治应采取以切断传播途径为主的综合性措施,搞好流行病学侦察和疫情监测,严格落实饮水、食品、环境卫生制度,做好卫生检疫、预防接种和预防服药,通过宣传教育养成良好的个人卫生习惯等。

2. 部队发生疫情时,需及时隔离治疗病人和病原携带者,暴露者检疫,做好疫源地消毒、应急预防接种和预防服药、发病原因调查,强化预防措施中的有关内容,进一步搞好饮食、饮水、环境和个人卫生等。

(二)预防控制措施

1. 管理传染源 要求做到"五早一就"。即早发现、早诊断、早治疗、早报告、早隔离和就地治疗。对消化道传染病传染源的管理措施主要有以下几点。

(1)传染源的检出与登记:通过门诊,尤其是夏、秋季设置肠道专科门诊,早期发现病人。对有腹痛、腹泻而诊断不明的病人,均应仔细询问病史与查体,有条件的医院,应做粪便与血清的病原学或血清学检查,以尽快确诊;发现疑似或确诊病人后应登记,在规定时间内向疾控部门报告,并通知病人所在单位,以便及时采取相应的卫生防疫措施;对单位食堂的炊事员、饮食从业人员、给水人员与托幼机构保育员应在每年春季做一次消化系统感染的病史调查与粪便检查,以检出慢性患者、带菌者。

(2)对炊事员患者的处理:当炊事员中发生消化道传染病病人或带菌者时,应立即隔离治疗和调离炊事工作,并对同一伙食单位的所有炊事员和其他与饮食有关人员进行医学观察,有条件的单位应做粪便细菌培养。

(3)对有细菌性痢疾、伤寒病史者的管理:部分有病史者可能转为慢性,成为部队内的重要传染源,为此,每年冬春季应由团、营两级卫生人员对半年内有细菌性痢疾、伤寒病史者进行逐个询问调查,登记造册,组织力量进行粪便镜检和培养,对阳性者或有复发或迁延不愈者,收容在卫生队治疗或设临时简易病房集中隔离、治疗。

(4)流行病学调查:发现消化道传染病病人时,应及时进行流行病学调查。查明传染源和可能的传播途径及与发病有关的因素。对曾与患者接触过的健康人,尤其同班排、同桌吃饭的密切接触者,及有肠道症状而诊断不明的人,进行医学观察,以便及时检出病人。

2. 切断传播途径　切实做好"三管五改"(管水、食物、粪便,改水源、厨房、厕所、畜圈、环境),落实《部队卫生管理制度》,消灭苍蝇,把住"病从口入"关,对预防消化道传染病有重要意义。

(1)饮食卫生:加强对厨房、食堂的卫生管理,建立或健全各项饮食卫生制度,严格执行《食品卫生管理法》。食堂应实行分餐或用公筷、公勺,公用食具应做到每餐消毒;单位的食堂应做好烹调计划,减少剩饭、剩菜;每餐的剩余食品应妥善保管,不能冷藏时,应放于通风阴凉处,并防止被鼠类、苍蝇污染,食用前充分加热;制作凉菜时必须符合卫生要求。厨具应做到生熟分开。

(2)给水卫生:选择好水源并加以保护,坚持给水的洁治与消毒,自来水应保持余氯0.3mg/L。如用井水,可将含氯石灰(漂白粉)澄清液直接投入水中,搅动混合,30分钟后余氯应维持在0.5mg/L。一般夏、秋季每天消毒2次,冬季每天1次。许多研究表明,改善给水与污物处理可降低腹泻发病率22%～30%。在不能实行给水全部消毒时,至少要做到漱口、洗碗筷和伙房用水消毒。保证供应部队足量的开水。

(3)污物处理:厕所应定时清扫、洗刷,并应有防蝇与流水洗手设施;严禁用生粪和明粪施肥,应采用三格化粪池,或将粪便与有机垃圾混合并泥封堆肥;野营和施工部队要建野营厕所,撤离时掩埋。在野营条件下收治消化道传染病病人时,应挖小口、深坑的专用厕所,加盖防蝇,便后撒土,用后土埋。无上述条件时,应坚持粪便消毒。

(4)消灭苍蝇:应采取防蝇与灭蝇结合的综合性措施。一切食品制作与销售部门均应有防蝇设备。

3. 发生消化道传染病疫情后应采取的措施　迅速、全面、严格地做好疫点、疫区处理是就地扑灭疫情的关键措施。根据流行病学指征,划分疫点、疫区,在此基础上进行流行病学调查,以掌握流行规律、预测疫情、查明流行原因并制定防制措施。疫情处置中要重点抓好以下几个环节。

(1)及早隔离治疗病人:发现病人要及早隔离、积极治疗,隔离期以每种传染病的传染期而定,或做病原学检查阴性后才可解除隔离。一些消化道传染病恢复期仍然带菌,病愈后应继续医学观察,并不得从事饮水、饮食工作。

(2)搞好疫源地消毒:病人排泄物、呕吐物和各种污染物(包括病人住室、日常生活用品、办公用品、书籍、门把扶手等)应进行随时消毒,病人出院后应经过终末消毒后才能再收治病人。消化系统感染病区的粪便污水必须经无害化处理达到卫生学要求后才能排放。

(3)做好暴露者检疫:病人的密切接触和感染源暴露者应进行医学观察或留检,必要时给予药物预防。检疫期为该病最长潜伏期。集体单位发生消化道传染病暴发或流行时,应限制人员往来,必要时停课、停工。

(4)搞好发病原因调查:疫情发生后要立即组织流行病学调查,重点查清发病原因,采取相应控制措施。暴发疫情绝大多数是食物、水源被病人粪便污染引起,要重点调查和处理。

(5)搞好预防接种和预防服药:对已有疫苗的病种(如甲型肝炎、细菌性痢疾、伤寒副伤寒、轮状病毒感染性腹泻等),必要时可考虑进行预防接种(含应急预防接种)。尚无疫苗的病种,适时给予预防服药。

三、重点消化道传染病预防与控制

(一)霍乱

霍乱是由霍乱弧菌引起的烈性肠道传染病,典型患者表现为剧烈的腹泻和呕吐,可引起脱水、肌肉痉挛,严重者导致周围循环衰竭和急性肾衰竭。该病起病急、传播快、波及面广、流行时间长、病死率较高、危害大。霍乱是国际检疫传染病,在我国霍乱属于甲类传染病,实行严格管理。历史上,已发生7次世界性霍乱大流行。前6次(1817—1923年)均由古典生物型霍乱弧菌所引起,第7次(1961年开始)由埃尔托生物型霍乱弧菌所引起。另外,从1992年开始出现了一种新型霍乱,由O139型霍乱弧菌引起,该型起源并严重暴发流行于南亚,后很快传至东南亚、中国等地,至今至少已波及亚、美、欧三大洲,构成了超越国界、洲界的大流行态势。

1. 病原学特点　霍乱的病原体为霍乱弧菌。根据菌体抗原的不同,可分为O1群和非O1群霍乱弧菌。O1群霍乱弧菌是引起人类霍乱的主要病原体,包括古典生物型霍乱弧菌和埃尔托生物型霍乱弧菌。O1群霍乱弧菌又因其型特异性抗原的不同而分为小川、稻叶和彦岛3个血清型。非O1群霍乱弧菌虽广泛分布于自然界水体中,但一般不致病或仅引起轻度腹泻。20世纪90年代出现的非O1群O139霍乱弧菌,虽不与O1群霍乱弧菌血清发生凝集,但却与O1群霍乱弧菌一样能产生霍乱毒素,引起人类霍乱。

霍乱弧菌为革兰阴性短小稍弯曲的杆菌,本菌嗜耐一定浓度的盐,在含0.5%~3%氯化钠的蛋白胨水中生长较好。在多数情况下,霍乱弧菌可在外环境水中存活数日至数十日。该菌在食品中的存活受多种因素影响,高盐、高糖或干燥食品中该菌存活一般不超过1~2天,但在鲜鱼、鱼肉和贝类食物上可存活1~2个月,在蔬菜、水果上存活1周左右。对各种常用的消毒剂如含氯石灰(漂白粉)、来苏儿、碘、季铵盐类和高锰酸钾等敏感。

2. 流行病学特点

(1)传染源:为病人及带菌者。其中轻型和隐形感染者或病原携带者所占比重较大,不易确诊,往往不能及时隔离和治疗,在疾病传播上起重要作用。典型病人易于发现,被及时隔离治疗,作为传染源的意义相对较小。

(2)传播途径:为粪-口途径传播的疾病,主要通过受病原体污染的水及食物传播,生活接触及苍蝇等也可传播本病。在霍乱流行中,食物传播往往起着主要作用,但其根本原因是水的污染,因为许多海产品、水产品在水体中已被污染,由于烹调不当而使人受染。

(3)人群易感性:人对霍乱普遍易感,但由于各人的非特异免疫力(主要是胃酸屏障强弱)的不同,易感性可有明显差异。本病隐形感染者较多。病后可获得一定的免疫力,能产生抗菌抗体和抗毒素抗体,但亦有再感染的报道。

(4)流行特征:是一种全球性的疾病,常以沿江、沿海的港口城市或城镇为主,沿铁路、公路交通线向内陆蔓延。霍乱流行有明显的季节特征,一般5~10月份为流行季节,高峰期多位于7~10月份。发病无男、女性别差异,各年龄组发病差异主要取决于人群免疫水平和受感染的机会。在老疫区,儿童发病率比成年人高,而新疫区各年龄组发病无明显差异。不同职业的人群因受染机会及生活水平的不同,发病率也有一定差异,通常以渔民、农民居多。

本病的发生可呈暴发、流行和散发3种形式。暴发常是由于共同水源和食品受污染引起。流行则因地区和流行因素的不同而表现为不同的类型,在内陆山区和半山区多为一过性流行,在江河入海口地区多为常发性流行。

3.预防控制措施 无论平时还是战时,霍乱对部队都是一个巨大威胁,特别是战时和抗洪、抗震救灾等情况下,卫生设施被大量破坏,饮食、饮水卫生难以保障或无法保障,则更有可能受到霍乱的袭击。霍乱是甲类传染病,一旦发现患者或可疑病人,必须立即(2小时内)报告上级卫生行政部门,并采取严格的控制措施,防止疫情蔓延。

(1)驻防和拟进入霍乱流行区活动的部队须做好疫情监测和流行病学侦察,随时掌握部队驻地周围居民霍乱疫情动态,指导部队做好防范工作。

(2)疫区来队和归队人员、霍乱病人的接触者及感染源暴露者,应进行检疫,内容包括临床症状观察、粪便检查和服预防药,检疫时间为脱离暴露后5天。

(3)部队出现霍乱病人时,必须在第一时间立即报告上级卫生行政部门,及时隔离治疗病人和病原携带者,进行流行病学调查,封锁疫点,划定和管理疫区,暴露者检疫,疫源地彻底消毒,强化预防措施等。疫点、疫区的处理应做到处理时间要早,控制范围要小,防治措施要严,一切措施落在实处。病人或疑似病人要就地隔离治疗(隔离期限为症状消失后,隔日粪培养1次,3次阴性或症状消失后14天),一般情况下不得转运,必须转运时,一定要切实做好各项防止污染的措施。疫区内要限制人群流动,禁止大型聚会,防止传染源扩散。为了能在霍乱流行时做出迅速反应和防治病人死亡,各单位要制定规范的应急预案,储备足够的应急必需药品、器材,特别是口服补盐液、静脉用液和抗生素。

(4)预防接种和服药。当地居民发生霍乱疫情时,除特殊情况外,禁止部队人员与地方居民接触。对必须到疫区执行任务的人员,可给予抗菌药物预防。部队发生疫情时,受威胁人员应急服药预防。WHO于1999年推荐在霍乱高危地区口服B亚单位—全菌体疫苗BS-WC,我军自主研制的rBS-WC口服霍乱疫苗,成为世界上2种成功上市并经世界卫生组织正式推荐的口服霍乱疫苗之一,这种疫苗可产生抗菌和抗毒的协同免疫,经口服后还可产生肠道局部与全身的免疫作用。O139霍乱疫苗尚在研究中。

(5)搞好饮食、饮水、环境和个人卫生,严格落实各项卫生制度。

(二)细菌性痢疾

细菌性痢疾(简称菌痢)是由痢疾杆菌引起的常见急性消化道传染病。以腹痛、腹泻、里急后重及黏液脓血便为主要临床特征,重者可有全身中毒症状。细菌性痢疾为一古老传染病,但至今仍是世界上最常见的消化道传染病之一。菌痢的发病率存在明显的地区差异,在一些工业发达、生活卫生水平较高的国家和地区,菌痢发病率已降至很低的水平,我国目前菌痢的发病率总体呈逐年下降的趋势,2011年发病率为17.62/10万。随着部队饮食卫生条件改善,官兵健康意识增强,营区"三管五改"工作的深入,使菌痢的发病率大幅下降,但菌痢对部队官兵健康仍然有很大威胁。

1.病原学特点 志贺菌属是引起细菌性痢疾的病原体,通称痢疾杆菌。痢疾杆菌为革兰阴性短杆菌,其主要的致病因子是侵袭力和内毒素,有的菌株还可产生外毒素。由于耐药质粒的传递,许多痢疾杆菌产生了耐药性,给本病的防治带来困难。志贺菌属有菌体抗原O及表面抗面K,根据抗原构造的不同,分为4群48个血清型和亚型。据志贺菌属的菌型分布调查,我国一些主要城市在过去二三十年中均以福氏菌(B群)为主,其中又以2α、3亚型多见;其次为宋内菌(D群);志贺菌与鲍氏菌(A群和C群)则较少见。了解菌群分布与菌型变迁情况,对制备菌苗,预防菌痢具有重大意义。

痢疾杆菌对外界抵抗力的强弱依次为宋内、福氏、鲍氏及志贺菌。通常经 55℃ 加热 1 小时、60℃ 15~30 分钟或 100℃ 2 分钟即死亡。在阳光照射下 30 分钟死亡。在蔬菜、水果及病人接触过的物品上可生存 1~2 周。塘水中的痢疾杆菌可存活数月。本属菌对各种化学消毒剂如升汞、1% 苯酚(石炭酸)、苯扎溴铵(新洁尔灭)、含氯石灰(漂白粉)、石灰水等都很敏感。

2. 流行病学特点

(1)传染源：是菌痢病人和病原携带者。急性典型病人腹泻次数多，排菌量大，是流行季节的主要传染源。慢性菌痢病人病程迁延，排菌时间长，急性发作时相当于急性菌痢病人，排菌量大，间歇期虽然排菌量较少，但由于症状轻、活动自由，不易发现和管理，增加传播机会，通常是两个流行季节之间的桥梁。病后病原携带者是保存、传播病原体，使菌痢不断发生的根源之一。健康带菌者由于排菌时间短(一般不超过 2 周)、排菌量少，毒力相对较弱，作为传染源的流行病学意义相对较小。

(2)传播途径：主要经粪-口途径传播，即经食物、饮用水、日常生活接触与虫媒机械性传播。接触传播中，手起重要的作用，故菌痢有"脏手病"之称。经食物传播是引起细菌性痢疾暴发的主要方式，炊事人员中若存在慢性菌痢病史者、轻型失察患者和短期的健康带菌者，污染主、副食时，可引起菌痢暴发。志贺菌属不仅能在食物上存活相当长时间，而且在合适的温度条件下还能在某些食物中繁殖。因此，食凉拌菜引起菌痢暴发屡见不鲜。由水媒引起菌痢流行虽不如食物媒介多见，但仍时有发生。苍蝇是引起虫媒机械性传播的主要传播媒介，在某些卫生条件较差的地区可能起到重要作用。

(3)易感人群：人群普遍易感。病后可获得一定的免疫力，但持续时间短，不同菌群及血清型间无交叉保护性免疫，易反复感染。

(4)流行特征：呈世界性分布，但不同地区由于经济水平、居住条件、环境卫生状况，特别是饮水卫生、食品卫生、粪便无害化管理水平存在较大差异，因而不同国家、不同地区菌痢流行的优势菌群和发病率相差比较悬殊。本病在年龄分布上有 2 个高峰，一为学龄前儿童，因卫生习惯尚未养成，发病较多；二为 20~50 岁青壮年，主要与活动范围大、感染机会增多有关。部队中菌痢的年龄分布特征不明显，但入伍新兵发病率和病原携带率较老兵高。菌痢一年四季均有发病，但发病高峰位于夏、秋季节，有明显的季节特征。我军各部队菌痢发病的差异主要与各部队的饮水、饮食卫生、粪便管理和生活卫生条件有关。

3. 预防控制措施

(1)管理传染源：急、慢性病人和带菌者应隔离治疗，隔离期限为症状消失后 7 天或粪培养 2~3 次阴性，出院后要定期进行访视管理，必要时进行粪培养。对炊管人员、水源管理人员、托幼机构保教人员等行业中的病人或带菌者，应立即调离工作岗位并给予彻底治疗。

(2)切断传播途径：切实把好"病从口入"关是切断传播途径的核心，是有效预防菌痢的关键之一。

(3)发现菌痢病人时，应及时进行流行病学调查，查明传染源和可能的传播途径及与发病有关的因素。对曾与患者接触过的健康人，以及有肠道症状而诊断不明的人，进行医学观察 7 天，以便及时检出病人。特别要注意病人排泄物、污染物和日常生活用品的消毒处理。

(4)保护易感人群：除了进行健康教育，提高防病意识外，必要时对重点人群也可考虑接种疫苗。我国利用基因工程技术，已研制成功双价痢疾活菌苗，不但可以同时预防国内流行的福氏 2α 和宋内痢疾杆菌的感染，对其他亚型的痢疾杆菌也有良好的保护效果。

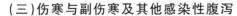

(三)伤寒与副伤寒及其他感染性腹泻

伤寒、副伤寒是由伤寒及副伤寒甲、乙、丙杆菌引起的急性肠道传染病。伤寒的主要临床表现为持续高热、相对缓脉、表情淡漠、肝脾大及玫瑰疹等,副伤寒甲、乙的临床症状较轻,副伤寒丙可表现为轻型伤寒,有的则仅表现为急性胃肠炎。伤寒及副伤寒的分布在不同地区、不同时期是不同的,据监测我国仍以伤寒为主,乙型副伤寒次之,丙型副伤寒最少。伤寒为一古老疾病,曾广泛流行于世界各地。新中国成立后我国本病的发病率和病死率显著下降。但自20世纪80年代后期以来,由于种种原因,本病在我国许多省市发病又呈上升趋势。

感染性腹泻是由多种病原微生物(细菌、病毒、真菌及寄生虫等)引起的一组肠道传染病。20世纪70年代中期提出感染性腹泻这一诊断名称,其在临床上实际是一个综合征,霍乱、细菌性痢疾、伤寒、副伤寒等许多病原已明确的疾病也属这一综合征范畴,但因已有特定的名称,故在临床上把除霍乱、细菌性痢疾和阿米巴痢疾、伤寒、副伤寒之外的一组由病原微生物引起的、以腹泻为主要症状的疾病统称为其他感染性腹泻。由于经济、文化、卫生习惯及医疗水平方面的差异,其他感染性腹泻对发展中国家人民的健康危害尤为突出,特别是婴儿腹泻和儿童腹泻,在一定条件下可造成很高的病死率。2010年我国其他感染性腹泻报告发病数居全部传染病发病序位的第4位,而细菌性痢疾居第8位。

1. 病原学特点　伤寒及甲、乙、丙副伤寒杆菌属沙门菌属,为革兰阴性杆菌。目前已知有2000余个血清型。主要毒力因子有侵袭引子、内毒素和肠毒素。伤寒及甲、乙、丙副伤寒杆菌对外环境的抵抗力较强,在水中可存活2～3周,在粪便中可存活1～2个月,在冰冻土壤中可过冬。在食物中可长期存在。对热及消毒剂敏感,65℃15分钟即可杀灭。1:500升汞、3％～5％苯酚(石炭酸)5分钟可达到消毒效果。水中余氯含量0.2～0.4mg/L时,迅速死亡。

引起其他感染性腹泻的病原微生物主要有沙门菌属、埃希菌属、弯曲菌属、轮状病毒、杯状病毒、肠腺病毒、兰氏贾第鞭毛虫等,还有许多细菌和病毒都可引起其他感染性腹泻,如耶尔森菌、变形杆菌、艰难梭菌、类志贺邻单胞菌、亲水气单胞菌等,病毒还有星状病毒、嵌杯病毒、柯萨奇病毒、艾柯病毒和冠状病毒等。

2. 流行病学特点

(1)传染源:主要是伤寒病人和病原携带者。病人在潜伏末期即可排菌,在病程2～4周传染性最强,恢复期后2周内仍有50％病例排毒。病原携带者包括健康病原携带者、病后病原携带者和慢性病原携带者。病后病原携带者和慢性病原携带者作为传染源的流行病学意义取决于带菌者的职业、个人卫生习惯和活动范围,慢性病原携带者维持了伤寒流行过程的延续,个别带菌者可达终身,是重要的传染源。

其他感染性腹泻的传染源除患者和病原携带者外,一些动物可成为储存宿主,在传播中有重要意义,如受感染的人和动物均是EHEC O157H7的传染源,EHEC O157H7在牛的带菌、间歇排菌时间至少1年。

(2)传播途径:伤寒、副伤寒杆菌随病人或病原携带者粪便排出,污染水源、食物或环境,然后经口传染,也可以通过日常生活密切接触或苍蝇、蟑螂机械携带传播。在水、粪管理不好,食品卫生管理不力的地区经水或食物引起的伤寒暴发较为常见。其他感染性腹泻主要通过污染的水和食物、日常生活密切接触传播。致病性大肠埃希菌腹泻大多由食物或水媒传播,未发现接触传播,接触排菌的玩赏动物、家禽、家畜及某些鸟类也是空肠弯曲杆菌腹泻的传播途径,轮状病毒腹泻传播方式未完全清楚,一般认为以日常生活密切接触传播为主要方式,杯状病毒主要传播途径是粪-口传播,生吃贝类食物是导致杯状病毒胃肠炎暴发流行的最常见原因。

(3)易感人群:未患过伤寒和未接种过伤寒疫苗的个体,均属易感。伤寒发病后可获得稳固的免疫力,第二次发病少见。伤寒和副伤寒之间没有交叉免疫。人群对其他感染性腹泻普遍易感,但不同腹泻又各有其特点。

(4)流行特征:以学龄儿童发病率较高,其次为青壮年及学龄前儿童,无性别差异。全年均可发病,但具有较为明显的季节高峰,一般高峰期位于8~10月份。全世界每年有数十万人发病,其中以伤寒、副伤寒乙多见,副伤寒甲基本局限于北半球,副伤寒丙较为少见。地区分布的差异主要与经济、卫生、文化水平和当地人群个人卫生习惯有密切的关系。不同病原引起的其他感染性腹泻流行特征各有特点。

3. 预防控制措施

(1)搞好饮食、饮水、环境卫生及健康教育,养成良好个人卫生习惯。对饮食从业人员要定期进行检查,及时发现带菌者,带菌者应调离饮食服务业岗位。

(2)预防接种,对进驻经常发生伤寒流行地区的部队,在进驻前可考虑进行伤寒、副伤寒甲、乙三联菌苗的预防接种,但免疫持久性差,需要多次接种。

(3)隔离治疗病人和带菌者。伤寒副伤寒病人及带菌者应立即隔离,彻底治疗,直至临床症状消失12天后,或血、粪培养和尿培养2次(间隔3天)均阴性时方可解除隔离。病人排泄物、呕吐物和各种污染物应进行随时和终末消毒。对出院的伤寒或副伤寒患者应进行登记,在6个月内不得从事饮食、饮水工作,并每月随访一次做粪培养,复发病人及带菌者应隔离治疗。

(4)搞好检疫。伤寒、副伤寒患者和带菌者的密切接触者及没有发病的共同感染源暴露者,进行医学观察,并做粪培养;观察期限从脱离接触之日算起,伤寒23天,副伤寒14天。

(四)甲型肝炎和戊型肝炎

甲型肝炎(简称甲肝,HA)和戊型肝炎(简称戊肝,HE)分别由甲型肝炎病毒(HAV)和戊型肝炎病毒病毒(HEV)感染所致;甲肝和戊肝在临床和流行病学上类似,一般表现为急性感染,临床上以疲乏、食欲缺乏、厌油、肝功能异常为主,部分病例变现为黄疸,甲型肝炎和戊型肝炎均经粪-口途径传播,可因水源或食物被HAV/HEV污染而引起暴发或流行,发病率高,是危害人类健康和生命,威胁部队战斗力的重要传染病。

1. 病原学特点

(1)甲型肝炎病毒(HAV):归类于微小RNA病毒科中的嗜肝RNA病毒属,该属仅有HAV 1个种。HAV对外界抵抗力较强,耐酸碱,室温下可生存1周,干粪中25℃能生存30天,在贝壳类动物、污水、淡水、海水、泥土中能生存数月。能耐受60℃30分钟。80℃5分钟或100℃1分钟才能完全使之灭活。对紫外线、氯、甲醛等敏感。

(2)戊型肝炎病毒(HEV):HEV是单股正链RNA病毒,目前,HEV还无统一的基因分型,但依据基因序列的同源性大致可分为4类。第一类包括在缅甸、印度、巴基斯坦和我国等亚洲国家发现的大部分毒株,以及在北非一些国家发现的毒株;第二类仅有墨西哥株;第三类包括美国株,一些欧洲国家发现的毒株暂归此类;第四类主要由在中国内地和中国台湾新发现的毒株组成。虽然HEV有多个基因型,但血清型仅发现有1个。HEV不稳定,对高盐、氯化铯、氯仿敏感。

2. 流行病学特点

(1)甲型肝炎:①传染源。甲型肝炎无病毒携带状态,传染源为急性期患者、亚临床感染者和隐性感染者。甲型肝炎的潜伏期为 15～50 天,平均 30 天。在潜伏期后半期(发病前 14～21 天)感染者的粪便中就可检出病毒颗粒,在潜伏期末与发病初期(7～14 天)病毒排出量最大,即此时患者的传染性最强,当血清抗-HAV 出现时,粪便排毒基本停止。②传播途径。HAV 主要由粪-口途径传播。粪便污染饮用水、食物、蔬菜、玩具等均可引起流行,水源和食物污染可导致暴发。日常生活接触多为散发性发病,输血后甲型肝炎极罕见。③易感人群。人对 HAV 普遍易感,在感染 HAV 后产生比较稳固的免疫力,再次感染时一般不发病。在我国,大多数幼儿、儿童、青少年时期获得感染,以隐性感染为主,成年人抗 HAV IgG 的检出率＞80％,通过甲型肝炎疫苗接种可降低人群 HAV 易感性。④流行特征。甲型肝炎呈世界性分布,流行率与居住条件、卫生习惯及教育程度有密切关系。近年来许多发达国家甲型肝炎发病率已明显下降,在我国 1992 年 30 个省市肝炎流行病学调查结果显示,全国抗-HAV IgG 流行率为 81.26％,各地流行率差别也十分显著,总体表现为北高南低,西高东低,农村高于城市。甲型肝炎全年均可发病,可表现一定的季节性,尤其是温带地区,而热带地区不见季节高峰。我国发病高峰多为秋、冬季。

(2)戊型肝炎:传染源与传播途径与甲型肝炎类似,但有如下特点。①戊型肝炎的传染源主要是潜伏期末期和急性期患者,潜伏期 15～75 天,平均 40 天。本病无慢性化趋势和携带者。②暴发流行均由于粪便污染水源所致,散发多由于不洁食物或饮品所引起。③本病主要侵犯青壮年,儿童和老年人发病较少,孕妇病死率较高,可达 10％～40％。④戊型肝炎发病呈季节性升高,往往与当地甲型肝炎季节高峰相吻合,而且多发生于雨季或洪水后。散发病例似无明显季节性。⑤抗 HEV 多在短期内消失,少数可持续 1 年以上。⑥多项研究表明戊型肝炎可能存在经输血传播。⑦主要见于亚洲和非洲的一些发展中国家,也波及我国各地,我国许多地方均发生过流行,尤以新疆最为严重。

3. 预防控制措施　当前甲型肝炎和戊型肝炎的预防和控制采取以切断传播途径为主的综合措施,甲型肝炎疫苗的预防接种是预防和控制甲型肝炎的有效手段,戊型肝炎除无疫苗做预防接种和注射丙种球蛋白预防无效外,防治措施与甲型肝炎相同。

(1)搞好饮食、饮水、环境卫生,严格落实各项卫生制度,养成良好的个人卫生习惯。

(2)搞好检疫。对疫区来队和归队人员进行检疫(甲型肝炎 45 天,戊型肝炎 75 天),防止传染源进入部队。由于甲型肝炎和戊型肝炎病人潜伏期后期即有传染性,故对流行病学暴露史明确而未发病者,应给予检疫。

(3)接种甲型肝炎疫苗。如条件容许,最好在新兵入伍时普种,部队进入甲型肝炎流行严重地区前,或周围发生甲型肝炎流行时,普遍应急接种甲型肝炎疫苗。甲型肝炎患者的接触者可接种人血清或胎盘球蛋白以防止发病,注射时间越早越好,最迟不宜超过接触感染后 10 天。

(4)隔离治疗病人。部队发生甲型肝炎或戊型肝炎病人或流行时,须立即隔离治疗病人。症状、体征较重者,应尽快送医院隔离治疗;隔离时间均是自发病之日起 21 天,病人的粪便及其污染的物品,如衣被、用具、食具、办公用品、门把、扶手等应随时消毒。病人隔离、住院、出院后应对其污染环境进行终末消毒。

(5)甲型肝炎和戊型肝炎流行时,须严格控制人员相互往来、聚会、舞会、玩扑克等文娱活动,见面时不要握手。

(罗　芳　杨春梅　辛　鑫)

第三节 虫媒及自然疫源性疾病预防与控制

虫媒传染病是指被节肢动物以媒介的生物性或机械性传播将病原体从宿主动物传给健康动物或人类而引起的一类传染性疾病。如伊蚊传播登革热、黄热病；按蚊传播疟疾、丝虫病；虱传播流行性回归热、斑疹伤寒；蜱传播森林脑炎等。虫媒传染病与鼠媒传染病构成了媒介生物性疾病，习惯上统称为虫媒传染病。

自然疫源性疾病是一类以野生动物为主要传染源的传染病。这类传染病的病原体，在一定的自然条件下，可在野生动物间互相传播，即使没有人类参与也可世代延续，长期存在，构成了自然疫源地。人类只是在因生活、生产或军事行动等情况下进入疫区时，偶然受染发病。

虫媒传染病大多是自然疫源性疾病，分布广，危害大，易引起人畜暴发流行。据世界卫生组织报道，疟疾、登革热、黄热病、鼠疫等虫媒传染病极大地增加了全球对抗传染病的负担，全球近50％的人曾感染至少一种虫媒传染病。在我国，虫媒传染病在每年传染病总发病病例中占5％～10％，但它的病死人数则占传染病总死亡人数的30％～40％。

虫媒传染病除了对人类健康构成威胁外，对国家、地区的经济开发、旅游事业发展等都有严重的影响。筑路施工、矿山建设、农业拓荒、林业采伐和植树造林等劳动作业、勘探调查和野外军事行动的人员要十分注意预防虫媒病；对旅游点的开发、建设，对进入旅游点的旅游者健康保障，都要涉及虫媒传染病的问题，否则危害极大。

一、分类及流行特征

（一）虫媒传染病分类

1. 按照病原体的生物属性分类

（1）虫媒病毒病：①虫媒脑炎病毒病，如乙型脑炎、森林脑炎、东方马脑炎和西方马脑炎等；②虫媒出血性病毒病，如登革热和登革出血热、流行性出血热、新疆出血热、基孔肯雅病、黄热病和埃波拉出血热等。

（2）虫媒立克次体与埃立克体病：包括恙虫病、鼠源性斑疹伤寒、流行性斑疹伤寒、Q热、斑点热、猫抓病和战壕热等。

（3）虫媒细菌病：包括鼠疫和土拉弗菌病（兔热病）等。

（4）虫媒螺旋体病：包括莱姆病和蜱传回归热等。

（5）虫媒原虫病：包括疟疾、黑热病和弓形虫病等。

（6）虫媒蠕虫病：包括丝虫病、眼结合膜吸吮线虫感染和美丽筒线虫病等。

2. 按传播媒介的属性分类

（1）蚊媒传染病：包括登革热、乙型脑炎和黄热病等病毒病，以及疟疾和丝虫等寄生虫病。

（2）虱媒传染病：包括流行性斑疹伤寒和回归热等。

（3）蚤媒传染病：包括鼠疫和地方性斑疹伤寒等。

（4）白蛉传播疾病：包括黑热病等。

（5）蜱媒传染病：包括森林脑炎、克里米亚-刚果-新疆出血热等病毒病，以及回归热、Q热、斑点热和兔热病等。

（6）螨媒传染病：包括流行性出血热和恙虫病等。

(二)虫媒传染病流行特征

1. **传染源** 主要以感染了病原体的脊椎动物,包括野生的脊椎动物和牧养的家畜和家禽为主,尤其啮齿动物,人类作为传染源的较少。人和脊椎动物对病原体有着不同的敏感性,这是由于长期进化的结果。多数虫媒病原体,动物感染后呈隐性感染,而人体表现出明显的临床症状。如汉坦病毒、鼠类感染后并无明显的症状,而对人类则引起流行性出血热。易感性的高低,与病原体的种类、毒力强弱、集体的免疫状态等因素有关。

在自然疫源性疾病中,动物感染后可以通过多种途径向外排出病原体,如粪便、尿液、唾液、乳汁及鼻腔、生殖器或溃疡的分泌物均携带病原体,再通过一定的媒介感染另一易感动物。如人类食入各种感染动物的组织、昆虫及被宿主排出物污染的食物、水等经消化道而感染;吸入含有病原体的飞沫、尘埃等经呼吸道而感染;接触带有病原体的疫水、土壤、排泄物、分泌物、物品等,经破损的皮肤、黏膜而感染等。而虫媒传染病是以蚊、蠓、蜱、螨、虱、蚤、白蛉等节肢动物的吸血叮咬引起感染为其特征的一类传染病。

2. **传播途径** 虫媒传染病的传播途径,尤其是病毒性虫媒传染病,主要是通过节肢动物媒介的刺叮吸血而感染,媒介有蜱、螨、蚊、蠓、虱、蚤、白蛉等节肢动物。节肢动物传播病原体可分生物性传播和机械性传播,病原体在节肢动物表面被动的携带或被动的排泄或吸血时污染了口器,又借助口器或躯体将病原体搬运至另一易感动物,病原体在搬运过程中未发生质和量的改变者称为机械传播。生物性传播是病原体被吸入媒介体内,经过一定的发育和繁殖后,再传给另一易感动物或人,完成病原体在自然界的循环。如乙型脑炎、森林脑炎和登革热等。

此外,一些虫媒传染病还可通过呼吸道、消化道及破损的皮肤黏膜等途径感染。如鼠疫、流行性出血热、虱传斑疹伤寒等均可通过上述多种途径传播。

3. **人畜的易感性** 人和动物由于长期进化的结果,对虫媒传染病的病原体各有不同的易感性。如疟原虫,只对人类易感;而猴疟只对猴类易感。这种彼此互不感染性,称为种属的特异性。但是这种特异性,并不是一成不变的。如禽流感病毒,一般情况对禽类敏感,引起家禽和野禽中的流行,对人畜并不构成威胁。但是由于病毒基因的突变,或由于某种致病因子的改变,使原本对人类不易感的禽流感病毒,感染人类后可引起临床症状甚至死亡的例子也屡有报道。

易感机体的免疫力,可因年龄的差异而不同。刚出生的婴儿,有部分母体的抗体,但整个免疫系统还未建立,容易遭受病原微生物的侵害,随着年龄的增长,免疫系统才逐渐建立和完善。因此,使用婴儿发病率这个指标,对于在自然情况下确定某种昆虫是自然传播媒介,或验证预防控制效果有重要意义。

4. **地域性** 虫媒病的发生和流行具有两个明显的特点,即在空间上的地域性和时间上的季节性。地域性是由于虫媒病是由节肢动物媒介传播的,而节肢动物的地理分布,除少数分布于全世界外,大都各有其自然地理分布的特点。如我国的森林脑炎主要媒介为全沟硬蜱,该蜱主要分布于东北和新疆,大量发生于原始森林里,其成虫和若虫经常侵袭林区活动的人群,使人致病。次要媒介如一些血蜱和革蜱在林区也有,但数量少,它们在动物间的传播似乎更重要。疟疾虽然遍及世界各个国家,但传播疟疾的媒介按蚊则随地区而不同,如我国的南方山区主要由微小按蚊传播,而中部和北方平原地区则由中华按蚊传播,可见同样是疟疾,各地的主要和次要媒介均有不同。

5. **季节性** 季节性是虫媒病的另一流行特征。因为媒介节肢动物是变温动物,其孳生、生活、繁殖等常受环境条件,特别是温度、湿度、光照和降水量等气候因素的影响,对其种群的发生和数量增加有密切相关,因而随着季节变化而呈现出季节性消长曲线,其所传播的虫媒病也是呈季节性消长。一般虫媒病的发生常随虫媒数量的增加而暴发流行,两者的季节消长基本一致,虫媒在前,疾病在后。这是因为在生物传播中,病原体在媒介体内需要经历一个外潜伏期;另外,人畜在虫媒感染病原体后至发病也需要有一定的时间,称为潜伏期。两个潜复期相加约等于虫媒种群数量升降曲线与虫媒病例数量曲线之间间隔的时间。如流行于湖北长江流域的疟疾发病季节与媒介中华按蚊密度关系看出,中华按蚊密度高峰为7～9月份,而疟疾发病高峰为9～10月份,间隔时间约1个月。对于机械性传播方式的虫媒病,因不必经过外潜伏期,间隔时间相应缩短。

季节消长变化,也可因节肢动物种类而异。如蚊虫一般大量发生于夏、秋季,蚊媒病发病高峰也常见于夏、秋季;而人虱的繁殖季节在冬、春季,因而虱媒病如流行性斑疹伤寒也在冬、春季最为流行。同样是暖季发生节肢动物,由于季节高峰不同,所传播的虫媒病流行期也不同。

二、预防控制措施

虫媒传染病的预防与其他传染病一样,强调控制传染源和切断传播途径,并通过多种途径改善与提高人群免疫力。但因虫媒传染病通过媒介传播,所以,对媒介的控制是非常重要的一个环节,并且效果也常十分明显。且因传染病的发生和流行过程受到复杂的社会和自然因素的影响,因此,必须重视因地、因时制宜进行综合防治。

为了有效地防制虫媒传染病的发生和流行,应采取以下措施。

(一)传染源的控制

虫媒传染病的传染源主要包括宿主动物、现患病人和病原体携带者,是传染病发生流行、暴发的隐患。故应采取相应措施加以管理,以防造成新的感染。

1.加强疫情和媒介的监测　是做好虫媒病防治工作的前提,如北方各省对鼠疫的监测年年进行,南方各省也有疟疾和媒介虫情的监测工作,一旦发现疫情或出现危险虫情警戒线时,能提供给政府相关决策部门采取有关措施,这对鼠疫和疟疾的预防起着重要作用。

2.现患病人的管理　应做到早发现、早诊断,加强疫情报告,采取早隔离和早治疗,同时采取其他防疫措施。有些疾病则不在人间相互传播,可不必隔离。

3.动物的管理　许多哺乳动物、禽类对虫媒病原体均易感,除个别外,大多动物本身不"发病",但病原体能在动物体内增殖、产生较高的毒血症,可作为传染源和储存宿主。一般针对野生或半野生动物的预防控制较难,而针对家养动物较易些。对家养动物,可用圈养、改善管理条件和免疫接种或药物预防等科学管理法。

4.加强检疫。

(二)媒介节肢动物的防制

1.防制的原则

(1)应根据不同媒介的生态习性采取针对性的综合预防控制措施。包括药物杀虫和孳生地处置。

(2)加强个体防护,包括使用驱避剂在内的各种防护措施,防止吸血媒介的刺叮。

(3)鼠类等小型哺乳动物是多种自然疫源性疾病病原体的储存宿主,要应用有效药械进行杀灭,每年根据不同季节,定期组织灭鼠;对病死动物不要直接触摸。

2. 综合防治措施 媒介节肢动物的种类较多,其孳生习性与生态习性也较复杂,对其防制必须依据不同种类的生态习性,以标本兼治,侧重以本为主的原则,以经济、有效、简便和安全为目的,因地因时制宜地采用以环境治理、化学防治、生物防治或其他有效手段组成的措施,把靶标媒介控制在不足为害的水平,以达到除害灭病的目的。

探险和旅游者,尤其部队在野外执行任务或在森林、草原地区驻扎时,更应做好个体防护。

(三)提高群体免疫力

有计划地进行预防接种,是提高军民群体抗病能力、控制和消灭传染病发生和流行的重要措施,也是战时反生物战的主要手段。目前我国研制成功并在人群应用的虫媒病疫苗有乙型脑炎疫苗、森林脑炎疫苗、黄热病疫苗、流行性斑疹伤寒疫苗和鼠疫菌苗等。

药物预防也称预防服药,是一种控制传染病流行的应急措施。一般多在部队开赴疫区执行战勤任务或传染病有流行趋势等紧急情况下进行,也可对接触者或易感者进行药物预防。战时敌方使用生物武器时可选择一些有针对性的抗生素或磺胺类药物,对战区指战员进行药物预防。

(四)法规防治

虫媒病的防治不仅要靠业务部门的努力,还需制订必要的行政法规,作为卫生监督、环境保护、动物管理、疫情监测、宣传教育、组织协作等工作的依据。

三、重点虫媒及自然疫源性疾病的预防与控制

(一)疟疾

疟疾是经按蚊叮咬传播,由疟原虫寄生于红细胞内所引起的传染病。临床上以间歇性寒战、高热、出汗、脾大与贫血等为特征。

1. 病原学特点 疟疾的病原体疟原虫属于真球虫目疟原虫科疟原虫属,寄生于人体的疟原虫有 4 种,即间日疟原虫、恶性疟原虫、三日疟原虫和卵形疟原虫。它们分别引起间日疟、恶性疟、三日疟和卵形疟。三日疟原虫可感染人与猿猴,其余 3 种疟原虫均专门寄生于人体。恶性疟常见凶险发作,而间日疟和卵形疟常有复发。我国主要有间日疟原虫和恶性疟原虫,三日疟原虫少见,卵形疟原虫罕见,但近年来在我国偶见有国外输入的病例。

2. 流行病学特点

(1)传染源:是指疟疾现症患者和无症状的带虫者。初次感染者经数次发作后,体内外周血液中存在配子体时,才有流行病学意义。发作的次数越多,则传染性越大。复发者在复发第 1 天血液中即有配子体。血液中雌雄配子体的比例与成熟程度对传染具有重要意义。据报道,间日疟原虫配子体常在原虫血症 2～3 天或以后出现,而恶性疟原虫配子体在原虫血症后 7～11 天出现。

(2)传播途径:主要有自然传播、输血传播和胎盘传播等。

①自然传播。在自然条件下,疟原虫只有通过雌性按蚊吸血才能进行传播,这是一种极其重要的传播方式。我国主要传疟媒介按蚊有中华按蚊、嗜人按蚊、微小按蚊和大劣按蚊 4 种。

②输血传播和胎盘传播。通过由带有裂殖子的血液输入健康人体内而引起感染的疟疾,称之输血传播。由输血引起疟疾传播多见于高疟区人群。疟原虫可通过胎盘传给胎儿,引起先天性疟疾感染。

（3）易感人群：我国人群对疟疾普遍易感。但经过受疟疾感染后，可产生抗体，具有一定免疫力。这种免疫力一般不超过3个月。疟疾的免疫主要为带虫免疫，在高疟区的成年人为多见，婴幼儿少见。非流行区居民无免疫力，当大量的非流行区人群进入高疟区时，易出现暴发流行。在流行区的婴幼儿中感染疟疾，可使机体产生保护性的免疫力。所以，疟区成年人发病率常低于儿童。

疟疾流行除上述3个环节外，还与自然因素和社会因素有关。自然因素主要受温度和雨量的影响，当温度与雨量适合时，即有利于按蚊数量的增长，其吸血活动和原虫在蚊体内发育良好，从而会促进疟疾的传播。社会因素如政治、经济、文化、卫生水平和人类的社会活动等可直接或间接地影响疟疾的传播与流行。近年来，我国疟疾疫区有所上升趋势的主要原因是经济开发后流动人口增加，输入病例增多，引起局部地区传染源扩散。

（4）流行特征

①地理分布：疟疾在全世界均有分布。全球温带地区多有疟疾流行。非洲以恶性疟疾流行为主。间日疟分布最广，遍及热带、亚热带、温带的国家和地区，以中美和东南亚地区为多见。三日疟少见，但在非洲中部和西部等地区还有发生。卵形疟除非洲局部地区外，其他地方极为少见。现在，全世界仅欧洲、北美、澳大利亚和日本等37个国家和地区已消灭疟疾或得到控制。

我国4种疟疾皆有分布。全国疟区划分为4类地区。

北纬33°以北地区：属非稳定性低疟区。疟区主要分布于靠近河流、湖泊的低洼区和水稻种植区，其余大部分地区没有疟疾发生。只有间日疟流行，无恶性疟。若有恶性疟也是外地输入的，但持续时间不长。主要媒介为中华按蚊。在新疆有麦赛按蚊和萨氏按蚊。在水灾的年份易于引起疟疾暴发流行。

北纬25°～33°地区：属非稳定性中低疟区，疟疾流行广泛。山区和丘陵区为中疟区，平原区为低疟区。间日疟、恶性疟和三日疟均有分布。但以间日疟为主。主要媒介为嗜人按蚊和中华按蚊。有些地区还有微小按蚊。在特定条件下，可能发生间日疟和恶性疟的暴发流行。

北纬25°以南地区：属高疟区，疟疾广泛存在。山区是高疟区，平原为低疟区。4种人体疟疾均有分布。恶性疟多见，间日疟次之，三日疟散在，卵形疟仅见于云南省边陲和海南省，但十分罕见。混合感染的疟原虫比例较高。在山区的主要蚊媒为微小按蚊，次之是日月潭按蚊。海南省山林地区主要媒介为大劣按蚊。平原地区主要媒介是中华按蚊。在一些山区，嗜人按蚊也有一定的传播作用。无免疫力的外来人群，易于发生疟疾，常可出现暴发流行。

无疟区（西北地区）：包括西北和华北的荒漠干旱地区，西南的高寒地区和华北的山区。其中青藏高原、西北和内蒙古荒漠与东北林区为天然无疟区。但在新疆伊犁河流域和南疆少数地区还有间日疟发生。

②时间分布：蚊虫的繁殖和活动与季节性的温湿度有密切关系。疟原虫在蚊体内的发育生长需要适宜的温湿度。在南方地区年平均气温较高，疟疾的传播常在每年的9～12月份。如海南省全年均可流行。北方寒冷干燥，一年可传播疟疾的时间为3～6个月，其发病高峰一般在夏、秋季节。根据我国疟区每年发病的时间来看，在北纬33°以北地区，疟疾传播时期3～6个月，发病高峰在8～9月份；北纬25°～33°地区，疟疾传播时期为6～8个月，一般有两个发病高峰，初发高峰在8～9月份，复发高峰在5～6月份。北纬25°以南地区，疟疾传播期为9～12个月，发病高峰多在6～10月份。

③人群分布:各年龄组普遍易感。小儿对疟疾缺乏免疫力,因而感染后发病者较多,病情也较重,且易发展为凶险型的疟疾,其病死率较高。当非疫区人口进入疫区时,易受疟原虫感染而发病。据报道,从外地非疫区人员进入广东省、海南省、福建省南部疟疾流行区,其疟疾感染率和病死率明显高于当地常住的居民。

④流行形式:疟疾流行形式有多种,主要有地方性流行和暴发性流行2种。地方性流行形式是指疟疾在一个地区经常存在,逐年虽有季节性波动,但变动幅度不大;而暴发性流行是指疟疾发病率波动很大,时而流行很轻,甚至未发生疟疾,时而病例急剧上升,比常年水平升高数倍甚至数百倍。这2种表现形式可以互相转化。在地方性流行的地区,有时出现暴发,而暴发流行后也可转为地方性流行。但在人为干预的情况下,可以控制或消失。

3. 预防控制措施

(1)控制传染源:在流行病学调查的基础上,早期发现疟疾患者和带虫者,并建立患者档案,对患者进行早期彻底治疗。对1年内有间日疟、三日疟史而未经根治的患者,应进行抗复发治疗。

(2)消灭媒介按蚊:防制方法详见本书第10章第六节"媒介生物控制"部分。

(3)个体防护:主要措施为防蚊叮咬和预防服药。

(二)乙型脑炎

流行性乙型脑炎(简称乙型脑炎)是由日本脑炎病毒引起的人畜共患传染病,严重威胁人畜健康。本病在热带地区无明显的季节性,全年均可出现流行或散发,而在温带和亚热带地区则有严格的季节性,主要在夏、秋季流行。主要侵犯儿童,特别是学龄前儿童。临床上以高热、呕吐、嗜睡、抽搐、意识障碍、呼吸衰竭等中枢神经系统感染症状为特征。严重乙型脑炎患者后遗症较高,有15%~30%的患者病后残留不同程度的后遗症。

1. 病原学特点 乙型脑炎病毒属黄病毒科黄病毒属,分3个血清型。在我国流行的乙型脑炎病毒血清型比较单一。本病毒对热较敏感,加热煮沸可彻底杀灭病毒。紫外线、甲醛(福尔马林)、高锰酸钾均可灭活病毒。

2. 流行病学特点

(1)传染源:主要是家畜包括猪、牛、马、羊、骡、狗等。感染后多呈隐性经过,偶尔出现脑炎。在流行区内,本病每年在动物中有广泛传播,且比人群流行早2~4周,因此家畜是重要传染源。在我国猪感染率为100%,系本病传播的主要传染源,也是乙型脑炎病毒的扩增宿主。

患者在潜伏期和发病初期,有短期病毒血症,可成为传染源,隐性感染者也可作为传染源,但在流行病学上意义不大。

(2)传播媒介:主要传播媒介为蚊虫,已证明三带喙库蚊是流行区的主要媒介。已证明作为媒介的尚有环带库蚊(中国台湾)、伪杂鳞库蚊(印度)、杂鳞库蚊、白霜库蚊(泰国)、淡色库蚊和致倦库蚊(中国大陆)等。主要通过蚊虫叮咬人或动物而传播。

(3)人群易感性:人群对乙型脑炎普遍易感,多为隐性感染,显性发病与隐性感染的比例为1:500~1:2000,在流行区进行血清学调查时,发现阳性率随年龄增长而增高,易感者多为10岁以下儿童。在新疫区,所有人均为易感者。病后可产生免疫力。

(4)流行特征

①地区分布:乙型脑炎在世界上很多国家流行,分布范围很广,最南以北纬8°左右的爪哇至最北50°左右的俄罗斯西伯利亚的滨海地区,东经65°的印度、孟加拉至135°东太平洋日本

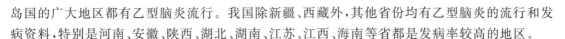

岛国的广大地区都有乙型脑炎流行。我国除新疆、西藏外,其他省份均有乙型脑炎的流行和发病资料,特别是河南、安徽、陕西、湖北、湖南、江苏、江西、海南等省都是发病率较高的地区。

②季节分布:在热带地区乙型脑炎的流行无明显的季节性,全年均可出现流行或散发,而在温带和亚热带地区则有严格的季节性,主要在夏、秋季流行。根据我国多年统计资料,90%的病例发生在7~9月份,流行高峰华中地区在7~8月份,由于气候特点,华北地区和云南省的流行高峰较华中地区推迟1个月。华南地区流行较华中地区提早1个月。

③人群分布:发病年龄以儿童为主。然而不同的地方发病年龄不同。在我国台湾,主要在2~5岁年龄组,在韩国、印度南部及泰国以学龄儿童为主,中国大陆集中在10岁以下儿童。但近年来发病的年龄有上升趋势(尤其在日本),可能与儿童普遍接种疫苗有关。在大多数的流行中,男性发病率较女性略高。

④流行形式:本病流行无明显的周期性,乙型脑炎自1924年在日本大流行以来,持续近半个世纪。近20多年来,其流行强度已发生重大变化。在流行季节仍以散发为主,发病率多明显降低。我国自20世纪50年代的(15~20)/10万降至2/10万。主要归功于乙型脑炎疫苗的广泛接种。

3. 预防控制措施　乙型脑炎的预防是控制传染源、传播媒介和提高人群免疫力。采取防蚊、灭蚊和预防接种为主的综合性防治措施。

(1)控制传染源:传染源主要是家畜、家禽,尤其是猪为南方乙型脑炎的传播中间宿主,预防的重点应放在动物,特别是猪的管理和疫苗接种上,因此,在饲养场尤其是猪场要做好环境卫生工作。夏季可用中草药如青蒿、桉树叶、辣蓼等烟熏驱蚊,每15天喷洒滞留灭蚊药1次,有条件者可对母猪及其他家畜进行疫苗注射,尤其对没有经过流行季节的幼猪和马,以及新进入疫区的动物均应进行疫苗接种,控制动物感染乙型脑炎病毒,降低动物的病毒携带率,从而控制乙型脑炎在人群中的流行。

人感染乙型脑炎病毒后,在病程早期即有传染性,因此,在流行季节中应对疑似病例及早期病人进行隔离。

(2)切断传播途径:灭蚊是预防乙型脑炎和控制本病流行的一项根本措施。要控制蚊虫的孳生地,冬、春季以灭越冬蚊为主,春季以清除孳生地与杀灭早代幼虫为主,夏、秋季以灭成蚊为主,同时注意消灭幼虫。

(3)提高人群免疫力:应用乙型脑炎疫苗进行预防接种,这是保护易感人群的一项有效措施。目前我国用于人和动物免疫的乙型脑炎疫苗有2种,即灭活疫苗和减毒活疫苗。乙型脑炎流行季节在流行区内的易感者,可用免疫球蛋白肌内注射,在1~2个月有预防发病或减轻病情的作用。

(三)流行性出血热

流行性出血热(epidemic hemorrhagic fever,EHF),是中国和日本对本病的统称,在朝鲜称朝鲜出血热,在苏联曾称出血性肾病肾炎,在欧洲称流行性肾病。1982年WHO在东京召开的有关EHF学术会议上,推荐的统一名称为肾综合征出血热(hemorrhagic fever with renal syndrome,HFRS)。在我国除学术交流采用HFRS外,一般仍用流行性出血热这一传统名称。

EHF临床上以高热、低血压、出血、少尿及多尿等肾功能损害为特征。典型病例具有三大主征(发热、出血和肾损害)和5期经过(发热期、低血压期、少尿期、多尿期和恢复期)。本病分布广,病死率高,严重危害人民健康。

我国的 EHF 从 20 世纪 30 年代初发现,1955 年以前由于对本病缺乏认识,除在日军中记载的流行外,发现的病例很少,发病地区也局限在东北地区。1955 年在内蒙古大兴安岭地区的图里河人群中和陕西省宝鸡秦岭北坡修筑宝成铁路的工人中暴发流行后,才开始认识到其危害。此后,对 EHF 认识有所提高,报告流行性出血热发病人数不断增多,疫区不断扩大。在 20 世纪 50 年代全国报告流行性出血热只有 7 个省、自治区,发病 3 000 多例,到 80 年代有 26 个省发病流行的报道,发病人数近 70 万,到 90 年代末,发病人数达 1 346 821 例,死亡 45 349 例,年平均病死率 3.37%,严重危害我国人民身体健康和生命安全,是我国重点的防治传染病之一。

我军在执行农业生产和林区筑路任务中,曾多次发生流行。如驻安徽省城西湖和丹阳湖农场部队,1966－1971 年共发病 1 229 人,42 死亡人。1970 年仅城西湖就发病 462 人,29 人死亡。该农场黑线姬鼠占野鼠总数的 90% 以上。1982 年 5～6 月份,在长白山林区的吉林省和龙县林场筑路的部队人员中,发病 106 人,林场以大林姬鼠和棕背䶄为主要传染源。

1. 病原学特点 EHF 病毒属于汉坦病毒属(Hantavirus genus)。汉坦病毒感染所致人类汉坦病毒病(Hantavirus disease),目前发现有 2 种:肾综合征出血热(HFRS)和汉坦病毒肺综合征(HPS)。

该病毒对脂溶剂去氧胆酸钠、氯仿、乙醚、丙酮等敏感,乙醇、碘酒等常用消毒剂和戊二醛也能灭活病毒。紫外线照射,可使病毒迅速灭活。在 pH 7.0～9.0 条件下相对稳定;在酸性环境中比较敏感,pH 3.0～5.0 或以下则被灭活,该病毒对温度有一定抵抗力,37℃ 1 小时,其感染性未受明显影响;56～60℃ 1 小时,100℃ 1 分钟可被灭活。该病毒在 4～20℃ 条件下相对稳定,在－20℃ 以下低温和超低温条件下可长期存活。

2. 流行病学特点

(1)传染源:主要传染源,现已查出 60 多种脊椎动物和 11 种节肢动物携带病毒或抗体,但以小型啮齿动物,包括姬鼠属、家鼠属、田鼠属、仓鼠属等和小鼠属的一些种类为主。其中多数属于偶然感染或携带,流行病学作用不大,只有几个鼠种经流行病学证实为汉坦病毒的储存宿主,成为 EHF 的主要传染源,如黑线姬鼠、褐家鼠、棕背䶄、草原田鼠、黄颈姬鼠和鹿鼠等,这些鼠种都是当地的优势种,决定不同血清型汉坦病毒的分布。因为不同的汉坦病毒与储存宿主长期共同演化,某个鼠种成为某个汉坦病毒血清型的主要宿主。别的鼠种也可能携带该型病毒,但数量少,维持时间短。如轻型的流行性肾病仅见于欧洲棕背䶄分布区,重型 EHF 见于姬鼠属分布区,亚洲的重型 EHF 与黑线姬鼠分布区一致,欧洲的重型 EHF 则与黄颈姬鼠分布区密切相关。

家畜、家禽中也存在汉坦病毒感染或自然带毒,因其与人接触频繁,其流行病学作用不可忽视。

(2)传播途径:流行性出血热具有多途径传播的特点,其可能的传播途径有 3 个。

①动物源性传播:汉坦病毒在宿主动物体内分布广,携带时间长,可经尿、粪便和唾液排出。动物源性传播包括经皮肤伤口、消化道和呼吸道传播。

②螨媒传播:柏氏禽刺螨主要在家鼠、家禽巢穴和体外寄生,属专性吸血螨。该螨能作为家鼠型 EHF 的传播媒介,并兼有储存宿主的作用。由于室内灭鼠后,鼠体和洞内螨游离到地面上,可以主动叮人吸血,对鼠-人间传播本病可能有一定作用。陕西省 EHF 疫区小盾纤恙螨

为黑线姬鼠体外寄生的优势种,其季节消长与 EHF 发病季节一致,认为是当地流行性出血热的传播媒介。

③垂直传播:国内从患流行性出血热孕妇流产的死婴肝、肾和肺中分离出汉坦病毒;从自然界捕到的怀孕黑线姬鼠和褐家鼠的胎鼠及新生乳鼠脏器(脑、肺、肝)中检查到该病毒抗原;从人工感染的怀孕小鼠的胎鼠脏器中也分离出汉坦病毒。

(3)易感人群:不同性别、年龄、职业和种族人群对该病毒普遍易感,感染后部分人发病,部分人群处于隐性感染,持续数周后感染终止。国内监测结果证实,家鼠型疫区人群隐性感染率最高(5.17%),其次为混合型疫区(3.27%),姬鼠型疫区最低(1.11%)。造成姬鼠型和家鼠型疫区人群隐性自然感染率差异的主要原因,可能与两型毒株的毒力强弱有关。

本病愈后可获得稳固而持久的免疫力,极少见到二次感染发病的报道。

(4)影响因素:自然因素和社会因素对本病均有影响。本病为自然疫源性疾病,地理景观决定了宿主动物的分布,气候条件也有重要影响,因此自然因素有着决定性的作用。如安徽省霍邱县内淮河之滨的城西湖农场,遇到水灾,粮食颗粒无收,EHF 病例极少,如遇风调雨顺,农业大丰收,粮多鼠多,曾导致该地 EHF 爆发。

农田改造、农事活动、垦荒、兴修水利、植树造林,部队野营训练等,这些活动影响生态环境,或进入疫区增加暴露机会都会影响本病发生与流行。灭鼠措施的落实情况也有重要作用,诸因素集中起来反映在鼠密度和鼠病毒感染率这 2 个指标上。鼠密度在 2% 以下,一般不会发生 EHF 或仅个别发生,鼠密度超过 5% 有可能散在发生,鼠密度超过 10% 可出现不同程度的流行。在 EHF 疫区鼠病毒感染率与鼠密度有关。鼠密度愈大,病毒感染率愈高,传播能力强,疫区人员患病危险性增加。

(5)流行特征

①地理分布:汉坦病毒的传播遍及世界五大洲,近年来血清流行病学调查证明,五大洲有78 个国家普通人群血清中存在着汉坦病毒抗体。但发现临床患者或流行的国家仅见四大洲32 个国家,而且主要分布在欧、亚两洲的北部和东部。

我国大陆 32 个省(市、自治区、香港行政特区)中 30 个省证实有 EHF 发生或流行,仅青海和新疆无病例报道。该病主要分布在温带森林,在我国主要分布在海拔 500 m 以下的平原和丘陵地区,高流行强度的疫区主要分布在我国东部季风区域的温带夏绿阔叶林和亚热带常绿阔叶林地带。

EHF 疫区可分为姬鼠型、家鼠型和混合型 3 型。姬鼠型 EHF 疫区有严格的区域性,主要分布于河湖低洼潮湿地区及稻田较多的农业区,丘陵和山区,以黑线姬鼠为主要传染源;家鼠型 EHF 疫区无区域差别,以褐家鼠为主要传染源;近年来不少单纯姬鼠型疫区演变为混合型疫区,此疫区黑线姬鼠和褐家鼠都携带 EHF 病毒。

②时间分布:我国历年 EHF 资料表明,姬鼠型 EHF 在 20 世纪 50～70 年代发病季节均以秋冬季为高峰,从 10 月份至次年 1 月份,以 11～12 月份为高峰,有的地区夏季(6～7 月份)有一个发病小高峰,特别是林区往往发生夏季流行;家鼠型 EHF 主要发生在春季和夏初,在 3～6 月份,以 5 月份前后为高峰;混合型 EHF 全年均有发病,冬、春季出现双峰,一般冬峰高于春峰。

③人群分布:不同年龄均可感染发病,16～60 岁发病较多,主要集中在青壮年。青壮年在家鼠型出血热发病中约占 50%,在野鼠型出血热可占 80% 以上。在性别上,野鼠型出血热男

性发病为女性的 2～5 倍,家鼠型出血热性别差异较小。不同职业人群都可发病,我国发病人群主要是农民,占发病总数的 70%～80% 或更高,主要与接触、受染机会大小有关。

④流行形式:EHF 因疫区不同,流行形式也不同。一般来说,姬鼠型 EHF 以散发为主,家鼠型 EHF 发病较集中,较易引起暴发或流行。部队进入疫区作战、野营、施工、农垦等,如防疫措施不落实,很容易发生感染,引起流行。

3. 预防控制措施　由于汉坦病毒的多宿主性及传播途径的多样化,流行因素十分复杂,加上主要宿主鼠种数量大、分布广泛,难以有效控制。因此,EHF 的预防应采取以灭鼠防鼠为主的综合性措施。对高发病地区及其他疫区的高危人群应推行疫苗接种。

(1)疫情监测。对 EHF 进行流行病学监测是预防 EHF 的一项重要措施。对疫区周围 2～3km 范围的鼠间和人间疫情、疫源地和疫区、防制效果等进行监测。

(2)灭鼠防鼠。方法详见本书第 10 章第六节"媒介生物控制"部分。

(3)疫苗接种。高发病区及其他疫区的高危人群,以及与鼠类和野外疫源地接触机会较多的人群应接种疫苗。疫苗接种应在流行高峰季节前 0.5～1 个月完成。初次免疫 1 年后应加强接种 1 次。出现流行或遇其他特殊情况时,对受威胁人群应做紧急预防接种。

(4)灭螨防螨。

(5)做好个人防护。野外作业时注意防螨,野外作业时穿解放鞋,扎紧衣领、袖口、裤脚口,皮肤暴露部位涂驱避剂;衣服高挂,尽量不坐卧草地草堆;作业完毕拍打衣服,擦洗手脸,检查身体有无螨叮咬。收割和处理脏乱杂物、废弃物时要戴手套,防止损伤皮肤,并尽可能戴口罩,减少可能污染尘埃吸入。

(6)搞好饮食卫生。做好食物保藏和食具消毒工作,防止鼠类排泄物污染食品和食具。

(7)疫源地消毒。对病人血、尿和宿主动物的尸体、血液、唾液、排泄物及其污染物品和环境,均应做好随时和终末消毒。

(8)预防实验室感染。

(四)血吸虫病

凡寄生在脊椎动物血管内的吸虫称为血吸虫。寄生于人体的主要血吸虫有埃及血吸虫、曼氏血吸虫与日本血吸虫,3 种血吸虫引起的血吸虫病严重危害人类健康。在热带和亚热带地区,其危害仅次于疟疾,是最流行的水媒传染病。据 WHO 报告,估计农村超过 2 亿人受感染,5 亿～6 亿人受到感染威胁。埃及血吸虫分布于非洲、亚洲西部和欧洲南部,曼氏血吸虫分布于非洲、拉丁美洲与亚洲西部,日本血吸虫则分布于亚洲东部。

1. 病原学特点　日本血吸虫的生活史分为 6 个阶段:成虫、虫卵、毛蚴、母胞蚴、子胞蚴与尾蚴。

日本血吸虫成虫雌雄异体,寄生在人和某些哺乳动物的肝门静脉系统,主要在肠系膜下静脉与直肠上静脉中,雌虫寄生寿命一般为 3～5 年,少数可达 20～30 年或更长。成虫在小静脉末梢里产卵,1 条雌虫每日可产卵 2000～3000 个。进入肠壁的虫卵,一部分随肠黏膜的破溃进入肠腔,随粪便排出。

虫卵在粪内活存时间与温度有关,在 0～3℃为 15 天,12～18℃为 7 天,26～33℃仅可活存 48 小时。成熟虫卵在粪便中不孵化,入水后由于渗透压的作用,卵壳破裂,毛蚴孵出。毛蚴在 1～2 天若不能侵入钉螺体内即死亡。在 5～35℃虫卵均能孵化,温度高则孵化快,但毛蚴死亡也较快,以 25～30℃、pH6.8～7.8 为最适宜。水越清净孵化越多,光线有加速孵化的作用。

毛蚴侵入螺体后形成母胞蚴,继而在母胞蚴内出现很多子胞蚴。子胞蚴破母胞蚴的体壁而出,蟠曲在钉螺肝里。子胞蚴内的胚细胞发育为大量尾蚴。1个毛蚴在螺体经发育繁殖,可产生成千上万个尾蚴。

在水里或潮湿的泥土与草叶上,成熟尾蚴分批自螺体逸出。受染钉螺陆续放出尾蚴的期限可长达790天。温度15~35℃、pH6.6~7.8对尾蚴的逸出无影响,5℃以下则被抑制。尾蚴在水中主要分布于水面,可随水漂流。尾蚴逸出后在3~5℃下可活存72小时,15~18℃下60小时,25℃下56小时。

尾蚴借吸盘吸附在皮肤上,并借体部伸缩的机械作用和头腺分泌物的化学作用,脱落尾部侵入皮肤、黏膜,此时称为童虫。童虫由皮下组织钻入小淋巴管或血管到达静脉系统,经右心、肺、左心和大循环而入肠系膜静脉,最后在肝门静脉分支里,经童虫雌雄合抱而发育为成虫。成虫逆血流至肝外肝门静脉分支里寄生(主要在直肠上静脉和肠系膜下静脉)。自尾蚴侵入至发育为成虫交合产卵需时4~6周,在移行过程中部分童虫可死亡。

2. 流行病学特点

(1)传染源:日本血吸虫病为人畜共患寄生虫病,终宿主人、畜及野生动物因排出血吸虫卵而成为传染源。以牛、羊、猪、犬及野鼠为主要的动物传染源。

(2)传播途径:血吸虫的传播途径包括虫卵入水、毛蚴孵出、侵入钉螺、尾蚴从螺体逸出和侵入终宿主这一全过程。在上述各个环节中,含有血吸虫卵的粪便污染水体、水体中存在钉螺和人群接触疫水是3个重要环节。

在流行区,经常受病人、病畜的粪便污染、而钉螺感染率高的场所,常是人、畜最易感染血吸虫的地方,通常称为易感地带。在湖沼地区,易感地带多为地势低洼、地形复杂、江水易于倒灌或大雨后积水不易排出、感染性钉螺密度高、人畜接触频繁的地区。在水网地区,易感地点常在居民区附近,群众生产、生活常到的地点,或船户、渔民停泊处附近。丘陵和山间平坝地区的易感地点常在居民区附近的沟渠、小溪和池塘,而高山地区主要在稻田及家畜放牧的草圃,如在云南省山区感染性钉螺分布于稻田、小沟和荒田草地为多。在居民区周围300m以内及远离居民区1000m以外的钉螺感染率较高,前者是人群的主要感染区,后者是牛群的主要感染区。在同一水系内,钉螺感染自上(高海拔)而下有逐步增高的趋势。感染螺点相对稳定,但新的感染螺点也时有发现。

日本血吸虫的分布严格地受钉螺分布的支配。没有钉螺的地方,虽然可以有本病的患者(输入型患者),但不能在当地传播开来。感染性钉螺分布是不均匀的,即使在同一条河、沟,或同一块草滩上也是极不均匀的。因为各处的水体被粪便污染的机会和程度有所不同。人、畜最易遭受感染的地方,往往是患本病的人、畜粪便污染水源感染钉螺最为严重的地方。

(3)易感者:儿童、青少年及非疫区人群为易感人群,最容易暴发急性血吸虫病流行。在家畜中,黄牛比水牛易感,发病率高,病情严重。

(4)影响因素

①自然因素:血吸虫中间宿主钉螺的孳生与气温、水分、土壤、植被等因素密切相关。我国有钉螺地区均分布于1月份平均气温1℃等温线以南。血吸虫生活史中多个阶段都是在水中完成的。血吸虫病流行区都有较多的水源,且雨量充沛。洪水亦能严重地影响血吸虫病的疫情。常有洪水侵犯的地带往往是血吸虫病的老疫区。洪水暴发之后,血吸虫新病例激增,且常

有急性血吸虫病例,甚至成批发生。有机质丰富的土壤及岸边丛生的杂草是钉螺孳生的条件。使灌溉渠道水泥化,改变钉螺的孳生环境是生态灭螺的成功范例。

②社会因素:血吸虫病是一个社会性很强的疾病。许多社会因素影响血吸虫病的传播和流行,包括人、畜的行为(暴露与污染),人口流动,水利建设和社会制度等。

(5)流行特征

①地方性:地理分布与钉螺的地理分布相吻合。钉螺的分布有严格的地方性,因此,血吸虫病的分布也有严格的地方性。血吸虫病曾在我国长江流域及其以南的 12 个省、市、自治区流行,但在各省、市、区内血吸虫病并非普遍流行:各省有其一定的县或市,各县、市有其一定的乡,各乡各有其一定的居民点在流行;轻重程度也各不相同,这取决于钉螺的分布特征。例如,长江中、下游大多数流行区是连成大片的,但在这样广阔的流行区内,也往往可找到小范围没有血吸虫病的地区。血吸虫病多流行于农村,近年有向城市逼近的趋势。

②疫区分型:根据流行病学特点和钉螺孳生的地理环境,我国的血吸虫病流行区划分为水网型、湖沼型及山丘型 3 个类型。

③季节性分布:一年四季均可感染血吸虫,但以春、夏季受染的机会最多,冬季感染的机会较少。感染多发的季节也因居民居住的地区、职业、生活习惯的不同而有差异。

春季雨水多,气温对钉螺最为适宜,钉螺最为活跃。此时人们生产繁忙,下水的机会增多,导致感染的机会亦多。湖区春汛第一次涨水时淹没高危易感地带,感染性钉螺久旱逢"水"逸放出大量的尾蚴,此时接触疫水最为危险。农民常在此时抢收旱熟作物,皮肤大面积接触疫水导致成批急性感染的发生。

夏季气温高,下水的人数远多于其他季节,如在河(湖)水中游泳、洗澡和参加防洪抢险等,故急性感染的发生以夏季多见。秋季温度虽适宜钉螺生活,但雨量较春、夏季为少,田中亦多干涸,感染血吸虫的机会也相对减少。但是,随着下湖捕鱼、捞虾人数的增加,秋季感染问题已日渐引起重视。

④年龄和性别分布:各年龄组人群均可感染血吸虫,但各年龄组感染有异。一般流行区,5岁以下的幼儿感染率较低;5 岁以上儿童渐渐喜在河(沟、湖)边戏水、游泳,则感染率迅速上升。10 岁以后逐渐参加劳动,如割草、放牧、捕鱼虾等,同时戏水游泳者亦多,故感染率上升更快。成年后积极投入生产,经常与疫水接触,故感染曲线高峰往往在青壮年时期。壮年至 50岁,感染率维持相当高的水平后,有下降趋势。

性别对血吸虫易感性并无区别。各地男、女感染率的差异是因两性生产劳动方式及生活习惯不同所造成的。在一般流行区女性感染率往往低于男性。

⑤职业分布:血吸虫病人中,农民占的比例最大。长期活动于水上的渔船、渔民感染率最高。从事打草、捕鱼捞虾、打鱼苗、插秧、耘田、推舟、护堤及放牧等劳动者有较高的感染率。

3. 预防控制措施

(1)控制传染源

①查病治病:及时查治是控制血吸虫病传染源的主要措施。凡驻疫区或到疫区训练的部队、去疫区出差或从疫区新调入的人员(含家属),以及来自疫区的新兵,均应进行检查,对查出的患者和带虫者,要及时给予药物治疗。

②疫情管理:驻疫区部队或将进入疫区的部队应进行卫生流行病学侦察,必要时进行流行病学调查,了解该地区人、畜感染情况和钉螺分布情况、孳生地点、面积、密度、阳性率等。有重

点、有针对性地对部队营区和人员活动场所进行现场调查。部队活动要尽量避开有螺地带,以防感染。对查出的感染者均应进行及时治疗。查出的患者应按照疫情上报程序上报。

③加强对流动人员的管理:部队经常外出的人员,如采购人员、汽车驾驶员等,易进入疫区而受感染。对去过疫区、有疫水接触史者应重点检查,查出感染者应及时治疗。

④病畜的查治:通过地方血吸虫病防治机构了解部队驻地病畜感染情况。对部队饲养的家畜也要进行调查。调查的主要对象是耕牛,其次是猪、羊、马、骡、狗、猫等。对查出的病畜要和患者进行同步治疗。经济意义不大的病畜可宰杀。病畜粪便要严格处理。

⑤捕杀野生动物:多种野生哺乳动物可感染血吸虫,成为传染源,如野兔、野猫、野猪、刺猬和鼠类。特别是鼠类数量大,带虫的可能性大,应定时灭鼠。

(2)灭螺:消灭钉螺是阻断血吸虫病传播的重要环节。灭螺方法有生态学、药物、热力和生物学4类。方法的选择应根据驻地环境特点、钉螺的分布及感染程度合理规划。以先重后轻、先近后远、先上游后下游、先易后难、由点到面的原则,有计划、有步骤地综合治理。做到灭一块,清一块,巩固一块。以生态灭螺为主,药物灭螺为辅。

(3)粪便、水源管理:人、畜粪便,尤其是阳性粪便的管理是阻断血吸虫传播的重要环节。因地制宜,提供安全用水是预防血吸虫病的重要措施之一。

(4)人员防护:在难以全面消灭钉螺的地方,特别是感染螺密度高的区域,采取必要的防护措施,对减少或控制疾病具有十分重要的意义。

(五)钩端螺旋体病

钩端螺旋体病(简称钩体病)是由一组致病性钩端螺旋体引起的急性传染病,也是我国目前存在的主要自然疫源性疾病之一。临床上以高热、腓肠肌痛、淋巴结大、皮下与黏膜出血为特征。

本病在我国分布广泛,除甘肃、青海、宁夏回族自治区3省(区)外,其余各省区均有本病的存在和流行,尤其是南方各省流行较严重。本病对工农业生产建设和人民健康危害很大,特别是对部队完成各项任务也有较大的影响。

1. 病原学特点　钩端螺旋体(简称钩体)种类很多,根据生物学特点可分为两群:一是双曲钩体,为非致病性或腐生性钩体;另一是问号状钩体,为致病性或寄生性钩体。根据血清学分类,国际上已有23群200型,国内有18群75型。

钩体在体外温度和温度适宜条件下,水或湿土中可存活1~3个月,但对寒冷、干燥及一般消毒剂非常敏感,可迅速杀灭。

2. 流行病学特点

(1)传染源:钩体的宿主非常广泛,包括哺乳动物、鸟类和两栖类动物,我国已从40多种动物分离到13个血清型钩体,但主要传染源是鼠类和家畜。

①鼠类:我国已证明20多种鼠为带菌动物,各地区带菌鼠的种类,带菌率的高低,所带的菌群与菌型,作为传染源的作用等,差别很大。在同一地区的不同年份中也有差异。一般南方各省带菌鼠种类多,带菌率高,所带的菌型复杂,故鼠类是我国南方各省钩体病的主要传染源,其中黄胸鼠、黄毛鼠和黑线姬鼠为一些地区稻田型钩体病的主要传染源。

②家畜:我国已分离到钩体的家畜有猪、牛、羊、马、狗、猫及饲养的鹿等,猪是主要的传染源。

钩体病人一般不起传染源作用,人受感染后也可带菌排菌,但数量少,时间短,人的传染源意义有一定限度。

（2）传播途径

①疫水接触感染：人与污染的水和淤泥接触是钩体病的主要感染方式。自然界各种水体中钩体的分布相当广泛，我国各地曾从稻田水、塘水、沟水、泉水和井水中分离出致病性钩体。参加水田劳动、开垦荒塘荒田、积肥、收集猪饲料（水浮莲等），都要接触水体和潮湿泥土，这些地方常被鼠类和家畜尿所污染，特别是收割稻谷时受染；其次是游泳、泅渡、捕鱼等时受染。洪水泛滥时，家畜的排泄物，家畜饲养场的积水和泥土，鼠类栖息地及其排泄物等被洪水淹没和冲洗，扩大了污染范围，因抗洪、救灾、涉水而受染，还易造成流行。

②直接接触病畜感染：直接接触患者或带菌动物的尿或病畜流产物，或被鼠和犬咬伤也可受染。饲养人员、牧民、屠宰场工人及兽医人员，可因接触病畜尿液污染的环境、饲料或赤足清理畜舍而发生感染。

③其他途径感染：饮用污染水和食用污染食物时，可经口腔、食管黏膜感染。但食物不利于钩体的存活，而且胃酸可杀死钩体，因而通过食物传播本病极为少见。另外钩体可经动物性交互传，还可穿过胎盘进入胎仔，使胎仔感染而致死胎或流产。

（3）人群易感性：人对钩体普遍易感，病后对同型钩体有牢固的免疫力，对其他型钩体无交叉免疫，因此可发生异型的再感染，已证实有两型混合感染的情况。在实验室证明某些血清型之间，如黄疸出血型、流感伤寒型和波摩那型之间有明显的交叉免疫，澳洲型与黄疸出血型之间有弱的交叉免疫。

在流行地区，人们在生产劳动中经常接触疫水，可有隐性感染或轻型感染，而获得一定程度的免疫力。部队在流行地区泅渡训练、支农或生产部队在收割时，应特别注意做好来自非流行区新战士的预防工作。

（4）流行特征

①地区分布：钩体病是分布最广泛的自然疫源性疾病之一，在雨量充足，气候炎热的热带、亚热带常有流行，甚至沙漠地带的绿洲与冻土带也有它的存在。尤以江河两岸、湖泊和沼泽地区为甚。低洼地发病较多，山区发病较少。我国以广东、广西、四川、云南、福建和浙江等省流行最为严重。

我国钩体病的疫源地有2种类型：以鼠类为主要保菌宿主的自然疫源地，在南方地区普遍存在；以猪为主要保菌宿主的家畜疫源地，是北方地区的主要疫源地，但南方地区家畜疫源地也同样存在。

②流行形式：钩体病可以散在发生，也可形成流行，有时还可呈暴发性流行，常见有稻田型、洪水型、雨水型、散发型和丛林水型5种流行形式。

部队多因在钩体病流行地区或自然疫源地区执行下列任务时受染发病或引起流行：夏收、秋收时支农；抗洪；生产部队割稻；开垦沼泽地、荒塘、废弃已久的荒田；泅渡、游泳训练；在山林沼泽地区野营演习、施工、伐木、伐竹等。在这些情况下常呈暴发性。发生的季节不定。

我国近年调查结果：a. 黄河流域及其以北各省区，包括河南北部、山东、山西、北京、天津、辽宁、吉林、黑龙江和内蒙古，其流行形式主要为洪水型和雨水型，主要传染源是猪，波摩那为主要流行菌群。近年来，黄河以北有些地方出现稻田型钩体病暴发流行，如河南新乡、北京顺义，主要传染源是黑线姬鼠，黄疸出血型为主要流行菌群。b. 长江流域及其以南各省区，包括江苏、安徽、湖南、湖北、江西、浙江、福建、广西、广东、四川、贵州和云南等省，还包括陕西省，主要为稻田型流行,鼠为传染源。其中福建是针毛鼠,广东省、海南省和广西壮族自治区以黄毛鼠,云南省以黄胸鼠为主要传染源,其他省份的稻田型钩体病均以黑线姬鼠为主要传染源。福建的主要流行菌群是秋季群,广西壮族自治区为流感伤寒群,云南省是赛罗群,海南省是爪哇群,其他各省的稻田型钩体病均以黄疸出血群为主要流行菌群。洪水型和雨水型在这些地区也时有发生,以猪或犬为其传染源,波摩那和犬群为主要流行菌群。c.我国西部和西北部的青海、甘肃两省和宁夏回族自治区和新疆维吾尔自治区,尚未发现钩体病流行。

③季节性:我国钩体病一年四季均有发生,主要集中在气温高、雨量丰盛、水稻收割、种植繁忙的夏秋季,以 7～10 月份发病最多,占总病例的 93.13％,冬、春季发病很少。

④年龄、性别和职业:由于接触疫水的机会,以及机体免疫状态不同,因此,不同年龄、性别、职业的人员发病率有差别。

各年龄组均有发病,15 岁以上、40 岁以下的青、壮年发病最多。稻田型钩体病发病年龄偏高,雨水型和洪水型发病年龄偏低。年龄分布有一定地区差异。男性病人显著多于女性。主要流行于农村,各地发病均以农民为主。野外作业者,矿工、下水道工人、屠宰工人、饲养员等也易受染。部队由于行军、野营穿林、涉水、游泳、泅渡及生产等任务,以及新战士免疫力较低,容易引起本病的发生或流行。

3. 预防控制措施

(1)流行病学侦察。当部队到新地区野营、施工、生产时,应向当地卫生人员、干部、老农调查了解过去有无发生过钩体病或疑似病例。如果当地存在本病,应进一步详细了解历年的流行情况、流行特点、传染源的种类、人的受染方式和场所、菌型、防治经验等,并应实地观察流行地区的自然环境。如果了解不到当地有过本病,则应对部队活动地区的自然环境进行实地调查,特别是沼泽地、荒田、荒塘、河溪、水塘等,判断有无本病自然疫源地和受家畜粪尿污染的可能。根据侦察结果,做出正确判断,采取相应的措施。

(2)灭鼠防鼠。防制方法详见本书第 10 章第六节"媒介生物控制"部分。

(3)加强家畜粪尿管理,搞好环境卫生。

(4)结合农田水利建设,改造疫源地。

(5)个人防护。首先要了解钩体的感染途径,在感染的环境防止接触,如不去可疑疫水中游泳,不用河水刷牙,避免赤足进入猪圈内,不用新鲜猪、牛尿施肥等。在不影响生产的原则下,尽量避免或减少与疫水接触的机会。猪、牛场饲养员要做预防注射,要穿长筒靴进入猪、牛圈内打扫卫生和处理排泄物,避免尿液喷溅,如被喷溅应立即洗去。屠宰工人在处理肾和膀胱时应戴手套。在某些紧急情况下易感人群进入疫区内的水体、稻田和荒塘荒田劳动,有疑似病例发生时,对参加同地同样劳动的人群进行青霉素注射,可达到预防和治疗的双重作用。近年用多西环素(强力霉素)、特异性丙种球蛋白预防钩体病,获得良好效果。

部队在本病流行地区或可能存在疫源地的地区行军、作战、野营、训练、施工、生产时,应采取有效措施防止部队人员受染。

(6)预防接种。一般流行区主要是下水田或在潮湿地区易与污染水源接触的人员,特别是参加插秧、收割、防洪、排涝、开垦荒地的人员。农忙时参加支农的部队指战员、学校师生、机关干部。疫区附近的家畜饲养员、屠宰工人、下水道工人等都应做好预防注射。接种时间:钩体菌苗在接种后 1 个月产生免疫力,因此应在农忙前完成,通常在每年 4～5 月份进行。

（六）鼠疫

鼠疫又名黑死病,是一种由鼠疫耶尔森菌所引起的烈性传染病,主要由鼠蚤传播,具有传染性强、病情严重、病死率高等特点。鼠疫耶尔森菌曾被用作生物战剂,恐怖分子也视其为方便廉价的资源。

1. 病原学特点　鼠疫病原体为鼠疫杆菌,是卵圆形短小杆菌,两端浓染,革兰染色阴性,不形成芽胞。在外界有较强的抵抗力。在肺鼠疫患者痰中,室温下可生存 36 天;在干燥的痰中经 4~7 天死亡;在阴暗的地方,可活存 165 天。在冻僵的尸体中能活存 5 个月至 1 年。但在较高温度下,由于腐败菌、特别是变形杆菌的繁殖,鼠疫杆菌迅速死亡,如在 20~30℃时经 2 昼夜死亡。对物理和化学因子的抵抗力不强。日光对鼠疫杆菌有较强的杀灭作用。对热敏感,煮沸 1 分钟内死亡。常用的化学消毒剂,如来苏儿、苯酚(石炭酸)、甲醛(福尔马林溶液)、含氯石灰(漂白粉)等,在常用浓度下能迅速杀死鼠疫杆菌。

2. 流行病学特点

(1)传染源:鼠疫为典型的自然疫源性疾病,一般先在鼠间流行,然后再波及人,在人间流行。鼠间鼠疫的传染源(储存宿主)有野鼠、地鼠、狐、狼、猫、豹等,其中以黄鼠属和旱獭属最重要。人间鼠疫的传染源,一是染疫动物,在家鼠中,黄胸鼠、褐家鼠和黑家鼠是人间鼠疫的重要传染源。猫、狗、兔、骆驼和山羊也与人类的感染有关;二是鼠疫病人,各型患者均为传染源,以肺型鼠疫患者的传染性最强。败血性鼠疫早期的血液有传染性。腺鼠疫只有在被蚤吸血或脓肿破溃后才起传染源的作用。

(2)传播途径

①媒介昆虫:动物和人间鼠疫的传播主要以鼠蚤为媒介。当鼠蚤吸取含病菌的鼠血后,细菌在蚤胃大量繁殖,蚤再吸血时,即可随血进入动物或人体内。蚤粪中的鼠疫耶尔森菌,可通过搔抓的皮损进入体内。此种"鼠-蚤-人"的传播方式是鼠疫的主要传播方式。其他吸血虫媒,如硬蜱、臭虫、虱等,在自然条件下也可以携带病菌。

②直接接触:人直接接触感染鼠疫的动物(包括家畜)、媒介昆虫、鼠疫患者及其尸体,带菌分泌物和排泄物,病菌可经破损的皮肤或黏膜感染。屠宰、捕杀和加工患病动物是常见的直接接触感染途径之一。吃未煮熟的染疫动物的肉食也可引起感染。

③飞沫:肺鼠疫患者呼吸道中的鼠疫耶尔森菌可借飞沫或气溶胶在人与人之间传播鼠疫,并迅速造成人间肺鼠疫大流行;在剥食感染鼠疫的动物过程中产生的飞沫,也可通过呼吸道引起直接感染。

(3)人群易感性:人群对鼠疫普遍易感,感染后几乎百分之百发病,但也发现有症状的咽部携带者。无性别和年龄的差别。病愈后可获得稳固而持久的免疫力。预防接种可获得一定的免疫力。

(4)流行特征

①自然疫源性:自然界中,鼠疫杆菌通过媒介昆虫(蚤、硬蜱、臭虫、虱等)叮咬,在一定区域的鼠类和其他野生啮齿动物中间流行,形成所谓的疫源地。我国证实的鼠疫疫源地分布在 17 个省(自治区)、216 个县,动物鼠疫不断。人间鼠疫由 1985 年两个省(区)(青海、西藏)扩大至目前云南、内蒙古、新疆、甘肃 6 个省(区)。

全世界有各种类型的动物自然疫源地,在野生动物中间可独立长期持续存在,难于在短期内彻底消除。

②流行性:本病多由疫区随人、动物和媒介的活动向外传播,形成外源性鼠疫,引起流行、大流行。人间鼠疫则多由野鼠传至家鼠,再由家鼠传染给人;偶尔可通过狩猎、施工、军事活动或旅游进入疫区接触野生动物而感染。近年主要为散发和小型暴发流行。

③季节性:与宿主动物和传播媒介蚤类的活动、生存与繁衍情况及人类的活动有关。我国鼠疫流行季节,各地因气候而异。北方则多于夏、秋季开始并持续到冬季,南方的流行季节多在春季到夏季之间。如青藏高原,鼠疫只发生、流行于旱獭活动频繁的夏、秋季节,动物鼠疫流行高峰在6～9月份;人间鼠疫流行高峰为捕猎旱獭频繁的8～9月份;南方地区的主要宿主黄胸鼠和主要媒介印鼠客蚤繁殖全年都比较活跃,故一年四季均有病人发生;流行高峰广东省为2～6月份,云南省、福建省为7～10月份。肺鼠疫则以冬季多见。

④职业性:从事狩猎、农牧、地质勘探等的人员,野外活动和接触自然疫源地机会多,因而发病率较高。

3. 预防控制措施

(1)严格控制传染源

①管理患者:发现疑似或确诊患者,应立即按紧急疫情上报。有呼吸道症状或发热的疑似病人,应接受医疗观察;拟诊为肺鼠疫者,应进行呼吸道隔离。患者要严密隔离,禁止探视及病人互相往来。病人排泄物应彻底消毒,病人死亡应火葬或深埋。接触者可服用复方磺胺甲噁唑或四环素预防,并检疫9天,对曾接受预防接种者,检疫期应延长至12天。

鼠疫病人的病情发展很快,腺鼠疫有可能转变为继发性肺鼠疫,成为新的危险传染源,可导致肺鼠疫的暴发流行,对可疑的初发病人应在留取标本后迅速治疗。需送医院隔离治疗的可疑肺鼠疫病人要戴口罩,准备痰盒,派专人护送,途中禁止遗弃污物。

当确诊为鼠疫后,要对疫区进行封锁处理和检疫。封锁可按警戒区、大隔离圈、小隔离圈的等级划定。以病人家为中心把一个庭院、一栋房子划为小隔离圈,无关人员不准出入。以小隔离圈为中心把一个自然村或城镇的一部分划为大隔离圈,圈内人员可参加有组织的生产活动,但不准走出外宿。警戒区一般指大隔离圈周围2.5～5.0 km范围的居民点或城镇街道,如疫情传播面积较大,也可把一个县或某段交通要道划为警戒区,警戒区内的任务是对群众普遍进行疫苗接种,动员群众监视疫情。

封锁的解除应具备以下3点:最长潜伏期后(9～12天)再无新病例发生;各项防治措施完全落实;连续3天鼠蚤密度调查为零。

②消灭动物传染源:对自然疫源地进行疫情监测,控制鼠间鼠疫。人间疫区灭鼠时一般禁止用器械捕打,可用烟炮或氯化苦等毒剂灭鼠,并严封鼠洞。

(2)切断传播途径

①消毒:对腺鼠疫疫区,可只对小隔离圈进行表面消毒,肺鼠疫应进行大隔离圈消毒。

②灭蚤:灭蚤必须彻底,对猫、狗、家畜等也要喷药。

③加强交通及国境检疫。

(3)保护易感者

①预防接种:鼠疫菌苗预防接种,应在当地流行前1～2个月完成。预防接种的范围,应根据疫区的分布情况,以当地人群可能遭受鼠疫感染的危险程度来确定。疫区及其周围的居民、进入疫区的工作人员,均应进行预防接种。

②个人防护:工作人员在工作中要注意个人防护,必须穿着防护服,戴口罩、帽子、手套、眼

镜、穿胶鞋及隔离衣,严格遵守操作规程和消毒制度。进入疫区从事狩猎(捕捉旱獭)、考查、施工、军事活动等高危职业者及接触鼠疫杆菌(患者)的实验室工作人员和医务人员,必须接种菌苗,2周后方能进入疫区。也可用药物预防。

(贾德胜　李丙军　王长军)

第四节　经血及接触传播传染病预防与控制

经血传播传染病是指致病病原体通过血液传播的疾病,主要通过注射、输血、血液制品等方式实现人与人之间的传染。随着社会发展的进步,人与人交往密切程度的增加,经血传播的传染病也越来越多,主要由病毒、类病毒及原虫等病原体所致,包括乙型肝炎、丙型肝炎、丁型肝炎、艾滋病、梅毒、黑热病、人类嗜 T 淋巴细胞病毒感染等。

医院隔离技术规范(WS/ T 311-2009)中对接触传播的定义为:病原体通过手、媒介物直接或间接接触导致的传播。本节仅对直接接触传播传染病做简要介绍。直接接触传播是指传染源与易感者在没有任何外界因素的参与下直接接触所造成的传播,如 HIV、梅毒等性传播疾病及狂犬病等传染病。

一、分类及流行特征

经血及接触传播的传染病除经输血可能导致大面积人群群体发病外,较少发生暴发流行,因此,必须加强医疗单位消毒隔离管理,避免造成医源性感染。

(一)传染源

乙型肝炎、丙型肝炎、艾滋病、梅毒等传染病患者及病原携带者均是经血传播传染病的重要传染源,同样,这些传染病也可经性接触、经胎盘或医源性传播。

(二)传播途径

1. 血液及其制品　输入未经检测含有 HBV、HCV、HIV 病毒的血液,可造成感染。另外人工授精、皮肤移植和器官移植等,同样可引起血源性传染病的传播。

2. 医源性感染　共用被感染者使用过的、未经消毒的注射工具、医疗器械等,可造成 HBV、HCV、HIV 等传染病的传播。

3. 性接触　HIV、梅毒等病原体主要存在于感染者和病人的血液、精液、阴道分泌物、乳汁中。与已感染的伴侣发生无保护的性行为,包括同性、异性性接触和双性性接触,均可造成感染。

4. 母婴传播　在妊娠、生产和母乳喂养过程中,感染 HBV、HIV 的母亲可能会传播给胎儿及婴儿。

5. 直接接触传播　仅限于狂犬病、炭疽等传染病,病原体可通过破损皮肤及黏膜进入人体造成传播。HIV、HBV 等传染病不会经握手、拥抱、礼节性亲吻等日常生活接触传播。

(三)易感人群

人类对 HBV、HCV、HIV、梅毒、狂犬病等经血及接触传播传染病普遍易感。吸毒者、性滥交者、免疫功能低下者、血液透析患者及部分医护人员感染的机会和可能性较大。免疫接种可大大降低 HBV 的人群易感性。

二、预防控制措施

(一)经常性预防措施

1. 健康教育 针对艾滋病、梅毒等血源及性传播疾病必须制定健康教育和行为干预方案,向官兵传授保健知识,提高自我保护能力,培养健康行为,改变不良习惯,使广大官兵对艾滋病有正确的认识,掌握正确的防护知识和防护措施,才能达到有效预防的目的。

2. 预防接种 诸如乙型肝炎等传染病属于用疫苗可以预防的疾病,因此,必须根据疫情监测和人群免疫状况的分析,按照规定的免疫程序,有计划地利用疫苗进行预防接种,以提高人群的免疫水平,达到控制或最终消灭传染病的目的。

3. 卫生检疫 军队单位应当组织对所属人员定期进行健康体检,对从事饮水、食品、保育、住宿、洗浴、理发等与公共卫生安全密切相关的服务工作的军人、军队职工、工勤人员及其他聘用人员定期进行专项体检。对于来自传染病流行地区及有传染病接触史的人员必须进行检疫;新兵、新学员到达部队、院校后,必须进行集体检疫,检疫期一般45天;遇传染病暴发、流行或者因传染病确诊的需要,可以适当延长检疫期限。

(二)针对传染源的措施

1. 对病人的措施 对任何传染病患者都应做到早发现、早诊断、早报告、早隔离、早治疗。对于艾滋病、梅毒、乙型肝炎等重大血源性传染病更应做到"五早",才能控制传染源,防止传染病在人群中传播蔓延。

2. 对病原携带者的措施 做好登记并进行随访管理,乙型肝炎表面抗原(HBsAg)及e抗原(HBeAg)同时阳性者,未治愈前不得从事饮食、托幼等工作。乙型肝炎表面抗原阳性者、艾滋病抗体阳性者、梅毒抗体阳性者严禁做献血员。

(三)针对传播途径的措施

重点防止通过血液及其制品传播。加强医疗单位消毒隔离管理,医疗器械严格消毒,注射使用一次性注射器,医疗器械实行一人一用一消毒,避免医源性感染。加强血液及血制品的管理,做好血液及血制品乙型肝炎表面抗原、艾滋病抗体、梅毒抗体等检测,阳性者不得使用。

(四)保护易感人群的措施

1. 免疫预防 特异性预防措施主要是注射疫苗。另外,参加体育活动以增强体质,提高人群非特异性抵抗力,平时注意养成良好卫生习惯、合理营养等也可以有效预防各类传染病的发生。

2. 个人防护 接触血液及其制品的医务人员开展工作时必须戴手套、口罩、帽子、穿隔离衣,做好个人防护,可有效预防乙型肝炎、丙型肝炎、艾滋病等传染病;使用安全套可预防性病,有效地防止艾滋病病毒感染。

三、重点经血及接触传播的传染病的预防与控制

(一)乙型肝炎

乙型病毒性肝炎(viral hepatitis type B)系由乙型肝炎病毒(hepatitis B virus,HBV)引起,主要临床表现为发热、乏力、黄疸、尿黄、消化道症状、肝大及肝功能异常等。少数病例病程迁延,可转为慢性肝炎,部分病例可发展为肝硬化、肝癌;重症患者病情进展快,可发展为肝衰

竭;另一些感染者则成为无症状的病毒携带者。

1. 病原学特点

(1)乙型肝炎病毒(HBV)的分子生物学结构:完整的 HBV 颗粒由外膜和核心两部分组成。外膜蛋白是由蛋白质、糖类及脂质等构成的脂质双层结构,由核心内 S 基因编码而成。核心部分主要由核心蛋白构成,其中央为乙型肝炎病毒核酸 DNA 及 DNA 聚合酶。乙型肝炎病毒核酸为部分双链环状 DNA,由长链(负链,约含 3200 个核苷酸)和短链(不同亚型略有差异)组成。长链至少含有 4 个开放读码框(open reading frames,ORFs),分别编码外膜蛋白、核壳和 P 蛋白,另有 x 蛋白。外膜蛋白主要由 S 基因编码,具有完整的 HBsAg 抗原反应性。核心蛋白和核壳蛋白由 C 基因编码,核壳蛋白的主要功能是组装成核壳,将病毒基因组和聚合酶包裹,促使病毒颗粒成熟,并具有很强的抗原性,易诱生抗-HBc。前 C 和 C 基因共同编码 e 抗原,主要功能是免疫调节,促使病毒持续感染。DNA 聚合酶(DNAP)由 P 基因编码,x 蛋白由 x 基因编码,其作用尚不十分清楚。此外,在 HBV 感染者的血清中还存在 2 种无传染性的病毒颗粒:球形颗粒(直径 22nm)和管状颗粒(直径 22nm,长度 50~230nm),两者均由 HBV 的外膜蛋白构成。

(2)乙型肝炎病毒的复制:HBV 侵入人体后,与肝细胞膜上的受体结合,脱去包膜和衣壳。部分双链环状 HBV DNA 进入肝细胞核内,借助宿主酶的作用,转录成为前基因组 RNA,进入肝细胞质,在 HBV 反转录酶作用下,合成子代长链,进而合成子代短链 DNA,形成子代双链 HBV DNA;再与 mRNA 翻译产生核心蛋白及 DNA 聚合酶,一起最后装配成完整的 HBV,以芽生方式释放至肝细胞外。HBV 一旦感染,很难从体内彻底清除。

(3)HBV 的变异:HBV 可发生多种类型的变异(点突变、缺失、插入、移位、同义突变、错义突变等)。其中 S 区变异在预防控制中较为重要,主要有以下几种情况。①导致隐匿性 HBV 感染,表现为血清 HBsAg 阴性,但仍有低水平 HBV 复制。②导乙型肝炎免疫失败:在接种乙型肝炎疫苗的健康者或接受免疫球蛋白治疗的肝移植病例中发现免疫逃逸变异株,致使发生 HBV 再感染。③导致 HBsAg 与抗 HBs 共存:变异株可逃避未变异株诱生的抗 HBs 的中和作用,而与抗-HBs 共存。

(4)HBV 的血清亚型分型:依据 HBV 外膜主蛋白上的一些残基,HBV 血清亚型可分为 4 个主要亚型:adw、adr、ayw 和 ayr。各亚型的地理分布不同,在我国长江以北以 adr 占优势,长江以南 adr、adw 混存,在新疆维吾尔、西藏自治区本地民族中 ayw 占优势。不同亚型的临床意义尚不清楚。

(5)HBV 的稳定性:HBV 的抵抗力较强,煮沸 10 分钟,高压蒸汽消毒或 65℃ 10 小时可以灭活。0.5% 过氧乙酸、3% 含氯石灰(漂白粉)液和 0.2% 苯扎溴铵 30 分钟均可以灭活。不能加热的物品可用次氯酸、戊二醛、甲醛等消毒。

2. 流行病学特点

(1)传染源:HBV 无症状携带者是乙型肝炎最重要的传染源,其血清病毒复制水平是决定传染性强弱的主要因素,具有数量多、分布广、携带时间长、病毒载量高的特点。此外,急性乙型肝炎病人和慢性乙型肝炎病人病情反复发作或迁延不愈者,也是乙型肝炎的传染源。

(2)传播途径:HBV 主要经血和血制品、母婴、破损的皮肤和黏膜及性接触传播,此外,随着器官移植术的逐步增多,导致 HBV 感染的风险也应引起足够重视。

①母婴传播:一般来说,母婴传播主要是发生在围生期。有资料表明,未经乙型肝炎免疫

接种的新生儿中,HBsAg(＋)母亲的子女 HBsAg 阳性率为 30％～40％,而 HBsAg(－)母亲的子女 HBsAg 阳性率不超过 10％。

②医源性传播:a. 经血传播。输入 HBsAg 阳性血液、被 HBV 污染的凝血 Ⅷ 因子、Ⅸ 因子、凝血酶原复合物及血小板、白细胞、血细胞比容均可发生输血后乙型肝炎。b. 经污染的医疗器械传播,不符合消毒规范的侵入性诊疗操作和手术、使用未经严格消毒的医疗器械、注射器,导致极微量的血液污染可能使 HBV 易感者感染。c. 其他,如修足、文身、扎耳环孔,共用剃须刀、牙刷和餐具等也可以经破损的皮肤黏膜感染 HBV。此外,静脉内滥用毒品也是当前极需防范的传播途径。

③性接触传播:精液和阴道分泌物中含有 HBsAg 和 HBV DNA。未做任何防护的性行为也是 HBV 重要传播途径。

目前,我国已经全面实施新生儿乙型肝炎疫苗计划免疫,母婴传播率明显下降。通过对献血员实施严格筛查,经输血及血制品而引起的 HBV 感染已较少发生。医源性传播、性接触传播及静脉毒瘾者中的传播明显上升。

(3)人群易感性:凡未感染过乙型肝炎也未进行过乙型肝炎免疫接种者对 HBV 普遍易感。吸毒者、性传播疾病病人、性滥交者、免疫功能低下者,血液透析患者及部分医护人员感染 HBV 的机会和可能性较大。

(4)流行特征

①地区分布:乙型肝炎呈世界性分布,西欧、北美和澳大利亚流行率较低;东南亚和热带非洲流行率较高。我国是 HBV 感染高发国家,根据卫生部公布的 2006 年全国流行病调查结果推算,我国仍有乙型肝炎表面抗原携带者约 9 300 万人。

②季节性:无明显的流行周期和季节性。

③性别与年龄分布:我国男性的乙型肝炎感染率、发病率和 HBsAg 阳性率均高于女性。我国在 2005 年开始实施全免费的乙型肝炎疫苗儿童免疫规划,因此 10 岁以下儿童的乙型肝炎感染率、发病率和 HBsAg 阳性率明显下降。

④民族分布:有调查显示,我国各民族中 HBsAg 检出率维吾尔族为 5.3％、黎族为 7.0％、汉族为 15.3％、瑶族为 24.0％、藏族为 26.2％。

3. 预防控制措施

(1)接种乙型肝炎疫苗:接种对象主要是新生儿,其次是婴幼儿和高危人群(如医务人员、经常接触血液的人员、托幼机构工作人员、经常接受输血或血液制品者、乙型肝炎表面抗原阳性者的家庭成员等)。对乙型肝炎表面抗原阳性母亲的新生儿,应在出生后 24 小时内尽早注射乙型肝炎免疫球蛋白(HBIG),最好在出生后 12 小时内(越早越好),剂量应≥100U,同时在不同部位接种乙型肝炎疫苗,可显著提高阻断母婴传播的效果。对疫苗接种无应答者,可以增加疫苗的接种剂量,若仍无应答则可试用重组粒细胞-巨噬细胞集落刺激因子增加疫苗应答。

(2)切断传播途径:大力推广安全注射(包括针灸的针具),严格遵守医院感染管理中的标准防护原则,对牙科器械、内镜等医疗器具应严格消毒。服务行业所用的理发、刮脸、修脚、穿刺和文身等器具也应严格消毒。注意个人卫生,不和任何人共用剃须刀和牙具等用品。进行正确的性教育,若性伴侣为乙型肝炎表面抗原阳性者,应接种乙型肝炎疫苗或采用安全套;在性伙伴健康状况不明的情况下,一定要使用安全套以预防乙型肝炎及其他血源性或性传播疾病。对乙型肝炎表面抗原阳性的孕妇,应避免羊膜腔穿刺,并缩短分娩时间,保证胎盘的完整性,尽量减少新生儿暴露于母血的机会。

(3)意外暴露后的预防:在意外接触 HBV 感染者的血液和体液后,首先应立即检测 HBV DNA、HBsAg、抗-HBs、HBeAg、抗-HBc、ALT 和 AST,并在 3～6 个月复查。其次应进行主动和被动免疫,如已接种过乙型肝炎疫苗,且已知抗-HBs≥10mU/ml 者,可不进行特殊处理。如未接种过乙型肝炎疫苗,或虽接种过乙型肝炎疫苗,但抗-HBs<10mU/ml 或抗-HBs 水平不详,应立即注射 HBIG200～400U,并同时在不同部位接种一针乙型肝炎疫苗(20μg),于 1 个月和 6 个月后分别接种第 2 针和第 3 针乙型肝炎疫苗(各 20μg)。

(4)对患者和携带者的管理:在诊断出急性或慢性乙型肝炎时,应按规定向所属疾病预防控制机构报告,并建议对患者的家庭成员进行血清 HBsAg、抗-HBs 和抗-HBc 检测,并对其中的易感者(该 3 种标志物均阴性者)接种乙型肝炎疫苗。HBV 携带者及 HBsAg 携带者,除不能捐献血液、组织器官及从事国家明文规定的职业或工种外,可照常工作和生活,但应定期进行医学随访。

HBV 血清标志物临床意义见表 14-1。

表 14-1　常见 HBV 血清标志物的临床意义

序号	HBsAg	抗-HBs	HBeAg	抗-HBe	抗-HBc	临床意义
1	－	－	－	－	－	过去和现在未感染过 HBV。
2	－	－	－	－	＋	①既往感染未能检测出抗-HBs;②恢复期 HBsAg 已消失,抗-HBs 尚未出现;③无症状 HBsAg 携带者
3	－	－	－	＋	＋	①既往感染过 HBV;②急性 HBV 感染恢复期;③少数标本仍有传染性。HBV 感染已过;抗-HBs 出现前的窗口期
4	－	＋	－	－	－	①注射过乙肝疫苗有免疫;②既往感染;③假阳性
5	－	＋	－	＋	＋	急性 HBV 感染后康复
6	＋	－	－	－	＋	①急性 HBV 感染;②慢性 HBsAg 携带者;③传染性弱
7	－	＋	－	－	＋	既往感染,仍有免疫力。HBV 感染,恢复期
8	＋	－	－	＋	＋	①急性 HBV 感染趋向恢复;②慢性 HBsAg 携带者;③传染性弱。即俗称"小三阳"
9	＋	－	＋	－	＋	急性或慢性 HBV 感染。提示 HBV 复制,传染性强。即俗称的"大三阳"

注:摘自 周伯平,崇雨田.病毒性肝炎.北京:人民卫生出版社,2011:383-384.

(二)丙型肝炎

丙型肝炎是由丙型肝炎病毒(hepatitis C virus,HCV)感染所引起的病毒性肝疾病,以进展性肝炎症为主要特征。主要通过血液途径传播。临床表现隐匿,以乏力、食欲缺乏、黄疸、肝大为主要表现,并可伴有关节痛等肝外表现。诊断主要依靠外周血检测到 HCV RNA。目前,唯一有效的治疗方法是规范的干扰素联合利巴韦林治疗。尚无特异有效的疫苗。

1. 病原学特点　丙型肝炎病毒(hepatitis C virus,HCV)为单股正链 RNA 病毒,在复制过程中,易于变异,存在不同的基因型和基因亚型,有助于逃逸宿主体液免疫和细胞免疫的监测,因此影响了有效疫苗的研制。HCV 对一般消毒剂均敏感,1∶1000 甲醛 6 小时、37℃加热96 小时或 100℃ 5 分钟均可使 HCV 病毒灭活。

2. 流行病学特点

(1)一般情况:已有资料显示,全世界约有 1.5 亿 HCV 感染者,地区间感染率存在差异,北美和西欧是感染低发地区,日本的感染率居中,东欧、中东和南美的一些地区感染率较高,埃及感染率最高。一般情况下,男性的 HCV 感染高于女性。儿童的感染率较低,随着年龄增长,感染率增加。我国一般人群中,抗-HCV 阳性率长江以北地区高于长江以南方地区,并随年龄增长而逐渐上升。有受、献血史者、夫妻间和乙型肝炎病毒感染指征阳性人群中,抗-HCV 阳性率显著增高。

(2)HCV 感染的传播途径

①输血途径传播:几乎所有被 HCV 污染的血液和血液制品均可经输血传播 HCV,特别是凝血因子。近年来,由于对血液及其制品的严格管控,经输血途径传播的 HCV 感染有明显下降趋势,但血制品的用量仍与感染的危险性直接相关。

②静脉吸毒:是目前 HCV 传播的主要途径。有资料表明,静脉药瘾者感染的危险性随年龄、静脉药瘾的时间和频率,共用注射器的次数、共用注射器人群中 HCV 感染率增加而增加。

③非输血的经皮肤和黏膜传播:目前,HCV 感染的最主要的传播方式是经破损的皮肤和黏膜。接触血液和血制品的医务人员可能通过污染的注射针头或黏膜接触而暴露于 HCV。HCV 可经唾液、精液和阴道分泌物排出,所以性乱者、同性恋均为 HCV 感染的高危人群。未经严格消毒的文身、穿耳、修足及混用剃须刀、牙刷等也可传播 HCV。

④母婴传播:现有资料还不能区分宫内传播、围生期传播或其他的途径传播。一般认为母乳喂养并不增加丙型肝炎母亲的母婴传播的风险。

⑤部分 HCV 感染者的传播途径不明。

(3)人群易感性:凡是未感染过 HCV 的人,无论年龄、性别、种族,均对 HCV 易感。由于抗-HCV 并非保护性抗体,到目前为止人们对丙型肝炎的免疫情况尚不甚明了。但从动物模型和分子生物学研究结果中可以推断,不同型的 HCV 病毒株之间不存在交叉免疫。

主要高危人群包括血液病尤其血友病患者、肾衰竭进行血液透析患者、静脉吸毒人群、性乱人群等高危人群。由于与艾滋病传播途径类似,因此,HIV 感染者 HCV 感染率也较高。医务工作者接触血液、体液机会多,医务人员在诊疗 HCV 感染中,长期密切接触患者的血液和体液可能感染 HCV。

3. 预防控制措施

(1)严格筛选献血员:严格执行《中华人民共和国献血法》,推行无偿献血。通过检测血清的抗-HCV、丙氨酸氨基转移酶(ALT)严格筛选献血员。发展 HCV 抗原的检测方法,提高对窗口期感染者的检出率。

(2)经皮肤和黏膜途径传播的预防:推行安全注射。对牙科器械、内镜等医疗器具应严格消毒。不共用剃须刀和牙具,理发用具、穿刺和文身等用具严格消毒。严格管理血液制品的制备和使用,防治不洁注射及医源性感染传播。

(3)母婴传播的预防:对 HCV RNA 阳性的孕妇,应避免羊膜腔穿刺,并缩短分娩时间,保证胎盘的完整性,尽量减少新生儿暴露于母血的机会。

(三)艾滋病

艾滋病,即获得性免疫缺陷综合征(acquired immune deficiency syndrome,AIDS),是人类因为感染人类免疫缺陷病毒(human immunodeficiency virus,HIV)后导致免疫缺陷,并发一系列机会性感染及肿瘤,严重者可导致死亡的综合征。1983 年,人类首次发现 HIV。目前,艾滋病已经从一种致死性疾病变为一种可控的慢性病。2013 年 3 月 3 日,美国约翰·霍普金斯儿童中心、密西西比大学医学中心和麻省大学医学院的研究人员在第 20 届反转录病毒和机会性感染大会上报告说,他们首次实现了对 1 名感染 HIV 婴儿的"功能性治愈"。

1. 病原学特点 HIV 属于反转录病毒科慢病毒属中的人类慢病毒组,在外界环境中的生存能力较弱,对物理因素和化学因素的抵抗力较低。对热敏感,56℃处理 30 分钟、100℃ 20 分钟可将 HIV 完全灭活。巴氏消毒及多数化学消毒剂的常用浓度均可灭活 HIV。如 75% 的乙醇、0.2% 次氯酸钠、1% 戊二醛、20% 的乙醛及丙酮、乙醚及含氯石灰等均可灭活 HIV。但紫外线或 γ 射线不能灭活 HIV。

2. 流行病学特点

(1)传染源:HIV 感染者和艾滋病病人是本病的唯一传染源。

(2)传播途径 HIV 主要存在于感染者和病人的血液、精液、阴道分泌物、乳汁中。①性行为:与已感染的伴侣发生无保护的性行为,包括同性、异性性接触和双性性接触。②静脉注射吸毒:与他人共用被感染者使用过的、未经消毒的注射工具,是一种非常重要的 HIV 传播途径。③母婴传播:在妊娠、生产和母乳喂养过程中,感染 HIV 的母亲可能会传播给胎儿及婴儿。④血液及血制品(包括人工授精、皮肤移植和器官移植):握手,拥抱,礼节性亲吻,同吃同饮,共用厕所和浴室,共用办公室、公共交通工具、娱乐设施等日常生活接触不会传播 HIV。

(3)易感人群:人群普遍易感。高危人群包括男性同性恋者、静脉吸毒者、与 HIV 携带者经常有性接触者、经常输血及血制品者和 HIV 感染母亲所生婴儿。

3. 预防控制措施

(1)避免性接触:商业性行为是社会上传播 HIV 的重要方式,卖淫和嫖娼人群成为此方式的主要群体。肛门或阴道性交可造成直肠或阴道黏膜破损,精液及阴道分泌物中的 HIV 可通过破损的黏膜进入血液循环而传染给对方。加强艾滋病有关知识和安全性行为的健康教育,洁身自好,不与 HIV 感染者发生性接触或使用安全套。

(2)防止注射途径的传播:不共用针头、注射器及药物,使用一次性注射器及针灸针等。防止被 HIV 污染的针头或器械损伤。严禁吸毒,强化毒品危害教育。

(3)加强血制品管理:所有血液、血浆等血制品应由具有相关资质的血站统一采血、检测、供血,严禁非法采、供血。对供血者进行严格体检,包括进行 HIV 抗体检测。高危人群应禁止捐献全血、血浆、器官、组织或精液。对从国外进口的各类血制品,包括全血、血浆、人体白蛋白、丙种球蛋白、各类血液成分等加强监测。

(4)阻断母婴传播:对于未孕且需要接受抗反转录病毒治疗(ARV)的育龄妇女,建议其避免妊娠。如孕前已接受治疗,建议妊娠前 3 个月视病情暂停 ARV 治疗,继续治疗时应调换对胎儿不安全的 ARV 药物。如病情不允许暂停 ARV 治疗,建议其终止妊娠。由于 HIV 可通过哺乳传播给婴儿,且许多 ARV 药物可在母乳中检测到,因此,HIV 感染的哺乳期妇女不论是否进行 ARV 治疗均不应母乳喂养,而代之人工喂养。

(5)职业暴露的预防:加强对医院所有工作人员的职业防护教育。医院所有工作人员在从事医疗、护理、保洁等活动时,应将所有患者的血液、体液及被血液、体液污染的物品视为具有传染性的病原物质,接触这些物质时,必须采取防护措施。对开展 HIV 检测的实验室应严格执行《艾滋病检测工作规范》的规定,严格贯彻执行《中华人民共和国传染病防治法》《全国艾滋病检测工作规范》《医院感染管理规范》等法律法规,认真执行消毒隔离制度,加强医护人员的保护。万一发生职业暴露,应立即处理伤口或暴露部位,在正确评估暴露源的基础上,可进行暴露后预防性用药。

(6)加强器械消毒和隔离措施:对于被血液或体液污染的物品和器械,可用有效的消毒药物,如新鲜配制的次氯酸钠消毒液或含氯石灰液擦拭和浸泡。患者用过的废弃物品应消毒后再做其他处理或焚烧。处理时应戴手套、穿隔离衣,避免直接接触患者的血液或体液,不慎被血液或体液污染时,应立即彻底清洗和消毒。

(7)加强宣教工作:制定健康教育和行为干预,通过传播和教育手段向官兵传授保健知识,提高自我保护能力,培养健康行为,改变不良习惯,使广大官兵对艾滋病有正确的认识,掌握正确的防护知识和防护措施。

(8)加强业务培训:对防疫和医疗机构人员应进行相关业务知识培训,提高业务水平,规范诊断和治疗。

(9)加强 HIV 感染的监控:加强 HIV 的监测,特别是基层医疗卫生机构的疫情报告,应落到实处。

(四)梅毒

梅毒(syphilis)是由梅毒螺旋体感染人体而发生的常见性传播疾病。可分为获得性梅毒、先天梅毒和妊娠梅毒等。先天性梅毒(congenital syphilis)是由于患梅毒的孕妇未经及时治疗或治疗不当,梅毒螺旋体通过胎盘直接进入胎儿体内而引起的梅毒。妊娠梅毒是指在妊娠期间孕妇患有未经治疗的一期或二期梅毒。获得性梅毒是指成年人主要通过性行为而被感染的梅毒。临床分为 3 期,除侵犯皮肤黏膜外,还可以累及内脏器官,是一种较为严重的性传播疾病。因性接触传播占 95%,在此主要介绍获得性梅毒。

1. **病原学特点**　病原体为梅毒螺旋体,菌体长 4～14nm,宽 2nm,有 8～14 个排列规则的螺旋,在暗视野下可见其运动。其平均 30～33 小时增殖 1 次,离开人体不能生存,对热和干燥很敏感,在 40℃时失去传染性,100℃时立即死亡。普通的消毒剂如过氧化氢溶液及稀乙醇均能在短时间内致其死亡。对青霉素、四环素等药物亦很敏感。但其耐寒力强,在 0℃冰箱中可存活 48 小时。

2. **流行病学特点**

(1)传染源:感染者是唯一传染源。

(2)传播途径:性接触传播占 95%。主要通过性交由破损处传染,梅毒螺旋体大量存在于皮肤黏膜损害表面,也见于唾液、乳汁、精液、尿液中。未经治疗的病人在感染 1 年内最具传染性,随病期延长,传染性越来越小,病期超过 4 年者,通过性接触无传染性。也可通过干燥的皮肤和完整的黏膜而侵入。少数可通过接吻、哺乳等密切接触而传染。输血时如供血者为梅毒患者可传染于受血者。先天梅毒是患有梅毒的孕妇通过胎盘血行而传染给胎儿。

(3)易感人群:人群普遍易感,人类对梅毒无先天免疫。高危人群为卖淫、嫖娼、性伴侣过多、同性恋及梅毒感染者所生婴儿。

3. 预防控制措施

(1)传染源的管理:高危人群应定期检测,医疗卫生部门发现感染者应及时上报,并应对感染者进行梅毒相关知识的普及,以避免传染给其他人。感染者的血液、体液及分泌物应进行消毒。

(2)切断传播途径:避免不安全的性行为,禁止性乱交,取缔娼妓。严格筛选供血人员,严格检查血液制品,推广一次性注射器的使用。

(3)保护易感人群:提倡婚前、孕前体检。医务人员严格遵守医疗操作程序,避免职业暴露。

(五)狂犬病

狂犬病又名恐水症,是狂犬病毒引起的一种侵犯中枢神经系统为主的急性人兽共患传染病,多见于犬、狼、猫等肉食动物,人多因被病兽咬伤而受染,属于直接接触传播的传染病。临床表现高度兴奋、恐惧不安、恐水怕风、咽肌痉挛和进行性瘫痪而危及生命。

1. 病原学特点   狂犬病毒属弹状病毒科拉沙病毒属,形似子弹,为单股 RNA 病毒,直径 $75\sim80\mu m$,长 $180\sim200\mu m$,对外界抵抗力不强,易被日光、紫外线、甲醛、乙醇、碘酒、苯扎溴铵(新洁尔灭)等所灭活。病毒悬液经 56℃ 30~60 分钟或 100℃ 2 分钟即失去活力,在 0℃ 以下可保持活力数年。狂犬病毒含 G、N、L、P、M 5 个结构基因,分别编码糖蛋白、核蛋白、转录酶大蛋白、磷蛋白和基质蛋白。糖蛋白能与乙酰胆碱受体结合使病毒具有神经毒性,并可诱导体内产生中和抗体及血凝抑制抗体,激发 T 细胞免疫。中和抗体具有保护作用;核蛋白可使体内产生补体结合抗体和沉淀素,但无中和病毒的功能,它是荧光免疫检测靶抗原,有助于临床诊断。

2. 流行病学特点

(1)传染源:发展中国家的主要传染源是病犬,其次为猫和狼。家畜和野兽虽然都可发生本病,但都不是重要的传染源。在发达国家由于犬的狂犬病已被控制,野生动物如狐、吸血蝙蝠、臭鼬、浣熊等逐渐成为重要传染源。在我国亦有被野生动物鼬獾咬伤感染狂犬病的报道。患病动物唾液中含有多量的病毒,于发病前数日即具有传染性。

(2)传播途径:病毒主要通过咬伤伤口进入人体,也可通过其他皮肤损伤或黏膜使人受染。极少数可因接触病畜的血、尿、乳汁、组织或吸入含病毒的气溶胶而发病,现已证实还有少数病例可通过角膜移植而引起人—人传播的狂犬病。曾有报道,少数无症状带毒的犬和猫,咬人后可使人发病,但中国贵州省 CDC 与美国佐治亚大学等单位联合研究发现,在狂犬病流行地区贵州省观察 153 例犬的情况,应用 ELISA 检测最初发现 15 例唾液中含狂犬病毒抗原,但在随后的 6 个月观察中未发现犬患病,也未继续检测到狂犬病毒抗原,应用 RT-PCR 检测脑组织,也未发现有狂犬病 RNA 存在,故否定健康犬能传播狂犬病毒,因此认为人若暴露犬伤害 10 天后,攻击犬仍健康无异常现象,则感染狂犬病毒可能性几乎为零。

(3)人群易感性:人对狂犬病普遍易感。被病兽咬伤后是否发病与以下因素有关:①咬伤部位。头、面、颈部、手指等被咬伤后发病机会多。②伤口的严重程度。伤口大而深者易发病。③伤口的处理情况。衣着厚,伤口迅速彻底清洗者,发病机会低。④是否注射疫苗。及时、全程、足量注射狂犬病疫苗者,可明显减少发病机会。⑤免疫功能低下或免疫缺陷者发病机会多。

3. 预防控制措施

(1)管理传染源:重点加强对犬、猫的管理,捕杀野犬、流浪犬,对饲养的犬、猫进行登记、检疫和预防接种,在流行区应对家畜进行免疫接种。

(2)切断传播途径:避免与可疑猫、犬、家畜及其他野生动物接触。

(3)暴露前预防:给高危人群如兽医、动物加工业人员、动物实验人员进行常规狂犬疫苗接种,于0天、7天、21天各注射1次,2～3年加强1次。

(4)暴露后预防

①伤口处理:主要包括冲洗、清创、消毒等,原则上要求及时、彻底,以3小时内处理效果最佳。及时挤出污血,切忌用嘴吮吸伤口,以防口腔黏膜感染,用20%肥皂水或大量流水反复彻底冲洗伤口半小时以上,再用75%乙醇或2%碘酊反复涂搽;深部伤口插管冲洗,但伤口一般不宜缝合包扎;有条件的尽早在伤口周围和底部用抗狂犬病免疫球蛋白浸润注射;视情况给予破伤风抗毒素和适宜抗菌药物。

②狂犬疫苗接种:凡被犬、猫、狼等动物咬、抓伤后,为保证安全,都应注射狂犬病疫苗。按0天、3天、7天、14天和30天各注射一个剂量的狂犬病疫苗方案,全程5针,肌内注射,成年人必须注射于三角肌区,小儿注射于股(大腿)肌内前外侧区,切勿注射于臀部,因臀部肌内注射抗原作用差,产生的免疫力明显要低。严重咬伤者可于0～6天每天注射疫苗1针,以后分别于10天、14天、30天、90天各注射1针,全程10针。

(尹　红　姚　伟　杨　毅)

第五节　新发传染病预防与控制

新发传染病是指最近20年在人类中的发生已明显增多,或它们的发生在不久的将来将增加对人类威胁的、新发现的、重新肆虐的或药物抗药性所致的传染病。进入21世纪以来,全球多个国家和地区发生了严重急性呼吸综合征(SARS)、禽流感、甲型H1N1流感、甲型H7N9流感等新发传染病疫情。这些新发传染病具有传染性强、传播速度快、流行范围广、病死率高且不易控制、难以预测和防范等特点,对人类健康、社会稳定、经济发展和国家安全等均造成严重影响。此外,生物武器的使用和生物恐怖事件的时有发生更加重了新发传染病对人类的威胁。目前,新发传染病已成为全球公共卫生领域中的重点和热点。

流行于我国的新发传染病包括:艾滋病、肠出血性大肠埃希菌O157:H7感染、O139霍乱、军团菌病、空肠弯曲菌腹泻、莱姆病、单核细胞增生型李斯特菌引起的食物中毒、小肠结肠炎耶尔森菌感染、汉坦病毒肾综合征出血热、新型肝炎、肺炎衣原体感染、小隐孢子虫感染腹泻、汉赛巴通体感染的猫抓病、禽流感、SARS、甲型H1N1流感和甲型H7N9等。国外有报道,在中国还没有发现的新发传染病有人类克雅病、埃博拉出血热、立克病毒脑炎、拉沙热、裂谷热、埃立克体感染等。然而,社会和环境因素的巨大变化如全球一体化、生态环境改变、人口增长、城市化及人口流动,不良的行为方式等促进了新发传染病的不断出现和扩散,使新发传染病在全球范围内的不断暴发流行成为可能。

一、新发传染病流行特点

(一)人兽共患

新发传染病中有3/4是人兽共患病,其包括新发生的,新变异的和新传入的病原。动物在新发传染病的发生上起了巨大的作用,某些疾病原先在动物间传播。但病原体在发生基因变异后具备了在人群中传染的能力。如艾滋病原是非洲灵长类动物的疾病;疯牛病和禽流感则分别是奶牛和家禽的疾病;埃博拉出血热是非洲猎人食用了患病的野兽肉后患上的;而尼帕病毒脑炎是带有该病毒的蝙蝠将病毒传给猪又传给人引起的。新发生的如朊毒体等。朊毒体是人类和动物海绵状脑病的病原体,也称为疯牛病,自 1986 年以来在英国流行,使英国牛肉出口及有关牛的生物医药制品受到重大损失。朊毒体病也可称为传播性海绵状脑病,即可以侵犯人类,也可使多种动物受染。新变异的如新型冠状病毒。新型冠状病毒是 SARS 的病原,与传统的引起人类感冒、呼吸道感染的冠状病毒不同。这种新病毒的来源可能是已有病毒的变异、宿主转移或两者的协调共同作用,其中重组在新病毒的产生中具有重要作用。例如,2013 年我国暴发的甲型 H7N9 禽流感,经中国科学院病原微生物与免疫学重点实验室的基因溯源研究显示,H7N9 禽流感病毒基因来自于东亚地区野鸟和中国上海市、浙江省、江苏省鸡群的基因重配。

(二)传播方式多样性

近几年,新发传染病传播方式呈多样化的特点,如携带西尼罗河出血热病毒的鸟类因迁徙而将病毒传播至世界各地;2003 年一位因输血而感染疯牛病的患者,打破了在此之前人们关于疯牛病是经食物链感染的常规认识;SARS 是通过近距离的呼吸道传播;炭疽通过消化道、皮肤和呼吸道多种途径感染,出现不同部位的炭疽;艾滋病、丙型肝炎主要通过血液及血制品传播,艾滋病还可以通过母婴垂直传播等。

(三)潜伏期长,传播速度惊人,危害严重

由于对新发传染病的流行趋势很难预测,潜伏期长,如疯牛病从感染到发病可潜伏长达 8 年,一旦出现症状,6 个月到 1 年即可造成患者死亡。而且新发传染病传播速度快,例如被人类形容为超级癌症和世纪杀手的艾滋病,自 1981 年被确诊以来,其在全球范围传播速度极其惊人。据联合国艾滋病规划署报告,全世界的艾滋病感染人数 2004 年又创新高,突破 3 900 万,新增感染者 490 万,另有 300 多万患者在 2004 年死亡。2003 年春季在全球发生的严重急性呼吸综合征(SARS)疫情,2003 年 12 月中旬后,由 H5N1 禽流感病毒引起的高致病性禽流感的暴发,均造成人员的重大伤亡和巨大的经济损失,再比如 2009 年的甲型 H1N1 流感和 2013 年的甲型 H7N9 流感,都向我们展示了新发传染病极其严重的危害性。

(四)预防和诊治困难

由于缺乏基线资料,对新发传染病进一步流行的趋势是很难预测的。新发传染病的病原涉及细菌、病毒、立克次体、衣原体、螺旋体及寄生虫等多种病原微生物,但大部分都是被病毒感染所致,而病毒又具有较强的隐蔽性和传染性。如 1981 年发现的艾滋病,其病原体可能早在 60 年前就传染给人类了。再比如病毒来源仍不能确定的传染性非典型肺炎,其感染性极强,叫人防不胜防。

二、新发传染病出现的主要原因和影响因素

(一)新发传染病出现的机制

病原微生物为了适应新的生态环境、宿主环境而发生的生态进化,通过基因突变、重组或转移而形成的遗传进化、变异及物种进化,使一些不致病的变为致病的,弱病株变为强毒株或演化形成新的病原微生物,产生对人的感染性。病原体在短时间内可发生大片段基因获得或

缺失的飞跃式突变,这种机制可在短时间内产生许多新的突变株,获得对抗生素的耐药性及产生毒素的能力等。

SARS病毒就是冠状病毒的变种,艾滋病病毒与猿的免疫缺陷病毒具有很高的同源性,如今关于艾滋病来源于猿的免疫缺陷病毒的观点已获一致。而禽流感一直是人类挥之不去的阴影,其原因是水禽类能储存甲型流感病毒,它可把病毒传染给鸡、海豹、海豚、马及猪,而猪又被认为是各种流感病毒的混合器,不同流感病毒的基因在猪体内进行重组,然后以新的病毒感染人类,此外,禽流感病毒常发生变异例如墨西哥鸡流行H5N2流感病毒,与1994年5月H5N2相比,1994年底的病毒就已发生了基因变异,最终导致血凝素结构中出现了精氨酸和赖氨酸的插入,尽管这一次变异未引起致病性的改变,但只要有一次变化出现致病力的增强,就会造成严重危害。如今的甲型H7N9禽流感病毒因也是因为自身基因变异和重组使得其能感染人并导致较高的病死率。另外一个重要问题是变异产生了耐药株,这使得对新发传染病的预防和治疗更加困难。

(二)新发传染病的影响因素

1. 自然因素　温度和湿度是疾病传播最重要的因素。许多重要传染病的发生主要取决于媒介对外部气温和湿度的敏感性。如厄尔尼诺现象产生的气候变化,可能是登革热扩散的主要因素。气候变化所致的人口迁移和对卫生设施的破坏能间接影响疾病传播。恶劣气候对农业影响所致的营养不良,以及紫外线辐射增加对人体免疫系统的潜在改变,均能使人体对传染病的易感性进一步增加。此外,由于温度的变化,随之带来新的降雨格局,造成空气潮湿,进而引起1993年美国西南部某些州和欧洲暴发的汉坦病毒肺综合征就是一个典型的例子。汉坦病毒早已存在于鼠类中,反常的暖和与潮湿为鼠类的繁殖提供了有利的条件,随着带毒鼠类数量的增加造成人类出现这种新传染病。蚊媒传播疾病的发生对气候变化敏感,气候的改变常会导致媒介地理分布(如孳生地、水源、植被等)和数量(成熟周期、叮咬率、生存率等)的改变,影响病原体繁殖和传播,进而影响疾病的发生及播散。例如,气候变暖后,原属温带、亚热带的部分地区,有可能变成亚热带与热带,原来由于温度的限制,伊蚊历来只能生活于海拔1000m以下地区,但近年由于气温增高,南美一些国家在1350m及2220m高度处也出现了该蚊,这种宏观的变化可能会对微生物的微观生态学产生影响,可能会因此诱导新病原的出现。

2. 社会因素

(1)人为破坏生态屏障:动物性传染病在自然界自然循环,当生态屏障发生改变时,可能会影响传染病范围。由于人类盲目砍伐森林,开垦荒地,一些野生动物被迫离开了它们的栖息地,一些致病微生物也从动物身上传到人群中,例如,当人类将草地改成玉米田时,带菌病毒的节肢动物会迅速增多,把病毒传给人。

(2)人类乱捕乱杀野生动物:据统计,目前每年都能从动物中分离出2～3种新的病毒,它们在动物中大多数引起隐性感染,而且这种感染往往仅在森林中循环,与人类关系不大,一旦人类把某些动物从森林中抓获,带到市场上买卖,并宰而食之,使人类有机会接近那些早已存在但不为人类所熟悉的病原微生物的自然宿主。而动物正常所带病毒品种繁多,有的病毒在新环境中不能生存则在人群中消失,有的则在人类仅引起隐性感染,只有个别的会导致严重疾病,但只要有这"个别"病毒的作用,就会给人类造成巨大的威胁,导致一些疾病在人群中间的发生流行。

(3)人口快速流动:人口增长和日益加快的城市化进程致使数亿人的居住环境恶化,疾病随着人口的增长及人们向拥挤的城市迁移而肆虐。(容易在人群中传播的疾病如流感都容易在城市中流行)贫穷、战争和自然灾害引起的大规模人口迁徙,许多人得不到最基本的医疗服务和药物,均会引起传染病的传播流行;而已有医疗卫生体系不足,则会使一些已经得到控制的传染病死灰复燃。

(4)药物滥用:由于抗生素等各种药物的滥用,导致病菌普遍产生抗药性,病原微生物的生命周期短,发育迅速,容易通过交换或突变产生新的基因,抗药性通过遗传不断积累,而大量产生具有抗药性的新耐药菌株。耐药谱越来越广,具有抗药性的病菌很容易蔓延,也增加了疾病控制的难度。新中国成立初期,结核病曾得到有效控制,近10年来发病率显著上升的主要原因是出现了耐药菌株。

(5)人口快速增长,科技飞速发展:人口的密度增加、结构变化、大量流动和城市化,加剧了传染病的发生、传播和蔓延。科学技术的进步、医疗手段的提高,新的医疗设备、动物器官移植、免疫抑制药等广泛使用,也加速了病毒、细菌等病原体的扩散、变异和进化,出现一系列新的致命性病原体感染传播。

(6)生活方式的改变:影响新发传染病发生的复杂因素中,人类本身生活方式的改变,如生活电器化、性乱行为、吸毒、猎食野生动物、个人卫生习惯、国际旅行、户外探险等行为均在传染病向新的人群传播中扮演着重要角色。

三、军队应对新发传染病的策略

军队是一个执行特殊任务的武装集团,不仅多数成员处于青壮年,而且集群活动的整体性要求很高,加之许多部队驻地自然环境条件差,军事训练频繁,经常承担自然灾害的救援任务,因此,在军队中新发传染病更易发生和传播,甚至发生规模不等的暴发和流行,其危害和对军队战斗力的影响往往较其他疾病更为严重。在指导和开展军队卫生工作时,必须高度重视这个关系官兵身体健康、生命安全和战斗力的重大问题。

(一)建立完善的军队传染病区域预防控制网络

1. 强化三级联动　充分发挥军队军事医学科学院的龙头作用、军区级单位疾病预防控制中心的辐射带动作用、部队卫生机构防疫所的基础作用,明确职能,理顺管理机制和三级网络。合理配置疾病控制资源。重点放在做大、做强全军、军区级疾病控制机构建设上,放在抓实抓活军医大学附属医院、总医院、中心医院质控和防染建设上,放在精简优化部队特别是基层防疫所(室)的建设上,形成上下联动、固强补弱、持续推进的态势。

2. 强化统筹共用　根据战区内部队的分布,按地域划分几个片,每个片指定一个防疫机构牵头,作为CDC重点联系单位,并将一些工作赋予牵头单位组织实施。与联勤保障区域划分衔接并轨,作为军队应对新发传染病的基本划分区域,通过与整个区域内驻军逐步实现相关信息和资源的统筹共济,有步骤推进经费、人员、设施设备等统管共用。基层部队防疫机构可交由军区疾病预防控制中心托管,按照统筹、共赢、和谐、发展的要求,减少重复建设和劳动,带动和谋求综合效益的集约、合成、高效。

3. 强化信息支撑　建立区域全覆盖的新发传染病紧急报告系统,达到早期识别并发出预警,以利机关和部队及时采取措施,把疫情危害控制在最小范围内。加强新发传染病基础信息的采集、汇总、分析和研判,为有力、有序、有效处置疫情提供决策依据。抓住定位导航系统完善需求论证的契机,进一步畅通疫情传输上报渠道。逐步建立国内外、军内外新发传染病发

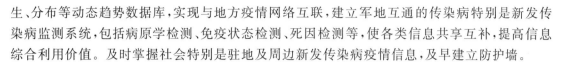

生、分布等动态趋势数据库,实现与地方疫情网络互联,建立军地互通的传染病特别是新发传染病监测系统,包括病原学检测、免疫状态检测、死因检测等,使各类信息共享互补,提高信息综合利用价值。及时掌握社会特别是驻地及周边新发传染病疫情信息,及早建立防护墙。

(二)针对新发传染病制定相应的法律法规,加大依法防治的力度

针对新发传染病,国家已经颁布和实施了相关的法律法规,卫生工作者在日常的工作中应切实贯彻落实这些法律法规,加大依法防治的力度,为新发传染病的防治工作提供法律保证。而我军也先后颁布实施了《中国人民解放军传染病防治条例》《军队应急处理突发公共卫生事件规定》《军队处置突发公共卫生事件应急预案》《关于组织实施军队突发公共卫生事件和传染病疫情工作的通知》等一系列法规和预案,为依法有序应对新发传染病奠定了坚实基础。

(三)加强对新发传染病的科学研究,建立病原微生物菌株资源库

充分利用社会优势资源,针对新发传染病病理、预防控制等问题,从宏观角度加强军地之间的学术交流和技术合作。深入开展针对新发传染病的流行病学研究,阐明新发传染病的流行环节、流行特征及影响因素,为制定预防控制对策及措施提供科学依据。在与传染病斗争中,已证明疫苗是预防传染病的主要手段和措施,因此,应加强针对新发传染病疫苗的研究。

(四)大力建设基层部队预防控制能力

1. 建强技术队伍　适应新形势、新任务和军队实施人才战略工程的新要求,本着人尽其才、人尽其用、用当其时的原则,从体制编制、职称结构等方面,健全完善基层部队预防控制新发传染病技术队伍建设的政策制度。加强基层部队专兼职防疫人员的技能培训,培养一支新发传染病应急处理的组织、指挥、协调骨干队伍。

为部队配备更新基本防疫防护装备,实现基层部队预防控制传染病特别是新发传染病装备的全面改造列装。围绕"侦、检、消、防、治"等重点,强化装备操作使用训练,开展模拟新发传染病疫情背景条件下的综合演练,确保装备如期形成战斗力和保障力。

2. 深化宣传教育　在多数新发传染病没有特异有效治疗方法和疫苗的情况下,有针对性地搞好对基层官兵的教育引导,可降低危害。宣传普及新发传染病预防控制的基础知识,使广大官兵提高"预防为主"的健康意识,提高对各类新发传染病的预测能力和认知水平,掌握自我保健预防的知识和技能。重视心理卫生教育,做好心理疏导和咨询工作,注重危机干预,帮助官兵掌握在危急时刻保持冷静的方法,学会管理自己的情绪和行为,增强面对各种突发疫情的心理承受能力,始终保持清醒的头脑和良好的战斗力。

四、新发传染病的预防与控制

(一)严重急性呼吸综合征

严重急性呼吸综合征(SARS),又称传染性非典型肺炎,是一种因感染SARS冠状病毒引起的新的呼吸系统传染性疾病。主要通过近距离空气飞沫传播,以发热、头痛、肌肉酸痛、乏力、干咳少痰等为主要临床表现,严重者可出现呼吸窘迫。本病具有较强的传染性,在家庭和医院有显著的聚集现象。全球首发病例,于2002年11月出现在广东省佛山,并迅速形成流行态势。2002年11月至2003年8月5日,29个国家报告临床诊断病例8 422例,死亡916例。报告病例的平均病死率为9.3%。

SARS患者一般为病初的1~7天。起病急,以发热为首发症状,体温一般>38℃,50%以上的患者伴头痛、关节肌肉酸痛、乏力等症状,部分患者可有干咳、胸痛、腹泻等症状;X线胸片肺部阴影在发病第 2 天即可出现,在进展期发热及感染中毒症状持续存在,肺部病变进行性加重,表现为胸闷、气促、呼吸困难,尤其在活动后明显。X 线胸片检查肺部阴影发展迅速,且常为多叶病变。少数患者(10%~15%)出现急性呼吸窘迫综合征(ARDS)而危及生命。部分患者可进入恢复期,体温逐渐下降,临床症状缓解,肺部病变开始吸收,多数患者经 2 周左右的恢复,可达到出院标准。少数重症患者可能在相当长的时间内遗留限制性通气功能障碍和肺弥散功能下降,但大多可在出院后 2~3 个月逐渐恢复。

1. **病原学特点** 2003 年 4 月 16 日,WHO 将这种新型的冠状病毒命名为 SARS 冠状病毒。该病毒很可能来源于动物,由于外界环境的改变和病毒适应性的增加而跨越种系屏障传染给人类,并实现了人与人之间的传播。该冠状病毒为单股正链 RNA 病毒,基因组含 29 736 个核苷酸,其中编码聚合酶蛋白 la/lb、棘蛋白(S)、小膜蛋白(E)、膜蛋白(M)、核壳蛋白(N)的基因已被证实。SARS 病毒有包膜,表面有棘突,对热、乙醚、酸均敏感。该病毒的抵抗力和稳定性要优于其他人类冠状病毒。

2. **流行病学特点**

(1)传染源:目前已知携带该病原的患者是本病的主要传染源。在潜伏期即有传染性,症状期传染性最强,极少数患者刚有症状时即有传染性,少数"超级传播者"可感染数人至数十人。恢复期粪便中仍检出病毒,此时是否有传染性,仍待研究。

(2)传播途径:密切接触是主要传播途径。以近距离飞沫传播和直接接触呼吸道分泌物、体液传播多见。气溶胶传播,即通过空气污染物气溶胶颗粒这一载体在空气中做中距离传播,是经空气传播的另一种方式,流行严重的疫区医院和个别社区暴发即通过该途径传播。

(3)易感人群:人群普遍易感。SARS 具有显著的家庭和职业聚集特征,主要流行于人口密度集中的大城市。医务人员、患者家人、与病人有社会关系的人为高危人群。

3. **预防控制措施**

(1)控制传染源:SARS 的传染源主要是携带该病毒的患者,因此,在疫情流行期间及早隔离患者是疫情控制的关键。要做到早期发现,早期隔离,早期治疗。

(2)切断传播途径:SARS 的传播主要是通过人与人之间传播,因此切断这一途径是控制 SARS 的关键。应选择合格的专科医院作为定点收治医院。建立健全预防院内感染制度,避免医务人员的感染。合理使用防护用具。

(3)保护易感人群:目前灭活疫苗正在研制中,已进入临床实验阶段。医护人员和其他人员进入病区时,应注意做好防护工作。

(二)甲型 H1N1 流感

2009 年 3 月墨西哥和美国等先后发生甲型 H1N1 流感,为 A 型流感病毒,H1N1 亚型流感病毒毒株,该毒株包含有猪流感、禽流感和人流感 3 种流感病毒的基因片段,是一种新型流感病毒,可以人传染人。人感染甲型 H1N1 流感后的临床早期症状与流感类似,有发热、咳嗽、疲劳、食欲缺乏等,还可以出现腹泻和呕吐等症状。病情可迅速进展,突然高热、肺炎,重者可以出现呼吸衰竭、多器官损伤,导致死亡。

1. **病原学特点** 甲型 H1N1 流感病毒属于正黏病毒科,甲型流感病毒属。典型病毒颗粒呈球状,直径为 80~120nm。有囊膜,囊膜上有许多放射状排列的突起糖蛋白,分别是植物血凝素 HA、神经氨酸酶 NA 和 M2 基脂蛋白。病毒颗粒内为核衣壳,呈螺旋状对称,直径为 10nm。甲型 H1N1 流感病毒为单股负链 RNA 病毒,基因组约为 13.6 kb,由大小不等的 8 个独立片段组成。目前在人类常流行的甲型流感病毒株主要为 H1N1、H3N2。甲型 H1N1 流感病毒为有囊膜病毒,故对乙醚、氯仿、丙酮等有机溶剂均敏感,200ml/L 乙醚 4℃过夜,病毒感染力被破坏;对氧化剂、卤素化合物、重金属、乙醇和甲醛也均敏感,10g/L 高锰酸钾、1ml/L 升汞处理 3 分钟,750ml/L 乙醇 5 分钟,1ml/L 碘酊 5 分钟,1ml/L 盐酸 3 分钟和 1ml/L 甲醛 30 分钟,均可灭活甲型 H1N1 流感病毒。甲型 H1N1 流感病毒对热敏感,56℃ 30 分钟可灭活;对紫外线敏感,但用紫外线灭活甲型 H1N1 流感病毒能引起病毒的多重复活。

2. 流行病学特点

(1)传染源:主要为甲型 H1N1 流感患者和隐性感染者。

(2)传播途径:主要为呼吸道传播,其传染途径与流感类似,通常是通过感染者咳嗽和打喷嚏的飞沫或气溶胶等。

(3)易感人群:普遍易感。甲型 H1N1 流感患者多数年龄在 25～45 岁,以青壮年为主,应注意老年人和儿童。

3. 预防控制措施

(1)控制传染源:开展人类流感疫情监测。一旦发现人感染流感病毒,应对疫源地进行彻底消毒,对患者及疑似患者进行隔离治疗。

(2)切断传播途径:对患者所在单位、家庭等进行消毒,收治患者的门诊和病房按禽流感、SARS 标准做好隔离消毒;医护人员要做好个人防护。

(3)保护健康人群:养成良好的个人卫生习惯,充足睡眠、勤于锻炼、减少压力、足够营养;避免接触流感样症状(发热,咳嗽,流涕等)或肺炎等呼吸道疾病的患者;注意个人卫生,经常使用肥皂和清水洗手,尤其在咳嗽或打喷嚏后;避免前往人群拥挤场所;咳嗽或打喷嚏时用纸巾遮住口鼻,然后将纸巾丢进垃圾桶;如在境外出现流感样症状(发热、咳嗽、流涕等),应立即就医(就医时应戴口罩),并向当地公共卫生机构和检验检疫部门说明。

(李　浩　郝荣章　宋宏彬)

第15章

突发公共卫生事件应急处置

第一节 传染病暴发的调查处理

传染病暴发是指一个局部地区或集体单位中,在短时间内突然有许多同类病人的事件。因为暴发的病例发生集中,一般有共同的传染源或共同的传播途径。对暴发调查重要的是有时间的概念,要抓住在同一潜伏期内同时出现大量基本相同症状、体征的病人这个重要特征。

传染病现场调查的目的是确定传染病的病因、传染源、传播途径、高危人群及危险因素,以便及时采取针对性控制措施,防止疫情的蔓延。

暴发疫情调查与事先经过周密设计后制订调查方案的调查研究不同。首先,在调查开始之前,一般没有明确的假设。其次,当突发公共卫生事件或暴发疫情出现后,在调查开始的同时即应采取一些应急措施,防止疫情的蔓延,以保护该区域人群的健康。再次,现场调查要求一旦掌握比较充分的资料,就要采取针对性措施,而不是等资料收集完毕,对要解决的全部问题做出判断后再采取措施。

一、现场调查的内容

1. 基本调查内容

(1)核实诊断。

(2)了解人群暴露、健康的情况进行个案调查并汇总统计分析。

(3)事件发生情况,如时间、地点、范围、特点及危害程度。

(4)确定事件发生的原因。

(5)划分隔离污染区。

(6)危害因素的监测与检测。

(7)暴露人群的观察与保护。

(8)因果分析。

2. 调查收集的基础资料

(1)人口资料:地区及其人口数、年龄、性别、职业、文化、民族分布及流动人口数;人口的出生率、死亡率、自然增长率、平均期望寿命。

(2)死因资料:死亡人口的地区、年龄、性别、职业、民族等分布和死因分布。

(3)自然因素资料:地形、地貌、植被;气象、水文;病媒昆虫、动物的种群分布和季节消长。

(4)社会因素资料:医疗、疾病预防控制机构的数量、分布与能力,卫生服务的资源的分配;

公共卫生设施的排水和污物处理;经济生活;与疾病有关的生产活动、风俗文化,个人卫生条件与习惯。

(5)历史资料重要的传染病流行历史资料。

(6)病情资料:突发公共卫生事件的报告发病率、死亡率、病死率及其分布;漏报率、漏诊率和调查发病率;疫源地(包括散发、流行、暴发)调查处理的总结资料。

二、现场暴发调查处理的步骤和规范要求

现场暴发调查处理的标准步骤:组织准备;核实诊断;确定暴发或流行的存在;建立病例定义;核实病例并计算病例数;描述性流行病学分析(三间分布);建立并验证假设;采取控制措施;完善现场调查;完成书面调查报告。把现场暴发调查分为10个标准步骤,在实际工作当中有些步骤是并行和交叉的,同时,还要突出一个很重要的原则,就是边调查边采取控制措施的原则。两者不可偏颇,既要强调现场暴发调查处理工作的规范性,也要尊重客观规律,讲求实效。

现场暴发调查处理步骤的规范要求如下。

1. 组织准备

(1)讨论评估可能已经发生的疫情与控制策略,确定防护级别,准备好防护用品,尽可能第一时间通知相关单位采集样品。

(2)联系单位(报告单位和发生地的单位,如医疗机构、疾病预防控制机构等)的地址,联系人姓名、固定电话、手机号、传真号、电子信箱等。

(3)携带相关技术资料,如流调表、诊断标准、应急手册等工具书。

(4)常规采样的器械、消毒的器械、个人防护用品等。

(5)通讯工具、笔记本电脑、交通住宿等费用。

2. 核实诊断

(1)对病例进行核实,对进行报告的医疗单位所发生的病例进行核实,听取医疗机构和相关单位的介绍,查阅门诊日志和病历,根据国家"诊断标准"对病人的临床症状、体征和实验室检验结果进行核实。

(2)确定是否是一起群体性的疾病,各病例之间从"三间分布"看是否有明显的流行病学联系,是否有共同的暴露因素。

(3)调查走访暴发病例居住地及相关环境场所,开展卫生学的调查。

3. 确定暴发或流行的存在

(1)通过调查走访医疗机构,听取医疗机构对诊断、治疗的意见和初步结论,亲自查看病历和实验室检验及其他辅助检查结果。

(2)对病人进行流行病学个案调查,尤其是对首发病例的调查,获得疾病发生线索,为确定暴发流行的存在提供有力证据。

(3)根据国家"传染病诊断标准"依据国家《突发公共卫生事件相关信息报告标准》《国家突发公共卫生事件应急预案》的分级标准。确定暴发及是否构成突发公共卫生事件。

4. 调查过程中随时向上级有关单位报告疫情及处置情况。

三、暴发调查现场分析

1. 核对资料　对于不完整的资料应设法补充完整。

2. 整理资料 按地区、人群、时间特点描述疾病的分布。

(1) 暴发强度:计算罹患率。

(2) 地区分布:可以根据不同地点计算发病率;根据病例发病地点,绘制标点地图,观察病例是否集中于某地区。

(3) 人群分布:可按年龄、性别、职业分组计算。注意根据暴露性状进行分组,计算。

(4) 时间分布:根据发病日期统计单位时间内的病例数。横坐标为时间单位;纵坐标为病例数(图 15-1)。

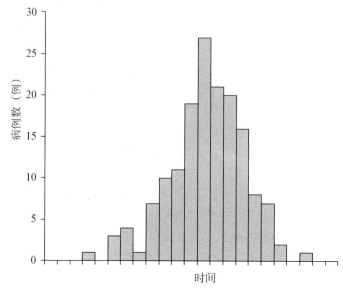

图 15-1 流行曲线

(5) 潜伏期的推算:如暴发属于同一次暴露于某个传播因子或同一个传染源,而且续发病例少时,可以比较准确地计算最短、最长、平均潜伏期。

(6) 潜伏期

① 潜伏期的推算:有些疾病暴发如果是二次暴露和同源流行连续发病例很少,则能较准确地推算出最短、最长、平均潜伏期。如一次聚餐引发的食物中毒的暴发,续发病例少,可以从暴露日期至第一个病例发病日期推算出最短潜伏期;暴露日期至最后一个发病日期,可以推算出最长潜伏期。

暴露　第一次发病时间　最后一个病例发病的时间

平均潜伏期可以用中位数,几何均数法求得。

暴露时间　　发病时间

② 确定暴露日期(时间):可从发病高峰倒推一个潜伏期来推算暴露日期(时间范围),或从暴发的首发病例开始,往前倒推一个最短潜伏期。

3. 分析资料 主要目的是分析和探索引起暴发的原因,根据疾病分布(地区、人群、时间分布)特点,找出暴发的特点,再根据暴发的特点,分析暴发可能的原因。

（1）时间分布特点→推算出潜伏期；感染地点→传染源、传播因子。

（2）人群分布特点，比较暴露组与非暴露组的发病率，如食物中毒引起的暴发，判断与某种食品有关或无关的原则是暴露者不一定都发病，但发病者却都应有暴露。

（3）地区分布，标点地图。

4. **传播方式（暴发流行的类型）**　传播方式的分析判断对于查明传染源和引起暴发的原因，以及有效地预防控制都很重要。暴发时，常见传染病的传播方式如下。

（1）同源暴发：共同传播因子引起的暴发。

病原体经食物、水、空气、注射而传播造成的暴发或流行。

单次暴露。病例是同时暴露于某传播因子而发生的，流行曲线是有一个高峰的（图 15-2）。

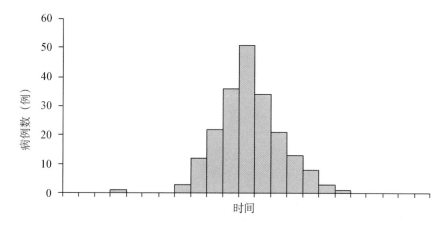

图 15-2　单次暴露流行曲线

持续时间。暴露停止或污染来源消除以后在经过一个最长潜伏期，病例即不再出现。

多次暴露。病例不是同时，而是分次受感染的（也就是共同媒介受污染不止一次）每批病例在流行曲线上都有一个高峰，暴发时间超过 2 个潜伏期的全距（图 15-3）。

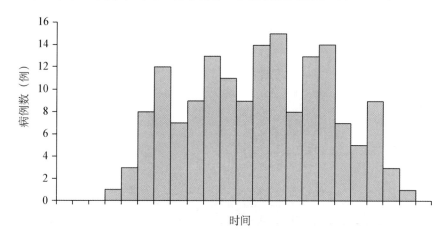

图 15-3　多次暴露流行曲线

（2）非同源暴发：连续传播造成的，即连锁式传播。

病原体在受染的人、动物、与易感者之间通过直接或间接接触而传播。

人-人之间传播：流感。

人-动物之间传播：钩端螺旋体。

昆虫媒介传播。

这类型的暴发，在潜伏期长的疾病，病例缓慢增长，整个过程持续时间长，下降缓慢；潜伏期短的易传播的病（流感）流行，但持续时间长于一个潜伏期，结合地区分布，可见辐射状以同一点向外蔓延，这与同源性暴发不同。连锁式暴发，病例是分批出现的，可划分为"代"（图15-4）。

由于非同源性传播造成的暴发使人群中的传染源增多，有时可通过连续传播，再引起一批病例，在流行曲线上表现为拖着一个长尾巴？（图15-5）。

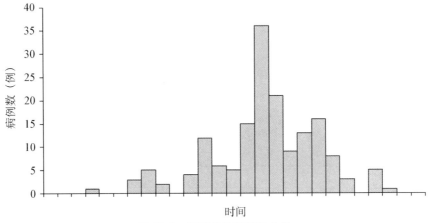

图 15-4　连锁式暴发流行曲线

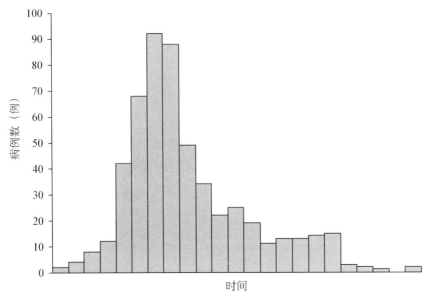

图 15-5　非同源性传播流行曲线

5. 实验室检查　在上述分析的基础上,对可疑因子进行实验室检查,因此,在调查开始时应根据初步假设,取各种标本,可疑食物、水等进行微生物检验。

6. 追查传染源　有的暴发只能查传播因子,有的还可以查明传染源,对防止类似时间发生有极为重要的意义。

四、完成现场调查报告和疫情处理工作总结

现场流行病学调查报告的撰写基本要求,请参见本书第8章第五节。

（王　勇）

第二节　化学中毒事故调查与处理

一、化学中毒事故的概念

化学中毒事故是指由于人为或自然的原因导致一种或数种有毒有害化学物质释放的意外事件,在短时期或较长时间内引起群体中毒或死亡事故发生,并可严重危害和污染环境,给国家和民众造成重大经济损失和不良社会影响。因此,化学中毒事故的发生具有明显的社会性、突然性和危害性。

二、化学中毒事故的分类

根据化学中毒事故所造成的危害后果的严重程度,可将化学中毒事故分为:一般性中毒事故,造成人员伤亡少,范围小,可迅速控制;灾害性化学事故,造成众多人员急性中毒、死亡,有较大社会危害性。

根据化学中毒事故发生的原因,可将化学中毒事故分为:工作场所急性职业中毒事件;化学品泄漏污染水、环境引起的中毒事件;化学性因素的食物中毒事件;投毒事件;化学恐怖事件等。

三、化学中毒事故发生的原因

化学中毒事故常发生在化工企业或化学物质运输和储存过程中。引起化学中毒事故发生的原因很多,既有内在原因也有外部原因。总结起来主要有以下几方面。

1. 自然原因　如山崩、地震、海啸、雷击、台风、洪水、泥石流等引起化工设备破坏、爆炸、燃烧,使有毒有害化学物质外泄,造成化学中毒事故。

2. 战争原因　化学武器的使用,或遗弃的化学武器因各种原因泄漏造成化学中毒;战争引起化工设备破坏、爆炸、燃烧,使有毒有害化学物质外泄,造成化学中毒事故。

3. 技术性因素和人为因素　因工艺设计不合理,生产设备老化,生产管理混乱,违章操作或人为政治性破坏等原因导致化工设备、运输设备等破坏、爆炸、燃烧,使有毒有害化学物质外泄,造成化学中毒事故。

4. 意外因素　因突然停电、停水等意外因素,引起有害化学物质外泄,造成化学中毒事故。

四、化学中毒事故的调查与处置

(一)化学中毒事故的调查

为了及时准确掌握化学物质中毒的原因,积极开展有效的防范措施并防止其蔓延,为中毒病人的急救提供可靠的依据或对已采取的急救治疗措施给予补充或纠正,挽救更多的生命、财产,把危害减小到最低程度,必须及时、快速、准确、科学、规范地进行化学中毒事故的调查。

1. 事故调查的基本程序

(1)接报人要详细询问并记录。

(2)接报人要告知报告人除及时抢救病人外,要保护现场,保留可疑化学物品等。

(3)接报人要立即按规定向有关部门及领导报告。

(4)组成调查组,做好调查前的准备工作。

(5)现场调查。

(6)现场、实验室检测。

(7)依法采取临时控制和应急救援措施,指导现场处理工作。治病救人、控制危害因素、保护水源食品等。

(8)根据现场调查、检验结果得出结论。

(9)告知抢救病人的医院调查结论,可对原定的急救措施给予补充或纠正。

(10)及时按规定向有关部门及领导报告事故调查情况及结果。

(11)写出调查处理报告,并结案存档。

2. 事故调查组的职责

(1)进行现场勘查和调查取证,查明事故发生的经过、原因、人员伤亡及财产损失情况。

(2)分析和查明事故的性质和责任。

(3)提出事故处理及防止类似事故再次发生所应采取措施的建议。

(4)提出对事故责任者的处理建议。

(5)检查控制事故的应急措施是否得当和落实。

(6)形成事故调查报告。

3. 化学中毒事故调查的具体方法 根据上述调查的基本程序,事故调查的具体方法可简述如下。

(1)迅速了解中毒事故的基本情况:在接报化学中毒事故的发生时,应向当地有关人员,特别是在中毒现场的人员了解事故的具体情况,如中毒发生的确切地点、中毒或可疑中毒人数、临床特点及可能引起中毒的原因等,根据上述有关初步资料确定到现场调查、处理的专业人员、人数、仪器。同时,根据接报的有关资料,到现场进行调查的人员应确定一个粗略的调查方向,并将事故的发生向上级有关部门做首次报告。

(2)正确对中毒事故现场进行调查:事故调查人员到达中毒事故现场时,应再次向事故发生时的相关人员询问了解事故发生的经过,明确中毒或可疑中毒的人员情况。在确保安全的情况下,开展现场检测,对现场可疑的化学物质和中毒病人的生物样本进行采集检测,并根据需要对上述样本后送进行实验室检测、确认;对受污染的空气、水、食物等及时监测,以协助明确中毒原因、化学物质的种类及浓度,并评价该次中毒事故的危害程度和范围。

(3)认真研究和分析中毒病人的临床特点:化学中毒事故特别是群体性急性化学中毒事故

的发病人员一般都有相同的临床表现,发病人数多,病因不清,且病情复杂。因为引起化学中毒事故的化学物质种类繁多,不同化学物质所致机体损害的靶器官不同,因此中毒症状也不尽相同。此外,中毒病人病情的轻重与毒物的接触途径、接触时间、接触量及个体易感性有关。因此,在现场调查分析中,认真分析发病病人的临床表现,直接关系到调查方法的正确性与结果的判断。

(4)综合分析与调查资料上报:迅速了解中毒事故的基本情况、中毒事故现场的调查、现场样本与病人生物样本检测、中毒病人的临床特点等,这些资料是综合分析的依据。对于分析结果,应根据所掌握的情况,特别是有中毒原因可疑的情况马上向有关部门汇报,由相关部门进行处理,控制中毒事故事态。根据毒物的情况对事故现场进行控制,预防事故的继续发生,并提出合理、正确的治疗方案救治中毒病人。

(二)化学中毒事故的现场处置要点

化学中毒事故应急处置部门在接报后,应根据化学中毒事故现场情况,立即调集抢险力量(人员和相应专业器材、设备),赶赴现场,抵达现场后立即开展现场处置。

1. 设点 现场立即设置应急处置的指挥部门,明确指挥人员组成和分组、人员和部门职责。

2. 询情和侦检

(1)询问遇险人员情况,容器储量、泄漏量、泄漏时间、部位、形式、扩散范围,周边单位、居民、地形、电源、火源等情况,消防设施、工艺措施、到场人员处置意见。

(2)使用检测仪器测定泄漏物质、浓度、扩散范围,进行必要的采样。

(3)确认设施、建(构)筑物险情及可能引发爆炸燃烧的各种危险源,确认消防设施运行情况。

3. 隔离与疏散

(1)建立警戒区域:事故发生后,应根据化学品泄漏扩散的情况或火焰热辐射所涉及的范围建立警戒区,并在通往事故现场的主要干道上实行交通管制。

(2)紧急疏散:迅速将警戒区及污染区内与事故应急处理无关的人员撤离,以减少不必要的人员伤亡。

4. 防护 根据事故物质的毒性及划定的危险区域,确定相应的防护等级,并根据防护等级按标准配备相应的防护器具。

5. 现场急救 在事故现场,化学品对人体可能造成的伤害为中毒、窒息、冻伤、化学灼伤、烧伤等。进行急救时,不论患者还是救援人员都需要进行适当的防护。

(1)现场急救注意事项:选择有利地形设置急救点;做好自身及患者的个体防护;防止发生继发性损害;应至少2～3人为一组集体行动,以便相互照应;所用的救援器材须具备防爆功能。

(2)现场处理:迅速将患者脱离现场至空气新鲜处;呼吸困难时给氧,呼吸停止时立即进行人工呼吸,心搏骤停时立即进行心脏按压;皮肤污染时,脱去污染的衣服,用流动清水冲洗,冲洗要及时、彻底、反复多次;头面部灼伤时,要注意眼、耳、鼻、口腔的清洗;发生冻伤时,应迅速复温;发生烧伤时,应迅速将患者衣服脱去,用流动清水冲洗降温,用清洁纱布覆盖创伤面,避免伤面污染。

(3)治疗:使用特效药物对症治疗,严重患者送医院观察治疗。

6. 泄漏处置

(1)泄漏源控制:可能时,通过控制泄漏源来消除化学品的溢出或泄漏。如关闭有关阀门、停止作业或通过采取改变工艺流程、减负荷运行等方法进行泄漏源控制。采取措施修补和堵塞裂口。

(2)泄漏物处理:现场泄漏物要及时进行覆盖、收容、稀释、处理,使泄漏物得到安全可靠的处置,防止二次事故的发生。泄漏物处置主要有 4 种方法,即围堤堵截、稀释与覆盖、收容(集)和废弃。

7. 现场洗消　参照洗消要求进行。

8. 撤点　现场处置完毕后,应及时组织人员、装备、车辆等撤离,并做好人员、装备的清点工作,对现场处置情况应及时总结,并上报上级部门。

五、化学品环境污染事故判定的组织实施

判定一起化学品环境污染事故的发生,主要是对以下几个因素进行明确,同时也根据以下几个条件进行判断。

1. 判断一起是否是危险化学品中毒事故的前提是确认某一种物品是否属于危险化学品。主要是对照《危险货物品名表》《危险化学品目录》《剧毒化学品目录》来判断。

2. 危险化学品中毒事故特点

(1)危险化学品在事故起因中起重要的作用:①危险化学品的性质直接影响到事故发生的难易程度,这些性质包括毒性、腐蚀性、爆炸品的爆炸性等;②具有毒性或腐蚀性的危险化学品泄漏后,可能直接导致危险化学品事故;③不燃性气体可造成窒息事故;④可燃性危险化学品泄漏后遇火源或高温热源即可发生燃烧、爆炸事故;⑤爆炸性物品受热或撞击,极易发生爆炸事故;⑥压缩气体或液化气体容器超压或容器不合格极易发生物理爆炸事故;⑦生产工艺、设备或系统不完善,极易导致危险化学品爆炸或泄漏。

(2)危险化学品在事故后果中起重要的作用:事故是由能量的意外释放而导致的。危险化学品中毒事故中的能量主要包括机械能和化学能。①机械能,主要有压缩气体或液化气体产生物理爆炸的势能,或化学反应爆炸产生的机械能;②热能,危险化学品爆炸、燃烧、酸碱腐蚀或其他化学反应产生的热能,或氧化剂和过氧化物与其他物质反应发生燃烧或爆炸;③毒性化学能,有毒化学品或化学品反应后产生的有毒物质,与体液或组织发生生物化学作用或生物物理学变化,扰乱或破坏机体的正常生理功能;④阻隔能力,不燃性气体可阻隔空气,造成窒息事故;⑤腐蚀能力,腐蚀品使人体或金属等物品的被接触的表面发生化学反应,在短时间内造成明显破损的现象;⑥环境污染,有毒有害危险化学品泄漏后,往往对水体、土壤、大气等环境造成污染或破坏。

(3)危险化学品中毒事故的发生,必然有危险化学品的意外的、失控的、人们不希望的化学或物理变化。

(4)危险化学品中毒事故主要发生在危险化学品生产、经营、储存、运输、使用和处置废弃危险化学品的单位,但并不仅局限于上述单位。

(5)危险化学品中毒事故的突发性、延时性和长期性。

(6)危险化学品中毒事故往往造成惨重的人员伤亡和巨大的经济损失。

3. 危险化学品中毒事故的发生机制。一起危险化学品中毒事故,需要 2 个基本条件,一

是危险化学品发生了意外的、人们不希望的变化,包括化学变化、物理变化以及与人体作用的生物化学变化和生物物理变化等;二是危险化学品的变化造成了人员伤亡、财产损失、环境破坏等事故后果。事故的发生机制可分两大类,每大类又分若干小类,具体分析如下。

(1)危险化学品泄漏:①易燃易爆化学品→泄漏→遇到火源→火灾或爆炸→人员伤亡、财产损失、环境破坏等;②有毒化学品→泄漏→急性中毒或慢性中毒→人员伤亡、财产损失、环境破坏等;③腐蚀品→泄漏→腐蚀→人员伤亡、财产损失、环境破坏等;④压缩气体或液化气体→物理爆炸→易燃易爆、有毒化学品泄漏;⑤危险化学品→泄漏→没有发生变化→财产损失、环境破坏。

(2)危险化学品没有发生泄漏:①生产装置中的化学品→反应失控→爆炸→人员伤亡、财产损失、环境破坏等;②爆炸品→受到撞击、摩擦或遇到火源等→爆炸→人员伤亡、财产损失等;③易燃易爆化学品→遇到火源→火灾、爆炸或放出有毒气体或烟雾→人员伤亡、财产损失、环境破坏等;④有毒有害化学品→与人体接触→腐蚀或中毒→人员伤亡、财产损失;⑤压缩气体或液化气体→物理爆炸→人员伤亡、财产损失、环境破坏等。

六、化学品污染现场个人防护要点

1. 了解现场化学品的物化性质,及时、准确做好侦毒检测。现场人员对于一般的化学品物化性质要熟悉。在处置化学品中毒事故中要对危险品认真负责的进行侦测,不能凭经验来做判定,要针对不同类型的化学事故采取不同的侦检手段,运用不同的侦测仪器。

2. 熟悉化学中毒事故应急救援的防护器材防护等级的使用分类。通常,用于化学中毒事故应急救援的防护器材按用途可分成两大类,一类是呼吸道防护器材,按其使用环境分为过滤式和供气式两大类呼吸器;一类是皮肤防护器材,主要有靴套、手套、防护镜、头盔、围裙和隔尽式防护服等,根据事故的性质、特点、危害程度和救援任务需求,可穿着不同的防护服。

3. 做好化学事故处置完毕后的个人洗消。救援人员在脱掉防护服装前必须进行彻底洗消,主要是除污更衣、喷淋洗消、检测更衣,送医院检查。

七、化学品污染环境洗消工作要点

1. 洗消的原理和洗消剂的选择　洗消应遵循"既要消毒及时、彻底、有效,又要尽可能不损坏染毒物品,尽快恢复其使用价值"的原则。根据毒物的理化性质、受污染物体的具体情况和器材装备,选择相应的洗消剂和洗消方法。

(1)物理洗消法:主要是利用通风、日晒、雨淋等自然条件使毒物自行蒸发、散失及水解,使毒物逐渐降低毒性或被逐渐破坏而失去毒性;用水浸泡、蒸、煮沸或直接用大量的水冲洗染毒体;可利用棉纱、纱布等浸以汽油、煤油、乙醇等溶剂,将染毒体表面的毒物溶解擦洗掉;对液体及固体污染源采用封闭掩埋或将毒物移走的方法,但掩埋时必须加大量的含氯石灰。

(2)化学洗消法:利用洗消剂与毒源或染毒体发生化学反应,生成无毒或毒性很小的产物。但要注意洗消剂与毒物的化学反应是否产生新的有毒物质。

2. 洗消的对象　包括在救援行动情况许可的情况下,对受污染对象进行全面的洗消;对所有从污染区出来的被救人员进行全面的洗消;对所有从污染区出来的参战人员进行全面的洗消;对所有从污染区出来的车辆和器材装备进行全面的洗消;对整个事故区域进行全面的洗消;还须对参战人员的防化服、战斗服、做训服和使用的防毒设施、检测仪器、设备进行消毒。

(1)对染毒人员和器材的洗消:洗消的方式有开设固定洗消站和实施机动洗消两种方式。固定洗消站一般设在便于污染对象到达的非污染地点,并尽可能靠近水源;机动洗消主要针对需要紧急处理的人员而采取的洗消方法。

(2)毒源和污染区的洗消:洗消方法的选择根据毒物性质和现场情况来确定。对事故现场的洗消有时需反复多次进行,通过检测达到消毒标准,方可停止洗消作业。

3. 洗消的器材　除专业防化洗消车、化学灾害事故抢险救援车、洗消帐篷、抽污泵、高压清洗机等专业器材装备外,还可选用下列器材:消防车、洒水车、背负式喷雾器。

八、日本遗弃化学武器的现场处置要点

第二次世界大战后,日本在我国境内遗弃了数量众多的化学武器,长期埋藏于地下或江河湖泊中,大部分化学炮弹已严重锈蚀,在建筑工程施工等过程中时有化学毒剂泄漏而发生中毒事故。

1. 组建应急处置指挥机构和处置队伍　根据现场化学武器的种类和作业流程,确定应急处置现场的指挥机构和处置人员分工。

2. 查明目标区和周围区域的综合信息　包括目标区的地理、交通及周围设施信息,人群居住情况,气象信息情况等。

3. 查明毒源情况　包括毒剂种类、数量、流动量,毒源的源强和毒性资料、主要理化性质及主要中毒途径和危害方式等。

4. 人员防护情况　根据现场情况,确定污染情况和污染区域、程度,并按照不同程度确定人员防护情况,包括现场人员和处置人员。

5. 染毒区人员的抢救和处置　在处置人员做好自身防护的基础上,迅速进入染毒区,搜索伤员,并根据救治原则展开急救。现场急救处置完毕后,应及时安排伤员撤离染毒区,后送救护。

6. 人员、装备洗消　要对伤员和救援人员进行及时彻底洗消,并安排专职人员督促和指导、检查,使之达到洗消的要求。

7. 现场流行病学调查　根据现场具体情况,开展暴露和健康两方面的调查,对发生情况、发生时间、地点、影响范围、受影响的人群、人数伤亡情况、危害程度、毒物浓度动态变化和扩散范围等进行详细检测和调查,并及时开展宣传,提高现场人员和周边群众的自我保护意识和能力。

九、化学中毒事故事件应急处置的注意事项

1. 在排除现场没有爆炸气体及使用手机或电话没有危险的情况下,立即拨打12369、119、110或当地环保部门电话,说明事发详细地点、区域和污染现象、联系人电话。

2. 视污染事故现场情况,及时稳妥安置好污染事故影响地区的老、弱、病、残人员和中毒人员。

3. 不要在现场围观、不要惊慌失措、不要传播谣言。

4. 发现有毒气体时,居民尽量向上风向转移,发现中毒者应立即移至空气新鲜处,及时向当地医疗急救中心和有关部门报告。

5. 发现有毒化学品时,及时将中毒者转移至安全地带或送医院抢救。当苯、甲苯等液体

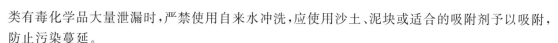

类有毒化学品大量泄漏时,严禁使用自来水冲洗,应使用沙土、泥块或适合的吸附剂予以吸附,防止污染蔓延。

6. 发现腐蚀性污染物时,应采用中和的办法,如盐酸、硫酸可用石灰进行中和处理。同时,处置人员需穿戴好防护用品。一般碱性腐蚀污染物用乙酸进行处理。

7. 保障信息畅通,及时报告处理情况。

8. 稳定部队,维护现场,正确引导,清除恐慌,宣传教育官兵,做好个人防护。

(王以美　孙如宝)

第三节　食品安全事故调查与处理

一、食品安全事故

食品安全事故是指食物中毒、食源性疾病、食品污染等源于食品,对人体健康有危害或者可能有危害的事故。近年来,我国食品安全事件频繁发生。军队作为维护国家安全、社会稳定的特殊群体也面临着严峻的食品安全问题。食品安全问题不仅关系到广大官兵的身心健康,而且直接影响到部队的安全稳定和战斗力巩固。因此,加强和完善部队食品安全事故调查与处置能力是极为重要和迫切的。

二、食品安全事故现场管控要求

对造成或可能造成重大食品安全事件的食品,可具体采取临时控制措施。

(一)对可疑食品采取的临时控制措施

1. 封存造成或可能造成重大食品安全事件的食品及其原料。

2. 封存被污染的食品公用具。

3. 召回已售出的造成或可能造成重大食品安全事件的食品。

4. 经过检验,属于被污染的食品,予以销毁或安全化处理;未被污染的食品予以解封。

(二)对事发单位采取的临时控制措施

对造成食品安全事件或者有证据证明可能导致食品安全事件的食品生产经营单位,卫生行政部门应当采取下列相应措施。

1. 在食品安全事件的初期,封存相应的食品生产经营单位,责令其停止生产经营活动。

2. 责令改正不正确的食品加工制作习惯。

3. 责令受感染的食品加工人员离开工作岗位,直至临床症状消失48小时后。

4. 封存造成或者可能导致重大食品安全事件的食品及其原料、工用具、设备等。

5. 配合调查,按照卫生行政部门的要求如实提供有关材料和样品。

三、食品安全事故调查处理程序

(一)现场调查

现场调查的目的主要是确定引发事件的因素,确保已采取措施纠正事件的引发因素,应及早启动环境调查工作。环境调查不同于常规监督工作,需要对所用的可疑环节进行评估。

1. 收集可疑食物样品、环境样品及食品加工人员标本　现场调查人员应当尽一切努力完成样品采集工作,包括剩余可疑食品、食品容器和工器具表面涂抹等。为避免在调查期间重要的证据被无意地丢弃,应当在危害分析之前收集剩余的可疑食物。根据原料的来源和加工环境,采集原料、工器具等进行实验室检测。了解食品加工人员的健康状况,排除或确认食品污染的可能性。如有必要,应当采集食品加工人员的手拭或肛拭标本。

2. 可疑食品的危害分析 在现场调查过程中,应有效记录所发现的食品污染和违反法律法规的现象,必要时进行拍照、录像。

(1)了解可疑食物原材料信息:如果怀疑可疑食物在源头受到污染,就应当从生产经营者或消费者处获得以下信息,包括商标、产品名称、批号、包装类型、货架期、购买日期、规格或重量、制造商、销售商的名称和地址,上述信息有助于追溯污染源。

(2)了解可疑食物加工制作流程:对加工或制作与发病有关食物的场所实施环境调查(environmental investigation),对所有可疑食物(implicated food)或潜在危险食物(potential hazardous foods,PHFs)要进行 HACCP 危险性评估。调查一般通过询问调查企业管理人员和食品采购、保管、生产、加工、销售的相关人员,绘制食品操作流程图,现场检测,进一步采集检验可疑样品等完成。

(3)了解可疑食物加工制作条件:获得每种可疑食物的原料清单,注意近期配料的变化。列出可疑食物的制备量。如果制备量过大,提示可能存在冷却或食品加工程序中的问题,尤其食物是在食用的前一天或前几天制备。收集加工日期和加工时间的信息,提示食物的保存时间或保存温度是否恰当。

(4)了解可疑食物加工制作方法:采访加工制作人员,了解可疑食物的加工制作方法。现场检查可疑食物的加工制作过程,重点了解食品原料及其来源,加工方法是否杀灭或消除可能的致病因子,加工过程是否存在交叉污染,设备工具清洗是否充分,是否有不当储存,剩余食品是否再加热后食用等。如有必要,应当现场测定食品加工的时间和温度。

3. 食物中毒及食源性疾病引发因素的确定

(1)与污染有关的因素:包括原料污染、加工人员污染、交叉污染、工具容器污染、天然毒素、有毒容器、投毒、误食、误用、生食等。

(2)与微生物存活有关的因素:包括烹饪或再加热不充分、酸化不充分等。

(3)与微生物繁殖或毒素形成有关的因素:包括储存不当、消费前数小时制备等。

通过以上溯源性调查手段最后揭示暴发原因和确定原因食物、肇事场所、污染环节从而控制暴发事件,防止不良事态的进一步扩散。

(二)流行病学调查

食品安全事故流行病学调查结果直接关系到事故因素的及早发现和控制,是责任认定的重要证据之一,是一项程序规范性和科学技术性很强的工作。2011 年,国家卫生部印发的《食品安全事故流行病学调查工作规范》中对人群流行病学的调查内容进行了明确规定。

1. 调查病例和高危人群 应当十分重视首发病例,详细询问并记录病人的症状和体征、发病时间和日期。使用医院病历核实病人的报告。尽量调查所有病例及事件相关人员(高危人群)的发病情况,如果发病人数较多,可先随机选择部分人员进行调查。收集发病前 48 小时,必要时 72 小时的详细饮食情况、就餐地点,询问近期旅游、聚会情况,询问食源性疾病的高发因素,如食物接触史、生食习惯、日常饮食嗜好。

2. 建立病例定义 确定病例定义是现场调查处理工作的一个关键点,也是最难点。病例定义系设置界定范围的一系列标准,来划分每个个体是暴发相关的发病者,还是与暴发无关的发病者,用于确定发病者人数,有助于判别疾病的严重程度。病例定义是否完善取决于整个流行病学调查的质量。疾病越复杂,对病例定义达成共识的难度越大,而且,对于新发现的食物中毒,由于有个认识过程,病例定义常会调整使得诊断更加准确。

病例定义常以最先发现的病人的临床症状与体征作为最初定义的依据,以后随着调查工作的逐步展开,待获得进一步的流行病学、病人潜伏期和临床表现、现场卫生学和实验室检验资料后再做修正,形成最终定义。最初定义一般较笼统以便不使可能的发病者排除在外,一旦收集更多的信息形成最终定义后再排除与暴发或感染事件无关的发病者。

3. 描述流行特征 这是食物安全事故流行病学调查的基础步骤,它利用已有的资料或对特殊调查的资料包括实验室结果,按不同时间、不同地区和不同人群特征分组,将疾病或健康状态的分布情况真实地展示出来,即通过查明、分析食物中毒的三间分布(指时间、地点和人群分布),以发现病例之间是否存在的某种关联,从而形成、建立病因假设。这将为开展分析性流行病学研究提供病因基础,更好地指导进一步的调查工作。

一旦发现病例之间确实存在某些方面的关联,就要通过进一步辨别和询问其他高危人员证实该起发病事件及其引起发病的原因。要及时通过聚餐活动的组织者、医院肠道门诊等的日志、各公共卫生机构的投诉记录等途径,扩大调查以寻找其他与确诊病人在三间分布上有关联的病人和健康人进行询问调查。

4. 建立流行病学关联 在确定病例定义和作出病因假设后,要立即对可能揭示流行病学关联的目标人群,即特定发病场所或地点的暴露人群做进一步的扩大调查、追访登记目标人群,尽可能调查所有的发病者和其他有共同食物史的危险人群,收集资料、核对与解释收集的资料,根据最初病例定义和最终病例定义确定发病者,做食物和疾病的流行病学关联分析。

描述性和分析性流行病学研究在食物中毒暴发事件调查中具有十分重要的特殊贡献,它们对于致病因子无法通过实验室检验查清时可以确定致病食物,对于不同餐次共同进食后发生感染或中毒时可以确定发病餐次。

5. 形成假设 根据病例访谈、实验室和现场调查获得的信息,形成有关食物安全事故原因的初步假设。

(三)现场处置

1. 预防性控制措施 在调查过程中,如有足够理由认为发病事件是由某种食物引起的话,就应审慎、及时地采取适当的控制措施,以防止疾病可能进一步的蔓延和扩大。要根据疾病的性质、可能的传播类型、发病的影响因素和中毒食品等具体情况采取监控可疑食品和饮用水、监控可疑食品场所和水源、监控可疑感染的食品加工人员、加强食品企业的食品卫生管理、向公众通报食物安全事件及其预防方法等预防性控制措施。

2. 最终控制和处理措施 在食物安全事故责任认定之后,对肇事单位要及时采取最终控制和处理措施。一方面要立即追回已售出的感染或有毒食品,并对所有感染或有毒食品视不同性质进行深埋、消毒、销毁等无害化处理,对有使用价值的(如用工业用乙醇制造的酒)可作工业用,对感染或中毒场所包括工用具、设备均要进行全面严格的清洗消毒;另一方面要根据相关法律法规,对肇事单位采取责令停止生产经营、销毁导致食物中毒的食品、没收违法所得、罚款等行政处罚措施,对制售有毒有害食品致人死亡等触犯刑法的,还要追究刑事责任。

(四)样品和标本的采集、运输与检验

1. **样品、标本的采集** 采集中毒患者的呕吐物、排泄物、洗胃液、中毒病人发病期与恢复期双份血清,选择发病者中未用药或较晚用药的病人采集肛拭样品。必要时可做动物实验,观察毒性强度及主要受损器官和临床表现。对剩余食品、食品原料、食品添加剂分别取样,对熟食间操作台面,存放熟食品冰柜、熟食,常用工具、刀具、容器,熟食操作人员的手、肛拭、使用的抹布、可疑昆虫等视情况采样检测。所采集的样品在冷藏条件下,4 小时内送达实验室;无冷藏条件的,于采样后 2 小时内送达实验室。实验室在检样送达后必须立即进行检验。

2. **样品和标本的运输** 使用油性记号笔在容器上标注信息,包括病例识别号、标本号、采样日期和时间、检验项目等内容。冷冻或冷藏样品在运输期间应保持原有的冷冻或冷藏状态。冷冻食品置于干冰上运输;易腐烂食品和病毒标本置于冰块或冰盒上运输;罐装和低湿度食品及寄生虫标本室温运输。

3. **样品送检与实验室检验** 采集到的所有样品应按照相关的规定在适宜的保存温度和条件下以最短的时间送往实验室检验;不能及时送样的应在现场对样品进行冷藏;有条件的可进行现场快速检验。同时,根据病人临床和流行病学资料分析,尽快推断致病因素的性质和中毒原因,确定检验项目。实验室在收到中毒样品后应在最短的时间内开始检测,并尽快出具检验报告。

(五)撰写调查报告、归档和上报

食品安全事故调查结束后,应整理调查资料、撰写调查报告。调查报告要综合流行病学调查、发病者潜伏期和临床表现、现场卫生学调查和样品检验等结果,正确反映食物中毒暴发事件及其规律,客观地反映社会卫生状况和存在的问题并总结典型经验。

调查报告分初步调查报告和调查报告 2 类,还没有固定的格式和书写要求,但必须符合逻辑要求。初步调查报告一般系事发当日紧急向上级行政领导和业务领导部门进行书面汇报的一类调查报告。报告内容一般包含以下要素:导言、概况、流行病学和现场卫生学调查,采样和实验室检验,采取的预防和控制措施,初步印象等。调查报告可分为业务报告和行政报告 2 类,业务报告一般包含导言,概况(含背景材料),发病经过,流行病学调查,现场卫生学调查,实验室检验结果,讨论,结论等要素,作为纯学术性的调查报告,用于业务总结存档、实施行政处罚等;而行政报告则简化专业性的内容,增加预防和控制措施、建议等内容,用于相对宏观的行政管理。

(王　强)

第四节　饮用水卫生事件调查与处理

一、饮用水卫生事件

饮用水污染事件是指一定数量的饮用者,发现水质感官性状异常,饮用后身体出现不适反应和症状表现,引发群体性疾病的事件。饮用水污染主要源于水源水及供水系统遭到生物性或化学性污染。生物性污染的健康危害主要是腹泻、伤寒、霍乱、甲型肝炎、细菌性痢疾等肠道传染病的暴发流行;化学性污染的健康危害主要是有毒化学物质造成的急、慢性中毒(如:氰化物中毒、砷中毒、铬中毒、亚硝酸盐中毒、农药中毒)及过敏性皮肤损害等。污染途径主要是通

过饮用水水源、供水系统及涉及饮用水卫生安全的产品,如水处理剂、生活饮用水输配水设备等。

二、饮用水卫生事件预警

根据《军队处置突发事件总体应急预案》规定,军队执行国家统一的 4 级预警级别:即特别重大(Ⅰ级)、重大(Ⅱ级)、较大(Ⅲ级)、一般(Ⅳ级),依次用红色、橙色、黄色和蓝色表示。

军队突发公共卫生事件的预警建议由总后勤部卫生部或军区、军兵种联(后)勤部卫生部提出;其他突发事件的预警预报建议,由相关业务主管部门负责。特别严重的和严重预警信息由军队处置突发事件领导小组批准后发布、调整和解除。

三、卫勤指挥响应

当国家或军队发生特别重大(Ⅰ级)生活饮用水突发事件时,总后勤部卫生部领导参与军队处置突发事件领导小组指挥、协调和处置。国家或地方发生重大(Ⅱ级)生活饮用水突发事件时,总后勤部卫生部领导参与卫勤指挥与处置。

当军队发生重大(Ⅱ级)生活饮用水突发事件时,军区、军兵种联(后)勤部卫生部参与本级处置突发事件领导小组指挥、协调和处置,启动本级卫勤应急预案,组织协调本系统卫勤力量参与处置;总后勤部卫生部给予指导、支援和协助。必要时,总后勤部卫生部直接组织卫勤力量参与处置。

当军队发生较大(Ⅲ级)生活饮用水突发事件时,军区、军兵种联(后)勤部卫生部启动本级卫勤应急预案,组织协调本系统卫勤力量参与处置。必要时,总后勤部卫生部给予指导、支援和协助。

当军队发生一般(Ⅳ级)生活饮用水突发事件时,军以下部队卫生主管部门按照本级卫勤应急预案,组织部队卫勤力量处置,并协调联勤分部医疗机构参与。必要时,军区、军兵种联(后)勤部卫生部给予指导、支援和协助。

四、饮用水污染事件调查内容

(一)供水管网污染调查

调查管网铺设的年代、材质、分布状况。管道的位置,以及与污水管道的距离和防护情况。管道周围污染源情况,周围有无垃圾堆、旱厕、生活污水排放渠、沟等。有无自备水管与市政管线相连。供水管线与污水管线有无交叉等。

(二)二次供水设施污染调查

调查先查低位水箱,后查高位水箱;沿二次供水的流向查看水箱的进水、出水、排水、溢水等情况;查看二次供水管道走向。重点调查水箱结构及内壁情况,水箱内的水质状况,水箱外的环境卫生情况;水箱通气孔道是否有防护网罩;水箱的出水口封闭的严密程度;水箱的泄水管、溢水管是否与下水管道直接相连;低位水箱周围环境的积水情况,有无污水、污物,有无防止倒吸的阀门;低位水箱埋设的管道是否有破损,管道通过的地面有无污染沟渠、堆放垃圾、粪便等。

查看定期清洗、消毒、水质检验记录和档案;查看防止二次污染的消毒设备的运转情况和消毒效果;水箱开口、溢水管开口、泄水管开口的严密情况,如是否加盖、加锁,是否有卫生防护网罩等。

(三)水源污染调查

首先寻找污染源,即向排出污染物、污染水源的相关单位进行调查,以确定污染水源的主要污染源和主要污染物。主要包括 4 个方面。

1. 收集当地水文地质资料、饮用水水源的基本情况、水源水质的历史资料等有关资料。

2. 收集当地工业企业的生产情况,如:工业用水的水源、水质和用水量;产生废水的工艺流程;产生的废水量、排放量,废水中有毒有害物质的种类和浓度;废水排放方式,排放点的位置;废水处理情况、处理效果,主要污染物的排放浓度;废水流经地区的环境污染情况。

3. 收集水源防护范围内的污染情况,包括:农田使用农药化肥的种类和数量;土壤污染的情况;渗水井和渗坑的分布,以及排入渗水井和渗坑的废水的来源与性质。

4. 收集当地生活污水、污物处理情况。生活污水量处理和排放情况;主要污染物及其排放浓度、排放地点及位置;垃圾、粪便、工业废物处理情况,处理地点的防渗措施及效果,与水源的距离。

通过以上资料,找出主要污染源进行重点调查,最后确定污染水源的主要污染物及其污染途径。

五、现场调查处理流程

(一)接报和应急准备

接到生活饮用水卫生突发事件报告时,应做详细记录,包括时间、地点、人物、事件及其状况,并向上级领导汇报,同时核实有关情况。同时派出相关专业人员、卫生监督员,携带应急采样检测器材(塑料桶、菌磨口玻璃瓶、浅层水质采样器、温度计、水温计、采样标签、采样单、记录笔、酒精灯、乳胶管、酸碱固定剂及现场测定 pH、溶解氧、亚硝酸盐、余氯等所需试剂)、卫生行政执法文书(个案调查表、现场检查笔录、询问笔录、卫生监督意见书、产品采样记录、卫生行政控制决定书、封条、调查记录等)、调查取证器材(照相机、录音笔等)、医疗救治设备等赶赴事件现场。

(二)抵达现场、全面了解情况

有关人员抵达现场后,应迅速调查了解现场的基本情况、事件发生的过程、产生的后果及已采取的措施。包括污染发生的时间、地点、经过和可能原因、污染来源及可能污染物、污染途径及波及范围、污染暴露人群数量及分布、当地饮用水水源类型及人口分布、疾病的"三间"分布。

(三)形成初步印象、需掌握以下几种污染特点

1. 化学性污染　工业为主的污染如造纸、电镀厂等集中排污,冶炼废渣浸泡后突发排放;农业污染为主的突发农药沉船造成的河水污染,农田施农药后暴雨入河污染;化学性污染健康危害多为急性化学性中毒。

2. 生物性污染　生活污染为主的污染和医院污水排污污染,其健康危害多为急性肠道传染病。

3. 化学性与生物性混合污染　健康危害同时包括急性中毒和急性传染病等。

(四)采取应急处置措施

1. 停止供水,并启动临时供水措施　当确定饮用水水源和水质污染时,应通知供水单位

迅速采取措施,及时调整水处理工艺,强化水处理工艺的净化效果。如源水污染以现有净化工艺不能控制时,及时上报建议停止供水,启动临时供水措施,并通过各种媒体通告居民在事故未解除前,不得饮用污染的水。在启用应急储备水源或采取临时送供生活饮用水时,对送供的生活饮用水水质进行检测,做好输送水管道、送水车、储水容器的清洗消毒,以及送供水人员的健康管理。对送供水过程进行全程监控,防止水质污染。

2. 清除可疑污染源　根据不同污染源,采取不同的相应措施。

3. 采取清洗消毒措施　在生活饮用水污染得到有效控制、供水单位恢复取水时,应指导供水单位对取水、输水、净水、蓄水和配水等设备、设施进行清洗消毒,经对出厂水、末梢水检测合格后方可正式供水。

4. 制定应急监测方案　根据生活饮用水污染情况,制定水质应急监测方案,增加对水源水、出厂水、管网末梢水、二次供水或分散式供水的监测样本和监测频次,加大监测力度,及时掌握水质变化趋势,向上级部门提供有力的决策依据。

5. 全力救治患者　当生活饮用水污染危及人群健康时,应迅速开展医疗救治工作。如污染造成环境恶化,危及居民健康时应建议组织疏散人群。对可疑供水污染区域内的高危人群,进行预防性服药,必要时进行医学观察。

6. 加大宣传教育　做好居民卫生知识宣传,教育居民不喝生水,增强居民自我保护意识。

(五)开展现场调查工作

现场调查的核心内容是确定污染源、主要污染物及其污染途径。通过个案调查可以全面掌握健康危害特点及有关因素,尤其要重视对首发病例的调查。利用横断面和回顾性流行病学调查,寻求因果关系。根据水源水系寻找、排查污染源,根据原料、生产工艺和排污成分寻找可疑污染物。通过环境监测情况,计算可能污染的范围。另外,需要注意的是要做好现场监督检查记录和规范制作各类执法文书,以便收集相关证据材料。

(六)形成处理意见、总结报告

1. 生活饮用水污染突发事故的解除　饮水污染的原因已查清,水质经检验符合国家生活饮用水卫生标准;无新发病例出现。如介水疾病疫点解除:所有人员检验粪便连续2次阴性无续发病人或带菌者出现时可予以解除。

2. 资料收集整理　应对饮用水污染事件的有关卫生学调查、取证、控制、查处等资料和流行病学调查、实验室检测等资料进行整理分析,建立生活饮用水污染事件卫生应急处置档案。

3. 事故处理总结报告　在饮用水污染事件处置完毕后,应及时组织有关人员对生活饮用水污染事件的调查处置情况进行科学、客观地评估总结,评估内容包括:事故的基本情况、事件经过、调查方法结果、分析、讨论、处理措施及效果评价等。调查报告应上报卫生行政部门和业务部门、肇事单位的行政主管部门。

（王　强）

第五节　放射安全事件调查与处理

一、放射突发事件

就事件报告和分析而言,事件系指营运者无意造成的任何事件,包括运行误差、设备故障、始发事件、事故先兆、险发事故或其他意外事故,或未经授权的其他不幸事件,以及恶意或非恶意行为,其后果或在后果从防护或安全的角度看不可忽视。

放射事故与核事故的定义是不同的,《放射事故医学应急预案编制规范》(WS/T 328-2011)中称:放射事故是指由于放射性同位素丢失、被盗或者射线装置、放射性同位素失控而导致工作人员或者公众受到意外的、非自愿的异常照射。

二、放射事故发生的原因、类型和分级

(一)放射事故发生的原因与类型

根据事故发生的情况,将放射事故分为以下 3 类。

1. 人员超剂量照射事故 由于操作失误或设备故障,使放射源丧失屏障,导致工作人员或公众受到意外照射,如辐射装置事故。

2. 放射性物质污染事故 放射性物质的意外泄漏、外溢或释放,使人员和环境受到污染及人员受照。

3. 丢失放射性物质事故 放射源或放射性同位素被误放、丢失或被盗,捡拾或盗窃装有放射源的容器被拆卸,使放射源失去屏障,造成其本人和他人受辐射。

(二)放射事故的分级

依据《放射性同位素与射线装置安全和防护条例》(国务院令第 449 号),根据放射事故的性质、严重程度、可控性和影响范围等因素,从重到轻将放射事故分为特别重大放射事故、重大放射事故、较大放射事故和一般放射事故 4 个等级。

1. 特别重大放射事故 是指Ⅰ类、Ⅱ类放射源丢失、被盗、失控造成大范围严重辐射污染后果,或者放射性同位素和射线装置失控导致 3 人以上(含 3 人)急性死亡。

2. 重大放射事故 是指Ⅰ类、Ⅱ类放射源丢失、被盗、失控,或者放射性同位素和射线装置失控导致 2 人以下(含 2 人)急性死亡或者 10 人以上(含 10 人)急性重度放射病、局部器官残疾。

3. 较大放射事故 是指Ⅲ类放射源丢失、被盗、失控,或者放射性同位素和射线装置失控导致 9 人以下(含 9 人)急性重度放射病、局部器官残疾。

4. 一般放射事故 是指Ⅳ类、Ⅴ类放射源丢失、被盗、失控,或者放射性同位素和射线装置失控导致人员受到超过年剂量限值的照射。

(三)放射源的分类

参照国际原子能机构的有关规定,按照放射源对人体健康和环境的潜在危害程度,从高到低将放射源分为Ⅰ、Ⅱ、Ⅲ、Ⅳ、Ⅴ类,Ⅴ类源的下限活度值为该种核素的豁免活度。

1. Ⅰ类放射源为极高危险源 没有防护情况下,接触这类源数分钟至 1 小时就可致人死亡。

2. Ⅱ类放射源为高危险源 没有防护情况下,接触这类源数小时至数天可致人死亡。

3. Ⅲ类放射源为危险源 没有防护情况下,接触这类源数小时就可对人造成永久性损伤,接触数天至数周也可致人死亡。

4. Ⅳ类放射源为低危险源 基本不会对人造成永久性损伤,但对长时间、近距离接触这些放射源的人可能造成可恢复的临时性损伤。

5. Ⅴ类放射源为极低危险源 不会对人造成永久性损伤。

三、放射突发事件的调查与处理

(一)现场调查

一旦突发放射应急事件,在接到应急指令后,调查组应立即赶赴事故现场,根据应急预案,制订出调查方案,确定调查范围与对象,实施现场调查。具体工作可分为四大块,即医疗救护、辐射防护、碘片管理、食品与水监测等。

1. 医疗救护　医疗救护的主要任务是对受伤人员进行初步分类诊断和现场救护。

2. 辐射防护　辐射防护的主要工作是开展现场辐射水平测量,确定污染核素的种类,估计辐射水平。同时,采集受照人员的血样或者现场物品,送实验室进行剂量测定,估算受照剂量。

3. 碘片管理　主要是负责碘片的管理、储存和应急发放。在事故发生后的最初36小时内,分发和服用碘片可能是最佳的响应行动。公众服用碘片时,一定要遵照说明,按定量服药,切不可多服或乱服。

4. 食品与水监测　主要工作是采集现场或场区周围一定区域范围内的饮用水和食品等。

在获得现场辐射水平、伤员受伤情况及剂量估算结果,以及环境中食品和水的放射性污染水平后,应及时汇总资料并报送同级和上级卫生行政部门,分析确定是否为放射(核)突发事件。如果确定为核与放射突发事件,则应进一步明确事件的性质,是否存在放射性核素污染以及污染的严重程度,受照射的人数和受照剂量,以及辐射的危险度,并提出具体的处置建议,供有关行政部门作为决策依据。

(二)现场处置

发生放射突发事件,各级应急组织按照应急预案,启动应急响应计划。采取何种应急防护措施,应根据事故阶段、照射途径、对受照人群的剂量水平来决定。

1. 事件现场的分区　在应急干预的情况下,为了便于迅速组织有效的应急响应行动,以最大限度地降低放射事故对公众和环境可能产生的影响,将事件现场进行分区管理。根据国家放射防护基本标准及各区域相应的辐射水平,一般将事件现场划分为3个区,即控制区、监督区和非限制区。

(1)控制区:即事故污染现场中心区域。在控制区域范围内,参加现场救援的人员须装备防护装置,以避免受到照射或放射性污染。一般用红线将其与其他的区域分隔开来。

(2)监督区:即控制区以外的区域。在此区域内的人员要穿戴适当的防护装置,以避免污染。该区用黄色线与其他区域分隔,该线称为洗消线,即所有出此区域的人员必须在此线上进行洗消处理。此外,在外边界处设立辐射警示标志。

(3)非限制区:即监督区以外的区域。病人的现场抢救治疗,以及支持指挥机构均设在此区。

2. 现场应急处置人员的个人防护　在事故现场进行应急处理或抢救的人员,有可能受到较大剂量的照射,因而对应急救援人员需积极采用正当性、最优化及剂量限值的防护原则,控制可能接受的辐射剂量。防护措施如下:

(1)穿戴防护用具,佩戴个人剂量计(报警式或直读式个人剂量计)。

(2)服用稳定性碘或抗辐射药物。

(3)采取时间、距离和屏蔽等防护手段保护自己,控制受照射剂量。

(4)已受到或疑似受到体表放射性污染的人员要进行淋浴方式去污,受污染的衣服、鞋、帽等脱下存放起来,直到以后有时间再进行监测或处理,并防止将放射性污染扩散到未被污染的地区。

3. 受照人群的救护　在发生放射突发事件时,一些人员可能受到超过剂量限值的照射,甚至可能引起不同类型、不同程度的放射损伤或其他损伤。因此,对于事故受照人员,应视其受照程度和是否有放射性核素内污染等具体情况,需在不同水平的医疗单位分级处理。

对于中度以下放射损伤病人由现场所在地应急救护系统进行救护和治疗;中重度放射损伤病人则应迅速送应急中心或放射损伤专科医院治疗。对于有皮肤污染的人员要及时去污,有体内污染的人员,则应在专门的医学监护下,及时给予放射损伤防治药物、放射性核素阻吸收药和促排药物等。

4. 放射性污染的洗消　放射性污染的洗消站设立在监督区与非限制区交界处。洗消站应配备放射性污染的监测与洗消设备和用品,包括放射性污染监测仪、放射物质洗消液等。对于受放射性核素污染的人员,在后送救治前需经初步去污处理,运出控制区和监督区的被污染物品需经去污处理和检测后方可运出。

5. 对食品和水的控制　对受到放射性污染的水和食物进行控制,称作食物和饮水控制。对污染的水和食物进行控制是针对食入照射途径采取的防护措施,以控制或减少污染的水和食物可能对人体产生的内照射剂量。

在事故情况下,当地事故应急委员会将安排对可疑区域环境中的各种食物及饮用水进行采样和测量分析。根据食品和饮用水中的放射性核素水平,决定是否对食品和饮用水进行控制。当食品中放射性核素水平达到表 15-1 规定的食品通用行动水平时,原则上所有受到污染的食品应当禁止食用,并集中销毁。但在缺少食品的地区,表 15-2 规定的行动水平可适当提高。

表 15-1　食品的通用行动水平

放射性核素	一般消费用食品(kBq/kg)	牛奶、婴儿食品和饮水(kBq/kg)
^{134}Cs,^{137}Cs,^{103}Ru,^{106}Ru,^{89}Sr	1	1
^{131}I	1	0.1
^{90}Sr	0.1	0.1
^{241}Am,^{238}Pu,^{239}Pu	0.01	0.001

①不同核素组的准则应独立地应用于每组中放射性核素的总活度;②少量消费的食品(如每人每年少于 10kg 的香料调味品),因对个人产生的附加照射很小,可以采用比主要食品的行动水平高 10 倍的行动水平

表 15-2　应急防护行动的通用干预水平

防护行动	干预水平[a](可避免剂量)
隐蔽	10 mSv(受照期不超过 2 天)
撤离	50 mSv(受照期不超过 7 天)
碘防护	100 mSv(待积吸收剂量)[b]

[a] 适当选择的受照人群的辐射剂量平均值;[b] 甲状腺的可防止剂量

（王兴功）

第六节 群体性不明原因疾病暴发调查处理

一、群体性不明原因疾病定义

群体性不明原因疾病是指在某个相对集中的区域(如同一个营区、学校、机关、医疗机构等集体单位)同时出现,或者短时间内(通常是指 2 周内)相继出现具有共同临床表现病人,且病例不断增加,范围不断扩大,又暂时不能明确诊断的疾病。

群体性不明原因疾病具有临床表现相似性、发病人群聚集性、流行病学关联性、健康损害严重性的特点。这类疾病可能是传染病(包括新发传染病)、中毒或其他未知因素引起的疾病。

二、群体性不明原因疾病事件的分级

国家卫生部将群体性不明原因疾病事件分为 3 级,分别如下。

Ⅰ级,特别重大群体性不明原因疾病事件:在一定时间内,发生涉及 2 个及以上省份的群体性不明原因疾病,并有扩散趋势;或由国务院卫生行政部门认定的相应级别的群体性不明原因疾病事件。

Ⅱ级,重大群体性不明原因疾病事件:一定时间内,在 1 个省多个县(市)发生群体性不明原因疾病;或由省级卫生行政部门认定的相应级别的群体性不明原因疾病事件。

Ⅲ级,较大群体性不明原因疾病事件:一定时间内,在 1 个省的 1 个县(市)行政区域内发生群体性不明原因疾病;或由地市级卫生行政部门认定的相应级别的群体性不明原因疾病事件。

根据《军队处置突发公共卫生事件应急预案》,军队发生群体性不明原因疾病超过 100 例,或危重病例超过 6 例,并有扩散趋势,属于特别重大突发公共卫生事件(Ⅰ级);发生群体性不明原因疾病 50~99 例,并有扩散趋势,属于重大突发公共卫生事件(Ⅱ级);发生群体性不明原因疾病 30~49 例,并有扩散趋势,属于较大突发公共卫生事件(Ⅲ级);发生群体性不明原因疾病 3~29 例,属于一般突发公共卫生事件(Ⅳ级)。

三、群体性不明原因疾病调查与处理原则

(一)适宜处置原则

原因不明不等于无法采取控制措施,或必须采取极端的处理方式。群体性不明原因疾病事件发生后,首先应根据已掌握的情况,尽快判定事件性质,评估其危害度,并根据疾病控制的基本理论和已有的疾病控制实践经验,选择适宜的应急处置措施。如措施不力或缺乏针对性,事件得不到有效控制,会对广大群众身心健康产生影响、甚至引起恐慌;反之,若反应过度,也会给社会经济带来负面影响。

(二)病原学与流行病学病因调查并重原则

对群体性不明原因疾病事件,查找病因非常重要,特别是怀疑为中毒事件时,迅速查清致病原因,对于抢救中毒患者、给予特异、针对性的治疗及保护处于危险之中的人群至关重要。但是,有些不明原因疾病,特别是新出现的传染病暴发时,很难在短时间内查明病原,或即使查明了病原也无法于短期内找到控制疫情蔓延的有效控制措施。这时,查明传播途径及主要危

险因素(流行病学病因)就成为控制疫情蔓延的关键。从这个意义上说,查明流行病学病因对于多数群体性不明原因疾病的控制,比查明病原学病因更为重要。如1854年伦敦宽街霍乱流行的控制、2003年各地SARS流行的控制,都可很好地说明这一点。

(三)调查与控制兼顾原则

对群体性不明原因疾病事件的处置,须坚持调查和控制并举的原则。但在事件的不同阶段,调查和控制的侧重点有所不同。若流行病学病因(主要指传染源或污染来源、传播途径或暴露方式、易感人群或高危人群)不明,无论病原是否清楚,均难以采取有针对性的控制措施,因此,该阶段应以调查为重点,尽快查清事件的原因。在流行病学病因查清后,应立即采取针对性的控制措施。特别是在病原不明时,应强调控制和调查并重。

(四)对群体性事件的快速响应及规范调查

对危害严重的群体性不明原因事件应尽快做出响应,采取控制措施。但要明确病因、控制事件就必须开展规范调查工作,对群体性不明原因疾病更需按现场流行病学调查的思路和步骤规范地进行。首先,从描述疾病的临床特征和流行病学三间分布特点入手,结合背景资料,提出各种可能的病因假设,包括流行病学病因假设,然后通过分析流行病学调查(观察和实验)、实验室特异性检测进行验证或排除。

(五)事件信息发布与公众引导原则

调查处置群体性不明原因疾病事件,应适时地与媒体、患者及其家属、社区进行沟通,充分利用、发挥媒体的积极作用,特别是对媒体已介入或群众反响较大的事件,更应主动引导媒体报道、正确对待社会传言,防止使事件演变为危机。媒体配合及公众参与也是对事件进行干预或控制的重要方式,对控制事件发展有重要作用。政府或其卫生行政部门应按规定权限,及时公布事件的真相、可能的发展趋势及可行的预防控制措施,并利用媒体向公众宣传防病知识、传达政府对群众的关心、正确引导群众积极参与疾病控制工作。

四、群体性不明原因疾病现场调查与病因分析

(一)现场调查原则

群体性不明原因疾病发生后,应尽快组织力量开展调查,分析,查找病因。群体性不明原因事件的病因可分为病原学病因和流行病学病因2类。直接导致机体疾病的致病因子称为病原学病因,流行病学病因一般称为危险因素,它是指使疾病发生概率或风险增加的因素,任何一起不明原因事件的流行病学病因可有多个。

若流行病学病因(主要是传染源、传播途径或暴露方式、易感人群)不明,应以现场流行病学调查为重点,尽快查清事件的原因。在流行病学病因查清后,应立即实行有针对性的控制措施。若怀疑为中毒事件时,在采取适当救治措施的同时,要尽快查明中毒原因。查清中毒原因后,给予特异、针对性的治疗,并注意保护高危人群。

若病因在短时间内难以查清,或即使初步查明了病原,但无法于短期内找到有效控制措施的,应以查明的传播途径及主要危险因素(流行性病因)制定有针对性的预防控制措施。

(二)现场调查步骤

1. **群体性不明原因疾病的核实与判断**

(1)核实:卫生行政部门接到报告后应立即派出专业人员(包括流行病学或卫生学、临床、检验等专业人员)对不明原因疾病进行初步核实,核实内容主要包括①病例的临床特征、诊断、

治疗方法和效果;②发病经过和特点,包括发病数、死亡数及三间分布等;③样本采集种类、方式、时间及保存、运输方法等;④实验室检测方法、仪器、试剂、质控和结果;⑤危及人群的范围和大小;⑥不明原因疾病性质的初步判断及其依据;⑦目前采取的措施和效果;⑧目前的防治需求。

(2)判断:根据核实结果进行综合分析,初步判断群体性不明原因疾病是否存在,若确认疫情存在,应对群体性不明原因疾病的性质、规模、种类、严重程度、高危人群、发展阶段和趋势进行初步判断,并制定初步的调查方案和控制措施。

2. 病例调查及分析

(1)病例搜索:根据病例定义的内容,在一定的时间、范围内搜索类似病例并开展个案调查、入户调查和社区调查。设计调查表,培训调查人员,统一调查内容和方法。

(2)初步分析:统计病例的发病数、死亡数、病死率、病程等指标,描述病例的三间分布及特征,进行关联性分析。

3. 提出病因假设

(1)从临床、流行病学基本资料入手,寻找病因线索:根据病例的临床表现、病情进展情况、严重程度、病程变化,先按感染性与非感染性两类查找病因线索,然后逐步细化。根据患者的临床症状、体征、常规实验室检测结果、临床治疗及转归和初步的流行病学资料进行分析,判定疾病主要影响的器官、病原种类,影响流行的环节等,做出初步诊断。

分析思路:首先考虑常见病、多发病,再考虑少见病、罕见病,最后考虑新出现的疾病。如果初步判定是化学中毒,首先考虑常见的毒物,再考虑少见毒物。根据临床表现(发热、咳嗽、腹泻、皮疹等)、病情进展、常规检验结果,以及基本的流行病学调查(个人史、家族史、职业暴露史等),初步判定是感染性疾病还是非感染性疾病;如果为感染性疾病,需考虑是否具有传染性。

若判定为感染性疾病可能性大,可根据患者的症状、体征、实验室检测结果,以及试验性治疗效果,判定是细菌性、病毒性,还是其他病原微生物的感染。根据临床主要特征提出病因假设。

如考虑为非感染性疾病,需先判定是否中毒,再考虑是否为心因性、过敏性、放射性(辐射)或其他的原因引起的疾病。结合进食史、职业暴露史、临床症状和体征、发病过程等,判定是否为中毒,以及可能引起的中毒物;结合患者的临床表现、周围人群特征等,判定是否为心因性疾病;结合进食史、用药史、生活或职业暴露史、临床症状和体征、发病过程等,判定是否是过敏性疾病(如药物疹等);结合生活或职业暴露史、临床症状和体征、发病过程等,判定是否为辐射病。

(2)从流行病学特征入手,建立病因假设:①掌握背景资料。现场环境、当地生活习惯、方式、嗜好、当地动物发病情况及其他可能影响疾病发生、发展、变化的因素。②归纳疾病分布特征,形成病因假设。通过三间分布,提出病因假设,包括致病因子、危险因素及其来源、传播方式(或载体)、高危人群等。

提出可能的病因假设,可以不止1个假设,适宜的病因假设包括导致暴发、流行的疾病、传染源及传播途径、传播方式、高危人群,提出病因假设后,在验证假设的同时,应尽快实施有针对性的预防和控制措施。

4. 验证病因

(1)流行病学病因验证:根据病因假设,通过病例-对照研究、队列研究等分析性流行病学方法进行假设验证。在进行病因推断时,应注意以下原则:①根据患者暴露在可疑因素中的时间关系,确定暴露因素与疾病联系的时间先后顺序;②如果可疑因素可按剂量进行分级,了解该疾病病情的严重程度与某种暴露因素的数量间的关系;③根据疾病地区、时间分布特征,分析疾病病因分布与疾病的地区、时间分布关系;④观察不同的人群、不同的地区和不同的时间,判定暴露因素与疾病可重复性联系;⑤根据所掌握的生物医学等现代科学知识,合理地解释暴露与疾病的因果关系;⑥观察暴露因素与疾病的关系,判定是否存在着一对一的关系,或其他关系;⑦观察可疑致病因素的变化(增加、减少或去除)和疾病发生率变化(升高或下降)关系,进一步确定暴露因素与疾病的因果联系。

(2)实验室证据:收集样本(血、咽拭子、痰、粪、尿、脑脊液、尸解组织等),通过实验室检测验证假设。

(3)干预(控制)措施效果评价:针对病原学病因假设进行临床试验性治疗;根据流行病学病因假设,提出初步的控制措施,包括消除传染源或污染源、减少暴露或防止进一步暴露、保护易感或高危人群。通过对所采取的初步干预(控制)措施的效果评价也可验证病因假设,并为进一步改进和完善控制措施提供依据。

(4)如果通过验证假设无法成立,则必须重新考虑或修订假设,根据新的线索制定新的方案,有的群体性不明原因疾病可能需要反复多次的验证,方能找到明确原因。

5. 判断和预测 综合分析调查结果,对群体性不明原因疾病的病因、目前所处阶段、影响范围、病人救治和干预(控制)措施的效果等方面进行描述和分析,得出初步结论,同时对病人的预后、群体性不明原因疾病发展趋势及其影响进行分析和预测,并对下一步工作提出建议。

五、现场预防控制措施

应急处置中的预防控制措施需要根据疾病的传染源或危害源、传播或危害途径以及疾病的特征来确定。不明原因疾病的诊断需要在调查过程中逐渐明确疾病发生的原因。因此,在采取控制措施上,需要根据疾病的性质,决定应该采取的控制策略和措施,并随着调查的深入,不断修正、补充和完善控制策略与措施,遵循边控制、边调查、边完善的原则,力求最大限度地降低不明原因疾病的危害。

(一)无传染性的不明原因疾病

1. 积极救治病人,减少死亡。

2. 对共同暴露者进行医学观察,一旦发现符合本次事件病例定义的病人,立即开展临床救治。

3. 移除可疑致病源。如怀疑为食物中毒,应立即封存可疑食物和制作原料,职业中毒应立即关闭作业场所,怀疑为过敏性、放射性的,应立即采取措施移除或隔开可疑的过敏原、放射源。

4. 尽快疏散可能继续受致病源威胁的群众。

5. 在对易感者采取有针对性保护措施时,应优先考虑高危人群。

6. 开展健康教育,提高居民自我保护意识,群策群力、群防群控。

(二)有传染性的不明原因疾病

1. 现场处置人员进入疫区时,应采取保护性预防措施。

2. 隔离治疗患者。根据疾病的分类,按照呼吸道传染病、肠道传染病、虫媒传染病隔离病房要求,对病人进行隔离治疗。重症病人立即就地治疗,症状好转后转送隔离医院。病人在转运中要注意采取有效地防护措施。治疗前注意采集有关标本。出院标准由卫生行政部门组织流行病学、临床医学、实验室技术等多方面的专家共同制定,患者达到出院标准方可出院。

3. 如果有暴发或者扩散的可能,符合封锁标准的,要向当地政府提出封锁建议,封锁的范围根据流行病学调查结果来确定。发生在学校、工厂等人群密集区域的,如有必要应建议停课、停工、停业。

4. 对病人家属和密切接触者进行医学观察,观察期限根据流行病学调查的潜伏期和最后接触日期决定。

5. 严格实施消毒,按照《中华人民共和国传染病防治法》要求处理人、畜尸体,并按照《传染病病人或疑似传染病病人尸体解剖查验规定》开展尸检并采集相关样本。

6. 对可能被污染的物品、场所、环境及动、植物等进行消毒、杀虫、灭鼠等卫生学处理。疫区内重点部位要开展经常性消毒。

7. 疫区内家禽、家畜应实行圈养。如有必要,报经当地政府同意后,对可能染疫的野生动物、家禽、家畜进行控制或捕杀。

8. 开展健康教育,提高居民自我保护意识,做到群防群治。

9. 现场处理结束时要对疫源地进行终末消毒,妥善处理医疗废物和临时隔离点的物品。

根据对控制措施效果评价,以及疾病原因的进一步调查结果,及时改进、补充和完善各项控制措施。一旦明确病因,即按照相关疾病的处置规范开展工作,暂时无规范的,应尽快组织人员制定。

六、样本采集和实验室检测

(一)感染性疾病标本

标本采集应依据疾病的不同进程,进行多部位、多频次采集标本,对病死患者要求进行尸体解剖。所有的标本采集工作应遵循无菌操作的原则。标本采集及运输时应严格按照相关生物安全规定进行。

1. 标本种类　包括血标本、呼吸道标本、消化道标本、尿液、其他人体标本、尸体、媒介和动物标本等。

(1)血标本

①血清:需采集多份血清标本。至少于急性期(发病 7 天内或发现时,最好是在使用抗生素之前)、中期(发病后 10～14 天)、恢复期(发病后 22～50 天)分别采集外周静脉血各 5～6 ml,分离后的血清分装于 3 个塑料螺口血清管中,如需要可收集血块标本。

②抗凝血:于急性期(发病 3 天内或发现时,最好是在使用抗生素之前)采集 10ml 全血,分装于 3 个塑料螺口试管中,抗凝药不能够使用肝素,推荐使用枸橼酸盐。

③其他血标本:根据实验室检测的需要可以采集其他血标本,如血涂片等。

(2)呼吸道标本

①上呼吸道标本:包括咽拭子、鼻拭子、鼻咽抽取物、咽漱液、痰液。

②下呼吸道标本:包括呼吸道抽取物、支气管灌洗液、胸腔积液、肺组织活检标本。

呼吸道标本应于发病早期即开始采集,根据病程决定采集的频次,采好的标本分装于 3 个螺口塑料试管中。

(3)消化道标本:包括患者的呕吐物、粪便和肛拭子,应于发病早期即开始采集,根据病程决定采集的频次,采好的标本分装于3个螺口塑料试管中。

(4)尿液:尿液采集中段尿,一般于发病早期采集,根据疾病的发展也可以进行多次采集,采集好的标本分装于3个螺口塑料试管中,取尿液或者沉淀物进行检测。

(5)其他人体标本:包括脑脊液、疱疹液、淋巴结穿刺液、溃破组织、皮肤焦痂等。采集好的标本分装于3个螺口塑料试管中。

(6)尸体解剖:对所有群体性不明原因疾病的死亡病例都应由当地卫生行政部门出面积极争取尸体解剖,尽可能采集死亡病例的所有组织器官,如果无法采集所有组织,则应根据疾病的临床表现,采集与疾病有关的重点组织器官标本(如肺、肝穿刺),以助病因诊断和临床救治。

对于可能具有传染性的疾病,尸体解剖时应根据可能的传播途径采取严格的防护措施。做病原学研究的组织标本采集得越早越好,疑似病毒性疾病的标本采集时间最好不超过死亡后6小时,疑似细菌性疾病不超过6小时,病理检查的标本不超过24小时。如果采样的时间和条件合适,应同种组织每一部位至少采集3份标本,1份用于病原学研究(无菌采集),1份用于病理学研究(固定于甲醛中),1份用于电镜检查(固定于电镜标本保存液中)。重要的组织器官应多部位同时采集标本。

(7)媒介和动物标本:在调查中如果怀疑所发生的不明原因疾病是虫媒传染病或动物源性传染病的,应同时采集相关媒介和动物标本。

2. 标本保存 血清可在4℃存放3天、−20℃以下长期保存。用于病毒等病原分离和核酸检测的标本应尽快进行检测,24小时内能检测的标本可置于4℃保存,24小时内无法检测的标本则应置于−70℃或以下保存。用于细菌等病原分离和核酸检测的标本一般4℃保存,检测一些特殊的病原体标本需要特殊条件保存标本。标本运送期间应避免反复冻融。

3. 标本运送 群体性不明原因标本的运送要严格做到生物安全。依据病因分析的病原体分类,如果为高致病性病原微生物,应严格按照《病原微生物实验室生物安全管理条例》(国务院424号令)和《可感染人类的高致病性病原微生物菌(毒)种或样本运输管理规定》(中华人民共和国卫生部第45号令)等有关规定执行。

(二)非感染性疾病标本

1. 食物中毒 在用药前采集病人的血液、尿液、呕吐物、粪便,以及剩余食物、食物原料、餐具、死者的胃、肠内容物等。尸体解剖重点采集肝、胃、肠、肾、心等。

2. 职业中毒 采集中毒者的血液、尿液,以及空气、水、土壤等环境标本。尸体解剖采集标本应根据毒物入侵途径和主要受损部位等,采集血液、肝、肾、骨等。

(三)实验室检测

1. 感染性疾病 一般进行抗体检测、抗原检测、核酸检测、病原分离、形态学检测等检测项目,依据病原体的特殊性可以开展一些特殊的检测项目。

2. 非感染性疾病 依据病因分析的要求开展相应的检测项目。

七、防护措施

(一)防护原则

在群体性不明原因疾病的处置早期,需要根据疾病的临床特点、流行病学特征及实验室检测结果,鉴别有无传染性、确定危害程度和范围等,对可能的原因进行判断,以便采取相应的防护措施。对于原因尚难判断的情况,应该由现场的疾病预防控制专家根据其可能的危害水平,决定防护等级。

一般来说,在群体性不明原因疾病的处置初期,如危害因素不明或其浓度、存在方式不详,应按照类似事件最严重性质的要求进行防护。防护服应为衣裤连体,具有高效的液体阻隔(防化学物)性能、过滤效率高、防静电性能好等。一旦明确病原学,应按相应的防护级别进行防护。

(二)防护服的分类

防护服由上衣、裤、帽等组成,按其防护性能可分为 4 级。

1. A 级防护　能对周围环境中的气体与液体提供最完善保护。

2. B 级防护　适用于环境中的有毒气体(或蒸气)或其他物质对皮肤危害不严重时。

3. C 级防护　适用于低浓度污染环境或现场支持作业区域。

4. D 级防护　适用于现场支持性作业人员。

(三)疑似传染病疫情现场和患者救治中的应急处置防护

1. 配备符合中华人民共和国国家标准《医用一次性防护服技术要求》(GB 19082-2003)要求的防护服,且应满足穿着舒适、对颗粒物有一定隔离效率,符合防水性、透湿量、抗静电性、阻燃性等方面的要求。

2. 配备达到 N95 标准的口罩。

3. 工作中可能接触各种危害因素的现场调查处理人员、实验室工作人员、医院传染科医护人员等,必须采取眼部保护措施,戴防护眼镜、双层橡胶手套,穿防护鞋靴。

(四)疑似放射性尘埃导致疾病的应急处置防护

多数情况下使用一次性医用防护服即可,也可选用其他防护服。防护服应穿着舒适、对颗粒物有一定的隔离效率,表面光滑、皱褶少,具有较高的防水性、透湿量、抗静电性和阻燃性。根据放射性污染源的种类和存在方式及污染浓度,对各种防护服的防护参数有不同的具体要求。此类防护服要求帽子、上衣和裤子连体,袖口和裤脚口应采用弹性收口。

如群体性不明原因疾病现场存在气割等产生的有害光线时,工作人员应配备相应功能的防护眼镜或面盾。

(五)疑似化学物泄漏和中毒导致疾病的应急处置防护

根据可能的毒源类型和环境状况,选用不同的防护装备。化学物泄露和化学中毒事件将现场分成热区、温区或冷区。不同区域所需的防护各异,一个区域内使用的防护服不适合在另一区域内使用。在对生命及健康可能有即刻危险的环境(即在 30 分钟内可对人体产生不可修复或不可逆转损害的区域)及到发生化学事故的中心地带参加救援的人员(或其他进入此区域的人员),均需按 A 级(窒息性或刺激性气态毒物等)或 B 级(非挥发性有毒固体或液体)防护要求。

八、事件终止及评估

(一)应急反应的终止

群体性不明原因疾病事件应急反应的终止需符合以下条件:群体性不明原因疾病事件隐患或相关危险因素消除,经过一段时间(一个最长潜伏期)后无新的病例出现。

(二)事后评估

1. 评估资料的收集　首先要有完善的群体性不明原因疾病暴发调查的程序和完整的工作记录,并及时将调查所得的资料进行整理归档,包括:报告记录;应急处置机构组织形式及成员单位名单;调查处理方案;调查及检验、诊断记录和结果材料;控制措施及效果评价材料;总结及其他调查结案材料等。

2. 评估的内容　应急处置综合评估,包括事件概况、现场调查处理概况、患者救治概况、所采取的措施、效果评价和社会心理评估等,总结经验、发现调查中存在的不足,提高以后类似事件的应急处置能力,并为指导其他地区开展类似防制工作提供有益的经验。

(温　亮)

第七节　群体性心因反应事件调查与处置

一、概述

群体性心因反应是一种与刺激、功能丧失或改变有关的群体精神性反应,没有相应的器官结构或功能的变化,疾病症状和体征可在聚集的人群中迅速扩散。一种"危险因素"(如学校中的有害气体、有毒食品等)的出现激发起群体的极度焦虑,并引起对化学毒物或致病微生物的恐惧,从而出现一系列临床症状,也可称为"流行性癔症""群体精神性疾病(MPI)""群体性癔症"或"群体社会性疾病(MSI)"。这种心因性反应事件,因表现为群体发生、聚集倾向、暴发流行,已成为严重影响公众健康的公共卫生事件之一。

因学生饮用牛奶、豆浆、纯净水或在食堂进餐后引发的食物中毒样群体性心因反应事件最为多见,疫苗接种、药物服用后的群体性心因反应事件也较常见,成年人在聚餐、宴请后出现的食物中毒样群体性心因性反应事件也时有报道。

二、群体性心因反应的临床表现

群体性心因反应最大的特点是患者症状多样性,主观症状与客观体征不符合,意识一般并不丧失,其精神症状随精神状态和环境的变化而改变。群体性心因反应个体常出现癔症性精神障碍(分离障碍)和癔症性躯体障碍(转换障碍),前者表现为意识朦胧、情感暴发、假性痴呆、木僵、神鬼附体等;后者以躯体障碍为主要表现,如出现痉挛或抽搐发作、肢体疼痛、震颤、瘫痪等运动障碍,感觉缺失或过敏、疼痛、失明、耳聋等感觉障碍,以及疲乏无力、面色苍白、四肢发凉、心率加快、换气过度、厌食、恶心、呕吐、腹痛。患者缺乏与阳性体征相对应的实验室证据,无器质性病变,神经系统检查正常,无病理反射。环境、生物样本的鉴定、检验、检测结果与患者的表现不一致。其病情变化与精神状态有关,有暗示性和传染性,良性影响下症状好转,恶性影响下症状加重,经对症或安慰治疗均在短时间内恢复正常,预后良好。

《群体性心因反应事件临床表现评定表》可在事件中作为对患者评定的参考(表15-3)。事件中的患者具有相应的临床表现越多,越可能是心因性反应事件。

表 15-3　群体性心因反应事件临床表现评定表

序号	表现	有　无
1	痉挛或抽搐发作、肢体疼痛、震颤、瘫痪等运动障碍	
2	感觉缺失或过敏、疼痛、失明、耳聋等感觉障碍	
3	发热、头痛、头晕、厌食、恶心、呕吐、腹痛、腹泻、皮肤瘙痒、尿频、尿急等躯体症状	
4	意识朦胧、情感暴发、假性痴呆、木僵、神鬼附体等分离症状	
5	主观症状与客观体征不符（如述说腹痛，但压痛者少；自觉发热者体温不高等）	
6	可反复发作	
7	症状相似	
8	不支持生物学因素引起的疾病	
9	明确的诱因（如食物异味、预防接种、考试恐惧……）	
10	人群疏散后症状减轻	
11	隔离治疗后症状减轻	
12	非特异性药物（如维生素 C）、注射、补液等治疗有效	
13	心理暗示症状减轻	
14	治愈/愈者无明显的后遗症	

三、群体性心因反应事件的流行特征

群体性心因反应发病特点多样，发病快、症状相同或相似，个体间互相影响，导致在群体中发生连锁反应。如不能及时诊断、治疗，波及面将逐渐增大，儿童、青少年以及处于应激情况下的个体容易受影响；症状往往发生在特定环境下或出现某一特定病例之后；流行首发以女性、独生子女为多，且首发患者在同学或社区中一般都有一定的威信；个体反复发作率较高，症状多样化富有戏剧性、表演性、夸张性；发作持续时间和恢复的时间都比较短暂，呈阵发性发作，间歇期完全正常。

群体性心因反应潜伏期短，群体中一人发病后，通过观察或听到他人形象地描述而迅速扩散。其罹患率很高，新发病例成批出现，不断增加公众的恐惧心理。当病人被互相隔开或移出事发环境后可得以控制，一般没有死亡病例或后遗症出现。

表 15-4 列出群体性心因反应事件的常见流行特征，在排除其他诊断后，符合其相关特征越多，越支持心因性反应诊断。

表 15-4　群体性心因反应事件流行特征评定表

序号	表　现	是	否
1	发生的时间和地点高度集中		
2	发病在相互熟悉、具有内聚力的群体中流行		
3	有明确的诱因(如食物异味、预防接种、考试紧张、受到训斥、鬼神传说……)		
4	潜伏期短		
5	发病曲线非单峰分布		
6	症状消失时间快		
7	未接种疫苗或未接触疑似病因者也发病		
8	目睹首发病例后发病		
9	听说事件后发病		
10	因家人、教师等追问有无"不适"后发病		
11	新闻报道或社会风传后发病		
12	组织者、实施者有鼓励不要害怕等暗示性语言		
13	女性为首发者		
14	患者中多为女性		
15	预防性服药或接种的同批次药物或疫苗在其他地点接种后无同样反应		
16	患者发病的先后顺序与其服药或接种疫苗的先后顺序不一致		
17	禁止使用或食用后患者仍出现		
18	发生地为乡村、山区或偏远地区		

四、建立群体性心因反应事件的假说

　　群体性心因反应事件对社会所造成的冲击和影响目前还未得到正确的评估,有时甚至存在低估现象,从而给急诊服务、公共卫生、环境资源以及受影响的学校、农村、单位带来沉重的经济负担。由于不能完全排除客观的致病因素,这些单位通常都要接受检疫数天甚至数周。早期识别群体心因性反应,对于安抚和平定焦虑情绪,减少经济损失、维护社会稳定有非常重要的意义。

　　建立群体性心因反应事件假说的步骤如下:

　　1. 通过描述性流行病学研究,查明疾病分布,以形成病因假设。

　　(1)确定发病高峰,并根据发病曲线和高峰,判断该起事件属同源一次暴发或非同源数次暴发。

　　(2)确定人群分布,计算发病者的男女性别比例,平均年龄和年龄范围。

　　(3)确定场所分布。

　　(4)分析不同餐次、不同供餐单位和不同进餐单位发病者和非发病者的人数分布情况。

　　2. 通过分析性流行病学检验病因假设。

　　3. 通过询问和现场调查,寻找发病和未发病者共同的暴露和暴露强度的大小,并经实验室诊断后确定病因。

　　然而,上述各项步骤均需要花费一定的时间,在调查取证和分析期间,病人数量可能继续上升,经济损失可能增加,需要尽早建立病因假设,包括建立群体性心因反应事件的假设。

五、鉴别诊断

大规模中毒样、药物不良反应样群体性心因反应事件的识别与化学、生物等因素引起疾病暴发的早期阶段不易区分。公共卫生医师在怀疑一种化学因素或生物因素可能为病因时,应比较这种疾病暴发特征与群体性心因反应事件的区别,排除群体性心因反应的可能。表15-5列出了细菌性食物中毒和食物中毒样群体性心因反应鉴别要点,可供参考。群体性心因反应事件与其他中毒事件、预防接种不良反应事件、预防性服药不良反应事件的鉴别诊断,参考本书相关章节。

表 15-5 细菌性食物中毒和食物中毒样群体性心因反应的鉴别要点

鉴别要点	细菌性食物中毒	食物中毒样群体性心因反应
发病范围	发病范围和引起中毒食品分布的区域一致	一般发生在相对独立的人群中
病变特点	症状视引起中毒的病原体性质而定,严重者可出现意识丧失	症状短暂、良性
发病特点	与生物因素引起的疾病发病特点类似	暗示性强,富有戏剧性、夸张性,呈阵发性发作
人群特点	凡发病者一定进食了引起中毒的食品,没有进食该种食品的人不发病,无明显年龄和性别特征	从年长者或有较高地位的人开始逐渐向年龄较小的人群扩散;女性病人占优势
传染性	不具传染性,在发病曲线上只有一个高峰,呈现突然上升又迅速下降的趋势,没有传染病的余波	症状通过个人所见所闻或口头交流扩散
临床症状与体征的关系	基本一致	不符合
临床检查	有相应的消化系统病变,症状严重的可有病理反射	无器质性病变,神经系统检查正常,无病理反射
实验室检查	从临床样品、食物样品、从业人员的样品、工具容器样品中可检测到相应的病原体	缺乏与阳性体征相对应的实验室检查证据
病程	在给予对症治疗后症状有所缓解,恢复时间与进食病原性质及个人体质有关	发作持续时间和恢复的时间都比较短暂,病人被互相隔开或移出事发环境后可得以控制
情绪	病前无特殊情绪	病前有明显的焦虑情绪
复发情况	不会有复发	在各种社会舆论的诱导下可出现复发,或本来症状缓解者重新加剧
预后	有差异,视中毒的严重程度而定	预后良好,一般没有死亡病例或后遗症出现

但也要注意因为迅速疏散、中毒症状轻等原因,导致食物中毒患者症状恢复很快,这时如果环境检测草率,往往会将中毒事件或其他公共卫生事件误诊为群体性心因反应事件。

六、现场处置和治疗

1. 隔离患者　应立即将患者转移出现场,并置于不同房间隔离治疗。分散处理,分类管理,避免患者之间互相影响及效仿,增加症状的顽固性和丰富性。

2. 消除紧张性情绪环境　要消除或撤离使患者产生情绪激动的精神因素或环境,同时要注意消除周围环境的不良暗示影响,例如家属或周围人对疾病惊恐焦虑、对患者过分照顾等。由于这些患者具有很高的暗示性,医务人员的态度、言语及周围环境患者都可能起很大作用,医务人员必须认真负责地先做详细检查,然后结合具体情况解释病情,使患者及其家属对治疗建立信心,并且用简短有力、充满信心的话对患者进行鼓励和保证。为了防止复发,应帮助患者分析发病的主、客观原因,指导和协助患者及其家属及时解除有关精神因素,发挥患者主观能动性,避免对精神因素的强烈情感反应。

3. 对症治疗　对患者的躯体症状应采用相应的对症治疗措施,对某些精神反应特别强的个体可适当使用镇静药物。

4. 心理治疗　心理治疗是群体性心因反应治疗的主要方法,治疗之前要取得患者的充分信任与合作,还要做好家属在治疗时配合的工作,并且在治疗好后将本病的基本知识教给家长,尽可能避免因暗示引起再次发作。

(1)移情、解释法:运用合乎患者心理要求的内容及形式,鼓励参加感兴趣的活动,以转移其注意力,并解释该病的起因及性质。在其注意力集中于游戏,症状消失时,抓住时机,说明该病与器质性疾病的区别。

(2)暗示疗法:主要包括语言暗示、药物暗示及催眠疗法 3 种。语言暗示非常重要,可贯穿整个治疗过程的始终。直接的语言暗示效果往往不佳,可采用间接语自暗示,如在护理查房时向其他护理人员汇报该患者病情正在好转,治疗效果满意等。除言语暗示外,针灸治疗、穴位注射、电刺激治疗及口服安慰剂、静脉注射葡萄糖液,不但可以起到加强暗示治疗的作用,也有一定的改善头痛、焦虑等症状的作用。药物暗示对个别患者效果甚好,但要慎用,以免失败后引起患者不信任或增强暗示作用。需说明的是,疗效的巩固在于心因的解除及帮助患者培养健全的人格。

5. 着重治疗关键患者　关键患者是指那些影响力较大的患者,具有榜样作用。着重治疗关键患者可起到事半功倍的效果。关键患者多为本次群体发病的首发病例,或者是班级、家族和社区中较活跃、有组织能力的患者。

6. 现身说法　让痊愈患者向其他患者传授其战胜疾病的经验方法,引导其他患者解除思想负担,起到较好的效果。

7. 争取家人配合　由于家人不了解疾病的性质,其恐慌将加重患者病情,不利于疾病恢复。向家人说明此病的本质特点,共同运用良性诱导,以保证患者早日康复,防止复发。

8. 调查总结　撰写调查工作报告,及时上报、存档。

(武小梅)

第16章

战争与非战争军事行动卫生防病保障

军事行动是部队战时和平时执行非战争军事任务的主要形式,其特点是部队集团化行动,长距离输送,且任务紧急,保障困难。在环境陌生、条件恶劣、威胁官兵健康因素多、卫生保障困难的条件下,卫生防病的主要任务是:保证机动运兵卫生,饮水、饮食卫生安全,野外营地卫生,病媒生物防制,野外常见伤病防治等。只有紧密结合部队实际,有效落实各项卫生防病措施,才能保证官兵健康,增强部队战斗力,保证军事任务的顺利完成。

第一节 部队机动输送卫生保障

军事行动一般都是部队整建制、长距离、大跨度的调动。如何保证部队顺利健康安全地抵达目的地是机动输送卫生保障的重要任务。

一、机动前的准备工作

(一)受领任务

部队接到命令后,要依据任务特点与需求,认真领会首长指示要求和保障意图,精心谋划、制定保障方案,拟定准备计划,启动预案,科学组织各项准备工作。

(二)卫生流行病学侦察

根据执行任务的性质特点、季节、时间、地理地域、规模和可能承担的任务量等,组织进行卫生流行病学资料的收集、汇总、综合分析,必要时进行实地侦察,研判可能存在的危害健康的致病因素,以及卫生方面可能遇到和存在的问题,明确可利用的卫生资源、条件,提出应对措施和卫生防病的保障方案。

(三)制订实施方案

实施方案包括卫勤任务、情况研判、卫生流行病学侦察资料的运用,人员收拢、思想动员;拟制任务计划,调整人员编组,补充军事、后勤、卫生物资装备;补给的程序方法、卫勤协调方式、内容和项目。拟制装载机动计划,展开方式。对专业人员进行应急强化训练,组织和指导部队进行体质体能适应性训练;进行应急免疫预防。

(四)健康教育和健康状况评估

对参加行动的人员进行有针对性的健康教育、卫生防疫防护和自救互救知识培训与技能训练,强化部队管理和个人卫生制度的落实,开展必要的身体检查,进行健康摸底,做到心中有数。

（五）检查运输工具

组织有关人员对运输工具进行清扫、消毒和安全设施检查。

二、徒步行军卫生

（一）行军前的准备

1. 掌握行军路线、行军里程、行军人数、目的地等情况。

2. 随时掌握部队的健康情况。对所有参加行军的人员的健康状况进行分类，提出参加行军的安排意见。组织收容组，规定收容和后送办法。

3. 做好各项物资准备。协调各部门做好着装、干粮、装备（如防寒、防雨、蚊帐）等物资准备。同时，卫生人员要依据行军任务，做好各种伤病（如中暑、冻伤、外伤等）、有害生物预防控制、饮水消毒等药品器材的准备。

4. 行军前检查。在部队主官统一组织下，对部队个人装备进行检查，主要检查服装、鞋袜和腰带的松紧是否适度，蚊帐、雨具、水壶等是否齐全。负荷量是否符合单兵负荷标准，一般环境温度条件下行军，单兵最大负荷量 25kg，适宜量为 20kg，战斗状态最大负荷量为 16kg，行军速度与单兵负荷量的关系为：单兵适宜负荷量为（kg）＝28.77－1.82×行军速度（km/小时）。急行军时应尽量轻装，在演练或战时，着装和背负方式应便于作战行动。

5. 开展行军适应性锻炼。长途行军前要安排适应性的行军锻炼，提高行军能力，预防行军常见病。锻炼初期，战士只携带武器弹药、挎包、水壶，负重量不超过 10kg，行军速度每小时 5km，一次行程距离不大于 10km，锻炼数日后再逐渐延长至 20～30km，负重量增至 20～25kg。

6. 指导官兵预防步行常见的伤病，学会自我调适、自我保健方法。

（二）行军中的卫生防病措施

1. 掌握行军速度　日行程一般控制在每天 30～40km，行军速度一般掌握在每小时 4～5km，快慢要均匀，特别是前列人员要保持匀速，避免步距、步速过大过小或快速不匀。按行军卫生要求组织大、小休息，一般日行军每小时应小休息 10 分钟，每行军 4～5 小时大休息 1 小时，可卸下武器装备，解松腰带，洗手、洗脸、洗足等，大休息点要建临时厕所，走时掩埋。长途行军期间，每隔 3～5 天安排 1 天休整，用来洗澡、换洗、缝补衣服和鞋袜，上卫生课等；日夜兼程强行军，每日安排 2 次大休息。当需要行军速度超过每小时 6km 时，行军时间不宜持久，并要减轻负荷量，加强医学监督。

2. 饮食卫生要求　行军时体力消耗大，要合理调配热量，应供应三餐热食，做到早餐吃好、午餐吃饱、晚餐干稀搭配好。两餐间隔 6 小时为宜，如超过 6 小时时，可携带干粮补充。严禁食用腐败不洁食品，防止肠道传染病和食物中毒发生。行军时要尽可能供应充足的饮用水，选择开水或洁净饮用水，出发前和大休息时要喝足水，行军途中应少量多次饮用，盐分的供给应以菜和汤的形式补充，必要时吃些咸菜补充盐分。

3. 卫生监督　加强巡视和相互观察，掌握行军队伍的状况，及时发现病人和过度疲劳者。科学安排行军和休息，创建良好的宿营条件，保证 8 小时睡眠。注意观察行军者的体力情况。如心率超过每分钟 145 次以上，休息 10 分钟后仍未恢复正常水平；或出现步态不稳，呼吸急促、面色潮红或苍白、大汗淋漓；或有头痛、头晕、恶心、呕吐等症状；或不断发生掉队者，即表示出现过度疲劳。应当减少负荷量，适当增加休息时间，必要时应收容行进。

4. 及时巡视诊治伤病员 行军休息或宿营时,要及时巡诊、发现伤病员并及时诊治处理。有行军足疱、小腿与足腱鞘炎、踝扭伤、小腿痉挛、下肢疲劳性骨折、腹痛、低血糖症时进行对症处置。

(三)夜行军的卫生防病措施

1. 行军前要普查夜行员的视力情况,患有夜盲症或视力低下者,不能担任行军前站或侦察兵;对夜间执行特殊任务人员应提前 3～5 天服用维生素 A 每天 5000U 或胡萝卜素每天 3mg,同时服用维生素 B_2,行军当天午后,组织行军人员充足睡眠。出发前补充足够的热量和水分及携带干粮、刺激性小菜等。

2. 提高眼睛的暗适应能力,应避免长时间注视光点和避免强光刺激;行军时间隔要小,背包扎白色物品可提高分辨力,避免掉队;除险阻路面外,不宜用手电照明,注意观察。行军中如遇沟、埂、坑等障碍物时,前队应及时向后队传达提示,通过时减速慢行,防止跌伤和踝关节扭伤,遇有险道,应派防哨员提醒。

3. 行军中出现打盹瞌睡时,可在太阳穴处涂抹清凉油或咀嚼刺激性小菜,如泡椒、榨菜等提神。

(四)热区徒步行军卫生防病措施

1. 热区夏季行军

(1)长途行军前 2～3 周应按照(GJB2561-1996)的要求进行耐热锻炼,应避开高温、高照度时间段行军,一般安排在早 6:00 出发,中午 11:00～15:00 大休息,如必须在中午行军,要减慢行军速度和减轻负荷量;当气温≤31℃时,时速 5.0km 负重 15kg,一般可正常行军 4 小时;当气温≥32℃时应减速和缩短行军时间;高温环境下,应避免每小时 6.0km 或以上速度行军。

(2)行军时卫生人员应带足防暑急救药品,发现有步态不稳、大汗淋漓、面色苍白或潮红、心率超过 145/min 等先兆中暑症状者,应立即暂停其行进,解掉负荷,入荫凉处休息,补充盐水或服用藿香正气水、人丹、十滴水等药物,用清凉油涂抹太阳穴等,如有抽筋者,应及时饮用浓盐水。恢复后视情减负行进或收容行军;夏季行军要增加咸味食品、饮食干稀搭配,钠盐摄入量每天 20～25g;气温 31～35℃时,作业情况下饮水量每小时 0.5～0.7L。饮水方法少量多次。用复合电解质高温饮料更好。

(3)行军时允许敞衣领、卷袖,休息时选择阴凉通风处,有水源地方更好,便于用凉水擦洗降温和补充饮用水(饮用时用消毒片消毒);在南方涉水行军时,要在接触水的皮肤上涂搽 25%苯甲酸苄酯乳剂进行防护,防止血吸虫病和钩端螺旋体病感染。

(4)雷雨天气行军,要防滑、防摔倒、足步要稳,下坡慢行,禁靠崖边行军。遇坑凹不平和乱石路时,尽量避开,防摔伤和踝关节扭伤。雷电时禁止在突出的树下避雨,以防雷电击伤,宿营时,及时更换淋湿的衣物,并提供姜、辣汤和洗脚热水。

2. 热带丛林区域行军

(1)行军时裤脚要穿戴严密,最好打绑腿,内衣扎在腰带内,袖口要扎紧;要携带砍刀,指南针、绳索等,备齐驱避剂、蛇药、防疟药、水消毒片及其他救治药品;负荷装备要轻便,高不过头,宽不过肩,必要时使用驱避剂,防止恙虫、蜱、蚊、蠓和蚂蟥等叮咬,预防毒蛇咬伤。

(2)行军时注意避开有青苔的石块和突出地面的树根;在较高的草丛行走时,可用砍刀开路,将草倒向两旁,以利通风和防草割伤。如遇有野生植物过敏时,可用碱性肥皂液或 2%碳酸氢钠液浸洗,用 3%硼酸湿敷,氧化锌或肤氢松软膏涂抹,同时口服抗过敏药,严重时应及时后送治疗。

（3）保证足够的水、盐，备用水要充足，应增加小休次数，保证体力恢复，要注意补充维生素B₂，勤洗澡，保持阴部和足部的皮肤干燥清洁，防止阴囊炎和癣的发生。

（五）沙漠戈壁行军卫生防病措施

1. 行军前应详细了解部队的行走路线，了解沿途水源、水量，缺水地段应早出发少休息，水、盐补充要在出发前喝足带够，途中前2小时不饮水，饮用方法采取少量多次、慢咽润喉；部队行走路线往往有井，可以石头或沙盖成高堆，以利辨认，用绳和桶便可吸取。有的干河床弯处有湿沙泥，可用布包起绞出水用于润喉或饮用。旱芦根、马莲草心、水草叶等也可用于减少渴感。

2. 行军时间尽量避开中午12:00～16:00，沙漠行军要着淡色旧军服、戴草帽或伪装帽；穿高腰布袜和军鞋，戴深色风镜，以防辐射性角膜炎（沙盲）和沙尘的刺激；沙漠行进时，最好踏着前者的足印走，尖兵班开路体力消耗大，应定时更换。

3. 大休息应安排在烤晒最强的时间段，选在沙梁通风处，可用雨衣在背阴面搭成凉篷，铲去篷内表面热沙即可休息。宿营时要加强巡诊，有足疱者及时处理，沙漠行军不易用热水洗足，可用按摩下肢和腰背活动，缓解疲劳。

4. 戈壁滩具有气温高、辐射强、昼夜温差大、湿度低等沙漠特点，还会有地面布满大小石块，凹凸不平等特点，因此，戈壁行军除按照沙漠行军的卫生要求外，还要特别注意地面状况，减慢行军速度，防止足踝部扭跌伤。

（六）寒区行军卫生防病措施

1. **寒区冬季行军** 行军前要做好宣传教育，使官兵掌握防寒保暖、防冻伤、雪盲和一氧化碳中毒的相关知识，卫生人员要掌握药品器材，防冻的要求和技术；行军时要扎紧袖口和腰带，戴好手套、放下帽耳，队列要相对密集。行军初始和结尾阶段要慢，行进中间阶段速度适当加快；行军休息时，小休缩短时间、增加次数，休息时应揉搓面颊、双耳和两手，勿坐卧雪地；大休息选择避风向阳无雪处，尽可能更换或烤干潮湿衣服、鞋袜及鞋垫，保证热食供应和热水烫足，以提高足部和全身的保暖能力。

2. **冻冰地带行军** 行军至冻冰地带时，要注意冰层的厚度和性质，判断能否通行。行进前在鞋上绑上草索、布条以防滑，行进时队列要拉开距离，禁止在冰面上停留或集结。冰洞及危险区域要标示，偶然不慎落入冰洞的瞬间，应迅速伸开双臂或以枪支横撑身体，行走中当听到冰面有冰裂响声时，应迅速就地卧倒，以匍匐或滚爬方式离开危险区。抢救落入冰洞人员时要防止扩大冰裂隙，救后快速移至就近房舍内或岸边避风处，并及时换下湿衣物，裹以保暖物品，生火取暖，供给热水，恢复体热，重者应保暖收容前进。

3. **涉水行军** 冬季涉水行军应选择浅流、缓流的沙石河底作为徒涉点。渡河时脱下鞋袜和棉裤，最好在浸水部位涂上油脂或冻伤膏。过河时顺水流方向斜走，或3～4人一组牵扶前进；必要时，在两岸拉起绳索，扶绳通过。如有薄冰，可用木棒破冰打开通路，禁止赤手接触金属器材。过河后迅速擦干肢体，穿好棉裤、鞋袜，快步行进至身体发热，再改回常步行进。禁止迟缓行进和停留休息。

4. **雪中行军** 雪中行军时应扎紧裤腿、袖口，颈部围以毛巾防雪灌入，可将帽耳遮盖面颊部位，侧脸行进，前列分队顶风冒雪负担重，应定时更换前后序列，必要时可用雪爬犁载装备，减轻人员负荷量，要随时掸去身上附雪，去除鞋底雪疙瘩，防湿和扭跌伤。在雪地阳光下行军，要戴墨镜防雪盲。

(七)高原行军卫生防病措施

1. 高原行军速度和负荷量应随海拔高度增加而减少，[适宜行军速度(km/h)＝11.91399－0.00153 海拔高度(km)－0.11180 适宜负重量(kg)]。道路的坡度每增加 3°，行军速度递减0.5km/h；行军休息应次多时短，每日最多行军 6 小时，每行军 30 分钟休息 10 分钟。休息地选择向阳避风处。高原气候变化大，常呈早冰、午晒、夜寒、风大的特点，因此要采取预防感冒、皮肤皲裂、鼻出血、唇裂的措施。

2. 在雪地行军时要注意雪崩、滑坠等意外的发生，要估算好行程时间，最好在午前穿过雪山口，天黑前达宿营地；如遇冰雪，可将毛巾垫入帽中，放下帽耳，保护好头部。宿营地应选择低洼地或树林内等避风处。山地选择山凹向阳坡地。特别要避开山洪暴发和雪崩的地带，露营帐篷间隔前后 5m、左右 2m 为宜。煮饭烹调时要使用压力锅，无压力锅时，用温水淘米，沸水下米，石块压锅盖，锅盖漏气处用湿布围盖，并延长煮沸时间。

3. 卫生人员注意观察行军者心跳、呼吸状况及时发现高原适应不全症状、妥善处理。

三、摩托化行军卫生

1. 行军前调查行军人员晕车史，有晕车史者行军前服用预防药物。卫生人员要参与行军前站的组织工作和收容工作，负责沿途休息地、宿营地饮食饮水卫生监督检测。

2. 车辆应有顶篷，若无顶篷时，夏季可用树枝遮蔽太阳辐射；冬季可用铺板围立挡风，车底铺干草保暖。通常卡车可乘坐 28～30 人，排列方法是：车厢两侧各一行，中间双行，每天应统一调换前后坐位，晕车或体弱者安排在车厢前部两侧坐位；晕车呕吐者调整到车尾两侧坐位，并指定专人负责。行车前乘车人员不可暴饮暴食。冬季，乘车人员要用大衣盖住两膝，戴口罩，穿毛皮鞋，随时随地活动双足；夏季如被雨淋湿，要及时更换衣物，以酸辣或姜汤驱寒。

3. 行车休息。2 小时休息 10～15 分钟，活动肢体，排除大、小便。每天乘车 8 小时以上时，要设大休息点或宿营地，并供应热食和开水。行军经过险路、渡河时，乘员要下车，待车通过后再上车。雨雪天应减速慢行，尾车要配中部和检修人员，及时处理掉队车辆；驾驶人员要保证良好的休息和睡眠，禁止饮酒开车。

四、铁路运兵卫生

1. 出发前要了解列车预停留站点的卫生流行病学情况，制订卫生保障计划，列车应编配卫生车厢，每节车厢设 1 名卫生兵，负责医疗救治和后送工作；进入疫区需进行相关预防接种和防病知识教育，卫生人员要参与行军前站组，负责各军供站饮食、饮水卫生监督与检测。

2. 采用货车运输时，出发前车厢应彻底清扫和消毒处理。地面铺草席或雨衣，最好用铺板架铺，每节车厢内设开水桶，每人携带干粮、咸菜、水壶等。车厢还应备干沙 1 箱，以掩盖和铲除呕吐物。夏季行军应打开车窗，停车时组织下车在阴凉处休息、盥洗并排除大、小便。要保持车内卫生，严禁沿途购买零食，防止食物中毒和肠道传染病的发生。冬季车厢内应设火炉并备足用煤，上车前生好火炉，建立值班制度，保证车内温度，严防一氧化碳中毒。停车时，打开车窗换气，清理卫生，组织人员下车活动肢体，排除大、小便，登车前清除鞋上积雪泥泞等。

3. 利用铁路军供站的条件，尽量加强伙食调剂，至少保证每日两餐热食，就餐前要清洗餐具和双手，餐后水壶要灌满热水。

五、航空运兵卫生

1. 出发前要普遍进行体检,发现体弱、有病者要妥善处理,不宜参加空运。

2. 候机时间不宜太长,最好在室内,特别是进入高原部队集结在露天的时间要缩短,减少急性高原反应发生率。

3. 登机前 2 小时要吃一餐较好的热食,并进行安全卫生知识教育。

4. 登机后系好安全带,丢弃物、痰及呕吐物,应丢入纸袋内,严禁吸烟、打闹,感觉耳内不适时,可采取咀嚼吞咽动作,促使鼓膜两侧压力平衡,可减轻不适感。

5. 对患晕机症者,要给予适当照顾,进行对症处置。

六、舰船运兵卫生

1. 上船前准备阶段。按运输计划进行流行病侦察,检查舰船卫生及卫生设备是否齐全,携带的粮食、副食和饮用水的数、质量和储存方法是否适宜;要进行健康体检、卫生整顿和预防接种;要对官兵进行健康教育,保持良好的个人和公共卫生,保证饮食饮水卫生安全。

2. 在途中乘船期间,每天保证两餐热食,要保证饮用水(开水)及生活用水供应;卫生人员每天早、晚至少巡诊 2 次,检查个人和公共卫生,发现问题及时解决,如发生疑似传染病人时,应及时隔离治疗,上岸后,送后方医院救治。

3. 舰船到达指定地点后,对全体人员进行卫生整顿和身体检查,对病人及时治疗;对疑似传染病人要及时隔离检疫,对密切接触者进行医学观察;下船后立即对船舱进行清扫和消毒处理。

(李森林　郭玉新　徐振东)

第二节　野外饮水卫生保障

野外饮水卫生保障是部队完成军事行动的任务中卫生防病保障的主要内容,是保障部队官兵健康的重要因素,是卫生防病措施的重要环节。

一、水源卫生侦察

水源卫生侦察是对部队野营、行军及作战地区可供饮用的水源,采用简易方法进行水质检验、水量测量、水源环境卫生状况及其与水有关疾病的情况等进行侦察评定。其目的主要是解决部队在行军野营或野战条件下建立给水站和给水安全问题。水源卫生侦察通常与流行病学侦察同时进行,也可单独进行,必要时也可结合辐射、化学侦察进行。

水源卫生侦察的任务包括卫生地形学调查、流行病学调查、水质检验、水量测定、水源综合卫生评价、制订水源卫生防护净化消毒方案、建立给水站方案和分配计划等,最后将上述调查结果与意见写成附有简图的简明报告,供领导参考。

(一)卫生地形学调查

主要调查水源有无污染的可能,查明污染来源与污染途径。调查时首先了解水源的类型及水源周围的卫生情况。应特别注意调查水源附近有无污染源如粪坑、污水渗坑、漏水厕所、垃圾堆、医院、屠宰场、牲畜圈、菜地、污水与工业废水排出口及污水灌溉等。战时还应注意水

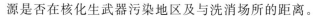

源是否在核化生武器污染地区及与洗消场所的距离。

(二)卫生流行病学调查

主要调查水源附近居民有无介水传染病如伤寒、细菌性痢疾、传染性肝炎、钩端螺旋体病等,人畜共患病如布氏菌病、炭疽病等,以防止介水传染病的发生和流行;其次应了解水源附近的工农业废水中有无有毒、有害物质,能否污染水源,以防止急性中毒和慢性中毒的发生;还应调查有无与水有关的地方病如碘缺乏病、地方性氟中毒,地方性砷中毒,大骨节病等。

(三)水质检验

为适应野外操作的特点,对水质进行检验时要求方法简单、操作简便、设备简易、而且对结果易于评价。常用的装备有 78 型野战检水检毒箱、85 型野战检水检毒盒、85 型检水检毒箱、WEF91-2 检水检毒箱、88 型水质细菌学检验箱。主要检查方法包括感官检查法、需氯量试验、动物实验等方法。需氯量试验:在水中加入正常 3~4 倍剂量的含氯石灰(漂白粉)和含氯石灰(漂白粉)精,或加入 6mg/L 有效氯,搅拌,过 3~5 分钟后,如搅动水仍嗅不出氯味时或测定余氯量<1mg/L 时,判断为可疑受污染。动物实验:将可疑的水喂猫、狗或养鱼、蛙。观察4~12 小时变化,如有症状发生或死亡,即表示水中有有毒物质存在。

(四)水量测定

为初步估计水源水量能否满足部队需要,需测量或估算水源单位时间内供水量,根据部队人数及用水量即可算出水源水量是否足够。各种水源、水量测量方法如下。

1. 河水流量　测量的方法是先测出河宽、河最大深度及在同一地段水流速度。流速测定可用木片、树皮等做漂标。随水漂流,再用表记录时间(s)除漂流距离即可得每秒水流速度(m),代入下式即可求得河水流量。

河床类似三角形:河水流量(m^3/秒)=河宽(m)× 河最大深度(m)× 流速(m/s)× 0.5。

河床类似梯形(如水渠):河水流量(m^3/秒)=[河宽(m)+河底(m)]×水深(m)× 流速(m/秒)×0.5。

2. 小溪或泉水流量　将已知容量水桶放在水流下方,计算充满时间,将桶容量以充满时间除之,即得小溪或泉水流量。

3. 湖、水库、塘水量　较大的湖泊和水库也不必测定。由于湖、水库、池塘形状与底部复杂多变,精确测定其容水量较困难,可用下式大致估算:水量(m^3)=平均长度(m)× 平均宽度(m)×最大水深(m)×3.3。

4. 井水量　口井可分为容水量和涌水量,一般如井水量充足,部队人数不多,用水量不大,使用时间亦不长,则只测定容水量即可。反之,如井容水量较少,使用水量较大或长期使用,应测定涌水量,否则汲出水量后,长时间不能恢复到原有水位,就会影响使用。井容水量的测定可测定井的直径(圆井)或井口的长宽和水深代入下式求得:

方井容水量(m^3)=井口长(m)×井口宽(m)×水深(m);

圆井容水量(m^3)=井半径(m)×水深(m)×3.1416;

上式可简化为:圆井容水量(m^3)=井直径^2(m)×水深(m)×0.8。

井涌水量的计算原理与上相同。即已知井的直径后,尽快用人力或水泵将水汲出,记录水位下降米数作为水深,代入上式求得出水量,再以井恢复到原水位的时间除之即得:

$$圆井涌水量(m^3/小时)=\frac{井直径(m)×水位下降高度(m)×0.8}{井水恢复到原水位时间(小时)}$$

钻孔井则测量单位时间流出量(自流井)或水泵每小时抽出水量(m³)计算。

(五)野外水源卫生评价

水源卫生侦察任务完成后,应根据侦察结果综合分析写出书面报告,内容包括水源是否适用及如何利用与防护,水质净化消毒处理的意见等。

1. 水源卫生状况的评价 包括对水源的类型、数量、供饮用人数、给水方式,水量丰缺程度,水源卫生状况及污染物和污染源的评价。

2. 水质检验结果分析评价 在评价水源水质时,当野营超过 3 个月时,应按国家《生活用水卫生标准》评价,行军、短时野营,特别是战时,可按《军队战时饮用水卫生标准》评价。

3. 卫生流行病学调查结果的分析评价 确定水源有无传染性疾病发生或流行及其对水源构成威胁的情况;地方病与水源的关系;工农业废水对水源的污染及其对饮用者的危害程度。

4. 饮水卫生管理情况分析评价 包括供水系统的卫生防护情况,管理人员卫生素养,规章制度健全程度,水质监测情况及水质档案资料是否安全。

5. 水量评价 在评价水量时,应根据部队的实际需要,但不能少于生活饮用水最低需要量。可能时应选择水量充沛水源,满足部队需要。当水源、水量很少或在缺水条件下,应尽可能保证饮水的需要。

二、野外饮用水的选择、利用与防护

(一)水源类型和卫生学特点

水源可分为降水、地面水和地下水三大类。当环境受到污染时,水源可能受到污染,并可能对人体健康造成危害。

1. 降水包括雨水、雪水、冰雹水、雾水等。降水矿物质含量低,pH 偏低,水质易受大气环境影响,水量无保证。因此,一般不将降水作为固定水源,但在缺水或水质不良地区,部队野外机动,特殊情况下也可利用雨水或冰、雪水。

2. 地表水包括海水、江河水、湖水、水库水、塘水。地面水容易受到污染,其水质水量受季节影响较大。部队野外机动,直接取用地表水时,应选择符合要求的取水点。清除取水点周围100m 内污染源,河水取水点上游 1000m、下游 100m 内不得有污水排出口。当河、湖、塘水质不良时,可以通过过滤的办法进行初步处理以改善水质。

3. 地下水可分为浅层地下水、深层地下水和泉水。地下水一般感官性质较好,细菌少,矿物质较多,水质硬度较高,属于比较好的水源,是部队机动时主要选择的水源。

(二)野外水源的选择和卫生防护

1. 水源的选择

(1)尽量利用驻地原有水源:在行军野营期间,要尽量利用驻地原有水源,包括城镇集中式给水水源,农村分散式给水水源。禁止利用没有经过详细调查和无把握的水源。

(2)水源水质:在各种类型的水源中,深井水比浅井水好,地面水比地下水好,流动的水比静止的水好,澄清的无色透明水比浑浊的有异味的水好。水源应远离污染源,有较好的卫生设施和防护措施。

(3)要考虑军事要求与使用方便:行军宿营时,要考虑部队的使用方便,战时选择水源应注意隐蔽,易于伪装,不在炮火射程或空袭目标附近,离驻地较近,交通方便,采水容易等要求。

(4)因地、因事制宜:即须根据当时情况决定选择水源。如野营有较长时间准备,可以比较选择较好水源,或开辟新水源。相反,在行军途中或战时,因停留时间短或军事行动急迫,不能按照平时选择水源顺序,先地下水后地面水,有时只能遇到什么水源就用什么水,如雨水、冰、雪水、水坑水,此时必须尽可能加强净化消毒。

2. 水源的防护

(1)地面水的卫生防护:取水点半径100m的水域内,严禁捕捞、停造船只,游泳和从事可能污染水源的任何活动,设置明显的范围标志和严禁事项的标志牌。部队规定的饮用水源、给水站(点)周围,应划定一定范围为警戒地带。取水点上游1000m至下游100m水域内不得堆放废渣,不得设立有害化学危险品仓库,堆放和装卸垃圾、粪便和有毒有害物质码头,不得利用工业废水和生活污水灌溉及施用持久性和剧毒的农药,不得从事放牧等有可能污染该段水域水质的活动。供生活饮用的水库和湖泊,应根据不同情况的需要,将取水点周围部分水域或整个水域及其沿岸划分为卫生防护地带。分散式给水,江河水采取分段或分时取水,湖、塘采取分湖、分塘取水。

(2)地下水的卫生防护:水井30m范围内不得有污染源。防止从井口污染,浅井构筑应符合卫生要求。钻孔井井管接头要严密,井口应封闭严密,设立岗哨警戒。

(三)野外供水方式选择和卫生保障

1. 建立野战给水站 一定区域内集结的部队,可选择野战给水站供水,必要时按野战给水卫生要求供水。

2. 采用储水车运水 短期驻训,部队基本都靠水车到附近的乡镇水厂拉水,用储水车运输。储运水时应选择水质卫生学情况较好,储运前应进行水质卫生学检验,对不符合要求的水要先进行洁治净化处理后再储运;储水车或储水囊的饮用水,应进行常氯消毒处理,加氯量为2~4mg/L,以便控制水的二次污染;储运水应有专人管理,定期检测和消毒。严禁个人用水杯、饭碗等个人物品或不洁容器直接由储水(池)囊直接取水,以防污染。

3. 选用瓶装水 瓶装水因其卫生、安全、易携带,是部队外出执行紧急任务时、短期用水的最佳方式。应注意选择正规企业生产,合格品牌的瓶装水;在运输、储存过程中应避免在阳光下直射时间过长;饮用时应检查瓶装水是否密封良好,有无浑浊、异味等。

三、水的洁治与消毒

(一)饮用水的快速混凝沉淀方法

常用的混凝剂有明矾、硫酸铝、聚合氯化铝、硫酸亚铁、硫酸铁等。常用的助凝剂有聚丙烯酰胺、石灰、碳酸钠、硅酸钠等,某些植物的汁液也可作为助凝剂。

1. 常用的混凝剂及作用方法

(1)明矾:快速使用浑水时,投加剂量为150mg/L,澄清时间为15~30分钟。

(2)硫酸铝:快速使用浑水时,投加剂量为150mg/L,澄清时间为15~30分钟。

(3)三氯化铁:快速使用浑水时,投加剂量为300mg/L,澄清时间为15~30分钟。

(4)硫酸亚铁:快速使用浑水时,投加剂量为300mg/L,澄清时间为15~30分钟。

(5)聚合氯化铝:又名碱式氯化铝,用量比硫酸铝少,在低浊度水中,用量相当于硫酸铝的1/3~1/4。

(6)净水植物:可用净水植物额量天尺、仙人掌、木棉树与木瓜、榆树、桂皮、芙蓉叶等。

2. 部队常用快速浑水澄清剂 部队常用的浑水澄清剂有:①6801型浑水澄清剂,用量60

mg/L,直接加入浑水中,快搅 3 分钟,慢搅 2 分钟,静置 3 分钟,即可使浑水澄清,过滤后即可获得清水。②702 型浑水澄清剂,用量 30mg/L,直接加入浑水中,快搅、静置各 2.5 分钟,即可使浑水澄清,过滤后即可获得清水。在我国南方处理低碱度深水时,如果直接凝固效果不好,加入 15～30 mg/L 的碳酸钠,30～40 mg/L 的石灰,碳酸钠粉可提高混凝的效果。

(二)饮用水的过滤材料及使用方法

经混凝与过滤不仅可以明显提高除浊、除色效果,而且可以去除水中大部分细菌和病毒。过滤对去除水中寄生虫,特别是阿米巴包囊、贾第虫包囊和隐孢子虫包囊具有显著效果。此外,过滤对去除水中铁、氰化物、镉等有毒有害物质也有一定效果。

常用的滤料种类有以下几类:①颗粒状如石英砂、无烟煤、木炭、药用炭(活性炭)等;②纤维状如树脂、布、棉花、羊毛等;③多孔成型物质,为陶瓷、药用炭等制成管状或板状;④薄膜型,如微滤膜和超滤膜等。在野外或机动条件下,可就地取材制作过滤器。

过滤方法分为两大类:即表面过滤和滤层过滤。表面过滤就是将悬浮物截留在滤料表面,滤层过滤就是悬浮物能进入滤层深处并被截留。表面过滤如金属筛网、陶瓷过滤管、药用炭烧结管、石棉滤板、滤膜等。滤层过滤有慢滤池、快滤池、砂滤桶、压力过滤器等。

(三)常用饮水消毒剂及方法

野外情况下可以选用的饮水消毒方法主要有煮沸消毒和化学消毒剂消毒。煮沸消毒适用于日常小量饮用水消毒,野外机动情况下,无法进行煮沸消毒时,一般采用氯制剂消毒。

1. 常用饮水消毒剂种类

(1)含氯石灰(漂白粉):含氯石灰为次氯酸钙的粗制品,一般商品含氯石灰有效氯为 28％～33％。使用前要测定含氯石灰有效氯含量或经三杯法试验以确定投加量。

(2)含氯石灰(精):较纯的氯酸钙,性能比含氯石灰稳定,有效氯含量达 70％ 左右。

(3)二氯异氰尿酸钠:有效氯含量为 62％～64.5％,性质稳定,消毒效果好,为我军主要饮水消毒剂。

(4)二氧化氯:淡黄绿色气体,溶解度比氯大 5 倍,相当的有效氯为 253％,杀灭微生物速度快,不会产生卤代甲烷等消毒副产物,是目前比较理想的饮用水消毒剂。

2. 常用的饮用水消毒方法　消毒时,加氯量必须满足需氯量,并在充分的接触时间后,还余留有一定的余氯量,才能保证消毒的可靠。

(1)常氯消毒法:适用于营区经常性消毒。水源良好时,单独用常氯消毒即可;水质污染严重时必须先净化处理再用常量氯消毒;有机物污染严重时也可在混凝前预加氯以分解有机物、防止藻类生长。一般加氯量为 1～3mg/L,消毒 30 分钟后,应保持游离余氯 0.3～0.5mg/L。

(2)超氯消毒法:适用于污染严重或紧急情况时,如行军、野营、战时情况下,发生肠道传染病流行或生物战时,水源受到严重污染及新开井。用超过正常氯量 5～10 倍或更大的氯量,消毒 10～15 分钟,测定余氯,必须经过脱氯方可使用。

3. 我军常用的个人饮水消毒方法

(1)69-1 型个人饮水消毒片,主要成分二氯异氰尿酸钠。每军用水壶加 1 片,摇匀,静置 5 分钟后即可饮用。

(2)含氯石灰(精)、优氯净等(经常或出发前测有效氯含量)。

(3)双层个人饮水消毒丸(片),外层为二氯异氰尿酸钠,内层为亚硫酸钠,两层间为虫胶膜隔开。每军用水壶加 1 丸,振摇 1 分钟,静置 5 分钟,即可饮用。

（4）有机碘片，每壶（L）水加 1 片，摇匀，10～15 分钟可饮。

（5）碘酒或碘液，每壶（L）水加 2％碘酒或碘液 8～10 滴，10～15 分钟后即可饮。

（6）个人饮水消毒管，将碘、溴、银等消毒剂载附于载体上如颗粒药用炭、离子交换树脂等而制成。

4. 评价氯化消毒效果的指标

（1）细菌学指标：普遍采用大肠菌群数和细菌总数作为生活饮用水卫生标准的细菌学指标。经氯化消毒的水，细菌学指标达到生活饮用水水质标准规定的限量值，表明消毒效果是可靠的。

（2）游离余氯：我国生活饮用水卫生标准规定：在接触 30 分钟后，游离余氯应不低于 0.3mg/L，集中式给水管网末梢水应不低于 0.05mg/L。我军战时饮用水水质标准规定：饮水期 90 天以内，接触 30 分钟，游离余氯不得低于 1.0mg/L；特殊情况下，接触 30 分钟，不得低于 2.0mg/L。饮水期在 7 天以内，接触 30 分钟，游离余氯不得低于 1.5mg/L；在生物战剂污染情况下，不得低于 5.0mg/L。

四、水质检验

水质检验是水质卫生学评价的主要手段，也是水源卫生侦察、选择和评价水源卫生防护情况的主要依据。在野外条件下，就地、快速地对水源做出卫生学评价，是野外给水卫生保障的重要内容。

（一）水质检验的项目和次数

在野外进行水源卫生侦察（或调查）、开辟新水源、开设给水站（点）时，应按战时饮用水卫生标准规定的项目检验。条件不具备时，必须检验感官性状指标、pH、砷、汞、氰化物、余氯等项目。供水期间出现水量、水质突然变化、怀疑污染或投毒、供水中断后再次供水、更换运水容器或管道及变动净水措施等情况时，检验的项目和次数可根据需要决定。7 天或 90 天以外饮水期，每日必须检测 1 次感官性状指标和余氯。90 天以外饮水期，每月按本标准规定的全部项目检测 1 次。净化消毒效果的检测，应根据净化、消毒的方法，选择有关项目检验。军用毒剂指标、放射性指标，仅在饮水遭受放射性物质、军用毒剂污染、敌特投毒和使用敌人遗留的水源时检验；饮用淡化水应检验硼的限量值。

（二）水质检验方法

1. 感官检查法　感官性状指标是主观指标，凭个人的感官进行检验。对某些物质来说，感官检查方法是最敏感的检查方法。如芥子气污染可使水具有淡黄色浑浊及带有大蒜味，氰化物具有苦杏仁味。因此，感官性状的检查可提供重要的线索，在野外饮水保障中具有重要的意义。感官性状指标，有水的浑浊度，色、嗅、味及肉眼可见物。

2. 利用快速检验装备进行检验　①感官性状指标有水的浑浊度，色、嗅、味及肉眼可见物；②一般化学指标有 pH、氨氮、亚硝酸盐氮、硝酸盐氮、总硬度、氯化物、硫酸盐和耗氧量等；③常见毒物指标有砷、氰、汞、有机磷和氟化物等；④微生物学指标有细菌总数、大肠菌群数等；⑤在放射、化学、生物战争条件下，还要进行放射性沾染、军用毒剂和生物战剂的检验。

3. 动物实验法　将可疑的水喂灌猫、狗或放几条鱼、蛙于水中，观察 4～12 小时变化，如有症状发生或死亡，即表示水中有有毒物质。如当水中含有 2mg/L 沙林时，可见鱼很快出现游动加快，乱蹦乱跳，然后翻腹死亡。

(三)野外水质检验装备

部队在野外行军、宿营等机动条件下,不可能完全采用实验室固定的水质分析方法和仪器设备,可选用战时水质检验装备。战时水质检验装备,一般应具备以下要求:①检测结果准确可靠,方法的灵敏度、检测范围符合战时饮用水卫生标准。②检测装置采用单元式组装,一切试剂调配和准备性技术,事先在实验和工厂中完成,现场一次性使用。③试剂稳定,在通常条件下能储存 3~5 年;器材坚固耐用,尽可能采用塑料制品,不用易碎的玻璃器皿。④装备组装合理,体积小、重量轻,便于携带、使用和补给。

目前部队常用的战时水质检验装备有检水检毒盒(包),检水检毒箱,水质细菌检验箱,水中放射性沾染检测装备。

五、军队战时饮用水卫生标准

军队战时饮用水卫生标准是战时及野外驻训选择水源、评价水质、检验净水效果、判断水质是否适用于饮用的依据,也是卫生人员在战时实施给水卫生监督的依据。战时水标是以水质标准为核心。水质标准分为感官性状指标、一般化学指标、毒理学指标、细菌学指标、军用毒剂指标和放射性指标共 6 类,26 项指标,对舰艇和驻岛部队饮用淡化海水时增设硼 1 项指标。27 项指标的限量值是按体重 60kg 的健康成年人,每人每日饮水量 5L,饮用期限为 7 天或 90 天而制定的,当水源水被军用毒剂染毒时,饮水量为 2L,饮用期限规定为 3 天。

(一)战时水标的适用范围

适用于军队战时饮水期为 7 天或 90 天以内各种给水方式的饮用水质要求,也适用于军队平时行军、野营及其他野外条件的饮用水的水质要求。战时水标是对饮用水的卫生要求,而不包括生活用水。在战时特殊环境条件下,净化处理大量用水有一定的困难,受到一定的限制。饮用水仅包括直接饮用、烹调食品用和漱口用水,与生活用水比较其量很少,因而把生活用水和饮用水区分开来,对饮用水质的要求必须符合本标准所规定的要求,而对生活用水的要求可以适当放宽。但在战时水标中也指出当生活用水和饮用水不能区分时,对两者就应该按本标准要求执行。

行军野营等野营条件是指部队离开营房不能利用营区固定的供水设施,环境的条件与战时类似,而饮水期也不会很长,战时水标适用于这种情况,因而本标准不仅适用于部队,对一切野外工作、生活及自然灾害,突然意外事故等应急情况都有参考使用价值。

(二)饮水期限的规定

战时规定了两个饮水期 7 天和 90 天。7 天是指应急情况如遭受核、化学、生物武器的袭击,自然灾害及在缺水地区供水极端困难等突然意外或不正常的环境条件;90 天是指离开平时固定营房设施的野战条件。这 2 个期限也是和卫生毒理学急性或亚急性毒性实验期及战时战斗、战役部署情况相吻合。

当水源水被军用毒剂染毒时,饮水期限规定为 3 天。这是因为动物实验和人体试服的耐受量,都是以 3 天为根据,而且大部分毒剂染毒水源后 1~3 天,毒剂可水解很多,而且失能性毒剂(毕兹)比较稳定,连续摄入 7 天也有明显的累积作用。

(三)饮水量的规定

战时水标根据军队的实际调查,规定每人每日饮水量为 5L。当水源水遭受军用毒剂染毒时,饮水量规定每人每日 2L,每人每日的饮水量必须能补偿机体每天排出的水量,而排水量主要决定于劳动强度和气象条件。中国军队陆军调查在炎热环境下行军每人每日饮水量为 6L，海军舰艇远航条件下每人每日饮水量为 5L。如遇到特殊情况饮水量增多时，应按照实际饮水量与 5L 饮水量的比值重新推算各种毒物的限量值，以保证饮用水的安全可靠。

(四)水质指标的选择

结合中国军队的实际，战时水标既要保证尽可能供给符合卫生要求的饮用水，又要考虑在战时环境条件下贯彻执行水标的可行性。因此，确定把水质指标项目划分为 6 大类 26 项指标。此外，在特定条件下增加硼 1 项指标。

7 天应急情况下水质指标减少到最低限度，虽设 18 项，如煮沸消毒时可以不做细菌学指标的检验，就只有 pH、感官性状和砷、汞、氰 3 项毒物；如加氯消毒时再增加余氯 1 项指标。在战时是切实可行的。只有特殊情况下才做军用毒剂和放射性指标的检查。

90 天与 7 天比较，删去军用毒剂指标，增加 5 项最常见的慢性毒物，氟、铅、铬(6 价)、镉、钡。化学性状指标增加总硬度、硫酸盐、氯化物 3 项指标。

(五)各项指标限量值的确定

战时水标规定战时饮用水质不应超过表 16-1 所列限量值。

表 16-1　战时饮用水水质标准

项目		单位	限量值	
			7 天以内	90 天以内
感观性状指标	色	度	无明显异色	不超过 25°，并不得呈现异色
	浑浊度	度	可有轻度浑浊	不超过 15°
	臭和味		不得有明显异臭、异味	不得有异臭、异味
	肉眼可见物		不得含有	不得含有
一般化学指标	pH		5.0～9.0	5.0～9.0
	总硬度(以 $CaCO_3$ 计)	mg/L	—[1]	600
	硫酸盐(以 SO_4^{2-} 计)	mg/L	—	500
	氯化物(以 Cl^- 计)	mg/L	—	600
毒理学指标	砷	mg/L	0.5	0.05
	汞	mg/L	0.1	0.01
	氰化物	mg/L	0.5	0.2
	氟化物	mg/L	—	2.0
	铅	mg/L	—	0.2
	镉	mg/L	—	0.1
	铬(六价)	mg/L	—	0.5
	钡	mg/L	—	1.0

（续　表）

项目		单位	限量值	
			7 天以内	90 天以内
细菌学指标	细菌总数	个/ml	100	100
	大肠埃希菌	个/100ml	1	1
	游离余氯	mg/L	接触 30 分钟不得低于 1.5mg/L；生物战剂污染情况下，接触 30 分钟不得低于 5.0mg/L	接触 30 分钟不得低于 1.0mg/l；特殊情况下，接触 30 分钟不得低于 2.0mg/L
军用毒剂指标[2]	沙林	mg/L	0.07	—
	梭曼	mg/L	0.025	—
	维埃克斯	mg/L	0.01	—
	芥子气	mg/L	1.5	—
	路易剂	mg/L	1.0	—
	毕兹	mg/L	0.005	
放射性指标	放射性物质[3]	Bq/L	2×10^5	2×10^4

[1]：表示不规定限量值；[2] 水被军用毒剂染毒时，每人每天饮水量为 2L，饮水期限为 3 天；[3] 指核武器爆炸产生的放射性落下灰

六、核、化、生战争条件下给水

对受核、化、生武器污染的水原则上不应使用，只有无法获得未受污染的水源时，才对受污染的水进行处理，处理后必须经过检验，证明合乎《战时部队饮用水卫生标准》方可饮用。选择水源时应首先考虑深层地下水，其次是浅层地下水，尽可能不采用地面水。

（一）水中放射性物质的消除

战时可用简单的混凝、过滤的方法去除水中部分放射性物质。可就地取材利用土壤、煤渣、沙子、木炭等进行处理，如用上述材料过滤污染水或用过滤井，可去除水中 50％的放射性污染。

单在污染水中加入干净细土 20g，搅拌 5 分钟，静置 20 分钟，检查合格，消毒后即可饮用，如加白陶土、高岭土效果更好。若能同时加入聚氯化铝或聚丙烯酰胺可缩短静置时间 3～5 分钟。去除效果为 40％～75％。

个人给水澄清剂内含药用炭 3g，6801 浑水澄清剂（明矾加聚丙烯酰胺）0.2g，磷酸钙 2g。每升水加个人给水澄清剂 1 包，另加干净细土 10g，搅拌 5 分钟，静置 3～5 分钟，用毛巾过滤，可去除放射性污染 75％。我军曾配有三防净水袋，附有药剂基本上相同，再加上含氯石灰（精），还有颗粒药用炭过滤袋，可去除铀裂变产物 60％～80％。

经混凝沉淀、过滤处理的污染水，再经离子交换树脂过滤，可获较好效果，去除放射性物质

可达 99% 以上。

(二)水中军用化学毒剂的去除

消除水中军用化学毒剂的方法有：氯化法、药用炭吸附法、碱水解法、煮沸法、混凝过滤法等，可根据毒剂性质、器材装备，单独或联合使用。

1. 煮沸法　是最简单的消除水中化学毒剂方法。煮沸前可加入酸、碱或混凝剂以增强其效果。煮沸时应注意通风，最好在露天进行。神经性毒剂、芥子气、氮芥染毒水，敞开煮沸至少20～30分钟；路易剂染毒水需先加氢氧化钠或碳酸钠调 pH 至 9～10，再加明矾或三氯化铁400mg/L，煮沸 1 小时，取上清液饮用；氰类毒剂染毒水，应先加醋酸 3～4ml/L 或浓盐酸 3～4滴/L，再煮沸数分钟。失能性毒剂 BZ 煮沸去除效果不好，但加压煮沸可将毒剂大部分水解，再经离子交换或药用炭吸附处理。

2. 超氯、混凝、过滤法　按 1mg 毒剂加 2mg 有效氯计算，将含氯石灰加水调成浆状加入染毒水内，搅拌 5 分钟，静置 15～20 分钟，再按表加入研碎硫酸亚铁或其溶液，搅拌 5 分钟，静置沉淀，最后通过木炭或颗粒药用炭过滤器过滤，检查合乎限量值可饮用。如水中毒剂及浓度不明时，可将每升水中加药用炭 6.5g，碱 3.5g，搅拌 30 分钟，再加入明矾 0.2g，混凝沉淀 30分钟，再经炭滤。

(三)水中生物战剂的去除

水中生物战剂去除主要方法为煮沸法与超氯消毒。混凝过滤也可去除部分生物战剂。煮沸消毒，一般细菌、病毒至少 15 分钟以上，如是芽胞或毒素则应煮沸 60 分钟以上。

超氯消毒对细菌芽胞需加氯 300mg/L，接触 15 分钟，非芽胞加氯 25～30mg/L，接触 30分钟后游离余氯不得低于 5mg/L，经脱氯后饮用，如水质不良、浑浊或有机物、氨较高，应经预处理后再超氯消毒，能调 pH 至 6 则消毒效果更好。

(四)核、化、生武器污染水综合消除法

当怀疑有 2 类以上战剂污染水时，可采取下列方法。

1. 三防净水袋。盛 60L 污染水于水袋内，加入地表层上下 5～10cm 的黏土约 1kg，边加边搅，同时加Ⅰ号药[含氯石灰(精)20g]搅 15 分钟后，再加入Ⅱ号药(药用炭和磷酸钙 100g)和Ⅲ号药(6801 型浑水澄清剂 10g)，沿同一方向搅 5 分钟，静置 3 分钟，经布滤器过滤后即可饮用，据试验经铀裂变产物、炭疽芽胞，肉毒毒素及 4 种化学毒剂污染的水，用此法处理后，能达到《军队战时饮用水卫生标准》的要求。

2. 氯化、碱化、吸附、混凝沉淀、药用炭和离子交换树脂过滤。如有条件亦可用此法，先按加氯量 200mg/L，消毒水 30 分钟，加入氢氧化钠调 pH 至 11，搅拌 15 分钟，再加入药用炭 2g/L，搅拌 5 分钟后加黏土 4g/L 搅拌 5 分钟，又加硫酸亚铁 200mg/L，快搅 1 分钟，慢搅 5 分钟，静置 30 分钟，最后上清液经颗粒药用炭和混合离子交换树脂过滤后饮用。

3. 野战给水净水车 我军或外军所研制的野战给水净化车，工艺上多是先经预处理(混凝、过滤)再采用电渗析、反渗透、离子交换、蒸馏、药用炭过滤、氯消毒等方法。通过净水车上述处理，一般均可将 3 类战剂去除。

(于瑞敏)

第三节　野外食品安全保障

一、部队野外行动食品卫生特点

由于野外行动所处环境与驻营房不同,生活条件受到很大限制,加之气候、地理环境等因素的影响,造成不同程度的食品安全风险。

1. 宿营环境复杂、恶劣,官兵机体抵抗力下降,增加了患肠道传染病与发生食物中毒的可能性。

2. 受季节、气候和地理环境,食品安全风险增加。冬季野外行动,气候寒冷,昼夜温差过大,部分人员可能由于进食冷食而出现胃肠不适;夏季野外行动,气候炎热,多雨潮湿,不利于食品储存、加工,发生食物中毒、肠道传染病等危险性增加。在沿海盛产鱼、虾等海产品的地方,发生副溶血性弧菌感染的风险增大;在草原农牧区,绦虫病、旋毛虫病等常见人畜共患病依然存在;山地多产野果,不容易辨认、选择,容易误食中毒。

3. 食品供应保障受限,食物原料质量及数量难以保证。部队野外应急行动,食品需要紧急筹措,长途运输,大量食品保障准备只能在极为有限时间内进行,难以对食品原料进行严格的检验、检疫,食品运输过程中,冷藏、保鲜措施难以保障,食品运输途中易造成腐烂、霉变。

4. 加工场所环境条件差,食品储存、加工风险加大。部队野外行动,多数单位不能及时配备冰箱、冰柜等食品冷藏设施,很多食品不能按食品保藏的卫生要求储藏,易造成食品在储存过程中即发生腐败变质。野外情况下,部队食堂多为临时搭建,不能保证基本功能间设置和生进熟出的布局流程,基本卫生设施不具备,操作空间狭小,食品交叉污染可能性增大。

5. 就餐、送餐过程存在安全隐患,易造成食品污染。部队野外行动,无固定的就餐餐厅和桌椅板凳,餐具消毒和洗手设施也难以达到要求,都存在较大的安全隐患。

二、野外行动食品安全风险

1. 细菌性食物中毒风险　部队野外行动,人员居住密集,环境恶劣,人体免疫力下降;食品采购渠道复杂,品种繁多,货源质量不一,检测设备和手段有限;食品加工场所设置受限,卫生设施不足,食品储存、加工过程容易造成交叉污染。造成细菌性食物中毒的风险有:①直接购买的熟肉制品,食前未充分加热;②在卫生条件不良环境下,自制凉拌菜;③食品加工过程中的交叉污染;④食品未彻底烧熟煮透;⑤熟食存放时间过长,食前未进行再次彻底加热处理;⑥食用剩饭、剩菜;⑦工作人员存在不适合从事食品行业的疾病。

2. 化学性食物中毒风险　化学性食物中毒多为化学毒物质污染(蔬菜受有机磷农药污染、米面等受化学毒物污染)及食品在储存过程中因存放条件不当生成有毒物质(油脂酸败、产生亚硝酸盐),少数情况下,投毒也会造成大批人员中毒,此类中毒强度大,死亡率高。造成化学性食物中毒的风险有:①食品与杀虫药、灭鼠药一起存放或装运;②装运杀虫药、灭鼠药的车辆,用后未彻底洗刷消毒即运送食品;③误食用农药拌过的粮种,把砷化物、亚硝酸盐误当食盐食用,误将钡盐当明矾使用;④食用了有机磷农药超标的蔬菜、水果;⑤食品加工过程中加入过量硝酸盐和亚硝酸盐;⑥安全保卫措施落实不严格,有人故意投毒。

3. 有毒动、植物中毒风险　部队野外行动常见的有毒动、植物中毒有四季豆中毒、生豆浆中毒、发芽马铃薯中毒等。因误食有毒动、植物导致的河豚中毒、毒蕈中毒、苦杏仁、山大茴、桐油子等也有发生。造成化学性食物中毒的风险有：①炊事人员缺乏基本的卫生常识，未采取正确的方法去除毒素。②官兵接触有毒鱼类、毒蕈等有毒动、植物机会增多，由于知识缺乏误食而引起。

4. **肠道传染病风险**　野外情况下肠道传染病风险加大，感染性腹泻和细菌性痢疾发病率上升。肠道传染病发生的风险有：①部队野外行动、拉练，参加救灾抢险任务，由于自然环境的变化，劳动强度增大，机体抵抗力下降；②卫生条件简陋，卫生设施缺乏；③疫源动物和媒介昆虫的活动改变；④医疗卫生服务可及性低；⑤环境卫生差，水源及粪便管理不严格。

5. **食源性寄生虫病风险**　部队长途机动或野外驻训，对驻地寄生虫病缺乏了解，会由于食品加工不当、食用方法不正确而引发寄生虫病。发生风险的因素有：①生食或半生食。南方有生食或半生食淡水鱼、虾，甚至吃生肉、喝生血的习惯，官兵存在尝鲜的心理；②加热时间不够。如吃"过桥米线"，如汤的温度不够、烫的时间不长或肉片太厚，就有可能导致感染；吃火锅和烤羊肉串时，若肉片厚或涮、烤的时间短，则不能杀死肉中的旋毛虫而感染本病。

三、部队野外行动食品卫生要求

1. 选好厨房位置。厨房应靠近水源，周围环境要清洁，远离厕所、猪圈、污水坑、粪场等污染源，距污染源50m以上，因陋就简建立一些卫生设施。

2. 选好食品供应商，落实食品采购索证制度。部队大规模野外行动，应建立野战生活服务中心，实行食品原料集中统一采购。

3. 严格食品运输，确保运输过程安全。

4. 建立食品检验制度，从源头确保食品安全。野外行动，必须对所有的食品原料进行检验。

5. 明确食品加工管理制度，控制关键环节。

6. 加强健康体检和卫生知识培训，提高炊事人员卫生素养。

7. 加强食品卫生检查监督，及时发现问题，及时改正。

四、部队野外行动食品安全保障措施

1. **建立食品安全保障体系**　部队大规模野外行动，应选择一些诚信度高、具有一定规模的食品供应商，建立一个质量稳定、价格低廉、供应及时、源头安全的筹措保障体系，保证食品质量。在执行任务地区建立应急军粮供应系统，开设军粮供应网点；选择地方副食品供应商承担部队副食品供应任务，并与供货商签订责任书，明确各自的义务与责任，严禁采购腐败变质、霉变、过期、来源不明的食品。建立从采购、运输、制作、分发、就餐等各环节安全保障体系，加强卫生监督管理，保证官兵饮食卫生安全。

2. **食品运输安全**　在食品运输过程中，运输工具必须保持清洁，尽量做到专车专用，每次运送食品后应彻底清洗消毒。运输冷鲜肉、水产品等易腐食品及冷冻食品应在冷冻温度的条件下运输，熟食品必须有专供熟食品用的密闭包装容器。对送饭车辆及时清洗消毒，选择保温、密闭较好的器皿储存，运输途中加强警戒，严防运输途中食品被污染或投毒。

3. **食品加工与就餐安全**　相对集中部署的建制旅团开设野战生活服务中心，利用主食加工车、炊事挂车等炊事机械，集中供应热食。在膳食加工过程中应注意：一是加工地点应选择相对干燥、无污染,有给排水条件或靠近水源的区域。二是食品洗涤、加工用水必须经过消毒处理,符合饮用水安全标准。三是食品的加工制作应严格遵守《食品安全法》和食品操作规范。实行分餐制,餐厨具应严格落实消毒制度。落实食品留验制度,做到每餐留样,留样要求为每种食品 100g,冷藏 48 小时。及时清运垃圾、污水,保证加工场所清洁。

分队、单兵执行任务,部队执行应急任务时,应尽可能开辟固定的食品加工就餐场所,实行自我保障。条件不允许时,应携带便携式连排野战给养器材单元和适量野战食品。①选择固定食品加工和就餐场所时,要注意加工场所的环境卫生,将食堂置于地势较高、通风良好、阳光充足和干燥的地段,使其远离厕所、垃圾场和人员活动频繁区,定期打扫周围环境,做好消毒、杀虫和灭鼠工作。②选择连排野战给养器材单元时,要特别注意加工车、炊事车等炊事机械的清洗消毒。在运送与就餐过程中注意:一是要做好运送器材及车辆的清洗消毒工作,饭菜要密封良好,防止外溢和污染。二是在常温条件下(10~40℃),从烧熟到食用的间隔时间不得超过2 小时,超过时限的必须重新加热后食用。③选择单兵野战食品时,首先应检查野战食品的外观和内在质量,其次要注意食用过程中的卫生要求。

4. 帐篷食堂和餐厅内外环境卫生 部队执行应急任务时,根据驻地实际,将帐篷食堂和餐厅置于地势较高、通风良好、阳光充足和干燥的地段,要求周围 50m 范围内无厕所、垃圾堆和其他污染源,经常通风换气,定期对食堂和餐厅进行消毒,做好杀虫和灭鼠工作。加强生活饮用水卫生管理,将饮用水源置于地势较高、周围 50m 范围内无厕所、垃圾场、污物池和人员活动频繁的场所,及时清理和消毒水源周围环境,加强水源警戒,严防投毒等污染水源。日常生活用水与厨房用水分罐储存,并设立标志,每天清理消毒软体储水罐。

5. 健康体检与卫生知识培训 部队大规模野外行动前,应组织炊管人员进行 1 次健康检查,建立个人健康档案,并要求炊管人员持证上岗。以后每 2 个月进行 1 次检查,发现患有痢疾、伤寒、病毒性肝炎等消化道传染病人员或者病原携带者,活动性肺结核,化脓性皮肤病或者渗出性皮肤病及其他有碍食品卫生的疾病者,要及时调换。利用录像带、光盘、宣传板、宣传小报、连队卫生板报、卫生课、广播等多种形式,有针对性地开展健康教育活动,普及卫生常识。

部队执行应急任务时,通过专家讲座、黑板报、发放宣传单和卫生监督专家到救援现场伴随保障等形式,向任务部队全体官兵宣传普及灾后卫生防病知识。做到饭前、便后洗手,不喝生水,不吃生、冷、腐败、霉变和被水浸泡的食品,严禁食用保质期和储藏情况不明的食品,严禁加工供应凉菜、当地山野菜和豆角等高危食品。

(于瑞敏)

第四节 部队野营卫生

野营是部队离开了固定的营房,在野战条件下或近似野战条件下进行军事训练、演习,以及执行特殊紧急任务时的临时性居住场所。由于生活设施缺乏,受地理、气候和自然疫源地等不良环境影响大,在执行战斗、训练、救援等任务的过程中,精神紧张,体力消耗大,广大官兵身体抵抗力下降,同时往往物资供应不足,给疾病预防控制工作带来很大困难。

一、营地选择与配置

野营地的选择,应在符合军事战术及野战训练要求的前提下,根据野营的方式、时间、季节气候条件和环境卫生状况等全面衡量确定。卫生人员在参加营地侦察时,应根据卫生学的要求提出建议。

(一)营地选择

1. 尽量避开自然疫源地和急性传染病流行地区。必须进入时,在进驻前及整个野营期间均应采取有效的防疫措施,搞好个人卫生和环境卫生,并根据具体情况做好消毒、杀灭媒介生物和动物宿主工作。

2. 选择地势较高、地下水位较低、阳光充足、空气新鲜、坡度较缓的干燥处,远离沼泽地。

3. 选择水质好、水量充足的地点宿营;选用江河水源时,应尽可能在居民点上游处选择采水点。

4. 避开有可能发生自然灾害的地方,如山洪、泥石流等;远离引起土壤、空气、水源污染的各类污物处理场和工矿区。

5. 靠近公路和军事运输线,以便于生活必需品的补给。

6. 在户外条件较差地区,有条件时可选择居民点的民房宿营。

(二)营地配置

1. 营地要有足够的面积　营舍之间的距离要适当,布局要合理,营舍最好采用单行式排列,营舍间通道宽度以能行驶车辆为宜,以便于军事行动。

2. 营地布局应符合卫生学要求　厕所、污物堆放场、停车场等应当安置在营舍区的下风向,比营舍地势稍低的地点,距营舍不少于15m。厨房应选择在营舍的上风向,与厕所、污物堆放场和停车场的距离不少于50m,地势较高,地下水位较低,且靠近水源的地方。

(三)宿营地点设置

夏季应设在通风遮荫处,但应避开高树等,以防雷击;冬季应设于向阳避风处,避开山口和风口;在森林宿营要注意防火,防病媒生物的袭扰;在草原沙漠宿营,尽可能选择牧民住过的地点,易于寻找水源和燃料。

二、宿营卫生要求

(一)居民点宿营

1. 一般应借住机关、学校、库房、会议室、礼堂等公用房屋。宿营点尽可能集中,以利于管理。

2. 入住前应进行卫生整顿,进住后保持室内外卫生。必要时对周围环境进行消毒、杀虫和灭鼠,消除蚊、蝇孳生地。

3. 居住密度不要过分拥挤,经常通风、晒被褥。冬季生火取暖应特别注意防止 CO 中毒和火灾。

4. 注意饮用水卫生,做好水源卫生防护,实施饮水净化、消毒处理,保证饮水安全。

5. 野营厨房应设在取水方便、环境卫生好、清洁通风的房屋内,使用前要彻底进行卫生整顿。

6. 尽可能单独挖临时厕所,做好垃圾和粪污的收集和处理。

7. 禁止借住传染病现患病人的住房和使用其家具;对有急性传染病的居民点或传染病患者的住房要设置标志,严禁官兵进入,并采取有效的消毒和检疫等预防措施。

(二)野外宿营

1. 架设帐篷、活动房等营舍应选择在地势较高和干燥的地点,注意防潮和通风。

2. 营舍排列要整齐,篷屋间应保持足够的间距,可随夏、冬季节变化适当增大或缩小。

3. 宿舍地面应修平踏实,四周挖排水沟,清除周围杂草、污物和积水。

4. 保持室内空气新鲜,卫生整洁。

5. 搞好环境卫生,及时清运垃圾污物,不乱倒垃圾;厕所要定期清扫,保持清洁无蝇。采取措施防制媒介昆虫、宿主动物和有害动物,预防意外伤害和传染病的发生。

6. 搞好饮水、饮食卫生。

7. 夏季注意防暑,篷屋顶上可加盖防晒网或放些树枝叶,以降低屋内温度;冬季注意保暖,用炉火取暖时,应设生火值班员,保证烟道通畅不漏烟,严防 CO 中毒和火灾。

8. 开展针对性健康教育,落实个人卫生制度。

三、野营粪污卫生处理

(一)野营厕所的卫生要求

1. 厕所应位于住所的主下风向,距离水源和伙房 50m 以外。

2. 厕所的长度依人数而定,每 10～15 人设一个蹲位,蹲位间距 1.2m。人数不多的短时间野营最常用的厕所为粪坑、蹲坑,每次便后加土覆盖。

3. 粪坑的挖掘视土质而定,土质坚硬的地方可挖成上窄下宽;土质松软的地方粪坑可挖浅些,上、下等宽。一般粪坑深度为 1.5～1.8m,宽 0.8～1.2m,坑底夯实,以防渗漏。

4. 蹲坑的底部与粪坑挖通,滑粪道坡度为 50°～60°,粪坑和蹲坑应加盖。

5. 厕所应有围墙和防雨、防晒的遮篷;周围应挖筑排水沟,以防雨水冲浸。

6. 厕所应建立卫生清扫制度,保持地面清洁,尿池通畅。

7. 有条件时增设洗手设施。

8. 蝇类孳生季节,应安装防蝇门帘、纱窗,蹲坑及滑粪道定时撒布生石灰或含氯石灰(漂白粉),每天 2～3 次;并定期喷洒杀虫药。

9. 传染病人使用的厕所,除以上要求外,还应有消毒措施。

10. 当粪便满至粪坑 3/4 时,应加土掩埋踏实,并做出标志,需要时另挖粪坑。

(二)野营垃圾处理的卫生要求

1. 野营垃圾坑应位于住所主下风向,距离水源和伙房 50m 以外。

2. 垃圾坑的容积根据人员数量而定。以连队野营 1 个月计,坑的容积不小于 3m³。

3. 垃圾坑的挖掘视土质而定,一般坑口上窄下宽,坑底夯实防渗漏。入口和垃圾坑应加盖。

4. 垃圾坑周围应有排水沟,以防雨水冲灌。

5. 垃圾坑的卫生应有专人负责,适时喷洒杀虫药。

6. 医疗垃圾应及时焚烧,并做好消毒工作。

7. 垃圾满至坑的容积 4/5 时,应以土掩埋踏实,并做出标志。需要时另挖垃圾坑。

(三)野营污水处理的卫生要求

1. 野营污水的渗坑应远离水源。污水渗坑内要有简单滤渣除油材料,污水渗坑应有盖。

2. 污水渗坑周围应有排水沟。

3. 对地下水位较高,污水不易下渗之处,应在渗坑周围挖数条放射状排水沟。

4. 渗坑周围应保持清洁卫生,适时喷洒杀虫药。

5. 医疗污水应消毒后,再排放于污水坑。

6. 部队撤离时,应及时将渗坑用土填平,并做出标志。

四、撤营时的卫生要求

1. 清扫营地环境 彻底清扫居住环境,垃圾、畜粪用土掩埋或焚烧,便坑、污水坑用土埋实。

2. 卫生整顿 部队返回营房时,应及时进行全面的卫生整顿,如清洗衣被、理发、洗澡等。

3. 卫生防疫 野营地区如有传染病发生或流行,应实施卫生检疫,发现传染病患者应及时送往医疗机构隔离治疗,并按规定上报。

五、特殊地区宿营卫生

1. 寒区宿营 重点是做好防寒保暖,预防虫媒传染病。在居民点宿营,一般防寒保暖条件较好;但进住民房前,要做好消毒和灭虱工作。野外宿营,要做好防寒保暖工作。野营地要选择避风向阳的地方。山谷、洼地,有利于避风。森林内野营,能御风寒,又利于隐蔽和取用木材和燃料,但要注意防火、防病媒生物。帐篷等临时营舍内,可用火炉、火堆取暖,较长时间最好采用地火龙,挖一 0.8m 深坑,炉子放在坑内,沿地面筑一斜坡烟道,保温效果好,但要防止漏烟和 CO 中毒。要注意搞好个人卫生,督促官兵每晚用热水洗脚,争取 7~10 天洗 1 次澡,无条件时可用热水肥皂进行全身擦澡,更换内衣。如发现生虱现象,及时采取灭虱措施。

2. 热区宿营 热区气候炎热潮湿,病媒昆虫密度高,需注意防中暑和虫媒传染病。野营地要选择在地势高、干燥、排水通风良好的地方,尽量清除营舍周围的杂草和积水。椰子林土地一般比较干燥,没有青苔,树叶隐蔽遮阳效果好,较适于作为营地;芒果树林也比较适宜,但开花时节蚂蚁较多。热区露营可就地取材搭高铺、挂蚊帐,注意预防有害昆虫叮咬;要加强饮水、饮食卫生管理,预防食物中毒、肠道传染病,经常洗澡,注意预防皮肤病。

3. 高原宿营 高原寒冷、低氧,气候多变,一般卫生条件较差。通常选居民点外野营。在有条件时,可临时借住寺庙,或在寺庙和居民点附近择地宿营。野营地应选在地势平坦、土质干燥、避风处;夏秋温暖季节,注意避开冰川、山洪地带,最好在主要风向一侧建筑防风墙,并清除营地周围 20~30m 的杂草。注意预防高原适应不全症,做好防寒保暖和病媒生物性传染病防治工作。

(邓　兵　许志伟)

第五节　部队野外行动有害生物防制

野营条件下,临时营区周边环境复杂,卫生状况较差,蚊、蝇、鼠等病媒生物的密度可能较高,也可能存在毒蛇、蝎子、蜈蚣、蚂蟥等有害动物的侵袭骚扰,野营官兵的正常生活和身体健康受到威胁。有害生物的防治,应采取环境治理为基础,辅以物理、化学等防治手段,并做好个人防护的综合措施。

一、环境整治

1. 搞好临时营区室内外环境卫生。清除营区与周边的杂草、杂物、垃圾、污水及各种小型积水,填平坑洼,疏通沟渠,及时堵塞住区周围的鼠洞;保持室内整洁,物品摆放整齐,食堂库房的粮食离墙架高,副食品、调料等放入严密加盖的容器内。

2. 食堂、临时厕所和垃圾收容设施的设置应符合卫生学要求,并安装防蚊、蝇门帘和纱窗。

3. 构筑防鼠设施。住房或帐篷等应注意门窗密封,伙房、库房等重点场所构筑必要的防鼠设施。在鼠传疾病疫区野外宿营时,可在临时住处周围撒布石灰或六六六粉作为防护带,可起到暂时的驱鼠、杀虫作用。必要时,也可在周围挖防鼠沟(沟深 1m,宽 0.6m,沟壁垂直光滑),防止鼠类侵入。

4. 垃圾日产日清,垃圾、粪污及时掩埋或进行无害化处理,清除蚊、蝇孳生地。

二、病媒昆虫防治

(一)蚊的防治

1. 灭成蚊　当蚊虫密度较高时,对营区及周边环境可进行空间喷雾处理[有机磷类 $40\sim90mg/(ai \cdot m^2)$,拟除虫菊酯类 $0.5\sim1.0mg/(ai \cdot m^2)$];但需注意作业时的气象条件,宜选择气温较低、气流稳定的时段进行喷雾。在住室(帐篷)内可喷洒杀虫气雾剂和喷射剂,必要时使用热烟雾或超低容量喷雾,或在室内墙壁进行滞留喷洒[有机磷、氨基甲酸酯类 $1\sim2g(ai \cdot m^2)$;拟除虫菊酯类 $0.015\sim0.03g/(ai \cdot m^2)$]。

2. 灭蚊幼　对宿营地附近的大型水体,可采用常量喷雾技术,喷洒有机磷类杀虫药乳剂 $[10\sim100mg/(ai \cdot m^2)]$,或拟除虫菊酯类杀虫药乳药或悬浮剂 $[0.25\sim1.5mg/(ai \cdot m^2)]$;对于无法清除的小型积水,可投放马拉硫磷、双硫磷等灭蚊幼药 $[5\sim10mg/(ai \cdot L)]$。

(二)蝇的防治

1. 灭成蝇　室内外环境喷洒与灭成蚊相同药物,即可同时达到杀灭蚊、蝇的效果;也可使用毒饵、粘蝇纸、毒蝇绳、诱蝇笼等灭蝇。

2. 处理蝇类幼虫孳生场所　可采用常量喷雾技术,喷洒有机磷类杀虫药 $[0.5\sim1.0g/(ai \cdot m^2)]$。处理干粪时,应用低浓度高喷量,喷液量以浸湿为度,一般需 $500\sim1000ml/m^2$;处理稀粪应用高浓度低喷量。

(三)蜱、螨的防治

蜱大多生活在野外人烟稀少的地方,如林区、灌木丛、林间草地和草原牧场等环境,主要孳生于家畜、鼠类体表;恙螨主要孳生在隐蔽潮湿、多草、多鼠的场所,以海边、江河沿岸、溪边、山坡、山谷、森林边缘及荒芜田园等杂草丛生的地方最多;革螨主要分布于草丛中、土壤里、落叶下、粪堆、稻草堆或腐烂的植物地等处,也可寄生于啮齿动物、鸟类的体表或巢穴中。整治环境,清除鼠类栖息场所,增加日照,可有效预防蜱、螨的孳生繁殖。

1. 灭蜱　对自然界游离的蜱,一般用有机磷杀虫药杀灭即可。①2% 倍硫磷粉剂,使用手摇喷粉机或背负式弥雾喷粉机,$50\sim100g/m^2$。②0.2% 杀螟松乳剂,或 0.5%～1.0% 马拉硫磷乳剂,常量喷雾,$100ml/m^2$。③超低容量喷雾,于地面用 50% 马拉硫磷乳油,$0.5\sim1.0ml/m^2$;若以飞机喷洒,将 50% 马拉硫磷加煤油稀释为 20% 溶液,$2.5\sim5.0L/ha$。④在林区大面积灭蜱,还可施放杀虫烟雾剂,4~5L/ha。

2. 灭螨 用于杀灭恙螨、革螨的杀虫药主要是有机磷类,如0.1%敌敌畏、0.5%杀螟松或1%马拉硫磷,常量喷雾,100~150ml/m²。一般使用较低浓度、较高喷洒量,使药剂达到草丛下层,以取得较好杀灭效果。

3. 个人防护 部队官兵在有蜱、螨栖息的野外驻训、作业时,应注意做好个人防护,应穿鞋,提倡穿长袖衣服,扎紧袖口、裤脚口,禁止坐卧草地或草堆,避免在草丛、树枝上晾晒衣服和被褥;裸露的手、脸等部位可涂抹驱避剂,每1~2小时涂搽1次。当使用防晒用品时,应先涂抹防晒用品,然后再涂抹驱避剂。蚊帐和帐篷等装备可用氯菊酯等杀虫药进行浸泡或喷雾处理。野外活动结束后,应仔细检查身体和衣物,重点是擦洗腋窝、腰部、会阴等皮肤柔软部位,发现蜱、螨后立即清除。如发现有蜱已叮咬、钻入皮肤,可用乙醇涂在虫体上,使其头部放松或死亡,再用尖头镊子取出;或用烟头、香头烤烫虫体使之自然松落。操作时要注意安全,不要生拉硬拽,以免损伤皮肤,或将其头部留在皮肤内。

三、灭鼠

做好野外驻训部队的防鼠灭鼠工作,是完成训练任务的重要保证。根据卫生流行病学侦察资料,如驻训地域存在鼠传疾病疫情,应在部队进驻前进行一次急性化学灭鼠药突击灭鼠。如野外驻训时间较长,应定期监测鼠情,发现鼠密度上升,或驻地周围发生鼠传疾病,应在确保安全的前提下,及时灭鼠。

1. 化学防治 在野外投放毒饵的方法主要有按洞投放、等距投放、条带投放、均匀投放、在鼠活动场所投放等,应遵循"少量多点"的原则,尽可能使所有的鼠类都能接触到药物。不能使用国家禁用的氟乙酰胺、毒鼠强等剧毒药物,应选用高效、安全的抗凝血灭鼠药,如0.0375%杀鼠迷、0.005%溴敌隆或溴鼠灵等;紧急情况下,可选用急性灭鼠药如0.5%~1.0%磷化锌。灭鼠同时,应在营区及周边区域喷洒杀虫药,以防止鼠死后鼠体寄生的蚤、蜱、螨等虫媒寻找新的吸血宿主,从而叮咬、侵袭人群。

2. 物理防治 可使用鼠夹、鼠笼、弓形夹、粘鼠板等器械灭鼠,必要时也可采用电捕鼠器、水灌洞法等灭鼠方法。禁止徒手接触鼠体;捕获或杀灭的鼠尸应焚烧,或选择合适地点深埋。

3. 加强防护 野外营地周围挖防鼠沟,严禁个人捕鼠,做好个人防护。

四、其他主要有害生物防制

(一)蛇

1. 普及识别毒蛇和毒蛇咬伤后的急救自救知识。

2. 搞好营区周围的环境卫生,彻底铲除杂草,清理乱石,堵塞洞穴,消除毒蛇的隐蔽场所,经常开展灭蛇及捕蛇工作。

3. 灭鼠、灭蝗以断蛇粮,用药物捕杀毒蛇。

4. 尽量避开可能有毒蛇出没之处,必须去时应穿长靴、长袜,戴帽子,避开多草地段,持棍驱赶毒蛇等;看见毒蛇绕开走。

5. 遇到毒蛇时不要惊慌,可采用左右拐弯的走动来躲避追赶的毒蛇,或是站在原处,面向毒蛇,注意来势左右避开,寻找机会拾起树枝自卫。

6. 一旦被蛇咬伤,首先坐下,尽量减少运动,避免血液循环加速。

（二）蝎子

搞好室内外环境卫生,清除砖瓦石块、杂草枯叶,使蝎无栖息场所;夜晚活动时以灯光或手电照明,避免在黑暗中直接以手摸触墙壁。

（三）蜂

蜂类蜇伤原因大多数是不慎触碰蜂巢时导致遭受攻击,或者使用的化妆品中有与蜂类信息素近似的成分;另外,饮酒的人容易受到攻击。蜂在飞行时不要追捕,以防激怒而被蜇。如发现黄蜂蜂巢,在做好个人防护的前提下彻底捣毁。若遭遇蜂类攻击,可趴下不动,护住脸部,不要狂跑,以免蜂群起追击;也可用火把驱赶。

（四）蚂蟥

在热区丛林中行军、值勤、作业时,应穿高帮鞋,扎紧袖口和裤口,防止旱蚂蟥咬伤;在腿部涂搽肥皂水或驱避剂（如避蚊胺、驱蚊灵）,每3～4小时涂搽1次;必须在有旱蚂蟥地区露营、休息时,应清除驻地周围及常行道路两旁1～2m的草丛,室内及附近保持干燥,必要时在周围地面用杀虫药喷洒30cm宽的防护带;接触水蚂蟥较多的水时,可提前半天或1天,将氯硝柳胺按每亩200～250g溶于水中均匀泼洒;山涧用水应选择水量较大、水流较急的溪流,避免在荫蔽、缓流的小溪中洗漱、洗澡或喝生水,以防寄生蚂蟥侵入人体。

（邓　兵　王　征）

第六节　部队野外行动常见伤病预防控制

部队野外行动时,常暴露于潮湿、高热、野外树林植被、疫水以及其他有害环境,也常见有害动物侵袭,治理过程中,防护不好有可能造成伤害,因此,要做好预防控制。

一、皮肤病

皮肤病是造成部队野外行动官兵缺勤、减员的主要疾病。

（一）常见皮肤病

1.皮肤癣菌病。主要常见的足癣、体癣、股癣和花斑癣外,还有阴茎癣、阴囊癣和毛癣菌病。

2.脓皮病。主要有疖、疖病、痈、甲沟炎、脓疱疮、深脓疱和蜂窝织炎。

3.疥疮。属于体表寄生虫病。

4.虫咬性皮炎。本病主要由蚊、螨等昆虫叮咬所致,多全身发病,常伴有继发感染,甚至形成溃疡长期不愈。

5.湿疹。

（二）皮肤病发生的可能原因

1.潮湿和高温　潮湿和高温是造成部队皮肤病发病的主要原因。湿和热的复合作用降低了皮肤对机械、化学因素的抵抗力,促使微生物的进入和繁殖并使之从非病源型的变为病源型的,为皮肤病发生创造了条件。高温持续时间长,温度越高,皮肤病越多。

2.救灾条件下的环境污染和个人卫生不良　执行任务过程中作业环境因受到多种污染的因素的制约,容易造成昆虫孳生繁衍;部队任务重,常汗流浃背,又常难得洗澡,衣服反复被汗浸渍变硬、发臭,这都为发生和加重皮肤病提供了条件。

3. 虫咬及过敏　救灾作业时,部队接触抗原性物质机会增多,如植物性的花草树木,动物性的虫类叮咬,食物性的鱼虾野菜,化学性的机油等,均可使部分人员过敏,致变态性皮肤病发病增高。

4. 微小外伤　植物枝叶划伤,装具、服装磨伤,锐利物品割伤,跌倒时擦伤等,平时不足为怪,救灾时由于皮肤脏,极易酿成感染。

5. 营养不良　救灾作业时,消耗量大,摄入量常常不足,易致营养性皮肤病,特别是维生素 B_2（核黄素）缺乏病。

6. 新兵将传染性皮肤病带入部队　刚入伍即参加救灾任务时,没进行检疫,发现病后又没及时治疗。

7. 缺乏防治皮肤病的常识　战士缺乏预防皮肤病常识,互用毛巾、脸盆,互穿鞋袜者常有发现。基层军医防治皮肤病知识不足,对一些皮肤病不能及早诊断,如疥疮,往往在流行时才发现。

（三）皮肤病的预防

1. 对部队广泛开展皮肤病预防宣传教育,使广大官兵充分认识皮肤病的危害,了解皮肤病的基本知识及其发生因素,提高自我保健和防护能力。

2. 贯彻落实部队卫生制度,使指战员养成良好的卫生习惯,戒除不良个人行为。

3. 改进部队军事作业及生活环境卫生条件,加强卫生保障措施落实。

4. 改善部队装备,减少装备对皮肤的磨损。

5. 研制抗菌肥皂、清洗浴包,供部队指战员每天清洗用,保持皮肤清洁。

6. 加强防蚊灭蚊虫,防止虫咬性皮炎。

7. 对轻度皮肤病患者做到早发现、早诊断、早治疗。

8. 卫生人员要加强认识和研究,掌握皮肤病发病及减员的确切信息,及时采取必要的行政措施来预防皮肤病发生和蔓延。

二、毒蛇咬伤

蛇可分为毒蛇和无毒蛇两类。毒蛇的头多呈三角形,颈部较细,尾部短粗,色斑较艳,咬人时口张得很大,牙较长。无毒蛇咬人留下的牙痕细小,排成八字形的 2 排;被毒蛇咬伤后皮肤上常见 2 个又大、又深的牙痕。无法判定是否毒蛇咬伤时,按毒蛇咬伤急救。

（一）症状

被毒蛇咬伤后,病人出现症状的快慢、轻重与毒蛇种类、蛇毒的剂量与性质有明显的关系。另外,病人咬伤的部位、伤口的深浅及抵抗力也有一定的影响。毒蛇在饥饿状态下主动伤人时,排毒量大,后果严重。

1. 神经毒　伤口局部出现麻木,知觉丧失,或仅有轻微痒感。伤口红肿不明显,出血不多,约在伤后 30 分钟或以上后,觉头晕、嗜睡、恶心、呕吐及乏力,重者出现吞咽困难、声嘶、失语、眼睑下垂及复视,最后可出现呼吸困难、血压下降及休克,致使机体缺氧、发绀、全身瘫痪。如病人抢救不及时可出现呼吸、循环衰竭,甚至迅速死亡。神经毒吸收快,危险性大,又因局部症状轻,常被人忽略。伤后的第 1～2 天为危险期,一旦度过此期,症状就能很快好转,治愈后不留任何后遗症。

2. 血液毒　咬口的局部迅速肿胀,并不断向近侧发展,伤口剧痛,出血不止,伤口周围的皮肤常伴有水疱或血疱,皮下瘀斑,组织坏死,严重时全身可出现广泛性出血。个别病人还会出现胸腔、腹腔出血及颅内出血,最后导致出血性休克。病人可伴头痛、恶心、呕吐、腹泻、关节疼痛及高热。症状出现较早,一般救治较为及时,故死亡率可低于神经毒致伤的病人,但由于发病急,病程较持久,所以危险期也较长,治疗过晚则后果严重,治愈后常留有局部及内脏的后遗症。

3. 混合毒 兼有神经毒及血液毒的症状。从局部伤口看类似血液毒致伤,如局部红肿、瘀斑、血疱、组织坏死及淋巴结炎等。从全身来看,又类似神经毒致伤。此类伤员死亡原因仍以神经毒为主。

(二)治疗

被蛇咬伤后不要慌张,应马上检查伤口,判断是否为毒蛇咬伤。无毒蛇咬伤时,不用特殊处理,往伤处涂红药水或碘酒即可。如果是毒蛇咬伤或当时无法判断时,应按毒蛇咬伤处理:

1. 阻止毒液吸收 被咬伤后,蛇毒在 3～5 分钟迅速进入人体内,应尽早的采取有效措施,防止毒液的吸收。

(1)绑扎法:是一种简便而有效的方法,也是现场一种自救、互救的方法。即被毒蛇咬伤后,立即用布条、手巾或绷带等物,在伤肢近侧 5～10cm 处或在伤指(趾)根部予以绑扎,以减少静脉及淋巴液的回流,从而阻止蛇毒吸收。后送途中应每隔 20 分钟松绑 1 次,每次 1～2 分钟,以防止淤血、组织坏死,待伤口得到彻底清创处理和服用蛇药片 3～4 小时或以后,才能解除绑带。

(2)冰敷法:有条件时,在绑扎的同时用冰块敷于伤肢,使血管及淋巴管收缩,减慢蛇毒的吸收。也可将伤肢或伤指浸入 4～7℃的冷水中,3～4 小时或以后再改用冰袋冷敷,持续 24～36 小时即可,但局部降温的同时要注意全身的保暖。

(3)伤肢制动:受伤后走动要缓慢,不能奔跑,以减少毒素的吸收,最好是将伤肢临时制动后放于低位,送往医院,必要时可给病人服用适量的镇静药,使病人保持安静。

2. 促进蛇毒的排出 存留在伤口局部的蛇毒,应采取相应措施,使其排出或破坏。最简单的方法是用口吸吮,每吸 1 次后要用清水漱口,当然吸吮者口腔黏膜及唇部应无溃破之处,也可用吸乳器械拔火罐等,吸出伤口内之蛇毒。伤口较深并有污染者,应彻底清创。消毒后应以牙痕为中心,将伤口做"＋"形或"＋ ＋"形切开,使残存的蛇毒便于流出,但切口不宜过深,以免伤及血管。还可用各种药物做局部伤口的湿敷或冲洗,以达到破坏或中和蛇毒的目的。

3. 抑制蛇毒作用 主要是内服和外敷有效的中草药和蛇药片,达到解毒、消炎、止血、强心、利尿作用,抗蛇毒血清已广泛用于临床,对治疗同种毒蛇咬伤效果较好。

(1)各种蛇药片:目前用于临床的蛇药片已有 10 余种,使用时首先要弄清所用的药片对哪种毒蛇有效;其次是用药要早,剂量要大,疗程长;最后,必须有针对性地采用其他中、西医的辅助治疗。

(2)血清治疗:抗蛇毒血清对毒蛇咬伤有一定的疗效,单价血清疗效可高达 90％,但多价血清疗效仅为 50％。使用抗蛇毒血清之前应先做皮肤过敏试验,试验结果为阴性者可注射。

4. 全身支持疗法 毒蛇咬伤后的数日内病情较重,中毒症状明显,常伴有不同程度的水电解质紊乱和休克,严重者会出现呼吸衰竭、心力衰竭、急性肾衰竭、溶血性贫血,因此,积极的全身治疗及纠正主要脏器的功能是非常重要的。

（三）预防

蛇咬伤可威胁救灾部队官兵的身体健康，在危害较大的地区，应采取积极的预防措施，尽量减少蛇咬伤的发病率，降低死亡率。

1. 建立健全蛇咬伤防治网，从组织上、人力上予以落实，做到任务明确，专人负责。

2. 清理住宅周围的环境卫生，彻底铲除杂草，堵塞洞穴，消灭毒蛇的隐蔽场所。

3. 做好预防蛇咬伤的宣传教育，在深山丛林中作业、执勤时，要随时注意观察周围情况，及时排除隐患，应穿好长袖上衣、长裤及鞋袜，必要时戴好草帽。遇到毒蛇时不要惊慌失措，应采用左、右拐弯的走动来躲避追赶的毒蛇。四肢涂搽防蛇药液及口眼蛇伤解毒片，均能起到预防蛇伤的作用。

三、毒虫咬、蜇伤

夏、秋季，部队在执行救灾任务时，被毒虫咬伤或蜇伤时有发生，因此，要做好对不同毒虫咬、蜇伤的预防和局部处理工作。

（一）蚂蟥咬蜇伤

蚂蟥吸附于皮肤时，切不可强行拉扯，否则蚂蟥吸盘可断入皮内，有时可引起感染。应在蚂蟥吸附的周围用手轻拍，或用盐、醋、乙醇、清凉油等涂抹，蚂蟥即自然脱出。伤处可涂碘酒或撒九一丹，以预防感染。

（二）蜱、蚊、臭虫、金毛虫（洋拉子）和白蛉咬、蜇伤

发现蜱叮咬皮肤时，不要用手生拉硬拽，以免拽伤皮肤或将蜱的头部留在皮肤内。应用烟头烫蜱露在体外的部分，使其头部自行退出，或用乙醇涂在蜱身上，使蜱头部放松后，用镊子取下蜱。用异丙醇或碘酒对叮咬处进行消毒处理，并随时观察身体状况，出现发热、叮咬部位发炎或红斑等疑似症状或体征时，应当及早就医，并告知医师相关暴露史，诊断是否患上蜱传病，以免错过最佳治疗时机。蚊、臭虫、洋拉子和白蛉的毒液都是酸性的，涂些碱水、肥皂水都可减轻痛痒症状，也可使用除虫药水、清凉油等外用药。

这类昆虫主要栖息在草地、树林等环境中，应尽量避免在此类环境中长时间坐卧。如进入此类地区，应注意做好个人防护。穿紧口、浅色、光滑的长袖衣服，容易发现附着的蜱。裤腿可用袜子紧密包扎，穿不露足趾的鞋子，防止昆虫叮咬或吸附。也可在暴露的皮肤和衣服上喷涂避蚊胺（DEET）等驱避药进行防护。另在执行任务后，应仔细检查身体上有无蜱虫附着。另外，蜱可寄生于动物体表，应减少与动物的接触，避免被蜱叮咬。出现暴发疫情时，应采取灭蜱、灭鼠和环境清理等措施，从而降低环境中蜱的密度。

（三）蜈蚣咬伤

蜈蚣咬伤后，可用稀碱水、肥皂水清洗或浸泡伤口。稀薄的稀氨溶液（氨水）、碳酸氢钠溶液都有良好的镇痛效果，也可口服镇痛药；将鲜乳汁或大青叶、薄荷叶等中草药捣烂后涂在伤口上，也可缓解疼痛症状。

（四）蝎子蜇伤

蝎子蜇伤后，可在伤口上涂抹碱水或稀氨溶液，缓解疼痛，冷敷也可防止毒液扩散和吸收，严重时可将伤口挑破，使毒血外流，也可用吸引器将毒血吸出，然后用弱碱液或高锰酸钾溶液洗涤伤口。

(五)毒蜘蛛咬伤

除局部剧痛外,伤处可看到有 2 个小红点,伤员可出现面色青紫、出大汗、呼吸困难、脉搏慢等症状,应及时处理。如伤口在肢端,立即用带结扎近心侧,每隔 20 分钟放松 1 分钟,局部用 1:5000 高锰酸钾溶液洗净,对伤口进行常规消毒后做十字形切口,用火罐抽吸毒液,再用苯酚(石炭酸)烧灼才能放松结扎带,蜇伤严重者可口服蛇药片。

(六)蜂蜇伤

蜜蜂蜇伤后,可在伤口处涂碱水、肥皂水、稀氨溶液等碱性液体可缓解疼痛症状,也可将葱头洗净后切一片摩擦蜇伤处,有镇痛消肿作用;局部症状严重时可用火罐、吸引器将毒液吸出,也可将鲜少许马齿苋捣烂取汁内服,药渣外敷患处。如有蜂刺遗留时,可用胶布粘贴蜂蜇处,以拔除可能遗留的蜂刺。

(七)蛙类咬伤

发现蛙类附着皮肤上吸血时切忌用力牵扯蛙体,用高渗盐水或盐粒洒在蛙体上使其自行脱落。伤口处用 5％碳酸氢钠液加 0.02％呋喃西林液冲洗后包扎。如伤口流血不止,可在局部进行止血。

四、杀虫灭鼠药中毒

部队在执行抢险救灾任务时,灾区通常会用大量的杀虫药和灭鼠药,有时会造成人员中毒。因此,救灾部队应该对这些危害有所了解,尽量避免危害的发生。

(一)灭鼠药中毒

可经胃肠道、呼吸道及皮肤吸收,多为高毒。目前,常用的灭鼠药有磷化锌、安妥等。在投药灭鼠时,由于放置不慎,易误食鼠药毒饵,造成中毒。误服灭鼠药,出现中毒症状,快的数小时,慢的 2～3 天,中毒的感觉也各不相同,早期表现为恶心、呕吐、食欲缺乏、腹痛、头痛、背痛、关节疼痛、头晕、乏力、口渴、嗜睡、怕冷,严重者有抽搐、昏迷等症状。继之出现不同程度和部位的出血症状,严重者可发生出血性休克或脑出血、蛛网膜下腔出血,甚至危及生命。

1. 预防措施

(1)应严密保管灭鼠药,不要和食品混放,防止误服。

(2)灭鼠结束后要及时将剩余的灭鼠药妥善处理。

(3)不要购买、使用禁用灭鼠药。

(4)毒死的鼠,应立即深埋或火化,不吃毒死的禽、畜。

2. 中毒处理

(1)催吐。应马上用手指或筷子刺激咽喉、舌根催吐,将毒物吐出。催吐后,再快速饮清水 300～500ml,并再次催吐。如此反复多次,直到吐出的水澄清无毒物为止。磷化锌中毒时,应禁食油类食物及牛奶、鸡蛋、肥肉等脂肪性食物,以防磷溶解,加剧中毒。安妥中毒时,应忌食脂肪类及碱性食物,要少喝水,禁用碳酸氢钠(小苏打)、肥皂水洗胃,以免加重中毒。

(2)洗胃。去就近医院洗胃,对症进行治疗,并遵医嘱进行相关处理。

(3)导泻和利尿。

(二)有机磷类杀虫剂中毒

有机磷农药杀虫效力高,对人畜的毒性也大,高毒的如氧化乐果、保棉丰、对硫磷,中毒的如敌敌畏、毒死蝉、乐果,低毒的如美曲膦醋(敌百虫)、杀虫畏等。喷洒有机磷杀虫药时严格执行各种操作规程,做好个人防护,加强杀虫药的管理。

1. **中毒症状** 有机磷类杀虫药是一种神经毒物,可经完整皮肤、胃肠道、呼吸道吸收,多为中等毒和高毒类。经皮肤吸收中毒者,多在2.6小时内发病;呼吸道吸入及口服中毒者分别在10分钟、2小时内发病。

(1)毒蕈碱样症状:恶心、呕吐、腹痛、腹泻、食欲缺乏、多汗、视物模糊、瞳孔缩小、心率减慢、呼吸困难、呼吸道分泌物增多,严重者出现肺气肿。

(2)烟碱样症状:肌束震颤、肌肉痉挛、肌力减退、心率加速、血压升高、严重者可因呼吸肌麻痹而死亡。

(3)中枢神经系统症状:头痛、头晕、乏力、失眠或嗜睡、烦躁不安、言语不清及不同程度的意识障碍,严重者出现昏迷、抽搐,往往因呼吸中枢麻痹死亡。

2. **治疗** 经口中毒者应尽早催吐、洗胃,皮肤污染者用清水或肥皂水彻底清洗。

(1)特效解毒药:一般用抗胆碱药物,如阿托品是目前抢救有机磷农药中毒最有效的解毒药之一,再是胆碱酯酶复能药,如碘解磷定、氯解磷定,应及早使用。

(2)对症治疗:对呼吸困难者输氧,严重时进行人工呼吸。对脑水肿者应快速服用脱水利尿药物,还要服用保护脑细胞药物,在大量出汗脱水时,应补充盐水,注意电解质平衡。

(三)拟除虫菊酯类中毒

拟除虫菊酯类杀虫药是第三代杀虫药,包括氯氰菊酯、高效氯氰菊酯、溴氰菊酯、甲氰菊酯、氰戊菊酯等。其特点是广谱、高效、低残留,兼具触杀、胃毒和驱避作用,击倒速度快,不污染环境,是防治卫生害虫的理想用药。该类药物的毒性比有机磷类毒性低,属中等毒性范畴,但如果误服一定量,完全可以引起急性中毒。使用过程中应注意个人防护,严格操作规程,加强杀虫药管理。

1. **中毒症状** 口服中毒者多于10分钟至1小时出现症状。皮肤黏膜反应:出现皮肤麻木、烧灼感、刺痒感、红色丘疹或水疱等损害,眼可出现流泪、结膜充血、畏光等;全身症状:头晕、头痛、胸闷、恶心、食欲缺乏、乏力、视物模糊、严重者出现嗜睡、四肢肌肉震颤、抽搐、呼吸困难、昏迷等。

2. **治疗** 经口中毒者应尽早催吐、洗胃;皮肤污染者用清水或肥皂水彻底清洗;出现抽搐者可使用地西洋或苯巴比妥,积极防治脑水肿、肺水肿,注意水、电解质与酸碱平衡,防治感染。

(李森林 杨会锁)

第17章

军队卫生监督

军队卫生监督工作是全军卫生工作的主要组成部分,是依法管卫生的具体体现,无论是平时卫生管理,还是战时卫勤保障,卫生监督都直接关系广大官兵的健康和生命安全。

第一节　卫生监督概述

以卫生法为标准判断人们行为是否正确并纠正偏差的活动就是卫生监督。卫生监督也就是卫生行政执法,是卫生行政部门依职权将卫生法适用到现实生活,处理具体卫生事务的活动总称,是国家管理卫生事务的重要形式,其基本任务是维护市场经济和各种社会活动中的正常卫生秩序,保障公民的健康权益。卫生监督具有以下含义:首先,卫生监督是一项政府行政机关(部队卫生部门)的职能,是国家行政权的一部分,是行政执法体系中的一个特定专业和称谓,具有强制性;同时,还要执法有据(依法、有授权),避免不作为或者越权行政;卫生监督是卫生行政执法的全部活动,不仅是卫生行政部门作出具体行政行为的活动(许可/处罚等),还包括做出抽象行政行为的活动。

一、卫生监督工作的主要特征

1. 卫生监督是对被监督人守法情况的监督检查,包括其是否遵守卫生法律、法规,以及是否履行卫生行政机关依法作出的行政决定。

2. 卫生监督并不影响被监督人的实体权利义务,如果发现不正确行使权利或不依法履行义务,需要另行作出相应的制裁性行政决定或采取某种强制执行措施。

3. 卫生监督是依法进行的职权行为,具有强制性,被检者必须接受并配合监督检查,如果被检者拒绝,卫生行政机关可以强行检查。

4. 卫生监督具有很强的专业技术性,卫生行政执法人员依法进行监督工作时,不仅要求具有法律知识,还要求具有某一方面的专业知识,否则不能胜任执法工作。

二、卫生监督工作的基本要求

1. 合法行政　卫生监督行为应当依照法律、法规、规章的规定进行。

2. 合理行政　卫生监督应当遵循公平、公正的原则,要平等对待被监督对象,不偏私,不歧视,所采取的措施和手段应当必要、适当,避免采用损害当事人权益的方式。

3. 程序正当　除涉及国家机密和依法受到保护的商业秘密、个人隐私之外,卫生监督工作应当公开,注意听取被监督对象和其他人的意见,要严格遵循法定程序。

4.**高效便民** 卫生行政机关实施监督行为时,应当遵守法定时限,积极履行法定职责,提高办事效率,提供优质服务。

5.**权责统一** 行政机关依法履行经济、社会和文化事务管理职责,要由法律、法规赋予其相应的执法手段。行政机关违法或者不当行使职权,应当依法承担法律责任,实现权力与责任的统一。依法做到执法有保障、有权必有责、用权受监督、违法受追究、侵权须赔偿。

三、卫生监督工作的分类

依照卫生监督的过程,可以分为预防性卫生监督与经常性卫生监督。预防性卫生监督主要指卫生监督机构依据卫生法律、法规对新建、改建、扩建的建设项目所开展的卫生审查和竣工验收等执法活动,其目的是从源头上消除可能对公共卫生秩序和人员造成损害或伤害的潜在隐患或风险。经常性卫生监督是指卫生监督机构依据卫生法律、法规对卫生监督的相对人遵守卫生法律、法规和规章的情况,进行定期或不定期的卫生监督的活动,主要内容包括取得法定资格,如许可证、健康证、执业证书等的情况;自身管理即卫生制度的制定和落实情况;环境及卫生情况;卫生设施的配置、使用及维护情况;原料及产品的质量、储存、包装情况;生产经营过程的卫生情况等。

依据专业划分,卫生监督包括传染病防治监督、医疗机构执业行为监督、公共场所卫生监督、饮用水卫生监督、放射卫生监督、职业卫生监督等。

（刘雪林　胡晓丰）

第二节　军队卫生监督特点

按照《军队卫生监督规定》的定义,军队卫生监督是指各级后勤(联勤)机关卫生部门及其授权的疾病预防控制机构,对军队单位和人员及军队社会化保障单位和人员,贯彻执行食品卫生、生活饮用水卫生、公共场所卫生、放射卫生、职业卫生和传染病防治等法规规章情况进行督促检查,以及对违规行为进行纠正处理的管理活动。相比较而言,军队卫生监督具有以下特点。

一、军队卫生监督体系

军队卫生监督的主体是军队卫生部门和卫生部门授权的卫生监督机构,其他部门和个人非经法定授权,没有卫生监督权。军队卫生部门包括总后勤部卫生部,军区联勤部(军兵种后勤部),集团军、海军保障基地、军区空军、联勤分部、省军区后勤部卫生处,陆军师(旅)、海军支队、航空兵师的卫生科;军队卫生监督机构是军队各级疾病预防控制机构,包括全军疾病预防控制中心、军区级疾病预防控制中心(军兵种卫生防疫队)、集团军、师防疫所等三级监督体系。

二、军队卫生监督机制

军队由于自身特点,军队卫生监督实行监督、监测一体化机制,疾病预防控制机构担负监测服务保障的同时,承担卫生监督工作,这与国家疾病预防控制、监督的两套机构、两个系统明显不同。这与军队卫生监督性质有关,军队卫生监督与卫生监测的根本目标都是保障部队战斗力,两者是统一的,监督监测的统一便于实施管理,提高效率。因此,军委和总部把卫生监督职权授予了各级疾病预防控制机构。

三、军队卫生监督内容

军队卫生监督包括食品卫生、生活饮用水卫生、公共场所卫生、放射卫生、职业卫生和传染病防治等以公共卫生监督为主的监督检查。这与国家实行综合卫生监督,把医疗机构和采供血机构及其执业人员的执业活动监督、整顿和规范医疗服务市场、打击非法行医和非法采供血行为纳入监督范围不同。军队医疗机构监督管理,仍然由医疗管理部门负责。同时,军队卫生监督始终把食品卫生监督作为一项主要内容,与军需管理部门共同负责食品安全。

四、军队卫生监督对象

包括军队内所有公共服务单位和人员,既包括军人,也包括为军队直接提供服务保障的地方单位和人员。

五、卫生监督的目的

军队卫生监督根本目的是实现依法管理军队的公共卫生工作,维护官兵健康,为保障军队的战斗力服务。在形式上包括卫生许可、奖励与处罚、卫生监督检查等卫生监督管理手段,同时依照《中国人民解放军纪律条令》可以实施奖励和处分,注重奖惩结合。

（刘雪林　胡晓丰）

第三节　军队卫生监督机构与卫生监督员

一、军队卫生监督机构

军队卫生监督由军队卫生监督机构和卫生监督员实施。军队卫生监督机构包括全军卫生监督中心(设在全军疾病预防控制中心,为一级),各大军区、军兵种卫生监督监测中心(设在军区、军兵种疾病预防控制中心、防疫队,为二级)及军、师防疫所(为三级)等三级监督体系。军队卫生监督机构主要承担下列任务。

1. 按照卫生监督计划开展卫生监督,承担责任范围内的卫生监测工作。
2. 实施卫生监督技术指导和质量控制。
3. 开展卫生监督业务培训和技术交流。
4. 承担卫生许可证和放射诊疗许可证的审查和发放。
5. 承担相关从业人员的健康体检管理和卫生培训及其有关证件发放工作。
6. 开展卫生监督监测技术与方法的评价和研究。
7. 收集整理、分析报告卫生监督监测信息。
8. 负责本单位卫生监督员的管理工作。

二、军队卫生监督员

(一)卫生监督员职责

卫生监督员是指通过资格考试,经依法聘任,在法定职责范围内履行卫生监督职能的卫生监督人员。卫生监督员是卫生监督机构卫生监督职能的具体承担者和执行者,军队卫生监督员根据卫生部门、卫生监督机构赋予的职能任务开展下列工作。

1. 依据国家和军队有关卫生法规规章,在所属卫生监督机构的统一组织下,承办责任范围内的食品卫生、生活饮用水卫生、公共场所卫生、放射卫生、职业卫生和传染病防治的监督检查和违规行为纠正处理工作。

2. 承担国家、军队有关卫生法规规章和标准制度宣传工作。

3. 参加公共卫生事件调查和处理的卫生监督工作。

4. 承担卫生监督监测信息收集、整理、分析和报告工作。

5. 承办卫生监督机构赋予的其他任务。

(二)卫生监督员的聘任与解聘

军队卫生监督机构和旅(团)级以上单位卫生机构应当设立卫生监督员,承担卫生监督机构赋予的卫生监督任务。军队卫生监督员,由军区级以上单位后勤(联勤)机关卫生部门按照军队卫生的专业类别聘任,发给卫生监督员证,聘期为 3 年。军队卫生监督员须具备下列条件。

1. 熟悉国家和军队卫生法规规章及相关技术标准。

2. 具有卫生专业大专以上学历,从事卫生工作满 2 年以上的管理人员,或者具有卫生专业初级以上技术职务的卫生人员。

3. 经卫生监督相关知识培训并考试合格。

聘任全军卫生监督工作的卫生监督员,还应当具备 8 年以上卫生管理工作经历,或者具有卫生专业高级技术职务。

聘任机关卫生部门发现或者接到举报卫生监督员在任期内,不履行卫生监督工作职责或者有违纪违法行为的,经核实后予以解聘,收回卫生监督员证。

目前军队卫生监督员多数由专业技术干部兼任。

(刘雪林　胡晓丰)

第四节　军队卫生监督手段

卫生监督机构在卫生执法中,为确保卫生法规的贯彻、实施,必须采取一定的措施和方法,即卫生监督手段。它一般是由国家、军队在制定卫生法规时所赋予的,还有卫生监督机构自身准备或采取的。一般而言有以下几种。

一、卫生许可

卫生行政许可是应相对人的申请,通过颁发卫生许可证、执业证书、卫生批件等形式,依法赋予相对人从事某种活动的法律资格或实施某种行为的法律权利。卫生行政许可的起因是相对人申请,是否批准的前提是审查是否合格,因此,卫生许可在实际工作中也称为卫生行政审批。许可是以书面形式作出的,又称为许可证。国家、军队为了公共利益和全体官兵健康的需要,设定某一领域或某一事项禁止一般单位或个人从事,只有具备一定的条件和资格,经卫生监督机构审查批准,才能解除这种禁止。就其意义和作用而言,卫生许可是一项预防性卫生监督措施,是"预防为主"卫生工作方针的具体化。它可以通过条件的审核,把可能产生的卫生方面的问题,或危害人身健康的因素控制在生产、经营等各项活动开始之前。已经取得许可证的,则必须遵守许可的范围和卫生法规规定的许可条件;若超越许可范围或违反许可条件,卫生监督机构可以撤销许可,吊销其许可证,从而维护广大官兵的健康权益。

《军队卫生监督规定》第二十二条规定,凡从事食品生产加工供应工作、生活饮用水供应工作和公共场所服务工作的军队单位(含军队社会化保障单位),应当按照相关规定申请办理《中国人民解放军卫生许可证》;凡从事放射诊疗工作的军队单位,应当申请办理《中国人民解放军放射诊疗许可证》。

申请办理许可证的单位必须符合下列条件,并如实向卫生监督机构提交申请书和有关材料。

1. 有与从事工作相适应的场所且卫生设施、工艺流程、卫生指标符合要求。

2. 卫生管理制度健全。

3. 设有专职或者兼职卫生管理人员。

4. 从业人员体检和卫生培训合格。

5. 符合该专业卫生防护的特殊要求。

卫生监督机构受理申请后,应当在规定时限内对申请资料进行审查和核实,必要时进行抽样检测,合格后分别发给卫生许可证和放射诊疗许可证,不合格的提出审查意见,并限期整改。

《中国人民解放军卫生许可证》和《中国人民解放军放射诊疗许可证》,有效期为 3 年,每年审验 1 次。

二、卫生监督检查

卫生监督检查是卫生监督主体依职权对卫生监督相对人遵守法律、法规、规章等情况进行检查、了解、监督的卫生监督行为。具体作用是:及时反馈卫生法律、法规实施的社会效果,预防和及时纠正卫生违法行为,保证卫生法律、法规的执行和卫生监督管理目标的实现。卫生监督检查主要是对两种情况的监督检查,一是对是否遵守卫生法规进行监督检查,如卫生监督部门对单位和个人是否遵守食品卫生法规加以监督和检查;二是对是否履行卫生监督机构依法作出的决定进行监督检查,如单位和个人在接到罚款的处罚决定后是否按时缴纳等。如果发现单位或个人不正当行使权力或不依法履行义务,卫生部门将另行作出相应的制裁性的决定或采取某种强制执行措施,其目的在于实现国家、军队的管理职能。卫生监督检查可分为定期检查和不定期检查两种,检查的方法有全面检查和重点检查,检查的内容从专业上分为食品卫生、饮用水卫生和公共场所卫生等,从操作上分有查阅(证件、单据等)、察看(卫生状况、操作状况、个人卫生状况等)、问讯(了解操作情况、卫生知识掌握情况等)、采样等。在实际工作种应当根据当时的情况和条件,灵活运用。

监督检查种类主要有:预防性卫生监督和经常性卫生监督。预防性卫生监督,是在许可或者确认前实施的监督,主要是对卫生条件等的审查,所以称为事前监督。例如卫生部门依法对各类餐饮单位、供水设施、客房等新、改、扩建项目设计的卫生学评价与审查,投入使用前的卫生检查与验收。经常性卫生监督,是对生产经营、执业中的相对人进行的日常监督检查,所以也称为事中监督、事后监督。国家对一般单位要求每年检查 4 次,但是也有例外,如对量化分级 C 级的食品生产单位要检查 8 次以上,对 A 级单位可以检查 2 次。

三、卫生监督指导

卫生监督指导是为管理相对人提供的一种服务性行为。是在相对人的同意或者协助下，采取灵活的方法，对管理相对人进行卫生专业和卫生法律方面的指导和帮助，促使其行为达到卫生法律规范的要求，实现卫生监督的目的的一种有效手段。

1. **卫生监督指导** 可以是促进提高卫生水平的，也可是限制某些不当行为的；可以是强制性的也可以是调整和教育性的；可以是建议性的也可以是有一定强制要求的。没有严格的规范要求和固定的模式。

监督与指导相结合是军队卫生监督工作多年来的一个特点，也是卫生监督工作的一个经验。加强卫生指导是对卫生监督其他法律手段的一种补充，对管理相对人有指导和促进作用，同时对卫生违法行为也有一定的预防和控制作用，符合卫生监督的原则和目的。

2. **卫生法制宣传教育** 是把卫生法律规范的基本内容向社会进行广泛传播，使人们能够得到充分的理解、认识和受到教育，从而自觉地遵守卫生法律规范的一种活动。卫生法制宣传教育包括两种形式：一般性的宣传教育和针对具体违法行为人的宣传教育。前者是通过电视、报纸、光盘、网络、标语、图画等多种形式的宣传工具，经常性地进行卫生法制宣传、普及卫生法制知识，使人们受到教育，并在新的卫生法规颁布以后，从上到下进行大张旗鼓地有重点地宣传新卫生法规的工作；后者是指卫生监督机构在具体的监督活动中，通过纠正和处理违法行为，对被处理单位或个人进行卫生法制宣传教育和技术指导，使其知法、守法，达到教育人、规范卫生行为的目的。

四、临时控制措施

临时控制措施是行政强制措施的一种形式，是为维护公共卫生利益、保护人民健康，在卫生监督过程中，为了排除可能或者既成事实的危害或危险，凭借强制力中止监督对象的行为，扣留和封存产品、工具和用具、封闭场所，从而使危害或危险不致发生或扩展。这是一种不管被强制人是否自愿、自觉或理解都必须立即执行的卫生监督行为。强制不是处罚。实施这种紧急控制，主要是预防和控制健康危害行为和事件，因此，一是要快，二是要准，三是要尽量减少损失。

运用临时控制措施来处理具体有关活动或行为，一般将直接涉及被控制者财产权和人身自由权，影响重大。因此，执法者必须以卫生法律、法规为依据，依法行政。凡是卫生法律、法规没有规定须采取即时控制手段的，或事实上没有形成须采取即时控制措施的，不可擅自实施即时控制。

《军队卫生监督规定》第二十五条规定，对发生或者可能发生食物中毒、生活饮用水污染、公共场所污染、职业病危害事故、传染病暴发流行的，应当采取下列临时控制措施。

1. 责令其立即停止生产供应，查明原因。

2. 查封中毒、污染场所，封存被污染的食品、原材料、水源、有关设备和工具，以及不符合国家和军队卫生防护与安全标准的设施设备。

3. 销毁被污染的食品、原材料，对被污染的食品设备及工具（容器）进行清洗消毒。

4. 发生传染病疫情时，按照《中国人民解放军传染病防治条例》实施疫情控制。

五、卫生监督处理与复议

1. 卫生处罚是卫生监督中的一种制裁手段,是依法对违反卫生行政管理秩序(但尚未构成犯罪)的相对人给予的惩罚。违反其他法律的承担相应的民事和刑事责任。国家卫生行政处罚有:警告、经济处罚、没收违法所得、停业整顿、吊销许可证等;对部队单位不采取经济处罚,《军队卫生监督规定》卫生监督处理措施包括限期整改、警告、停业整顿、收回许可证和通报批评等;对开展有偿服务的单位和社会化保障单位,根据情节轻重,参照国家和军队的有关法律法规给予 3 万元以下的经济处罚;对负有直接责任的主管人员和其他人员,依照《中国人民解放军纪律条令》和国家有关法律法规,给予处分,构成犯罪的,依法追究刑事责任。卫生监督处理的罚则如下。

(1)未经卫生学监督审查批准,擅自施工或者使用相关工作场所的。

(2)未取得卫生许可证、放射诊疗许可证从事相关工作,或者取得许可证书但所从事的工作超出许可范围的。

(3)伪造卫生许可证和放射诊疗许可证等有关证件的。

(4)在岗人员未取得健康合格证、卫生知识培训合格证、放射工作人员证的。

(5)拒绝、妨碍卫生监督检查的。

(6)发生食源性疾病、食物中毒、传染病疫情和职业病危害事故等突发公共卫生事件,隐瞒、谎报、缓报的。

(7)对传染病(含病原携带者)患者未按照规定调离相关工作岗位的。

(8)采购、生产、供应不符合卫生标准的食品、饮用水、医疗护理和卫生用品,造成不良后果的。

(9)生产、供应、使用不符合卫生标准的添加剂、处理剂、容器、包装材料、工具、设备以及洗涤剂、消毒剂的。

2. 违反国家和军队有关法律法规的其他行为,妨碍军队卫生监督工作的,卫生监督机构和卫生监督员玩忽职守、失职和渎职,造成不良后果的,对单位给予通报批评,对负有直接责任的主管人员和其他人员,依照《中国人民解放军纪律条令》,给予处分;构成犯罪的,依法追究刑事责任。

3. 受到经济处罚的单位,应当自收到《卫生监督处理处罚决定书》之日起 20 日内,根据《卫生监督处理处罚决定书》的要求,将罚款缴纳到指定的后勤(联勤)机关财务部门。受到经济处罚的军队对外有偿服务单位,其罚款应当从留用预算外收入中支出。卫生监督处罚收费,必须申领《军队单位行政与执法收费许可证》,开具军队收费票据,所有罚款必须全部上交财务并按规定解缴。

4. 发生食物中毒、生活饮用水污染、公共场所污染、职业病危害事故、传染病暴发流行及因其他原因受到处理、处罚的单位,对处理、处罚结果有异议的,可以在接到处理、处罚通知之日起 15 日内,向作出处理、处罚决定部门的上一级卫生部门申请复议;有关卫生部门受理被处理、处罚单位的复议申请后,应当在收到复议申请之日起 60 日内,组织有关专家作出复议决定。

总后勤部卫生部作出的复议决定为最终裁定。

卫生处罚必须遵循公开、公正的原则,以事实为依据,处罚结果与违法事实、性质、情节以及社会危害程度相当;必须坚持处罚与教育相结合,督促生产经营者自觉守法,达到一切为了官兵健康的目的。

(刘雪林　胡晓丰)

第五节　军队卫生监督程序

一、现场卫生监督程序

检查程序是指卫生监督人员按照一定的方式和步骤依法对管理相对人是否遵守卫生法律、法规或者规章的情况进行检查、检测、采样、询问调查、查阅或调取有关资料的行为。军队卫生监督采取普查与抽查、定期与不定期相结合的方法实施。发生公共卫生事件,必须采取调查、检验、勘验、听取汇报、索取资料、进行综合评价、提出监督意见的方法。

(一)现场检查准备

根据卫生监督对象、内容和目的,制订卫生监督实施方案,组成监督检查组,准备监督文书资料和采样取证器材设备。

1. 熟悉被检查人的有关情况和现场检查的有关内容。

2. 备好现场监督检查所需的检验、测试、采样及取证工具。

3. 备好现场监督检查所需的文书。

(二)现场检查程序

卫生监督员在开展卫生监督工作时应当佩戴卫生监督标识,向被监督对象出示卫生监督员证,并说明检查来意和监督内容。

1. 听取被检查人根据监督检查内容所作的介绍。

2. 查阅被检查人的有关制度、检验记录、技术资料、产品配方和必需的财务账目及其他书面文件。

3. 根据相关卫生专业技术手段进行实地检查、勘验、采样和检测。

4. 根据需要对有关人员进行了解情况。

(三)现场检查内容

1. 食品卫生监督　卫生监督机构及卫生监督员应当依据《中华人民共和国食品安全法》和军队食品安全管理的有关规定,对军队专用和自供食品生产加工单位、部队内部食堂、饮食保障社会化食堂、生活服务中心、宾馆和招待所餐厅,以及军队管辖范围内的其他从事食品生产、食品供应、餐饮服务的单位进行食品卫生监督。

食品卫生监督主要包括下列内容:

(1)卫生许可情况。

(2)食品生产加工供应单位和场所的新建、扩建、改建工程项目的设计、施工和竣工的卫生学审查。

(3)食品生产加工供应人员的健康状况、个人卫生和卫生知识培训情况。

(4)管理制度落实情况和专(兼)职卫生管理人员配备情况。

(5)食品生产加工场所功能布局、环境卫生、卫生设施设备和食品加工流程情况。

(6)食品采购、运输、储存、加工与供应的卫生状况。

(7)食品生产加工用水、食品添加剂、食品生产加工工具和用具的卫生管理情况,以及食品卫生检测情况。

(8)公用餐(饮)具卫生状况。

(9)有害媒介生物的防制情况。

2. 生活饮用水卫生监督 卫生监督机构及卫生监督员应当依据国家、军队有关规定和生活饮用水卫生标准,对军队单位自建的集中式供水、二次供水和分散式供水系统等进行生活饮用水卫生监督。

生活饮用水卫生监督主要包括下列内容:

(1)卫生许可情况。

(2)水源选址、供水系统建设的卫生学审查和水源的卫生防护情况。

(3)直接从事供水和供水设施清洗消毒工作人员的健康状况、卫生知识培训情况。

(4)管理制度落实情况和专(兼)职卫生管理人员配备情况。

(5)给水设施、水处理设备和水源保护设施卫生情况,以及水质监测情况。

3. 公共场所卫生监督 卫生监督机构及卫生监督员应当按照国家、军队有关规定和卫生标准,对军队宾馆和招待所、理发室、公共浴室、游泳场馆、各类文化娱乐场所(文化活动中心、俱乐部、礼堂、游艺室、图书馆、阅览室等)、军人服务社(超市、商店及小卖部)等公共场所进行卫生监督。

公共场所卫生监督主要包括下列内容:

(1)卫生许可情况。

(2)公共场所新建、扩建、改建工程项目的设计、施工和竣工的卫生学审查。

(3)工作人员的健康状况、卫生知识培训情况。

(4)管理制度、相关卫生标准落实情况,以及专(兼)职卫生管理人员配备情况。

(5)室内环境、功能间和公共用品卫生状况。

(6)中央空调集中通风系统管理使用情况。

(7)有害媒介生物的防制情况。

4. 放射卫生监督 卫生监督机构及卫生监督员应当根据国家和军队的有关规定和卫生标准,对使用放射性同位素或者射线装置的医疗卫生机构、医学教学科研单位及人员,以及应用核设施、核装备、核材料的人员进行放射卫生监督。

放射卫生监督主要包括下列内容:

(1)放射诊疗许可情况和放射工作人员持证上岗情况。

(2)医用放射工作场所新建、扩建、改建工程项目的设计、施工和竣工的卫生学审查。

(3)放射工作人员剂量监测、健康监护及健康档案建立情况,放射防护知识培训及考核情况。

(4)放射诊疗技术操作规程、安全防护规章制度落实情况。

(5)专(兼)职放射防护管理人员和防护用品、监测仪器配备情况。

(6)放射工作场所、设施和设备卫生防护情况。

5. 职业卫生监督 卫生监督机构及卫生监督员应当根据《中华人民共和国职业病防治法》和军队有关规定,对工作环境中存在职业危害因素的单位,以及承担职业危害因素检测评价、职业健康体检、职业病诊断的医疗卫生机构和其他从事职业卫生工作的技术机构进行职业卫生监督。

职业卫生监督主要包括下列内容：

(1)职业危害因素检测鉴定技术机构的资质条件、技术报告、档案资料和内部质量管理情况。

(2)职业健康体检、职业病诊断的医疗卫生机构资质条件和工作开展情况。

(3)职业危害因素监测、评价情况。

(4)军事作业卫生防护规章制度建立及落实情况。

(5)职业健康监护及健康档案建立情况。

(6)职业卫生防护设施、个人防护用品使用管理情况。

(7)专(兼)职管理人员设置和监测仪器配备情况。

6.传染病防治监督　卫生监督机构及卫生监督员应当根据《中华人民共和国传染病防治法》和《中国人民解放军传染病防治条例》等相关规定,对军队所有单位及人员进行传染病防治监督。

传染病防治监督主要包括下列内容：

(1)军队单位传染病防治知识宣传教育、病媒生物控制、公共卫生设施建设与改造、疫情报告、预防接种及有关卫生标准和规定落实情况。

(2)军队单位应对传染病疫情应急准备工作和传染病暴发时控制措施落实情况。

(3)医疗卫生机构、疾病预防控制机构消毒隔离、医院感染控制、医疗废物处置、实验室生物安全管理等预防控制传染病流行的相关措施落实情况。

(4)医疗卫生机构、疾病预防控制机构及其工作人员开展传染病监测、报告和预警工作等履职情况。

(四)现场检查要求

1.监督员在进行现场监督检查时应不少于2人,穿军装,佩戴卫生监督员臂章,进行检查前应出示监督员证,并说明检查来意及依据,告知被检查人所享有的权利和义务。

2.现场检查须进入洁净区域时,应穿戴洁净衣帽、口罩及一次性手套,并遵守被检查人的卫生、安全规定。

3.现场检查应当场制作《卫生监督笔录》,由被检查人核对无误后,监督员和被检查人应当在笔录上签名。

4.检查时,监督员可对当事人或有关证人进行询问,并记录于《卫生监督笔录》,由被询问人核对无误后,监督员和被询问人应当在笔录上签名。

5.检查人或被询问人对笔录内容有异议时,可在笔录上说明理由并签名,监督员应在其后签名。

6.被检查人或被询问人拒绝签名的,由2名以上监督员在笔录上签名并注明被检查人拒绝签名情况,并可请在场的其他人员签名作证。

7.监督员进行现场采样或检测的,应当制作采样记录和检测记录或在现场笔录上记录检测结果,并由当事人书面确认。

8.现场检查所取证物尽可能是原件、原物,调查取证原件、原物确有困难的,可由提交证据的单位或个人在复制品、照片等物件上签章,并注明“与原件(物)相同”字样或文字说明。

9.在证据可能灭失或以后难以取得时,经卫生机关负责人批准后,可先行登记保存,并记录于《卫生监督笔录》。监督机构应当在 7 日内对所保存的证据作出处理决定。

10. 实施综合评价,出具经卫生监督员和被监督单位负责人签名的监督笔录等文书,提出监督意见。

11. 总结报告卫生监督情况。

12. 收集整理卫生监督文书资料并存档。

二、强制措施

(一)强制措施种类

1. 责令改正。

2. 强制洗消处理。

3. 对甲类传染病病人和病源携带者,乙类传染病的艾滋病病人,炭疽中的肺炭疽病人,由军队相关部门协助治疗单位采取强制隔离治疗措施。

4. 对疑似甲类传染病病人,强制医学观察。

5. 封存、查封。

6. 其他国家、军队法律法规规定的强制措施。

(二)实施强制措施的要求

1. 实施强制措施时,必须已取得确凿的证据和现实风险。

2. 应按规定向被检查人出具强制措施的书面通知,并送达被执行人。

3. 书面通知中必须说明实施强制措施的理由和依据、所采取的措施及当事人的权利和义务。

4. 按规定需报上级卫生部门批准的,必须经批准后方能实施。

5. 卫生监督机构实施强制措施后,应在有关法律、法规、规章规定的期限内,作出解除强制措施或进一步处理的决定。

三、处罚程序

处罚程序指卫生监督机关对违反行政管理法的行为作出处罚决定及采取执行措施所必须遵循的法定方式与顺序。结合军队卫生监督的具体情况,一般采用简易处罚程序。

(一)适用范围

对于违法事实清楚、证据确凿并有下列情形之一的,卫生监督机构可当场作出卫生处罚决定。

1. 以警告形式的处罚。

2. 个人处以 50 元以下罚款的处罚。

3. 对法人或者其他组织处以 1000 元以下罚款的处罚。

(二)要求

1. 卫生监督员当场作出处罚决定的,应当向当事人出示证件,填写预定格式、编有号码并加盖卫生机关印章的《行政处罚决定书》,决定书中必须包括告知和申辩的程序。

2. 当场处罚决定书应当说明当事人的违法行为、处罚依据(适用的法律、法规、规章名称及条、款、项、目)、具体处罚决定、时间、地点、卫生机关名称,并由监督员签名。

3. 卫生监督机构作出卫生处罚决定的,应在处罚决定书中书面责令当事人改正或限期改正违法行为。

4. 卫生监督人员当场作出的处罚决定，应当在7日内报所属卫生机关备案。

（刘雪林 胡晓丰）

第六节 现场监督检测、采样工作程序

现场监督检测系指在现场监督过程中，运用物理、化学、生物学的原理，采用快速检测的手段，对健康相关产品的卫生质量以及人们生产劳动、工作、生活、娱乐和学习环境中与健康有关的因素进行检测，对其安全卫生状况进行评价，为卫生监督行为提供依据。

一、目的

通过对产品、环境的采样、检测，检查管理相对人执行国家、军队法律法规的情况，掌握产品、环境、作业场所的卫生质量状况，为实施卫生监督行为、查明卫生安全突发事件原因以及制定对策措施、卫生标准和技术规范提供依据。

二、采样工作要求

采样就是从大量被检测物质中采集能反映这些被测物质质量的一小部分样品或从整体产品中取出的可代表其质量的一部分或一个单位的该产品。

1. 采样原则

(1)卫生监督员应当按照有关规定采集样品。

(2)采集的样品应具有科学性、代表性、客观性。

(3)采样和送检程序应符合有关规定。

2. 样品来源

(1)经常性卫生监督过程中采集的样品。

(2)卫生许可审核中采集的样品。

(3)开展与卫生监督相关的卫生标准和技术规范研制以及其他科研工作中采集的样品。

(4)可疑不合格的样品。

(5)可疑受到污染的样品。

(6)追索突发事故原因的样品。

3. 采样步骤

(1)采样前的准备：①采样人员应了解采样目的，并做好采样文书、工具、容器、仪器设备、材料和试剂的准备工作；②工具与容器应保持清洁干燥，需要做微生物检验的，应预先经灭菌消毒处理；③熟悉仪器设备性能、适用范围和使用方法；④仪器应经过计量检定、点检、校正。

(2)采样时：①现场采样、现场检测必须由两名以上卫生监督员执行。采样前应出示监督员证，并说明来意及采样依据，告知被采样人所享有的权利和义务，在被采样者的陪同下进行样品的采集；②应避免样品受到污染，并遵守被采样人的卫生、安全规定；③应采取随机抽样方法，注意其代表性；应选择典型样品，提高阳性检出率；④采样数量符合样品检测要求，采集的样品应进行统一登记编号；⑤在抽取检测样品的同时应当抽取同批次的另一份样品备查；⑥必须制作《采样记录单》。

(3)样品保存和送检:①要保持样品原来的状态,易变质的样品要冷藏或冷冻。②特殊样品要在现场作相应处理后送检。③盛装样品的容器或包装要牢固,防止破碎。④备查样品应按样品规定的条件进行保存。保存期限为自检验报告送达相对管理人之日起 30 天。对检验结果有异议的样品,应当根据具体情况延长保存期限。⑤样品应在规定时限内送达检验机构,并填写样品送检单。

三、现场监督检测工作要求

1. 检测点的选择 在检测前,应根据被检测对象的性质、规模大小、相应标准(技术规范)的要求确定检测点数量、位置。

2. 检测项目的确定

(1)根据检测目的,按照国家卫生标准、军队卫生标准的规定确定检验项目。

(2)没有国家或军队卫生标准的,可参照同类卫生标准、行业标准及企业标准确定检验项目。

(3)特殊情况下根据卫生监督需要和受检对象提供的有关资料予以确定。

3. 检测频率

(1)定期检测频率按照有关法律、法规以及相应卫生标准的规定予以确定。

(2)不定期检测频率按照卫生部门有关文件规定及卫生监督要求执行。

4. 检测方法 各项检测,均应按照国家规定的检测方法进行,并严格按照规定的检测规程进行操作。

5. 检测步骤

(1)检测前:①现场检测人员应熟悉检测技术、标准和技术规程;②详细阅读仪器的使用说明,熟悉仪器性能及适用范围,能正确使用检测仪器;③每件仪器应按计量规定定期进行检定,修理后的仪器应重新进行计量检定,每次检测前应对仪器进行常规检查;④采样器的流量于每次采样之前进行流量校正,校正流量时必须使用现场采样的吸收管。

(2)检测时:①现场监督检测人员应参加检测全过程,不得擅离职守;②必须如实记录现场监督检测数据,并得到管理相对人的书面确认;③现场监督检测结论应以正式检测报告为准;④应进行检测记录。

(3)检测后

①数据整理:测定的数据与监测仪器灵敏度和分辨度有关。测定结果低于检出限的数值,应记录为低于该检出限,并同时记录方法的检出限。

在仪器分辨度以下数据的判断和计算数据的判断只能保留一位,且不宜做过细的判断。

在测试分析中一旦发现明显的过失误差,应随时剔除由此产生的数据,以便测定结果更符合客观实际。但在未确定其是否为技术性失误所致之前,不可随意取舍。

②检测报告:及时将数据归类、分组整理,提出平均值、检出最高值和最低值范围,并与卫生标准比较并以合格率的方式描述。

根据检测结果进行综合分析,制作正式检测报告。

四、检验结果的公布与处理

1. 卫生监督机构应当及时将不合格样品的名称、检验项目、检测结果书面通知相对管

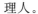

理人。

2. 相对管理人对检测结果有异议的,可以在收到通知之日起 10 日内提出书面复检申请,并说明理由。由卫生监督机构作出是否同意复检的决定。

3. 微生物检验结果不复检,检出致病菌时,保留菌种 1 个月。

4. 检测的结果应及时进行统计上报。

(刘雪林　胡晓丰)

第七节　军队卫生监督文书

一、卫生监督文书概述

(一)卫生监督文书的概念

卫生监督文书是卫生机关或由国家、军队相关法律法规授权的疾病控制机构在卫生监督执法过程中为实现卫生监管职能,在现场卫生监督、处罚过程中,针对特定对象依法制作的具有法律效力或法律意义的法律文书。包括以下 6 个要素。

1. 卫生监督文书的制作主体只能是依法行使卫生监督职权的卫生机关,其他机关无权制作。

2. 卫生监督文书以卫生机关具体的监督活动为核心内容。

3. 卫生监督文书制作的目的是为了履行各项卫生监督管理职能,保证卫生监督执法行为合法,有效进行。

4. 卫生监督文书是依据国家、军队有关法律法规制作。

5. 卫生监督文书是具有法律效力或法律意义的文书。

6. 卫生监督文书不是具有普遍约束力的规范性法律文件,它是针对特定的管理对象并为实现具体监督行为而制作的法律文书,只对特定的对象发生法律效力。

(二)卫生监督文书的作用

1. 是保证卫生监督执法活动依法进行的必备手段。

2. 是卫生监督执法活动的客观记录和重要档案,是监督执法活动的重要证据。

3. 是卫生法制宣传的重要途径。

4. 是卫生监督执法人员培训的实用教材。

5. 是真实反映卫生监督执法人员的法律素质、执法水平、文书制作水平的客观尺度,是考核任免卫生监督执法人员的重要依据。

(三)卫生监督文书的制作原则

卫生监督文书是卫生执法程序的具体表现载体。为使国家、军队卫生法律、法规和规章的正确贯彻实施,确保卫生机关依法行政,保护管理相对人的合法权益,卫生监督文书的制作必须符合以下原则。

1. 客观性原则　卫生机关制作卫生监督文书必须以事实为依据。监督过程中,记录内容应是客观的事实,而客观事实必须以证据为基础。制作卫生监督文书应在充分调查取证的前提下,采取客观、合法和具有相关性的证据来证明案情。坚持实事求是,从实际出发,决不允许主观臆断或编造、歪曲客观事实,制作的卫生监督文书应是以客观描述的内容为主,不应是主观性分析、判断内容,更不应是夸大、虚假等内容,同时也应避免使用修饰的形容词、程度副词等。只有符合客观性原则卫生监督文书才能反映监督情况的本来面目,也才能保证文书的制作质量。

2. 合法性原则　合法性原则是指卫生机关在卫生监督过程中,制作的卫生监督文书无论在实体上还是在程序上都应符合国家、军队的法律、法规和规章的规定。具体要求如下。

(1)制作的主体合法:卫生监督文书的制作主体只能是卫生机关,其他任何机关、组织都无权制作,否则是不合法和无效的。

(2)依据的法律文件必须合法:卫生机关制作的卫生监督文书必须以国家、军队的卫生法律、法规和规章以及相关行政法律文件为依据,不得随意制作。所依据的法律文件应是现行有效的,不是已经废止或与上一层级的法律文件相抵触的。否则制作的文书也是无效的。

(3)制作的程序必须合法:制作卫生监督文书应按照法定程序规定的步骤、顺序、时限和方式等进行,做到公正、公平。否则,同样是不合法的。

(4)制作的内容要合法:卫生监督文书中记载的内容应是法律文件规定的权利义务方面的内容,没有依据的就不应记录在文书中,同时,不应有越权的内容和超出自由裁量权范围畸轻畸重等内容。

3. 准确性原则　卫生机关制作的卫生监督文书必须做到以下要求。

(1)对象要准确:卫生监督文书中记载的对象必须是卫生法律、法规和规章所调整的主题,而且该管理相对人必须是具有法律上权利能力和行为能力的公民、法人或其他组织。

(2)选用的文书要准确:每一种卫生监督文书都有其自己特定的用途和适用范围,不能相互取代。要根据执法的实际需要,采用相应的文书。因此,准确性原则是卫生监督文书发生法律效力或法律意义的重要基础。

(3)适用法律要准确:制作卫生监督文书时要针对事实依据和和案件性质引用相关的法律条文,不仅要引用卫生法律、法规和规章的名称,而且要引用具体的条、款、项、目。

二、军队卫生监督文书种类

军队卫生监督文书是适用于各级后勤(联勤)机关卫生部门及卫生监督机构,对军队单位和人员及军队社会化保障单位和人员,贯彻执行食品卫生、生活饮用水卫生、公共场所卫生、放射卫生、职业卫生和传染病防治等法规规章情况进行监督检查,以及对违规行为进行纠正处理的管理活动。卫生监督机构在实施卫生监督的过程中,必须依法出具相关卫生监督文书。军队卫生监督文书是监督工作中的执法凭据,卫生监督文书主要包括以下几类。

1. 卫生许可文书。建设项目卫生学审查申请书、建设项目设计卫生学审查认可书、建设项目竣工卫生学验收认可书、卫生许可申请书、健康体检申请表、卫生许可证、健康体检/卫生培训合格证、健康体检表。

2. 监督检查文书。现场卫生监督笔录、卫生监督意见书、卫生控制决定书、解除卫生控制决定书、处分建议书、调查笔录、卫生监督处理处罚合议/复议记录、卫生监督处理处罚审批表、卫生监督处理处罚决定书、当场卫生处罚决定书、送达回执、处分建议书、职业禁忌人员调离决定书、样品采集记录单、卫生检测结果报告单、现场快速检测结果记录单、放射防护监测报告书。

3. 人员管理文书。卫生监督员申请表、卫生监督员证。

4. 放射防护监督文书。

三、卫生监督文书制作要求

卫生监督文书的样式由总后卫勤部生部制定,各种文书应当按照规定的用途使用。

(一)卫生监督文书的形式审查要求

1. 选用文书要准确。按照卫生监督文书制作的原则,选用文书要准确,这是首要基本要求。

2. 文书项目要填写齐全。预先设定的文书栏目,要逐项填写,不得空项,空项处一般用"无"字填写。摘要填写的,应简明、完整、准确。签名和注明日期,必须清楚无误。如有空项无疑要丧失某些重要信息,严重的会造成文书失效。文书中凡涉及单位名称的,应当填写单位全称。文书本身设定文号的,应当在文书标注的"文号"位置编写相应的文号。预先设定的文书栏目,应当逐项填写。文书首页不够记录时,可以续页记录,首页及续页均应当有被监督者签名并注明日期。

3. 卫生监督文书制作时应使用蓝色或黑色钢笔,字迹清楚、文字规范、文面清洁。调查询问所做的记录应当具体详细,涉及关键事实和重要线索的,应当尽量记录原话,不得使用推测性词句,以免发生词句歧义。描述方位、状态以及程度的记录,应依次有序、准确清楚。

4. 正确使用印鉴。对外实用的文书要按要求加盖卫生机关的公章,证据文书要有制作关系人的印鉴、手印或签名等。文书首页不够可附纸,但首页和附页都应有当事人的签名或盖章。

5. 修改文书要规范。因书写错误需要对文书进行修改的,应用杠线划去修改处,在其上方或者接下处写上正确内容。重要内容及对外使用的文书需要修改的,应加盖校对章,或者由对方当事人签名或盖章。但作出具体监督执法行为的文书一般不应涂改或改写。

6. 文书尾部要求。当场制作的现场笔录、调查笔录等文书,记录内容应在笔录制作完毕后,当场交当事人审核或向当事人宣读,如有异议,可允许写在记录中;无异议,应在笔录上注明"以上笔录属实"并签名或盖章,当事人拒不签名的,应注明拒签事由,有其他人在场的,还应请他们签名证明。卫生监督人员两人签名,一定要注意制作日期的正确。采取强制措施时,被监督者不到场的,应当邀请见证人到场在现场笔录上签名或者盖章。

7. 文书的编号要规范,避免重号、错号等。文书的编号一般包括制作机关的简称、卫生监督专业的简称、文书的简称、年份及序数号等5项。编号方法为:"单位简称+卫+监督类别+监督性质+〔年份〕+序号",如沈卫食许〔2013〕001号。文书本身设定编号的,应当在文书标注的"编号":后印制编号,编号方法为:"年份+序号",如2013—001。

编号中的单位简称,总后勤部卫生部和全军疾病预防控制机构简称"总",其他单位简称由各军区级卫生监督机构制定,报总后勤部卫生部备案。

(二)卫生监督文书的实际审查要求

1. 一般要求

(1)符合语言要求:第一,卫生监督文书要按照国家公文的要求使用公文语体,语言要规范、严谨,文字平实,用语确切。第二,卫生监督文书要按照法律文书的要求使用"法言法语"和卫生专业术语,语言既要庄重、严肃,又要讲究科学,避免使用口语、方言等。第三,文句通顺、精炼,没有错别字,避免使用不规范的简化字,避免使用形容词、程度副词等修饰词。正确使用标点符号,统一使用国际计量单位等。第四,语言要完整。文书中记载的各种名称,应当使用全称,不能随意省略或使用代号。

(2)逻辑性强,条理清楚:描述方位、状态、程度的记录,应按照一定的顺序,要选定叙述的基准点,实践中可按生产经营工艺流程顺序、检查的顺序、法条的顺序和情节轻重等书写。

2. **符合实体法的要求** 文书制作应体现客观性、合法性和关联性。主要从下列几个方面把握。

(1)违法主体的认定要准确。违法主体一般要根据违法主体的概念、承担法律责任的能力等方面来加以认定。

(2)具体客观描述时,不应混入卫生监督人员的主观分析判断,不直接写概括性的结论,切忌使用"大概""大约""估计""是否""尚不清楚""不完全统计""10 余人"等模棱两可或推测性的词语。

(3)产品感官性状的描述应按照国家卫生标准中感官指标的色、香、味、型的规定进行。

(4)违法事实描述时,主要应按照事实要件描述。每一违法行为都要具备相应的事实构成要件,所以卫生监督人员要把握这一要件书写。

(5)法律条款的引用要准确。在做出卫生处罚决定时,应引用卫生法律、法规和规章的名称,同时,要引用于违法事实相对应的违法条款和处罚依据条款,引用法律要按条、款、项、目的顺序进行,不得超越"罚则"规定的处罚内容。

3. **符合程序法的要求** 制作卫生监督文书主要应根据国家《行政处罚法》和《军队卫生监督规定》规定的程序要求进行,要按照程序规定的顺序、步骤、期限和形式的要求制作文书,不得颠倒顺序,更不能超过期限。另外,笔录制作完成后还必须履行告知程序。

四、卫生监督文书管理制度

为规范卫生监督行为,加强执法文书管理,保证卫生监督工作的顺利进行,根据《中华人民共和国档案法》和军队等有关规定,应加强对卫生监督文书的管理,符合以下要求。

1. 军队卫生监督文书式样应当按照本办法规定的格式印制后填写,两联以上的文书应当使用无碳复写纸印制。文书也可以按照规范的格式打印。各大单位卫生监督机构可根据工作需要,增加相应文书式样,并报总后勤部卫生部备案。

2. 卫生监督文书格式按国家、军队的有关规定统一印制,需加盖印章的文书,经主管部门同意后,可提前加盖,并做好领用登记管理。

3. 卫生监督过程中需要利用手持移动执法设备现场打印文书的,在文书格式和内容不变的情况下,文书版面规格可以适当调整。

4. 军队文书式样中,健康体检/卫生培训合格证、卫生检测结果报告单、现场快速检测结果记录单 3 种文书的式样可以进行调整。

5. 使用的执法文书不得混用、改作他用、缺页、丢号,并保证字迹清楚、文字规范、文面清洁完整,防止遗失和损毁。

6. 卫生监督机构应当加强对卫生监督文书的管理,制定相应的管理制度,配备专(兼)职人员负责卫生监督文书的收集、整理、登记,妥善保管。

(刘雪林 胡晓丰)

第八节 重大活动卫生保障

广义的重大活动,系指规模大、活动内容具有重大目标、意义、影响的活动,包括党、国家和军队举行的重大会议活动、外交活动、体育赛事、军事演习、文化展出等。重大活动的卫生保障,可以理解为:运用卫生学的策略、方法和技术手段,预防和控制有害因素对参与活动人群健康的影响,以保障重大活动正常进行。

军队的重大活动卫生保障,一般是指卫生部门和疾病预防控制机构会同活动主办单位和接待单位,对涉及重大活动的人员和公共场所依法实施的一系列卫生监督和疾病预防工作。

一、重大活动卫生保障的工作目标

重大活动通常具有鲜明的政治性,广泛的影响性,被保障对象级别高、人数多,不允许发生卫生安全事故。卫生部门和疾病预防控制机构对重大活动接待单位的卫生保障,不同于日常卫生监督管理,不仅要严格执法,发现问题,还必须运用有效的手段帮助被监督单位解决问题,排除隐患,对卫生安全同样负有重要的责任。

具体地讲,重大活动卫生保障的工作目标就是:确保活动期间食品卫生安全,严防食品污染和食物中毒事故;预防和控制可能发生的传染病疫情暴发和蔓延;确保生活饮用水卫生安全,杜绝饮用水污染事故;控制活动举办场所有害病媒生物密度在国家允许范围之内。

二、重大活动卫生保障的工作特点

1. **重大活动卫生保障任务量不断增长** 随着我国国民经济快速发展,国家的综合实力和国际地位不断提高,各类大型政治、经济、军事、体育等活动的举办呈不断增长趋势。军队是国家、地方重大活动的重要支援力量。例如2008年北京奥运会期间,在总后勤部统一领导下,军队派出多支卫生防疫力量支援奥运会,起到不可替代的作用。再如每年召开的"两会",军队卫生部门和疾病预防控制机构承担着超过1/4会议代表的保障任务。2003年"非典"疫情以后,我军各级领导更加重视疾病预防控制工作的作用,军内各种大型活动均将卫生监督、疾病预防工作列入活动组织程序,由卫生部门和疾病预防控制机构承担保障任务。以解放军卫生监督中心为例,自2008至2013年成立的5年间,承担的重大活动保障任务已经达到百余次。

2. **重大活动保障工作难度增大** 近年来,我国卫生安全事件频发,军内外各界对卫生安全的关注度日益提高,在现有条件下,卫生保障工作难度相应增大:①卫生保障涉及的领域越来越广;②工作中遇到的问题越来越复杂;③军内外各界对卫生保障的要求越来越高。

3. **重大活动保障准备时间有限** 对于常规会议,如国家"两会"保障等,活动接待单位是军队宾馆、招待所、休(疗)养院所等,情况比较熟悉,准备时间相对充分。但是对于承担国际、国家地方活动保障,接待单位不是军队单位时,活动前各项准备工作相当繁重,时间往往非常紧张。还有一些军队在地方接待单位举办的活动,往往级别很高,但留给卫生部门准备的时间通常很有限。

4. **保障工作内容复杂,组织要求严密** 根据卫生保障工作目标,保障工作一般包括卫生监督、疾病监控、环境消杀灭、健康教育和应急处置等内容。食品卫生安全通常是整个卫生保障工作的重中之重:大规模的集体用餐,供餐食品品种多,供餐量大,原料复杂,加工工艺烦琐,容易出现食物中毒及食品污染等卫生问题。传染病疫情暴发、饮用水和公共场所污染事件等也是影响重大活动顺利进行的卫生学问题,卫生部门和疾病预防控制机构必需制定完善的保障方案和应急预案,并严格按计划执行。

三、重大活动卫生保障的工作原则

承担重大活动卫生保障任务,卫生部门和疾病预防控制机构应依据预防为主、部门协同、依靠科学、突出重点、综合防治、依法管理的原则。

通常,保障工作应以食品卫生为主,防止食物中毒,做好特殊防护和应急处理的准备。坚持依法监督管理,主动协调活动主办单位等各有关部门。管理过程应当通过科学地分析评估,找出关键环节,突出监管的重点。

四、重大活动卫生保障的组织程序

1. 重大活动卫生保障的组织　卫生部门和疾病预防控制机构负责协调活动主办单位、活动接待单位及军需、保卫、宣传等有关部门,形成有效的协同保障工作方式(图 17-1)。

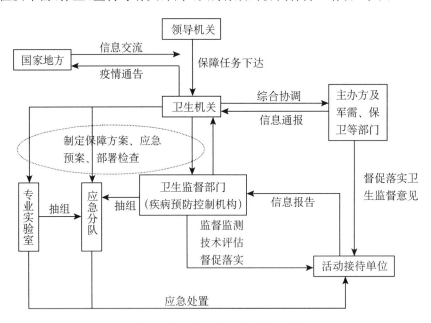

图 17-1　重大活动卫生保障组织结构

2. 卫生部门在重大活动卫生保障中的职能任务　卫生机关在重大活动卫生安保障中负责综合协调、组织卫生安全风险评估、负责卫生安全信息汇总分析;制定重大活动卫生安全保障工作方案和突发公共卫生事件应急预案,组织卫生防疫力量执行卫生监督保障任务,部署应急处置力量;在发生可疑食品中毒、饮用水污染、传染病疫情等突发公共卫生事件时,启动应急预案,组织医疗救治和调查处理工作。

3. 疾病预防控制机构在重大活动卫生保障中的职能任务　负责制定卫生监督保障工作的实施方案;在活动开始前对接待单位卫生状况进行监督检查、卫生学检测和风险评估,提出整改方案并督促落实;按计划开展活动期间的食品安全和环境卫生监督检测,开展与会人员疾病监控,必要时派出卫生监督员进行全程驻地保障;在突发公共卫生事件应急处置中承担现场调查、控制、取证、检测、处理和报告等工作。

4. 应急处置和医疗救治准备　卫生机关抽组由卫生监督、疾病控制、卫生检验等专业的技术专家和定点医院的医务管理人员,组成应急分队,负责活动期间应急(战备)值班、信息报告;根据应急预案开展现场处置工作。指定具备能力的医院,根据应急预案和技术标准做好各项应急救治准备。

5. 活动主办单位和活动接待单位的职责任务　负责建立有效的卫生管理制度,主动配合卫生部门监督检查,落实卫生监督意见,及时报告卫生监督监测信息。

五、卫生安全风险评估程序

在活动开始前,卫生机关和疾病预防控制机构,对活动的接待单位是否具备以下基本条件进行评估:持有效的卫生许可证;具备与重大活动相适应的接待服务能力;从业人员持有有效健康证明,健康档案完备;食品及原料、健康相关产品供应渠道符合卫生要求,相关证件资料完备;生活饮用水水质符合国家卫生标准;建立了疫情监测和报告制度,以预防和控制可能发生的传染病疫情暴发和蔓延。

评估报告书面反馈活动主办单位和接待单位,对于存在较高安全风险且很难短期整改到位的,向主办方建议更换接待单位;对于基本符合卫生要求、风险较低的,向接待单位提出具体整改意见并督促落实。在风险评估基础之上,制定活动保障方案和应急预案,以及相应的技术方案和工作程序。

六、重大活动进行期间卫生监督要点

活动保障期间,卫生监督人员应当严格执行保障方案,依法监督,并为被监督单位提出科学可行的技术指导。在卫生监督工作中,突出监管重点,做好以下几方面的工作。

1. 检查接待单位卫生管理工作情况,督促落实食品留样制度。

2. 检查每批食品及食品原料的采购索证与储存情况。

3. 检查食品储藏、加工和就餐的环境卫生是否符合相关卫生要求。

4. 检查从业人员的健康证明,监控从业人员的健康状况,发现有不适合从事食品工作的人员,督促接待单位立即调离。

5. 每日早、中、晚3次向驻地医务人员了解诊疗情况,发现可疑食物中毒和传染病患者的,及时调查处理并按规定报告。

6. 按照计划对食品和食品添加剂等进行抽样检测,发现不合格的,立即要求接待单位暂停使用,并按规定报告和处理。

7. 随时对烹调加工时间和温度、食品保存时间和温度、餐饮具消毒的时间和温度等进行检查和测定,发现问题及时纠正,开展卫生法制宣传,并制作卫生监督文书。

8. 每日汇总、报告现场查验、快速检测结果。

近年,军事医学科学院研制了专用的"重大活动卫生保障箱",箱内配备的卫生保障专用的仪器设备、试剂及卫生监督信息化办公装备,可以帮助卫生监督人员完成现场监督检测、电子化办公及应急处置的需要。

(靳连群)

第18章

特殊环境军事作业卫生防护

军事作业环境中的职业有害因素,是指在军训、演习、行军、战斗、施工和生产等军事劳动的劳动过程和劳动环境两方面有害于健康的因素,统称之为军事职业有害因素(military occupational hazard Factors),主要包括:物理、化学和生物因素。物理因素主要有异常气象条件的高温、低温、高湿、高气流、热辐射等;异常气压的高、低气压;次声、超声、噪声、振动;超重、失重、加速度;电离辐射的 X、γ、β 射线等;非电离辐射的高频、微波、激光、红外线、紫外线、强光和弱光等。化学因素主要有坑道作业时产生的氮氧化合物及矽尘、火炮射击时的有害气体、有毒火箭推进剂等。生物因素主要有森林执勤时可能遇到的森林脑炎病毒,茅草、丛林执勤时可能遇到的毒蛇、蚂蟥等。各兵种的军事职业性有害因素既存在差别,但也具有一定的共同之处。

第一节　军事作业环境有害因素监测与防护

一、概述

军事作业环境有害因素监测是利用采样与监测仪器设备,按照相关法规及标准,对有害因素进行检测、识别与鉴定,调查有害因素对接触人群产生的健康损害,评价军事作业环境中的劳动条件和职业卫生状况,制定卫生防护措施,改善不良劳动条件、预防控制职业病、保证官兵健康。

二、有害因素的监测

(一)粉尘监测

1. 总粉尘测定　总粉尘质量浓度是把一定体积空气中所含的粉尘,不分粒度全部总计在内的浓度,采用质量法测定,使含大小不等粒径的粉尘、一定体积的含尘空气,通过已称重的滤膜,将粉尘阻留在滤膜上,经称重后,其采样前后 2、次称重之差即为粉尘的质量,再换算成单位体积的空气中粉尘质量,单位为 mg/m^3。

2. 粉尘分散度测定　粉尘分散度是指空气中不同大小粉尘颗粒的分布程度,用百分数表示。有数量分散度和质量分散度 2 种,中国采用的是数量分散度。主要方法是使用过氯乙烯纤维滤膜采样后,将滤膜溶解于有机溶剂(如乙酸丁酯)中,形成粉尘粒子的混悬液,制成图片标本,在显微镜下测定。

3. 粉尘中游离 SiO_2 含量测定　测定粉尘中游离 SiO_2 含量方法大体上分为化学法和物理

方法,其中化学法有焦磷酸质量法、氟硅酸钾容量法和硅钼蓝比色法;物理法有 X 射线法和红外分光光度法 2 种方法。

4. 呼吸性粉尘测定　《工作场所有害因素职业接触限值》(GBZ-2002)中规定,呼吸性粉尘是指可进入肺泡的粉尘,其 AED(空气动力学直径)平均在 $7.07\mu m$ 以下。原理是采集一定体积的含尘空气,使之通过分级预选器后,将呼吸性粉尘阻留在已知质量的滤膜上。根据采尘后滤膜质量的增量,求出单位体积空气中呼吸性粉尘的质量(mg/m^3)。采样仪器主要是呼吸性粉尘采样器。

5. 石棉纤维计数测定　石棉纤维计数浓度是指悬浮在空气中的石棉纤维数量,即每毫升空气中含多少根呼吸性石棉纤维(f/ml)。其原理是经滤膜抽取一定体积含石棉纤维粉尘的空气,使粉尘阻留在滤膜上,滤膜经透明固定后,在相差显微镜下计测石棉纤维数,根据采气量计算出每毫升空气中石棉纤维根数(f/ml)。

(二)噪声监测

人耳是灵敏的听觉器官,能接收和感觉声能,可听到的声频范围为 20～20 000Hz,低于 20Hz 为次声,高于 20 000Hz 为超声。人耳对次声和超声都听不到。车间机器发动运行中,机械部件碰击声及气体冲击空气声的频率大部分在 1 000～5 000Hz,引起环境噪声的增强。常用的测噪声仪器为声级计,又分普通声级计和精密声级计 2 种。如果作业人员在工作日内接受不同强度的噪声,可根据一个工作日内各段时间中不同水平的噪声,经过计算用一个平均的 D 声级来表示,称为等效连续 D 声级。声级计是工作场所测量噪声声压级最常用的仪器,是按照一定的频率计权和时间来测量声音的声压级和声级的一种仪器。

声级计按其功能可以分为普通声级计、车辆声级计、脉冲声级计、积分声级计、噪声暴露计(又称噪声剂量计)和统计声级计等,按测量精度可分为 4 型:0 型声级计作为标准声级计;1 型声级计作为实验室用精密声级计;2 型声级计作为一般用途的普通声级计;3 型声级计作为噪声监测的普及型声级计。各型声级计的性能指标具有同样的中心值,但允许误差不同。

(三)振动监测

1. 来源　振动广泛存在于军事领域中,如武器的射击、装备的启动、车辆舰船和飞机的驾驶、履带式自行武器的行驶、炸药与弹头的爆炸等都可产生振动。在国防施工中使用风动工具(如风钻、气锤、凿岩机)的作业,使用电动工具(如电钻、电锯、电刨等)的作业,均有局部振动的接触。据测试,坦克在起伏路地域开进时,乘员要接受每小时 700 次的颠簸振动;而直升机的舱室内振动比一般固定翼飞机明显,且振动持续作用占整个飞行时间的 90% 以上;在使用高射速的机枪时,高频的震动将由手、肩等接触部扩展到全身;而战斗机驾驶员在高速飞行中可能感受到全方位的颠簸、摇摆、旋转等不同振动。振动可影响作业人员多个器官系统的生理功能,影响健康,导致作业效能降低。预防振动对作业能力和健康的影响,是军事作业卫生保障工作的重要内容。

2. 监测　振动的测量常用有电测振法、机械测振法和激光测振法。

电测振法是将振动的机械能经换能器变为电能以推算振动的强度。必要时可测定频率和加速度以及位移和速度。现场测量多用电测振法。机械测振法用的机械式测振仪由传感装置、记录装置、计时装置和动力装置组成。由记录笔将振动波记录在记录纸上。测量时,将传振杠接触在被测部位,开启仪器,将振动的振幅和频率记录下来。

(四)微波监测

作业人员所受辐射强度,必须在各操作位予以测定,一般应以头和胸部为代表;当操作中某些部位可能受更强辐射时,应予以加测,如需眼观察波导口或天线向下腹部辐射时,应分别加测眼部和下腹部;当需要探索其主要辐射源,了解设备泄漏情况时,可紧靠设备测试,其所测值仅供防护时参考。测量仪器主要采用微波测能仪。

针对超高频辐射(频率为 $30\sim300MHz$)可采用近区电场测量仪进行检测。

(五)激光监测

测量时的环境条件应符合仪器的使用环境条件,测量记录应注明环境条件。测量点位置的选取应考虑使测量结果具有代表性。不同的测量目的应采取不同的测量方案。测量时必须获得足够的数据,以保证测量结果准确可靠。

根据激光器的输出波长和输出水平选择适当的测量仪器,测量时中小功率的激光器用锥型腔热电式功率计,小能量的激光器用光电式的能量计,大功率的激光器采用流水量热式功率计。

三、军事作业环境有害因素的防护

军事作业环境有害因素防护的基本原则是预防为主,减轻危害,加强监测管理,实施有效的个人防护。综合性防护措施包括:①作业环境监测;②作业环境改善;③防护设备使用;④加强作业场所管理,减少损害程度与时间;⑤宣传和健康教育,使作业者了解防治常识和提高个人防护措施;⑥个人防护器材有效使用。

(一)粉尘的防护

粉尘的防护主要采用防尘护具。呼吸器官的防尘护具可分为过滤式和隔离式 2 类(其中又可以分为半面具和全面具)。过滤式防尘呼吸护具是通过过滤介质(滤料)将带尘空气过滤净化后供佩戴者使用,但不适用于空气中含有毒气、毒尘或缺氧的场所使用。这类防尘呼吸护具分为自吸式和送风式 2 种,自吸式是靠佩戴者自身的呼吸功能来进行气体交换。送风式是利用电动风机将净化空气送到口(面)罩内。

(二)噪声的防护

1. 佩戴耳防护器　可分为耳塞、耳栓、耳罩及头盔 4 类。可以单独使用,也可合并使用。不仅可以预防听力损伤,还可以改善语言联系。

2. 微小环境中的噪声控制　在军事活动的微小空间里,采取已知的一些声学原理来控制噪声往往可得到较好的效果。如用隔声罩、隔声墙阻隔声源,用消声器衰减空气动力性噪声,用减振器减少噪声通过固体的传导。为机器操作者提供隔声小间,加强机器、装备的维修以降低噪声。另外还可通过卫生宣传及卫生监督降低噪声的危害。

3. 次声波武器防护　军事环境次声的产生主要见于坦克或舰艇驶进、大炮或火箭发射、核武器爆炸等。

次声武器是利用次声波的特殊性质,通过人工的方法产生与人体固有频率相同的高能强次声波,使人体及其器官与次声波发生共振,进而使人体器官及功能受到损伤和破坏甚至致人伤亡的一种新式武器。次声武器具有突袭性强、隐蔽性好、作用距离远、穿透力强的特点,因此是声学武器中最受关注的热点。

主要防护方法有:①物理防护主要是屏蔽、阻断次声的致伤作用,采用消声、隔声措施以及使用个人防护器材等。②医学防护主要是增强机体抵抗力,减轻次声对机体的不良作用。例如应用复方抗氧化药维生素 E(生育酚)、维生素 C(抗坏血酸)和 2,3-二硫丙磺酸钠合剂,能增加毛细血管对次声的抵抗力,使脑各部的血管反应减轻,减少脑出血的发生,但是它们不能完全防止次声对大脑神经元和机体其他细胞的直接作用。咪唑衍生物和 T-5 化合物能使脂质过氧化强度恢复正常,这 2 种化合物配伍应用具有较好的效果。抗自由基药物,可使用药组小鼠学习记忆能力较无药物防护组小鼠有明显提高,提示用抗自由基药物对预防次声损害有一定效果。③抵抗次声武器损伤的办法是用音乐来"掩盖"次声,因为音乐可以舒缓人的紧张情绪、减轻压力,从而可能使次声引起的某些症状缓解。

(三)振动的防护

1. **防护的基本办法** 重视工效学,改进防振设计,以减轻颠簸和缓解振动。适宜的坐椅倾斜度可缓解或减轻人体对振动的传播,90°～100°角的坐椅远较倾斜度大的坐椅传播振动严重。对履带式坦克或装甲运兵车等装备,可以改进其弹簧装置,安装减振器,在机件结构间采用橡皮、塑料制的各种衬垫,以减少车体的振动,同时可起到降低噪声的效果。乘员的坐椅如采用弹性良好的软垫,可以缓冲振动对机体的影响。

2. **提高人体适应性** 通过一般体能训练提高身体素质,通过针对性抗晕训练提高机体的抗晕能力;通过专业技术训练加强对专业操作的持久耐力,提高在振动环境中的作业能力。

3. **针对性的防护对策** 针对振动施加于人体的作用因素采取防护对策。如汽车兵在行车前应进饮食,餐后有半小时以上的休整;在起伏地带或山区行驶,条件允许时适当增加小休息频率,以缓解肌肉、视功能的紧张;严寒行车前应有热身活动等。

4. **接振人员的健康管理** 包括就业前体检、健康教育、作业中健康监护等措施。就业前健康检查中发现有以下职业禁忌证者不宜从事使用振动工具的作业:中枢神经系统器质性疾病;明显的自主神经功能失调;血管痉挛或肢端血管痉挛倾向的疾病;心脏疾病和高血压;胃及十二指肠溃疡;神经炎或多发性神经炎;有神经功能障碍的运动器官疾病。作业过程中定期健康检查便于早期发现问题,及早调离。条件许可时经常进行健康理疗。职业卫生教育和职业培训有利于作业者掌握正确的工具使用方法及防护措施,如作业时个人应当注意防寒保暖和加强肢体运动。

5. **振动病患者的治疗原则** 增强体质,改善和恢复神经与循环功能,对症治疗与适当休息,工作调动至不接振作业。

(四)微波的防护

1. **减源防护** 通过技术措施,减少辐射源向空间辐射直接作用于接触者的辐射剂量称减源防护。

2. **时间限制防护** 微波功率密度超过允许标准时,或采用各种防护措施无法将微波场强降低至安全值以下时,可采用限制接触微波的时间,从而限制较大场强的连续辐射。

3. **距离防护** 电磁辐射的能量衰减,通常被认为是与辐射源的距离平方成反比。因此可采取加大工作位置与辐射源之间距离的方法加以防护。距离防护的另一方式为,对功率较大的微波源,采取作业人员不接近源而以遥控或线控方式进行操作。

4. **屏蔽防护** 屏蔽是微波防护最为有效的方法。屏蔽就是用金属材料包围场源。

5. **个体防护** 在高场强微波环境作业时,为避免过度暴露而造成伤害,应注意个人防护,防护用品包括防护服、防护帽、防护眼镜等。

6. 应保证有充分的休息、睡眠和适当的体育锻炼　注意改善伙食,供给充足的热量及维生素 A 和维生素 B₁。同时注意改善工作环境的微小气候,创造良好的通风调温条件,减少噪声的影响。

(五)激光的防护

1. 普通防护　作业场所的激光辐射应符合《作业场所激光辐射卫生标准》(GB 10435-1989)的要求。激光安全防护的重点是眼,其次是皮肤。主要防护原则为:不在光束内直视激光,并防止激光束误射辅助人员的眼。操作激光器时应当佩戴相应波长的防护眼镜,穿着防燃工作服,戴防护手套,不得外露皮肤。

防护眼镜是保护眼的重要装备,防护镜光学材料内的染料可吸收某一波长或某几个波长的大部分光能,而防护镜表面的涂层又可反射某一波长或某几个波长的激光,通过这 2 种方式衰减入射激光能量来实现防护。如人员在激光威胁的地域作战而又没有其他防护措施时,可带上黑色眼罩进行防护。

2. 针对未来战争中激光武器的威胁,各国都纷纷加紧对激光武器的防护研究　当前采用的主要措施有:一是在飞机、战术导弹、精确制导武器的光电系统中采取相应的防护加固和对抗措施。二是研究激光防护器材,用以防护人员及武器装备。三是利用不良的气象和烟幕,来对抗激光干扰机、激光致盲武器和激光反传感器武器。四是对未来应急作战部队的人员进行防激光武器的教育和训练,使他们对激光武器的特性及其防护方法有所了解,消除神秘感和恐惧感。五是研究激光干扰的方法。

(夏本立　王　力)

第二节　炎热环境军事作业卫生防护

一、概述

炎热环境是指受气温、气湿、气流和辐射热等综合因素的影响,引起人体过热或体温过高的环境,包括干热环境、湿热环境和高温高辐射或高温高湿的闷热环境。评价炎热环境的气象学指标主要包括气温、气湿、相对湿度、风速、热辐射强度、气压和综合指标。

根据环境作业温度及其与人体热平衡之间的关系,通常把 35℃以上的生活环境和 32℃以上的劳动作业环境或辐射热强度超过每分钟 4.1841J/cm²,或通风不良而存在的热源散热量超过每小时 83.7kJ/m³,部队在这些环境中所进行的演习、训练、试验、生产劳动等称为炎热环境下的军事劳动作业。

二、炎热环境对人体功能的影响

机体在高温环境可受到两方面热的影响,一是来自人体周围的热空气,这种热称为对流热;二是来自周围的高温物体,这种热称为辐射热。高温环境下进行军事作业时,由于劳动使机体大量产热,同时要被迫接受来自作业环境大量的辐射热和对流热,可引起作业人员一系列的生理应激反应。

(一)对体温调节中枢的影响

正常人腋窝温度波动在 36～37.4℃,直肠温度在 36.9～37.9℃。人体与环境的热交换有

4种形式:即对流、传导、辐射和蒸发;散热有4种形式,即辐射、传导、对流和蒸发。人体在中枢神经系统和内分泌的调控下,通过心血管系统、皮肤、汗腺和内脏等组织器官的协同作用,维持着产热和散热的动态平衡。当机体产热和接受外加热超过机体的散热能力和空气的冷却力时,即可导致体内蓄热和过热,出现不同程度的体温升高。军事活动时的耐热极限值口温为38.3℃、肛温为39.4℃。如果超过这一极限,热平衡发生紊乱,神经调节中枢失灵,将面临生理危象或生理功能损伤。

(二)对心血管系统的影响

高温作业对心血管系统的影响,主要表现在心率、血压、心脏功能和血液流变学改变等方面。

1. 心率　在炎热条件下从事军事劳作,当体温升高0.9℃时,心排血量增加60%。高热环境作业时,心每搏量常因热作用而减少,主要靠增加搏动次数来补偿。心率的增加与热强度,劳动强度及劳动持续时间有关。

2. 血压　高温作业时血压的变化取决于体力劳动的升压因素与高温的降压因素拮抗作用的结果。高温环境下作业,如果劳动强度过大或持续时间过长,心率和收缩压都会显著升高,提示机体发出不适应的危险信号,容易引起急性循环衰竭和组织缺氧。

3. 心脏功能　热环境军事作业时,由于大量出汗而丧失电解质和水分,使血液发生浓缩,血黏度升高,心脏前负荷增加;同时为适应作业需要,肌肉供血量增加,每搏量增加,造成心血管负担加重,循环系统处于高度应激状态。长期热环境军事作业,可使作业人员心脏功能发生窦性心动过缓、左心室高电压、心室肥大、左束支与分支传导阻滞、ST-T波异常等器质性损害。

4. 血液流变学的改变　在高温湿热条件下人体会产生适应性反应,血液中血红蛋白、红细胞比容发生改变,血流量重新分配,血液黏稠度增高,以适应高温高湿的环境。人体接受大量外来热量造成躯体温度急剧升高,引起机体代谢率升高、出汗排热等导致体液丢失、血液浓缩、能量和血氧消耗急剧增大,同时乳酸等代谢产物增多,血液中钠离子丢失加速,加重心血管系统、呼吸系统和肾、肝等的负荷与消耗。

(三)对神经内分泌系统的影响

高温环境下,神经内分泌反应增强,很多激素参与调节机体的生理功能和物质代谢。研究显示:热环境下强体力作业,机体处于热应激状态时,肛温可达39℃,心率可达175/分钟以上,血清皮质醇(CS)、血浆肾素、血管紧张素Ⅰ、醛固酮(ALD)含量都明显升高;人体尿液中的17-羟皮质酮(17-OKC)和17-酮类固醇(17-KC)的含量也显著升高。在热环境进行重强度劳动后,血清促甲状腺素(TSH)、甲状腺素显著增加。

(四)水盐代谢的变化

在热环境下进行军事活动,当蒸发散热成为机体散热的唯一方式时,汗液分泌大量增加,出汗过多会使水盐代谢失调,引起体内缺水缺盐。高温军事劳动时,每人每天出汗量4～8L,高者在10L以上。劳动作业人员4小时出汗量的安全上限为3.6L。大量出汗会使人体内的钠盐,钾盐,微量元素锌、铜、铁、锰、碘、钴,以及生物活性物质随排出的汗液大量丢失。当机体失水达原体重的2%～4%时,即开始影响工作效率,出汗率明显降低,并有口渴、少尿、头晕、头痛、视力减弱等反应;急性缺水达体重5%～10%时,人体就会缺水性衰竭,出现极度疲倦、眩晕及肌肉痛性痉挛等,并可能发生起立时晕倒甚至昏迷。

(五)对消化系统的影响

热应激时,交感肾上腺系统广泛兴奋,消化系统功能呈抑制反应,由于血液重新分配,引起消化道贫血;而大量排汗和氯化物的损失,唾液淀粉酶、肠酶活性和胃液酸度下降,胃黏液蛋白减少,胃的收缩和蠕动减弱,对固体食物排空减慢而对水排空加速,小肠运动抑制,吸收速度减慢。这些都会使高温作业人员的食欲缺乏,并造成消化不良,致使作业人员胃肠道疾病的发病率增高。

(六)对泌尿系统的影响

高温条件下人体极需保留体内水分和电解质的平衡,肾为了适应机体的这一需要肾血流量和肾小球滤过率均低于正常。少尿是急性热应激的早期反应,当机体出汗量达到每日 5L 时,会因为丢失水和电解质,引起酸碱失衡,组织缺氧,乳酸增多,而导致代谢性酸中毒。由于尿液浓缩,尿量减少,肾负荷增大,可导致肾缺氧;有时还可出现肾功能不全,发生血尿、管型尿、蛋白尿等。

(七)对内分泌及免疫系统的影响

高温环境下汗液中丙氨酸、精氨酸等 10 多种氨基酸的含量显著升高。短期暴露于高温下,血糖、血钙及血清转氨酶可增高。随着热环境下暴露时间延长,可引起血糖、血钙、碱储备的下降,血液 pH 亦有降低的趋势,动脉血氧饱和度可下降 1/4,而静脉血氧饱和度则上升到极高的水平。在热负荷影响下,血浆总蛋白浓度和白蛋白、球蛋白浓度均有所增加,而 γ-球蛋白等 5 种球蛋白组分则明显降低。热应激早期,巨噬细胞功能显著增强,但很快随受热时间延长递降,淋巴细胞免疫功能也出现了同样的时相性应激反应。

(八)呼吸功能与能量代谢的变化

热应激时,呼吸频率和肺通气量增多,以利于气体交换和蒸发散热。气温在 25～35℃ 时,能量代谢稍降;但当气温超过 35℃ 时,能量代谢随气温增高而增高。当肛温从 37℃ 增至 42℃ 时,肛温每升高 1℃,代谢率增加 10%～20%。

三、炎热环境对军事作业的影响

部队在热环境下训练、作业、生产劳动,特别是部队进驻热区的初期以及急行军、演习等情况下,往往可由于高热的作用引起作业效能下降。部队在热带地区作业时,除受自然环境因素的作用外,同时受到特定的微小气候环境的影响。如炎热气候下舰艇甲板作业、坦克及装甲车内作业、电子对抗密闭舱室作业等微小气候环境温度高、对流少,容易使作业人员的热负荷超过机体调节适应的限度。还有防化兵穿着不透气的防化服,在体表与服装之间形成的微小气候环境,不利于体热发散,也极易发生中暑等急性热性疾病。

同时,炎热环境军事作业也会对作业人员心理产生影响。由于高温环境下中枢神经系统先兴奋、后抑制。当抑制过程占优势时,肌肉活动能力降低,动作协调性和准确性差,出现注意力不集中,反应迟钝,易疲乏、失眠,以及视觉-运动反应潜伏时间延长等现象,且易发生意外伤害。轻度时易情绪激动,复杂记忆力下降,睡眠障碍;严重时头痛、心情沮丧,丧失劳动和作战能力。

四、炎热环境下军事作业常见病防治

炎热气候环境对部队健康影响可概括为热、虫、病、伤 4 个方面。

(一) 中暑

中暑是由于人体体热平衡失调,水、盐代谢紊乱,血液循环衰竭或因阳光直射头部导致脑膜、脑组织损伤所引起的一类急性过热性疾病的总称。根据发病原因、发病机制和临床表现,我军将中暑分为热射病、热衰竭、热痉挛和日射病4种类型。中暑发生前往往有先兆症状或称先兆中暑。表现为头痛、头晕、耳鸣,眼花、胸闷、心悸、呼吸急促、恶心、呕吐、全身疲乏无力、大量出汗、口渴、注意力不集中、动作不协调,体温正常或略有升高。各型中暑的症状特点如下:热射病神经系统症状明显;热衰竭主要是周围循环衰竭症状;热痉挛呈肌肉痛性痉挛;日射病有脑膜刺激症状。但各型中暑有时很难严格区分,往往是2种或数种病型综合出现,通常以热衰竭、热痉挛为多见,热射病较少见但最重,单纯日射病极少。

1. **一般治疗措施** 迅速脱离热环境,安静休息,补充水、盐等。具体方法如下:①迅速卸下患者的作业装备,将其移到荫凉通风处平卧,敞开衣服,解开腰带,用湿毛巾敷头颈部,扇风。如现场地面过热,可铺上树叶等隔热。清醒患者可口服凉开水、淡盐水、糖盐水或温保健饮料等。②可选用下列1～2种药物,如人丹、十滴水、藿香正气水(或丸、片)、六一散、清凉油等。③针刺足三里、内关、太阳、曲池、风池、大椎等穴位。

2. **紧急救治措施** 争取时间,就地治疗,迅速降温,控制抽搐和痉挛,纠正水电解质紊乱和酸中毒,积极防治休克和并发症。重症患者急救后须继续治疗。各型中暑救治方法如下。

(1)热射病:①用物理或药物方法尽快降低体温。②呼吸困难者,可肌内注射或静脉注射洛贝林。③循环衰竭者,若脱水已纠正但血压仍未上升时,可用去甲肾上腺素,加入输液中静脉滴注,脉搏微弱时,可皮下注射安钠咖。④抽搐者,一般在颤抖时肌内注射氯丙嗪。如抽搐仍未控制,以肌内注射苯巴比妥钠较为安全;静脉注射可控制全身抽搐,但须防止呼吸抑制;也可用地西泮(安定)。⑤为促使病人苏醒,也可肌内注射醒脑静(安宫牛黄针)。热射病患者一般失水不多,补液不宜过多、过快,以防引起肺水肿。在急救时,绝对禁用吗啡、阿托品等。对恢复期重症患者需严密观察,防止复发,不要马上步行,可用车辆或担架后送。

(2)日射病:①最重要的是降低头部温度,可用冷湿毛巾、冰袋或化学冰袋冷却头颈部加吹风;重症者可用冰帽、冰枕,并辅以全身降温措施。②对症处理,可根据病情参照热射病的救治措施。

(3)热衰竭:①将患者置于荫凉通风处平卧,头稍放低,双下肢抬高以促进血液回流。②根据体温升高程度给予适当的降温措施。③给饮盐水;严重虚脱或不能进食时,可静脉滴注5%葡萄糖生理盐水。④神志不清或呼吸困难者给予苏合香丸或生脉散;嗅闻10%稀氨溶液或芳香氨醋液,皮下注射安钠咖0.25g。⑤若补液后血压仍低于12kPa(90mmHg),可使用升压药,以使组织灌注良好,排尿恢复正常。

(4)热痉挛:①给予0.1%生理盐水饮用,总补盐量为10～15g;也可酌情给咸菜、咸鱼等;若饮盐水有困难。②反复发作时,可静脉滴注生理盐水或5%葡萄糖生理盐水或口服1.5%～3%盐水或静脉滴注生理盐水。让病人在荫凉通风处休息,全身肌肉放松,并按摩痉挛部位的肌肉。③过度换气造成血钙过低者,可酌情给予10%葡萄糖酸钙或氯化钙10ml静脉缓慢注射。④若病人精神紧张、烦躁不安时,应给予镇静药如肌内注射西地泮(安定);若痉挛不止时,肌注苯巴比妥钠,或口服10ml 8%水合氯醛溶液,辅以针刺合谷、承山、足三里、内关等穴。

对中暑患者及时进行对症处理,一般可很快恢复,不必调离原作业;若因体弱不宜从事高温作业,或有其他作业禁忌证者则应调换工种。

（二）热作用所致的慢性疾病

长期高温的慢性作用可致慢性热性疾病，分为三大类。

1. 常驻热带地区的部队官兵中出现头痛、头晕、失眠等神经衰弱症状，或自主神经功能失调等现象和出现暂时性热疲劳。

2. 是在长期高温作业过程中，受高温和强劳动双重作用致生理功能失调的结果。可出现胃肠道疾病、贫血、心肌损害、高血压、性功能减退或对肝的影响等。

3. 是由热致急性疾病所造成的后遗症。如热痉挛后，肌肉疼痛，僵硬，活动能力下降，长期慢性热作用引起的汗腺上皮化与堵塞，发展成为热性皮炎等。

以上 3 种慢性疾病，可暂时脱离高温作业环境，休息和一般对症治疗或治疗原发疾病。

（三）炎热环境军事作业常见皮肤病防治

1. **晒斑**　又称日光红斑、日光水肿、日晒伤，是皮肤对强烈日光照射引起的一种急性损伤性反应，于暴晒处发生红斑，水肿，甚至水疱，常发生于初夏间皮肤被晒黑之前。

防治措施：①常参加户外运动，逐渐增加皮肤对日光的耐受性，但需循序渐进，一般不宜在上午 10 时至下午 2 时光照强烈时外出；②若已发病，主要采取局部外用药物疗法，消炎、安抚、镇痛为原则；③有全身症状者，可口服抗组胺药和少量镇静药，补液及其他处理。

2. **阴囊湿疹**　又称烂裆，由于气候炎热，训练、劳动时，会阴部分泌的汗液和其他排泄物蒸发不畅，使皮肤长时间受汗液浸渍，以及局部摩擦，加重病情，并引发感染。

防治措施：①注意个人卫生，勤换内裤，保持会阴部清洁干燥，不要搔抓，多汗时可用爽身粉；②糜烂渗液者，可涂复方硫磺软膏，必要时可用地塞米松软膏局部涂搽。

3. **痱子**　夏季大量出汗后，由于高温潮湿，通风不良，穿着衣服过多，过紧，影响汗液从皮肤表面蒸发，使皮肤受到浸渍，汗腺毛孔闭塞，汗液不能通畅地排除，形成痱。

防治措施有：①加强耐热锻炼，提高适应；②保持凉爽通风；③避免过热，衣着宽大，清洁，干燥；④保持皮肤清洁。痱的治疗主要是用温水冲洗患部后扑撒痱粉，忌擦浴和使用洗衣肥皂，以防感染，治疗过程中还应清洁皮肤、避免搔抓。

4. **股癣**　癣是由真菌感染所致，好发于腹股沟、会阴和肛周的皮肤癣菌病，与阴囊湿疹易混淆，病理可鉴别。

防治措施：①彻底治疗股癣、足癣和甲癣，对贴身衣服、被单等消毒，肥胖者夏季保持干燥，常扑爽足粉（水杨酸 5.0％、氧化锌 20.0％、滑石粉 75.0％），每日 2～3 次。②集体生活的战友或家中有癣病者应及早根治，防止交叉感染。③除病因性红色毛癣菌外，一般较易治疗。可用复方雷琐擦剂，每日 2 次。如系红色毛癣菌皮损又较广泛，可用黄霉素 500mg，口服，每日服 1 次，4～6 周可愈，但必须临床、镜检和培养结果均阴性。2％咪康唑霜对红色毛癣菌亦有效，治疗必须彻底并以免复发。

5. **浸渍糜烂型手足**　有地方俗称"烂手烂脚"，主要发病原因是长时间的温水浸泡，加上机械性的摩擦，大气潮湿，皮肤不易干燥，常可引起发病。防治措施如下。

（1）加强个人防护，温水浸泡部位涂上油类如凡士林；温水浸泡后用 12.5％明矾、3％食盐水浸泡片刻，让其自然干燥。

（2）减少温水浸泡时间，尽量避开水温较高时作业。

（3）主要为对症治疗。首先应注意干燥、清洁，尽量少用热水及肥皂，如继发感染，再涂抗菌药膏。

五、热环境条件下军事作业的卫生防护

(一)准备工作

1. 宣传教育 部队在进驻训练场地或阵地前,要对官兵进行广泛的宣传教育,使其对热带地区复杂而艰苦的环境有所认识。做到五会:①会观察中暑先兆和预防中暑;②会指导几种疾病(疟疾、痢疾、钩端螺旋体病和恙虫病)的预防;③会使用卫生盒和防护盒;④会自救互救;⑤会处理小伤小病。

2. 组织卫生流行病学侦察 对部队居住地区进行全面、认真的卫生流行病学侦察,依据侦察结果,结合部队实际情况,制订卫生保障计划,提出切实可行的卫生防护措施。

3. 做好物资准备 筹备足量的各种急救药品,如抗生素、抗疟药、蛇药、饮水混凝剂、消毒药、杀虫剂、防蚊油、防晒液、干洗剂,痱粉以及蚊帐、雨衣、水壶、塑料布等。

(二)耐热锻炼

合理的耐热锻炼可提高机体热适应和热习服能力。耐热锻炼必须遵循"循序渐进"的原则,把耐热锻炼与部队日常训练、施工、生产、军体活动结合起来,在夏季拉练、演习或战斗前2～3周,应有组织有计划地提高锻炼程度。在炎热气候条件下轻装越野、万米长跑和负重行军锻炼是耐热锻炼的有效方法。行程先少后多,负荷先轻后重,速度先慢后快,时间先早、晚,后中午,坚持热中炼、动中炼、负重炼,从实战需要出发,严格训练、严格要求,可明显提高部队的抗热能力。耐热锻炼必须在机体受到热刺激的条件下才能形成热习服,因而锻炼时一定要使体温升高(肛温不低于38.3℃),并保持一段时间,一般认为每天锻炼1次,每次锻炼时间不少于1.5～2小时;热强度、体力负荷和锻炼持续时间三者之间可相互调节。初步形成热习服的时间需1～2周。在获得热习服后,每周仍需有不少于3次的巩固性锻炼,以不断巩固和提高热习服水平。热习服在中断锻炼3～4周或以后即逐渐消失,称脱习服。采用非高温环境条件下进行体力锻炼的方法,使未热习服的锻炼者的耐热能力显著提高。部队在北兵南调或常温地区人员需快速进入高温高湿地区之前穿雨衣锻炼可加速机体热习服。

(三)卫生防护措施

1. 加强管理,做好生活保障

(1)加强高温作业者营养素的合理摄取:在膳食调查的基础上,足够的补充高温作业者需要的糖类、脂肪、蛋白质和维生素、微量元素类物质。同时还应注意膳食制度、烹调技术、就餐环境、进食时间和三餐热量的合理安排。应适当提高早、晚餐的热量,降低午餐热量,按早餐35%、中餐30%、晚餐35%的比例安排。合理搭配谷类、豆类及动物性食物鱼、禽、蛋、肉类,以补充优质蛋白质及B族维生素。精心烹制,供给具有色、香、味且能满足高温需要的饮食,经常调换花色品种,适当用凉拌菜。高温环境下要求劳动后休息45分钟才开始进餐,在晚上适当增加夜宵,使消耗的能量得到补充。

(2)合理供应饮料:合理补充水、盐可以提高机体的耐热能力。可根据部队实际情况结合水源充足程度,适时适宜地补给。以汤作为补充水分及矿物质重要措施。绿豆汤、菜汤、肉汤、鱼汤可交替选择,在餐前饮少量汤可增加食欲。对大量出汗者,宜在两餐之间补充一定量含盐饮料。如不加食盐也可配成冰茶、酸梅汤等富含维生素,矿物质的饮料,刺激食欲,加速热适应,切忌暴饮温度过低的冰镇饮品。饮水时以少量多次为好。含咖啡因乙醇等的饮料、苏打水、未稀释的果汁和牛奶等对高温作业者有不良作用,应避免选用。

（3）合理安排作训时间，保证睡眠：①初到热区的头儿天，活动量或体力锻炼的时间相对少一些。然后逐渐增加，以便形成热适应。②在不影响军事任务完成的情况下，尽量将强度大的军事活动安排在较凉爽的清晨或夜晚进行。③在炎热条件下，应尽可能避免在阳光直射下的活动。若军事行动所必须，如烈日下野外长期潜伏、野营拉练和急行军等，可采用遮荫、通风、洒水等措施。④保证睡眠，防止过劳，居住处要保持干燥通风；执行各种军事任务时要合理分工，战时应及时消除官兵的紧张心理；充分利用战斗间歇进行休息及战斗期间的轮流休息，以恢复体力。条件允许时，可服用抗疲劳饮料及有关药物。

2. 加强官兵的个人防护防热用品的配带和使用管理　①防热面罩的视野要大，可见度要好，不应受汗水雾气影响。冷却式头盔可产生凉快的感觉，降低头颈部皮温，提高蒸发散热效率，降低中枢体温。防热服装应具有隔热、阻燃和透气等性能，水冷服、通风服多连有一根水管或风管，只适用于固定工作场所。散热背心兼有降温散热和存储水或饮料的作用，有软吸管直达人体口边，口渴即吸。装有送风机的背包，该背包可向背部及面部提供适宜流量的空气，以提高在热环境作业训练人员的热耐受时间，并减轻生理应激反应。②对于露天作业人员，应戴好宽檐帽，防止太阳直射头部，戴太阳镜，涂抹防晒霜；配备准备充足的水和饮料。着装要透气型长袖衫和长裤，以防止紫外线照射和热辐射，尽量选用棉、麻、丝类的织物，应少穿化纤品类服装。部队在戈壁、沙漠地区作训时应穿着浅色宽松衣服，戴伪装帽；为减少辐射热，应避免皮肤暴露，并涂抹防晒剂。③单兵应随身配发防晒剂、藿香正气水、十滴水、人丹、清凉油、风油精等常用防暑降温药品。

3. 重视作业环境监测，科学预防　炎热环境下作业，当测得干球温度达到 34℃，或湿球温度超过 29℃、三球温度指数超过 32℃时，应适时地调整训练强度和工作时间，加强重点对象的照顾并采取防暑措施。

（1）对高温作业进行分级管理，便于采取不同保障措施。目前高温作业分级采用温差、作业时间率和相对湿度作为分级的主要依据，能较好地反映出作业环境的热强度和劳动强度的大小。在作业岗位的日劳动时间及作业带相对湿度相同情况下，随热源散热量增加，室内、外温差越大，则高温作业级别越高。

（2）自动环境温度和湿度报警系统，设定人体的体温和湿度生理极限值，单个作业人员配备感应器，超过限值即接受提示预警。

（3）单兵式环境温度和湿度感应器，超过限值即可预警。

（4）袖珍便携式红外温度计，由作业人员自己根据需要随时测定自身耳温。

（5）标定出不同区域作业热环境的温度和湿度范围，划分高温湿热环境等级。

4. 加强健康检查与医学监督　热环境下作业前，应做好预防行健康检查。应根据《职业健康监护管理办法》（GBZ 188-2007）的规定，凡发现有Ⅱ期及Ⅲ期高血压、活动性消化性溃疡、慢性肾炎、未控制的甲状腺功能亢进症、糖尿病、大面积皮肤瘢痕病，均不宜从事高温作业。对患有心血管疾病、持久性高血压、活动性肺结核、实质性脏器疾病、贫血、中枢神经系统器质性疾病，以及慢性病初愈者，应酌情适当安排。对体弱、肥胖、广泛性皮肤病、多汗、夜间执勤者和新兵应重点巡诊监测。巡诊中如发现有可能发生消化道、呼吸道或真菌性传染病流行趋势时应及时报告，尽快采取防控措施。对于个别作业人员出现的心理疲劳、心理应激或冲突，应及时进行心理辅导；还应合理安排作业人员休假和疗养。

（石　静　夏本立）

第三节　低温环境军事作业冷伤预防

我国地域广阔,"三北"地区(华北、东北、西北)分布的边防线绵延万里,属于高寒地区,冬季气候低,寒冷期长,温差大,最北端的漠河冬季最低温度甚至达－50℃以下。许多军事情况要求部队冬季作战、南兵北调或大部队紧急进驻寒区,长期或阶段性地在低温环境下作业。机体长时间受到寒冷的刺激,诱发呼吸道疾病,产生冷损伤,降低军事作业效率,造成非战斗减员。有资料显示在国内、外军事战争史上,部队在低温环境中发生冷损伤,某些阶段冻伤人员的数量超过了战伤人员,对战局和军人心理产生了一定影响,是军队非战斗减员、影响战斗力的重要原因之一,在某种程度上影响战争的胜败。由此可见,如何预防部队人员在低温环境中发生冷损伤是军事卫勤工作首要考虑的问题。

一、低温对生理功能的影响

低温环境(low-temperature environment),即温度低于人体舒适程度的环境。一般取(21±3)℃为人体舒适的温度范围,因此18℃以下的温度即可视作低温。但对人的工作效率有不利影响的低温,通常是在10℃以下。低温环境除了冬季低温外,还见于高山、南极和北极等地区以及水下。在低温环境下,机体动员各系统功能,增加产热,保持体温,抵御寒冷刺激。

(一)对心血管系统的影响

低温环境可直接或反射性地引起机体的皮肤血管收缩,交感神经系统的兴奋,分泌至血中的儿茶酚胺浓度增加,机体通过寒战产热和非寒战产热以抵御低温的刺激,使心脏负担加重。机体长时间暴露于低温环境中,使血流变学性能恶化,可见血细胞比容、循环血小板数及血黏度升高。冷损伤后,局部血液灌流量明显减少,氧利用率降低。常温中体力劳动时舒张压降低,但伴有冷空气吸入时却反而升高。呼吸冷空气时可见心血管动力学改变及冠状动脉收缩。局部冷刺激不影响正常人体冠状动脉血流,但有冠心病者则冠状动脉阻力增高,心肌供血减少,诱发或加重左心室功能异常,有诱发心绞痛的危险。有研究表明,低温对内皮细胞损伤及其功能紊乱、血凝系统改变,在血液循环障碍冷损伤发病机制中起重要作用。

某些末梢体部的皮肤血管遇冷收缩、皮温降到一定程度后,由于动静脉吻合突然开放,血流恢复,皮肤温度回升。如条件适宜,此现象可周期性重复出现。这种冷致血管舒张反应(cold-induced vaso dhahon,CIVD)对保持机体肢端功能、防止冻损伤有一定作用。

(二)对呼吸系统的影响

低温环境对呼吸系统的影响是多方面的。体温过低时,随着体温下降,呼吸率、每分钟通气量和潮气量都成比例下降,体温降至30～28℃时通气功能明显下降,20～16℃出现呼吸停止。通气下降是由于代谢需求减少、低温对中枢调节和外周反射机制的直接效应、结构效应等因素造成的。低温降至28℃外周化学感受器开始抑制,对CO_2反应减弱。体温降至25℃时,解剖无效腔增加50%,生理无效腔增加28%,肺泡弥散率也下降,小血管阻力增加,肺血管更加扩张,出现肺水肿及肺泡出血。

机体在吸入冷空气时,低温对面、躯干皮肤的刺激可反射性地引起气道阻力升高,为冬季运动性哮喘发病的主要原因。吸入过冷空气可使呼吸道分泌物增多,甚至出现支气管黏液溢出。冷对肺实质血流影响明显,表现为肺静脉收缩,在严冬可引起进行性肺高压。

(三)对作业工效的影响

在低温环境中,由于中枢和周围神经系统以及肌肉和关节等受到作用而影响功能,皮肤敏感性降低,肌肉收缩力、协调性和灵活性减弱,造成机体疲劳。肢体关节囊液黏度升高,活性阻力增大,在进行军事作业时,尤其是肌肉大幅度收缩时,易发生肌肉与肌腱撕裂。

低温对作业工效的影响视作业类型、难度、受冷部位、冷却速度、程度持续时间和劳动熟练程度而异。主要靠手部操作的手动作业取决于手部温度,涉及更多中枢活动的作业(如认知、记忆等)与全身受冷情况关系密切。当皮肤温度降到 16~10℃时,即可感觉疼痛。当肢端(指或趾等)由疼痛转为麻木时,手的技巧性活动就会降低,触觉敏感性降低,事故发生率增加。一般说来,引起工效损害的手部温度临界值为:粗糙作业 8℃、灵活作业 12~16℃、精细作业 18℃。

环境温度导致体温过低时,也可对脑功能有一定影响,出现冷漠、易激动、注意力不集中、记忆力减退、错误率增多、反应时延长、产生幻觉等,视觉灵敏度减弱,特别是视距离较远的物体时,往往因此而酿成不幸事故。

二、低温环境对军事作业的影响

(一)站岗、守卫阵地

试验证明,着现行冬装,扣好帽扣,在气温 -19~-23℃、无风的情况下,人员静止站岗、守卫阵地 1 小时后鼻尖出现冷冻感,90 分钟后开始冻手,用手解扣子困难;气温在 -14~-27℃,穿毛皮鞋,足部进行小活动,15~30 分钟开始出现足部冻感,1 小时以后大部分出现麻、痛感觉。

(二)武器射击操作

低温对武器射击操作影响比较大。冰雪地轻武器射击,架枪不稳定,操作时手指易冻麻,射击动作不确实,影响射击精度。在气温 -10~-20℃、无风,徒手操作武器可维持 5~10 分钟,当气温在 -20~-25℃、风力 4~5 级,人员徒手操作只能维持 2~3 分钟,若有降雪极易发生冻伤;气温在 -25℃以下,风力 6 级以上,人员无法操作。

炮兵在低温环境中准备射击,进行计算作业速度慢、精度差。某部试验表明,在 -25~-30℃、风力 4 级以下,作业时间较常温下延长 30%~40%,距离误差 30~50m,方向误差 3~5 密位。若有降雪,维持 2~3 分钟就极易发生冻伤;气温在 -25℃以下,风力 6 级以上,人员无法操作。

(三)坦克驾驶

驾驶员中以车长受寒最大,因开窗驾驶上半身位于炮塔外面,直接受低温和冷风的侵袭。驾驶员位置较低,受低温影响主要是面部。在气温 -20℃、平均风速每秒 2.5m,平均车速每小时 22.8km,开窗行驶 2 小时,车长感觉面部和手部有强烈的痛、麻感,手指灵活性比正常降低 50%。

(四)通信兵作业

人员在 -30℃时作业 30~50 分钟,抄报、接线时效率降低 10%~15%。冬季架线人员着装笨重,树木结霜光滑,架设线路困难,人员体力消耗大,易冻伤或感冒。

(五)对伤员救护的影响

1. 救治机构配置地域与展开困难　低温条件下,某些工作帐篷或者装备中的橡胶制品质地脆性增加,不便于展开;在土层冻结时构筑工事需要的人力多、时间长、难度大。

2. **伤员易受冻**　伤员受伤部位保暖难度大,易发生冻伤,使伤情加重;已发生冷损伤者,抵抗力降低,容易发生休克和破伤风等,从而增加了伤死率和致残率。

3. **救护人员操作不便**　在低温环境下救护伤员,救护人员手的灵活度下降,操作不便,影响救治速度和质量。例如在气温-25C时,赤手包扎伤员,13分钟双手冻麻,25分钟后即难以操作。戴绒线手套虽能延缓受冻时间,但操作不便,易造成包扎不紧,止血不牢,影响救治效果。

4. **抢救药品器械易冻损**　由于环境温度低,液体针剂易冻结,注射器械受冻后容易破裂,给战场抢救带来一定困难。据试验,冬季在无取暖、保温条件下,一般液体药品在0～-5℃时就会冻结,不适于紧急情况下和大量战场救护的需要。

三、冷损伤卫生防护

(一)冷损伤形成机制

寒冷或低温对机体的有害作用统称为冷损伤(cold injury),即低温造成组织冻结导致细胞结构功能损伤,以及冻结组织融化后微循环障碍而致机体损伤。组织冻结时,细胞间隙首先形成结晶,致使组织电解质(钠离子)收缩使细胞内液外渗。细胞脱水、皱缩,细胞膜通透性增强,能量物质失去活性,组织细胞破坏或死亡。血液循环障碍主要是组织冻结使血管极度收缩,经复温融化后小动脉、小静脉及毛细血管扩张,血管壁通透性增强,血浆渗出,血液浓缩、淤积形成血栓,冻区血循环严重障碍,组织细胞代谢紊乱以致缺氧坏死。冷损伤组织细胞能否存活,很大程度上决定于低温程度、致冷速度、受冻时间、融化复温速度对细胞的直接损伤程度及血液细胞循环的恢复和供应情况。因此,减少血管壁损伤,恢复伤部组织的血液循环,对减少组织损伤、减少伤残是很重要的。

(二)冷损伤分类及其临床表现

冻损伤按照损伤部位分为全身性冷损伤和局部性冷损伤两类。全身性冷损伤指冻僵和冻亡;局部性冷损伤又可分为冻结性冷损伤和非冻结性冷损伤。冻结性冷损伤是指冰点以下低温,引起局部组织冻结所致的冷损伤、称之为冻伤;非冻结性冷损伤发生于冰点以上气温(0～10℃)或低温潮湿环境,不发生组织冻结,包括冻疮、战壕足和浸渍足。

1. **非冻结性冷损伤**

(1)冻疮:多发生于不太冷的高湿度地区,如沿海一带及江河流域等地。好发部位是手、足、耳及其末梢部位,开始表现为皮肤红斑(或紫红斑)及肿胀,皮下结节,有灼热感及痒感,出现血管扩张和皮下水肿。迁延数周至数月不愈,病灶肿胀加剧,组织变硬,颜色较深,有时出现水疱,并有发生浅表组织糜烂和皮下脂肪坏死的倾向,痒感被疼痛代替。多反复发作,每年秋末和初春复发。

(2)战壕足:发生于冰点以上低温(0～10℃)的潮湿或蒸气环境中。多由寒冷和潮湿的战壕中长时间不活动,肢体下垂、鞋靴紧窄诱发。症状为双足寒冷、麻木、足底刺痛,开始双足红肿,继之苍白充血、点状出血、发生水肿和水疱,严重者部分浅层组织坏死。

(3)浸泡足:由于足部长时间浸泡在冰点以上的冷水中引起。多发生于船员、水手或海军战士等。浸泡足在复温后,首先表现为四肢寒冷、麻木、水肿,持续1小时至数小时后麻木消失,患肢由于充血变热和发红,并有疼痛,水肿更加明显,可出现水疱,此期持续数小时、数天或数周,患肢对冷敏感、血管运动不稳定。严重者可发生进行性坏死。

2. **冻结性冻伤** 按损伤程度分成四度冻伤。一度冻伤和二度冻伤又称轻度冻伤,三度冻伤和四度冻伤称重度冻伤。

(1)一度冻伤:称之为红斑性或充血性冻伤,损伤仅涉及表皮层,复温前局部苍白。复温后皮肤热而干燥,呈红或紫色(红斑或紫斑)及肿胀等局部特征。自觉灼热、刺痛及麻木感、约1周后痊愈,不留痕迹。

(2)二度冻伤:水疱性冻伤,损伤涉及真皮层,主要特点是水疱形成,水疱底部为皮肤的生发层,比较浅表。局部明显充血、水肿,有大、小水疱形成。疱液澄清,属浆液性。患处起初感觉迟钝,随水疱形成而有疼痛感。如无继发感染,经2~3周水疱渐趋干枯,成为黑色干痂,脱落后复以新生上皮。如水疱发展为溃疡则愈合较慢。

(3)三度冻伤:损伤累及皮肤和皮下组织,主要特点是皮肤的全层组织发生坏死,并可延及皮下组织的不同深度,多数有血性水疱。皮肤呈紫红色、紫绀色或青蓝色。没有水疱时可呈青灰色。点部感觉消失,待溃疡、坏死形成后才有痛觉。组织修复缓慢,愈合留下瘢痕,有色素沉着,感觉减退。

(4)四度冻伤:主要特点是损伤深层组织,有时肌层和骨组织都发生坏死,是最严重的一类冻伤。水疱液为血性,呈暗红色。皮肤呈紫蓝色或青灰色,痛觉及触觉消失或明显迟钝。肢体疼痛可持续15~30天。多数在发展为干性坏疽后,疼痛减轻或消失,组织修复缓慢。

3. **冻僵** 由于寒冷造成的全身性降温所致的严重损伤,多呈全身僵硬,故称冻僵。早期机体可发生强烈寒战,体温下降,当肛温至30~33℃时,肌战停止,肢体强直,心率缓慢(每分钟12~20次),呼吸困难,瞳孔反应迟钝或消失,意识障碍,小便失禁;当肛温降至24~25℃时,可因心室颤动而死亡。

(三)冷损伤的救治原则

1. **迅速将伤员移离寒冷环境** 发现冻伤人员,应尽快使其脱离寒冷环境,进行全身和局部保暖,给予饮料。如衣服、鞋、袜潮湿,应迅速更换,不易解脱时可剪开或连同肢体一并浸入温水中,在融化后再行解脱。力争对冻伤局部进行温水快速复温,复温后在充分保暖的条件下后送。如无条件快速复温时则尽快后送,途中注意保暖,防止外伤,尽快采取治疗措施。

2. **采用合理的温水快速复温** 重度冻伤治疗通常是针对重度冻伤的发病原因采取治疗措施。为加速消除组织的冻伤状态,缩短冻区融化时间,减轻融化损伤,改善冻区血液循环,应尽快进行复温疗法。快速复温的水温在40~42℃范围均有效,以42℃效果最好。采用专用复温装置,使冻伤肢体浸泡水温始终保持在42℃。浸泡时间以被浸泡的受冻伤部位回升至接近正常皮肤温度(表现为组织软化,皮肤潮红,尤其是指、趾甲床潮红)。对于颜面部冻伤,可用42℃的热水袋或浸湿毛巾进行局部热敷。复温后,继续采取保暖措施,坚持给予镇痛药。若冻结组织已融化,可改用40℃的1%氯己定(洗必泰)液温浸疗法。对冻伤部位严禁火烤、雪搓、冷水浸泡或猛烈捶打。治疗重度冻伤时,为了解除红细胞聚集、血小板凝集和防止血栓形成,治疗中需采用抗血栓药物,做好抗休克准备。

3. **药物治疗** 一、二度冻伤按常规保持冻区清洁,注意保暖,涂搽冻伤膏。常用药物为呋喃西林氢化可的松霜、呋喃西林霜(741冻伤膏)、硫酸锌霉素霜(851霜)和1%胡椒乙醇(白胡椒10g加入95%医用乙醇至100ml,浸泡7天,每日搅拌2次,取上清液外用)。

四、寒冷环境下预防冷损伤的卫生防疫措施

进驻寒区部队,必须根据驻地气候和疾病特点,结合部队任务和现行装备,从实际出发,拟订卫生防疫计划,认真做好防寒防冻和卫生防疫工作。

(一)严格行政管理

加强行政生活管理,是做好防寒防冻工作的关键。因此,连队党支部和行政领导必须把这项工作列入议事日程,结合实际情况及时提出切实可行的措施,并教育、督促指战员认真贯彻执行。基层干部必须熟悉防冻知识,了解冷损伤发生的规律和条件,熟悉气温、风力、湿度以及劳动作业条件与冷损伤发生的关系,严格管理教育,狠抓措施落实,避免在行军野营、训练、室外作业过程中发生冷损伤。同时,要充分发挥连队卫生员的技术指导作用,经常深入班排和作业现场,宣传防冻伤知识,检查防寒装备,监督个人卫生,在低温条件下督促战士适当活动,随时发现可能发生冷损伤的人员,防止发生冻伤等事故。

(二)开展宣传教育

通过宣传教育,使部队官兵认识到预防冷损伤发生对保护战斗力的重要意义,树立不畏严寒、科学御寒、战胜严寒的信心。要上好卫生课,请有经验的驻地居民座谈防寒经验,放映有关科教影片等,大力普及防寒防冻的科学知识,了解防寒、防冻方法,掌握冷损伤应急保暖和救援措施。教育内容应密切结合部队实际,应因人、因时、因地、因事而异,使官兵了解易发生冷损伤的时机、易冻部位和易冻人员等规律性东西,以及以动防冻,以炼胜寒,合理着装、防风、防潮等有效办法。宣传教育要采取多种方式方法,反复深入地进行。

(三)做好物资保障

搞好防寒防冻工作,做好冬装、居住场所、饮食等物质条件保障是不可缺少的。入冬前,对个人冬装应进行点验,适时发放,调整和修补冬装,制式冬装必须合身,鞋子要求稍大一些,能防水,有备用鞋垫。居住场所必须注意供暖保暖,取暖设备应完整无损,门、窗和暖气管道在入冬前要做好检修。保证室内温度适宜,一般不宜低于18℃,最低也不能低于13℃。冬季野营训练和作业时,必须考虑取暖问题。搞好食品储备,做好膳食搭配,改进膳食结构,通过提高膳食热量,适当增加脂肪、蛋白质和维生素的摄取量,使脂肪含量占总能量的30%~40%,合理利用豆制品,必要时补充抗坏血酸、维生素A、维生素C、维生素E,维生素B_2(核黄素)制剂和锌等抗氧化药,提高机体耐寒能力。保证热食、热水、热汤与战时干粮的供应;同时,要善于调动官兵主观能动性,就地取材,制作各种辅助防寒物品。做好防治冻伤药材储备。

(四)进行耐寒锻炼

坚持进行耐寒锻炼,促使机体适应寒冷、低温环境,是提高部队抗寒能力、预防冻损伤的有效方法。目前,我军已制定出《军人耐寒锻炼卫生规程》,适用于部队人员实施耐寒锻炼。

1. 耐寒锻炼原则

(1)坚持循序渐进:环境温度由高到低,锻炼时间由短到长,体力负荷由小到大。

(2)有足够的寒冷刺激强度:一定要在对身体有明显的寒冷刺激条件下进行,冷水锻炼(洗手洗足)水温以5℃为宜。

(3)注意个体差异:对寒冷耐受力弱的人不可强求一律,应适当照顾。

(4)注意天气变化:当寒潮侵袭和风雪天,应加强末梢部位(手、足、面部、耳)的保护。在锻炼过程中实行动、静结合,防止冻伤。

(5)坚持经常,防止脱习服:获得冷习服后,仍需要坚持耐寒锻炼,巩固耐寒锻炼效果。

2. 锻炼方法

(1)长跑锻炼:一般由 11 月份开始,利用每天早操时间进行,注意保护耳和面部。跑前做准备活动 2~3 分钟,采用慢-快-慢的方法,第 1 周每天跑 3~4km,以后逐渐增加至 5~7km,每周 5 次,连续 2 个月,从第 4 周开始逐渐产生寒冷习服能力,2 个月可达到良好的习服水平。

(2)冷水锻炼:每日早、晚用 5~10℃冷水泡手、洗脸、泡足,每次 10 分钟,连续 1 个月。一般经 2~4 周锻炼,可明显改善末梢血管功能,减轻冷痛反应,提高手在寒冷条件下的操作技能。若能坚持用冷水擦洗上身、淋浴(水温从 25~18℃,逐渐降至 12~10℃以下)或冬泳,则效果更好,但必须从夏季开始。

(3)冷空气锻炼:每日室外活动时间不应少于 6~7 小时,并适当减少着装,持续 2 个月或整个冬季。可结合军事训练,妥善安排训练科目,有计划地增加室外活动时间,如队列训练、射击预习、野营训练等。持续 2 个月可以显著地减少寒战和减轻冷痛反应,增强部队在严寒条件下的作业能力。

(4)综合锻炼:是在同一时间采用 2 种或 2 种以上的锻炼方法,或以 1 种方法为主,配合其他方法进行耐寒锻炼。

(5)巩固锻炼:可选用耐寒锻炼方法中的 1 种,每周不少于 3 次,直至气温转暖。

(五)采用药物预防冷损伤

在特殊情况下通过使用药物提供立即或短时间内增加耐寒力的方法。主要有口服辅助防冻药 45 号方,是以扩张末梢血管药物妥拉唑啉(妥拉苏林)为主的快速提高抗寒能力的一种合剂;通过抗氧化药维生素 C、维生素 E、锌协同脂肪提高人体的耐寒力,成分为高脂膳食(脂肪生热比 30%)加维生素 C 600mg,或高脂膳食(脂肪生热比 30%)加维生素 E 300mg,或普食(脂肪生热比 23%)加锌 30mg,均为每天 1 次;人参多糖、刺五加口服液,成分为人参多糖 1ml,刺五加 1ml,每人 1 次 20ml,每日口服 2 次,连服 20 天;甘氨酸,具有较强的食物特别动力作用,增加产热。

(六)辅助防寒装备

1. 新型单兵加热防寒保暖服装   由沈阳军区联勤部疾病预防控制中心研制的寒区部队单兵及野战卫勤保障防寒系列装备,共计 4 个系列 44 个品种,其中单兵防寒保暖装备主要有保暖面罩、手套、马甲、衬衣(裤)、鞋垫等,可保护官兵低温环境的作业能力,提高作业效率。该系列产品由复合长丝纤维电热线与纯棉布料制成的弹力加热布加工而成,柔软,可缝、可洗、可折,通电即可发热,耐高低温,结实耐用,发热温度可任意选择。使用抗低温电池组供电,体积小、携带方便、电能高、发热时长,安全环保,具有自加热保温功能,在-50℃严寒环境能正常工作、升温迅速、可长时间安全发热。该系列装备针对易降温、冻伤的末梢部位进行加热保温,保持指端灵活性和灵敏度,对躯干部位加热有利于保持人体中心温度,实现了整体防寒效果。

2. 化学类怀炉(催化炉)   炉体内装有棉花,加入直馏汽油或溶剂汽油 40ml 可点燃 24 小时,在室温下炉体表面温度达 60~70℃。

3. 化学产热袋(贴)   利用氧化还原产热的原理制成。可调节温度,有的可以重复使用,表面温度可达 40~50℃。成本比较高,重复使用次数有限。

(于 宁 蒋 彤 杨 青)

第四节 高原环境军事作业卫生防护

医学上的高原是指发生明显生物学效应的海拔 3000m 以上地区。我国是世界上高原面积最大的国家,海拔 3000m 以上的高原分布于西藏自治区、青海省、甘肃省与新疆维吾尔自治区的南部,四川省和云南省的西北部,约占全国总面积的 1/6。我国的广大高原地区居住着以藏族为主的各兄弟民族,地处边陲,位于国防前哨,具有重要的经济、政治和军事地位。

一、高原的自然环境特点

高原地区由于海拔高,有其特有的地理条件和自然环境。

(一)气压低、氧分压低

在高原地区,由于海拔高,空气中的分子密度减小,因而空气稀薄,气压下降,空气中的氧分压也降低。随着海拔高度的升高,大气压逐渐降低。

(二)寒冷

高原地区,气温随海拔升高而降低,一般每升高 100m 气温下降 0.56℃。

(三)湿度低

随着高度增加,大气中水蒸气的分压也降低,即海拔愈高空气愈干燥。

(四)太阳辐射强

太阳辐射强、日照时间长是高原气候的另一特点。在高原由于空气稀薄,清洁,水蒸气含量少,大气透明度大,太阳辐射的透过率随高度升高而增加。

(五)空气离子化程度高

高原由于大气透明度大,太阳辐射及短波紫外线辐射增强,空气离子化程度增高。

(六)灾害性天气多

高原寒潮、雪灾、风暴、霜冻和雷暴发生较频繁,灾害性天气多,且灾害因素相互影响,气候恶劣。

二、高原低氧对人体生理功能的影响

氧分压低是高原自然环境中影响人体最主要的因素。低氧环境下,机体首先出现一系列适应性改变,以使机体获得较多的氧和提高对氧的利用,但持续过度低氧可影响人体生理功能,导致病理性改变。

(一)低氧对中枢神经系统的影响

1. 中枢神经系统的影响　中枢神经系统对缺氧最为敏感,氧耗也最高。因此,中枢神经系统对缺氧的耐受性较低。尤其是呼吸中枢和血管运动中枢对缺氧非常敏感。

2. 精神活动的影响　人类精神活动是中枢神经系统高级部位功能状态的反应。人在严重的急性缺氧时可以突然出现意识丧失,失去知觉。不太严重的缺氧对精神意识的影响很类似酒精中毒,表现为头痛、意识错乱、嗜睡、肌无力、运动协调障碍。

(二)低氧对呼吸系统的影响

低氧时呼吸系统功能变化出现较快,一旦暴露于低氧环境,肺通气量即有所增加。一般随海拔高度的增高或缺氧程度的加深,每分通气量随之增加。低氧引起肺通气量改变的阈值为

$PO_2 = 50\sim60mmHg$,相当于海拔 $3658\sim3962m$。

（三）低氧对循环系统的影响

1. 心率变化　缺氧时最早出现的循环反应是心率加快。进入高原低氧环境之初，心率常随海拔增高而加快，随着适应机制的发展逐渐减慢，但仍高于平原水平。

2. 心输出量的改变　多数人的研究表明，初入低氧环境，由于心率加快，每搏量不变，故每分输出量增加，停留 $1\sim2$ 周后则接近或略低于初始水平。严重缺氧时，由于心肌受损、心肌收缩力减弱（心肌缺氧代谢酸中毒）和心率减慢，心输出量和每搏量均降低。

3. 器官循环

（1）冠状动脉循环：心肌对缺氧也很敏感，仅次于中枢神经系统。急性轻度缺氧和中度缺氧，可使冠状血管扩张，冠状血流量增加，心肌摄取氧量增加，故心肌无明显缺氧；在严重缺氧时，发生心肌缺氧。

（2）肺循环：低氧可使人和动物肺动脉压升高。约在 $3000m$ 高度就可发生肺动脉高压，所处海拔越高，肺动脉压越高。

（3）脑循环：许多研究表明，在急、慢性缺氧时脑血流增加。

（四）代谢和其他器官系统的变化

机体暴露于低氧环境时，与代谢有关的内分泌系统、酶的活力、核酸代谢、无氧酵解、肌红蛋白等均会发生变化，以便在氧不足的情况下，向有利于氧的有效利用方向转化。其他系统的功能，如消化系统、泌尿生殖系统的功能也相应降低，以保证重要组织器官，如大脑和心脏的供氧。

三、低氧对军事作业能力的影响

人进入高原后，出现最早的是急性高原反应，但是影响最持久的是劳动能力降低。

（一）高原低氧对体力劳动的影响

机体活动的能量主要来自于有氧氧化。因此，氧的运输能力和利用能力是限制机体劳动能力的主要因素。高原低氧环境使人体的劳动能力明显降低，并随海拔高度的增加而下降。

随着在高原停留的时间延长，机体逐渐对高原习服，红细胞的携氧能力、心肺功能、骨骼肌的能量代谢和细胞线粒体功能等均出现适应性改善，最大摄氧量相应升高，但仍达不到平原水平。在高原进行体力劳动，如劳动或训练强度过大会引起高原病的发生。

（二）高原低氧对脑力劳动的影响

在现代高技术条件战争中，脑力劳动的地位显得越来越重要。大脑是对缺氧最敏感的器官。研究发现，高原脑功能损害主要表现为反应时间延长，学习记忆能力减退，动作协调性和准确性降低，劳动功效降低。这就严重影响了人的判断、决断等能力。为此，美军提出，在高原部队应建立交叉数据检查和决定的制度，以防止指挥员做出错误的决定。

四、高原病及其防治

高原病是指发生于高原低氧环境中的一种特发性疾病，也称高山病。一般情况下，人们将高原病分为急性高原病和慢性高原病两大类。

（一）急性高原病

急性高原病（AMS），是指由平原进入高原或由高原进入更高海拔地区时，因高原低氧而在短期内出现的临床症候群,包括急性轻症高原病、高原肺水肿和高原脑水肿,是急进高原部队非战斗减员的主要原因。

1. 急性轻症高原病 也称急性高原反应。是急性高原病中较轻的一种。该病常表现为头痛、头晕、恶心、呕吐、食欲缺乏、失眠、心慌、气短、腹泻、便秘、口唇发绀等症状,且无明显异常体征,一般3~10天症状逐渐消失。

处置原则:对病情轻者,一般不需要特殊治疗,减少活动,睡前服1~2片安定类药物,症状可逐渐减轻或消失。头晕头痛明显者,可采用持续低流量给氧;口服乙酰唑胺;其他对症治疗。

2. 高原肺水肿 是高原暴露后由于肺循环严重障碍而导致的以肺间质或肺泡水肿为基本特征的一种急性高原病。临床表现与一般急性肺水肿相似,有呼吸困难、咳嗽、咳大量白色或粉红色泡沫痰,听诊示两肺布满湿啰音等。发病多在进入高原2~4天。

处置原则:患者半卧位卧床,注意安静、保暖,保证良好的休息;给鼻导管吸氧,有效吸氧仍是治疗本病的关键;地塞米松、氨茶碱、呋塞米及抗生素治疗。

3. 高原脑水肿 是高原暴露后由于脑循环严重障碍而导致的以脑组织或脑细胞水肿为基本特征的一种急性高原病。多在海拔3700m以上高度发病,起病急骤,病情危重,常合并高原肺水肿、严重感染、心力衰竭、多系统器官功能衰竭及并发脑出血等,病死率高,但整体发病率低。临床突出表现是昏迷。高原脑水肿的前驱症状可分为兴奋型和抑制型2型。兴奋型表现为头晕、头痛、胸闷、气促、恶心、呕吐、欣快多语、哭笑无常、行动不稳、寻衅滋事等;抑制型常表现为神志恍惚、表情淡漠、视力减退、定向障碍和嗜睡状态,对询问懒于回答。

处置原则:早期预防、早期诊断、早期治疗是降低死亡率的关键。因此,在交通不便时,尽量就地治疗,如条件许可,尽早送低海拔地区治疗;低流量给氧是重要的治疗措施;综合治疗,包括脱水利尿,降低颅内压,结合补液使用促进脑细胞代谢及改善脑循环的药物,纠正水、电解质平衡紊乱;预防和控制感染。

(二)慢性高原病

慢性高原病(CMS)是长期生活在高原的世居者或移居者,对高原低氧环境逐渐失去习服而导致的临床综合征。其病理生理更加复杂,临床表现更加多样,主要包括高原血压异常、高原心脏病、高原红细胞增多症和高原衰退症。

1. 高原衰退症 指人体在高原慢性缺氧过程中出现的一系列脑力及体力衰退现象,原来习惯上称为慢性高原反应。主要症状是头痛、头晕、失眠、记忆力减退、注意力不集中、情绪不稳、精神淡漠,同时可有食欲缺乏、体重减轻、体力减退、工作能力降低、性功能减退等。

处置原则:主要是对症治疗。患者低转至平原并不再返回高原是可靠的预防和治疗措施。

2. 高原红细胞增多症 是高原移居者或世居者体内红细胞和血红蛋白异常增多的一种慢性高原病。由于机体长期慢性缺氧,体内的红细胞和血红蛋白代偿性亢进,出现的临床表现。RBC计数>6.5×10^{12}/L,Hb$\geqslant$200 g/L,Hct$\geqslant$0.65,少数患者RBC计数可超过10.0×10^{12}/L,Hct>0.90,Hb超过300g/L,会伴有高原反应的临床表现。

患者除有高原反应症状外,还可出现颜面发绀,下肢水肿,静脉曲张,手、足麻木或胀痛等。

处置原则:迄今尚无满意的治疗方法。在高原地区本病采取提高机体的携氧能力,改善缺氧状况,降低红细胞数,改善症状,疏通血液改进微循环等治疗方法。

3. 高原心脏病 是高原低氧引起的以肺动脉高压和右心室肥大为主要特征的一种特发性心脏病,通常在海拔3000m以上地区发病。临床多呈慢性经过,并随移居高原时间延长发病率增高,但也可于急进高原时发病。在高原地区向更高海拔升高,环境寒冷,上呼吸道和肺部感染,长期从事剧烈运动等可增大患病率并诱发心力衰竭。

处置原则:患病后应适当休息,减少体力活动。吸入氧气是治疗本病的有效手段。高原心脏病的特效治疗是下转平原或低海拔地区。就地治疗重在减低肺动脉高压、强心利尿、改善血循环状态,应用扩血管药物等对症治疗,同时注意控制上呼吸道感染。

4. 高原血压异常 进入高原后,血压改变可以表现为血压增高或降低,但多数表现为血压增高。随着对高原低氧环境的适应,血压可恢复至原来水平。血压异常状态持续存在或缓解后再度出现并持续下去,会产生继发性损害,即转变为高原高血压或高原低血压。治疗主要在于减轻临床症状和对症治疗。

五、急性高原病的防护

根据 AMS 发生的原因和影响因素,针对性地采取相应的防护措施,是减少或减轻 AMS 的有效方法。

(一)高原习服

高原习服是指处于高原环境中,因低氧等因素刺激机体产生一种可逆的、非遗传的代偿性变化,从而在高原低氧环境中具有较好生活能力的过程。提高机体的习服水平,是预防 AMS 的有效方法。

阶梯适应是指在预达海拔高度途中分阶段停留,逐步登高,用来加快高原习服的方法。具体方法为:从平原进入高原时,先在海拔 2000～2300m 处停留休息 3～5 天,使机体产生一定代偿功能后再继续登高。

(二)药物预防

药物预防 AMS,是一种简便易行,对短期进入高原地区人群的有效的防治措施。目前被用于预防 AMS 的药物,主要有乙酰唑胺、复方红景天、复方党参、异叶青兰干浸膏、银杏叶片、高原康胶囊和地塞米松、硝苯地平、氨茶碱三联药物等。

(三)促进心理平衡

促进心理平衡是进入高原减少 AMS 的重要环节。由于对高原环境特点认识不足,部分人员可能产生或加重紧张、恐惧心理,这种不良心理容易诱发或加重 AMS。因此要特别注意正面引导,通过正确的健康教育,建立信心,消除心理紧张状态,达到心理平衡。

(四)预防感冒和上呼吸道感染

高原大风、寒冷的气候条件容易引起感冒或上呼吸道感染,导致呼吸功能障碍,加重机体的缺氧反应,也是初入高原者急性高原病的重要诱因之一。所以,进入高原前及进入后,一定要防寒保暖,以免因受寒诱发急性高原病。如患有上呼吸道感染者,应争取在进入高原前治愈。

(五)合理安排生活

初进高原者应保持低氧耐力,即进高原后的前 3 天尽量做到不跑、不跳、不携重物、慢走路、多休息的卫生防护原则。有轻症反应者可卧床休息,避免吸烟和饮酒,多饮茶水,饮食避免过饱,休息处保持暖和,入睡困难者用适量镇静药。

(六)提供供氧器材

目前,我军已设计出单兵高原增氧呼吸器、低氧呼吸器等供氧器材,用于平时的训练或初入高原使用,可降低急进高原者 AMS 的发病率。行进途中,根据实际情况,还可以准备小型氧气瓶、氧气袋等便携式常见器材,以备急救处理。

(七)及时治疗后送

在高原出现感冒或呼吸道感染或发热时,应及时对症用药、吸氧,并按临床给药要求服用抗生素,但输液必须慎重,以免发展成高原肺水肿。发现急性高原反应者出现剧烈头痛、头晕、表情淡漠、慵懒等症状时,或坐卧时出现嗜睡,或欣快多语,情绪高昂,易于激怒,呕吐频繁等异常现象时,或无任何不适,在剧烈活动中突然倒地者,应考虑高原脑水肿的可能,及时后送医院观察治疗。

（罗 芳 石胜刚 王 涛）

第五节 沙漠环境军事作业卫生防护

沙漠地区大都是军事战略要地或边防要塞。现代局部战争突发性、复杂性空前提高,战场情况瞬息万变,速度和时间竞争将贯穿于战争的全过程,沙漠、荒漠地区作战,不仅要求首长指挥机关必须在最短时间内制定相应的行动方案,而且要求广大指战员在最短时间内了解和熟悉沙漠环境军事作业卫生防护等,做到有的放矢,才能最大限度地保持部队战斗力。

一、沙漠自然环境特点

1. 气候干旱,雨量稀少　沙漠地区雨量稀少,年降水量一般少于 250mm,降水为阵性,愈向荒漠中心愈少。蒸发量大,一般在 1 400～3 000mm,在我国沙漠地区,干燥度自东向西逐渐增加。

2. 热资源丰富,温差较大　沙漠地区气温、地温的日较差和年较差大,多晴天,日照时间长。我国沙漠地区全年日照时间一般在 2 500～3 000 小时,无霜期为 120～300 天。气温变化较大,平均年温差一般在 30～50℃,绝对温差达 50～60℃以上。日较差变化极为显著,一般在 10～20℃,最大可达 30℃;地表温度变化尤为剧烈,夏、秋季午间可达 60～80℃,夜间又可降至 10℃以下。

3. 风沙频繁　沙漠地区风沙活动频繁,风季风速达 5～6 级以上,冬、春季造成风沙弥漫,沙暴频袭,风沙日一般在 20～100 天。沙暴持续时间一般在 10 小时以上,最长可达 17～48 小时。

4. 植被稀疏低矮　沙漠大部分为沙丘所覆盖,地面起伏,高者可达 100～300m,一般都在 10～25m,低者在 5m 以下。

5. 河流缺乏　在沙漠地区几乎没有当地地面径流所形成的河流,仅有若干过境河流和附近高山以冰雪补给为主的河流注入。

6. 地下水源丰富　除部分沙漠外,分布着潜水和承压水。我国西部沙漠腹地的沙丘丘间地除有些地区埋藏很深(大于 10m)外,一般潜水位深仅 2～5m,但矿化度在 5～10g/L,有的甚至>10g/L,不适宜饮用。

7. 交通道路缺乏　沙漠地区交通不便,道路缺乏,除沙漠绿洲外,罕有居民点,缺乏水和食物的供应,常因大风或沙尘暴后地貌易变而迷失方向。

二、沙漠热环境对生理功能的影响

(一)热平衡与热交换

1. 体内代谢增强 沙漠热环境作业者基础代谢和休息代谢均增强。在24.5~38.4℃时，气温每升高1℃，能量消耗增加0.86%，而安静休息者能量消耗随气温的增加呈减少趋势，但在33~40℃时，能量消耗则随气温的增加高增加。

2. 辐射受热多、蒸发散热效率高，体内蓄积轻微 当沙漠环境温度接近或超过皮肤温度时，机体不能通过热辐射和热对流散热，环境高温、强烈阳光辐射和地表反射热作用于体表，使机体从外环境获热量大增，使汗液分泌量大增，汗蒸发成为人体散热和维持热平衡的主要方式，干热有风时汗液的蒸发效率达80%。当环境温度高于29.6℃时，环境温度每增高1℃，辐射热交换量增加9.9J。环境温度超过40℃时，机体皮温达到35℃，机体开始出现热蓄积，肛温也随接触时间的增加而增高。沙漠热环境暴露者头部受热最强。

(二)水盐代谢

沙漠干热环境劳动或训练时，机体排汗量大，造成机体水和盐的大量丢失。在同等气温和劳动强度下，沙漠热环境暴露者出汗量较湿热环境暴露者出汗量少。在37℃的沙漠环境，穿衣作业者每小时出汗量达0.9 L，随意饮水只能补充机体丢失水量的55%，必须强制饮水每小时600~900ml方可补充机体因出汗丢失的水量；裸体作业者每小时出汗量达每小时1.15L。沙漠热环境作业者钾和钙的丢失较多，每排出1L汗液，机体需额外补充6mEq的钾和4mEq的钙。进入沙漠的早期，机体应激反应强烈，出汗量增加、无机盐的排出增加，与第4天相比，机体汗液排出量增加33.1%，盐排出量增加90.0%。进入沙漠干热环境的第1天，人体出汗量、水丢失和汗盐排出量明显高于以后其他时间。

(三)心血管系统

随环境温度的增高，机体心率加快，42℃时环境作业后心率比25℃环境作业后心率加快1倍；每搏量和每分钟心排血量增加；有效血容量下降，全血黏度和体循环增加；心脏负荷加重，储备能力下降，冠状动脉灌注不足。

(四)营养代谢

沙漠热环境作业者热能摄入明显高于摄入量。进入沙漠的第2天，热能消耗最高，比基础代谢高54%。在24.5~38.4℃的沙漠环境劳动，气温每升高1℃，沙漠环境作业者热能消耗增加0.86%。沙漠环境作业者日均氮摄入量为10.48g，而每日氮总排出量为11.23g，机体呈负氮平衡。机体丢失大量的钾、钠、氯、钙和镁等无机盐，每排出1 L汗液，应额外补充6mEq钾和4mEq钙，出汗量低于4L，无须额外补充钠和氯。

(五)内分泌系统

受热应激刺激，机体下丘脑-垂体系统、甲状腺、肾上腺和肾素-血管紧张素-醛固酮系统活性增强，分泌大量激素，调节机体应激反应。

三、沙漠环境对军事作业的影响

在无任何防护或防护不当时，引起皮肤黏膜损伤(日灼伤、沙盲、皮肤干裂、唇裂和鼻出血)。机体热平衡和(或)水盐代谢紊乱，使机体中枢神经系统和心血管系统功能障碍，引起中暑。沙漠热环境作业者工作效率下降(速度减慢、灵敏性和准确度降低，记忆、分析、判断等脑力活动抑制），不仅不能如期完成作业任务，而且可能诱发安全事故。

四、沙漠地区主要疾病防治

（一）皮肤黏膜损伤的防治

1. 热疹　易发于着衣处皮肤。保持良好的个人卫生即可预防热疹的发生。

2. 日灼伤　人体皮肤直接暴露于强烈阳光下暴晒所致。穿长袖上衣和长裤，戴遮光幕，可预防其发生。

3. 沙盲　在无任何防护或防护不当时，沙面反射的阳光直接照射眼，引起角膜和（或）结膜的损伤，出现角膜炎和（或）结膜炎症状。戴太阳镜或戴遮阳罩，即可预防其发生。一旦眼睛出现炎症，应立即滴抗生素眼药水。

4. 皮肤干裂，唇裂　加强个人防护，减少直接暴露，讲究卫生，勤洗衣服，清除皮肤表面尘埃；搽涂护肤霜、唇膏等。

5. 鼻出血　及时用清水或生理盐水清洗鼻腔，清除鼻腔异物，严禁用手抠鼻子，可在鼻腔表面涂抹凡士林或氯霉素等软膏，以保持鼻腔湿润。

（二）中暑的防治

1. 中暑的临床表现

（1）热射病：临床特点为突然发病，体温可达 40℃ 以上，开始时大量出汗，以后出现"无汗"，并伴有意识障碍、嗜睡、昏迷等中枢神经系统症状。病死率极高。

（2）热痉挛：主要表现为明显的肌肉痉挛，伴有收缩痛。痉挛多见于四肢肌肉和腹肌等经常活动的肌肉，尤以腓肠肌最多。痉挛常呈对称性，时而发作，时而缓解。患者神志清醒，体温多正常。

（3）热衰竭：一般起病急，起初表现为头晕、头痛、心悸、出汗、恶心、呕吐、皮肤湿冷、面色苍白、血压短暂性下降，继而晕厥，体温不高或稍高。通常休息片刻即可清醒，一般不引起循环衰竭。

2. 诊断　根据沙漠热环境高温作业史、体温升高、肌肉痉挛或晕厥等主要临床表现，排除其他类似的疾病，可诊断为中暑。

（1）轻症中暑：具备下列情况之一者，诊断为轻症中暑。①头晕、胸闷、心悸、面色潮红、皮肤发热；②有呼吸与循环衰竭的早期症状，大量出汗、面色苍白、血压下降、脉搏细弱而快；③肛温升高达 38.5℃ 以上。

（2）重症中暑：凡出现前述热射病、热痉挛或热衰竭的主要临床表现之一者，可诊断为重症中暑。

3. 治疗原则

（1）迅速脱离高温环境，病人移至荫凉通风处，并给予一般支持治疗。

（2）轻型中暑。将患者迅速转移到通风良好的阴凉处安静休息后，给予含盐清凉饮料，必要时给予葡萄糖生理盐水静脉滴注。

（3）重型中暑。①热射病：迅速降温，维持呼吸循环功能，及时纠正水、电解质平衡紊乱；②热痉挛：及时口服含盐清凉饮料，必要时静脉滴注葡萄糖生理盐水；③热衰竭：使患者平卧，移至阴凉通风处，口服含盐清凉饮料，对症处理。通常没有必要不宜使用升压药。

4. 中暑的现场救助措施　随时注意观察中暑先兆，只要怀疑，就按热致疾病进行急救。

（1）迅速降低体温：①迅速将病人转移到遮荫处，脱掉外衣，如病人无呕吐，且神志清楚，就让他慢慢喝水，这种病人至少需要 3.0 L 水，饮水以凉水为宜，但不能过冷；②清洁水供给充足时，可向病人皮肤和背心洒水，同时用过电风扇或扇子煽风散热；③体温高而不清醒者，将其浸入凉水或冰水里降温的同时，立即后送。

（2）热痉挛病人的处理：立即补含盐或含电解质的水。病人能喝，口服 0.1％ 的盐水，每小时饮水不宜超过 1.5L；不能喝者静脉滴注 0.9％ 盐水或 5％ 的葡萄糖盐水。

轻型病人在阴凉处休息和补水即可。注意观察，一旦症状加重，马上后送。若条件允许，还是后送为好。

五、沙漠环境作业卫生防护

（一）加强领导、做好防暑降温教育

结合实际制订防暑降温计划，做好防暑降温药械准备，培训卫生人员，开展防暑降温教育，使每个人了解沙漠热环境卫生防护知识，具备适当采取措施，防止中暑发生和进行简易自救互救的能力，增强中暑防治工作的主动性。

（二）开展耐热锻炼，提高耐热能力

1. 热适应锻炼原则

（1）循序渐进：热强度由低到高，活动量由轻到重，锻炼强度由小到大，反复锻炼，逐渐提高。

（2）足够的锻炼强度：锻炼强度以锻炼过程中心率和体温不超过机体耐受上限值为宜。锻炼强度包括热强度、劳动强度和持续时间，三者不能互相代替，但可相互调整。

（3）适宜的锻炼周期：每次锻炼时间最好 1.5～2 小时（不得少于 50 分钟），每天 1 次，锻炼周期为 1～2 周，总锻炼次数不得少于 6～12 次。

（4）反复巩固提高：热习服获得后，应继续锻炼，以巩固和提高热习服水平。

（5）加强卫生保障：在耐热锻炼中要防止机体水盐丢失、过度锻炼、睡眠不足、营养不良和热量摄入不足等的发生。

2. 热习服锻炼方法

（1）特异性锻炼：包括自然热环境锻炼和人工热环境锻炼。通常选择在每天最热的时间内锻炼，气温以 31～37℃ 为宜。锻炼形式以热气候条件下的越野和长跑锻炼效果较好。非热区人员可以 40～41℃ 浸浴 15 分钟，或浸浴后继续在热环境停留 15 分钟。

（2）非特异性锻炼：包括体力锻炼和缺氧锻炼。非特异性锻炼是间接作用，热习服不完全，要适当提高活动量，越野和长跑锻炼效果较好，锻炼周期延长 6 周方可获得类似于短期在热环境锻炼的热习服水平。

（三）合理补充水盐，防止水盐丢失

1. 补足水。作业前要喝足水，灌满水壶，可按每 4 小时 2 军用水壶补充，但午间按每 1～1.5 小时 1 军用水壶补给。根据气温和劳动强度确定全日需水量，轻体力劳动 3～5L，重体力劳动 6～8L 以上。饮水温度以 8～12℃ 为宜，天然水温也可。必须加压补水。在供水困难时，每 4 小时至少要供 1 军用水壶水，此时要计划用水，即第 1 小时内不饮水或仅饮水润喉，将有限的水保留到第 2、3 小时热负荷高、机体真正缺水时分次饮用。保证工余和饮食中咸汤和水的供应。

2. 合理补充水、盐。一般情况每人每日摄入 15～20g 盐。出汗量超过 5 L,补 20～25g 盐。一般通过饮食补盐,每餐有汤,汤菜可酌情稍咸。劳动或行军可携带咸味食品和含盐清凉饮料或清凉盐粉(盐片)或油炒盐。但供水不足时,不应额外补盐。

3. 注意补充钾、钙、镁盐、微量元素、维生素和其他营养物质等。

(四)做好健康检查,加强医学监督

对患有心血管系统疾病、持久性高血压、活动性肺结核、器质性病变、中枢神经系统器质性疾病和慢性病初愈者,应酌情适当安排;对体弱、肥胖、广泛性皮肤病、多汗近期患中暑、负荷过重、夜间执勤睡眠过少者和新入荒漠地区人员等应列为重点观察对象,给予适当照顾。医务人员要深入到基层和现场,对易发生中暑的时机、环境和对象加强医学监督,适时建议调整劳动强度和工作时间。

(五)搞好生活管理,保证吃饱睡好

适当改善伙食,调整饮食制度,保证摄入充分的热量和营养素,尤其是蛋白质、维生素和无机盐。提高饭菜的色、香、味,做到主食干、湿搭配,副食主菜、小菜搭配,早、晚餐比较丰富,午餐清淡。作业前保证吃饱吃好,条件允许时中间补加一餐干粮,最好提供氯豆稀饭或番茄冬瓜汤。注意休息场所防暑降温,保证充足休息和睡眠。保证洗澡更衣条件,保持皮肤清洁。减少受热产热、促进身体散热。

(六)适当调整作息制度,实行工作休息循环交替

作业时间较长时,可通过降低工作速度和延长休息时间来限制体内产热和防止体温升高。①无特殊情况,应将训练或作业尽量安排在傍晚或夜间进行,重体力活动可安排在早上或晚上进行。②尽量创造和提供阴凉处。③有计划的换班,尤其是站岗放哨等单调枯燥的工作要做到短时间内换班,一般 2 小时换 1 次。④切勿就地坐在高温地面休息。休息场所以上加遮荫的新挖浅沟为佳。⑤不但要注意在行军途中或作业过程中补水,而且在结束时立即补水。⑥不论气候如何,必须将衣帽穿戴严实。⑦沙漠地区行军或作业,必须穿袜子,要及时更换被汗浸湿的袜子。⑧勤洗勤换衣服,保持皮肤清洁。

(七)做好中暑现场急救准备

准备急救预案,进行必要的演练,备足抢救物资、药品,教育官兵注意观察中暑先兆。

(罗 芳 刘 兵 王 涛)

第六节　放射危害因素卫生防护

一、军事作业放射卫生监测

(一)个人剂量监测

1. 个人剂量监测的分类　在放射防护监测中,较为重要的一项工作是通过个人剂量监测,评价个人的有效剂量、约定当量剂量或摄入量。个人剂量监测在实际工作中有两种分类方法:第一类是按个人受照的方式,分为外照射个人剂量监测和体内污染个人剂量监测两种。当个人受到一定水平的外照射时,定期地测量个人所受的剂量,对测量结果进行评价,称为外照射个人剂量监测。当可能发生一定水平的体内污染时,对个人的排泄物、体液进行监测或用全身计数器直接测量体内的放射性,对测量结果进行评价,称为体内污染个人剂量监测。第二类是按实际监测情况,个人剂量监测分为常规监测、特殊监测和事故监测。常规监测是正常作业或正常操作中的监测;事故监测是发生事故情况下的监测。

2. 外照射个人剂量监测 外照射个人剂量的监测方法,通常是选用合适的个人剂量计,佩戴在身体有代表性的部位上,如胸部、头部、腹部或手与前臂,用以记录辐射在相应体表处的剂量。佩戴个人剂量计的周期视具体情况而定。常规监测时,一般测量在一段时间内的累积剂量。佩戴的周期可定为1周、2周或1个月。特殊监测或事故情况下的监测,通常是针对某一次特定的操作或某一次事故情况下所进行的测量。

个人剂量计的种类很多,应根据辐射的种类、能量、剂量的大小选取合适的1种或2种剂量计。例如,对α辐射,可选用热释光剂量计;对X射线或γ射线辐射,可选用合适量程的电子剂量计、热释光剂量计;对于中子照射的常规监测可利用中子活化作用,测量感生放射性。对于特殊监测下使用的个人剂量计,应选用具有高度可靠性、超过某一剂量阈能自动报警的剂量计。事故情况下适用的个人剂量计,对于X射线或γ射线辐射,仍可选用具有宽量程的热释光剂量计。

3. 体内污染的个人监测 内照射剂量的测量方法有3种方法,一是通过体外测量(如用全身计数器测量)估算体内或器官内的放射性积存量;二是通过环境介质的监测,估算内照射剂量;三是分析排泄物(如尿液、粪便)或体液样品估算内照射剂量。方法的选择取决于污染物质的性质。例如,对α射线和γ射线辐射,可分别测量β射线产生的物致辐射或直接测量γ射线辐射的强度;对于其他辐射,因为直接测量有困难,一般采用样品分析法。

(二)工作场所监测

工作场所的监测包括外照射监测、表面污染监测和空气污染监测。

1. 工作场所的外照射监测 外照射监测所用的仪器分为携带式和固定式2类。携带式剂量仪,体积小,重量轻,能测量1种或2种射线辐射的剂量,具有合适的量程,便于个人携带使用。固定式监测装置,一般由安装在操作室的主机和通过电缆安装在监测场所的探头两部分组成,通常采用带有声响,或灯光讯号的报警装置。

为了使测量的值能反映环境的实际辐射水平,应根据辐射的种类、能量、强度选取合适的监测仪器。例如测量低能X射线的照射量率时,由于X射线的能量低,故应选择能量响应好、前窗薄、能测量低能光子、以空气等效电离室作探头的X射线剂量仪。如果测量快中子剂量,可以选取组织等效剂量仪等。为了评价设备的安全性能,当有些设备如各类辐射源(γ、中子)、X射线机、中子发生器等交付使用时,或进行维修后,应检查周围的辐射剂量分布情况,如操作室、操作台、走廊及邻近工作场所的剂量率等是否符合标准。对于环境辐射场不易变化的场所,如γ源、核素中子源的操纵室等,只是当设备交付使用时,需进行鉴定性的测量,一般不需进行常规监测。对于环境辐射场容易发生变化的场所,如反应堆附近的工作房间、核燃料元件处理车间等,除安装固定式的监测仪外,为保证工作人员的安全,应该佩戴具有报警装置的个人剂量计。一般很容易用监测的数据来评价设备及辐射源的屏蔽性能,但难于用来评价工作人员实际所受的剂量大小。

2. 工作场所表面污染的监测 表面污染监测仪多用盖革-弥勒计数管或闪烁探测器作为探头,一般仪器不能用于低能β核素的测量。如需要测量低能β核素的表面污染,可用薄窗(约为 $2~mg/cm^{-2}$)计数管、闪烁探测器、流气式正比计数管或空气正比计数管等。对于 ^3H 的测量,因其能量太弱,一般采用间接测量法。

3. 空气污染的监测 测量空气中放射性物质的方法,通常采用各种类型的空气取样器(可携带式或固定式)进行空气采样、测量,然后推算放射性核素的浓度。为了测定工作人员吸入放射性核素的平均浓度,应使个人呼吸取样器的取样头尽量接近工作人员的呼吸带。通常是在工作人员停留机会多、能代表工作人员呼吸带的地方进行取样,再根据这些样品测量的结果来估算每个工作日或工作周内吸入放射性核素的量。为了探测预料不到的空气污染,可采用带报警器的连续空气自动采样和测量装置。

二、军事作业放射卫生防护

(一)放射防护的目的

放射防护的目的是防止确定性效应的发生,限制随机性效应的发生率,使之达到被认为可以接受的水平,确保放射工作人员、公众及其后代的健康和安全。

(二)放射防护的基本原则

①辐射实践必须是正当的;②个人从所有相关实践的复合照射中所受的剂量不应超过规定的剂量限值;③防护与安全是最优化的;④应通过正当的干预,来减少非实践的辐射照射,且干预措施是最优化的;⑤受权从事辐射源的某种实践的法人应对防护和安全负主要责任;⑥强调所有与辐射源有关的个人和组织机构都要有安全素养;⑦纵深防御措施应纳入辐射源的设计和运行程序中;⑧通过优质管理和良好的工程设计、质量保证、对人员的培训和资格审查、对安全的综合评价和注意吸取教训来确保防护与安全。

(三)我国现行的放射防护基本标准

我国现行的基本标准《电离辐射防护和辐射源安全基本标准》(Basic Safe Standard of Ionizing Radiation Protection and Safety of Radiation Sources,BSS)(GB18871-2002)于 2003 年 4 月开始实施。新基本标准的制定遵循从我国实际出发并与国际接轨的原则,等效采用 IBSS。《基本标准》包含剂量限值、表面污染控制水平、非密封源工作场所的分级等。

(四)外照射防护

外照射防护的基本措施是时间防护、距离防护和屏蔽防护。

1. 时间防护 缩短受照时间。照射量(X)与照射时间 t 成正比,缩短受照时间是简易而有效的防护措施。为此,应避免一切不必要的在辐射场逗留,即使工作需要,也尽量缩短在辐射场的停留时间。例如工作前应周密计划、充分准备、熟练快速操作。必须在强辐射场内工作时,应采用轮流、替换等方法,控制个人的受照时间。

2. 距离防护 增大与辐射源的距离照射剂量率 X 随距辐射源的距离增大而降低,点状源时,人体受到照射的剂量率接近与距离的平方成反比,就是说,距离增加 1 倍,剂量率则减少到原来的 1/4。足见距离防护的效果十分显著。在操作辐射源时,采用各种远距离操作器械,使操作者与辐射源之间有足够的距离是十分必要的。

3. 屏蔽防护 人与源之间设置防护屏障。在放射防护中,不可能无限制地缩短受照时间和增大与源的距离,那么采用屏障防护是实用而有效的防护措施。在实际工作中,根据辐射源种类,采用不同的屏蔽材料。例如对 α 射线粒子,其外照射危害很轻,一张纸即可防护。对 β 射线辐射常采用低原子序数的铝或有机玻璃,在屏蔽 α 射线辐射产生的韧致辐射时,还可在外层加高原子序数的物质防护。X 射线,γ 射线常采用高原子序数的铅、铁或经济实用的混凝土等材料。中子则采用原子序数较低而含氢较多的物质,如水、石蜡、聚乙烯等。

（五）内照射的防护

内照射防护的基本原则是：积极采取各种有效措施，切断放射性核素进入人体内的各种途径，尽可能减少或避免放射性核素进入人体内的一切机会，使进入人体内的放射性核素的活度低于相应限值，以减少或防止人体受到内照射危害。为此，必须做好内照射卫生防护的基本措施。这些基本措施有：①围封隔离，在非密封源的周围设立一系列屏障，以限制可能被污染的体积和表面，防止放射性物质向周围环境扩散。②保洁和去污，要求操作者必须掌握熟练的操作规程，保持工作场所内的清洁卫生，发现污染应立即去污，合理通风。③个人卫生防护，根据工作性质正确穿戴相应的防护衣具，限制暴露时间。遵守个人卫生规则，讲究个人卫生。④妥善治理放射性"三废"。⑤建立内照射监测系统，对工作场所和周围环境中的空气、水源常规监测，以便及时发现问题和改进。

（六）非密封源放射性工作的安全防护

1. 使用个人防护器材　根据非密封源放射性工作场所不同等级的要求，穿戴工作服、工作帽、防护口罩、手套等。

2. 注意个人卫生　离开工作场所，应进行污染检查并认真洗手；在甲、乙级工作场所操作的人员，工作完毕应进行淋浴。在放射工作场所内严禁进食、饮水、吸烟或存放食物等。

3. 药物预防　在操作放射性核素，或设备检修，或处理事故之前，应用某些药物可减少放射性核素在体内的沉积量。

4. 严格遵守安全操作规程　从事放射性工作之前，必须进行专业培训，熟悉所从事的放射工作的性质、安全操作规程和安全防护知识。必须熟练掌握操作技术，工作负责，一丝不苟，杜绝事故的发生。

5. 表面污染的消除　操作非密封放射源，必然要污染容器、器材等设备，有时也可能造成人体表面的污染。应尽早选择适当的去污方法和去污剂消除污染，避免扩大污染范围，并注意去污过程中的防护。

（七）贫铀武器的防护

贫铀（DU）弹是一特殊的常规武器，它主要利用其 DU 合金穿甲器高速动能，在撞击装甲车辆、工程屏蔽等硬目标的穿甲过程中金属铀颗粒直接燃烧与间接爆破、燃烧（炸药与燃料）以杀伤人员与击毁武器装备等。

由于 DU 是一种低水平 α 放射性物质，且伴随衰变子体发射 p 粒子与很少的光子，DU 穿甲器在撞击穿透目标自燃过程中产生 DU 氧化物气溶胶、DU 氧化物颗粒的表面沉积、DU 碎片等，通过人员吸入、食入、接触、直接侵入人体内等途径可能导致低水平的内照射与外照射危害及化学毒性危害。

贫铀弹出厂交付部队使用后，大部分时间储存在仓库中，值得注意的是，贫铀在衰变过程中会产生氡气及其子体，在密闭的弹药库房中，氡及其未结合子体（氡衰变产生的短寿命子体在没有和其他粒子结合以前，呈原子状态，通常称未结合子体）极易聚积，造成氡污染．研究表明，在人体所受的全部环境辐射中，氡气放射的 α 粒子的辐射量占总辐射的 55% 以上，因此，要定时对库房内的氡浓度进行检测，加强通风换气，就可避免氡损害。

在作战或训练时使用贫铀弹后，首先，要最大限度地缩短暴露在放射线下的时间，使士兵远离爆炸现场。如果有条件可穿着连身工作服、轻型防毒衣、手套、面具等避免贫铀发出的 α 射线穿透皮肤；如果没有条件，用口罩、网巾围住口、鼻也可。被贫铀弹击中的伤员，除进行常规的医疗救护外,要尽可能地用水冲洗伤口,并用放射性探测仪检查所有可能被贫铀污染的部位,以便进一步救治。其次,必须对所使用过的车辆、火炮及有关器材进行洗消,以消除其外表面的放射性尘埃的扩散。对可能受到贫铀弹污染的地区的空气、水源、土壤、植被、食品仓库等一切资源进行仔细的放射性检测,并在该地区设置标志,通知该地居民撤离;然后封锁水源,切断该地区的生物链循环,清扫并深埋含有贫铀碎片的土壤;最后,要注意定期对该地区进行放射性监测。

对铀的医学防护,目前认为最有效的措施是体内铀的促排。国内外已研究用于促排铀的药物主要有碳酸氢钠、喹胺酸、氨烷基次膦酸类络合物和海藻多糖等。

(王 力 夏本立)

第七节 化学危害因素卫生防护

一、军事作业环境中化学危害因素的监测

对于军事活动中产生的有毒化学危害因素要建立专门的监测规范。目前。我军已经针对推进剂废水(GB14374-1993)、弹药拆解废水、第二炮兵阵地放射性废水、潜艇环境大气环境、销毁遗弃化学武器大气污染的控制(GJB 5009-2003)、作业场所空气中硝化甘油最高允许浓度及监测方法(GJB2949-97)等多种化学危害制定了专门的标准和规范,特种有毒有害监测能力得以不断提高。

(一)常见的化学因素监测方法

按国家职业卫生标准或工作场所有害物质监测方法进行监测。工作场所化学因素,包括各种有毒化学物质。目前,作业场所遇到的有毒物质可达近千种,随着科学技术的发展,新的有害毒物也会与日俱增。中国已发布了329种毒物的《工作场所有害因素职业接触限值》,分为3种,即最高容许浓度、时间加权平均容许浓度和短时间接触容许浓度,随着劳动卫生事业的发展,新的国家标准也会不断完善。

有毒物质的监测,一般根据有害物质可以分为三大类的状况,从分析方法上也可分3种。对无机毒物,如氨及有机物中的高沸点毒物多采用化学方法分析(由分光光度计来完成)。对于金属毒物,如铅、锰、钴等,采用原子吸收分光光度计来完成测试分析工作。易挥发的有机毒物多采用气相色谱仪测定分析。近几年来,对金属毒物也采用金属电极溶出仪法。无机物及有机物的联合分析,使用离子色谱法也得到广泛应用。

测定空气中有毒物质时,根据《工作场所有害因素职业接触限值》中的规定,按照最高容许浓度、时间加权平均容许浓度和短时间接触容许浓度的要求和采样的规定,在现场采集样品,依照国家规定的分析方法进行样品分析。对于有毒物质的监测,在某些情况下,如设备检修,设备发生故障时,急需判明有毒物质的浓度高低、有无危险等,上述方法有时不能满足需要。另外,工作现场空气中有毒物质的监测,要求在正常工作状态下进行,但是,空气中的有害物质在不同地点、不同时间内是不相同的,仅仅测定一段时间内的平均浓度,就不能掌握生产全过程的实际情况。由于某些剧毒物质,瞬时浓度过高,对人体危害极大,所以,单测一个平均浓度就掩盖了瞬时高浓度而发现不了问题。因此,实际工作中除了常规的测定方法外,常采用快速测定方法,这些方法虽在灵敏度上比实验室的分析方法较差些,但也有不少的快速测定方法有

较好的灵敏度,采样量少,具有一定的准确度,操作起来很方便,便于携带,而且在有毒作业分级时主要采用此监测方法。

(二)火炸药的化学危害因素监测

火炸药行业的职业危害因素主要为有毒有害化学物质,接触较多的为通用化学试剂和火炸药生产过程中常用的化学品,而且种类多。

检测的有害物质包括:黑索今、奥克托今、三硝基甲苯、丙酮、铅、乙酸乙酯、硝化甘油、二硝基甲苯、高氯酸、甲苯二异氰酸酯、二氧化氮、硝化棉、石墨粉尘、铝粉尘等。

在正常工作状态和环境下,按照 GBZ 159-2004《工作场所空气中有害物质监测的采样规范》进行采样。分析评价有害物质时间加权平均浓度(C_{TWA})时,选择有代表性的采样点,采样时间为 1 个工作日,包括工作场所空气中有害物质浓度最高的工作日。分析评价短时间接触浓度(C_{STEL})和最高浓度(C_{MC})时,选择有代表性的采样点,在一个工作日内空气中有害物质浓度最高的工作时段进行采样,采样时间为 1 个工作日。使用的采样仪器和空气收集器的性能和规格符合 GB/T 17061-1997 的规定。

工作场所空气中化学物质按照 GBZ 159-2004《工作场所空气中有害物质监测的采样规范》进行采样,采样仪器均为防爆型大气采样器、大气采样器;依照 GBZ/T 160-2004/2007 进行检测。粉尘浓度检测按照 GBZ/T 19211-2007《工作场所空气中粉尘测定第 1 部分》进行采样,采样仪器为粉尘采样器。硝化甘油和甲苯二异氰酸酯采用盐酸萘乙二胺分光光度法测定。

(三)针对化学毒剂的监测

实施毒剂侦检时,先根据敌人化学袭击的企图、兵器,化学毒物泄漏的方式、气象条件和人员中毒症状进行初步判断。然后利用客观的化学、物理、生化方法对毒剂进行检定。查明毒剂的种类、浓度及范围并确定染毒边界。

1. 检毒箱可检查粮食、饮水是否被毒剂或毒物污染。也可检查中毒伤员的服装、装具、皮肤、伤口、呕吐物、尿等样品。平时可检验一般毒物和水质。

此外,还有供营、连小分队等基层卫勤单位卫生员使用的检毒盒(包)。战时可用于检查饮水有无污染,平时可检验水中的有机磷农药、氰化物、砷化物、汞盐和生物碱等常见毒物,以及余氯、亚硝酸盐和酸碱度等水质检查。

2. 侦毒器用于染毒空气、地面、技术装备及其他物体表面的毒剂侦检,可查明毒剂的种类和概略浓度。还可采集染毒的土壤、植物、粮秫、空气、水和毒烟、烟幕等样品。

3. 含磷毒剂报警器是一种灵敏、轻便、晶体管化的野战用便携式侦毒器材。可用于侦检空气中的含磷毒剂,包括神经性毒剂和有机磷酸酯类农药,并以声、光指示发出报警讯号。此报警器灵敏度高,不会引起误报,重量轻巧。

4. 野战化验箱是防化兵进行毒剂侦检的基本装备之一,由防化连化验员掌握。野战化验箱主要用于各类化学战剂和重要农药、除莠剂、生物碱、砷化物、氰化物、重金属盐等一般毒物的检验。也可用于地面、武器、服装等消毒后残留毒剂量的测定及水溶液中消毒剂的有效氯含量的简易测定。

(四)化学推进剂的分析检测

1. 空气偏二甲肼的分析检测　我国已制定的《空气中肼类推进剂含量监测方法》给出了对作业场所及环境空气中的偏二甲肼、肼和甲基肼含量进行监测的方法。

2. 盐酸萘乙二胺分光光度法测定环境空气中氮氧化物　四氧化二氮也是我国主要的液

体火箭推进剂,属于氧化剂燃料。四氧化二氮在空气中容易分解。我国一般采用盐酸萘乙二胺分光光度法测定环境空气中氮氧化物。

二、化学危害因素的防护

(一)火炸药的安全防护

建议在火炸药作业场所操作人员应密闭操作、注意通风,操作时佩戴防毒面具、化学安全防护眼镜和乳胶手套;单位应提供淋浴和洗眼设备。

(二)化学武器的安全防护

1. **个人防护**　个人防护器材是个人使用的防护器材。包括防毒面具、皮肤防护器材及简易防护器材等。

2. **集体防护**　化学武器的集体防护主要是利用战备工事和野战工事。

医疗掩蔽部是集体防毒工事的一种。除了要求结构坚固、密闭、设有滤毒通风装置外,应设入口洗消间、换药室、手术室、病房、药房和必要的附属房间。工事内的通道宽度应能通过担架上。

(三)液体火箭推进剂的安全防护

1. **实行防护装具使用体系**

(1)重型防护(一级防护):重型防护,即一级防护,也称全封闭隔绝式防护。按照标准要求应做到:当人员处于可能缺氧或偏二甲肼浓度超过200ppm(500mg/m^3)、NO_2浓度超过2 800ppm(5 000mg/m^3)的环境中,在规定时间内进行排障、抢险、人员救护时,不会发生中毒或化学灼伤。重型防护的关键是要有独立的清洁气源供人员呼吸。宜采用自携式或长管式呼吸器。皮肤防护装具必须选用耐推进剂液体渗透的防护服和手套,由于作业人员接触推进剂液体的概率很高,选择或研制防护装具时,应以长时间抵御推进剂液-气渗透为基本原则。

(2)轻型防护(二级防护):轻型防护,即二级防护,也称有限防护。主要用于正常情况下直接从事各类推进剂运输、保管、加注、取样和小量推进剂处理时的操作人员。由于虽存在液体喷溅可能,但概率很低,所以在防护装具研制或选型时,应以长时间抵御推进剂毒气和短时抵御液体渗透为原则,以尽可能降低人体负荷,增加舒适性。呼吸保护器应选用过滤式防毒面具。可以保证推进剂有毒气体不被人体吸入,而且事故发生后可以迅速逃离现场。

这种有限防护只能用于氧气体积浓度高于18%或偏二甲肼浓度低于200ppm(500mg/m^3)、NO_2浓度低于2 800ppm(5 000mg/m^3)的环境。另外,因滤毒罐都有一定的体积和重量限制,不能无限期使用。

(3)一般防护(三级防护):一般防护主要用于进入推进剂作业现场规定危险区(作业点周边3km范围),但不需采取一、二级安全防护的其他所有人员。这些人不直接从事推进剂作业,但因作业现场存在推进剂有毒气体,所以对呼吸器官和人体外表应采取一定的安全防护措施。

这类人员可以佩戴专用防毒口罩、穿透气式防护服,以保证人员不会吸入有害气体,发生意外情况时,在迅速撤离的过程中人员呼吸系统和全身皮肤得到暂时性保护。需要引起重视的是第三级防护对毒气的防护能力上限为50ppm,直接从事推进剂作业的人员不可使用。

2. **药物预防**　较大剂量维生素 B_6(100~150mg 或以上)对预防肼类燃料急性中毒有一定好处,但是只有在应急的情况下或预计有可能发生事故时,或处理事故时,或要操作、接触和处理大量肼类燃料,有可能发生急性中毒前才适用。它只是一种辅助的预防措施,服药后仍需穿戴个人防护器材,不能以药物来代替个人防护器材。

3. **液体推进剂低温作用安全防护**

(1)液氢的低温作用安全防护:液氢和氢气本身无毒,无腐蚀作用,液氢溅到皮肤上,可引起皮肤低温冻伤。液氢操作人员要穿防静电阻燃防护服、戴护目镜、面罩,使用毛皮或石棉手套,穿导电长筒靴,以防静电产生和液氢溅入。

(2)液氧的低温作用安全防护:液氧喷溅到皮肤表面,也会引起低温冻伤。为防止液氧喷溅到身体各部位,特别是眼,直接操作人头部要戴面罩或兜帽和护目镜,防护服要用阻燃、抗渗、绝缘性能优良的防护材料制成。手套可用毛皮和石棉材料制成。要穿长筒靴,以防液氧溅入。

(王 力 夏本立)

★★ **第19章** ★★ ──────────────

军事训练伤预防控制

现代条件下的局部战争和非战争军事行动的实践证明,体能素质是构成部队整体战斗力的一个重要组成部分,是军人圆满完成多样化军事任务的生物学素质。军事训练是当前部队的中心任务和提升部队战斗力的重要途径之一,而军事训练伤是影响官兵健康和部队战斗力的重要因素。因此,运用现代医学和运动学的基本理论和技能对军事训练进行监督和指导,有效降低训练伤的发生率、致残率,提高军训绩效及机体抗损伤能力是和平时期军事医学和运动学领域的重要课题。

第一节 军事训练伤分类

一、定义

按照中国人民解放军总后勤部卫生部 2001 年 8 月 1 日批准实施的《军事训练伤诊断标准及防治原则》(WSB 38-2001)的规定,军事训练伤(military training injury)是指军事训练直接导致参训人员的组织器官功能障碍或病理改变,简称"军训伤"。

军事训练是一项需要思想高度集中、体能大量消耗、克服众多不利因素的综合性军事劳动。在军事训练中,有可能因训练直接或间接的影响,使参训人员发生运动系统及非运动系统的损伤或疾病。近年来,随着军事训练伤研究的深入和相关学科的发展,军事训练伤被认为是军人的一种职业性损害,是一种军事劳动伤病,凡是训练中发生的损伤都归为军事训练伤的范畴。

二、分类

根据诊断可将军事训练伤分成三大类。

(一)软组织损伤

软组织损伤主要包括:①擦伤(主要指皮肤);②挫伤(主要指肌肉,包括拉伤);③撕裂(脱)伤(肌肉、肌腱、皮肤,不包括伴有骨质的损伤);④下腰部损伤(急性、慢性等损伤,包括腰椎间盘突出症等);⑤炎症(腱炎、肌纤维组织炎、滑囊炎及滑膜炎)。

(二)骨关节损伤

骨关节损伤主要包括:①骨折(急性骨折、疲劳性骨折);②扭伤(主要指关节);③脱位。

(三)器官损伤

器官损伤主要包括头、胸、腹部及眼、耳、鼻、口腔等器官的损伤。

三、诊断分类中的注意事项

军事训练伤诊断的主要依据是伤史采集、专科检诊及辅助检查3项内容。但就军事训练伤诊断分类而言,主要弄清楚软组织损伤、应力性骨折和器官损伤的诊断注意点。

(一)软组织损伤的分类与诊断

软组织损伤在军事训练运动系统损伤中占相当大的比例,约占70%。诊断中,包括3类软组织伤。一类是皮肤、肌肉、肌腱、韧带等擦伤、撕裂伤、撕脱伤,并规定关节部位皮肤损伤面积为体表面积的0.5%,非关节部位须在1%以上,诊断方可成立。二类是下腰部损伤,包括急性腰肌损伤、慢性腰肌劳损及腰椎间盘突出症等伤病。三类是损伤性炎症,指训练损伤所致的肌肉、肌腱、腱鞘、滑囊、滑膜等软组织的非感染炎症,常伴有训练前痛,训练时减轻,训练后加重等症状特点。

上述3类软组织伤,就伤情而论,轻多重少,有的并不影响训练,大多数在训练中可得以自愈。强调对军事训练伤的诊断必须由营卫生所以上卫生单位的医师(士)进行,且必须因伤导致停训1天以上者其诊断方可成立。

(二)应力性骨折的诊断标准问题

骨骼是人体坚固的组织,非强大暴力一般不易造成骨折,但在反复超负荷的应力、张力、剪力等因素作用下或者疲劳、损伤的肌肉反复不协调收缩产生的应力,可以造成骨骼"疲劳"损伤断裂,医学上称之为应力性骨折(stress Fracture)或疲劳骨折。应力性骨折多为隐性骨裂,一般无明显急性外伤史,早期不易发现。多发生于新兵基础训练的初期(第2~7周),以下肢长管状骨和跖骨多发,发生率高达20%~30%,常规X线检查难以发现,故应引起足够的重视。

应力性骨折公认的诊断标准是:①主诉四肢某部位无明显原因的较为固定的疼痛,疼痛出现前有1周至数周强度较大的训练,且疼痛随强度加大而加重,休息后自觉减轻。②专科检诊,如已发生骨折,检诊与急性骨折相同;隐性骨折,则沿骨干长轴触诊有局部固定压痛点或纵向叩击痛,可伴软组织肿胀。③特殊检查,常规X线摄片检查一般无骨折征象,严重者可有骨折或骨膜反应等征象,必要时进行放射性核素扫描或ECT检查。上述3项有2项符合即可诊断为应力骨折。研究证实标准与放射性核素扫描ECT检查比较,诊断符合率达98%。

(三)器官损伤的诊断

2001年总后勤部卫生部提出的军事训练伤的定义将原定义中的"骨骼、肌肉运动系统的损伤"修改为"组织器官功能障碍或病理改变"。因此,凡因军事训练直接导致的非运动系统的其他损伤和疾病都属于军事训练伤的范畴,而且大多数属于器官损伤。常见的器官损伤有腹痛、腹泻、胃肠功能紊乱、肾功能障碍、运动性哮喘、运动性高血压、中暑、虚脱、晕厥、冻伤等功能性病症,以及偶发于训练中的意外事故所造成的脏器、颅脑等部位的损伤。

(李 彦 黄尉初 傅建国)

第二节　军事训练伤管理策略

降低训练伤发生率的关键在于严密的组织管理,强调科学施训、卫生保障有力、强化训练设施条件建设和参训官兵了解掌握训练伤的预防知识,这些都是军事训练伤管理策略的重要内容和应对措施。

一、组织机构的管理策略

1. 建立军事训练伤管理、防治、监测机构　指定军事训练伤的管理机构或组织军事训练伤防治研究机构、军事训练伤监测预警机构,强化军事训练伤的管理、防治和监测工作;在各部队中建立由作训、军务、卫生、宣传等部门参加的军事训练伤防护组织,配备专职或者兼职卫生专业人员,负责本单位的军事训练伤的防治和日常监测工作,并确保监测系统处于正常运行状态。

2. 建立健全军事训练伤管理制度和操作规程　依据不同军兵种对军事训练的要求,建立、健全训练伤防治管理制度,如训练伤培训制度、设施设备管理制度、训练伤防护制度、训练伤救治康复制度等。

规范军事训练的操作程序,制定军事训练伤防治计划和实施方案,建立、健全军事训练伤应急救治预案。

开展军事训练前,应在醒目位置设置公告栏,公布有关军事训练伤防治的规章制度、操作规程、应急救治措施。对容易发生损伤的训练场所或课目,应在其醒目位置,设置警示标识和警示说明。

3. 实施军事训练伤监测及评价体系　开展军事训练伤监测工作,能够掌握部队人群军事训练伤发生的种类、分布特征、影响因素和变化趋势。建立健全评价体系能够分析预测军事训练伤的发生情况,为卫生资源配置及制定合理的干预措施提供依据,科学、有效地指导军事训练防护,控制和减少军事训练伤的发生。

二、训练过程的管理策略

1. 作训部门与卫生部门联合,科学制订训练计划,在训练内容、训练条件、训练方法、训练管理、训练考核、训练保障等方面实现科学规范,有效化解军人的职业风险。

2. 严格按纲施训,坚决摒弃训练工作中的随意性,坚决杜绝违反训练规律和操作规程、盲目蛮干的现象。

3. 对参训人员的要求。①加强训练伤病防治知识教育,注重健康教育质量,教育形式应活泼多样,内容应适应参训人员文化素质和理解能力,适应不同军兵种,适应不同训练阶段和训练课目,特别是院校教育、新兵入伍教育和专业教育阶段最为重要;②加强安全教育和针对性训练,如安全防护技能训练、安全操作技能训练、紧急避险训练、自救互救训练等,提高参训人员的训练安全意识和防范能力;③加强身体素质训练,提高参训人员体能储备水平和抗损伤能力;④加强参训人员心理干预,培养坚强意志,提高参训人员抗疲劳能力。

4. 对施训人员的要求。①加强运动学、医学、心理学等专业基础知识培训,提高施训人员军事素质和施训能力;②施训人员应了解参训人员的身体素质、智力水平、心理活动,不搞"一刀切",因人施教,区别对待;③加强施训人员与医务人员之间的沟通,尊重医务人员提出的工作建议。

5. 对医务人员的要求。①加强运动医学基础知识培训,提高医务人员知识水平和专业技能。②加强了解所属部队参训人员训练伤流行病学特点及预防措施,提出指导性意见。③加强对高危人群的筛查工作,减少训练伤的发生。例如:对于新兵集训阶段疲劳性骨折患者的筛查;对于长跑运动中可能发生严重心血管事件患者的筛查;对于夏、秋季 5km 越野考核中可能发生重症中暑患者的筛查等。

6. 对科研人员的要求。鼓励研制、开发、推广、应用有利于军事训练伤防治和保护官兵健康的新技术、新方法、新材料。加强对军事训练伤的损伤机制和发生规律与特点的基础研究,提高军事训练伤防治科学技术水平。

7. 对营养膳食的要求。①参训人员的食物在数量上应满足军事训练的能耗需要,使训练人员能保持适宜的体重和体质;在构成上应保证全面的营养需要和适宜的配比。②食物应营养平衡、种类多样、搭配合理。③每日三餐食物热量的分配应根据训练任务和课目合理安排。④训练人员进食时间应考虑消化功能的状况,训练前、后切忌暴饮暴食。

三、训练设施的管理策略

1. 场地设施的管理　①进一步完善部队训练场地设施、器材装备安全管理制度,建立每次训练前先检查场地、后进行训练的制度,确保安全训练;②加强训练场地和设施的建设,不得擅自拆除或者停止使用,保证参训人员有适宜的场地和设施进行训练;③应对训练场地和设施进行经常性的维护、检修,确保部队训练场地设施、器材装备的安全。

2. 医疗器材的管理　医务人员随行保障应准备充足的应急救援设备、急救药品和器材;野外训练前,应对个人急救药品进行检查,确保其性能和效果处于正常状态。

3. 防护器材的管理　部队作训着装应舒适,尤其作训鞋应耐穿柔软、能抗冲击力,最重要是合脚;应重视个人防护装备,根据训练内容配备护膝、护肘、护腰、耳罩、防毒面具等防护用品。

(李　彦　黄尉初　傅建国)

第三节　军事训练伤监测

军事训练伤监测是关系部队战斗力的一项重要任务,开展军事训练伤监测工作,主要目的是为了掌握部队人群军事训练伤发生的种类、分布特征、影响因素和变化趋势;分析预测军事训练伤的发生情况,为卫生资源配置及制定合理的干预措施提供依据;科学、有效地指导军事训练防护,控制和减少军事训练伤的发生;评价训练伤干预效果等方面。为全面了解掌握部队军事训练伤发生情况,科学有效地指导军事训练防护,保障广大官兵身体健康,总后卫勤部生部防疫局组织研制了中国人民解放军军事训练伤监测报告系统,并于 2012 年 9 月 1 日全面启动军事训练伤监测试点工作;2013 年 7 月 1 日,全军军事训练伤监测报告系统在全军正式使用。

一、军事训练伤监测的组织体系

全军军事训练伤监测组织体系分为3级,分别是全军疾病预防控制中心、大单位疾病预防控制中心、部队卫生机构。三级监测体系的职责分别是:全军疾病监测中心负责全军训练伤信息的综合、分析和研究,定期向总后卫生部提出综合报告和防治意见,承担全军训练伤监测机构的业务指导、质量评估和骨干人才培训以及监测系统维护;大单位疾病监测中心负责全区(含代供、代管单位)训练伤监测信息的收集、综合、分析、报告工作,定期向全区通报部队训练伤发生动态,受军区卫生部委托,行使训练伤监督职权,对下级训练伤监测机构进行业务指导、检查监督和人才培训;部队卫生机构负责所属部队训练伤监测工作的组织、指导及本级单位训练伤监测信息的收集、核对、登记和报告,对所属单位的训练伤监测工作进行检查监督和业务指导,利用训练伤监测信息,加强训练伤防治工作。

二、军事训练伤监测的病种

在《军事训练伤诊断标准及防治原则》(WSB38-2001)的基础上,增加中暑、冻伤、急性高原病、爆震性耳聋等特殊环境训练伤和化学中毒、烧烫伤、咬蜇伤等其他损伤,共5类29种,具体监测病种如下。

1. 软组织损伤　擦伤(关节部位皮损范围为体表面积0.5‰、非关节部位在1‰以上)、挫伤、撕裂撕脱伤、急性腰扭伤、腰肌劳损、腰椎间盘突出症、腱炎及腱鞘炎、肌纤维组织炎、滑囊炎、创伤性滑膜炎。

2. 骨与关节损伤　急性骨折、应力性骨折、关节扭伤、关节脱位。

3. 器官损伤　头、胸、腹、眼、耳、鼻、口腔等。

4. 特殊环境训练损伤　中暑、冻伤、急性高原病、爆震性聋等。

5. 其他　化学毒剂损伤、推进剂损伤、烧烫伤、咬蜇伤等。

三、军事训练伤监测的方法

训练伤监测使用《中国人民解放军军事训练伤(病)报告卡》,由师、旅、团部队卫生机构填报。报告卡内容主要如下。

1. 患者一般信息　包括保障卡号、姓名、性别、出生年月、入伍时间、单位番号、隶属单位、身份类别和兵种专业类别等。

2. 训练伤基本情况　包括训练伤发生时间、导致受伤的训练科目、训练伤发生的阶段、训练伤发生因素(组训因素、个体因素、气象和地理环境因素等)、处置机构、后送医院名称等。

3. 训练伤临床信息　包括训练伤伤部、伤类、伤势、临床诊断和转归,以及缺勤时间。

4. 报告信息　报告单位、报告人、报告时间、联系方式等。

四、军事训练伤监测情况报告

1. 制发了报告卡　全军统一制发了《中国人民解放军军事训练伤(病)报告卡》,其样式见表19-1。

表 19-1 中国人民解放军军事训练伤(病)报告卡

报告单位: 　　　　报告卡编号: 　　　(自动生成)　　　　　填卡时间: 　　年 　月 　日

保障卡号: _____ 姓名: ____ 性别:□男 □女 出生年月 _____年 ___月 入伍时间: _____年 ___月

隶属大单位: _____军区(军兵种、总部)

单位番号: _____

身份类别:□义务兵 □士官 □学员 □营以下干部 □团以上干部

兵种专业类别:□步兵类 □炮兵类 □装甲类 □工程类 □防化类 □航海类 □航空类 □导弹类 □防空类
　　　　　　□通信、导航类 □电子对抗类 □雷达、观通类 □后勤类 □装备技术保障类　□其他_____
(请填写具体名称)

训练伤(病)发生时间: _____年 ___月 ___日　导致伤(病)发生的训练科目: _____

发生时段:□新训阶段 □常训阶段 □外训阶段(含野外驻训、演习、拉练)□其他_____

本级救治:□现场处置 □门诊处置 □住院治疗

后送医院名称: _____ 入院日期: _____年 ___月 ___日　出院日期: _____年 ___月 ___日

主要损伤部位:
　　□头部 □面部 □颈部 □胸(背)部 □腹(腰)部及骨盆(会阴)□脊柱脊髓 □上肢 □下肢　□多发伤
　　□其他_____(合并损伤时以损伤较重部位为主)

训练伤(病)类别:
　　□软组织损伤(①擦伤;②挫伤;③撕裂(脱)伤;④急性腰扭伤;⑤腰肌劳损;⑥腰椎间盘突出症;⑦腱炎及
　　腱鞘炎⑧肌纤维组织炎;⑨滑囊炎;⑩创伤性滑膜炎)
　　□骨与关节损伤(①急性骨折;②应力性骨折;③关节扭伤;④关节脱位)
　　□器官损伤(①颅脑;②耳鼻喉;③眼部;④口腔;⑤胸部器官;⑥腹部器官;⑦泌尿生殖器官)合并损伤时
　　以损伤较重器官为主
　　□特殊环境训练损伤(①中暑;②冻伤;③急性高原病;④爆震性聋;⑤其他_____)
　　□其他(①化学毒剂损伤;②推进剂损伤;③烧烫伤;④咬蜇伤;⑤其他_____)

临床诊断: _____ 伤势:□轻　□中　□重　□危重

转归:□治愈　□好转　□死亡　□其他_____ 因训练伤(病)缺勤时间: _____天

训练伤(病)发生可能影响因素:
　　□组训因素(①组织管理;②训练方法;③防护措施;④场地、器械与训练条件)
　　□个体因素(①身体素质;②心理素质;③防护知识知晓程度;④技术动作掌握程度)
□气象因素　□地理环境因素　□其他_____

备注:

报告人: _____　联系电话: _____　报告日期: _____年 ___月 ___日

2. 明确了报告方式

(1)部队卫生机构指定专人为训练伤责任报告人,负责训练伤报告卡信息报送管理工作。

(2)部队卫生机构医务人员发现军事训练伤病例时,做好病例登记(门诊或住院登记)的同时,按要求填写《军事训练伤报告卡》。

(3)后送至上级医疗机构的病人,病例登记中应注明后送医院,并及时了解其诊断、治疗和出院时的情况。待病人出院归队后,由训练伤监测责任人补齐相关信息后进行订正报告。

(4)训练伤实行日报制度。训练伤责任报告人每日收集训练伤报告卡,并对信息进行核对,然后通过军事综合信息网登录"中国人民解放军军事训练伤信息监测系统"上报,网络不通的基层卫生机构可以到师(团)机关上网,每周集中报告 1 次,也可将报告卡上送至所属大单位疾病监测中心,由其代报。整建制或分队外出训练演练时,发现病例填报纸质报告卡,归队后整理上报。

3. 规范了信息管理

(1)部队卫生机构对填报的报告卡随时进行核对、订正,每月底对本月报告卡进行核对、补充和订正,于次月 3 日前完成。

(2)大单位疾病预防控制中心负责所属部队报告卡的数据审核,每月初完成上月报告卡的审核和统计分析,上报全军疾病监测中心,下发到部队单位。每半年和年终向大单位卫生部门提交训练伤监测综合报告和防治意见。

(3)全军疾病监测中心每月初对各大单位上月统计数据进行汇总分析,上报总后勤部卫生部,下发各大单位疾病监测中心。每半年和年终向总后卫生部提交训练伤监测综合报告和防治意见。

(4)资料保存要求:①纸质报告卡档案管理,保存 3 年以上;②部队卫生机构、各级疾病预防控制机构定期下载数据、储存,永久保存;③军事训练伤常规监测报告(月报和年报)应存档,永久保存。

4. 提出了督导检查 大单位卫生部门和疾病预防控制机构对军训伤监测跟踪督导,通过现场检查、分析报告资料等方法,评估部队训练伤报告管理情况,及时发现问题、总结经验或提供技术支持;总部和全军疾病预防控制机构对监测工作定期进行督导检查,不断改进完善。

(李 彦 黄尉初 傅建国)

第四节 军事训练伤预防

《中国人民解放军军事训练条例》中指出:"军事训练是提高战斗力的根本途径,是军队履行职能的重要保证,是军事斗争准备的关键环节。全军必须把军事训练作为经常性的中心工作。"军事训练伤防护已经成为部队卫生工作的重点,预防更是"重中之重"。

一、把好"三关"

预防军事训练伤的发生,重点要把好"三关",即体检关、组训关和现场急救关。

(一)把好体检关

1. 把好新兵入伍体检关 相关部门要按照入伍体格检查标准,在全面普查的基础上,重点排查边缘性问题和严重疾病,了解有无家族病史,必要时对可疑情况进行会诊和反复检查,防止患有原发性器质性病变人员入伍。

2. 严格落实年度体检制度 定期组织官兵年度健康体检,执行重大演习和训练任务时进行有针对性体检,及早发现伤病隐患,采取必要防护措施。

(二)把好组训关

1. 加强宣传教育,提高官兵的自我防护能力 部队卫生机构应根据部队的具体情况,有针对性地拟定军事训练伤防治教育提纲,采用分级、分类辅导与上大课辅导相结合的方法,充分利用黑板报、标语牌、宣传栏等手段进行广泛宣传,主动与政工部门配合,把军事训练伤防治知识融入到文艺演出的快板、小品、相声等官兵喜闻乐见的节目中,制作内容简单明了、重点突

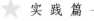

出、色彩新颖的军事训练伤防治教育挂图、宣传画悬挂在营区显要位置,方便官兵阅读,使参训人员充分认识预防训练伤的重要性,并掌握预防的办法,以利于官兵们科学施训,自我防护,降低训练伤的发生率。

2.加强行政管理,严格训练纪律和操作规程　各级行政领导都应高度重视军事训练伤预防工作,要从计划安排、训练准备和组织实施等方面,加强训练伤防护对策研究;卫生部门要主动了解训练计划安排,提前摸清参训人员身体状况,提出合理化建议,视情对参训人员进行相应的训练伤病预防知识的科普教育;施训人员要严格训练纪律,按操作规程和安全规定组织训练。包括参训兵力、时间、内容和质量指标的年度军事训练计划,一般应严格按上级军事训练大纲的规定执行和定期考核,不宜搞突击达标或考核。

3.检查场地器材,落实相关的安全防护措施　如果训练器材和场地达不到训练安全要求,训练场地就成为军事训练伤发生的危险因素。因此,施训人员应定期对训练场地和器材等进行检查,组织维修,消除不安全因素,保持训练场地和器材的完好率达到100%。个人防护装备也不可忽视,应根据训练内容配备护膝、护肘、护腰等防护用品。训练中要严格按动作要领施训,险难课目应安排保护人员或采取防护措施,同时也应教育战士,学会自我保护技术。

4.加强卫生监督,做好技术指导和医疗救护　做好开训前的健康检查工作,对参训群体和个体的身体素质、体能条件尽可能做到正确评估,控制带伤、带病参训。训练时,医务人员要深入训练场地,实施随行保障,既激励官兵士气,又能及时处置可能出现的伤病。训练结束后,医务人员应适时组织巡诊,了解官兵身体有无异常表现,做到早发现、早诊断、早治疗。

5.遵守作息制度,保证休息时间和合理营养　训练期间应遵守部队生活作息制度,根据参训官兵体力消耗情况,科学安排训练、休息和就餐时间,合理调配膳食,满足能耗需要,出汗多时要适当补充水和盐分,还应注意饮食卫生,防止肠道传染病的发生。

6.加强心理疏导,克服心理障碍并培养意志　心理障碍是导致军事训练伤的重要因素之一。因此,从医学角度对官兵进行心理辅导和训练,有目的地培养官兵良好的心理素质,引导其学会自我调适方法,正确认识自己,保持心理稳定,使之适应军事训练的特点和要求,可降低军事训练伤的发生率。

(三)把好现场急救关

在训练中有人一旦出现昏迷、晕厥等运动性猝死的先兆表现,参训人员不能慌乱,应听从医务人员指挥,立即按照急救方法和程序,迅速判明病情,组织现场急救,切忌随意搬动病人或拖延救治时间。部队卫生机构要同体系医院建立应急联动机制,确保一旦出现紧急情况,患者能在最短的时间内得到有效救治。具体方法主要是提供现场医务监督和建立急救体制,抢救措施应及时,使急性心搏骤停有效逆转,尽最大可能挽救生命,现场抢救应分秒必争。部队基层医护人员均应经过专业、正规的急救训练,以确保现场抢救的及时、有效。特别是在重大军事训练达标测试活动现场,一定要配置设施完备的急救车辆及急救人员。每年都应将急救训练作为医护人员的年终考核内容,促使每位医务人员都能精通此项业务。另外,也有必要将徒手心肺复苏的基本方法示教给其他军事训练参与者,从而争取宝贵的抢救时间。

二、强调科学施训

预防军事训练伤的发生,关键是科学施训。

（一）科学施训的原则

1. **全面训练** 部队应当有计划地进行力量、速度、耐力、柔韧性和灵敏性等身体素质的系统训练，使士兵的身体素质得到全面的发展和提高。在训练的初期阶段，特别是新兵的基础训练阶段，更应强调全面训练。只要身体素质得到全面发展，才能更好地提高各项军事技术。

体能训练的内容，可根据部队的实际条件和地理环境进行选择。耐力训练可选用长跑、爬山、游泳、滑雪、足球、跳绳等；力量训练项目有举重、投掷、引体向上、俯卧撑、仰卧起坐、跳高、跳远等；速度、灵敏性和柔韧性训练可选用短跑、10m 往返跑、篮排球、体操等。

2. **循序渐进** 首先，在训练过程中，技术动作要由简单到复杂，由个别到综合，由易到难，逐步学习和掌握。运动量的安排应由小到大，逐渐增加。运动量应包括训练负荷强度、密度和时间等。其次，在每次训练课中，训练强度也应由小到大，内容由简到繁，使机体有一个逐步适应的过程。每次训练课，在正式训练开始前，应先做10分钟准备活动，如慢跑或体操，使肌肉、关节和内脏器官的功能逐步动员起来，准备活动要充分，以适应训练的要求，防止训练伤的发生；然后进行基本训练，逐渐增加运动负荷，使身体功能达到高峰；训练课结束时，必须认真做10分钟放松活动，如慢跑或体操，或采用自我按摩和相互按摩手段，使身体功能逐步由高峰恢复到训练前的水平，使肌肉、关节放松，能够有效地消除机体疲劳、防止肌肉酸痛。训练前后的肌肉放松，保证机体的"软动员"和"软着陆"，有利于降低训练伤的发生。

3. **最大运动量** 最大运动量可按每次、每日或每一阶段来组织安排。最大运动量包括强度、频率、时间等概念的组合。当然最大运动量不是无限度的，它受生理上限和极限的制约，当持续以小运动量训练时，即使频率高、时间久，由于对机体的整体调动较小，并不能显示明显的训练效果；当运动量过大，时间过长，即使频率一般，机体的能量消耗不能及时补偿，累积起来也可导致过度疲劳的发生，虽然训练效果可有一定的提高，但成绩不可能持续增长，甚至倒退。所以训练量应是可产生一定疲劳的运动负荷量，机体经一夜休息又可恢复，在此基础上再逐步增大负荷量，使体能从量变的过程进入质变，训练效果可持续不断地逐步提高。

英军认为打赢马岛战争的秘密武器之一是登陆的英军体能优良，他们在训练中要求进行室内和野外的超越障碍科目训练，并要求做俯卧撑和双杠臂屈伸和踏阶试验进行检测。以色列军队以负重移动作为体能训练方案的基础，基本要求是负重 30 kg、1 小时移动 5 km。多项超越障碍训练是我军及英、美军和原苏军所重视的一项训练后期的体能项目。

4. **区别对待** 部队的军事行动准则是高度的统一，在规定的训练时间内，人人都必须参加规定的训练科目和达到规定的考核标准。但是，由于每个士兵体质和健康状况、原有的训练基础和水平、技术动作掌握程度、心理素质的差异，在训练中必须实事求是地从每个士兵的实际出发，做到既严格要求，严格训练，又遵循区别对待的训练原则，避免强求一律。在体能训练中，要做到区别对待的训练原则，首先要掌握士兵的健康状况和体能水平。因此，训练的组织者和管理部门应与卫生部门配合，经常深入班排，了解士兵的健康状况，定期组织部队按照国家军用标准《士兵体能的测量和评价》（GJB1337-1992）中的有关规定，进行士兵的体能和心肺功能的测定和评价，并依据每个士兵的体能情况，制订科学的训练计划。

（二）加强体能训练

体能训练能有效地促进身体的发育，使力量、速度、耐力、灵敏性等身体素质加强，使体魄更健壮有力，以适应平时或战时持久作战耐力的需要。

1. **耐力训练**

（1）有氧耐力训练：有氧耐力训练指用各种有效的训练手段和方法，增强人对氧的吸收、运输和利用能力，提高人体的有氧代谢能力（耐力）和心肺功能。训练方式可根据部队的实际训练条件和环境，分别采用长距离跑步、滑雪、游泳、爬山、跳绳、踢足球等方式训练。训练强度可用训练心率控制。适宜的有氧训练一般为其本人最大有氧能力的 60%～90%，为 145～170/min。在训练的初级阶段，训练强度以最大有氧能力的 60% 为宜，3 个月后增加到 70%，6 个月后增加到 80%～90%。有氧训练每周 3 次、每次训练持续时间 20～30 分钟为宜。训练前必须进行充分的准备活动，或称热身运动，慢跑 5 分钟；训练后认真做整理活动，或称减速运动，继续慢跑或走 5 分钟，直到心率降到每分钟 100 次以下或大汗淋漓状态停止时为止。

（2）无氧耐力训练：无氧耐力训练指用各种有效的训练手段和方法，以增强人体的无氧代谢能力，加速乳酸转化和对高乳酸蓄积的适应能力，提高人体的无氧耐力。无氧耐力训练多采用大强度、短时间、间歇性跑步方式。全力跑 400m，休息 2 分钟或心率降到每分钟 120 次以下，重复 6～8 次。每周训练 1～2 次。训练前的准备活动和训练后整理活动的要求同有氧耐力训练。

2. 力量训练

（1）进行力量训练前，必须先进行柔韧性训练，每周训练 2～3 次，每次 20～30 分钟。

（2）有特殊训练器材条件下，参照体能训练的一般生理卫生要求确定训练负荷。一般情况下，采用引体向上，快慢速俯卧撑，快慢速仰卧起坐和下肢跳跃训练方式。

（3）进行力量训练时，先进行俯卧撑和仰卧起坐训练，再进行腿部跳跃训练。有器械的部队可穿插进行单杠引体向上练习。

3. 柔韧性训练

（1）采用肩部四周回转、躯体四周回转、躯体侧转训练，上、下背部和躯体伸展训练，足尖牵拉、坐和立姿触足尖及对墙伸展训练。

（2）训练前进行准备活动，原地慢跑 1 分钟。

（3）训练时要全运动范围地充分活动，达到轻微不适但无痛感。

（4）训练时，保持呼吸节奏，用力度不要越过身体正常的活动范围。

（5）柔韧性训练可以分别安排在力量训练前后进行。

（三）关注心智训练

既往军体训练中主要从加强体能的角度进行训练，忽视智能训练和心理行为的训练，随着科学技术的发展，军队武器装备在不断丰富，军事训练不再是单纯的体能训练，心智训练也就日益重要，因此，军事训练是体力、智力、心力训练的综合。当前我军和外军都已重视和加强心智训练，心智训练目前尚属新的发展内容，其原则如下：

1. 概念形成中注意分析、综合、比较　人对客观事物的感性认识经过积累、反复实践、学习记忆取得了经验，在经验基础上的事物概括就形成概念。一般的概念可在日常生活中形成，有其积极面和消极面，这需要在思想教育中加强其正面效应，排斥和否定其负面效应。在军事技能和武器装备运用中的概念形成，应将抽象的理论形象化、具体化，阐述时突出重点、掌握难点，进行深入浅出的讲解，要对武器装备实地演示讲解与操演，将抽象的理论与形象的、具体操演相结合，使学习者掌握概念，以简明的语言和固定的模式操作来固定概念。

智力认识过程是依据科目和专业训练内容引导的，进行综合、分析和比较，从而提高思维。分析是引导思考把整体分解成各个部分，或突出整体中各个特性来思维的过程。综合是把事物的各个部分,各自的特性组合成整体的思维过程。如雷达操作:应了解发射系统、接收系统、环视系统、测距测高系统、天线馈线系统、天线控制系统、数据传输系统、电源系统等各自的特性;再以简化的方框图了解其基本工作过程。又如诊断疾病时,从听主诉、记症状、体检、各项辅助检查,进而得出是什么病的结论,就必须经过分析和综合的过程。分析和综合是学习记忆中获得思维的基本过程。

比较则是将获得的新事物与储存于大脑中的第二级、第三级记忆加以类比,以确定彼此间的异同,比较可加深记忆和促进思维,例如诊断疾病的全过程中的各个环节,都包含着比较,没有鉴别比较,则难以得出结论。

2. 注意的稳定性　注意是心理活动,也是思维对一定对象的指向和集中,使思维有选择地指向一定事物,而忽视其他事物。集中是心理活动促使意识对指向的事物达到一定的清晰和完善程度。注意既可是自身的指向,也可以通过引导使之专注,是心理活动的一种积极状态。注意本身不是独立的心理过程,而是参与感觉、认识和学习记忆等思维中。有的心理学家把注意看成是"打开心灵的唯一门户",认为所有知识都要经过它才能进入。由此可知注意在智力思维训练中的重要性。人在注意时可采取分析的态度,也可采取综合比较的态度。

人的定向反射是由于需要或兴趣等因素引起,这类因素则与脑内储存的语言、文字、图像信息有密切的关系。研究还发现,网状结构的上行激活系统,对大脑不断传入兴奋,才能使人保持清醒状态,注意才得以实现。影响注意的因素有:对目的、任务理解的程度,预期活动结果所得兴趣的支持程度,智力活动和外部刺激结合的程度,意志努力的程度以及掌握工作、技巧、经验的丰富程度。

注意稳定性的相反一面是注意的分散性。注意分散性通称"分心",分心是智力训练中应尽力避免的。具体措施为:在思维认识中要明确利害关系和任务的目的性,要明确学会掌握对事物轻重缓急的处理,要重视劳逸结合,防止睡眠剥夺,在重要活动前后,可进行心理放松训练,减轻内外抑制的负担。

3. 心理训练　现代科学证明,在训练和竞赛中不仅要消耗身体能量,而且也要消耗心理能量,如果平时没有良好的心理训练,而只有良好的身体和技术训练,在训练或比赛中也很难取得良好的效果或成绩。有人提出,比赛的成功率30%归于心理,70%归于其他。由此可见,心理训练在训练中的重要性。

心理是否平衡,必然影响到情绪(严格区分有情绪、情感、情操,或统称感情)。由于情绪是情感的外在表现,情感是情绪内在的本质,为结合部队实际,统一以情绪称之。情绪具有两极性,有积极和增力的一面,也有消极和减力的一面。心理的不平衡会导致情绪的波动,不稳定的情绪使理解分析能力抑制,自制力下降,对自身的行为意义与后果不能正确估价,也必然导致注意力的分散。

心理平衡也涉及意志。意志是在认知和情绪的基础上,主动确定目的,并根据目的来支配和调节自身的行动,以求完成预定目的这一心理过程。认知为意志确定目的,情绪可激励或减少意志的行动;反过来意志又能推动认知和控制情绪。

人的意志行动总是由一定的动机出发,把人的行动引向一定的目的,即行动要达到的结果。意志坚强则行动果断,为坚持达到目的而努力奋斗。在各种动机之间、不同目的手段之间犹豫不决,则是优柔寡断的表现;不经深思熟虑,贸然行动,则是草率的表现,这些都是意志薄弱的体现。军事训练要坚持经常进行,坚持不懈,持之以恒,把锻炼身体和培养顽强的意志结合起来。此外,加强事业心、责任感、义务感、荣誉感的宣传教育,具有巨大的意志激励作用,有利于官兵在训练中克服心理障碍,减少军事训练伤的发生。

三、提高防治技术

(一)应力性骨折的防治技术

人体骨是坚固的组织,非强大暴力一般不易造成骨折,但反复超负荷的应力、张力、剪力等因素作用或者疲劳、损伤的肌肉反复不协调收缩产生的应力,可以造成骨骼"疲劳"损伤断裂,医学上称之为应力性骨折或疲劳骨折。

应力性骨折的主要表现:应力性骨折一般无明显急性外伤史,早期不易发现。当参训者四肢某部位出现无明显原因的较为固定的疼痛,并在疼痛出现前有 1 周至数周的强度较大的训练,而且疼痛随强度加大而加重。

应力性骨折的防治要点:①针对长跑、武装越野或背沙袋跑及正步训练等课目进行科学合理的计划安排,强调实施"循环训练法",克服单一动作长时间的超负荷重复训练,严格要求熟练掌握动作技术要领。②训练中危险征兆的医务监督是预防应力性骨折的重要环节。邻近关节部位的疼痛和肌肉肿胀是应力性骨折的危险信号。当有先兆症状出现时,应及时调整训练内容、时间和强度。③加强对参训官兵的防伤知识教育,提高自我保护意识,将对预防应力性骨折的发生起到不可忽视的作用。④健全和加强军事训练中的心理咨询和疏导,即采用心理学干预的手段促使参训官兵保持良好的心理状态,将对应力性骨折发生率的降低产生重要影响。⑤提高对应力性骨折的诊断水平。发生隐性应力骨折时应及时处治,予以停训,休息 7～10 天,同时辅以物理治疗,以避免完全性骨折的发生。⑥全面加强身体素质的体能训练。加强官兵在力量、速度、耐力、灵敏和柔韧性等方面的训练,从而较快地提高军事训练水平,这对于降低应力性骨折的发生率是十分重要的。

(二)投弹骨折的防治技术

投弹骨折又称投掷骨折,是指投弹训练中所发生的骨折,直接由投弹所造成。

投弹骨折的特点:①首次投弹发生部位仅占 25%;②常于较长时间训练后发生骨折前局部肌肉肿胀疼痛;③肱骨干的外旋应力性骨折占 75%。

投弹骨折发生机制:①骨折、肱骨内压增高是投弹所致肱骨干骨折的基本条件;②局部肌肉损伤,肿胀是导致其不协调的反向强力收缩的重要原因,是投弹骨折的暴力来源。

投弹骨折的防治要点:①科学合理地安排训练内容。将投弹课目穿插在其他课目前后,强调循环训练法,特别注意午饭前不宜安排或加大训练量,反对考核验收达标前突击训练方法,这样就能有效减少投弹骨折的发生;②当上臂发生局部肿痛、成角畸形、有异常活动度和骨摩擦音时,应立即报告军医,进行检诊和 X 线检查,一经确诊应按骨折进行常规救护。

(三)肩关节前脱位的防治技术

肩关节属球窝关节,其特点是活动范围大而稳定性差,故较易脱位。在军事训练损伤中以前脱位为最常见。肩关节前脱位的主要表现,多表现为肩部外伤后出现局部肿胀、疼痛、畸形、活动障碍等症状。

肩关节前脱位的防治要点:①实施科学训练、规范动作要领,克服恐惧害怕心理,尽量减少动作失误;②重视训练前的热身运动;③加强肩周肌肉力量及其关节的柔韧性和灵活度训练,将有利于提高肩关节稳定性和抗损伤能力;④一旦确诊,立即由专科医师进行手法复位,复位后关节必须制动 3 周,否则易发生习惯性脱位。

(四)膝关节损伤的防治技术

膝关节是人体关节面最大,杠杆作用最强,负重较大的关节,也是容易发生损伤的关节之一,如创伤性滑膜炎、半月板、前后交叉韧带、内外侧副韧带损伤以及关节软骨、骨损伤等,均为军事训练中的常见损伤。

创伤性滑膜炎是膝关节最常见的损伤,往往开始于软骨的损伤或炎症。膝关节是人体最大的滑膜关节。滑膜具有分泌滑液润滑保护关节、增强关节活动度、吸收营养及关节活动时所产生热量的作用;同时也是对损伤反应最早、最敏感的组织。当正步训练或长时间队列训练时,由于要领掌握不当,踢腿后躯体未能及时前移以及反复单一动作重复性过劳损伤,均可影响关节本身的协调性,使其关节内滑膜首先遭受损伤,形成非感染性的创伤性滑膜炎。

创伤性滑膜炎的主要表现为滑膜组织水肿,渗出液增多的物理效应以及大量黏液素产生对神经末梢的刺激等,从而引起关节疼痛肿胀,使关节活动受限。该症轻者仅为训练后关节轻微肿胀、酸痛不适,常被诊断为"良性关节痛",多数休息后不治自愈或缓解;重者关节肿胀明显,关节内积液,甚至穿刺抽出液可呈血性。

膝关节损伤防治要点:①重视膝周肌肉的力量性和协调性训练。特别是股四头肌的力量训练,将对增强膝关节的稳定性,预防关节损伤、保护膝关节产生重要作用。②强调"循环训练法",尽量克服长时间单一动作的重复超负荷训练;并严格要求动作要领的熟练掌握。③加强自我保护意识训练,提高对突发情况的快速判断、反应能力,如摔倒前的就地翻滚自我保护动作练习。④明确膝关节损伤时,轻者一般采取冷敷、加压包扎等对症治疗,予以适当调整训练课目,重者则停训休息;已出现关节积液者应尽早无菌条件下抽吸积液并加压包扎;特别严重者应立即转送上级医院诊治。

(五)肘关节骨关节病的防治技术

训练性肘关节骨关节病是指直接因军事训练所导致的肘关节关节软骨退行性变及继发性关节功能障碍和病理改变的统称。它是因肘关节反复超负荷训练或直接撞击、扭转等所造成的累积性损伤,多见于投弹、格斗、散打等项目,故又称投掷肘、肘内障等。训练性肘关节骨关节病的主要表现是肘关节屈伸活动受限,并伴有疼痛、肿胀或有关节交锁等现象。

训练性肘关节骨关节病的防治要点:①适当主动地加强肘关节周围肌肉的肌力训练,以保持关节稳定性及抗损伤能力,纠正不正确的动作技术要领,防止暴力扭伤和直接撞击损伤;②肘关节伤明确诊断后应即刻冷敷,制动 2~3 周,然后宜尽早在医师指导下进行主动功能训练;③肘关节损伤后的康复期,功能操练中切忌采取被动过度拉伸的锻炼方法,就可最大限度地预防训练性肘关节骨关节病的发生。

(六)腕舟状骨骨折的防治技术

鼻烟窝处压痛是早期诊断的主要体征。陈旧性骨折的临床表现为腕关节活动痛及鼻烟窝肿痛,常可导致腕舟状骨坏死和创伤性关节炎。

腕舟状骨骨折的防治要点:①加强对参训官兵自我保护意识的训练,克服跌倒时用手撑地的习惯意识。②早期得到正确诊治是预防舟状骨坏死的关键。对腕部摔伤后肿痛,特别在鼻烟窝处触痛者应给予足够的重视,即使伤后早期 X 线检查未发现骨折,也应在伤后 2 周再进行一次 X 线检查,以免延误诊治而导致舟状骨坏死,此期间应予以石膏或支具制动。

(七)臂丛神经损伤的防治技术

臂丛神经损伤是军事训练较为常见的损伤之一,绝大多数在俯卧撑训练中发生,也可发生于单双杠、投弹等训练;多发生于新兵入伍训练阶段,或进入分队训练阶段初期。

损伤原因:①肩部长时间处于过度外展或外旋位进行上肢某单一动作的反复操作练习,造成胸小肌的疲劳损伤与肿胀,臂丛神经遭受卡压与磨损,导致神经纤维发生损伤与变性;②臂丛神经损伤的诊断与治疗。

主要表现:为不同程度的上肢放射痛、无力、麻木,肩外展受限,手指活动不灵活等,以正中神经、尺神经损伤症状最为多见(60%左右)。

防治要点:①强调参训者熟练掌握正确的动作要领。防止练习时肩部及上肢过度外展,克服为追求次数而导致的动作完成不充分、频率过快的现象。②全面加强身体素质训练,特别是身体的柔韧性训练,对预防此类损伤是尤为重要的。③强调早期诊断,一般通过询问伤史,诊断多无困难。④一经诊断明确应及时停训,大多数伤者经休息可不治自愈,治疗是以物理治疗为主。极少数长期不恢复者可考虑神经松解手术治疗。

(八)髌腱损伤的防治技术

训练性髌腱损伤是指发生于膝部髌骨下方的腱组织损伤。由于多发生在蛙跳、折返跑和400m障碍及球类竞技等训练,故也常称为"跳跃膝"。髌腱损伤的主要表现:该损伤大部分是因长时间、反复的屈膝半蹲跳起等超负荷训练所致。主要临床症状为髌腱或髌尖疼痛,常表现为跳跃、上下楼梯、半蹲发力等活动时痛,偶有"打软腿"现象。

髌腱损伤的防治要点:①强调有计划地逐步加强加大载荷的静蹲及蹲起力量的体能训练,以促进髌腱和髌尖部位的组织功能结构的塑形改建,适应和提高其承受牵拉暴力的能力。②严格按照《军事训练伤健康保护规定》实施训练计划,提倡循环训练法,也是预防此类损伤的关键。③掌握正确的技术要领:跳跃时膝关节起跳角度越小对髌腱的牵拉力越大,同时成绩也越差,而当起跳角度控制在150°左右时成绩最好,髌腱损伤的发生概率也最低。因此在训练中要指导参训者掌握良好的起跳角度,以减少训练性髌腱损伤的发生。

(九)习惯性崴脚的防治技术

踝关节扭伤后,由于早期未得到重视、误诊或未治疗,从而导致关节不稳定,极易发生再扭伤,称为习惯性踝关节扭伤,俗称"习惯性崴脚"。习惯性崴脚的主要表现:当遇到路面稍不平整或小腿肌肉疲劳时,踝关节易发生内翻扭伤,出现疼痛或肿胀,或反复感到"足踝不稳"。

习惯性崴脚的防治要点:①科学安排训练计划,避免维持踝部稳定性的小腿外侧肌群的过度疲劳,同时加强该肌群的专门力量训练,如进行踝外旋、足外展外翻、跖伸的专门抗阻练习,以增强足踝部抗内翻损伤的能力;在训练和考核前,认真进行各3~5分钟的足内翻(踝内旋、足内收内翻)和足外翻(踝外旋、足外展外翻)静力性拉伸练习。②改善训练场地条件,避免因场地凹凸不平所造成的扭伤及摔伤;穿着合适舒适的作训鞋。③踝关节急性扭伤后,应及时采用冷敷或冷水冲洗降温、加压包扎、患肢制动和抬高等方法进行紧急处置;一般虽经 X 线检查排除骨折者,也应给予石膏固定或支具固定 3 周左右。如距腓前侧韧带损伤已发生断裂,应进行手术修复。

(十)跟腱断裂的防治技术

军事训练所致的跟腱断裂多发生于 400m 及渡海登岛 400m 障碍、5km 武装越野、格斗、球类竞技等训练。跟腱断裂的主要表现:跟腱断裂发生时伤者往往可以听到或感觉到足跟部

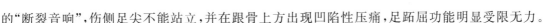

的"断裂音响",伤侧足尖不能站立,并在跟骨上方出现凹陷性压痛,足跖屈功能明显受限无力。

跟腱断裂的防治要点:①强调严格掌握前足掌起跳动作的训练,克服踝过伸、全足掌起跳起跑的错误习惯动作。②训练中提倡循环训练法,避免过多或过早的踝背伸位发力训练。③加强对患有慢性跟腱腱围炎的参训者进行医学监督、指导和有效治疗等,认真做好包含跳跑综合技术内容较多的科目训练前的身体准备活动,对于长期未进行正规体能训练的人员,特别是40岁以上的干部,应避免突然参加负荷大、强度高的科目训练及球类竞技活动。

(十一)训练性下腰痛的防治技术

训练中发生下腰痛及腰腿痛较为多见,不是独立的伤病,而是一种系列症状或称综合征。主要是由于慢性过劳损伤所引起的软组织损伤,多发生于炮兵、装甲兵、工程兵、舟桥兵等负荷较大的力量训练及飞行、雷达兵等长时间坐位训练作业的兵种。主要原因是搬抬重物时用力过猛、弯腰作业过度疲劳或坐位时间过长,可使韧带、肌肉过度牵拉损伤或部分断裂、劳损。训练性下腰痛的主要表现:伤者下腰部疼痛或压痛,无明显膝关节以下部位的放射痛,常伴有活动前疼痛,活动中可明显缓解,休息后再疼痛,且有加重趋势的现象。

训练性下腰痛的防治要点:①加强腰背肌和腿部力量的训练,从身体素质的提高上来适应训练作业的要求。②操作程序及动作要领的掌握,如搬抬重物时双下肢均不要过于直立,膝关节应先屈曲,以防搬抬时导致腰部牵伸性拉伤,甚至造成椎间盘突出。③训练前后的准备及放松活动,重点要进行腰部及下肢肌肉的伸展与放松,当训练强度过大时,训练后还可进行相互间按摩和放松。④明确诊断时,轻者一般通过消除致病因素,纠正不良的工作习惯和体位;卧床休息,并辅以物理、药物治疗;重者则可给予神经阻滞和手术治疗。

(十二)腰椎间盘突出症的防治技术

腰椎间盘突出症是军事训练中较为常见的损伤,并多发生于炮兵、舟桥等部队需要进行超重举高及搬抬操作的训练与作业中。腰椎间盘突出症的主要表现:剧烈的突发的下腰痛,并伴有一侧或者双侧的下肢放射性疼痛,一般应反射到膝关节以下的小腿外侧或后侧、足背、足趾等部位;咳嗽、打喷嚏、大便用力等加大腹部压力时,腰腿痛随之加重。

腰椎间盘突出症的防治要点:①加强对腰背肌的力量及柔韧性训练。由于军事训练中涉及腰背肌的训练及考核科目极少,而与之对应的腹部肌肉的训练及考核科目却相对较多,这必将导致脊柱的不平衡、不稳定,并使腰椎前凸消失,这就形成了导致腰椎间盘退行性变及腰椎间盘突出症发生的病理解剖学基础。②在训练与作业中当急需高举或搬抬重物时,应强调采取先屈膝再发力的动作,克服直腿弯腰发力的不良习惯。③为此我们提出可做俗称"燕子飞"动作练习,即身体处于俯卧位并以腹部为支点,然后头肩上抬及双髋背伸,使身体呈"燕子飞"状,每日2组次,每组次可根据个人情况而定为20～50次,持之以恒,可在最大程度上预防腰椎间盘突出症的发生,同时也是治疗该症的一种很好的有效方法。

(十三)运动性血尿和蛋白尿、血红蛋白尿的防治技术

运动性尿异常是指参训者在训练后所出现的一过性血尿、蛋白尿、血红蛋白尿现象,而且经详细的体检和辅助检查,均未发现泌尿系统的器质性病理改变。多发生于高强度训练后与考核阶段。

运动性血尿的主要原因:①直接与外伤相关,训练时肾脏及膀胱后壁受反复撞击、挤压或牵扯,都可能造成组织或血管的微细损伤而出现血尿;②与短时间内承受的运动负荷量或训练强度加大过快有直接的关系,其导致肾脏组织的缺血、缺氧和血管壁的营养障碍,从而出现红

细胞外溢;③训练中肾的位置随反复重力作用的下移,使肾静脉与下腔静脉之间的角度变锐,可发生两静脉交叉处扭曲,引起肾静脉压增加,也可出现红细胞外漏,发生运动性血尿。这主要与有些个体的肾功能状态对训练存在着适应性不良有密切的关系,其中包括肾对酸性代谢产物的刺激、肾血管收缩造成缺血、肾组织结构和肾小球毛细血管壁电荷的变化及对一过性急性损害等耐受能力偏低明显相关。

这主要与足底部压力引起血管内红细胞的机械性破裂有关,是一种良性自限性血管内溶血所造成的,同时,往往需要较大的训练强度才能诱发,但其个体差异也很大;另外,也与训练场的地面硬度相关,硬地上超负荷训练则易于发生;也有仅在考核时出现,而在平常训练不出现的现象。血尿和蛋白尿的主要表现:大多数人没有相应的身体不适反应,少数人可以出现乏力、头晕、肢体酸痛感、腰痛等症状。

运动性尿异常的防治要点:①强调实施全面提高综合身体素质的训练,以增强机体适应代偿能力。②克服过度训练,并避免在过硬场地上进行长时间超负荷的跑跳训练。③在训练及考核时应注意及时补充饮水。④一旦出现异常尿,应暂停训练,并尽早进行检查诊治。对无特异性主诉的镜下血尿和蛋白尿者无须特殊治疗,通常休息3～7天血尿和蛋白尿就会消失;另外,血红蛋白尿呈褐色,突然出现,继而变浅,一般无全身症状。多于6～12小时自行消失自愈。

(十四)过度训练综合征的防治技术

过度训练综合征,又称过度疲劳,是指参训人员在训练期间接受超负荷训练,而整个机体未能获得适应,导致多个器官发生功能障碍或病理改变的一种症候群。过度训练综合征的主要表现:早期主要为受训者不愿意参加训练、睡眠不好、食欲缺乏、头晕、全身乏力、困倦或易激动,训练成绩下降。晚期表现除上述症状外还有失眠、多汗、体重减轻、水肿、心悸、气促及心前区不适感,训练后脉搏明显加快。消化系统功能可出现紊乱,表现为腹痛、腹泻、便秘等。女兵常可出现月经失调等症状。

过度训练综合征的防治要点:①严格执行《军事训练健康保护规定》,科学制订切合实际的训练计划,严禁带病参训,并采取快速消除疲劳及因人施训措施。②严格遵守作息制度,保证充分的睡眠及合理营养膳食。③诊断明确时,轻者早期应采取减少训练量,积极休息;对兴奋性降低者应延长其生理睡眠时间,对于兴奋性过高者可给予镇静药,2～3周可逐渐增加训练量,并采用心理干预,进行自我暗示放松、催眠放松、生物反馈等疗法,逐步恢复正常训练。严重者应终止训练活动,后送上一级体系医院治疗。

(十五)过度紧张综合征的防治技术

过度紧张综合征是指在军事训练或考核时参训者所承受的体能、心理负荷超过了其个体的生理、心理耐受阈值即"极点"时而发生的生理紊乱或病理征象。特别是新入伍的士兵,由于具有年龄小、训练基础差、机体适应性耐受性差,心理承受能力弱或原患有慢性疾病等特点,成为该征的易感个体。过度紧张综合征的主要表现:短暂性脑血管痉挛缺血所引起的晕厥、虚脱、健忘或情感障碍;也可发生急性心功能不全或急性胃肠道症候群等症状。

过度紧张综合征的防治要点:①加强军事训练期间的医学监督,开训前认真做好参训官兵身体检查,了解发现重点人员的潜在疾病,避免带疾病或病后初愈参加剧烈运动,对身体素质及训练基础差参训者应强调遵守渐进原则。②加强军事训练期间的医学和心理知识教育与指导。该综合征绝大多数通过卧床休息、保暖、饮用温开水或咖啡等饮料及吸氧、输液即可恢复,不会遗留后遗症状。极少数并发器官较重损伤者应后送体系医院接受相应的专科救治。

（十六）运动性猝死的防治技术

运动性猝死是指在高强度训练中或训练后 24 小时内发生的意外、非创伤性死亡。运动性猝死发生迅速，多见 30 岁以下男性，以 15～20 岁最为多见。运动性猝死一般分为心源性猝死和脑源性猝死 2 种；其中心源性猝死占绝大多数。先天遗传因素为主要原因，如马方综合征等先天性心脏畸形和肥厚型心脏病；35 岁以上多为冠状动脉硬化所致。

运动性猝死的其他原因及诱因：脑源性猝死的主要原因为脑血管畸形、动脉瘤或高血压、动脉硬化所致脑卒中，而脑血栓和脑栓塞所致猝死较为少见。另外，过度训练、过度紧张、镁缺乏、心理应激；高温、低温及高湿度等恶劣气候环境；体重超重，尤其是肥胖；免疫低下；熬夜饮酒、吸烟等不良生活习惯者均易诱发运动性猝死。

运动性猝死的主要表现：运动性猝死的特征为猝死过程自发，意外发生，进展迅速。患者从发病到死亡也就在数十秒、数分钟之内，这是其最重要的特征。运动性猝死一般发病到死亡多在 5 小时内，发病呈现一定的生物节律性：每天上午 9～11 时（或醒后 3 小时）是高发时段；每周一发生猝死者较多。运动性猝死者偶有训练中发生晕厥、心绞痛、胸闷、胸部压迫感、眩晕、头痛、极度疲乏等症状者，应引起足够重视。

运动性猝死的防治要点：①加强对参训人员进行运动性猝死防治知识的普及教育，形成群防自防的良好氛围。②在军事训练及达标考核前，应对身体素质水平差、特别是既往训练中偶有心脏生理或病理性变化症状发生的参训者（包括出现胸痛、心悸、头晕眼花，恶心、想吐等症状），加强医学监督及处理，严格进行全面检诊，主要包括心电图、超声心动图、胸部 X 线、运动试验等检查，以识别运动性猝死的高危人群。③在高强度训练及达标考核后，部队卫生职能部门要加大医学监督，这样不但能及时进行相应处治，预防猝死的发生，还能为抢救赢得时机。④在训练期间，要克服熬夜、饮酒、吸烟等不良生活习惯，减少运动性猝死的发生概率。⑤强调循环训练法，平时加强全面科学的体能训练，增强身体素质，提高心肺功能。⑥运动性猝死的现场紧急救治：一旦运动性猝死发生，均应立即采取"赤手空拳"快速除颤，即手握空心拳头，在病人心前区捶击 2 次，如无反应，则可再捶击 2～3 次；往往可以达到起死回生的效果。⑦加强非医务人员心肺复苏训练。

日常生活中预防心脏性猝死的发生，要做好以下几点：①定期体检。无论心脏病患者还是身体健康的人，都应定期进行体检，因为心血管疾病及心脏性猝死，经常会找上貌似健康的人。特别是心脏有器质性病变，但症状不明显的中年人。②戒烟。吸烟的危害众所周知，吸烟者的冠心病发病率较不吸烟者高 3.6 倍，吸烟与其他危险因素如高血压、高胆固醇有协同作用，可以使冠心病的发病危险性成倍增加。③平衡膳食。选择高蛋白质、易消化的食物如鱼、鸡肉、牛奶、大豆等。宜吃植物食用油如花生油、菜子油、玉米油等，多食富含食物纤维的粗粮、蔬菜，增加维生素的摄入，多食新鲜瓜果，控制甜食，低盐饮食，少吃煎、炸、熏、烤和腌制食品，用餐不宜过饱。④控制体重，防止肥胖。肥胖给心血管系统带来不利的负担，据研究资料显示，体重超重 5kg，心脏的负担即增加 10%。⑤积极治疗原有的疾病，如高血压、冠心病等。⑥避免精神过度紧张：精神紧张可使血压升高，心脏负担加重。精神过度紧张还会诱发心律失常，情绪激动很容易诱发冠心病等身心疾病，甚至还可以使已患有心血管疾病的老年人，发生心肌梗死等意外。因此，要做好在紧张中松弛情绪，自我调整。⑦生活要有规律。规律的生活起居包括按时起床、定时进餐、适量锻炼、按时睡眠、适当休息、注意劳逸结合、保持良好的卫生习惯。⑧

适量运动。适量的体育锻炼可以改善心血管功能,使身体的血液循环和微循环得到改善。步行是最简单而安全的运动。步行可以使心脏收缩加强,心率加快,血流加速,冠状动脉的血流量增多,从而使身体适应步行运动的需要,这对心脏也是一种锻炼。⑨防寒保暖、谨防感冒,保持大便通畅。据统计,约有 1/4 的猝死病人在死亡当日有心绞痛、心悸、过度疲劳感或呼吸困难。只要我们重视心脏性猝死早期出现的症状和体征,注意定期体检,认真做到早发现、早诊断、早治疗,就会取得较好的治疗效果,许多患者的生命是可以挽救的。

(李 彦 黄尉初 傅建国)

第五节 军事训练伤干预与效果评估

军队是要打仗的,战斗力生长是安全发展的根本目的。部队每年组织大量具有实战背景的实兵、实装、实弹、实爆演习,形式新、样式多、变化快、对抗激烈,部队动用人员、武器装备、弹药、物资数量增多,管理难度增大,安全系数降低,训练伤害事故风险明显增高。部队应采取怎样的干预措施有效防范训练伤的发生,不仅保战斗力,还要保安全,是当前面临的严峻课题。

目前,我军现行军事训练伤干预措施还很不完善,对于训练伤干预效果的研究也较为零散,未形成较为完善的理论体系。但已有从官兵体质体能水平、知识水平、心理状况、营养状况、疲劳状况及训练实施过程等不同角度对军事训练进行监督、干预和评估的研究,对部队预防军事训练伤有一定的指导意义,分述如下。

一、体质、体能状况的医务监督及效果评估

包括及时了解战士的体质、体能状况,定期对战士进行体能测试,并按照测试成绩合理组训,以及对战士体质状况进行科学监控。定期对战士进行体质体能状况测试,建立战士体质体能状况的数据库系统,及时了解和掌握战士的体质体能状况的动态变化,对于合理安排训练内容、训练负荷,防止过度训练,提高训练的科学性和有效性,预防训练伤的发生将会起到非常好的效果。主要指标如下。

1. 身体形态评价指标 主要是身体形态测量,常见的有体质量(体重)、身高、坐高、肩宽、胸围、腰围、臀围、体脂含量等指标。另外还派生出克托莱指数、利维指数、维尔维克指数等,用以评价人体的充实度。对身体形态的医务监督用得比较多的是身高、体质量、胸围、腰围指标。

2. 身体功能状态指标 主要包括循环功能、呼吸功能、感觉功能、平衡功能的测量。常见的测试指标包括心率、血压、心血管功能指数、心血管耐力、肺活量、有氧耐力、最大摄氧量、感知跳跃距离、静态平衡测量和动态平衡测量。对身体功能状态的医务监督,主要集中在对循环和呼吸功能的测量。最常用的指标是台阶试验和肺活量,评价机体心血管和心肺功能水平。

3. 身体素质状态指标 对身体素质的医务监督常用指标较多,根据解放军体育学院 2002 年编制的《中国军人体质测评手册》,包括纵跳、俯卧撑(男)、1 分钟仰卧起坐(女)、立位体前屈、10 m×4 往返跑、旋转试验、1 500m 跑(男)、1 000m 跑(女)共 6 项指标,对速度、耐力、柔韧性、力量、灵敏及平衡能力进行综合评价。

4. 相关体质状况指标 研究发现,扁平足、下肢损伤史、精神因素、体能水平低、去脂体质量的降低及过劳性损伤的发生率较高。新兵的文化程度,入伍前所在地,以及是否有吸烟史,与训练伤的发生率有相关性;战士的睡眠状况与训练伤的发生率也有很大的相关性。因此,在

体质体能测试的同时,还应对这些相关体质状况进行调查。

通过对战士体质体能状况测试研究发现,新兵的耐力素质、速度素质、力量素质(3 000m、100m、立定跳远、引体向上)等成绩均有显著性差异。新兵初始的耐力水平较差,训练开始后的大运动量耐力训练是发生训练伤的主要原因之一。谭百庆研究发现,引体向上成绩不良的战士在进行单杠训练时存在着发生上肢骨折的危险,立定跳远、100m 跑成绩不良的战士在进行下肢强耐力训练时存在着下肢骨折的危险。黄如山等调查了某军校新学员强化训练中致伤原因指出,新学员由于体质差异,入校后进行强化训练时,个别学员身体素质不能满足大运动负荷训练是导致训练伤发生的一个主要因素。可见,通过体质体能测试,可发现导致训练伤发生的相关体质体能因素,以采取在平常训练中有针对性的预防措施。

二、心理状况的医务监督及效果评估

包括定期测试和分析战士的心理状况,开展心理卫生讲座和心理咨询,并对个别战士实行有针对性的教育指导。同时加强训练伤康复期心理状况的医务监督力度,都是促进战士心理健康发展的有效方法和手段。主要指标如下。

影响训练伤的相关心理因素主要包括心理特征和心理状态两方面。目前,对心理特征测试的主要量表包括艾森克成年人 EPQ 个性问卷、气质问卷、EQ 问卷、808 神经类型量表等;对心理状态测试的主要量表包括 SCL-90 症状自评量表、焦虑自评量表(SAS)、抑郁自评量表(SDS)、心理疲劳状态量表(POMS-R)、状态-特质焦虑量表(STAI)等;还有一些辅助量表,如社会支持评定量表(SSS)、匹兹堡睡眠质量指数(PSQI),卡氏 16PF 兴趣量表等,可对战士的心理状况进行全面综合测评和分析,以及时掌握战士心理状态的动态变化。另外,还有一些专门性的心理测量量表,包括心理健康状态评价量表,由症状自评量表(SCL-90)、个性问卷、社会支持问卷等组成;人格测量量表,由《明尼苏达多项人格调查表》《卡特尔 16 种人格因素量表》《艾森克人格问卷》等组成;焦虑状态的评价量表由《显性焦虑量表》《状态-特质焦虑量表》《贝克焦虑量表》《汉密顿焦虑量表》《焦虑自评量表》等组成。

目前,对训练伤的相关心理因素进行干预和调控的研究报道还较少。总体趋势表现在干预手段单一,缺乏针对性。主要是通过心理咨询和"心理信箱"2 种干预手段的介入来降低训练伤的发生率。易彬樟等通过对新兵进行现场人群心理学干预试验发现,实验组每周心理干预后,非稳定型人数从 18.8% 降到 4.2%,同时训练伤的发生率(13.4%)显著低于对照组(22.1%)。但仍应着眼开发更多针对性和实用性更强的心理干预方法和手段,针对不同的心理特征(个性、气质、动机、情商等)和心理状态(焦虑、恐惧、疲劳、认知水平、唤醒水平等),实施有针对性的心理调控手段,提高战士心理素质,减少训练伤的发生率。

三、营养状况的医务监督及效果评估

包括定期进行膳食营养调查,定期对战士进行营养检查,并对战士营养状况进行综合评价,根据不同军兵种训练特点进行营养补充,根据现代战争环境的特点进行营养补充,根据不同训练负荷的能耗特点进行营养补充几方面。

主要有常规的体格体征的检查及血红蛋白水平等相关生化指标的测定。常规的体格体征检查包括身高、体质量、体脂含量、腰围、臀围的测定,通过对皮肤、头发、口角、牙龈、唇、舌、甲状腺、扁桃体、眼睑、结膜、角膜等部位的检查反映是否有因缺乏营养素而导致的相关疾病,通过对血红蛋白指标检测反映是否有贫血的现象，以及两者综合评价，以客观反映战士的营养状况和健康水平及对训练负荷的适应程度。另外，对食欲、睡眠、情绪、腹泻、体质量变化、患病状况、疲劳感觉等主观评价指标进行综合评定，可全面了解和掌握战士的营养状况水平；相关的功能评定也可以反映营养调控的效果。

通过营养调控手段介入后，机体的身体形态、身体功能和身体素质均可发生一系列良性变化。在身体形态方面，体质量、克托莱指数等反映身体充实度的指标有所提高；在身体功能方面，肺活量、血红蛋白值提高的同时，安静状态下脉搏、血压、血乳酸及血尿素值降低；在身体素质方面，握力、背肌力有所提高。有研究表明，对集训期间的特种兵实施医务监督的营养调控手段介入后，在相同的训练负荷下，战士调控后的最大血乳酸和安静状态下的血尿素值与调控前相比有所下降，安静状态下的血红蛋白值与调控前相比有上升趋势。说明营养调整后，战士对训练负荷的适应能力提高，功能状态得到改善。

四、疲劳状况的医务监督及效果评估

主要是消除运动性疲劳。消除疲劳的手段和方法主要是能量物质的补充和相关辅助性恢复手段两方面，包括营养补充、睡眠补充、活动性休息、洗浴疗法、音乐疗法、心理疗法、按摩、理疗等，现在又推出了瑜伽和舍宾等运动疗法来消除疲劳。陈敏雄研究发现，补充肌酸、谷氨酰胺和肉碱类物质，能够延迟疲劳状态的产生。李志敏等研究发现，葡萄糖对消除躯体运动性疲劳有显著效果。大多研究认为，训练后即刻补充糖，能加快机体疲劳状态的恢复。促进疲劳状态的恢复对预防训练伤起到很大的作用，但对消除疲劳的手段和方法的研究还有待于进一步提高。疲劳状态包括生理疲劳和心理疲劳，主要指标如下。

生理疲劳状态监测：主要为主观评价和客观医学指标检测两方面。主观评价指标包括训练时的心情、睡眠状况、食欲状况、出汗量、疲劳程度等；客观医学指标包括常规医学检查和生化检测。常规医学检查有脉搏、血压、体质量、肌力、反应时、呼吸肌耐力、心电图、脑电图等；生化指标检测包括尿蛋白、血尿、血红蛋白、血乳酸、血睾酮/皮质醇、血清酶、儿茶酚胺、血浆谷氨酰胺、中型粒细胞/淋巴细胞等。

心理疲劳状态检测：可根据廖八根等利用修订了的心境状态量表（POMS-R）对疲劳状态进行心理监控，也可通过测试大脑中氨基丁酸、外周及血浆中的 β-内啡肽浓度、5-羟色胺及色氨酸的浓度等生化指标监控心理疲劳程度。

林建棣等通过对实验组实施医务监督的疲劳调控手段介入后，在同样的训练内容和训练负荷下，对实验组和对照组在训练结束后 2~3 分钟的脉搏、训练后 30 分钟的血乳酸值、运动后最大血乳酸、最大摄氧量及 PWC_{170} 进行测试发现，实验组上述指标调控前相比都有比较明显变化，安静时脉搏和训练后的最大血乳酸值下降，运动后最大摄氧量和做功能力有所提高，对照组没有明显变化，说明实验组的疲劳状态得到改善。徐文斌等研究发现，疲劳状态改善后，训练后的最大血乳酸值下降，安静状态下血尿素值下降。

五、训练实施状况的医务监督及效果评估

包括对训练负荷、训练方法及场地器材方面的医务监督。训练负荷主要是对训练量和训练强度的调控，即根据个人的身体功能状况和身体素质水平，循序渐进地安排训练负荷，不增加训练量，并安排一些与身体功能和素质状况不匹配的训练内容，避免同时加大训练量和训练

强度;在身体素质不达标的情况下,不进行技术性强、危险性大、难度高、强度大的训练科目。训练方法应实施科学的训练方法,技术动作不能违背解剖学和力学原理,应首先在原地学习单个动作,掌握熟练后再分解动作,最后进行完整性训练。技术动作的掌握要由简单到复杂,由单个动作到整体动作,循序渐进地学习。对训练场地和器材实施监督,要做到提早准备,定期检查更换,避免由于场地器材的不良因素而导致不必要的训练伤发生。主要指标包括自我医务监督和客观医学指标检测两方面。

自我医务监督,指的是战士采取自我检查的方法,对训练和考核成绩、健康状况、身体反应定期记录在训练日记中或专用表格上,作为医学观察的一项重要补充。

客观医学指标检测,主要是上述一些常规医学检查和生化指标的检测。客观医学指标的检测可以准确判断机体的功能状态水平、对训练负荷的适应程度,以及训练过程安排的科学性和有救性,为训练计划的制订及科学化训练提供理论依据。

已有的报道表明,训练场地不平或太硬、器材老化、场地无安全保护设施及未戴防护面具,是导致训练伤发生的一个重要原因;此外,长期在场地太硬的地面进行训练,发生下肢骨折和胫骨疲劳性骨膜炎的概率大大增加。李端阳等对武警某部战士运动系统训练伤的流行病学调查中发现,全训组战士训练伤发生率明显高于非全训战士,两者具有非常显著性差异。特别是入伍不久的新兵,由于不适应突然的大运动量和高强度的训练,军事训练伤的发生率最高。另外,连续一段时间重复对某一关节部位的动作练习,如新兵基础训练期间1周内安排4~5次的5km越野跑,加大了下肢关节和肌肉的负荷,就会明显增加训练伤的发生率。

训练伤的医务监督工作是一个系统工程,要求全方位地进行干预和调控。首先,要优选兵员,防止军事训练高危人群入伍。其次,在训练中要对训练负荷的安排进行干预,加强训练的科学性。要定期对战士进行心理和体质测试,及时了解战士的体质体能及心理状况;通过开展讲座、咨询等活动,有针对性地帮助战士消除心理障碍,训练后可通过开展放松性娱乐活动帮助战士消除疲劳;根据战士能耗特点,实施营养补充;加强官兵预防训练伤的意识,提高官兵训练伤防护的实施操作水平。再次,要进一步加强不同训练科目、不同训练部位、不一训练负荷、不同训练环境(气候环境和作战环境)下训练伤发生特点的研究及监控措施,加强导致军事训练伤发生的心理效应研究,加强医务监督工作中的调控手段(训练针对性强并简单实用)、监控指标及评价标准的研究。

(赵　勇　黄尉初　傅建国)

第20章

军兵种疾病预防控制

　　军种是按主要作战领域、任务和兵种对军队的构成成分划分的基本种类。我军由陆军、海军、空军 3 个军种和第二炮兵组成。兵种是按主要武器装备和作战任务对军种的构成成分划分的基本种类。本章主要结合军兵种的职业特点,介绍与疾病预防控制相关的内容。根据职业特殊性,将武器装备试验疾病预防控制也纳入到本章介绍。

第一节　海军疾病预防控制

　　海军是以舰艇部队为主体,在海洋上作战的军种,具有在水面、水下和空中作战的能力,担负着保卫国防、保卫海疆的神圣使命,还担负着保卫渔业生产、保护海上交通、维护海洋权益、支援国家经济建设等各项任务。

一、海军疾病预防控制工作的特点

　　海军各类舰艇因其总体结构、武器装备、人员编制、舱室居住条件,以及遂行任务和活动区域不同,构成了舰艇的内外活动环境。这些环境给舰员的生活、心理和健康带来了各种特殊影响。

　　(一)卫生管理复杂

　　海军的兵种众多,各兵种的性质、任务和环境条件各不相同,其卫勤保障的要求各异,从而构成了卫生管理的复杂性。卫生管理应兼顾海勤、空勤和陆勤 3 种部队,其空勤和陆勤部队的卫生管理工作和陆军、空军部队大体相同,海勤部队主要为舰艇部队,具有装备技术先进,续航力大,自给力长,活动海域宽阔,可全天候和环球航行的特点,不同舰艇种类的性质、任务和环境也不相同,他们在海上长期航行、潜水作业、海上支援、核潜艇作业训练和潜艇修理等,需要根据各自作业过程和环境条件,提出相应的特殊保障和管理措施。

　　(二)舰艇环境特殊

　　远航时,舰艇内外环境的特殊性表现为:时差、季节差大;晕船;舰(艇)员生活、作业的小环境不良(高温、高湿、寒冷、噪声、振动、有害气体、微波辐射、放射性污染等);补给困难(淡水、新鲜蔬菜、药材等);与社会、家庭相对隔离;长期航行;任务重;舰(艇)员疲劳积累,体质下降;生活条件差,舱室空间小,人员密集,传染病易蔓延;遇有突发事件,船艇员的心理和体力负荷大等。上述特殊因素给舰(艇)员的心理、生理带来许多不良影响。

　　(三)支援保障困难

　　舰艇部队主要以单舰形式在海上活动,即使是编队航行时,舰距也比较远,同时远离保障基地,卫生支援保障比较困难,虽然海军已经拥有综合补给舰和医院船等勤务舰船,但由于受其综合保障能力限制,加上数量较少,卫生保障往往应立足于单舰。

(四)对卫生保障人员的素质要求高

高强度的海上卫生保障工作要求舰艇卫生人员具备健康的体魄,受过正规的医学教育,掌握全面的卫生保障技术,具备海上生活和独立工作的能力,以适应舰艇卫生保障的独立性。

二、舰艇食品卫生管理

船员在海上主要食用携带和储存在舰艇上的食品。舰艇上存放食品的环境和设备常受各种因素的限制和影响,达不到如同陆地上的标准和条件,因而必须重视舰艇食品卫生管理工作。

(一)舰艇食品供应的卫生监督

确认食品供应方持有卫生许可证,有食品检验合格证明。卫生监督人员应注意了解食品来源地的疫情和食品污染情况。运载食品的器具应清洁、无毒和专用,考虑防尘、防蝇和防晒,做到生熟分开,严防交叉污染。需要冷藏的食品应使用专用冷藏运输车、船,装卸人员需穿经5%碱水消毒过的鞋履,不得足踩食品。确保食品运送、加工和管理人员身体健康,不得患有禁忌疾病,遵守有关食品安全法规,讲究个人卫生。对食品应进行检验,合格后才能补给到舰艇上。

(二)舰艇食品装载管理

食品的装载和储存的卫生监督是舰艇食品安全工作的重要环节。食品的装载的基本要求是充分利用船舶中可供存放食品的空间,正确合理迅速地装载,并便于航行期间的保存管理,以确保食品供给。

1. 食品装载计划　在食品装载前,应根据船舶类型、船舶上食品储存设施、船舶航行时间、航行的海域和气候、需要装载的食品种类、数量和存放要求等,具体制定出食品装载计划。包括装载时间、次序、路线、存放空间的分配,以及人力、物力方面的分工安排等。

2. 装载食品的选择　船舶建造完工,食品存放空间既已固定,可选择变动的只有食品。所以装载食品应经过仔细的选择,尽可能使占有船舶上有限空间的每件食品都能在航行中发挥应有的作用。选择装载的食品通常要从以下几个方面来衡量:食品的营养价值、新鲜程度;储存的保质保鲜要求;船舶上食品库的容量、储存条件和性能;食品的可食部分比例和价格等。

现代的加工技术已经能提供许多成品、半成品、罐装食品和脱水食品等。经加工处理后的食品的废弃部分大为减少,体积相对地变小,重量减轻,更易于存放,再加工烹调也方便,有利于船舶上的装载与在海上的使用、储存和管理。

一些容易在消化道产生较多气体的食物不宜作为潜艇食品,选用应当限量,如韭菜、萝卜、芹菜、干豆类、粗杂粮等。进食较多的产气食品,在航海中容易发生消化道胀气或不适,还会影响狭小舱室内的空气质量。

3. 食品装载工作的组织　食品装载是一项全船性的工作,通常由船舶的行政领导组织全体人员参加装载。给养部门具体负责各个食品库内的食品配置和存放,核实装载的食品品种、数量和质量。卫生行政部门负责食品卫生监督。

食品装载由舰艇领导统一组织指挥,按计划有次序地实施。

(1)食品库的预清理和消毒除害:在装载食品前,先要将舰艇上的食品库逐一清洁整理,搬出过期食品,去除异味,通风干燥,修换货架隔板,检修设备等。由卫生部门负责食品库的消毒和除害处理。消毒与除害处理后要彻底清理所使用的药物、器械和昆虫、鼠等,严防对食品造成污染。

（2）食品的分类装载：事先应计划好各类食品安放的场所和货架,然后按照食品种类和储存要求,分别存放到相应的食品库和货架上。食品应堆放整齐,标记清晰、向外对向过道侧,码垛必须坚实稳定。食品装载能承受船体在海上航行时可能发生的摇晃与颠簸。

（3）食品存放次序和出入库记录：食品库内的食品存放次序一般是由下而上、由里向外。那些耐储存和计划在航行后期食用的食品,先行搬入库房、放在较里层。把近期就要食用与经常取用的食品和不宜久存的食品,放在靠近库门的地方。这样既便于取用有序,又易于观察不能久存的食品的变化情况,以便及时食用或处理。

出入库食品均应有记录,以备在校核食品及膳食调整时查阅参考,避免临时入库清点查找,避免发生食品疏漏、遗忘的事件。

（4）食品装载后的清点和检查：食品装载完毕要对食品的品种、数量进行复核,对装载过程中损坏的食品和不合要求的食品要及时处理和补充,以保证食品合乎装载计划的要求。

进行全面检查,确认食品存放符合规定要求,食品储存的各种设备运行正常,食品装载工作宣告结束。

（三）舰艇食品储存管理

食品质量发生变化是食品自身、微生物和环境因素综合作用的结果。因此,船舶上的食品储存方法主要应从 3 个方面加以考虑。

1. 食品的前处理与包装　食品储存前应进行适当的前处理,如剔除新鲜程度差,表皮不完整,有损伤败坏及受污染的食品。食品应去杂质、清洁化处理。需冷冻、刀加工整理甚至烹制的食品都宜预先加以整理,并加工成适于存放和取用的块形,及时进行包装。肉类、水产品类可用塑料薄膜、纸包装；水果、蔬菜类可用塑料薄膜包装,利用薄膜对水蒸气和气体的不同通透性而改变局部环境中的气体成分,防止水分蒸发,抑制呼吸,延缓组织成分损耗和后熟。还可用食品安全法规批准的化学药剂处理储藏食品,如消毒灭菌剂防止微生物生长、老化抑制剂延缓后熟和老化、蒸发抑制剂防止果蔬凋萎、发芽抑制剂组织果蔬发芽和品质变化等。

2. 食品储存　低温冷藏、冷冻是船舶上保持和控制食品质量的基本方法。结合使用臭氧、改变空气中氧与二氧化碳浓度等,可使食品储存的效果更好。冷库中使用臭氧可用于防霉和除臭,许多舰艇都在冷库中安装了臭氧发生器。近年来,气调保鲜技术在个别舰艇上得到应用,该系统由气密冷库、空气成分调节及分析设备组成,使库房内保持低温、低氧和适宜的二氧化碳浓度和相对湿度,能及时排除乙烯、乙醇和甲醛等有害气体,使水果、蔬菜鲜度和品质得到较好的控制。

冷冻食品适宜的温度应为 $-18 \sim -30℃$,需要在此温度保存的食品有畜禽肉、脏腑、肉制品、鱼和虾、动物油、冰蛋、冷冻蔬菜、冰淇淋和舰艇长航成品菜等。冷藏食品温度在 $2 \sim 4℃$,宜保存蛋类、奶酪、乳制品、面包、人造黄油以及短期内食用的已加工好的食品。水果、蔬菜保存于 $2 \sim 8℃$ 冷库中。为了保持食品内的水分防止干缩,新鲜的肉、鱼和虾等储存库中食品相对湿度以接近 100% 为宜,水果和蔬菜储存库中的湿度达到 $85\% \sim 90\%$ 为宜。

3. 干食品的储存要求　干食品包括大米、面粉、干豆类、粉丝、干菌藻类、干菜、干果、茶叶、白糖、调味品、罐装制品等。它们须分别储存于干燥、阴凉、空气流通的粮库和食品库里。温度最好保持在 $10℃$ 以下,不宜超过 $15℃$。

舰艇上使用脱氧剂可消除在密闭环境中食品空间残存的游离氧。这可用于防止油脂、油料和油制食品中的油脂氧化变质,也可用于抑制干食品、粮食、干果等食品中需氧微生物引起的发霉或腐败变质。

舰用罐装食品主要防止锈蚀变形,以免破坏罐头的密闭性而遭到污染导致食品变质。

(四)舰艇食堂卫生管理

在舰艇上,尤其是远航情况下,许多条件受到限制,例如厨房、餐厅狭小,或者甚至没有餐厅,供水受限等,或多或少地影响到食品加工的各个环节,但对食品的安全要求不能放松,食堂安全管理的基本原则应当坚持。

1. 厨房、餐厅的卫生管理　舰艇厨房、餐厅的面积相对较小,特别要注意交叉污染。各种厨具如锅、桶、盆、勺、刀、砧板等,用后应随时清洗、擦干;加工生熟食物的厨具必须严格分开。接触熟食的厨具应消毒后使用,抹布按用途分开使用,用后洗净、晾干。餐后如有剩余食物应冷藏保存,下餐食用前要仔细检查,充分加热后再食用。公用餐具应餐餐消毒。个人餐具无条件消毒时,可流水洗净,个人保管。潜艇用水限制时可用公勺打水冲洗。厨具、餐具应保存在有纱门的柜内,不得与其他物品混放。厨具柜和餐具柜每周应擦洗消毒 1 次,保持清洁卫生。厨房和餐厅应建立日常定期清扫制度,每天早、中餐后小扫除 1 次,晚餐后大扫除 1 次,每周全面清扫 1 次。如果在甲板上或码头上就餐,饭前应进行湿式清扫,饭后及时清洗甲板。每日工作结束后,应将食品加工器械、操作台、餐桌、地面等认真清洗、擦拭,疑有污染时要及时消毒,各类器具应放置有序。厨房和餐厅内应当定期灭蟑。在使用杀虫药时,不得污染食品、厨具、餐具;所用药械严禁存放在厨房、餐厅内。

就餐人员应饭前洗手,坚持分餐制度,不得互用餐具,就餐时应使用公勺公筷。消化道传染病患者不得在食堂内就餐。就餐人员未经容许不得随意进入制作间和库房。

2. 炊事人员个人卫生管理　在船舶航行过程中,炊事人员个人卫生会受到航海条件的限值,但必须做到以下几点。

(1)定期进行健康检查,合格者进行饮食卫生教育,并考核,通过考核者才能上岗。

(2)如发现有禁忌疾病者,立即调离岗位,等痊愈后方可恢复工作。

(3)必须遵守个人卫生制度,考虑到舰艇炊事人员工作体力负荷较大,工作条件较陆地上差且更加艰苦,应注意睡眠、休息和体育锻炼,保持身体健康。

三、舰艇海上给水卫生管理

水是生命之源,是维持生命的必要条件,船员不仅维护正常的生理活动需要一定量的水,而且在保持个人卫生和环境卫生中,也离不开水,而且所需水量更多。在空间有限的舰艇上,携带水量有限,纵然已经配备了海水淡化装置,但其生产和运行能力均受到制约。为了保障远航中既能提供适量符合卫生学标准的淡水,又能完成该舰艇所担负的使命,应加强海上给水卫生管理。

(一)舰艇饮用水

舰艇饮用水主要用于饮用、烹调、洗衣、医疗卫生、个人卫生和其他用途的淡水。

在停靠码头时,舰艇饮用淡水主要由码头、港口补给。码头或港口补给淡水多为自来水或基地小型水厂,一般能符合饮用水卫生标准。当舰艇远航时,有时还用淡水船向舰艇配水。配备有淡水制备装置的舰艇,可以在航行期间生产淡水,以补充携带淡水的不足。

1. 水量需求　舰员给水量即指舰艇在航行条件下,每日供给每个舰员的生活饮用水数量。多数舰艇由于载水限制,缺乏理想的制造淡水装置,舰员给水量较低。我国水面舰艇最小淡水量标准:对未设海水淡化装置的舰艇每人每昼夜 30～35L,其中包含饮用水量 10L;对设有海水淡化装置的舰艇每人每昼夜 45L,其中包含饮用水量 10L。我国潜艇艇员给水量标准规定,常规潜艇艇员每人每日 12～15L(饮用水 7～8L,洗涤水 5～7L),核动力潜艇艇员 30～35L(饮用水 10L,洗涤水 20～25L)。在淡水严重不足的情况下,应首先保证舰员的饮水和烹调需要,生活用水可以只供少量。在高温工作环境中生活的舰员,必须满足充足的饮水,防止中暑。要教育舰员节约用水,合理用水,在某些船只上施行限时供水,同时限时供水不能影响个人卫生清洗。

2. 码头、港口给水 码头配水栓标志要明显,所设置的位置应高于正常水位线,配水栓应高于地面 30～50cm,以免污水、泥沙流入或被海水淹没。平时配水栓应严格关闭,不得随意打开用水,禁止在其周围洗涤食物或衣物。输水软管必须专用,平时应卷起保管在专门的地方。

舰艇军医在配水前应了解岸上配水设施的卫生状况,应对水进行简易快速的水质检验,如岸上的淡水不符合饮用水卫生标准,应暂缓装水,待岸上淡水净化好后,再进行配水。当任务紧急一定要立即装水时,军医应对配送上舰的淡水加强消毒处理。军医应督促将舰上的剩水排尽后再配水。配水后应协助舰首长检查,保证各淡水舱、预备水舱及失事淡水箱装满淡水。在潜艇上应将鱼雷调整柜、间隙水柜及浮力调整柜装上淡水,以备淡水不足时,供艇员洗涤甚至饮用。

3. 舰艇制备淡水 目前舰艇配备的海水淡化装置主要有蒸馏装置和反渗透装置,海水淡化后的淡水应充分消毒,并在水舱或配水管道中保持一定卤素消毒剂残留。蒸馏水缺少矿物质,对金属管道和储水舱室有较强的腐蚀作用。蒸馏水经过水暖装置等管道时,往往可能引起管道中的铅或铜等重金属析出,须引起卫生部门关注。

生产淡水时,不要向海中排放燃料废液或排空底部废水舱。海港中或航道中的海水可能受到燃油或其他污染物的污染。一般认为港口和污染海域的海水受到污染,舰艇应避免在这些地方淡化海水。因为挥发性有机物的沸点较低,很容易汽化,当舰艇经过含有挥发性有机物的海洋,并以蒸馏的方式进行海水淡水时,挥发性有机物混合在水蒸气中通过冷凝室,进入蒸馏水舱,污染淡化水。

海水淡化装备有蒸馏设备和反渗透装备。

(1)蒸馏设备:在海军舰艇上的蒸馏淡化装置主要依靠热能蒸发海水。一种蒸馏装置为余热蒸馏装置,即竖管蒸馏管,利用发电机或辅助锅炉产生的蒸汽经过冷凝形成蒸馏水,比如:基于利用柴油发动机套管的热能蒸馏海水。另外一种蒸馏装置为蒸汽压缩蒸馏装置,即闪蒸蒸馏装置,主要利用电能运行,利用额外的电能制造淡水。

(2)反渗透装备:新型舰艇多利用反渗透装置取代蒸馏装置淡化海水。在水面舰艇上,反渗透装置的前段有粗滤器,是一种离心式分离器和桶装过滤器,可以过滤掉 $1\mu m$ 悬浮颗粒。由于在潜艇上一般采用三级反渗透过滤,只安装了桶装过滤器,可以过滤掉 $3\mu m$ 悬浮颗粒。反渗透装置主要原理如下:通过高压泵,以 6.89MPa 以上的压力施压于覆有聚酰胺反渗透薄膜容器内的海水,让总水量的 20%～25% 通过反渗透膜形成饮用纯水,包括盐分在内的其余物质不能通过,经冲洗返回海洋中。

理论上,在理想操作条件下,单层反渗透膜可以移除水源中所有的细菌和病毒等微生物,但膜垢的形成能损害膜的完整性,因此单靠反渗透不能完全除去致病微生物,依靠卤素消毒剂对饮水进行消毒是十分必要的。使用三级反渗透海水淡化装置时,我们可以假定相互连接的 3 个反渗透膜可以完全消除致病源,并且,三级反渗透淡化水的质量往往优于蒸馏水。就净化程度来讲,溶解性总固体含量分别为一级反渗透净化水 $350\sim500$ mg/L,蒸馏纯水 $1\sim2$ mg/L,三级反渗透净化水为 1.0 mg/L。低溶解性总固体的蒸馏水和多级反渗透蒸馏水比一级反渗透水更能腐蚀管道和储水舱。多级反渗透净化水中溶解的大量气体(比如二氧化碳)增加其腐蚀性。

4. 淡水舱　淡水舱的结构和所处位置考虑到有效预防水污染。为了充分利用空间,大多数舰艇淡水舱位于底部中心部位、其他边缘舱室和顶部舱室。在舱室底部,淡水舱周围舱室要经受外部海水造成的压力和容易泄露,容易造成严重的污染。底部中心舱室上面多为机械平台。底部中心、其他边缘舱室与压载舱、燃油舱、其他储藏舱室拥有共同的舱壁。在关注位于底部中心舱和边缘舱中的水质的时候,要充分考虑这些潜在污染源及其泄漏情况。

除了保全舰艇需要,饮用水舱中一般不得注入压舱水。当非饮用水注入饮用水舱室后,在充分清洗、冲洗和消毒并检验合格前,应断开舱室、管线、设备、水泵必须和饮用水系统的连接,防止造成饮用水污染。为了保证饮用安全,严禁将饮用水和非饮用水之间交叉连接。

(二)舰艇饮用水的消毒

维持卤素残留是防止饮用水在生产、处理、储存和管网配水过程中污染和恶化的通用手段。在船舶饮用水中有效氯或总溴残留的缺失往往标志着已受到污染,当有效氯浓度高于 1.0 mg/L 时,在管网末端一般不会引起明显的异味,但如果饮用水中含有一些有机物质,低浓度的卤素就会导致难以接受的异味。尽管这些异味不影响饮用安全,但大大降低了饮用水的可接受度,导致官兵拒绝饮用。目前,各国没有建立适用于船只的饮用水卫生标准,美国环境保护署和中国国家卫生标准均规定的饮用水最大消毒浓度为 4.0 mg/L。

1. 舰艇淡水消毒剂

(1)含氯制剂:目前可用于舰艇饮水消毒的有次氯酸钙粉($65\%\sim70\%$有效氯)和 5.25% 次氯酸钠溶液。由于次氯酸钙便于保存,架货期较长,经常在舰艇饮水消毒中应用,但它对人员有潜在危害,容易引发火灾,且具有较强的腐蚀性,需要保存在低温、干燥、良好通风的地方,不能和涂料、燃油、润滑剂等易燃有机物品放置在一起。

(2)液溴:在美军,液溴也可用于舰艇饮水消毒。由于液溴属于轻微腐蚀物质,需要适当的处理储藏条件。装有液溴的药桶存放在洁净、干燥和通风的房间。液溴的保存时间为 2 年,过期后仍可使用,但会影响消毒效果。

2. 消毒剂的投加方式

(1)氯制剂投加:舰艇上可配备多种自动投氯装置,可以配置到蒸馏水生产设备、蒸馏水管道、岸基补给管道中。蒸馏水管道自动投氯器的控制装置受蒸馏水泵马达和通过自动加氯器的水流感受器相连接和控制。岸基补给管中多配置液压传动控制投氯器或电子马达驱动投氯器,根据流经管道的水量按比例投加消毒剂。

没有配备自动投氯装置的,根据消毒需要人工投加消毒剂,并用混匀泵混匀。

(2)溴的投加:在美军部分舰艇上,配备了自动投溴装置,主要根据预定程序,根据流经管道的水量投加液溴,平时的液溴投加量为 0.7 mg/L,需要增加液溴消毒剂量时,投溴量为 2.0 mg/L。也可以在淡水舱中,利用循环投溴器投加液溴,主要原理为预先计算投溴量,让水舱中饮用水在投溴器中循环,携带缓慢释放的液溴返回到原水舱中,达到均匀投溴消毒目的。

(3)人工投加消毒:在没有自动投加装置的时候,可人工投加消毒剂。由于混匀能力不足,往往造成局部超氯现象,增加消毒剂的腐蚀作用。用次氯酸钙消毒时,先在水舱中注入 1/4 容积的淡水,计算消毒剂需要量,把消毒剂溶解装有温水(28~37℃)的非玻璃容器内,沉淀,将上清液通过水量探测管加注到淡水舱中,并用饮用水冲洗水量探测管,再用淡水注满舱室,用新注入的淡水的冲击力让水和消毒剂充分混合。如果向装满的淡水舱中投氯,需要开启混匀泵30分钟,才能充分混匀。

3. 消毒剂浓度 在舰艇配水系统中,卤素残留应不低于 0.2mg/L,但随着舰艇配水管线的延长,管道的卤素含量逐渐减少。只要没有微生物污染和孳生,可以不予过分考虑卤素含量,但要进行微生物学监测。如果淡水补给后,在水舱中放置 30 分钟,卤素残留(有效氯/总溴量)低于 0.2 mg/L,应考虑投加卤素消毒剂。为了减少消毒副产物,一些市政供水时用氯胺类消毒剂替代加氯消毒,如将此类市供水补给舰艇时,码头饮用水的总氯浓度不低于 2.0mg/L。当舰艇接受水质情况不确定、疑似污染、阿米巴或肝炎流行地区的淡水补给时,须进行超氯消毒,在淡水进入水舱 30 分钟后,卤素含量不低于 2.0mg/L。

4. 饮用水舱和配水系统消毒 当消毒需氯量明显增加,微生物检测结果提示饮水无法饮用时,应该进行饮用水舱机械清理和化学消毒,具体程序为:首先用机械方法清除饮用水舱内的异物、锈蚀等,再用化学消毒剂进行消毒。必须进行清理消毒的情况有:新造舰艇的水舱或水舱返修后;淤泥和锈蚀蓄积严重,已严重影响饮水质量;饮水舱装载压载舱和其他非饮用水。需要进行化学消毒的情况有:细菌指标持续超标,有污染的可能;进行过配水管线、阀门、供水泵等的拆除、修理和更换作业;人员进入过水舱后。水舱的消毒程序见表 20-1。补给过程中,舰艇及码头上的阀门、水管和测量标尺用前均应用有效氯为 100mg/L 的消毒剂消毒 2 分钟,在用饮用淡水冲洗 30 秒后使用。

饮用水舱消毒方式见表 20-1。

表 20-1 饮用水舱消毒方式

方法一	方法二	方法三
用流水充满水舱 加氯,让水中有效氯浓度达到 10mg/L	用有效氯浓度为 200mg/L 的消毒液对所有饮用水舱室表面进行喷雾消毒	把有效氯浓度为 50mg/L 的消毒液充入到饮用水舱室中,充入量占总容积的 5%
	用有效氯为 10mg/L 的消毒液冲洗出入口	保持 6 小时
消毒 24 小时	消毒表面和消毒溶液接触 30 分钟以上	用饮用水充满饮用水舱室,保持 24 小时
排空舱室	用饮用水充满舱室,并维持日常卤素消毒剂残留水平	排空舱室
用饮用水充满水舱,并保证日常卤素消毒剂残留水平		用饮用水充满水舱,并保证日常卤素消毒剂残留水平
进行饮用水微生物检测		
符合标准的饮用水需感官良好,并经过微生物学检测合格后才能补给到舰艇上		

5. 餐饮紧急用水的消毒　如缺少有质量保证的淡水用于餐饮服务时,应保证淡水尽可能清洁,并进行超氯消毒。确保应急淡水在和消毒剂接触 30 分钟后,有效氯含量不低于 5.0mg/L。餐饮使用淡水前,有效氯含量不低于 2.0mg/L。在饮用前必须煮沸 2 分钟。当有效氯＞1.0mg/L 时,往往有明显的消毒剂气味,容易被人感知,但可确保饮用安全。

6. 潜艇饮用水的消毒　一般情况下,潜艇上饮用水不需要进行常规卤素消毒。如大肠菌群检测阳性后,可用次氯酸钙或液溴消毒,接触 30 分钟后,有效氯或总溴量不低于 0.2mg/L。如用含氯制剂消毒时,潜艇内空气应检测氯气含量。

(三)饮用水异色异味问题

舰艇是一个移动的平台,必须依靠不同的水源,如码头、驳船和其他船只,引起淡水污染的机会很多。就单舰而言,舰艇自身环境、复杂的配水管道、多种淡水补给来源中的一个或多个因素均可能导致舰艇淡水的异色异味问题出现。异色异味主要为感官性状改变,绝大多数个体对异色异味非常敏感,往往引起舰员广泛关注,对士气造成消极影响。目前没有简单可行的办法处理异色异味问题。

在舰艇上导致异色异味的淡水污染因素有:①饮用水和非饮用水系统交叉连接;②饮用水舱和燃油舱、压载舱、船底和废水舱之间的舱壁出现泄漏;③通过淡水舱的非饮用水管道泄漏;④有化学药品或液体污染淡水测量管;⑤饮用水管曾用于非饮用淡水液货补给;⑥饮用水在舱室中存放时间过长;⑦在污染海域进行淡水制备;⑧消毒程序不当导致淡水中消毒剂浓度异常增高;⑨从岸基设备或驳船补给了已经有异色异味问题的淡水;⑩饮用水舱曾用于非饮用水水液体;⑪水舱涂层质量导致淡水水质恶化;⑫当汽提燃油舱、向船外排放含油污水或近其他船舶时进行了淡水制造。

异色异味的发现主要通过舰员主诉和微生物学检测来发现异色异味发生情况。一般情况下,在舰艇上需按计划每天进行有效氯/总溴量检验,每周进行细菌检验。检验结果和舰员主诉可以相互印证,有利于进一步分析异色异味。水中的化学物质和微生物学含量直接影响到卤素残留。如卤素残留迅速降低,说明在舰艇舱室或管道中已经有化学污染或生物膜形成,这也是异色异味形成的主要原因之一。

提高余氯残留水平有助于异色异味控制。在导致异色异味的原因不清楚的情况下,按照 5.0mg/L 的剂量向淡水舱室投氯,保证在配水管道中含有 2.0mg/L 的有效氯,可以暂时控制淡水异色异味问题。对水舱涂层引起的淡水异色异味问题,可以通过开水煮沸来消除异色异味。

(四)舰艇饮用水卫生监测技术

1. pH 检测　淡水制造过程中,应监测 pH。同时,pH 的大小影响到卤素消毒剂的消毒效果,一般情况下,pH 越高,消毒效果越差,反之则越好。

2. 氯化物　来自淡水制备装备的饮用水中氯化物含量应低于 2.0mg/L。

3. 有效氯/总溴值　水面舰艇的配水系统中淡水中有效氯/总溴值不得＜0.2mg/L。

4. 卫生学指标　主要检测菌落总数和大肠菌群,其中大肠菌群不得检出阳性。

目前我军要求每天进行抽检。美军要求按一定的程序进行抽检,具体检测项目和频次见表 20-2。

表 20-2　美军水质常规检测程序一览表

检测项目	舰艇人数		
	<400 人	400~800 人	>800
卤素残留(有效氯/总溴值)	4 次/天	8 次/天	12 次/天
细菌学指标(饮用水舱)		每周抽检饮用水舱总数的 1/4	
细菌学指标(配水管网)	4 次/周	8 次/周	12 次/周
细菌学指标(冰)		每周抽检制冰机总数的 1/4	
应急饮用水舱		每月每舱 1 次微生物学检测	

四、舰艇病虫害控制技术

蟑螂和鼠类是舰艇上最主要的 2 类有害生物,近年来,仓储害虫问题受到世界各国海军的重视。它们在各种类型的舰艇上常年生存和繁殖,又能跟随航行的舰艇迁移到各地港口、城市,对传播疾病和生物入侵均具有一定作用,同时对装运的货物和舰艇上装备也会造成损害。因此,各国都非常重视舰艇病虫害控制。

为了提高环境质量、生活质量和增强舰员自我保护能力和保障上舰物资和设备完好无损,必须做好病虫害控制工作。

(一)舰艇蟑螂预防控制

1. 舰艇上蟑螂的种类　蟑螂是舰艇最重要虫害之一,世界各国的所有的海军舰艇都会滋生这种害虫。最常见的蟑螂有美洲大蠊、德国小蠊、澳洲大蠊、黑胸大蠊和日本大蠊,舰艇上最容易孳生德国小蠊。舰艇结构特征导致蟑螂防控难度很大。蟑螂可携带并传播霍乱、伤寒、菌痢、结核等 40 多种消化道和呼吸道疾病,同时,大量繁殖产生难闻气味。

蟑螂的存在标志着舰艇卫生工作存在漏洞,蟑螂控制措施不到位。因此,卫生部门应了解蟑螂活动特征,并指导全舰建立起有效的蟑螂控制措施。

2. 平时卫生监督工作　针对蟑螂的卫生监督检查工作,是控制蟑螂的重要环节,早期发现可减少农药的使用,提高蟑螂防控的效果。如在日常工作中发现蟑螂,表示在缝隙中蟑螂数量已经很大,超出寄宿地的容纳范围,或寄宿空间发生破坏,蟑螂被驱散;如果检查中同时发现成虫和幼虫,说明蟑螂已经建立良好的繁殖蔓延群落。只有发现和控制寄宿点,才能彻底清除蟑螂。

舰艇应建立发现蟑螂报告制度。如发现蟑螂活动踪迹,每 2 周对食品供应区域进行一次蟑螂密度调查,直至蟑螂完全清除。

虫害监控主要地域有食品加工、餐具洗涤存放、食堂地面、储藏室(比如软饮料等)、小吃部、厕所和淋浴间、干货存放区、住舱区域、洗衣房、清洁品存放库、垃圾收集等区域。

针对舰艇特点,在日常监督检查中,重点关注蒸气管线、电缆、各种隔板、绝热层、画图和板报背后、有电线和管道的孔、抽屉、餐厅服务台下、各种家具和支柱的缝隙、食品储放台面、锅炉盖、机房、冷却系统等。

3. 舰艇蟑螂调查

(1)目测法:专业人员持手电筒,查找和发现蟑螂粪便,一般蟑螂寄宿地就在蟑螂粪便附近。蟑螂粪便特征为小浅黄色到红灰褐色点状物。必要时用螺丝刀将各种隔板打开查看。

(2)药激法:把农药悬浮剂喷洒到缝隙中,数分钟后用手电照射检查,如有蟑螂,在药物的刺激下,大量跑出。

(3)诱捕法:放置蟑螂诱捕盒在疑似蟑螂活动区域,共24小时,观察诱捕蟑螂数量,如果盒子中有2只以上,则需要进行药物杀灭。

4. 蟑螂的预防　首先对登舰物资进行底部检查,如检查土豆、洋葱、饮料、烘烤食品、乳制品和包装箱底部等。个人物品也应列入检查范围。对环境进行管理,也可有效预防蟑螂的孳生和繁殖。同时要正确存放食品、维持良好的卫生、清除小积水坑等。预防措施如下。

(1)食品:散装食品和垃圾加盖存放。每餐饭后及时清理食堂地面和加工器具。及时清理食堂下水道内残余食品。禁止在住宿区域内就食。

(2)水:清除水坑,将拖布头朝上放置,及时维修排水管道,清理积水。

(3)热:食品尽可能应放置在冷藏库中,蟑螂在0℃环境下24小时即可冻死。

(4)寄宿点:填补缝隙,维修损坏的绝热层和保护套,及时移走食品加工区的各种包装箱。如可能尽量减少隔板夹层使用。清除不必要的金属保护层和盖板。

5. 水面舰艇蟑螂杀灭　如果蟑螂已经在舰艇大量孳生和繁殖,就必须采取措施进行杀灭。目前可用的农药有粉剂、液剂、悬浮剂和胶饵。在进行杀灭前,必须进行1次蟑螂密度调查,由专业人员决定消杀灭方案。所有的杀灭必须在医学害虫防控专家的指导下进行。

蟑螂杀灭工作须全舰动员,预留1天时间,确保彻底完成清洁整理工作。将所有食品、可移动食品加工用具移出食品加工区域,并用铝箔完全覆盖食品加工接触表面。使用农药期间,必须保证通风的关闭,以发挥农药的作用和排除农药气味。保持水密门打开,确保通道畅通。在作业区域放置明显标记,提示正在进行虫害控制。

外军经验表明,在进行蟑螂杀灭过程中,必须知会行政官、食品服务官、各部门长、补给官、纠察长、安全助理和观通长共同参与,并负责本职责范围内的控制工作。

杀灭蟑螂的方法有农药喷洒杀灭和胶饵处理。

(1)农药喷洒处理:①缝隙处理。将粉剂、水溶剂或悬浮剂农药喷入有或疑似有蟑螂寄居的缝隙中,这些缝隙有坏损的绝缘外套和导管外套、头顶线路、下水道口、马达仪器隔层(有电子元件的不得喷洒)、台面和桌椅及设备下的金属隔板、板材和覆盖物的后侧、画报黑板后侧等。在喷洒过程中避免污染食品、食品加工区域和器械。在有电器地区喷洒农药时,必须小心引发短路诱发火灾。应注意毫无原则的自由喷洒,不利于蟑螂防控。②空洞处理。用螺丝刀等工具打开空洞,用喷雾器将农药均匀喷洒在空洞内。③杀灭后处理。杀灭后,保持农药稳定状态,不要开此区域内通风装备,让杀灭作用持续数小时。同时做到在通风时间>1.5小时后,人员方可进入,如果农药产品有规定,可延长通风时间,也要考虑到舰艇通风能力,适当延长通风时间;农药很难杀灭蟑螂卵荚,提醒卫生人员及时清理蟑螂尸体和卵荚,防止卵荚孵化,再次建立种群,清洗所有食品接触表面;在24小时内不要清洗农药处理过的缝隙。

(2)胶饵处理:胶饵由引诱食品、保湿剂和胃毒组成,像牙膏一样,使用时将其挤粘在蟑螂寄宿地附近,诱杀蟑螂。因其具有防水、没有挥发、不造成空气污染受到欢迎。但因为不能导致蟑螂马上大量死亡,只有在2周后才能体现出其杀灭效果。同时,胶饵也涂布于容易引起短路起火的区域。胶饵的使用没有地域限制,同时也不需要更多的卫生准备。

在使用胶饵时应注意:①应水平涂布胶饵,避免垂直涂布。垂直涂布减少蟑螂接近胶饵的可能性。②每3~7天检查胶饵,如发生干燥,应润湿及切割开胶饵。高温高湿可能导致胶饵干燥或软化,导致从物体表面上掉落,应经常补涂胶饵。如果蟑螂数量极多,胶饵消耗速度很快,应及时补充;③不要将胶饵直接放在桌面或地面上,水渍等很容易导致胶饵丧失对蟑螂的吸引力;④要将胶饵涂布于蟑螂容易接触的地方,不要涂布在墙体或桌子的顶部;⑤不要在胶饵附近喷洒农药,农药的味道将驱散蟑螂,影响胶饵的诱杀能力。

6. 潜艇的蟑螂杀灭   潜艇上使用农药,必须保证在 24 小时不进行下潜航行,同时在潜艇上不得存放农药。借鉴外军潜艇蟑螂杀灭,多采用胶饵进行杀灭。同时,在潜艇上可以存放部分胶饵。

(二)舰艇鼠害防制

在舰艇上,鼠类的存在会带来严重的危害,如:鼠可以携带鼠疫、斑疹伤寒、钩端螺旋体、食源性疾病(沙门菌病等)、出血热等传染病的病原体;啃食、污染和破坏大量的食物;啃食电线引起短路,诱发火灾。

1. 主要鼠种   为了更好地预防和控制舰艇上鼠类,必须了解适合在舰艇上存在的老鼠种类的特点:①用触觉引导运动,喜欢在竖直表面上跑动(如舱壁);②视力不良;③嗅觉灵敏,不排斥人体气味;④味觉灵敏,喜欢新鲜食物;⑤听力超常;⑥具有良好的攀爬、跳跃和游泳能力。

(1)褐家鼠:可以携带土拉菌病、斑疹热和淋巴鼠疫等疾病,具有攻击性。褐家鼠一般存在于人类活动创造的适于寄居和食物充足的环境中,是游泳和攀爬的好手,主要寄存于舰艇洞穴和甲板上,喜食肉类或鱼类与谷类、蔬菜和水果混合的食物。如没有这些食物,也可食用其他食物。

(2)黑鼠:又称船鼠,在 14 世纪流行的黑热病大流行中,是淋巴鼠疫的携带者。其攻击性弱于褐家鼠,因此在种群竞争过程中,输于褐家鼠,有人认为,黑鼠更适宜生活在热带气候地区。黑鼠具有出色的攀爬能力,能出现在舰艇通道顶部线缆和高层甲板上。黑鼠喜欢食用种子、粮食、蔬菜和水果,食物欠缺时,可以依靠啃食皮革、巧克力和本群中体弱者存活。

(3)小家鼠:它的存在和人类活动有关,能啃咬电线、食物造成严重的破坏,甚至能嗑食糖类和谷物。

2. 舰艇鼠的发现   舰艇鼠密度调查时,需了解鼠侵害地点和数量、种类、污染食物和饮水情况等,以便进一步控制。

(1)鼠道和摩擦痕迹:鼠的皮毛有一定的油性成分,在鼠道行走时,由于摩擦的原因,会形成颜色较深油性鼠道痕迹。舰艇上鼠一般在其巢穴至食物之间上反复跑动,在舰艇舱壁和竖柱上形成明显的鼠道痕迹。鼠道通常隐藏明显视野以外,比如在分布于管道内壁,需要打开或在入口处仔细观察才能发现。由于黑鼠喜欢在走廊头顶的线缆或蒸汽管道上行走,可在这些区域发现其鼠道。在铁质 L 形管道拐角、电缆和天花板顶部等处也可发现鼠道痕迹。

(2)鼠迹:用手电筒在甲板拐角处的灰尘上查找鼠类行走留下的足迹。也可用滑石粉布撒后,以便观察鼠类留下的痕迹,这也是鼠密度调查的方法之一。

(3)鼠类咬痕:由于老鼠属于啮齿类动物,需反复磨牙。在舰艇上要注意观察食物容器、木质或铁质物品上留下的磨牙痕迹,新咬的痕迹颜色较亮。

(4)鼠粪:新鲜鼠粪颜色黑、柔软、有光泽,具有鼠种的特点,具体见图 20-1。数天后,粪便变得干燥坚硬,颜色灰色,失去光泽,容易碾碎。粪便一般靠近食品或遗留在鼠道上。

(5)鼠尿:鼠不能调整和控制尿液排出,需不断遗尿,手持专用暗光(紫外线)照射灯,沿着甲板和拐角的鼠道,新鲜尿液发出亮绿色荧光,陈旧尿液为青白色。

3. 舰艇鼠害防制要点

(1)清除鼠类可以接触到的食物,处理鼠类藏身的寄宿地,正确有效地处理垃圾,减少舰艇对鼠类的吸引,是舰艇有效防控鼠类孳生的基础。

(2)除了在鼠疫流行地区,国际上不再要求船舶在码头悬挂挡鼠板。作为军舰,停靠码头或与其他舰艇并靠时,缆绳上悬挂挡鼠板,防止鼠类进入舰艇是十分必要的,特别是在鼠种群数量巨大的港口,尤其重要。挡鼠板的圆锥底部朝向舰艇,距离缆桩不低于2m,距离舰艇不低于1m。确保缆绳不接触水面。舰艇上其他独立的通道应距离码头至少2m以上,防止鼠跃上舰艇。不使用时,及时移走吊货网。

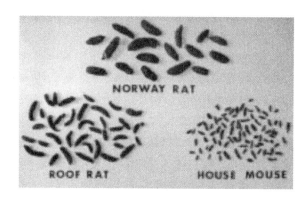

图 20-1 舰艇常见鼠粪形状
NORWAY RAT:褐家鼠;ROOF RAT:黑鼠;
HOUSE MOUSE:小家鼠

(3)鼠类为夜间活动动物,用强光照射悬梯口可以阻止其登上舰艇。

(4)补给物资中不得有鼠类活动的迹象,主要通过检查有无鼠粪便、尿液、鼠毛、啃咬及活鼠存在。

(5)由于舰艇上鼠尸体可以引起难以接受的臭味,常用鼠夹法灭鼠。使用毒饵或熏舱灭鼠,需在专业人员指导下进行。也可使用粘鼠板、鼠笼等捕捉鼠。

(三)舰艇仓储害虫防治

美国海军高度重视舰船上的仓储害虫问题,列入监测的仓储害虫有100多个品种,大多数为甲虫和蛾类,但只有少数几个品种能造成仓储物品的大量损失。在仓储害虫的繁殖生长过程中,不仅蛀食仓储物资,它们产生的粪便、异味、吐丝、尸体和活虫污染了物资,为了清除污染,必须放弃部分仓储物资,其造成的损失远远大于蛀食造成的损失。另外,仓储害虫的繁殖增加食品的湿度,导致真菌生长,降低了粮食的品质和营养价值。最容易受到仓储害虫污染的食品是淀粉含量高的货物(小麦和谷物及其制品),其次是干豆、蜜饯、调料和干果等。部分仓储害虫可能导致疾病,如皮蠹科甲虫的幼虫备有细小体毛,如被食用,会导致严重的肠道不良反应。一些仓储害虫,如谷斑皮蠹,是国际检疫害虫。我们应该高度警惕仓储害虫,加强检查监督,一旦发现,要及时做好处理,严防进而浸染其他船只或码头。

1. **仓储害虫的生物学特性** 绝大多数仓储害虫体型小、避光,在适宜环境下快速繁殖。由于船舶仓储环境营养充足,环境稳定,缺少天敌,是仓储害虫理想的生存环境。同时仓储害虫多深藏在包装内,很难及时被发现,如有其生存迹象,说明具有相当规模和数量。仓储害虫的显著特征是能耐受脱水,排泄干燥的粪便,最大限度保留蛀食食物后的代谢水分,具有很强的保水能力,因此,它们可污染干燥储货,在极低湿度环境下快速生长。同其他冷血动物一样,仓储害虫具有温度依耐性,在温度上限以下,随着温度的提高,生长速度会增加,降低温度或低温保藏有利于仓储害虫控制。

2. **仓储害虫的分类和种类** 根据能否诱发疾病将仓储害虫分为两类:一类是医学仓储害虫,另一类为非医学仓储害虫。人们食用医学仓储害虫的代谢物、蜕皮、尸体或活虫后,容易诱发疾病。

(1)医学仓储害虫。①皮蠹科甲虫:幼虫的体毛可以引起肠道损伤、眼刺激,导致皮炎和过敏性反应。成年皮蠹科甲虫均可通过翅壳的颜色进行辨别,成年雌虫一生可产约100只卵,主要食用毛皮、衣物和死虫体等,存在于世界上大多数仓库,成虫和幼虫均能穿破聚乙烯塑料和金箔包装物。船舶上常见皮蠹科甲虫为谷斑皮蠹。它是世界范围内的检疫害虫之一,成虫和幼虫多为褐色,多被有淡黄色体毛,主要食用谷物及其产品,也食用动物性产品。成虫可存活数天到数月不等,幼虫能极度忍耐饥饿,在缺乏食物的情况下还可存活数年。轻微污染后,能快速繁殖,虫体迅速增多,如不及时根除,则能持续存活和生长。因为所有甲虫幼虫都被有体毛,谷斑皮蠹幼虫很难和其他皮蠹科甲虫鉴别区分。②谷盗:成虫为有光泽、扁平、赤褐色昆虫,头和上半身覆盖有精密的甲壳。翅鞘两侧平行呈纵向皱褶状。雌虫一生平均产400只卵,每只卵上覆盖有黏液,黏附于包装物和盒子上,成虫可存活2~3年。船舶常见的谷盗有赤拟谷盗和杂拟谷盗,这两种昆虫都喜欢脆饼、谷物、面粉和其他谷类食物,赤拟谷盗成虫具有飞行能力,而杂拟谷盗成虫不具备飞行能力。两者都不能直接穿透包装,通常从已有开口处进入包装后为害物品。当它们大量繁殖时,可以引起面粉颜色发灰,影响面粉加工特性。成年谷盗分泌苯醌,具有刺激性,污染主食产生不良气味,口感下降。同时苯醌属于高毒物质,具有致癌性,谷盗分泌苯醌污染食品是一种潜在的危险因素。美军规定舰艇上谷盗蛀虫的限值为每磅重不多于3只。

(2)非医学仓储害虫。①锯谷盗:是船舶常见仓储害虫,可以污染谷物产品、干果、蜜饯、糖、干肉、烟草等。成虫细长、扁平、灰褐色。由于前胸两侧缘各生6个锯齿突,非常容易辨别,成虫雌虫一生可生产280只卵。成虫通常存活6~10个月,但部分可存活3年以上。不具备穿透包装能力,通常利用裂缝、空洞或其他开口处进入货物包装。②米象:是最具有破坏性的仓储害虫之一,是我国的头号储粮害虫,可以污染各种谷物及谷物产品。成虫为淡红褐色,在嘴前端有一个长喙,长喙有身体的1/4长,在成虫的每只甲翅上有2个暗黄色或暗红色的点。③印度谷螟:在全世界内均有分布,以幼虫形式为害各种谷物加工品、豆类、油料、花生、干果、奶粉、蜜饯果品、中药材和烟叶等。可以污染船舶上超市和零食区域。当污染谷类产品时,它们喜欢粗粉。充分生长的幼虫比其他仓储害虫的幼虫要大(10~13mm)。如果我们在包装干果上发现白色虫,那就是印度谷螟幼虫,他们还可以抽丝,进一步降低感染物品质量。成蛾胸腹部淡黄白色,静止时翅膀覆盖在腹部上,翅膀的上1/3有1条淡灰色带。成蛾可生产100~300只卵。④烟草甲虫:成虫为亮褐色,近圆形,头部弯曲朝下,呈"驼背状"。主要为害谷物、香料、干肉、药品和宠物食品,成虫非常活跃,可以飞到邻近仓储食品,引发新的污染,能穿透聚乙烯和金箔包装。触角终端呈锯齿状或三角形,硬翅表面光滑。⑤药材甲虫:生活习性非常活跃,近乎能食用任何仓储物资,甚至可蛀食士的宁和颠茄制剂。除浸染食物外,还啃食纸张和木材。它们能穿透铅片,轻易穿透金箔包装,成虫为赤褐色。外形很像烟草甲虫,不同之处是触角的最后三段较长,外形呈香肠样棒状,在前翅上有和身体长度一致的平行线。其生活史、习性和烟草甲相似。⑥书虱:是最常见的谷物仓储害虫,几乎透明,约1mm长,像针尖大小,喜欢潮湿高温的霉变环境,多覆盖于仓储谷物和面粉表面上。主要危害谷物,其次是谷物产品、蔬菜、动物碎屑、糨糊、动物胶和其他有机物。它们优先污染霉变的食品,同时润湿食品,引诱其他仓储害虫。每个成年雌虫一生能产100只卵,从卵到成虫需要3个月。

3. 仓储害虫预防对策　预防措施是仓储害虫预防控制的第一道防线,如果措施合理,可以排除仓储害虫污染。

(1)监督检查:严格的监督检查可以阻止仓储害虫伴随补给物资登上船舶。如果有仓储害虫进入储物舱室,在发生交叉感染前检查出污染物资,可以避免害虫的扩散而造成更大的损失。①预防性监督检查:在仓储害虫控制中有至关重要的作用。当船舶停靠或海上补给时,应该对干货进行仓储害虫检查,特别关注易受污染的物资品种,一旦发现为害迹象,应拒绝补给上船。检查人员应是经过专门训练的补给人员或检疫人员。检查时没有必要对每一个包装进行检查,但也要认识到,检查的数量越多,发现仓储害虫的可能性也越大。在实际检查过程中,多采用随机抽检的方式进行,具体样品数量参见表。预防性监督检查应做到持手电筒,对补给物资进行仓储害虫检查,仔细察看包装的接缝皱褶和硬纸盒包装的拐角,主要检查包装(塑料箱、纸箱和其他箱子)内有无管状蜕皮、抽丝和幼、成虫尸体及活虫,包装上有无害虫穿入梢孔等,必要时翻转包装袋,查看掉在包装底部的昆虫粪便(细微的粉末状物品)。在补给新食品前,及时用吸尘器清扫补给物资能接触到的甲板和舱室,确保干净清洁。②日常性监督检查:储藏间管理人员应做好日常检查工作,如发现活虫或死虫体,应立即通报检疫人员。检疫人员应经常检查储物舱室,督促储物舱室保持较高卫生水平,清除破碎器皿、废弃包装和溢出食物。优先检查容易发生虫害的葡萄干、粗玉米粉、玉米片、谷粉、面粉、空心粉、饼干、蛋糕、干豆、主食半成品和调料等物品。美军规定:发现仓储害虫必须报告,并将害虫后送检验,害虫标本主要保存在70%的乙醇或异丙醇溶液中,成年蛾类直接夹在2个纸板中固定后送检验鉴定,而我国只在边境检疫时对仓储害虫进行检查登记。船舶储藏间检查频率由储藏条件和保存时间决定,不良卫生条件有利于害虫污染,需要经常检查,每月或更少时间检查1次;储藏室有最近污染史,存在让虫害生长发育增快的高温条件,应增加检查频率;低温、虫害阴性、卫生条件良好等可以减少检查频率。

(2)储藏物资的日常管理:卫生清理在仓储害虫控制过程中具有重要意义。应保持储藏室清洁,及时清理足以维持仓储害虫生长繁殖的少量面粉残渣或缝隙中堆积的粉尘。做到:①及时清理溢出的面粉、粗谷粉等,尽快处理包装开裂或损坏的物品,最好用吸尘器打扫干货储藏室。②制定轮转计划,储藏舱室内物资做到“先进先出”,减少物资仓储时间。③在空间容许的情况下,做到物资分垛存放,留有隔离走廊。④在补给新物资前,应清洁搬运和存放的甲板。

(3)污染物资处理:发生虫害污染的物品应该隔离或迅速处理,防止污染其他物资。如发现在储藏室中已经有虫害污染物资,将其放入冷藏库中存放,与其他易染物资隔离。对于已污染虫害的食品原料,须筛除虫体、蜕皮和粪便,并尽快用完。如发现大量污染,应隔离物资并尽快处理。

(4)低温保存:所有仓储害虫对温度敏感,低温状态阻止其发育,降低存活率。特别是在食品储藏过程中,低温能延缓污染害虫的发育。如冷藏空间容许,尽可能将虫害污染风险高的物资存放在冷藏环境中,避免仓储害虫大量扩散。研究表明,将污染虫害的物资冷冻3天,将杀死部分害虫。在0℃以下储藏污染物资2周以上,可以杀死各种生活状态的害虫。

4. 仓储害虫的控制对策

(1)熏蒸杀虫:如果大量物资出现仓储害虫污染,药物熏蒸是唯一的可行方法,通常在岸上物资仓库中处理,在船舶上不进行熏蒸处理。船舶舱室熏蒸只有在极其特殊情况下,在医学昆虫专家的指导下进行。目前可用于熏蒸的化学药剂有氯化苦($20\sim30g/m^3$)、硫酰氟($20\sim60g/m^3$)、磷化铝($3.5\sim6.4g/m^3$)和溴甲烷($50\sim60g/m^3$)等,熏蒸时间在$50\sim70$小时。

(2)药物喷洒:用农药喷洒出一条隔离带,防止干净物资受到仓储害虫污染,或阻止害虫进一步扩散。可在储藏室内使用联苯聚酯、氯氰菊酯、氰戊菊酯等拟除虫菊酯类农药,对仓储害虫具有良好的杀灭作用,具体应按说明书使用。在进行药物喷洒过程中,一般将农药喷洒于甲板或舱壁的缝隙,严禁污染食品及食品加工台面。如果需要,在进行农药喷洒前,清空并彻底清扫储藏舱室,把处理区域内的所有食品移到安全区域,并覆盖所有食品加工台面,防止药物残留污染引发次生危害。

(3)气溶胶杀虫:利用超低容量喷雾器进行气溶胶喷雾,产生悬浮于空气中的农药雾滴,可以有效杀灭储藏室内飞行仓储害虫。在喷洒时应注意,不要直接向包装上喷洒气溶胶,另外,藏于包装内的昆虫不受气溶胶杀虫技术作用。目前可用于仓储害虫控制的有高效氯氰菊酯、右旋苯氰菊酯等高效低毒拟除虫菊酯类农药,剂型应选超低容量液剂。

(四)舰艇其他医学媒介预防控制

1. 臭虫 在舰艇上偶尔发现,主要存在于床垫、床座和卧具的其他裂缝中,喜欢夜间活动吸血,经常叮咬舰员的面部、颈部、胳膊和手。可用臭虫专用杀虫药处理寄宿缝隙和床垫。不得用喷雾方式处理床垫。对床垫进行清洗也能达到有效控制臭虫。衣物和被褥上的臭虫或卵均可通过洗涤方式清除。

2. 体虱 有体虱、头虱和阴虱。对于患者,可以用含有除虫菊素类药物的洗液处理。虫体离开宿主24~48小时自然死亡。衣服或织物上卵,可以通过热水烫洗破坏。虫体和卵均可通过干洗杀灭。

3. 蝇 在舰艇上的蝇有家蝇、大麻蝇、绿头蝇等。主要食用垃圾、粪便、肉类和水果等。控制蝇的手段有:及时移走垃圾,清除蝇孳生地,用含有农药的烟雾杀灭飞行的蝇,杀灭过程中,严防污染食品或食品加工台面。

五、舰艇微小气候的维护

舰艇微小气候是指在舰艇内的空气物理状况,主要包括气湿、气温、气流、气压和热辐射。舰艇微小气候不仅受舰艇本身各种因素制约,而且受外界气候的影响,因而形成舰艇特有的局部气候环境。

(一)舰艇微小气候的特点

舰艇由于自身结构、动力设备、运行情况以及长距离航行等特点,决定了舰艇室内微小气候因素随时会发生急剧变化,从而影响舰员的体温调节和工作能力。

随着科学和造船技术的进步以及我军舰艇及其装备的不断发展,现代舰艇已较普遍地安装了空调设备和完善的通风系统。但目前舰艇仍然还存在着高温或低温工作环境及急剧的温度变化环境。良好的舰艇微小环境可保持舰员热平衡,有利于提高工效、恢复体力。如果舰员长期处于不良微小气候环境中,可使机体抵抗力下降,工作能力降低。

1. 气温变化 舰艇微小气候的气温主要取决于太阳辐射和大气温度,同时也受舰艇舱室内各种热源的影响。舰艇上热源很多,主要有动力机械运转、电灶、电灯和仪器的产热,甲板受太阳光照而蓄热,人体活动散热等。潜艇上使用再生药板、消氢器和蓄电池充、放电过程也可产热。舰艇在低纬度航行和夏季航行时,机舱、锅炉舱内气温可超过45℃,使舱室内外温差达到20℃以上,与其他舱室间的温差可达10℃左右。在同一舱室,气温也不均匀,如有的潜艇舱室内垂直温差可达6℃,水平温差可达4℃。舰艇舱室温度的不均匀和急剧变化可使舰员感到不适,易患感冒等疾病。

2. 气湿变化 一般舱室的气湿变化主要取决于大气湿度,而密闭和空调舱室的气湿主要

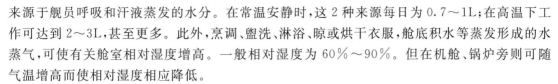

来源于舰员呼吸和汗液蒸发的水分。在常温安静时,这2种来源每日为0.7~1L;在高温下工作可达到2~3L,甚至更多。此外,烹调、盥洗、淋浴、晾或烘干衣服,舱底积水等蒸发形成的水蒸气,可使有关舱室相对湿度增高。一般相对湿度为60%~90%。但在机舱、锅炉旁则可随气温增高而使相对湿度相应降低。

3. 气流变化　舰艇舱室自然通风不良,气流微弱,尤其在潜艇潜航时,气流一般不超过每秒0.1~0.2m。各舱室之间气流又极不一致,如当舱室外温度降低时,靠近升降梯和舱口的舱室,其气流有时可达每秒6m左右。气流的急剧改变也可引起舰员的不适和感冒。

4. 气压变化　潜艇室内气压一般为常压。但在下列情况下可发生变化:在备航、备潜前进行减压以检查固壳的气密性,此时室内气压降低;用高气压发射鱼雷后,鱼雷管内的高压部分进入舱室,使舱室内压力突然升高;水下航行时,偶尔高气压管路泄漏,高压气逸至舱室,气压逐渐提高;在通风管航行时,通风管顶端的浮阀因海浪的冲击没入水面以下时,浮阀中的浮子浮起自动关闭进气口,在此短时间内,内燃机燃烧时所需要的空气只得从各舱室中抽吸,使舱室,尤其是内燃机舱的气压突然降低;当通风管顶端的浮阀露出水面时,浮子坠落,进气口重新开启,潜艇内外压力突然平衡。随波浪的时起时落,舱室内气压也忽高忽低。这些压力的变化大多在26.7kPa。但由于变化的突然常使艇员,尤其是咽鼓管通气不良者的鼓膜产生疼痛、充血和损伤,也可影响听力暂时降低。军医在平时应进行卫生宣传教育,当艇内气压变化时,做吞咽或捏鼻鼓气动作,以维持耳内、外压力的平衡,防止或减轻中耳或内耳等损伤。

5. 热辐射变化　热辐射在舱室内的来源是动力机械炽热的表面、炊炉及白炽照射灯等。机舱和锅炉舱工作区的热辐射强度一般在每分钟0.2J/cm²左右,而住舱约为每分钟0.4 J/cm²。

(二)我军舰艇舱室微小气候卫生标准和要求

我国海军医学研究部门及船舶标准化委员会对水面舰艇及潜艇分别提出了舱室温湿度的卫生标准(GB962-80及GB891-78)。

1. 水面舰艇舱室温、湿度卫生标准(空调舱室标准)　夏季舱室温不高于29℃,相对湿度为40%~60%。冬季舱温不低于18℃,相对湿度不低于30%。垂直温差从头到足(平均身高1.7m)不超过3℃;水平温差不超过2℃,空调区和室外温差,夏季不大于10℃。由空气分配装置送入舱室气流不大于每秒5m。舱室内气流不超过每秒0.3m。士兵居住舱等人多的舱室,新鲜空气换气量不少于每人每小时20~25m³,人少的舱室每小时换气3~5次。以上标准适用于生活舱室。工作舱室可参照此标准。此标准也适用于军辅船等有空调设备的船只。

2. 潜艇舱室温湿度卫生标准(空调舱室标准)　空气调节舱室应包括住舱、指挥舱、会议室及联合控制台等。潜艇空调舱室标准见表20-3、降温时也可采用同等效应的不同温度和相对湿度的组合值(表20-4)。

表20-3　潜艇空调舱室标准

气象条件	核潜艇		常规潜艇	
	降温	采暖	降温	采暖
干球温度(℃)	27±2	20±2	30	20±2
相对湿度(%)	50±10	—	70	—
气流速度(m/秒)	0.25~0.5	—	0.25~0.5	—

表 20-4　常规潜艇降温时等效的温湿度组合

干球温度(℃)	湿球温度(℃)	相对湿度(%)	气流速度(m/s)
28	26	90	0.5
29	26	80	0.5
31	25	60	0.5
32	24	50	0.5

六、舰艇远航疾病预防控制技术

根据舰艇活动规律,远航疾病预防控制工作分远航前、海上和返航后 3 个阶段实施。如果组织编队航行,时间长、人员多、跨不同海区,加上航程远,疾病控制工作比较复杂。

(一)舰艇远航前的疾病控制准备工作

1. 制订计划　应结合任务性质、海域特点、时间、季节、预计可能出现的防疫需求,制定卫生防疫保障计划和各种情况处理预案。

2. 组织健康体检　分析舰员健康状况,必要时进行重点体格检查(远航全面体检,核潜艇艇员特殊体检)。远航前的全面体检中,凡是患有传染病或不宜出海的舰员,应建议离舰或送医院治疗,严禁传染病员和带菌者上舰。对短期治疗可治愈又不影响出海的人员,应加紧治疗,愈后酌情随舰出海。在远航中需停靠国外港口的,接种黄热病疫苗和当地流行传染病预防疫苗,并办理《黄热病国际预防接种证书》,需编制《航海健康申报书》。

3. 做好卫生防病工作　①根据备航等级,按《舰艇条令》和部署,监督全舰卫生整顿和个人卫生整顿,对全舰人员进行有针对性的健康教育,提出航行中的卫生学防病要求,了解舰艇即将到达或途中停靠的基地、港口、区域的流行病情况,并采取相应的预防措施。②对装载出海的食品和淡水进行卫生学监督与检查,凡不符合卫生要求的严禁装载上船,应提出处理意见。对舰艇进行鼠、蟑密度调查,发现鼠蟑活动,应采取有效措施进行杀灭;对水柜进行清洗消毒,补水后检测水质并及时补氯消毒;配备一定数量的消杀灭药械,检查防鼠板的数量和完好程度,不足立即请领。如需停靠国外港口,应办理《除鼠/免于除鼠证书》。③协助有关部门检查三防器材、救生器材、制淡水设备、冷库运转等情况。潜艇军医还应监督有关部门检查再生药板、二氧化碳分析器,核潜艇军医监督发放个人剂量牌,检查剂量测量仪。

(二)海上疾病预防控制工作

1. 开展卫生防病工作　①结合海上环境特点督促减员落实各项卫生制度,指导舰员搞好舱室卫生和个人卫生,及时清除呕吐物,排除舱室内积水,保持舱室清洁、空气新鲜、温度适宜,定期对舱室等公共场所消毒。②做好营养和给水卫生监督,严格食品卫生检查,严禁食用腐败变质的食品,做好海上淡水补给的卫生监督,及时进行消毒。③做好军事作业卫生监督,及时处理意外伤害,协助各部门督促、指导舰员在执勤、作业、训练中严格遵守条令条例和有关规定,精心操作,防止事故。④根据海上气候情况,建议有关领导采取积极措施,预防中暑、感冒和冻伤。对晕船严重者及时给予对症处理。⑤长航舰艇应对食品进行食用前检查,舱室等公共场所进行清洁、消毒,组织体育锻炼,补充维生素等。

2. 紧急情况处理　①发现传染病或可疑传染病,应及时报告舰首长,同时做好隔离治疗,并采取防疫措施防止蔓延。舰艇锚泊待机时,到各舱室巡诊,并指导防疫防护工作。②发生食物中毒时,保护现场,封存并停止食用引起食物中毒或疑似食物中毒的食品,开展卫生流行病学调查,进行样品采集和检验工作,查明中毒食物和来源,控制新发病例。根据不同的食物中毒,对中毒现场进行无害化处理。现场调查工作结束后,及时填写上报食物中毒调查报告。

(三)返航后疾病预防控制工作

1. 返航后积极采取措施恢复舰员体力,认真总结出海保障经验。

2. 舰艇在海上如发生传染病,应检疫锚泊或单独停靠,进行检疫,并请上级卫生机关派人协助处置。对传染病患者应用专车直接接送至医院隔离治疗,对其住舱及用品应做消毒处理。随舰返航的伤病员除留治的轻伤病员外,应及时后送。协助组织全舰清洁扫除和个人卫生整顿。

3. 长远航后应进行全面体检,受检人员和项目应尽量和出海前相同,以了解和比较舰员健康状况。建议改善调剂饮食,加强营养,开展体育活动,安排休息和视情疗养。

4. 清查防疫药械消耗,按照标准及时请领补充。总结航行时防疫保障情况,查找存在问题,分析原因,提出改进意见。

(王晓东　王宗贤)

第二节　空军疾病预防控制

空军是高技术军种,在未来高科技战争条件下,将起到越来越重要的作用。空军疾病预防控制是针对作战训练环境和工作场所健康有害因素对空军特勤人员健康的影响,以维护空军官兵身体健康,提高和增强空军部队战斗力为目标,提出相应的卫生学要求,采取有效的卫生防疫防护措施。

一、航空卫生防护

航空条件下,飞行人员会受到如高空低气压、高空缺氧、高过载负荷、航空温度负荷、航空振动和航空噪声等各种理化有害因素影响,对飞行人员身体健康有一定的威胁,需要我们严密做好航空卫生防护工作。

(一)高空低气压和缺氧的卫生防护

1. 大气压力降低和缺氧对人体的影响　战斗机在高空飞行时,采取座舱低压差制,座舱高度相对保持在8000m左右,座舱内与外界环境存在一定压差。一旦由于某种原因座舱失密闭,舱内压力与舱外气压一致,飞行人员就暴露在低气压环境中,产生一系列的低气压损害,低压暴露主要是引起人体高空胃肠胀气、高空减压病、体液沸腾、迅速减压致肺机械性损伤、中耳及鼻窦的气压损伤等,严重影响飞行安全。氧是维持生命活动不可缺少的物质。缺氧是医学中最有普遍意义的共性问题。在飞行活动中,因暴露于高空低气压环境所致的缺氧,属于"缺氧性缺氧",系由于高空吸入气氧分压降低所致,故亦称"高空缺氧"。

2. 高空低气压缺氧的医学防护原则　防止高空低气压对飞行人员的危害,保证飞行安全的有效措施是使用加压座舱和航空供氧防护装备。高空低气压缺氧防护的主要原则如下。

(1)采用密封增压座舱:现代飞机通常采用两种技术防护飞行人员和乘员免受高空缺氧的影响,即使用密封增压座舱和航空供氧系统。由于现代军用飞机座舱均采用低压差制,故舱内压力较低。现代客机的增压座舱采用高压差制,飞行期间舱内压相当于1 500～2 400m高度的压力,可防止缺氧。军用战斗机需要航空供氧装备和密封增压座舱,共同保证人体免受高空环境因素危害。即使座舱密封增压性能完好,也需配备供氧系统。

(2)配备并正确使用高空防护装备:飞行高度超过 3 000m 时,应装备空勤人员用的供氧装备。该系统向飞行人员提供含适量氧的吸入气体。7 000～8 000m 或更高时,还应装备应急供氧装备,以防止高空缺氧。当座舱密封增压性能遭到破坏时,例如飞行高度超过12 000m,供氧系统即自动转为加压供氧。

(3)高空生理教育与训练:绝大多数飞行人员认为,在低压舱训练中体验到的缺氧症状与在飞行中出现的症状相似。说明加强低压舱训练或低氧训练对预防缺氧具有重要意义。定期体验高空缺氧,明确航空供氧装备的使用规定,并进行供氧装备使用方法的训练。特别应针对急性高空缺氧时,主观感觉与客观实际严重程度不相符合这一特点,强调严格按照高空用氧制度正确使用供氧装备的重要性。此外,根据缺氧自觉症状的特点应规定飞行员参加低压舱上升体验,以体验缺氧时的主观感觉,并结合高空用氧训练。实践证明,这对于增强空中应急能力,保证高空飞行安全有一定意义。

(4)加强卫生指导:从生活作息到参加体育锻炼,均应加强卫生指导及相应的组织工作。一方面注意消除各种降低缺氧耐力的不良影响,另一方面增强体质和心、肺功能,使空勤人员的缺氧耐力保持在正常范围之内。此外,对于供氧装备、氧气质量都应加强维护、指导及监督。

3. 高空迅速减压的预防与训练　①加压供氧:是防护暴发性高空缺氧和体液沸腾的有效措施。可在地面进行加压供氧生理训练;②迅速减压:体验有条件时,应在迅速减压舱内模拟人可耐受范围的迅速减压,使飞行人员体验迅速减压的影响和加压供氧情况。以减轻其精神紧张度,增强应付环境急剧变化的能力。结合这种体验,可对飞行人员进行生理卫生教育,使之了解迅速减压对机体的影响,以及使用加压供氧装备的方法。进行体验前,应着重说明减压瞬间的呼吸要领呼气状态,不要闭气的重要意义。

(二)高过载的卫生防护

高过载是现阶段军事航空学领域中引人注目的问题之一,是威胁飞行安全的重要因素,各国航空医学与工程工作者均在致力于探索有效的防护途径。

1. 飞行的过载损害　主要有:①持续性正加速度。持续性正加速度是飞行中最常遇到的,其加速度值比较大,超过人体耐受限值,是威胁飞行安全的重要因素。②人体在负加速度作用下,也会产生体重增加、器官移位和血液转移,但它的方向同正加速度相反。负加速度会使脑血管的动-静脉压差缩小,血流变慢,故可引起脑组织的微循环停滞性缺氧,致使中枢神经系统功能障碍。③在航空救生过程中,飞行员从被弹射离机、空中降落直至张伞着陆的不同阶段,都要受到冲击性过载的影响。人体受到冲击性加速度作用时,主要引起各种机械性损伤和疼痛,短暂的意识丧失,严重时导致死亡。

2. 飞机碰撞时冲击性加速度的防护方法　飞机碰撞包括在空中互撞及强迫着陆(水)或摔机。碰撞时,减速时间很短,通常在 1 秒以内,冲击力和冲击加速度很大。飞机碰撞时,乘员的头部、躯干、四肢都可能发生损伤,特别是严重的头部损伤。对飞机碰撞时冲击加速度的防护,主要采用以下方法。

(1)头部防护方法——使用保护头盔:①保护头盔的功能,保护头盔是飞行人员重要的防护救生装备,保护飞行人员在飞行、弹射跳伞、强行着陆时免受或减轻碰撞对头部的损伤,保护眼免受眩光的影响和迎面气流的冲击。头盔还应具有良好的隔噪声性能,保证飞行人员的通讯联络。②保护头盔的结构,保护头盔通常由壳体、缓冲层、衬垫或调节网、滤光镜、耳罩、通讯系统、下颏带和后枕带等组成。

(2)躯干防护方法——使用固定带约束系统:①固定带约束系统设计原则为舒适性、有效性、使用方便、对活动限制少。②主要类型包括腰部安全带、斜形带、三点固定带、四点固定带、五点固定带。

(3)飞机采用的缓冲结构和吸能材料:①机舱在设计和制造飞机时,机舱的大小应使乘员周围有充足的空间;机身应当建造得使乘员周围的结构保持足够的完整性,并起到防护罩的作用。②座椅飞机乘员的座椅及其他装置的设计,应能吸收冲击能量。在冲击加速度作用时,冲击能量被吸收和分散。③座舱表面座舱内易与飞行乘员碰撞的部位应进行"表面处理",减少棱角或配以吸能材料。与乘员直接相邻的结构应能在有控制和可预测的方式下压坏和变形,变形时不断裂、不破碎。

(三)航空温度负荷的卫生防护

1. 航空环境温度特点

(1)飞行器因素造成的高温环境:航空器高速飞行的气动力加热现象,致使飞机舱体受热是一个引人注目的问题。如在11km高度飞行,当速度达到2倍音速时,飞机蒙皮温度可高达110℃。飞机舱盖采用大面积透明材料,无论飞机在地面停放或空中飞行时,均可产生典型的"温室效应",致使舱温升高。现代高性能飞机所装备的航空电子及电器设备数量很大,是造成机舱内温度升高不可忽视的因素。

(2)高空因素造成的低温环境:气温在垂直方向上的变化规律是,高度每升高100m,气温下降0.65℃,在11km高空气温为−56.5℃。8~11km是军用飞机巡航活动范围,所以,高空低温是飞行中的主要冷源,如在飞行中座舱盖失落,弹射离机的自由降落阶段等,飞行人员便要受到寒冷的袭击。

(3)航空的温度负荷特点:①航空中环境温度变化剧烈,为地面条件所罕见;②现代军用飞机的飞行员穿用的各种防护服装,都具有隔热值大、透气性差,妨碍对流与蒸发散热,从而加剧人体热负荷;③在平常的飞行活动中高温负荷较低温更突出,但在航空救生中对寒冷的防护居重要地位。

2. 对航空异常温度环境的防护 对航空温度防护负荷的防护,应从以下3个方面着手:①提高机体对异常温度环境的耐力。例如,热习服和耐寒锻炼,合理营养甚至使用某些药物等。②改善环境条件,限制冷热负荷。例如,改善座舱的温度环境条件,飞机座舱安装空调装置等。③使用个人温度防护服装或装备。例如,各种防寒服装、通风服、水冷服和抗浸服等。

(四)飞行座舱污染的卫生防护

随着通风密封增压舱的出现,座舱空气被有害物质污染的机会已大大减少,然而污染的可能性仍然存在。飞机座舱污染对于飞行人员及其乘员、乘客的健康,对于飞行安全都是极大的威胁。

1. 有害物质的来源 飞机舱内的各种材料,在常温下都是惰性物质,如塑料、绝缘漆、橡胶等,在高温下发生了分解,很多高分子化合物分解成单体后,都有很大的毒性。发动机废气、各种机械用液,如防冻液及液压液,在高压下均有可能进入座舱。航空燃料及火箭推进剂,灭火剂及军械的火药气也都有可能污染座舱。机上运载物质的毒物及毒气也都是重要的污染源,如鲜货的干冰(固体二氧化碳)、农药(杀虫药、除锈剂)。空中喷洒农药的低速小型飞机,无增压座舱设备,很容易造成飞行人员中毒。

2. **座舱环境特点** 座舱环境空间狭小,单座军用飞机的座舱容积仅有 $1.8m^3$,但又是通风式增压座舱,所以很容易造成一过性的高浓度。飞行中普遍使用供氧装备,呼吸系统是一个半开放或闭合系统,这是预防吸入中毒有效措施。但尚需注意航空用氧本身的污染问题。航空低气压环境,同样浓度(容积百分比浓度)有害气体,在高空的作用较低空相对要轻一些。

3. **防护原则** 在飞行过程中,若座舱出现有毒气体污染征象(如舱内出现烟雾),应立即改吸纯氧并向地面报告。加强对飞行事故的调查研究,对在飞行事故中的死伤人员进行毒理学鉴定,协助判明发生事故的原因。航空中采用的新材料、新燃料,均应由有关部门作出毒理学评价,方可投入使用。

(五)飞行错觉的卫生防护

飞行错觉是飞行人员在飞行中对飞机空间状态、位置和运动状况产生的一种错误知觉。如果处置不当,很可能危及飞行安全。

1. **发生飞行错觉的原因** 飞行员在空中判断飞行状态是大脑根据当时的视觉、前庭和本体感觉等,对飞行环境、航行仪表及重力和加速度作用等所反映的信息进行综合分析的结果。由此可见,在感觉器官正常的情况下,飞行错觉主要由信息输入和信息加工两方面的原因造成。

(1)信息量不足:是由于正确的空间信息量不足,将片面的空间信息与大脑中已有的、牢固的条件联系发生了错误的判断。例如在云中飞行时,当飞机产生坡度已自行转弯,但飞行员没有及时检查仪表,只凭自己身体的单一感受而片面地判断飞机状态,就很可能产生错觉。实际上,此时由于受径向加速度作用的前庭本体感觉不产生飞机已经倾斜的信息反映,飞行员则认为飞机仍处于平飞状态,于是就出现了知觉飞行状态与实际飞行状态不符合的飞行错觉。

(2)错误的外界信息:例如在能见度较差的情况下飞行时,将不真实的天地线或海天线这种错误的视觉目标信息输入大脑,仍按假天地线或海天线保持飞行状态,就很有可能导致不符合的飞行错觉。

(3)感知错误:这是由于视觉受到外界条件的影响而导致的知觉失误。例如,飞机以相同的速度从海上飞行进入陆地飞行时,参考目标由少到多,便容易错误地感到飞机速度加快了,出现高估速度的错觉;反之,飞机以同样的速度从陆地飞行进入海上飞行时,参考目标由多到少,便容易片面地以为飞机速度减慢了,出现低估速度的错觉。

2. **飞行错觉的预防措施** ①要正确认识飞行错觉,对它了解得越多、越深刻,越有助于飞行错觉的克服。②在地面和飞行中有计划、有意识、有针对性地体验飞行错觉,这是预防飞行错觉发生最有效的措施。③在飞行中看不见天地线、地标的情况下,飞行员应尽早转入仪表飞行,不可仪表、目视混合飞行。④要有高超、熟练的仪表飞行技能,经常进行仪表飞行练习,特别是复杂状态仪表飞行的训练;要牢固掌握座舱内各种仪表的使用和认读方法,尤其要掌握突然认读的技能。⑤不凭经验办事,不轻信自己的感觉,要在仪表视觉监视下控制自己的感觉。⑥熟悉可能引起飞行错觉的各种因素,以便在这些因素出现时有所警觉,及早预防错觉的出现。⑦座舱内照明要均匀,椅垫要平,肩带两侧松紧要一致。⑧加强身体锻炼,保持健壮的体魄、充沛的精力参加复杂气象飞行。⑨海上飞行时不顺机头、机翼俯视海面。在转弯及做各种复杂动作时,不要剧烈转动头部。⑩较长时间间断复杂气象飞行时,先恢复仪表飞行,千万不要盲目地进入云中飞行。另外,进云前先转入仪表飞行;在上呼吸道感染、服用中枢神经系统药物和饮酒后健康状况不佳、患病出院后,睡眠不足等情况下,不进行复杂气象的飞行。

二、飞行人员航空生理训练

使用离心机、低压舱和飞行模拟器等地面模拟设备,使受训飞行人员了解、体验加速度、低压、缺氧、空间定向、夜间视觉等飞行特殊环境因素,掌握飞行技术。通过航空生理训练,提高飞行人员对飞行环境因素的耐力和适应能力,提高应急处置能力。

(一)缺氧耐力训练

缺氧耐力训练是提高缺氧耐力不良飞行员或由平原进入高原地区人员的缺氧耐力。一般应用低压舱进行训练。训练前拟定具体实施计划。选定生理指标,受训者进行身体检查,注意睡眠和休息,除一般检查监护生理指标外,常规检查血红蛋白和红细胞。一个训练周期一般由3～5次训练组成,2次之间间隔5～8天。

训练效果的评定以最后一次训练为准,按5 000m缺氧耐力检查评定原则进行。根据受训者训练前后生理指标的变化和主客观反应做出训练效果的评定。

(二)抗荷措施训练

飞行人员抗荷措施训练主要包括:肌力协调抗荷训练、抗荷正压呼吸训练等。

1. 肌力协调抗荷训练　飞行员端坐于训练器上,调整好座位,接通电源,打开呼吸引导开关,把气囊分别捆在小腿、股部(大腿)和下腹部,打气使气囊压力达到50mmHg,拧紧开关使其不漏气。右手拉操纵杆,左手推油门杆,身体保持缩颈、夹胸、上身下缩,双足蹬踏板的姿势,按下电子表复位钮后开始进行训练。训练维持量在考核达标后每人每周训练1次即可,每次5分钟为宜。评价标准为小腿压力表达到10.7kPa(80mmHg),股部(大腿)压力表达到13.3kPa(100mmHg),腹肌压力表达到16.0kPa(120mmHg)以上,维持30秒,30秒内完成10次正确呼吸动作。

2. 抗荷正压呼吸训练　抗荷正压呼吸时,以胸式呼吸为主,全身肌肉相应紧张,腹肌持续收缩,主动控制呼吸。先张口快速吸气,控制中等吸气量,在0.5秒内完成。随后,立即用力憋气,全身肌肉紧张收缩,同时微张口慢速用力呼气,在2秒内完成。参训者穿戴好装备,连接好抗荷正压呼吸训练器,取坐位,进行强化训练2～3次(隔日1次)。开始加压时用嘴快吸气及慢呼气。在呼气相加压,加压至预定值后,开始按抗荷正压呼吸动作要领训练,并计时。在加压前及训练中测量血压。评价标准为呼吸动作正确。在进行6.0kPa(45mmHg)抗荷正压呼吸时,收缩压的升高值达到40mmHg以上为合格(收缩压升高值=抗荷正压呼吸时的收缩压－安静时的收缩压)。

(三)预防和克服飞行错觉训练

1. 四柱秋千训练　四柱秋千训练为一种前庭稳定性的适应性训练。训练目的为提高前庭稳定性、抗晕机反应、保持情景意识能力。

2. 电动转椅训练　使飞行员体验飞行中易发生的几种严重错觉,以增强对错觉识别、抵抗能力并提高前庭稳定性,抗晕机反应,保持情景意识能力。

3. 空间定向障碍模拟器训练　主要包括:翻转轴向超G错觉和科里奥利加速度错觉模拟训练;翻转轴向超G错觉和倒飞错觉模拟训练;滚转轴向超G错觉模拟训练;滚转轴向超G错觉模拟训练和倒飞错觉模拟训练;以上训练内容每隔3年复训1次,依受训者情况做具体安排。

(四)夜间视觉训练

飞行员夜间视觉生理训练分两部分。一是夜间视觉生理教育部分;二是用夜间视觉生理训练仪体验各种夜间视觉的特殊现象:色觉丧失、浦肯野现象、夜盲、形体轮廓观察、眩光效应及夜视盲点等。在训练中发现形体轮廓时间和眩光照射后恢复时间长者,应当劝导其按时服用维生素 A 和多种维生素,定期检查暗适应功能。

三、常见航空病的预防

航空病是指由于高空各种理化有害因素作用于飞行人员所引起的各种疾病,如高空减压病、空晕病、高空胃肠胀气、变压性眩晕、变压性牙痛、航空性中耳炎、航空性鼻窦炎等疾病。有效预防各类航空病对确保飞行安全、减少飞行中对飞行人员健康损伤有非常重要的作用。

(一)高空减压病

高空减压病是人体以较快速度暴露于 8 000m 以上高空低气压环境引起的体液内氮气游离形成气泡而发生的一种特殊疾病,又称高空气体栓塞征。通常将高空减压病分为 2 型,只在四肢发生疼痛而不伴有其他系统症状者属于Ⅰ型,伴有全身症状者属于Ⅱ型。

1. 临床表现

(1)屈肢症:表现为骨、关节、深部肌肉组织疼痛,疼痛可在 1 个或数个关节同时或先后发生。可局限于 1 个部位,也可最终扩散到多个部位。反复减压,疼痛可在同一部位复发,也可在不同部位复发。

(2)皮肤症状:斑点样变化见于前胸、腹部、股部(大腿)。皮肤呈现斑点样或大理石样斑纹者,表明有全身性变化,如不治疗,约有 10% 的病例可发展成神经循环性虚脱。

(3)气哽:不多见,单独发生或与其他症状并发。病情发展较快,如不及时治疗,可发展成神经循环性虚脱。气哽的 3 项症状为胸骨后疼痛、呼吸困难、干咳,但不一定都出现。胸骨后疼痛最普遍,通常在发病的极早期即出现,吸气时加重,这一特点很值得重视。

2. 处置原则

(1)在高空发病时的处置:飞行中发生或怀疑发生减压病的,为了防止病情向严重状态发展,应立即下降,在就近机场着陆,由医学部门检查、处理、鉴定。不能立即下降到地面的,也应尽可能降低高度。出现初期症状后,下降越早,恢复得越好,不能立即下降者后果严重。低压舱上升中发病时,应向医师报告,发生严重反应时应立即下降。诊断有疑问,如一时不能分辨是减压病还是缺氧症症状时,应按减压病考虑立即下降。已发生气哽或休克者,在下降过程中应使之平卧,抬高下肢,保持呼吸道通畅,吸入纯氧。呼吸暂停时,应进行人工呼吸,必要时行心肺复苏术。

(2)高空发病下降后的处置:下降后立即做详细的物理学检查及神经科检查,询问病史,本人不能清晰说话时可由其他乘员代述。根据病情,以上工作有时应在积极治疗的同时进行。有加压治疗条件时,以上工作应围绕加压治疗适当安排,需转送外地高压氧舱者,应在等候过程中边治疗边进行。

(3)高空未发病、下降至地面后发生屈肢症的处置:处置原则基本与(2)相同。下降后尚未发生减压病之前,在一定时间内也应继续医学观察。高空未发病,下降至地面后发病的病例(包括Ⅰ、Ⅱ型)所占比例相当大,其中约 50% 是 2 小时以内发病的,一般观察 12~24 小时,以便能及时发现病情,采取措施。

（4）观察中的应急处置：在进行观察时，应注意发现患者情况恶化的症状及体征，以指导急救治疗。表明情况恶化的症状有额部疼痛、恶心、视觉障碍、焦虑和出汗，恶化的体征包括血液浓缩、发热、外周循环衰竭、发绀，在血压正常或接近正常的情况下远端动脉搏动微弱及神经功能障碍等。

（5）运送病员：高压氧舱所在地距离较近时，地面车辆运送最安全。距离较远时，为争取时间可采用空运。

（6）延迟加压治疗的后果：加压治疗延迟的时间越长，症状完全消除所需加压治疗时间也越长，治疗成功率便越低（复发、后遗症）。有神经症状的患者，延迟加压治疗会发生严重的继发性反应。空中发生的神经症状，很少有像屈肢症那样增压下降至地面即能消除者。为了预防继发性反应，在等待及向高压氧舱运送过程中应吸纯氧，静脉输液以减少弥散性血管内凝血，给予地塞米松以减少中枢神经系统水肿。

（7）加压治疗：①加压治疗程序及注意问题。一旦确诊为减压病，就要做加压治疗。有减压病体征或症状的患者，不必继续观察。对这样的患者，在初期观察及检查，向高压舱运送及准备使用加压设备的过程中可在1ATA下呼吸氧气。②单人加压舱加压治疗通常在大型固定式多人加压舱内进行，也有在轻便可携式单人加压舱内进行的。

3. 预防

（1）飞机采用通风式密封舱增压座舱：使用增压座舱是预防高空减压病的最根本措施，若能在飞行期间保持座舱压力不低于8 000m高度的大气压力值（35.6kPa，267mmHg）即可取得较好的预防效果。

（2）吸氧排氮：上升前先在地面呼吸一段时间纯氧。地面吸氧排氮主要用于低压舱体验上升或高空生理鉴定试验。至于飞行时，如果飞机装备有增压座舱，则可不必在起飞前做地面吸氧排氮。

（3）高空减压病易感性预测：对于挑选用非增压座舱的飞机做高空飞行的飞行员，这种方法仍有一定意义。通常根据飞行人员在飞行中可能遇到的座舱最大高度时间轮廓图，在低压舱内模拟。

（4）控制重复暴露的间隔时间：合理安排反复低气压暴露之间及高气压暴露与随后的低气压暴露之间的间隔时间，低压舱2次上升之间至少要间隔48小时或更长。

（二）空晕病

空晕病是受不适宜的运动环境或运动环境中不习惯因素的刺激所造成的一种机体特殊反应症候群。空晕病是晕动病的一种，是在驾驶或乘坐飞行器时，机体不能适应加速度、视觉和本体觉的刺激而发生头晕、恶心、呕吐、出冷汗、面色苍白等一系列前庭自主神经反应。

1. 临床表现 空晕病的症状以前庭自主神经功能紊乱为主，表现为头晕（呈旋转性者少）、面色苍白、出冷汗、恶心、呕吐、血压、脉搏等改变，有时伴有头痛。患者往往精神萎靡，重者不断呕吐，甚至引起脱水。多数患者在脱离飞行刺激后，症状很快消失；但有些患者，身体动荡不安的感觉仍可持续1~2天。个别患者形成了条件反射，一见飞机或嗅到煤油味，即可出现晕机症状。

2. 治疗 晕动病的防治措施较多，可分为药物防治和非药物防治两类。前者包括抗胆碱药、抗组胺药、拟交感药、钙拮抗药、胃动力药、中草药等，预防效果明显优于治疗效果；后者包括适应性前庭功能锻炼、减少诱发因素等。

3. 预防 为了防止空晕病,减少停学、停飞率,应采取以下措施。

(1)在选拔飞行学员时应认真询问有无晕车、晕船等既往史,检查前庭功能,严格限制有前庭功能过敏的人进入飞行学院。

(2)加强对飞行学员和现役飞行人员的卫生宣教和航空心理学方面的教育,使他们对空晕病有正确的认识,增强飞行信心。

(3)训练可以提高前庭功能的稳定性。空军研究出的"间断、累加科里奥利加速度耐力法"检出率高,可列出需要进行专门的习服训练。

(4)药物和其他预防。药物中以抗胆碱药东莨菪碱的作用效果最强,它也是目前所有药物中效果最好的。但是东莨菪碱的不良反应也比较大,它会抑制中枢神经系统功能,引起嗜睡、视物模糊、损害人的记忆力等,不宜用于正在进行作业的人员。

抗组胺药种类较多,常用的有茶苯海明(一般称晕海宁或乘晕宁)。茶苯海明的效果虽不及东莨菪碱,但它是目前最常用的抗晕药物。茶苯海明也有中枢抑制的不良反应,会引起嗜睡,因而也不宜用于正在进行作业的人员。

拟交感药有苯丙胺、麻黄碱、匹莫林(苯异妥英)等。由于它们是中枢兴奋剂,联合东莨菪碱使用,可减轻中枢抑制作用,同时抗晕作用又比单一的各药物作用强,在航天飞行作业中有应用的报道。但是,拟交感药有成瘾性,使用上应予以严格控制。

(三)高空胃肠胀气

正常情况下,人体胃肠道内通常含有约 1 000ml 气体,大多是随饮食及唾液咽下的空气,少量是食物分解产生的,主要存在于胃及下部肠管中。当大气压力降低时,胃肠道内气体膨胀引起胃肠道管壁扩张,出现腹胀、腹痛等一系列症状,称为高空胃肠胀气。

1. 临床表现

(1)腹胀和腹痛:由于胃肠道扩张,引起腹胀和腹痛。该症状多发生在飞行上升过程中,或在到达一定高度以后的最初停留阶段内,但并无明确的发生阈限高度,在较低高度亦可能发生。若能经口或肛门顺利地排出部分膨胀气体,则短时间内腹胀、腹痛症状即可消失,否则,高度愈高,症状也将愈重。

(2)反射性影响呼吸和循环功能:由于胃肠道内气体膨胀压迫膈肌使之升高,使正常呼吸运动受到限制,严重时可发生呼吸困难,同时肺活量减少。腹内压升高还可影响下肢静脉血液向心脏回流,对飞行工作能力产生不良影响。

(3)自主神经功能障碍 当腹痛严重时,个别敏感的人将产生一系列的自主神经功能障碍症状,如面色苍白、出冷汗、脉搏徐缓、动脉血压下降甚至发生血管迷走性晕厥,此时将严重影响飞行安全。

2. 防护原则

(1)采用通风式密封增压座舱:将座舱加以密封,与舱外相对隔绝,舱内气体增加一定压力,使之超过飞行高度的气压,即可减轻或消除胃肠胀气的影响。

(2)遵守饮食制度,严格控制饮食:高空飞行或低压舱上升前应做到①进餐不可太快,以减少所吞咽的气体。②进餐要定时、定量,使胃肠活动能保持正常,以利消化而少产气,按规定,应在起飞前 1~2 小时进餐完毕。③飞行前的主餐,甚至前一日晚餐,应不吃或少吃不易消化的食物,如含纤维多的食物。动物性食物虽较易消化,但应控制食用含脂肪多或油炸的食物。禁止饮用汽水、啤酒等产气饮料,少吃有刺激性的食物。④防止便秘,飞行前排空大、小便,保持胃肠道的良好通畅性。⑤做好卫生宣传教育,使飞行人员能主动配合做好上述各项工作。高空飞行时,上述两项措施必须配合好,才能起到较好的防护作用。

(四)变压性眩晕

变压性或气压性眩晕被认为是一种类型的气压损伤,因为其症状是由于密封在中耳腔内的气体膨胀效应而引起的。通过完整的卵圆窗刺激了前庭系统。由于上升时中耳不能通气而使压力增加,这种增加是逐渐增加的,在多数情况下,它不足以致眩晕,但加上用力瓦尔萨瓦动作,能突然增加压力,足以刺激前庭。继发于消退的上呼吸道感染,所形成的最小的残余的咽鼓管水肿,可使上升时耳通气困难,需要比平时更用力地做瓦尔萨瓦动作。

能迅速爬高的高性能的喷气机飞行员中常发生变压性眩晕。因为在水的介质中压力的变化更大,由于这种压力变化的作用,潜水员中本病的发病率更高些。

处理变压性眩晕主要靠预防,这意味着对飞行人员要进行教育,要着重说明这种眩晕的普通性质和危险势头,不能过分强调感冒时不能飞行。可以有理由地和有把握地认为中耳通气困难的最常见原因是急性上呼吸道感染引起的残留的咽鼓管病变,飞行人员常遇到这种情况时,要建议他们当飞机开始爬高时要更经常地做咽鼓管通气动作,而要避免用力做瓦尔萨瓦动作。

(五)变压性牙痛

变压性牙痛或航空性牙痛是由于气体压力变化(当真正飞行时或模拟飞行时)引起的牙痛。本病比较少见,其发生率为$1\%\sim2\%$,但是在许多情况下这种牙痛可严重到足以妨碍完成飞行任务。

Strohaver提出将气压性牙痛分为直接型和间接型,直接型者是降低的大气压力直接作用于牙;间接型者是气压性上颌窦炎刺激了上牙槽神经继发的牙痛。直接型气压性牙痛一般表现为中度到严重疼痛,常是当上升时发生疼痛,而且疼痛是很局限的,病人经常能够辨认出受累的牙,而间接型气压性牙痛是钝痛,界限不清的疼痛,常累及后部上颌牙,并且在下降时出现牙痛。

治疗包括去除经临床或放射线检查证明有缺陷的修复物,刮除任何龋齿病变,特别要注意暴露牙髓角,如果牙髓病变是可逆的,则用氧化锌和丁香酚基治疗是非常有用的。如果发现牙髓炎是不可逆的,则要做牙髓治疗或拔除病牙。在低压舱内将病人升到一定的高度,可证实可疑诊断,决定治疗的效果。

(六)航空性中耳炎

航空性中耳炎,又称气压损伤性中耳炎,多发生于飞行员或高气压作业的工作人员,如潜水员和隧道作业工人。当大气压力发生急剧变化时,中耳内的气压与外界气压相差悬殊,由此引起中耳病变,称为气压损伤性中耳炎,属于航空性疾病的一种。多年来由于重视预防工作,发病率有所下降。

1. 临床表现 气压损伤性中耳炎的主要症状为飞行下滑时耳压痛及听力减退等。

(1)耳痛:疼痛的程度随负压的大小、损害的轻重、受累时间及个体对疼痛敏感性而异。疼痛轻时,常局限于受压耳部;剧烈的耳痛可向颞部及颊部放射,达到难以忍受的程度,以致引起流泪及视物模糊。而当鼓室浆液渗出或出血,抵偿了一部分负压,疼痛反而减轻。

(2)听力减退及耳鸣:听力减退一般为传导性的,主要是由于鼓膜内陷及鼓室内积液、积血所致,严重者可由于听骨链折断或脱位所致。有时也出现感音性耳聋,很可能是由巨大负压使卵圆窗或圆窗破裂所致。耳鸣常为暂时性,可随听力的恢复逐渐减轻或消失。

(3)眩晕或其他症状:严重的患者,由于鼓室负压过大,可以通过两窗刺激内耳迷路引起眩晕;鼓膜破裂时,患者可感到爆炸样巨响,有时由于鼓膜破裂所引起的中耳气压突变,也可影响内耳造成眩晕。有的患者还可出现自主神经功能紊乱症状。

2.治疗

(1)治疗原则:设法使鼓室内外的压力获得平衡,预防继发感染,并消除造成咽鼓管阻塞的各种因素。

(2)治疗方法:①消除咽鼓管阻塞或平衡鼓室内外气压;②鼓膜已穿孔者按干燥疗法处理,耳腔及外耳道用75％乙醇消毒,局部用消毒敷料封盖;③镇痛、镇静、休息,用含漱剂及消炎药防止感染;④用局部热敷、蒸气吸入、理疗等方法以促进炎症吸收;⑤急性期过后,应针对咽鼓管功能不良加以治疗;⑥鼓膜造口,国外有应用。

3.预防

(1)在飞行学员选拔时,对基础飞行学院的学员应严格检查咽鼓管通气功能,功能不良的人不能进入飞行学院参加飞行。

(2)使所有飞行人(学)员都了解咽鼓管的解剖、生理、气压损伤的原因及预防措施,同时使他们学会咽鼓管主动通气动作,熟练掌握一套行之有效的通气方法,牢记在大速度下滑或俯冲时及时做通气动作,最好通过训练养成推杆即做吞咽动作的习惯。

(3)在下滑时,若发生较剧烈的耳痛,做通气动作已无效果时,如条件许可,可重新上升到开始产生疼痛的高度,待适应后再缓慢下降,以改善通气状况,缓解疼痛。

(4)严格控制感冒患者飞行,若已发生耳气压损伤应暂时停飞,详加检查,尽早治疗,待完全治愈后再允许飞行。

(5)及时发现鼻、鼻咽腔等部位的慢性疾病,尽早进行矫治。

(6)进行地面锻炼。地面咽鼓管自行吹张锻炼,可以提高对气压变化的适应能力。咽鼓管通气功能正常,而对飞行中的上升、下降不适应而产生耳气压损伤者,经过低压舱反复锻炼,常有效果。

(七)航空性鼻窦炎

飞行中,由于某些原因引起鼻窦开口阻塞致使窦内外气压不能平衡时,可引起鼻窦气压性损伤,称为气压损伤性鼻窦炎,是航空性疾病的一种。

1.临床表现　鼻窦发生气压损伤后,由于窦口内负压的作用,在轻度或中度创伤的病例,鼻窦黏膜发生血管扩张,血清漏出,间质内有浆液聚集及弥漫性水肿。重症病例,可发生黏膜剥离及黏膜下血肿。鼻窦分泌物以血性漏出液为主,可伴有黏液。

发病时,主要症状是局部疼痛,疼痛程度与视窦腔内、外的压差有关。往往先表现为额部疼痛,或面颊部及上列第1前磨牙至第1、2磨牙处有麻木感,间或发生鼻出血,严重者可因突然出现的剧痛而致失能,少数严重病例可出现休克。发生于额窦者常有眼的刺激症状,出现眼胀痛、流泪、结膜充血、视物模糊等,发生于上颌窦者常伴有上颌牙痛、眶下区疼痛。其他症状如鼻分泌物增多或血性分泌物。病情较轻又无继发感染者,数小时至数日可逐渐恢复;较重者有时需数周才能痊愈;病程迁延者,必然发展为较重的化脓性鼻窦炎,则症状严重而恢复更慢。依据病史及症状本病较易诊断。

2.治疗　鼻窦的气压损伤发生后应暂时停飞进行适宜的治疗。鼻腔滴用1％麻黄碱(盐酸麻黄碱)以利通气引流,局部理疗促进炎症的吸收。若源于上呼吸道炎症应注意全身处理。待症状消失,鼻腔功能恢复,并证实无其他潜在性因素存在时,可飞行合格。如发现有影响窦口通畅的病变时,应及时给予矫治。反复发生的顽固性患者,可行手术开放鼻窦道,于上颌窦做鼻内开窗引流术,于颌窦做鼻内鼻额管开放术。窦内血肿,通常可以吸收,大的血肿不能吸收或位于窦口附近者,可行手术取出。鼻窦气压损伤,经合理治疗,绝大多数患者能恢复飞行。

四、航空营养卫生

飞行活动中的各种负荷对人体消化功能和营养代谢都存在着不同程度的影响,从而使得飞行人员营养素供给量标准和食物定量标准以及特殊飞行对营养的需求均有其自身特点。

(一)飞行人员营养标准

飞行人员营养标准是对每日膳食供给飞行人员能量和各种营养素的适宜数量,以及对相应的食物品种和数量作出的具体规定,是计划和组织飞行人员膳食的基本依据,也是评价飞行人员膳食质量的基本指标和保障飞行人员合理营养的基本条件。在具体执行中,飞行人员营养标准包括营养素供给量标准和食物定量标准。

1. 飞行人员营养素供给量标准 我军现行飞行人员营养素供给量标准是在多年研究的基础上,对中国人民解放军人员每日膳食营养素供给量(GJB 823－89)规定的飞行人员营养素供给量进行了调整修订后形成的。

(1)基本内容:现行飞行人员营养素供给量标准基本内容如表20-5。

表20-5 现行飞行人员每日营养素供给量

营养素	单位	数量	营养素	单位	数量
能量	kJ	13 000～15 100	维生素A	μg	1 500～3 000
蛋白质	g	120	维生素D	μg	10
钙	mg	800～1 000	维生素B_1	mg	2～3
铁	mg	15	维生素B_2	mg	2～3
锌	mg	15	烟酸	mg	20～30
硒	μg	50	维生素C	mg	100～150
碘	μg	150			

(2)膳食中营养素的质量要求:①占总能量的百分比为蛋白质12％～15％,脂肪20％～30％,碳水化合物55％～65％;②蛋白质的质量要求,每日膳食中摄入的动物性蛋白质应占摄入蛋白质总量的30％～50％;③脂肪的质量要求,每日膳食摄入的动物性脂肪不得超过摄入脂肪总量的50％;④其他质量要求。每日膳食中维生素A的摄入量至少应有33％来源于动物性食品;每日膳食摄入蔗糖产生的能量不得超过摄入总量的10％;每日膳食中胆固醇的含量应在800mg以下。

2. 飞行人员食物定量标准 20世纪80年代后期制定的飞行人员食物定量标准,对提高飞行人员生活水平和维护指战员健康发挥了重要作用。随着国民经济的飞速发展和全国人民生活水平的不断提高以及科学技术的进步,该标准的弱点和局限性也逐渐暴露出来。总后勤部关于对我军食物定量标准进行了研究修订,现行标准规定的飞行员每日食物定量标准为:粮食 550g;猪肉 100g;牛(羊)肉 100g;禽肉 120g;内脏 50g;禽蛋 100g;鱼虾 200g;海米 30g;牛乳粉 30g;黄豆 100g;蔗糖 80g;植物油 80g;蔬菜 750g;水果 300g;黄花菜(干)6g;木耳(干)6g;海带(干)10g;紫菜(干)10g;巧克力 15g。

3. 飞行人员营养与卫生要求

(1)营养卫生要求:供给足够的热能,热源质分配合理,营养素种类齐全、比例适当,合理烹调,食品符合卫生学要求,饮食制度合理,适应不同季节、地区和飞行任务的特点。

(2)食谱的编制:①每周制定食谱。制订食谱是营养工作的主要内容之一。空勤食谱应每周制订 1 次或 2 次。食谱制订应以中国人民解放军食物定量标准为依据。②注意事项。以上各食物定量为食物的可食部分;每餐主食应有米饭(或稀饭,如早餐)、面食(馒头、面条等);每餐主食(中、晚餐)应有一个荤菜,两个半荤菜和一个素菜;合理调配上述各种食物,结合时令蔬菜不断变换花色品种;木耳、蘑菇、海带和紫菜不必每天食用,可以 2 天食用 1 次;食谱编制要有灵活性、创造性,应不断总结经验,根据本地的供应,逐渐形成自己的特色,对飞行员喜爱的食谱可以作为保留食谱;飞行员有时(特别是夏季)吃不完按食物标准制订的食谱所做的饭菜,这时应根据前几天的食物剩余情况,适当调整原来制订食谱的原料用量;食谱制订应由营养医师、管理员及炊事班长或炊事员中的负责人共同参与完成;管理员按食谱采购,留出一定的富余量。

(二)特殊飞行营养卫生

1. 高空飞行的营养卫生保障

(1)预防高空饮食性胀气:飞行前禁食不易消化及含纤维素多的食物,以免过多的食物残渣在肠内发酵而产气。因此,在高空飞行前的主餐甚至前一日的晚餐,不宜食甘薯、粗杂粮、干豆类、干硬果、韭菜、萝卜、黄豆芽、芹菜、卷心菜和黄瓜等,当然上述食品是否产气,还和食用的数量和制作方法有关,例如用少量黄瓜做配头炒菜,影响不大;如果飞行前吃大量凉拌黄瓜,则是不妥当。此外,禁止饮用啤酒、汽水等含气体的饮料。

(2)注意产能营养素分配和增加维生素的供应:飞行前餐的能量分配,糖类占 60%～65%,脂肪 20%～25%,蛋白质占 10%～15%。飞行前避免吃低热量的纯糖膳食,如有些人只喝 1 杯加糖咖啡、吃一小块甜点心,可能引起反应性低血糖;含脂肪高的或油煎油炸食物也不宜多吃,以免影响消化功能。另外,注意按规定服用多种维生素片。

(3)遵守饮食制度:进餐定时定量,饭后应有 1 小时的间隙时间再上机飞行,禁止空腹或饱腹飞行。

2. 夜间飞行的营养卫生保障　夜间飞行对飞行人员的主要影响是视觉紧张、生活作息制度紊乱,容易引起疲劳、食欲缺乏和能力下降等。

(1)合理安排好饮食:由于夜间飞行,白天要补足睡眠时间,因此早晨起床晚,午睡时间长,三餐开饭时间应做相应调整。夜航超过 23 时时,应增加夜餐,夜餐食物须易于消化,以半流质为宜,蛋白含量不宜过多,以免影响睡眠。

(2)膳食调配:进入夜航飞行前应做暗适应功能检查,如果有部分飞行人员暗适应时间延长,说明维生素 A 营养状况不良,应每天补充 1 500～3 000μg;暗适应时间正常者,也应按规定在夜航前 1 周及夜间飞行期间加服 1 片多种维生素片。夜航膳食多采用富含维生素 A 的食物,如猪肝、鸡蛋、新鲜绿叶蔬菜、胡萝卜等。低血糖和缺氧能严重降低夜间视力,因此禁止空腹飞行。黑暗中视网膜的需氧性糖分解加强,烟酸、维生素 B_1、维生素 B_2 和维生素 C 与视网膜的光化学反应有关,故夜航膳食应营养丰富平衡,多维生素、高糖类,富含优良蛋白质,以保证良好的夜间视力。

3. 长途飞行的营养卫生保障　超过4小时不着陆飞行,称为远航或长飞行。飞行人员需在机上饮水和进食,以维持体力和精力,保证良好的工作效率。在军事飞机上进餐受许多因素的影响,供应的食物必须考虑到机舱空间有限,饮食装备应与其他飞行情况相协调。长途飞行又分4 000m以下和高空飞行两种情况,营养保障有所不同。

(1)4 000m以下远程飞行:飞行员在4 000m以下飞行不戴氧气面具,进食比较方便。远程飞行应加强飞行前一餐的营养,起飞前如为早餐,应占全日能量的1/3,食品应量少质精,易于消化,如牛奶、鸡蛋、瘦肉、新鲜蔬菜和主食;飞行4～5小时后,供应机上口粮。常用的空中口粮有各种罐头食品,也有采用复合袋装的制式野战食品,这类食品卫生安全,但口感较差;上机前临时烹制的食品包括面包、点心、饼食等,并可配有糖果和新鲜水果(苹果、橘子、梨等)。值得注意的是肉食品必须新鲜制备,并在4小时内吃完,严防食物中毒。如飞行时间在8～10小时或以上,最好备有热餐。空中餐除食物外,尚需携带饮料,以防飞行人员引起疲劳和工作能力下降。着陆后的正餐营养应该丰富,以消除疲劳和恢复体力。

(2)远程高空飞行:飞行员高空飞行时,使用供氧和防护装备,增加了空中进餐的困难。所携带的食品不能妨碍操作驾驶或弹射跳伞,食量、产能营养素的合理分配、定时定量对餐和水的补充都须严加注意。在10 000～12 000m高度飞行时,每4～6小时进餐1次,所用的食物,如面包干、糖块、巧克力、点心、小肉块或丸子、水果块等,都要制成小块状,称为"一口一块"口粮或颗粒状口粮,由飞行人员随身携带,按时取食;食用时要打开氧气紧急开关,将面罩松开,迅速移向左上方,使其离开面部2～3cm,随手将食物放入口内,立即把氧气面罩戴好;在咀嚼食物时要用手压压面罩,使其紧贴面部不致漏气。在12 000m以上飞行时,飞行人员一刻也不能开氧气面具。营养补充是在不影响面具密封性的前提下,利用特殊装置吸入流质及半流质食物;在氧气面罩或头盔的正前方偏左开有单向活门的孔,飞行员用特制管子通过此孔道吸取流质或半流质食物;或将食品制成牙膏状,通过面罩或头盔的单向活门孔将食物挤入口中。高空随航口粮为特制的流质或半流质食物,如浓缩的肉菜泥汁、杏仁茶、核桃酪、肉泥大米膏等100～150ml。这种食物可临时配制,也可做成食物膏管或罐头,每次携带3～4管,可供给1 674～2 929kJ能量,可满足4～8小时高空远程飞行的需要。当进行极高空长时间飞行时(20 000m以上),在飞行前2～3天即应开始吃少渣、少纤维膳食,以免发生高空胃肠胀气。

4. 高性能战斗机飞行人员营养卫生保障　高性能战斗机(苏－27、苏－30、歼－10、歼－8D等),航程远,速度快,续航时间长,G值大,地面训练强度大,要求也高,精神和体力消耗大。飞行日能量消耗和供给量均为15 700～16 200kJ,其他营养素消耗也相应地增加,应在现标准的基础上每日营养素供给量下限提高60%。

五、航空消毒与病媒生物防治

随着航空工业的发展和国家交往的日益频繁,飞机消毒和病媒生物防治也日益受到重视,不管是军用飞机还是民用飞机,由于飞机本身及其内部空间的特殊性,在消毒和病媒生物防治方面与其他交通工具相比有着很多自身的特点。

(一)飞机消毒

飞机上本身装有高效微粒空气过滤器,可以阻挡孢子、细菌、病毒的侵入;可定期地对过滤器材消毒处理。飞机舱内空气的消毒可采用循环风紫外线空气消毒机消毒。使用化学消毒剂时应选择对飞机不能造成损害的消毒药物,并根据消毒物品的性质选择合适的消毒方法。消毒后,机舱内的设施应用温水擦拭,再用清洁的棉布擦干,以便去除残留的消毒剂。

1. 化学消毒方法的选择

(1)消毒剂溶液浸泡消毒法:适用于衣物、座套、毛毯、餐饮具、用具等的消毒。消毒剂溶液应将物品全部浸没。对导管类物品,应使管腔内也充满消毒剂溶液。作用至规定时间后,取出用清水冲净,晾干。根据消毒剂溶液的稳定程度和污染情况,及时更换所用溶液。

(2)消毒剂溶液擦拭消毒法:适用于物品表面的消毒,如座椅、扶手、桌面等,用布浸以消毒剂溶液,依次往复擦拭被消毒物品表面。必要时,在作用至规定时间后,用清水擦净以减轻可能引起的腐蚀作用。

(3)普通喷雾消毒法:适用于物品表面的消毒,如地毯、盥洗室等,用普通喷雾器进行消毒剂溶液喷雾,以物品表面全部润湿为度,作用至规定时间。喷雾顺序宜先上后下,先左后右。消毒人员应佩戴防护口罩和眼镜。

(4)气溶胶喷雾消毒法:适用于机舱空气、物品表面的消毒,喷雾时,关好机舱门,喷距以消毒剂溶液能均匀覆盖在物品表面为度。喷雾结束 30～60 分钟,进行通风,散去空气中残留的消毒剂雾粒。对消毒人员和物品的防护,同普通喷雾消毒法,尤其应注意防止消毒剂气溶胶进入呼吸道。

2. 消毒作用水平的选择　应根据污染物的不同选择相应的消毒作用水平:①对受到细菌芽胞、真菌孢子、分枝杆菌和经血传播病原体(如,乙型肝炎病毒、丙型肝炎病毒、艾滋病病毒等)污染的物品,选用高水平消毒法;②对受到真菌、亲水病毒、螺旋体、支原体、衣原体和病原微生物污染的物品,选用中水平以上的消毒方法;③对受到一般细菌和亲脂病毒等污染的物品,可选用中水平或低水平消毒法;④对存在较多有机物的物品消毒时,应加大消毒药剂的使用剂量和(或)延长消毒作用时间;⑤消毒物品上微生物污染特别严重时,应加大消毒药剂的使用剂量和(或)延长消毒作用时间。

3. 消毒过程中的个人防护　参加消毒的工作人员在工作中要注意个人防护,必须穿着防护服。喷雾消毒要做好呼吸道、皮肤、眼等的防护;浸泡、擦拭消毒要做好皮肤防护。要严格遵守操作规程和消毒制度,以防受到污染。

4. 消毒对象

(1)预防性消毒对象:来自传染病受染地区的飞机;有受染嫌疑的飞机;医学媒介生物超过规定的控制标准;基于公共卫生风险事实或证据,其他需要预防性消毒的情形。

(2)终末消毒对象:被下列传染病受染人或受染嫌疑人污染的飞机:Ⅰ类国际关注的传染病,如鼠疫、霍乱、黄热病、天花、由野毒株引起的脊髓灰质炎、流感新亚型病毒引起的人流感、传染性非典型肺炎、肺炭疽;Ⅱ类国际关注的传染病,如西尼罗热、登革热等虫媒传染病、麻风病、活动性肺结核;《中华人民共和国传染病防治法》规定或卫生检疫主管部门公布的其他需要进行消毒处理的传染病。被可引发上述传染病的病原微生物污染或可能污染的物品。基于公共卫生风险事实或证据,其他需要进行终末消毒的情形。

5. 消毒范围的确定　根据流行病学指征和风险评估的结果,判断可能受到污染的范围,确定消毒的具体范围。如飞机外表、舱门、机舱(座舱、客舱、货舱)、盥洗室、行李舱、座位、毛毯、地毯、餐车、行李及固体、液体废弃物、受染人或疑似受染人的呕吐排泄物等。

6.飞机消毒操作方法 实施消毒前,要根据选择药剂和施药方法的要求进行个人防护。如除虫、灭鼠和消毒同时进行,应先除虫、灭鼠后消毒,在选择两种药物时,应尽量避免互相影响。必要时,为保证消毒效果,可先对消毒对象进行除污。消毒顺序由非污染区到污染区,由上风向至下风向。

(1)对受染人和受染嫌疑人的消毒:受染人和受染嫌疑人在离开飞机前,用三氯异氰尿酸(浓度为500~1 000mg/L)喷雾身体表面及手提物品表面;用三氯异氰尿酸(浓度为4 000mg/L)浸泡的棉布充分擦拭鞋底;对受染人的呕吐物或分泌物用三氯异氰尿酸(浓度为4 000mg/L)实施随时消毒。

(2)对受染或有受染嫌疑飞机客舱、驾驶舱的终末消毒:消毒工具应选用小型手提式压缩喷雾器,便于在飞机客舱、驾驶舱内进行操作。喷嘴排放率为每秒1g气溶胶。在进行消毒作业的时候及消毒作业完成30分钟内,飞机舱内空调应关闭,防止消毒剂向飞机舱外扩散。消毒作业人员应该接受过专业卫生处理培训,消毒作业前应按照作业规程要求穿戴好防护服,佩戴个人防护用品,进行个人防护。

进入飞机客舱后,消毒作业顺序由非污染区到污染区。受染人及其周围座位、飞机卫生间为污染区,其余区域为非污染区。

消毒时先进入通道消毒,然后对航空机舱消毒作业,消毒顺序为由里向外,由上至下。客舱内非污染区座位、地板、舱壁、行李箱消毒药剂喷雾时间应为2秒;污染区座位、地板、舱壁及行李箱消毒剂喷雾时间应为5秒。所有物体表面喷洒消毒药液后应呈现露珠样或表面湿透,但不可有明显液体残留,以免损害飞机客舱、驾驶舱内电子设备。对客舱空气消毒可采用气溶胶喷雾进行。

受染人及其前、后排的旅客坐过的座位套和被污染过的地毯均应卸下消毒,必要时焚化销毁。非污染区域的座位套及地毯应用消毒药剂进行浸泡消毒处理后方可再次使用。如飞机受染疾病为消化道传染病,在对客舱进行消毒的同时要对飞机上的剩余食品、饮料及生活用水首先采样化验,然后将剩余食品、开放性饮料和垃圾污物等用三氯异氰尿酸(浓度为1 000mg/L)浸泡30分钟后,倒入污物车集中处理。污物车排放后要彻底消毒和清洗。生活用水按1g/0.5t加三氯异氰尿酸消毒,然后加水浸泡水舱2小时再排放,并用符合卫生标准的生活用水冲洗水舱2次。其他被污染的杂物用三氯异氰尿酸(浓度为2 000mg/L)表面喷药处理后,放入垃圾袋全部销毁。

最后用三氯异氰尿酸对飞机周围的地面进行喷洒消毒。工作完毕后,所有接触过飞机的人员都应用三氯异氰尿酸(浓度为500mg/L)喷雾消毒,用三氯异氰尿酸(浓度为500mg/L)洗手消毒,并在经三氯异氰尿酸(浓度为1 000mg/L)浸泡的棕垫上擦鞋底数次方准离去。检疫人员的隔离服应进行高水平消毒处理(或高压灭菌)。

消毒工作结束后,对用过的消毒器材进行清洗消毒。

(3)对飞机的预防性消毒:为了有效切断细菌、病毒等致病微生物通过飞机的传播渠道,应适时进行预防性消毒。

所有旅客和机员离开飞机后,对飞机的驾驶舱、客舱用复方双链季铵盐喷雾消毒;对飞机客舱、驾驶舱过道、扶手等硬表面用复方双链季铵盐拖抹、擦拭消毒。

消毒工作完毕,对消毒人员穿着的防护服、胶靴等进行喷洒消毒后脱下。将衣物污染面向内卷在一起,放在布袋中带回消毒。所用消毒工具表面用消毒药剂进行擦洗消毒。到达规定的消毒作用时间后,由检验人员对不同消毒对象进行消毒后采样。

7. 消毒效果评价 利用指示菌培养进行评价,常用指示菌有枯草杆菌黑色变种芽胞、大肠埃希菌、金黄色葡萄球菌。采样应根据具体的消毒对象、范围,选择有代表性的采样部位,以受病原体污染的物品/部位作为检测重点。采样(点)一般不小于 2 个,均合格则判定为合格。

(二)机舱病媒生物防治

病媒生物不仅可以直接通过叮咬和污染食物等,影响或危害人类的正常生活,更可以通过多种途径传播一系列的传染病。部分病媒还可以影响飞行安全,如飞机上的鼠咬噬各种线路,造成短路或停电,严重的甚至造成机毁人亡;鼠尿有一定的腐蚀作用,可对飞机上精密仪器的元件造成影响,使其功能失灵;飞机上发现鼠会造成旅客恐慌,如在飞机起落时爬到驾驶员裤腿上,其后果不言而喻;蜚蠊等病媒生物可钻入计算机、通信等设备中,造成设备失灵、机件烧毁等后果,给飞机的安全飞行带来了很大的安全隐患。

1. 机舱内卫生害虫防治

(1)飞机除虫的特点及要求:为有效保护飞行人员和机上人员健康,需要尽快地发现和消灭有关媒介昆虫,防止节肢动物携带病原体,造成疾病的传播和蔓延。

在进行除虫操作时应注意:①不应有令人不舒服的气味,刺激性或有损于健康;不含毒性残留物;②不应造成飞机的结构、操作设备、仪表或零件的任何损害,对机窗或风挡无任何腐蚀作用;③避免发生火灾的危险;④符合可接受的生物效果。

(2)飞机舱内用杀虫气雾剂的配方:WHO 要求飞机舱内杀虫使用 WHO 推荐的杀虫药。目前,WHO(1995 年)推荐使用的制剂配方为:①气雾剂。有效成分为右旋苯醚菊酯(顺/反比为 25/75)和氯菊酯。剂型有 2%右旋苯醚菊酯(顺/反比为 25/75)、2%氯菊酯和 2%右旋苯醚菊酯+2%氯菊酯 3 种。②滞效喷雾剂。目前使用的飞机舱内滞效喷雾剂为氯菊酯乳油。

(3)飞机客舱内杀虫方法:对飞机客舱的杀虫方法可归为两类。一是在起飞前或飞行中用气雾剂杀虫,二是滞留喷洒杀虫。

①气雾剂喷洒:主要包括"取掉轮挡"杀虫、飞行前杀虫和降落前杀虫 3 种方式。

WHO 推荐使用"取掉轮挡"杀虫法。杀虫是在乘客已登机、舱门关闭后,飞机起飞前进行。由机组人员完成,边走边对机舱用气雾剂喷洒规定剂量的药物。为了有效地杀虫,飞机的空调系统在喷雾时必须关闭,并且机组人员不能漏过任何昆虫可能藏身的地方,包括卫生间、厨房、衣柜、抽屉等。货舱和驾驶舱在起飞前进行喷雾杀虫,其中驾驶舱应在机组人员未登机前喷雾。

飞行前杀虫与"取掉轮挡"杀虫相似,不同之处在于使用含滞效杀虫药的气雾剂在旅客登机前对机舱进行喷雾杀虫。此时杀虫就能够对被打开所有的橱柜进行杀虫,并最大限度上减少旅客的不便。

降落前杀虫是在航班飞行途中的喷雾杀虫,一般在飞机快到达机场开始降落的时候进行。

②滞留喷洒:该方法是对除了食物准备间外的飞机内所有表面都要用滞效杀虫药进行喷洒,以确保进入飞机的昆虫,在停留表面后仍然被杀虫药的有效剂量所控制。

进行滞留喷洒相邻杀虫间隔时间应不超过 8 周。就有效性、便利性和乘客的安全性而言,滞留喷洒杀虫是最好的方法,它能持续有效,从而避免乘客和机组人员受到气雾剂喷洒的影响。

(4)飞机客舱内杀虫程序

①滞留喷洒杀虫:实施杀虫前应对飞机进行清理,包括清理所有的储物柜、食品橱、储藏间等,放下所有的窗帘和窗挡,撤走所有地毯。然后对全部表面实施喷雾,包括天花板、舱壁、储物柜、窗帘、卫生间、厨房和窗帘后的舱壁,门和储物柜的两侧都要喷到。对地毯也要喷雾处理。在喷雾过程中,操作者应该穿工作服,并戴上面罩或防毒面罩。

喷雾完成后打开空调至少1小时,以清除空气中的杀虫药中的挥发性成分。落在镜子或其他某些表面上的气雾剂雾滴应当除去。如其他表面杀虫药膜被擦掉,就需再次实施喷雾。

②飞行前杀虫:飞行前喷雾应该在机组人员和乘客登机前对驾驶舱、卫生间(包括在用的顶舱卫生间)、储物柜和机组人员休息区进行喷洒。但那些经过滞留喷洒处理的地方可以例外;使用的气雾剂由2%氯菊酯、WHO推荐允许的抛射剂和溶剂组成;喷雾时,顶部和侧壁上的储物柜都打开;气雾剂的喷雾量控制在0.35g/m²。

③降落前喷雾:在飞机降落前进行。杀虫气雾剂的配方必须是由2%右旋苯醚菊酯和允许在机上使用的抛射剂组成。飞机操作程序与飞行前喷雾操作程序相同。

2. 机舱内鼠类防治 飞机鼠类控制提倡综合管理,立足于防。在装机前须做必要的检查,防止鼠通过某些途径进入或随货物、行李带上飞机;同时应加强源头控制,重点做好机场鼠类监测与控制。

(1)机场鼠类防治方法:①防鼠。加强机场环境治理,定期修剪草坪,清除垃圾杂草,堵塞鼠洞。以机场营区住房、餐厅、机库、仓库及地下室等场所作为重点区域,定期监测鼠情,搞好防鼠和灭鼠。②毒杀。在场区如发现鼠洞,可用一氧化碳烟剂(每洞10~20g)或磷化铝(每洞3~6g)进行熏蒸灭鼠;也可用2%磷化锌、0.05%敌鼠钠盐或0.05%杀鼠迷毒饵见洞投毒。当鼠密度较高时,可沿飞机跑道两侧采取直线等距(间距5m)加洞旁投毒。

(2)飞机内发现活鼠应急处置:鼠类一旦进入飞机,在飞机上使用熏蒸法灭鼠技术尚不够成熟,熏蒸药物是否对飞机仪器设备造成不良影响尚不明确;毒饵灭鼠法需要的时间又较长,且熏蒸和毒饵致死的鼠不易查找。故飞机不宜采用化学防治方法,应用鼠板、鼠夹和鼠笼捕杀和人工捕杀等物理防治方法是较为理想的手段。

根据多年的飞机除鼠工作经验,参照近年来国内民航发现活鼠的应急处理事例,当接到鼠情报告或发现鼠情(鼠粪、鼠啮痕)后,可按以下程序进行处置:①立即清仓,所有人员撤离飞机,关闭舱门,并将飞机拖至远机位。②打开舱门,门口放置一圈粘鼠板,粘胶部分不留空隙,以防止鼠逃逸。③检查飞机上所有的枕头及毛毯(卧具),确认无鼠藏匿后,将其集中放置,和垃圾再一并带下飞机。④彻底清扫,搞好清洁卫生,去除餐食和垃圾,断绝鼠类食物来源(包括水)。⑤沿舱壁布放鼠夹、鼠笼和粘鼠板,客舱间隔5m,货舱、驾驶舱和配餐间间隔1m。⑥布粉调查鼠迹。靠舱壁的地毯上先垫上硬纸板,然后布撒滑石粉,间隔5m,与其他捕鼠工具交替放置,以便于观察鼠迹。关闭所有舱门,如不关舱门,飞机着陆点周边放置粘鼠板和鼠夹,以防止地面鼠类窜上飞机。⑦次日检查,如捕获鼠,在鼠体和周边0.5m范围内用雾罐喷洒杀虫药,然后连同捕鼠器械一同装入鼠袋,带到相关实验室检查;如连续3天未发现鼠迹,即可确认飞机上无鼠。⑧最后对飞机客、货舱实施防疫性卫生处理。

六、空降兵卫生

空降兵是以伞降或机降方式投入地面作战的兵种,是一支具有空中快速机动和超越地理障碍能力的突击力量。做好伞降的卫生防护工作对维护空降兵部队战斗力具有重要意义。

(一)空降兵伞降冲击伤的卫生防护

1. 开伞冲击伤的卫生防护 跳伞员在开伞时要承受超过其体重若干倍的冲击力(包括动载和过载)。如开伞姿势不正确,背带系统调整不合适,武器装备佩戴不妥帖,就会导致跳伞员生理和心理上的损伤,因此应当加以防护。伞降前要根据情况适当选择开伞方式以减少开伞冲击力,机速低于每小时 220km 可采用一级开伞,超过每小时 220km 要采用二级开伞。在空气稀薄的高原,或扰动气流活动较活跃天气,要严格控制跳伞员的跳伞总重量。能固定在背带系统上的装备尽量连接在背带系统上,可使开伞冲击力分散到背带系统上,减少跳伞员所承受的开伞冲击力,又可防止开伞时撞伤身体。保持正确的开伞姿势,开伞时全身要收紧,有准备地承受开伞冲击力,身体纵轴应与拉直的伞衣、伞绳的方向一致。在叠伞时要调整好背带系统,在离机前拉紧胸带和肩胛带,背带系统调整合身,就能使开伞冲击力合理分布于身体各部位。

2. 着陆冲击伤的卫生防护 着陆动作看起来简单,容易疏忽大意,其实是跳伞中较易发生伞降训练伤的环节,必须引起足够重视,加强练习,并采取必要的防护措施,保证着陆安全。①跳伞员携带武器致跳伞总重量较重时,要吊放一部分,使其先接地,以减少跳伞员承受的着陆冲击力。②掌握跳伞训练日的气象条件,特别是加强着陆场地面风的观测,及时提醒跳伞员采取措施以减少着陆冲击力。③保持正确着陆姿势。这是正确承受着陆冲击力的关键。着陆时跳伞员要面向顺风(运－3 和翼伞要逆风);并夹紧双下肢(翼伞除外)。根据地面风速大小,适当抬起双足;膝部微弯曲,接地时起缓冲作用,使着陆冲击力均匀地分布在两下肢上并传递到全身;不要强求站住,以增大缓冲距离,减小着陆冲击力。④操纵好降落伞。着陆前要柔和地操纵降落伞,防止其摆动,使之稳定下降,并根据风速的大小适当减少水平运动速度。减少着陆冲击力。⑤穿合适的伞兵鞋和使用必要的防护器材。伞兵鞋的鞋底要平,增大足掌的接地面积,均匀承受着陆冲击力。要穿护踝、加强踝关节的稳固性。在山地、森林地等复杂地形跳伞时,根据情况穿相应的防护器材。以适应着陆需要。⑥加强适应性训练。要根据不同的地形和风速条件,加强地面训练。锻炼跳伞员下肢、足承受着陆冲击力的适应能力。

(二)空降兵伞降训练各阶段的卫生防护

1. 地面动作训练阶段的卫生防护 跳伞动作训练是实施空中跳伞的基础,跳离飞机动作训练易产生精神紧张、疲劳、出现腰酸腿痛、失眠、食欲缺乏,加重静脉曲张和疝气,甚至发生骨、关节和软组织损伤。因此,必须做好跳伞动作地面训练的卫生防护。

(1)进行卫生教育:卫生教育要有鲜明的思想性,严格的科学性和明确的目的性,重点进行预防跳伞损伤地面训练,搞好常见伤病基本知识的教育,了解器械训练的操作规程,以及正确使用防护用品的方法等。

(2)搞好卫生监督:①监督参训人员遵守卫生、安全规定。每次训练前要进行 10～15 分钟的预备活动,使关节、肌肉逐步适应;②检查参训人员防护用品使用情况,发现使用不正确的要及时纠正;③进行运动器械训练时,应遵守操作规程,有专人负责安全防护;④进行跳离飞机和着陆动作训练时,每天不超过 2 小时,要保持沙坑疏松;⑤训练要循序渐进,强度逐步增大,并注意劳逸结合;⑥应指导参训人员进行相互间的腰部和下肢的按摩活动,以预防腰腿痛和关节伤病;⑦对体弱有病人员应重点观察,如发现身体不良反应时应及时采取相应措施。

(3)实施健康观察:在整个地面训练过程中,对每个参训人员的身体状况,要进行全面的不间断的健康观察;对疝气、静脉曲张、高血压、平衡功能不良等疾病要早期发现,提出锻炼和治疗措施;对因身体健康状况不能坚持地面训练者,应向领导建议,暂停训练。

(4)加强饮食卫生管理:①调剂伙食、补充营养,保证每人每日摄取热量不低于 0.84kJ,以增强参训人员的体质;②防止暴饮暴食,禁食腐败、霉烂、变质、不洁的食物;多吃易消化、不易产气的高蛋白、高糖类饮食,以避免呕吐、恶心、腹胀和腹泻,严防食物中毒;③卫生人员对每天采购的食物要进行卫生检查,重点检查鱼、肉、蛋等食品,发现不合格者要禁止食用。

2. 空中跳伞训练阶段的卫生防护

(1)体格检查:①实施空中跳伞训练之前,必须对参加跳伞训练的全体人员进行体格检查,做出能否参加跳伞的医学结论,军医在允许跳伞的人员名册上签字,以示负责。②体检内容以一般外科和心血管、神经内科及五官科为重点。③体格检查通常由卫生队组织实施,师医院协助。首先召开卫生人员会议,提出对体检的要求和注意事项,根据平时了解、门诊记录、地面训练时的健康观察,结合年度体检医学结论,对跳伞人员的健康状况进行认真研究,为做出正确的医学结论打下基础。④体检时可以排为单位或以跳伞架次编组,采取逐个观察、询问与一般检查相结合的方法进行。如发现有外伤史、心血管异常和体弱、慢性病史,应进行重点检查,必要时可测定体温、脉搏、血压和心、肺听诊或 X 线透视等。⑤做医学结论时,必须认真负责、严肃对待。跳伞人员经过地面训练,身体状况良好,体检无异常发现者,应作结论为跳伞合格。

(2)机场救护工作:①机场救护组由军医、护士、卫生员、担架员、救护车司机等组成,配备急救药品、担架、救护车;②救护组人员要巡视和观察跳伞员的情绪和身体变化,发现面色苍白、出虚汗、精神萎靡、脉搏过快或突发疾病者,应及时采取措施,酌情建议免除当日跳伞任务;③对自主神经功能不稳定的跳伞员,或以往跳伞有晕机、呕吐史者,应在登机前 30 分钟服镇静药或防晕药,必要时通知着陆场救护组,注意对空观察;④发现未经体检或体检不合格者,不准登机跳伞;⑤督促跳伞单位供应足够开水,禁止空腹或饭后立即跳伞,待机时间超过 4 小时应进食后再实施跳伞;⑥当日跳伞结束后,救护组应最后撤离场。

(3)着陆场救护工作:①根据跳伞人数,着陆场大小和周围障碍物情况,抽调适当数量的军医、护士、卫生员、担架员、救护车司机组成着陆场救护组,配备足够的急救药材、担架等,必要时配一架救护直升机。②救护组应在开飞前 30 分钟到达着陆场,分别在指挥所、投放点、收伞站和着陆场周边及障碍物附近开设救护点。③跳伞开始后,卫生人员要注意观察跳伞员的动作。发现降落伞开得不正常,两伞空中相撞,降落伞破裂,下降速度过快,跳伞员着陆时摔倒不起等情况时,应迅速赶赴现场救护伤员。④对一般伤员应进行急救处理;对骨折伤应立即固定;对关节脱臼者,可能时应当场复位;对可疑内脏、颅脑损伤和脊柱伤者,急救组应填写《跳伞损伤卡片》。⑤当日跳伞结束后,着陆场救护组应最后撤离,并向指挥员和卫勤领导报告当日救护情况,提出改进意见和采取必要的预防跳伞损伤的新措施,填写《救护日志》。

(三)空降兵复杂条件下伞降的卫生防护

1. 夜间跳伞的卫生防护　夜间跳伞是指从天黑到天亮这段时间内所进行的跳伞,是空降兵遂行作战任务的重要手段。由于夜间视力受限,跳伞人员在下降中不易观察空中和地面情况,不易避开障碍物,难以及时避开空中两伞相撞和准确掌握着陆时机,加之精神紧张、感觉迟钝、平衡力差、行动不便等,易造成跳伞损伤。卫生防护应做好①机场和着陆场的工作区应有照明设备,着陆场的障碍物用红色灯光标志,救护站、停车场等用不同颜色的灯光标志;②跳伞人员应携带照明器(如手电筒),在准备离机前打开,以便离机后标示跳伞员的位置和检查伞衣、伞绳,以及着陆后的行动;③规定跳伞人员在空中和着陆后的呼救信号;④着陆场周围和通向着陆场的主要路口派出警戒,障碍物附近派出救护人员,开伞点下面设观察救护组;⑤患有夜盲症或色盲者免除夜间跳伞;⑥夜间跳伞期间要补充足够含维生素 A 的食物;⑦加强救护力量,配足急救药材、运输工具和照明设备。

2. 森林跳伞的卫生防护　　森林地跳伞,是指在树木聚生的地区所进行的跳伞。在森林地跳伞,着陆前跳伞人员和降落伞易被挂在树上,着陆后不易判定方位、观察、联络,部队集合困难,不便于救护跳伞损伤人员。卫生防护应做好:①着陆场指挥所通常设在着陆场中心位置较高的树上,并搭一能保证工作的台子,以便于观察指挥和与各站、组之间的联络;②救护组应在着陆场内和边缘便于观察的地方,设若干观察救护点,划分工作范围,担任观察和救护工作;③跳伞人员要穿戴手套、护腿、携带下树器材、急救包等;④对跳伞人员规定音响联络信号,以便其在受伤或挂在树上下不来时,及时发出求救信号。

3. 水网稻田地跳伞的卫生防护　　水网稻田地跳伞,是指在河渠纵横交错、湖泊池塘较多的稻田地区所进行的跳伞。由于地面复杂、稻田泥泞、塘、渠、田埂较多,增加了着陆和救护工作的困难。卫生防护应做好:①跳伞散布中心一般选在稻田较多、水塘、梯田较少的地方,指挥所通常设在着陆场内的旱地或无水的稻田里。②要认真勘察通往着陆场的道路,如果水网较多,没有适当的陆路,可选用水路运输。③对着陆场内和边缘的池塘、河渠,事先应探明水的深度。水深的池塘、河渠,要指派水性较好的人员、配备船只、救生圈或长竿等器材,担任观察和提示跳伞人员的动作。④要适当增加救护人员,并配备所需的急救药品器材,在池塘、河渠等危险、复杂地区设救护点,发现落水和摔伤人员,立即打捞救护。⑤跳伞员要穿救生背心(腋下救生器),以备落到水里使用。

4. 高原跳伞的卫生防护　　高原跳伞,是指在海拔较高、空气稀薄的高原地区所进行的跳伞,如我国的黄土高原、云贵高原、青藏高原、内蒙古高原等。高原地区跳伞,由于天气多变、气候寒冷、扰动气流较多,下降速度快。跳伞人员因缺氧容易疲劳、发生疾病和产生高原反应;开伞冲击力比平原跳伞要大,容易发生跳伞伤。卫生防护应做好:①实施高原跳伞以前,应对跳伞部队进行教育,介绍高原地区生理卫生的一般常识,组织跳伞员进行适应性锻炼,增强在高原地区的活动能力。②在航行过程中,跳伞人员要适当减少活动,以免消耗体力,并防止因飞机颠簸引起恶心、呕吐;防止呈休眠状态,以免造成错觉;若感觉自己身体不适时,要主动报告。③跳伞员在看(听)到"准备跳伞"的信号(口令)时,如果离机后需要吸氧,则在做离机准备时,打开跳伞氧气供应装备供氧,并防止离机后氧气面罩脱落。④在海拔 3 000m 以上高原地区进行武装跳伞时,佩挂在身上着陆的武器装备重量一般不超过 15kg。⑤实施跳伞时,要严格掌握跳伞的气象条件,加强气象观察,增加放球测风次数。⑥使用非气密舱飞机跳伞时,机上必须有足够的氧气供应设备和氧气,以供跳伞人员使用;要明确使用氧气的规定和跳伞飞行中特殊情况的处理。⑦服装是否符合要求,特别注意检查携带氧气供应装备。在跳伞直接准备和跳伞实施过程中,如发现跳伞人员有缺氧或身体有不良反应时,要及时采取措施。⑧着陆场要适当增加救护和观察人员。在对空观察中,发现有不操纵降落伞的跳伞员,应立即赶到他可能着陆的位置,查明情况,及时处理。⑨对机场和着陆场的工作人员,也要注意观察他们的身体变化情况,发现出现缺氧状态,应及时进行救护。所有人员都要学会发现自己和别人缺氧时的救护方法。

5. 炎热地区跳伞的卫生防护　　炎热地区跳伞,是指在低纬度气候炎热的地区进行的跳伞。炎热地区植被茂密,虫害较多,天气变化较快,跳伞人员体力消耗大,容易疲劳和中暑。卫生防护应做好:①实施炎热地区跳伞以前,应组织跳伞人员进行适应性锻炼,进行防虫害、防蛇咬、防中暑的教育,学会被虫咬后的自救和中暑后互救的方法。②根据炎热地区天气多变的特点,安排跳伞时,要严密组织,避开特别闷热和扰动气流强烈的天气,缩短在外场工作时间,以免增加疲劳和引起中暑。③机场、着陆场各工作区都要有足够的含适量盐分的清凉饮料,跳伞人员休息区尽量利用树荫或搭凉棚。④跳伞人员要充分利用时间休息,以保证充沛精力参加跳伞。登机前尽量减少不必要的活动;进行武装跳伞时,可适当减轻负重,以保证足够体力。⑤适当增加救护和勤务工作人员,发现有中暑和体质虚弱的人员要及时救护。

6. **严寒地区跳伞的卫生防护**　严寒地区跳伞,是指在气温低、积雪深,江、河、湖、泊冻结的地区的跳伞。其特点是气候寒冷,地面坚硬,跳伞人员易被冻伤;在空中不易准确目测高度和发现障碍物;穿戴御寒服装后动作不灵活,着陆时容易滑倒。卫生防护应做好:①实施严寒地区跳伞前,应进行防冻、防雪盲的卫生教育,组织跳伞人员进行耐寒锻炼,熟悉着陆场的环境;②尽量在室内叠伞,若在室外叠伞时要做好防冻工作,叠伞人员可穿干净的鞋子和戴手套,以防冻坏手、足;③根据当地气温,抓紧可利用的好天气组织跳伞,尽量缩短在外场停留时间,跳伞人员在外等待登机时,要进行适当的活动,以防冻伤;④实施跳伞时,跳伞人员要穿戴与当时气温相适应的御寒服装,特别注意保护好手、足和面部,以防冻伤;⑤在航行过程中,跳伞人员要经常活动四肢,以保证动作灵活;⑥飞机上应有加温设备,航行中要保持机舱内的一定温度;⑦在阳光强烈时跳伞,开伞后跳伞员要带上有色风镜,以便判断高度和防雪盲;⑧降落伞在下降中,要及时判断可能着陆的位置,尽量选在雪地,避免在坚硬的冻土或冰上着陆,以防足扭伤或滑倒摔伤;⑨加强机场和着陆的救护组织,配备足够的急救药材和运输工具,卫生人员要熟悉严寒地区跳伞卫勤保障的基本知识,以及严寒地区常见病,多发病的防治方法。

7. **水上跳伞的卫生防护**　水上跳伞,是指在江、河、湖、海、水库等水域进行的跳伞。空降兵人员掌握了水上跳伞技术,才能适应在近水地区的空降作战。以及在海上飞行时的被迫跳伞。水上跳伞空中动作较多,跳伞人员容易产生紧张和疲劳。在下降中由于反光的影响,难以判断高度,易抛伞过早或过晚,而使鼓膜、鼻黏膜受水冲击力作用而产生疼痛、出血,甚至淹亡。卫生防护应做好:①实施水上跳伞以前,要组织跳伞人员在操纵架上练习开伞后的空中动作;对不会游泳的人员,进行游泳训练,增加水上活动能力。②选择合适的着水场,要求水深 3m,水温 19℃。避开暗流、暗礁和漩涡。③注意五官科检查,严格把好身体关。④认真检查救生设备,配备足够数量的救生船(艇),并熟悉使用方法。⑤水上跳伞时,跳伞员必须穿救生背心(腋下救生器)、胶鞋,必要时还要携带救生船。跳伞员着水前,不要过早憋气,以防着水时被呛水。⑥在水上进行武装跳伞训练时,可适当减轻跳伞人员携带武器装备的重量。⑦加强救护力量,备足急救药材,熟悉溺水的急救方法。⑧着水场的各类工作人员,要经过专门训练。学会游泳、明确职责、工作程序、工作方法和注意事项,并按区域分工,先救人,后捞伞,以保证跳伞人员的安全。

(杨元平　孙焕冬　宋振耀)

第三节　第二炮兵疾病预防控制

第二炮兵是我国的战略导弹部队,是我国核武器的保管者和使用者之一。广大官兵在平时核武器装检作业、战时实弹发射作业时都可能受到放射性物质的危害;核武器所使用的推进剂有液体推进剂和固体推进剂两种,一旦在推进剂加注、装填时发生泄漏、着火、爆炸等事故,将导致官兵推进剂中毒甚至伤亡事故的发生;坑道在施工阶段,封闭训练阶段,其密闭环境、各种物理化学有害因素将对现场官兵健康带来不利影响;此外,第二炮兵部分官兵还可能处在雷达作业、电子对抗作业等高电磁辐射环境之下。总体来说,第二炮兵疾病预防控制工作,除了和其他军兵种相同的一般疾病预防控制工作之外,还应当包括核武器作业卫生防护、导弹推进剂作业卫生防护、坑道卫生防护、电磁辐射作业卫生防护等4个方面。以下分别作简要叙述。

一、核武器作业卫生防护

核武器中含有放射性物质,主要包括铀-235(^{235}U)、铀-238(^{238}U)、钚-239(^{239}Pu)、氚(^{3}H或T)等。这些放射性物质会向环境释放α射线、β射线、γ射线、中子(n)等,对人体造成外照射危害,如果这些放射性物质进入人体,还可对人体造成内照射危害。平时在核武器的储存、装检和运输过程中,或者是在发生核武器事故(如火灾、化学爆炸)以及战时遭受敌方核袭击时,部分官兵将会面临上述几种放射性核素的危害,因此,为了保障广大核放射工作人员的身体健康,必须做好核武器作业卫生防护工作。

(一)主要核材料的辐射特性与危害

1. 铀(^{235}U、^{238}U) 铀的元素符号为U,原子序数为92,属锕系元素。^{235}U、^{238}U都是α放射性核素,可以向环境释放出α射线、β射线、γ射线。铀在空气中氧化会形成UO_2、UO_3和U_3O_8等氧化物,其中主要成分是UO_2和U_3O_8,这类化合物是装检人员吸入铀的主要类别。铀进入体内后,主要在人的肺部蓄积,生物半排期约为200年。

2. 钚(^{239}Pu) 钚的元素符号为Pu,原子序数为94。钚主要是由天然铀为燃料的热中子反应堆中生产的。^{239}Pu是α放射性核素,可以向环境释放出α射线、β射线、γ射线。在室温下,钚表面很快被氧化成二氧化钚,失去金属光泽,变成橄榄色。如果暴露的时间足够长,就会在表面产生粉末,形成很小的粒子飘浮在空气中,形成放射性气溶胶。大块钚金属在干燥空气中相对不活泼,但在潮湿空气中迅速氧化。钚材料主要成分是^{239}Pu和一定量的^{240}Pu。尽管^{239}Pu是α放射性核素,但由于核材料中杂质及衰变子体的作用,^{239}Pu核材料主要向外界释放的放射性核素包括α、β、X、γ、n射线。

3. 氚(^{3}H或T) 氚是氢的3种同位素中具有放射性的同位素。氚只释放β射线,氚衰变放出的β粒子平均能量是5.7 keV,最大能量为18.5 keV。氚衰变放出的β粒子在能量5.7 keV时在不锈钢中的射程是0.06 μm。由于氚材料放出的β射线能量低,在水和生物软组织中的最大射程仅为5.2 μm,因此,操作氚材料时不会对人体构成外照射危害。但是氚可通过各种途径(吸入、食入、皮肤渗透、同位素置换)进入体内,对人体造成内照射危害。

(二)武器作业卫生防护措施

1. 基本防护措施 在操作放射性材料部件时,辐射防护原则主要有以下几点:①加强业务训练,熟练操作,缩短工作时间;②在方便操作的原则下,尽量远离核材料;③严格遵守工艺操作规程及个人安全防护规程;④加强操作间的通风,确保换气次数;⑤操作含氚部件或被氚污染的产品部件时,要尽量避免或减少直接接触;⑥严格按国家和军队的标准确定的剂量限值来开展剂量监测与评价工作;⑦落实核放射工作人员职业健康管理制度,定期对人员进行健康检查,建立职业健康监护档案。

2. 个人防护 核放射工作人员必须懂得辐射防护基本知识,熟悉防护规章制度,操作核材料部件时,应当做到①工作前应穿戴好以下劳保用品:特殊口罩或普通口罩、防护眼镜、医用乳胶手套、细纱手套或粗纱手套、工作服、工作鞋袜和工作帽等。核部件装配人员,应更换全部内、外工作衣裤。劳保用品不得带出工作场所。②在工作场所,严禁吸烟、喝水、吃东西。③工作结束后,必须脱掉全部劳保用品,认真洗手、洗澡,方可离开工作场所。④有外伤未愈者,不准直接操作放射性材料元件。⑤工作服要在指定的地方由专门人员用洗衣机洗涤,废水要按有关规定处理。⑥工房内的工具、器械及设备等,一般不得带出工房。必须拿出工房时要清洗、去污,并经剂量人员检查,确认合格后,方可拿到清洁区使用。⑦违反上述规定者,剂量人员有权监督。

(三)剂量监测与评价

为了定量测量核放射工作人员在实施核武器作业时受到的剂量,必须开展个人剂量监测与评价工作。个人剂量监测包括外照射个人剂量监测和内照射个人剂量监测。外照射个人剂量监测主要是利用工作人员佩戴的个人剂量计进行测量。用于外照射监测的个人剂量计种类很多,有袖珍电离室、胶片剂量计、固体剂量计(包括热释光剂量计、光释光剂量计等)及电子个人剂量计等。内照射个人剂量监测方法主要有活体测量、离体测量和个人空气样品分析3种。

核放射工作人员个人剂量监测结果评价与存档:依据 GB18871-2002《电离辐射防护与辐射源安全基本标准》及有关军队标准规定给予评价。所有从事核放射工作的人员均应当建立个人剂量档案,包括个人基本情况,放射工作简史和非放射工作史,个人剂量监测方法、结果与剂量评价,事故应急照射记录等资料。

(四)职业健康管理

核放射工作人员的职业健康检查包括上岗前健康检查、在岗期间定期健康检查、离岗时的评价性健康检查和异常受照(包括应急照射和事故照射)后的健康检查。健康检查项目一般包括:既往病史,职业史调查;内科、皮肤科常规检查;眼科检查(色觉,视力,晶状体,玻璃体,眼底);血常规和白细胞分类;尿常规;肝功能;肾功能;外周血淋巴细胞微核分析;胸部 X 射线检查。从事核部件装检和保管作业的人员除进行上述项目检查外,还应当进行外周血淋巴细胞染色体畸变分析,痰细胞学检查、精液常规检查和肺功能检查。职业健康监护档案的资料来源主要是职业健康检查记录。职业健康监护档案应包括以下内容:职业史、既往病史和核辐射接触史;历次职业健康检查结果及评价处理意见;职业性放射性疾病诊疗、医学随访观察等健康资料。核辐射工作人员的职业健康档案应终身保存。

二、导弹推进剂作业卫生防护

导弹推进剂有液体推进剂和固体推进剂两种。液体推进剂在加注、转运时,固体推进剂在装填时都有可能发生泄漏、着火、爆炸等事故,将导致官兵推进剂中毒或伤亡事故的发生。为了避免此类伤亡事故的发生,有必要做好推进剂作业卫生防护工作。

(一)导弹推进剂的毒性与危害

1. 液体导弹推进剂毒性与危害 常用的液体推进剂如肼类(肼、甲基肼、偏二甲基肼)、硝酸、四氧化二氮均属于三级或中等毒性物质,可通过呼吸道、皮肤和消化道进入人体引起急慢性中毒。在致突变、致癌和致畸胎方面,肼为确定的致突变物和动物致癌物。在实际工作中,为安全起见,可视该甲基肼、偏二甲肼两种推进剂为可疑致癌剂。肼、甲基肼和偏二甲肼是非致畸胎化合物。

2. **固体导弹推进剂毒性与危害**　固体推进剂的原材料多为粒度很细的颗粒物,其中,致纤维变性粉尘的危害最大,长期接触可导致职业性尘肺和诱发癌症。固体推进剂产生的燃气的某些组分本身就具有较大的毒性,如氟化物、铍类、金属硼氢化合物等。此外,推进剂还有可能燃烧不完全,也对人体有明显的毒性。

(二)推进剂作业卫生防护

1. **环境监测**　在推进剂作业场所及周围建立环境监测系统,定点、定人、定时,进行长期的不间断监测,正确评价环境卫生质量。一旦发现空气、水或土壤被污染,及时采取防护措施,消除污染、保护环境。

2. **集体防护**　主要包括:①制订切实可行的推进剂安全操作规程和卫生防护制度,并监督执行;②加强训练,定期组织专业人员开展防火、防爆、洗消、监测、去污、设备检修、自救互救等科目的单项演习或综合演习;③加强对装备的定期检查和维护保养,避免液体推进剂的"跑、冒、滴、漏"现象;④不断进行技术革新,在推进剂作业过程中,逐步实现自动化、机械化、密闭化。

3. **个人防护**　推进剂作业人员必须遵守安全防护规定,掌握个人防护知识和自救技术。进行作业时,根据需要佩戴防护用具。在使用防护用具前,要认真检查防护用具有无破损、漏气、堵塞,尺寸是否合适,滤毒罐是否有效。防护用具使用后,要洗净擦干、定点存放,专人保管。推进剂作业人员要养成良好的卫生习惯,不得把食物带入工作区,绝对禁止吸烟,下班后要洗澡。

4. **药物防护**　从事偏二甲基肼操作时,可预防性服用维生素 B_6。

(三)推进剂事故伤员医学救援现场急救原则

1. 尽快将伤员转移到污染区外,避免继续吸收。

2. 处置危及生命的外伤。

3. 尽快除去受沾染的衣服,洗消皮肤和伤口。

4. 解毒。

5. 对症治疗。

6. 快速处理,尽快后送。

三、坑道卫生防护

坑道在施工阶段、封闭训练阶段,其密闭环境、各种物理化学有害因素将对现场官兵的健康带来不利影响。

(一)坑道作业类型及主要危害

坑道作业期间的主要危害包括坑道内的物理因素、化学污染物、微生物污染及放射性等因素所导致的危害。

(1)物理因素包括湿度、噪声、可吸入颗粒物等:坑道中潮湿、低温的环境容易造成关节系统疾病。坑道噪声污染主要来自电站、通风系统、UPS 电源和机械化作业,噪声的危害一方面是干扰作业人员正常的作业与休息,导致睡眠缺乏;同时对听觉、神经、心血管、消化等多个系统及心理方面产生消极影响,其中对听觉系统的影响尤为突出。颗粒物污染的首要靶器官是呼吸系统的危害。

(2)化学污染物:①无机污染物,主要包括二氧化碳(CO_2)、氨(NH_3)、一氧化碳(CO)、二氧化硫(SO_2)、二氧化氮(NO_2)、臭氧(O_3)、硫化氢(H_2S)等;②有机污染物,主要包括甲醛、苯、甲苯、二甲苯、烷烃类物质等。

(3)放射性污染:坑道内放射性污染主要是指氡(^{222}Rn)的污染,来源主要包括 3 个方面。一是从坑道岩石地基上而析出的氡;二是从花岗岩、砖沙等建筑材料中析出的氡,是坑道内氡的主要来源;三是由于外部空气带入而发生蓄积的氡。氡进入人体后沉积在气管、支气管等部位,部分深入到肺部,可诱发肺癌。

(4)微生物污染:主要来自于人员生存生活、通风管道以及坑道特殊环境,造成坑道中微生物污染的种类主要包括溶血性链球菌、真菌、酵母菌等。微生物污染一方面导致坑道驻训官兵相应疾病的增加,另一方面也可能对储存的食物产生影响,导致坑道内的食物霉变与腐败变质。

(二)坑道卫生监测与评价

坑道卫生监测与评价是开展坑道作业卫生防护的基础,通过对空气质量、劳动强度以及噪声、振动、粉尘颗粒物等指标检测,了解坑道作业环境健康危害因素的产生的根源、危害程度及动态变化规律,评估坑道作业环境对人员健康可能造成的危害,并提出治理改进及人员防护的对策,为制定污染物治理和人员防护措施提供依据。

1. 检测项目　主要包括噪声、振动、粉尘颗粒物、温湿度、放射性、微生物及生活作业中产生的各种有害气体,如 CO、CO_2、SO_2、NO_2、NH_3、H_2S、O_3、$HCHO$、苯、甲苯、二甲苯、总挥发性有机物、氡等指标。

2. 检测方法　依据选定的指标以及《第二炮兵阵地环境卫生学指标检测方法》(GJB 7977－2013)中规定的检测方法进行检测,可采用现场监测与采样后实验室检测相结合的方法进行检测。其中噪声、振动、粉尘颗粒物浓度、大气压、氧含量、气温、相对湿度、风速、气压、CO、CO_2、可吸入颗粒物、氡等指标可采用现场仪器检测的方法进行现场检测;SO_2、NO_2、NH_3、H_2S、O_3、$HCHO$、偏二甲基肼等采用符合要求的检测管进行检测,苯、甲苯、二甲苯、总挥发性有机物等指标采用现场采样实验室检测的方法进行检测分析;空气菌落总数、溶血性链球菌等微生物指标采用现场采样实验室培养的方法进行检测。

3. 评价依据　评价依据 GJB 6840－2009 中相应指标的限值要求进行评价。

开展坑道空气质量卫生学评价时,除对单个指标进行评价外,还应结合坑道作业时人员的健康影响状况进行综合评价,尤其应开展多因素、多指标综合评价方法的研究,以评估坑道作业环境对人体健康的影响情况。

(三)坑道作业常见病及防护

坑道作业训练期间的常见病主要为上呼吸道感染、关节炎等疾病,主要不适症状包括乏力、烦躁、失眠等。

上呼吸道感染主要是由于坑道作业时的微生物污染、坑道内外温差较大等因素所引起的,主要表现为发热、咳嗽、乏力等症状。为预防坑道作业期间的上呼吸道感染,一方面要做好坑道作业期间的空气消毒,杀灭坑道空气中的致病微生物,如采用过氧乙酸、次氯酸钠等消毒剂对坑道空气进行消毒,以杀灭坑道空气中的溶血性链球菌等致病微生物;另一方面要做好进驻坑道人员的卫生检疫与宣传教育工作,进驻坑道前做好健康体检、物品消毒等卫生检疫工作,治疗患者或隐性感染者,以防止患者或隐性感染者携带病原体进入坑道;同时,加强对进驻坑道作业人员的宣传教育,根据坑道作业环境状况做好个人防护,适当增加衣物。

坑道作业期间的关节疾病主要是由于坑道内湿冷及坑道内、外温差较大所引起,主要表现为关节疼痛或关节不适等症状,尤其是夏季,坑道外炎热,而坑道内又相对湿冷,所以,容易罹患关节疾病。为预防坑道驻训官兵罹患关节疾病,在进行坑道作业时要加强宣传教育,教育官兵注意适时增加衣服,进驻坑道作业时可以适当增加衣物,以防止受凉及由于坑道内、外温差较大而罹患关节疾病。

四、电磁辐射作业卫生防护

为了适应现代高科技、信息化战争的需要,第二炮兵部队还需要开展雷达作业、电子对抗作业,这些作业官兵还可能处在雷达作业、电子对抗作业等高电磁辐射环境之下,长期接触电磁辐射将对他们造成不利的健康影响,有必要开展电磁辐射作业卫生防护工作。

(一)电磁辐射的危害

人体所处环境的电磁辐射强度超过一定限度时,或产生累积效应时,会对人体健康产生不良影响,甚至造成伤害,国内外的流行病学调查和大量的试验研究已经证明,电磁辐射可造成广泛的生物损伤效应。主要表现在以下5个方面。

1. 对心理和行为健康的危害 电磁辐射可以对人的心理和行为产生影响。大量资料证明:电磁能使人出现头晕脑涨,失眠多梦,记忆力减退等症状。电磁场对睡眠的影响是对患者心理、行为和识别能力影响的反映,进而推断暴露于人工电磁辐射中的人员,其睡眠异常也许是随后精神错乱的起因。

2. 对心血管系统的危害 超短波、微波除了引起比较严重的神经衰弱症外,最突出的是造成自主神经功能紊乱,主要反应在心血管系统中,其中以副交感神经紧张反应为多,如心动过缓、血压下降或心动过速等。

3. 对眼的危害 高强度电磁辐射可使人眼晶状体蛋白质凝固,轻者浑浊,严重者可造成白内障,伤害角膜、虹膜和前房,导致视力减退乃至完全丧失。人眼在短时间内经微波辐射后,会出现视疲劳、眼不适、眼干、视力明显下降等现象,夜晚更为突出。

4. 对癌症发生率的影响 大量试验研究表明:电磁辐射以多种方式影响生命细胞。极低频电磁辐射与白血病(尤其是儿童白血病)、乳腺癌、皮肤恶性黑色素瘤、神经系统肿瘤、急性淋巴细胞性白血病等有关,这些结果通过细胞学研究得到了理论验证。此外,电磁辐射对人体内分泌系统、免疫系统、骨髓造血系统均有不同程度的影响。目前,许多国内外学者正在进行广泛和深入地研究。

5. 对生殖系统的危害 电脑辐射对女性还易造成生殖功能及胚胎发育异常,甚至影响男子精子功能。世界卫生组织的研究指出,孕妇每周使用20小时以上电脑,其流产发生率增加80%以上,并且还可能导致胎儿畸形。

(二)第二炮兵雷达部队电磁辐射危害与防护

第二炮兵雷达的基本任务是探测感兴趣的目标,并从中获得目标距离、角坐标、速度、反射特征等方面的信息。雷达多用米波、厘米波和毫米波发射,可用于导弹的发现和测定目标在空间的位置。

1. 雷达波束的量-效影响 雷达微波对机体的影响主要决定于接触者所暴露的功率密度和时间。只有微波功率密度(或称场强)超过一定阈值或连续/间断接触一段时间后,才可产生不良效应。事实上当微波以治疗剂量和治疗时间作用于生物体的局部区域则可产生治疗作用而不是危害。所以说接触微波并不是肯定有害,首要的是掌握微波剂量-效应关系。剂量包括场强和接触时间,效应则需排除微波作用外的干扰因素,才能做出微波影响的正确评价。雷达站内微波场强,当设备正常时作业人员接触的微波平均功率密度,据多个研究部门实地测量和复核,绝大多数都处于卫生标准容许范围之内,不致使作业人员造成微波职业危害。

2. 雷达微波的防护

(1)重视设备维护,防止微波泄漏:因雷达车内发射系统,如机柜、磁控管、速调管等周围多有板状金属结构,具良好的屏蔽防护作用。传播系统的波导管,同轴馈线,发蓝接头等也有很好的屏蔽防泄漏作用,维修时不能碰坏和随意更换,维修保养时注意此点,就可有效地防止微波能泄漏于工作空间;雷达车本身是薄壳金属车厢,可有效屏蔽天线波束的辐射,加以良好的设备屏蔽,致使雷达站内微波漏能较低。有的型号雷达,发射机柜与人员工作室是分开的,工作时应将两者间的防护门密闭,减少漏能辐射。

(2)天线检修:切忌在发射状态下正面接触天线,在不加高压下应限定接触时间或在背面接触天线进行维护。在车内打开检修窗检修时,禁止将头伸入,允许将手伸入检修,因四肢暴露容许量超过躯体 10 倍。

(3)指挥和值勤位置应避开在天线旋转或俯仰扫描的波束范围内:值勤位设于扫描波束的仰角区之下,使值勤处于阴影区内,减少过强微波能作用。应建立制度,在雷达开机情况下,无特殊任务者不准在天线波束扫描区内走动,使接触高剂量微波的机会大为减少。

(4)距离防护:在天线扫描区域内执行勤务,当条件许可时,基层干部应做适当安排,采取距离防护。

(5)在超剂量下工作应有个人防护装备:研究表明戴金属的网状织物制成的头盔和眼帘,可衰减微波能量 71.4%,并可用织有金属或涂金属的织物制成的围裙,保护胸、腹部和会阴部。现有的军服和太阳镜对微波近似透明而无屏蔽作用。

(6)环境因素的改善措施:为适当引进新风排除二氧化碳和热量,应在车厢侧面设排风扇;避光门帘下缘改用深色窗纱。在车厢顶棚和四壁,衬贴一层阻燃性泡沫状塑料,夏可防辐射热,冬可保暖。或设置空调器。雷达员对发黄光(锌硅酸铍)或具黄色滤光片的荧光屏评价好,可减轻视紧张;对天蓝色(氧化锌)的光屏则促使视力紧张,其产生的余辉尚能影响观察目标质量,为此应改进显示器的光色。定点雷达应在不影响军事技能的条件下,在人员进出部位搭盖凉棚,可改善车内空气理化性状的恶化,并减轻由暗室外出时强光对眼的刺激。电源、车为雷达站内噪声来源,应距雷达车 40m 以上,噪声可减至 70dB(A)以下。从设计上看,改变不够重视人-机-环境工效学的倾向,加强这一观点,不仅有利于作业者健康,更有利于发挥武器装备的技术性能和提高工作效率。

(三)第二炮兵电子对抗部队电磁辐射危害与防护

1. 电子对抗作业对健康影响　电子对抗作业主要包括:①电子技术侦察与反侦察。②电子干扰与反干扰。电子干扰常用的是雷达干扰和通信干扰。③摧毁与反摧毁。电子对抗作业的军事医学研究内容,国内外文献报道罕见,直接调查研究见于文献的,因电子对抗属保密部队而极少。

据国内外调查研究,高频电磁场对人体的主要作用是中枢神经功能障碍和自主神经功能失调。应强调指出:并不是凡接触者都会发生健康改变,只有在电磁场强度大、缺乏防护下才可发生。主诉有头晕、头痛、睡眠障碍、胸闷或心前区痛、记忆力减退、消瘦、脱发等,少数人反映性功能减退,但未影响生育。进一步可有手足多汗、手指微震颤、窦性心动过速或窦性心律不齐,血压早期波动以后偏低,脑电流图可见两侧波幅不对称和波幅偏高倾向,血细胞数量与形态未见异常。当电磁场降低或脱离接触后可恢复正常。据对 1120 名从事中波、中短波、短波地方广播职业者调查,并以非射频接触者 556 名作对照比较,发现职业者以头晕、多梦、记忆力减退等非客观性主诉较多,而心悸、头痛、失眠、急躁似有随场强增大而升高趋势。高频电磁辐射>100V/m 的具可疑或异常心电均高于对照,但统计学差异尚不显著。对高频电磁场的卫生学评价,主要在掌握电磁场强度,测量其电场强度和磁场强度。其生物效应一般是超短波>短波>中短波。应了解作业环境内、外的场强,以判别高场强的来源而采取防护对策。

2. 电子对抗作业卫生防护 总的来说,可以从消除辐射源、传播途径和保护接受体 3 个方面入手。根据具体情况,主要有以下几方面的措施:①电磁屏蔽。电磁屏蔽是抑制电磁辐射的基本方法。它是利用电磁能在屏蔽金属中产生涡流及反射而起到屏蔽作用。②接地技术。射频场源屏蔽体或屏蔽部件内因感应生成的射频电流容易成为射频的二次场源,对环境造成二次污染。因此,一般采用射频接地技术,将感应电流迅速导入大地,形成等电势分布,消除辐射污染。③电磁波吸收防护。吸收防护就是利用吸收材料对射频能量有一定的吸收作用,从而使电磁波能量得到衰减,从而达到防护的目的。吸收防护可用于各个频段,不同的吸波材料对电磁波能量均有不同的吸收效果。与屏蔽材料的反射不同,利用吸波材料直接将电磁波转换成热能散失掉,这是从根本上解决电磁污染的方法。

(邓致荣 廖远祥 南新中 郭宝石)

第四节 武器装备试验人员疾病预防控制

武器装备科研试验的参试人员岗位比较特殊,如飞船卫星发射、远洋和陆地测控、空气动力学试验、常规兵器试验、电子对抗试验等。这些特殊性主要表现在:①工作环境的特殊性。工作人员常要在荒漠、戈壁、海上等自然环境恶劣的条件下接触有毒有害、放射性物质,以及噪声、高温高湿、电磁辐射等的威胁。②工作性质的特殊性。所从事的武器装备科研试验任务繁重,专业性强,技术要求高,军事训练紧张程度高。③参试人员心态上的特殊性。科研试验伴随着高风险,确保成功与预防失败都存在巨大的心理压力;科研试验过程中产生大量的有毒有害物质,有的还是未知毒性的中间体或毒物,这些都对参试人员不可避免地产生心理负担。这些因素都是造成心理疾病的应激源,由此引起一系列心理症状,会降低个体和部队持续作战的能力。

一、武器装备试验疾病预防控制内容

(一)传染病的预防控制

传染病的预防是指尚未出现疫情之前针对可能受病原体威胁的人群,或可能存在病原体的环境、物品、动物、媒介昆虫等采取的措施。武器装备科研试验训练基地多位于山区、戈壁、草原等地区,这些地区分布在高寒区、寒区、温区、亚热区等气候区域,大多数区域人烟稀少,物资、信息流通不畅,经济发展滞后。有的驻地位于古老鼠疫疫源地、流行性出血热疫源地和血吸虫病疫源地,有的周边地区流行伤寒和副伤寒。具体措施包括经常性预防措施和预防接种。

1. 经常性预防措施

(1)健康教育:对于预防和控制传染病,健康教育是国内外公认的一种低投入、高收益的措施。

（2）改善卫生：传染探病预防涉及环境卫生、食品卫生、个人卫生、消毒及有害生物的控制等综合性卫生措施。

2. 预防接种　预防接种是将生物制品接种到人体内，使机体产生对传染病的特异性免疫力，保护易感人群，预防传染病的发生与流行，是预防控制传染病的重要措施。

（1）计划免疫：对试验基地内部7周岁及7周岁以下儿童做好计划免疫工作；根据驻地传染病监测情况，随时增添计划免疫的种类范围，保持和驻地计划免疫的一致性；注意临时来队和随军的儿童的计划免疫管理，防止遗漏。

（2）主动免疫：对外来参试人员，应了解其来源地的疫情状况，对本单位参试人员将涉足的新地区、地点做好流行病学侦查工作，在接触机会、传播途径、人群易感性等进行综合评估的基础上，适时开展对疫苗可预防疾病的主动免疫。

（二）职业性病损的预防控制

职业性有害因素所致的各种职业性损害，包括工伤和职业性疾病统称职业性病损，可由轻微的健康影响到严重的损害，甚至导致伤残或死亡。武器装备科研试验涉及的职业性有害性因素较多，如噪声、粉尘、化学推进剂、激光、辐射、微波等理化因素及任务期间精神（心理）性职业紧张等。

对于职业性病损的预防控制应遵循医学的以下预防原则。

初始级预防：武器装备科研试验引发的职业性病损与其他职业疾病一样，除直接病因外，还受相关潜在因素的影响，如个体健康状况、生活方式、遗传特征等，都可能成为附加的危险因素。例如，高血脂个体增加对二氧化碳诱发心血管病损的易感性；吸烟者极大地提高石棉接触诱发肺癌的危险性等。因此，在试验任务参试官兵的选拔中，应充分考虑这些诱发因素，合理安排岗位。

第一级预防：即从根本上消除或最大可能地减少对职业性有害因素的接触，如制定职业接触限制、制定职业岗位禁忌证，推广并监督职业安全防护装备的使用等。

第二级预防：当第一级预防未能完全达到要求，职业性有害因素开始损及劳动者健康时，采取早发现、早处置措施，通过任务前后的健康检查、生物监测及职业流行病学调查等手段发现，以便及时采取调离岗位、加强防护、药物干预等措施。

第三级预防：对已发展成职业性疾病或工伤的患者，做出正确诊断，及时处理，包括积极治疗、预防并发症及康复治疗等。

（三）慢性病的预防控制

武器装备科研试验单位科技干部多，较其他部队单位，高级知识分子多，年龄结构偏大，慢性病，尤其是现代文明病和生活方式病应予以关注。现代文明病并非由病原微生物引起，而是由于工作压力增大、生活节奏加快、膳食营养失衡、少运动或者缺乏运动，长期积累、危害健康的疾病；生活方式病是一组慢性非传染性疾病，多为人们采取的与现代文明不相协调的错误生活方式造成。

对慢性病的预防与控制采取以预防为主的三级预防策略，以及健康促进为主导的慢性病综合防治策略。一级预防又称病因预防，是在疾病尚未发生时针对病因（或危险因素）所采取的措施，包括健康促进和健康保护两方面内容。前者是通过创造促使健康的环境使人们避免或减少机体对病因（或危险因素）的暴露，改变机体的易感性，使机体免于发病，降低发病率。

后者则是对易感人群实行特殊保护措施,以避免疾病的发生。一级预防常采用双向策略,即把对试验部队的普遍预防和对特殊岗位人群的重点预防结合起来,两者相互补充可以提高效率。前者称为全人群策略,旨在降低整个人群暴露于危险因素的水平,是通过健康促进实现。后者称为高危策略,旨在消除高危人群的特殊暴露,通过健康保护实现。

(四)心理问题的预防控制

1. 武器装备试验部队军人,尤其是一线作业军人的心理特征如下。

(1)科研试验部队驻地大多为沙漠、草原、山区,荒凉偏僻,自然环境恶劣,信息传递慢,文化生活单调,交通落后,这些生活环境的客观现实,使军人在心理上有时感到枯燥、孤独、厌倦。生活条件与内地形成的反差,使得部分青年技术军人心理上有时不甚平衡。

(2)工作中经常接触放射性、推进剂、微波、噪声以及高温、高寒等多种有毒、有害危险因素,所从事导弹卫星发射、远洋测量、常规兵器试验、风洞试验等工作都比较艰苦并具有一定的危险性,使有的军人产生紧张、恐惧的心理状态。

(3)科研试验部队使用的设备比较先进,操作手段相对简化,这使部分军人特别是青年大学生感到自我追求上的心理逆差,有时产生不满、自卑、消沉和价值取向上的困惑心理。

(4)参加科研试验任务的军人,长时间处于紧张和劳累情绪状态中。参试设备的联调,产品的测试,各种大量数据的传输、处理、分析、评价、合练,意外情况的处置,尤其任务期间期望成功、担心失败的心情处于异常紧张阶段。

近年来,通过采用 SCL-90、EPQ、16PF、应对方式量表、社会支持评定量表、自我和谐等量表,以及生物体微弱磁场技术对超过 20 000 人的测量或监测,结果显示特殊作业军人的心理健康问题检出率为 16.5%。特殊作业人员的心理问题中,最常见的为强迫、人际关系、敌对、偏执、抑郁及焦虑。表现为军人过分追求完美、人际关系紧张、对别人充满敌意、性格偏执,情绪抑郁、焦虑等。特殊作业人员个性性格偏外向,工作敢于冒险,但情绪兴奋性较高、对人对事较为敏感,易感情用事,易于紧张、忧虑,社会性发展水平较低,适应新环境的能力较弱,创造力不足;自我的灵活性随着军龄的增加而逐渐增加,在自我与经验的不和谐、自我的刻板性和自我和谐总分上,也是随着军龄的增加而逐渐上升。特殊作业军人应对方式的研究发现,特殊作业军人惯于使用自责、幻想、逃避及合理化等不成熟的应对方式应付生活中的挫折,较少使用求助和解决问题等成熟的应对方式应对生活中的困难。

2. 科研试验部队军人心理训练的方法,按照"一、二、三、四、八"心理素质训练模式。

"一":一个训练目的。以培养军人良好的心理素质训练,保障科研试验任务顺利完成、参事官兵身体健康为根本目的。

"二":两个训练目标,即积极适应、主动发展。

"三":三个训练阶段,即专题报告—策略训练—反思内化。

"四":四种训练途径,即专题训练、军训渗透、思想政治、咨询辅导。

"八":八个方面的训练内容,即适应军营环境、适应军营生活、适应人际交往、学会做人,发展军事技能、发展个性、发展社会性和发展创造性。

二、武器装备试验疾病预防控制保障特点

(一)地理位置特殊,能力要素要求全面

武器装备试验部队主要试验场区多位于边远艰苦地区,很多部队缺少地方依托,又兼具部

队办社会特征,所以在机构建设方面要求疾病预防控制建设要素齐全,除疾病监测、军队卫生、消杀灭和健康教育传统科室外,动物疫病预防控制、环境监测、劳动卫生与职业防控等也不可或缺。与此矛盾的是所属三级疾病预防控制机构人员编制有限,对此,只能挖掘开发现有人员潜力入手,培养"全科型"疾病预防控制医师,除军队要求的疾病预防控制机构检测检验能力外,还要综合考虑部队食品、饮用水供给特点、周边疫情形势等因素扩大检测检验能力,以实现武器装备试验防疫防护的精准保障。

(二)试验任务特殊,防疫防护并重

对武器装备试验部队来说,除了传统意义的传染病预防控制外,职业防护尤为重要。武器装备试验保密要求高,涉及领域新,国内、外可参考可借鉴的防护经验不多,因此,在防护实践中具有一定的探索性,要求武器装备试验部队疾病预防控制人员具有较强的创新精神和科研本领。

(三)疫情病情特殊,个别专业需要突出发展

武器装备试验部队主要试验场区多位于山区、戈壁、草原等地区,有的还建在海外。驻地有的位于古老鼠疫疫源地、流行性出血热疫源地、血吸虫病疫源地,有的周边地区流行伤寒和副伤寒、布氏菌病。因此,部队疾病控制机构在全军疾病预防控制建设标准的基础上需要针对性地开展一些防治项目,如鼠防专业、动物疫病预防控制专业等。

(四)保障范围特殊,要求全、细、实、严

武器装备试验部队主要试验场区面积大,小、散、远单位多,如某基地面积相当于整个浙江省面积,并且试验任务繁重,任务防疫防护保障要求覆盖全面、考虑周到、衔接紧密、措施严格,将保障的效率和成本效益发挥到极致。对推进剂沾染、核污染与伤害、微波电磁污染及其他有毒有害物质等特种防疫防护工作,以及武器装备科研试验需要的一些特殊试验场、区、点的防疫防护保障工作,既不能漏项,又不能事无俱细,需要有良好的宏观统筹综合能力,既要充分发挥好三级机构和一线防疫防护工作者的作用,又要充分发挥本部门二级疾病预防控制机构的防疫龙头作用,还要适时适地借助全军一级机构,甚至地方相关机构的力量为我所用。

三、武器装备试验疾病预防控制的实施

通过多年的实践积累,认为在武器装备试验防疫防护工作坚持"预防为主"的原则,采用"二线三级"卫生防疫防护保障模式,取得较好的效果。

(一)"一线一级"保障

在任务间期除了做好日常的传染病监测、卫生监督、消杀灭、健康教育和环境监测等日常疾病预防控制工作外,还应根据驻地情况适当增加监测病种,考虑到基地医疗现状和驻地卫生技术水平,可开展症状监测;开展国防科技干部慢性病的发病和死亡水平监测,以及行为危险因素及其有关知识、态度的监测;做好职业危险因素水平的监测和本底资料的积累,一方面做好日常保障,另一方面为国防科研试验参试官兵探索健康保障经验。

(二)"一线二级"保障

试验任务时,任务基地三级防疫机构按照四三三模式开展工作,即留守40%的人员保持日常疾病预防控制工作的连续性,做好物资、技术和实验室检测等相关准备工作;30%(一般2~3人)的人员参加后勤保障组赴任务现场实施现场保障;另外30%的人员备勤,备勤人员也可从留守人员中抽组,但必须事先明确人员和职责。三级防疫机构人员不足时,可从承担任务

的试验基地门诊部、卫生队(所)抽组。

现场保障人员除了做好食品、饮用水卫生监督工作外,应密切关注现场门诊记录、用药记录等情况,注意发现疫情苗头;做好或者联合有关技术科(室)做好作业环境健康有害因素的浓度(水平)的监测,及时发现和排除健康隐患;发生突发公共卫生事件时,做好相关先期处置工作。

(三)"二线三级"保障

试验任务时,除任务所在基地三级防疫机构实施疾病预防控制工作外,总装备部卫生防疫队、战区疾病预防控制中心和全军疾病预防控制中心作为后方支援单位,发生突发公共卫生事件时,分别按照总装备部和总后勤部卫生行政机关安排实施应急支援。总装备部卫生防疫队应熟悉所属试验部队医学地理,对远洋和陆地测控、空气动力学试验、常规兵器试验、电子对抗试验等任务防护要点(尤其是新型号、新上项目的健康防护)有充分的技术储备。

(夏本立 王育兵 石 静)

第21章

军队健康管理与慢性病预防控制

随着军事医学模式由医疗主导向预防、医疗与强健全维主导转化，为满足军队建设需求和适应战争形态变化，以现代健康管理理念为指导、以增进军人健康、提高部队战斗力为目标的军队健康管理和慢性病防控，日益受到军队各级卫生部门的重视，并开展了行之有效的实践活动。

第一节　健康管理概述

随着生活水平的不断提高，现代生活方式和工作压力对人类健康产生了重大的影响，由不良生活方式和不良行为引起的疾病成为损害人们健康的主要危险因素，近年来，疾病谱由传染性疾病为主，转变为以心脑血管疾病、糖尿病等慢性非传染病为主，人口老龄化、急慢性传染病及环境恶化等因素导致医疗卫生费用不断增加，并呈现难以遏制的趋势，构成了对国家经济发展的威胁和挑战。于是，以个体和群体为中心的健康管理模式在市场的呼唤和科学技术不断发展的基础上诞生了。

一、健康管理的概念

20世纪80年代，美国首先提出了健康管理理念，近20～30年，健康管理逐渐成为一门学科和行业，在我国健康管理的出现尚不足10年时间。

(一)健康管理的定义

关于健康管理的定义有很多，目前世界上还没有一个统一和标准的定义。综合国内、外关于健康管理的几种代表性定义，结合我国的国情和习惯，将健康管理的定义界定为：健康管理(healthcontrol)是一个对个体及群体的健康危险因素进行全面管理的过程。具体来讲，是健康管理者通过实施计划、组织、指挥、协调和控制等手段，对健康人群、亚健康人群、疾病人群的健康危险因素进行全面监测、分析、评估和预测，提供健康咨询的指导及对健康危险因素进行干预的全过程。其宗旨是调动个体和群体及整个社会的积极性，有效地利用有限资源以达到最佳的健康效果。通俗地说，就是要将科学的健康生活方式传授给健康的需求者，变被动健康维护为主动的健康管理，更加有效地保护和促进人类的健康。

(二)健康管理的特点

健康管理是通过针对个体或群体的健康需求，提供科学健康信息并创造条件采取行动来改善健康的一系列活动。在这里，健康需求可以是对健康危险因素的认识，如高血压、肥胖是重要危险因素；也可以是对疾病的认识，如认识冠心病、糖尿病等的危害。健康管理的手段可以是对健康危险因素进行分析,对健康风险进行量化评估,或对干预过程进行监督指导。需要强调的是,健康管理一般不涉及疾病的诊断和治疗过程,疾病的诊断和治疗是临床医师的工作,而不是健康管理者的主要工作。健康管理体现了 3 个特点,一是健康管理贯彻了三级预防的原则。二是健康管理是预防医学与临床医学的结合。三是健康管理是全民参与的战略行动。

健康管理作为一种对个人健康危险因素进行全面干预的措施已逐渐为人们所接受:一则随时掌握身体的状况、建立起自己的健康档案;二则若有病症,提早发现并及时采取对策。另外,个人参与健康管理后可随时与健康管理师或专业的医疗保健人员进行沟通,调整生活方式,建立起互动的健康干预,向最佳健康状态促进。

健康管理不仅是一个概念,也是一种理财投资的方法,更是一套完善、周密的健康关怀服务,其目的在于合理地恢复健康、拥有健康、促进健康,有效地降低医疗费用开支,提高人们的生活质量和工作效率。如果人们能够在"健康"的时候或疾病的早期就进行有效预防,那么很多疾病的发病率、致残率、病死率都将大大降低。对于人们健康状态实施有效的控制和管理,会减少疾病的风险,保持健康状态,提高健康水平。

二、健康管理的作用

(一)能提高国民健康水平

有句话说得好:"小康不小康,首先看健康!"然而,随着人口老龄化的进程加快、期望寿命的延长,以及慢性病的上升,人们对健康维护及改善的需求也日益增长,传统的医疗服务模式已经不能满足发展的需要。在这种情况下,如何利用有限的资源,最大限度地提高生命质量和减轻社会负担,是我国在社会发展中面临的重大挑战。健康管理正是从生理、心理和社会的角度出发,对每个人进行全面的健康保障服务,帮助、指导人们成功有效地把握与维护自身的健康。建设一支专业的健康管理队伍,进行专业的健康管理服务,对于改善和提高我国国民身体素质,控制医疗费用,解决群众看病难、看病贵问题及全面建设和谐的小康社会具有非常重要的意义。

(二)是个体和群体健康的靠山

健康管理能有效调动个人改善不良行为与生活方式的积极性和主动性,在个体层面的意义在于:①实现个体健康危险性的量化评估;②获得控制疾病危险因素的健康干预策略;③有利于管理个人的健康状况,早期发现疾病并及时治疗;④改善患者生活质量并延长健康寿命。在群体层面,健康管理可以改善人群健康水平,提高群体健康干预的工作效率,可以有效地降低医疗费用。美国的健康管理研究成果表明,依靠有针对性的健康指导和干预,可更有效地保持或改变人群的健康状态,使人群维持低水平的健康消费。

(三)是疾病预防控制和节省卫生资源的有效措施

医学研究发现,包括癌症在内的很多疾病若能通过健康管理方式及早发现,治愈率可达到90%,而导致疾病和早逝的主要原因与不良生活方式关系极大,这些都可以通过有效的健康管理手段得到改善。WHO 及美国健康管理实践统计表明:健康管理能减少50%的病死率、预防 1/3 以上的疾病。调查表明,90%的个人和企业通过健康管理后,其医疗费用降到原来的10%;10%的个人和企业没有进行健康管理,他们的医疗费用比原来可上升90%;而每花1元钱用于健康管理,就可以节省 8.59 元的医疗费及 100 元的抢救费。通过健康管理,不仅可以准确地了解自己的健康状况和潜在隐患,对自己的健康状况进行随时监控,并积极主动参与自身的健康管理,从而降低患病风险、减少医疗开支、回避危险行为、改善健康状况、提高生活质量;还能促进人群健康水平的提高,保障足够的劳动力去发展生产力,不断增强国家实力,实现国富民康。

三、健康管理的内容与步骤

健康管理主要包括健康监测、健康风险评估和分析、健康指导、健康危险因素干预、操作指导及专业培训与研究等内容。

(一)健康管理的基本步骤

健康管理是一种前瞻性的卫生服务模式,一般来说有以下 3 个基本步骤。

第一步:收集健康信息。个人健康信息包括个人的姓名、性别、年龄等一般情况、目前健康状况和疾病家族史、生活方式(饮食习惯、作息时间、吸烟、饮酒、运动以及爱好、嗜好等)、常规的器械检查(心电图、X 线胸部透视、B 超等)、体格检查(身高、体重、血压等)和血、尿实验室检查(血脂、血糖等)。

第二步:进行健康评估。即根据第一步收集的个人健康信息,对个人的健康状况及未来患病或死亡的危险性进行量化评估。其主要目的是帮助个体综合认识健康风险,鼓励和帮助人们纠正不健康的行为和习惯,制订个性化的健康干预措施并对其效果进行评估。在健康风险评估的基础上,可以为个体和群体制订健康计划。个性化的健康管理计划是鉴别及有效控制个体健康危险因素的关键。以可以改变或可控制的指标为重点,提出健康改善的目标,提供行动指南及相关的健康改善模块。个性化的健康管理计划不但为个体提供了预防性干预的行动原则,也为健康管理师和个体之间的沟通提供了一个有效的工具。

第三步:开展健康干预。在前两步的基础上,以多种形式来帮助个人采取行动、纠正不良的生活方式和习惯,控制健康危险因素,实现个人健康管理计划的目标。与一般健康教育和健康促进不同的是,健康管理过程中的健康干预是个性化的,即根据个体的健康危险因素,由健康管理师进行个体指导,设定个体目标并动态追踪效果。如健康体重管理、糖尿病管理等,通过个人健康管理日记、参加专项健康维护课程及跟踪随访措施来达到健康改善效果。一位糖尿病高危个体,除血糖偏高外,还有超重和吸烟等危险因素,因此除控制血糖外,健康管理师对个体的指导还应包括减轻体重和戒烟等内容。

健康管理的这 3 个步骤可以通过多种方式来实施,如通过计算机网络、互联网等来帮助实施。应该强调的是,健康管理是一个长期的、连续不断的、周而复始的过程,即在实施健康干预措施一定时间后,需要评价效果、调整计划和干预措施。只有周而复始,长期坚持,才能达到健康管理的预期效果。

(二)健康管理的常用服务流程

1. 健康体检　以人群的健康需求为基础,按照早发现、早干预的原则来选定体格检查的项目。检查的结果对后期的健康干预活动具有明确的指导意义。健康体检项目可以根据个人的年龄、性别、工作特点等进行调整。目前一般的体检服务所提供的信息应该可以满足要求。

2. 健康评估　通过分析个人健康史、家族史、生活方式和精神压力等问卷获取的资料,可以为服务对象提供一系列的评估报告,其中包括用来反映各项检查指标状况的个人健康体检报告、个人总体健康评估报告、精神压力评估报告等。

3. 个人健康管理咨询 　在完成上述步骤后,个人可以得到不同层次的健康咨询服务,可以去健康管理服务中心接受咨询,也可以由健康管理师通过电话与个人进行沟通。内容包括:解释个人健康信息及健康评估结果及其对健康的影响,制订个人健康管理计划,提供健康指导,制订随访跟踪计划等。

4. 个人健康管理后续服务 　内容主要取决于被服务者的情况及资源的多少,可以根据个人及人群的需求提供不同的服务。后续服务的形式可以是通过互联网查询个人健康信息和接受健康指导,定期寄送健康管理通讯和健康提示;提供个性化的健康改善行动计划。监督随访是后续服务的一个常用手段。随访的主要内容是检查健康管理计划的实现状况,并检查主要危险因素的变化情况。健康教育课堂也是后续服务的重要措施,在营养改善、生活方式改变与疾病控制方面有很好的效果。

5. 专项的健康及疾病管理服务 　除了常规的健康管理服务外,还可根据具体情况为个体和群体提供专项的健康管理服务。这些服务的设计通常会按患者及健康人来划分。对已患有慢性病的个体,可选择针对特定疾病或疾病危险因素的服务,如糖尿病管理、心血管疾病及相关危险因素管理、精神压力缓解、戒烟、运动、营养及膳食咨询等。对没有慢性病的个体,可选择的服务也很多,如个人健康教育、生活方式改善咨询、疾病高危人群的教育及维护项目等。

(李东力　傅建国　蔡勃燕)

第二节　军队健康管理策略

军队各级卫勤机关遵循新的健康管理理念,紧密结合军队群体的身体特点和国防建设对官兵体质的要求,建立健全军队健康管理体系,强化疾病预防控制工作,积极干预官兵不良的生活方式和卫生行为习惯,努力提高官兵的整体健康水平,凸显了军队健康管理的重要性、必要性和可行性。

一、军队健康管理的重要性

军队健康管理就是"了解官兵的健康""管理官兵的健康"和"改善官兵的健康"。健康管理是一个长期的、连续不断、周而复始的过程,与其他管理的区别在于它强调量化和个性化。军队实施健康管理可以帮助官兵控制疾病危险因素,从而改善健康状况和工作效率,提高战斗力和有效地降低医疗费用。

二、军队健康管理的必要性

对军队而言,健康管理是对官兵个人及军队群体健康危险因素进行全面管理,以达到改善军队健康状况、防止各种疾病发生和发展、提高官兵健康质量和战斗力的目的。军队健康管理的对象是全体官兵,包括各级首长、离退休干部,机关、科技干部及广大基层官兵。军队是一个特殊的群体,主要以年轻男性为主体,但军队不是真空环境,社会上所有的卫生问题,对军队都有一定的影响。如不良生活方式导致的慢性非传染性疾病在军队各类人员中均有发生,特别是军队的机关、院校、科技干部及离退休的老干部更为多见。用于安装人工心脏起搏器、血液透析、冠状动脉支架等特殊医疗费用也逐年上升。随着军事斗争准备以及整个社会节奏的加快,军队群体中亚健康人群比例也不断增加,由于心理压力过大引起的各种心理、精神性疾病不断增多;广大官兵的健康意识有待提高,吸烟、酗酒、过劳、经常熬夜以及缺乏运动等不良生活方式"透支"他们的健康。这就将"如何早期预防疾病的发生"这一重要课题摆在了军队广大医务工作者的面前。军队实行健康管理,将更有利于贯彻"预防为主"的方针,把医疗保健工作由被动治疗转变为主动预防的全方位管理,成立健康管理中心,将有利于部队健康教育的经常化、制度化,有利于军队人员健康知识的普及,有利于提高部队整体健康水平。

三、军队健康管理的可行性

其实军队对官兵的健康都有管理,但系统化、规范化的健康管理体系尚未形成。现在部队各级都有卫生服务的职能部门,缺少的是健康管理的专业理论和专业人才,因此,尽快培养部队专门的健康管理人才队伍是关键。根据"健康管理师国家职业标准",抓紧培养出部队的专门的健康管理人才队伍。一是充分利用现有的部队医疗人才资源,在从事部队医疗工作对口的部门中,选拔相关人员进行短期的培训,使其成为合格的健康管理员;二是经过长期的正规学习,从通过健康管理师国家职业标准考试者中,培养出部队健康管理师。

四、军队健康管理的主要方法和过程

实施健康管理应该从健康危险度评估开始,然后制订健康管理的计划,再组织计划的实施,最后是对计划进行评估。这是一个管理链环,周而复始,又不断地修订和改善,从而达到维护和促进健康的目的。

军队健康管理的基本过程包括:健康普查,可借助军队每年的干部体检,进行健康危险因素综合评价,发现健康危险因素、亚健康者和患者,制订健康维护计划,进行健康生活方式行为指导,使健康状况得以改善。可利用现有的军队信息网络与所辖部队建立健康信息平台,用以采集健康信息,进行个体健康评估、健康教育、健康咨询、健康指导、就医指导、预约医疗服务等。具体可分3个步骤,第一步,了解官兵的健康,进行健康等级评价;第二步,管理官兵的健康,根据健康评价结果制订个体化的健康管理计划,包括健康改善目标、行动指南及相关的健康改善模块;第三步,改善官兵的健康,个人在"军队健康管理师"的指导下,选择自我维护的手段,通过参加专项健康维护及跟踪随访措施来达到改善健康的效果。

(龙　岩　傅建国　贺顺喜)

第三节　军队健康管理实践

健康管理是一项连续的、长期的、循环往复的、始终贯穿的实践工程。近些年来,军队在军人健康体检管理、健康档案管理、慢性疾病管理和职业病管理等工作中进行了卓有成效的系统实践,为确保广大官兵健康,提升部队战斗力发挥了重要作用。

一、军人健康体检管理

军人健康体检是指通过医学手段和方法对官兵个体进行身体检查,了解受检官兵健康状况、早期发现疾病线索和健康隐患的诊疗行为。军人健康体检属于军事预防医学的范畴,目的是为了遵循医学界总结出来的防病法则,对慢性病、常见病进行预防。分成3个阶段:第一阶段是健康促进,即在疾病没有出现之前,就关注健康;第二阶段是早期发现疾病,立即治疗;第

三阶段是康复及预防再复发。军队通常进行的定期体检,是涵盖全身多种器官和多种功能的全面性筛检,是针对军人主要疾病所规划的一系列体检项目。军队健康体检是防治疾病的有效手段之一,是军队健康教育与健康促进的开始,属于一级预防。通过军队健康体检,官兵了解自身健康状况,及时清除产生疾病的危险因素,是军人个体所患疾病早发现、早预防、早治疗的有效手段,对于维护和促进官兵健康,提高部队战斗力具有十分重要的意义。

(一)军人健康体检制度

全军师职以上干部(含相当职级的专业技术干部)每年进行 1 次健康体检,军职以上干部体检率不低于 98%,师职干部不低于 96%;军队重点保障对象根据情况增加 1 次体检,体检率要达到 100%。新修订的《内务条令》按照规定对军人进行健康检查,军官(文职干部)、士官通常每年进行 1 次,义务兵在服役第二年进行 1 次。

(二)军人健康体检类型

健康体检,从类型上划分,有以下 4 类。

1. 定期性体检 按照卫生部门或单位的相关规定,每年对干部和职工作进行 1 次例行体检。

2. 预防性体检 为了保证某项工作人员的体格标准,在未从事该项工作之前进行体格检查,以发现职业禁忌证;或是为了发现某些人群中的传染病、遗传病,以防止传播、扩散而进行的体格检查称为预防性体检。例如征兵、招工、结婚、出国人员进行的体检都属于预防性体检。

3. 鉴定性体检 现役军人因战、因公负伤致残,依其丧失劳动能力及影响生活能力的程度,通过体格检查确定伤残程度和等级,属于鉴定性体检。

4. 科研性体检 是指根据科研设计要求,对某些人群,某些项目进行的体格检查。

(三)军人健康体检步骤

第一步是普查:针对慢性病和常见病初步筛查,检查项目分为三大类。

1. 一般检查,如身高、体重、血压、呼吸频率、心率、体温等身体外观与体格方面的基本检查。

2. 器官功能检查,如血液、尿液、听力、视力、肺功能检查等。

3. 器官结构检查,如胸、腹部 X 线、上消化道造影、超声波影像、骨密度等检查。

第二步是复查:对初筛查出的异常情形有选择地进行一些特殊检查,如内镜、CT 等,再对上述检查结果进行分析,提出处理意见。

完整的体检,从检查手段来说,分为 4 部分,即:病史询问、医师查体、仪器检查和实验室检查,这 4 部分缺一不可。

(四)军人健康体检项目

1. 基本体检项目 为了统一全军干部体检项目和要求,中央军委保健委员会办公室印制了《干部健康体检薄》,对军官的基本体检项目及内容作了明确要求。除基本情况、家族史与既往史和疾病诊断与防治意见等内容外,包括了全身各系统的检查,即:B 型超声(肝、胆、胰、脾、肾、膀胱、前列腺、女性盆腔、乳腺)、心电图、胸部 X 线平片、血、尿常规、粪隐血、肝炎标记物、血生化(肝功能、肾功能、血脂、血糖、尿酸)、肿瘤标记物(癌胚抗原、甲胎蛋白、前列腺特异抗原)、各专科(内科、外科、眼科、耳鼻喉科、口腔科、妇科)检查等基本检查 109 项,包括物理检查 68 项、检验项目 30 项、辅助检查 11 项。

加查项目由承检单位根据军人体检情况适时安排。要严格按规定项目组织健康体检,不得减少或随意更改体检项目,检验和辅助检查项目要达到100％。

2. 体检项目的选择 军人健康体检要区分层次、强化针对性。依据岗位、年龄、身体状况的不同,按照以下7种分类进行有侧重点的检查。

(1)年轻官兵:主要进行常规体检,重点是肝功能和血常规检查,这2项可以反映受检者的主要问题。

(2)中年官兵:亚健康状态的比例明显增高,需要每年对肝、胆、胃、肠等器官及肝功能、血尿常规进行彻底检查。35岁以上的官兵体检,通常要进行腹部B超、心电图检查,3～5年做一次胃肠镜检查。

(3)基层官兵:由于长期开展高强度训练,要加强对骨裂、韧带拉伤等训练伤的检查。

(4)机关工作人员:针对久坐不动、长时间使用电脑、经常加班熬夜等职业特点,要加强颈椎病、糖尿病、脂肪肝、高脂血症等疾病的检查。

(5)特殊岗位官兵:长期在电磁辐射环境工作的官兵,应加强心电图、脑电图和血常规检查。基层单位的炊事人员需重点对肝功能进行检查,并按照条令规定,每半年进行1次健康体检。

(6)已婚女性军人:应当检查妇科、乳腺、子宫附件B超等项目。

(7)患慢性疾病的官兵:应针对所患慢性病的特点,定期进行复查式体检,以便对症治疗。

(8)少数官兵由于不适应封闭式管理和高强度训练,引发了一些心理疾病,应增加心理咨询项目,以保证官兵心理健康。

(五)对体检机构的要求

1. 具有相对独立的健康体检场所及候检场所,建筑总面积不少于400m²,每个独立的检查室使用面积不少于6m²。

2. 登记的诊疗科目至少包括内科、外科、妇产科、眼科、耳鼻咽喉科、口腔科、医学影像科和医学检验科。

3. 至少具有2名具有内科或外科副主任医师以上专业技术职务任职资格的执业医师,每个临床检查科室至少具有1名中级以上专业技术职务任职资格的执业医师;至少具有10名注册护士。

4. 具有符合开展健康体检要求的仪器设备。

5. 不得使用尚无明确临床诊疗指南和技术操作规程的医疗技术用于健康体检。

6. 制定合理的健康体检流程,严格执行有关规定规范,做好医院感染防控和生物安全管理。保证健康体检的质量,保证受检者在健康体检中的医疗安全。

7. 未经受检者同意,不得擅自散布、泄露受检者的个人信息。

8. 各健康体检项目结果应当由负责检查的相应专业执业医师记录并签名,健康体检报告应当符合病例书写基本规范。

二、军人健康档案管理

军人健康档案是记录军人个体从出生到离开部队的所有生命体征的变化,以及自身所从事过的与健康相关的一切行为与事件的档案。建立标准统一的军人健康档案,特别是军人电子健康档案,就从健康管理角度出发,充分利用军人个体或群体健康信息,分析威胁和影响军人健康的因素,通过教育、行政、法规、技术等手段,消除或减少健康危险因素,对干预疾病的发生、发展,维护和增进军人的健康有重要意义。

由于当前军人健康需求发生了变化,重点已从过去的传染病预防、伤病救治发展到现代的疾病预防和健康促进。因此,全面实施军人健康管理,研究全员、全程、全要素获取军人健康信息的方法与手段,实现军队与国家医疗卫生改革改革同步配套,将军队成员纳入全国统一健康管理范围,对于促进卫勤信息化建设具有重要意义。

(一)军人健康档案管理的内容与要求

军人健康档案的具体的内容,主要包括军人的生活习惯、以往病史、诊治情况、家族病史、现病史、体检结果及疾病的发生、发展、治疗和转归的过程等。它以军人个人健康为核心,贯穿整个生命过程,涵盖各种健康相关因素,实现多渠道信息动态收集,满足军人自我保健和健康管理、健康决策需要的信息资源。

1. 建立制度 建立并规范军人的健康档案管理制度,档案管理人员应定人、定位,且相对固定,使得档案管理制度化。健康档案分为文本档案和电子档案2种。文本体检表应一式两份,一份用于体检部门归档存放,一份交给军人自己妥善保管。

2. 内容完整 健康档案记录贯穿军人的生命全程,内容不仅涉及疾病的诊断治疗过程,而且关注机体、心理、社会因素对健康的影响,健康档案应保证健康资料的连续性和完整性。通过体检将个人信息、检查结果、健康现状、既往史、家族病史、生活习惯等详细录入网络,便于查询和下次体检对照。体检结束后应及时整理资料归档成册,然后由高年资的主任医师担任总检医师,对每位体检者的健康状况进行综合评估,做出体检结论。如果发现体检者有严重疾病或阳性体征,力求在最快时间内通知到本人并安排专家进行诊治,提出健康干预意见和生活方式的指导,通过电话追踪了解情况并做好记录。

3. 动态高效 将与健康相关信息的数字化采集、整合和动态更新,累积个体动态的健康资料,形成时间序列数据,使军人历年来的身体健康变化和病史一目了然,并能快速查阅,便于动态掌握军人的健康状况。每次的诊疗活动记录要转录到个人健康资料中,随时更新个人健康记录。转上级医院住院治疗回来后,要及时将其住院治疗、手术及伤残的信息资料转入健康档案。巡诊、上门出诊、医疗咨询中发现的个人健康问题应及时转入个人健康档案资料中。对个人体检中筛查出的慢性疾病、重点疾病及在健康评估中被列为重点人群的重点保健对象,要通过信息化管理达到快速、连续的全程观察与治疗,以便进一步康复及防治。

4. 分类指导 遵循统一的业务规范和信息标准,针对不同类别军人保障对象提供分类指导,使健康档案在内容的广度和深度上具有灵活性和可扩展性。

(二)军人电子健康档案

在西方发达国家,几乎人人都有自己完整的、连续的健康档案,医师会根据每个人的健康情况对其进行健康指导。一旦健康状况发生改变,医师就可以轻松调出健康档案,及时、准确地进行诊疗,以免贻误救治时间。在我国,门诊病人通常会建立简易的病历本,只有住院诊疗的病人,医院才为其建立正规病历。随着我军卫生信息化的发展,军人健康信息共享利用需求越来越迫切,这些需求包括健康信息共享、健康评价、健康危险因素监测、健康干预措施评估、卫生政策辅助决策支持等。建立军人电子健康档案是实现上述需求的必由之路,其核心是实现军人健康信息全面记录、按需共享和充分利用,基本手段则是实现医疗信息系统间的互联互通。

1. 军人电子健康档案的建立 军人电子健康档案即由计算机创建、处理并保存的军人个人健康信息相关的档案。军人电子健康档案中的个人健康信息包括基本信息、主要疾病和健康问题摘要、主要卫生服务记录等内容。军人健康档案信息主要来源于医疗卫生服务记录、健康体检记录和疾病调查记录,并将其进行数字化存储和管理。今后,军人的电子健康档案中还可增加健康评估、健康指导等功能,跟踪健康状况走势。军人电子健康档案一方录入,多方使用,各种记录的标准化和数字化,实现医疗机构、患者、卫生管理部门之间的信息共享。军人电子健康档案系统建立后,人们的健康信息将更简单更快捷更安全地被计算机管理,减少了物理资源的消耗,提供了更系统的管理方式和查看方式,人们将更好地管理自己的健康。

2. 军人电子健康档案的特点

(1)内容更全面:电子健康档案不是简单地将纸质病历记载的各项内容输入电脑,还记载了军人平时生活中的健康相关信息,不仅能记录病史、病程、诊疗情况,医师也可以随时随地提取有关信息,快速全面地了解情况。

(2)使用更广泛:随着网络技术迅猛发展,卫生领域的电子商务、电子服务应运而生,军人健康档案能在广域网环境下实现信息传递和资源共享,能任何时间、地点为任意一个授权者提供所需要的基本信息,无论到哪家医院就诊或体检,都能提取到自己的以往健康档案。电子健康档案和计算机信息系统的应用,将使医师会诊的时间缩短。

(3)检索更方便:电子健康档案特有的数据格式和集中的存储,有利于快捷输入,迅速检索查询、调用处理各种诊疗信息,为临床、教学、科研提供大量集成资料,有利于信息资源共享和交流,同时也便于统计分析,大大提高了档案的利用效率。

(4)存储更简易:纸质病历的保存,必须有足够空间,规定保存期限,同时还要解决纸张的磨损、老化及防潮、防火、防蛀等问题,要消耗大量人力物力。电子健康档案有效的存储体系和备份方案,能实现大量存储和实时存取的统一,占用空间小,保存容量大,能永久保存。

(三)军人健康档案建设现状

全面实施军人健康档案管理是部队卫生工作落实科学发展观的具体体现,在人人享有健康的国家卫生战略思想指导下,电子健康档案成为国家卫生信息化建设的重点工程。目前,军队健康档案建设存在以下问题。

1. 缺乏整体规划,标准不统一　由于我军的电子档案工作起步较晚,目前未进行全军整体规划,未制定统一的标准和规范,缺乏完善、可持续利用的软件资源和硬件支持。我军的健康档案未与地方居民健康档案进行有效的衔接,军地健康档案存在脱节、标准混乱和不能进行数据交换等问题。

2. 健康内容单一,编码不规范　目前,军队人员健康管理还没有形成体系,仍处于研究探索阶段。数据采集、传输与应用软件各不相同,未制定统一的数据规范、标准体系、数据编码和相关制度,造成各单位的数据来源、健康指标、评价体系和干预措施等内容也存在偏差。

3. 数据接口众多,安全防范困难　军人健康档案的数据来源渠道较多,如卫生服务、健康体检、专题检查或疾病调查等,需衔接的软件也较多,如军卫一号工程系统、部队卫生信息管理系统、干部体检管理系统、军队人员伤病员管理系统等,需集少成多,而且数据库多采用分布式结构,数据存储量大,涉及跨医疗机构信息共享和安全保密机制等。

三、军队慢性病管理

慢性非传染性疾病是一组潜伏期长,一旦患病,不能自愈,也很难治愈的非传染性疾病

(chronic non-communicable diseases，CNCDs)。相对于传染性疾病和急性疾病而言，慢性病大多数与环境因素、行为和生活方式等有关。军人群体中常见的主要慢性病包括以下几类：①心脑血管疾病，如高血压、冠心病等；②恶性肿瘤，如肝癌、肺癌、乳腺癌等；③代谢性疾病，如糖尿病等；④精神异常和精神病；⑤遗传性疾病；⑥职业病，如硅沉着病（矽肺）等；⑦慢性气管炎、肺气肿和慢性阻塞性肺疾病；⑧其他，如慢性胃炎等消化系统疾病、骨关节病等肌肉骨骼系统疾病。

军队慢性病管理是对军队成员中的心脑血管疾病、内分泌系统疾病、肿瘤类疾病、呼吸道疾病等慢性病的系统管理。目前军队尚无专门的慢性病防治机构，主要防治工作是由军队疾病预防控制机构和各级医疗卫生单位负责。军队慢性病患者主要分布在退休和病退人员中，但是慢性病的发生发展是一个长期缓慢的过程，多数患者在部队服役期间就有前期症状或发病。所以，军队慢性病管理工作应该从军人在职期间抓起，做到早期教育、早期干预、早期监测、早期治疗，防止疾病慢性发展。

（一）慢性病的特点

1. 慢性病是公共卫生问题　慢性病早在 20 世纪末就是主要病死因，其死因前 10 位依次为：心脏病、癌症、脑血管病、慢性呼吸道疾病、事故、糖尿病、流感与肺炎、老年痴呆、肾疾病和败血症。慢性病问题是一个复杂的医学和经济社会现象，是一个重要的公共卫生问题，正为各国所重视。普遍认为，先进医疗技术的使用仅能降低疾病部分死亡，却无法减少发病、残疾和昂贵的疾病治疗负担，而开发积极的公共卫生策略和群体预防才是慢性病防治的根本出路。

2. 慢性病是丧失劳动能力、影响生活质量、造成残疾的重要原因　慢性病病程长，损害人体重要器官，多使患者丧失劳动能力，生活质量下降，导致死亡和残疾。

3. 慢性病造成重大经济负担　慢性病病程长、预后差、治疗时间长、耗资大，不论是个人经济负担还是国家经济负担都很沉重。有许多患者家庭因病返贫，生活质量明显下降。

4. 慢性病的危险因素相同，作用叠加　许多慢性病如高血压、高血脂、糖尿病、肥胖等，危险因素相同，多与不良生活方式密切相关，如饮酒、吸烟、高盐、高糖饮食、运动不足等可同时存在，而且这些因素相互促进，有叠加作用，一些疾病有遗传因素，使病程迁延，症状反复，控制效果不理想。

5. 慢性病具有不可逆特点　一旦发生就需要通过长期的干预措施，精细的治疗和护理。科学的慢性病管理也是对社会进步的一个考验。

（二）慢性病的危险因素

导致慢性病增加的主要因素有人口学因素、行为危险因素和社会危险因素。一般把危险因素分为环境、行为和宿主 3 个方面，常见的危险因素有不合理饮食、吸烟、饮酒、运动不足、病原体感染、遗传和基因缺陷、职业中毒、环境污染、精神心理等。

1. 环境污染　环境污染是致病因素已为大家共识。工业化、城镇化发展导致城乡环境破坏，空气质量下降，工业"三废"治理不及时、不到位，饮用水源遭到破坏。粮食、蔬菜生产上化肥过度使用和农药残留，都为人们饮食饮水安全带来新的问题。科学研究已经证明环境污染是恶性肿瘤及某些慢性病的主要因素。

2. 饮食因素导致的血脂异常和肥胖　慢性病中，像高血压、糖尿病、高脂血症、痛风、肥胖都与饮食方式、膳食结构有关系。膳食中的微量元素、食盐、食物添加与烹饪及进食方式都与慢性病的发生有关。

3. 饮酒过度　饮酒,特别是长期饮酒和过度饮酒与多种疾病有关,如心脑血管、肝病、多种恶性肿瘤等。研究表明大量饮酒人群中,肝癌的死亡率增加 50％;中度饮酒中,高血压患病率高于正常人;酗酒还可能增加心脑血管意外发生。

4. 吸烟　长期吸烟可以引起 20 多种疾病,如心脑血管疾病、肺癌、食管癌、膀胱癌、唇癌、口腔癌、咽喉癌、胰腺癌等。吸烟与很多危险因素有交互作用,作用叠加加重伤害,如吸烟与饮酒、血脂增高、病毒感染、家族史等,而且影响慢性病的全过程。吸烟年龄、时间及吸烟量与致病关系密切。

5. 运动不足　缺乏体力劳动,运动不足是慢性病的危险因素,与冠心病、高血压病、脑卒中、糖尿病、肥胖、高脂血症、骨质疏松症及多种癌症有关。

6. 病原体感染　细菌、病毒等病原体感染引起慢性疾病,研究证实有 15％～20％ 的癌症与病原体感染有关,如幽门螺杆菌是胃癌的主要危险因素,乙型肝类与丙型肝类病毒是肝癌的主要危险因素,EB 病毒与鼻咽癌和人乳头瘤病毒与子宫颈癌都密切相关。如果控制病原体感染,能减少很多癌症的发病。

7. 遗传和基因异常　研究证实,大多数慢性病发病都有遗传因素影响,癌症、心脑血管病、糖尿病、高脂血症、精神疾病等都有明显的家族史。

8. 多种危险因素的综合作用　经过调查研究发现,慢性病的发生与流行往往是多个危险因素综合作用的结果,各种因素相互叠加,作用模式非常复杂。

(三)慢性病的防控措施

慢性病的预防多是采取控制慢性病危险因素开始。实践证明,采取相应的干预措施是可以降低慢性病的发病率和病死率,从而提高公民健康水平。据专家统计,每日食盐摄入量减少 15％ 并调节吸烟,能将预防全世界 1380 万例与慢性病相关的死亡,将在未来 10 年中每年降低慢性病病死率 20％,节省 80 亿美元。慢性病的预防与控制是一个长期的过程,需要全社会参与。一般的防控措施是采取以一级预防为主的三级预防机制。

(四)军队慢性病管理的状况与建议

军队是一个年龄相对集中的健康群体,慢性病患者一般都超过了现役年龄,转移到地方继续治疗。因此,目前军队慢性病管理基本没有形成系统,只是部队医疗单位收治一些军队管理的病退、病休人员;军队疾病预防控制机构业务工作范围没有提出具体要求,机构编制也没有慢性病科室;军队卫生政策法规中没有慢性病管理的专门法规,防治管理技术落后于地方。但是按三级预防机制,部队也开展了一级、二级的预防措施,如与地方相连,部队做好了一、二级预防,减少慢性病人也是为地方减轻负担。根据近 10 年来的调查统计,军队成员疾病谱也发生了变化,高血压、脂肪肝、高脂血症、糖尿病等慢性病有年轻化趋势,因病退役人员增多,精神疾病有增加趋势。因此,部队慢性病防治也应提到议事日程,建议如下:

1. 加强军队人员的健康教育与健康促进。结合部队贯彻落实爱国卫生规划,创建"健康军营"活动,教育官兵养成良好卫生行为。

2. 建立军人身体健康和心理档案,按规定进行健康体检,并给予科学评价指导。军人健康、疾病信息与地方有关部门相衔接,达到信息资源共享。

3. 制定与地方慢性病防治法规相衔接的慢性病管理工作法规制度,明确军队慢性病管理范围、责任,使军队慢性病防治与官兵全维健康有机结合。

4. 利用地方和军队卫生资源,培训部队、干休所等基层医疗单位慢性病防治技术,提高部队慢性病防治水平。

5. 结合部队实际,对部队常见、多发的慢性病进行连续监测,规范与健康相关的数据登记、统计,逐步达到军队卫生信息化要求。

6. 结合部队实际开展重点项目的科研攻关,推广慢性病防治的新技术、新方法、新成果。

7. 根据军队疾病谱特点,从保障官兵全维健康的角度,组织以"三级预防"为主要模式的军队慢性病的回顾性与前瞻性课题研究。

四、军队职业病管理

2002 年 5 月 1 日,我国《职业病防治法》正式颁布施行,标志着我国职业卫生开始迈向了一个崭新时代。这部法律规定所有用人单位的劳动者都依法受《职业病防治法》保护。中国人民解放军等特殊用人单位的工作人员,职业卫生保护参照执行《职业病防治法》。

(一)军事职业有害因素

军事职业有害因素是指在军训、演习、行军、战斗、施工和生产等军事劳动的劳动过程和劳动环境两方面有害于健康的因素。劳动过程的有害因素主要包括:劳动、训练组织不当,精神紧张,强迫体位,劳动强度过大等。劳动环境的有害因素主要包括物理性、化学性和生物性因素。物理因素主要有异常气象条件的高温、低温、高湿、高气流、热辐射等;异常气压的高、低气压;次声、超声、噪声、振动;超重、失重、加速度;电离辐射的 X、γ、β 射线等;非电离辐射的高频、微彼、激光、红外线、紫外线、强光和弱光等。化学因素主要有坑道作业时产生的氮氧化合物及矽尘、火炮射击时的有害气体、有毒火箭推进剂等。生物因素主要有森林执勤时可能遇到的森林脑炎病毒,茅草、丛林执勤时可能遇到的毒蛇、蚂蟥等。各兵种的军事职业性有害因素既存在差别,但也具有一定的共同之处。随着现代化军事技术装备的迅速发展,新的有害因素(雷达、非离子辐射、新型燃料成分、地震波)的出现对军队人员构成了更大的威胁。

(二)军队特殊作业环境对军人作业能力和健康水平的影响

电子技术的迅速发展,极大地改变了现代军事作业的模式。作业环境已发展成为陆、海、空、天、电五维一体的新模式。军事作业已从力量型向力量智力型转化。一方面军事作业相关的疾病也不仅仅是体力疲劳、创伤、腰背部和关节损伤等,作业人员作业时的心理环境将发生巨大变化,强烈的恐惧、紧张所形成的过度心理应激与其他因素结合对作业人员健康的影响及由此引起的作业能力降低已经引起了有关专家的关注。过度心理应激通过直接和间接两方面的机制影响机体的健康。美军把这类军事作业相关疾病分为"急性作业应激反应""创伤后应激紊乱""作业精神病""作业性失能"等 6 种类型。已经证明这种作业相关疾病与神经系统,尤其是中枢神经的损伤有关,动物实验表明模拟应激浓度糖皮质激素的持续作用能够引起大脑海马部位神经元结构和功能的变化,甚至引起神经细胞的萎缩、死亡和丢失。另一方面是由于长期、单调及活动受限的作业形成的慢性心理应激对机体的影响,也日益受到关注。如由之引起的免疫功能降低,行为心理状态的改变,及某些慢性病和传染性疾病的增加,训练伤及其他事故的增多等在军人的军事作业中时有发生。

(三)军队职业病防控的范围和原则

1. 职业病的概念 根据传染病防治法的规定,职业病是指与用人单位形成一定劳动关系的劳动者在从事职业活动中,因接触粉尘、放射性物质和其他有毒有害物质等引起的疾病。它具有以下特点:一是职业病是一种人为疾病,与人的职业活动相联系,没有职业活动,就没有职业病;二是职业病病因明确,有利于采取针对病因的预防控制措施;三是职业病是在用人过程中产生的,用人单位应当对劳动者发生职业病承担责任;四是多数严重职业病目前医学上尚无有效的治疗手段,或者治疗费用昂贵。

2. 军队职业病的范围 军队职业病是指军队人员在军事作业过程中,因接触有毒有害因素、极端环境因素及从事特殊军事作业引起的疾病。

3. 军队职业病的病种和防治基本原则 军队职业病包括国家《职业病目录》规定的病种和军队特殊职业病。军队职业病防治工作遵循预防为主、防治结合的原则,建立军政首长负责、后勤(联勤、保障)机关主管,司令、政治、装备机关协同共管的机制。

(四)军队职业病的预防控制策略

军队职业病是可防可控的。控制职业病危害的关键在于预防控制危害产生的源头。预防职业病是一项复杂的工作,涉及多学科,多部门的各个方面。

1. 加强职业病的宣传教育 各级后勤(联勤、保障)机关卫生部门应当结合任务变换、装备更新、人员变动等实际情况,加强职业病防治知识的宣传教育,提高军队人员的职业健康和职业病防护意识。

2. 开展多种形式的职业卫生培训 各级后勤(联勤、保障)机关卫生部门应当对从事接触职业病危害工作的军队人员,进行上岗前的职业卫生培训和在岗期间的定期职业卫生培训,督促军队人员遵守职业病防治的有关法规制度,严格执行职业安全防护规程和标准,正确使用职业病防护设备和个人防护用品。

3. 加强职业病防治管理不放松 存在或者可能产生职业病危害的军队单位,应当配备专职或者兼职的职业卫生管理人员,制定职业病防治计划、职业卫生管理制度、职业病危害因素监测分析制度和应急救援预案,建立职业卫生档案和职业健康监护档案,配备有效的职业病防护设备和应急救援设施,高危(毒)作业岗位应当设置明显的安全标志和警示牌,定期公布工作场所职业病危害因素检测结果,提供符合职业病防治要求的个人防护用品,定期组织职业健康检查,开展职业病防治知识宣传教育和培训。

职业卫生档案主要包括:工作单位的基本情况,职业病防护设施的配备、使用情况,职业病危害因素监测分析情况,职业健康检查的开展情况和职业病发病情况。

4. 配备齐全的职业病防护设施设备 军队单位应当定期对职业病防护设施设备和个人防护用品进行技术检测和安全检查,及时维护修理、更新补充,确保性能稳定、运行正常,符合职业病防治要求。

5. 开展特殊军事作业防护 军队单位对从事高危和特殊作业的人员采取下列防护措施:①对核武器使用管理和其他接触放射性物质的岗位,应当加强放射防护工作,严格执行操作规程和安全规则,设置明显警戒标志和报警设施,开展核辐射监测与评价。作业人员按照规定穿戴防护用具,佩带个人剂量计,防护用品定期进行放射性污染检测。②对接触推进剂、化学毒剂和其他高毒作业岗位,应当严格执行推进剂、化学毒剂等化学危险品的包装、运输、储存、使用和处理的规定,作业人员必须按照规定使用个体防护装备,尤其做好呼吸系统防护。③对雷达、电子对抗、无线电通信发射机操作、侦听和电磁武器装备研制、试验等接触军事电磁辐射的工作岗位,应采取有效屏蔽措施,使用个人防护用具,减少暴露时间。对强辐射源工作场所应当设置警示标识和报警设施。④对武器装备研制、维修、处废和火炮、弹药试验等产生有害气体的工作岗位,以及竖井、坑道、密闭舱室等场所,应当配置适宜的通风设施,控制连续作业时间,必要时使用个体防护装备。⑤对产生军事噪声的工作场所,应当从材料选择、结构设计、工艺改进等方面减低噪声强度,采取措施阻断或屏蔽声波的传播,在超过规定限值的场所佩戴适宜的耳防护器。⑥对空降、飞行、潜水等特殊军事作业,应当采取科学训练方式,减少长期强迫体位、气压过高或者过低、高过载负荷等因素对人体的影响。⑦产生职业病危害的军事作业岗位,应当严格执行安全操作规章,采取有效防护措施,确保职业卫生安全。涉及核与放射、高毒物品等重要岗位的作业人员,必须经过相应专业培训并通过考核合格后,方可上岗。

(傅建国　蔡勃燕)

第四节　军队慢性非传染病预防与控制

20 世纪 50 年代以来,各国的慢性病在疾病谱的位置前移。我国在 50 年代城市居民死因位次为呼吸系统疾病、传染病、消化系统疾病、心血管病,而到 80 年代则为心脑血管病、恶性肿瘤、呼吸系统疾病、消化系统疾病。慢性病已经成为影响公众健康和危及生命的主要原因。军队疾病谱的变化也与国家相一致,生活条件、饮食习惯的改变也促使部队高血压、糖尿病、高血脂、脂肪肝及恶性肿瘤等发病呈上升趋势。加强军队人员慢性病的预防控制是全维维护军人健康的重要内容。

一、心脑血管疾病的预防

心脑血管疾病是心血管疾病和脑血管疾病的统称,泛指由于高脂血症、血液黏稠、动脉粥样硬化、高血压等所导致的心脏、大脑及全身组织发生缺血性或出血性疾病的通称,包括肺源性心脏病(简称肺心病)、风湿性心脏病(简称风心病)、高血压性疾病、冠心病、脑卒中等。心脑血管疾病的发病率、病死率和致残率非常高,一旦患病,将给患者、家庭和社会带来极大痛苦和经济负担,是慢性病防控的主要疾病。

在诸多心脑血管疾病中,对健康危害最严重的是高血压、冠心病和脑卒中。高血压是以体循环动脉压升高为主要表现的临床综合征,既是一种最常见的心血管疾病,又是心血管疾病的独立、持续的危险因素,分为原发性高血压和继发性高血压。前者以血压升高为特征,是原因不明的独立疾病,占 95% 以上;后者血压升高是某些疾病的部分表现,不足 5%,其中肾疾病占 70% 以上。冠心病是冠状动脉粥样硬化性心脏病的简称,是由于冠状动脉器质性(动脉粥样硬化或动力性血管痉挛)狭窄或阻塞引起的心肌缺血缺氧(心绞痛)或心肌坏死(心肌梗死)的心脏病,亦称缺血性心脏病。脑卒中俗称脑中风,是指脑血管破裂出血或血栓形成,引起的以脑部出血性或缺血性损伤症状为主要临床表现的一组疾病,是目前造成人类死亡和残疾的主要疾病。

(一)流行特征

我国心脑血管疾病有逐年升高的趋势。据 1985—2000 年监测,我国冠心病和脑血管疾病病死率呈上升趋势;据全国部分省市的死因报告统计,1983—1993 年脑卒中的死亡呈上下波动,1994 年后呈上升趋势。

1. 高血压　根据 2002 年调查数据,我国 18 岁以上成年人高血压患病率为 18.8%,估计目前我国约有 2 亿高血压患者,每 10 个成年人中就有 2 人患有高血压,约占全球高血压总人数的 1/5。高血压患病率随年龄而上升。40 岁前上升速度缓慢,40 岁后上升速度显著加快。45 岁前各年龄组高血压患病率男性高于女性,65 岁后各年龄组女性高于男性。不同职业者患病率有一定差异,据报道青年军人高血压患病率为 1.72%～3.57%,血压正常高值在 4.22%～5.00%;60～81 岁离退休干部高血压患病率为 40.90%～61.40%。在我国高血压人群中,绝大多数是轻、中度高血压(占 90%),轻度高血压占 60% 以上。中、青年人群高血压患病率呈上升趋势,是我国高血压患病率持续升高和患病人数剧增的主要来源。

2. 冠心病　　1970－1992 年世界各国的冠心病年龄标化病死率,北美和绝大多数西欧国家都呈下降趋势(大多已在 400/10 万/年以下),而东欧国家却呈上升趋势,并处于高病死率水平。中国 MONICA 研究表明:近年来,我国急性冠心病事件有上升的总趋势,患病率和病死率均上升。1984－1988 年中国城市冠心病实际病死率增长 13.5%,达 41.88/10 万;农村增长 22.8%,达 19.17/10 万。1984－1999 年的 16 年,北京地区 35～74 岁人群冠心病病死率增加,特别是 35～44 岁男性冠心病病死率增加了 111%。2008 年我国冠心病患病人数达 5000 万,并以每年约 75 万人的速度增加,发病呈年轻化趋势。另外,国内外资料显示:温度与冠心病死亡危险显著负相关,冠心病猝死冬季占全年病例的 35%,而夏季占 15%。国外一般认为,男性 40 岁后冠心病患病率随年龄而上升,每长 10 岁发病率上升 1 倍;女性发病年龄平均较男性晚 10 年,但老年妇女冠心病患病率接近男性。冠心病病死率也随年龄而上升,男性高于女性。中国 MONICA 研究表明,急性冠心病事件随年龄增长而上升,男性高于女性。

3. 脑卒中　　过去 40 年发达国家脑卒中病死率持续下降,某些东欧国家脑血管病死亡率有上升趋势。我国脑卒中标化病死率也呈上升趋势。脑卒中的发病往往受季节气候变化和人体昼夜生物钟的影响,有明显的季节性。脑卒中冬季发病率明显高于夏季,且气温骤降更易发作。在出血性脑卒中,其发病率可能与高血压波动情况(上午 6～7 时和下午 19～20 时血压出现峰值)相关。脑卒中可以发生在任何年龄,包括胎儿。脑卒中的发病率和病死率随着年龄增长而上升,男性高于女性,从 30 岁开始上升,50 岁进入高峰,95% 的脑卒中发生在 45 岁以上人群,有 2/3 的脑卒中发生在 65 岁以上人群。但近年来,45 岁以下的青年人发生脑卒中的报道越来越多,主要是由于遗传或不良生活方式所致,同时,高度紧张的职业人群也是心脑血管疾病的高危人群。

(二)心脑血管疾病的危险因素

1. 高血压的危险因素　　原发性高血压的病因不明,是一种多基因与多种环境危险因子共同作用而形成的慢性病,遗传因素占 40%,环境因素占 60%。已经明确的危险因素有高钠、低钾膳食、超重和肥胖、饮酒、遗传因素、精神紧张等与高血压的发病密切相关。

2. 冠心病的危险因素　　冠心病的主要病因是冠状动脉粥样硬化。高血压、高胆固醇血症和吸烟是冠心病的三大危险因素,它们作用强而且人群暴露率高。此外,糖尿病、肥胖、体力活动不足、A 型行为类型和应激等因素也是引起冠心病发生的诸多危险因素。

3. 脑卒中的危险因素　　脑卒中的危险因素很多,除了年龄、性别、种族和家庭遗传等危险因素不可干预外,已明确的脑卒中危险因素还包括高血压、糖尿病、心脏疾病、高脂血症、短暂性脑缺血发作、吸烟、酗酒、血液流变学紊乱、肥胖、疲劳等因素都可能会导致脑卒中的发生。

(三)预防与控制

分级预防策略　　分级预防是按疾病自然史阶段来划分的。发病前的预防称为一级预防(也叫病因预防)。心脑血管疾病的一级预防是在人群中开展的病因预防,包括一般性的健康促进,如改善居住穿衣条件、平衡合理膳食、控制体重、禁烟节酒、适度体力活动,以及特异性的危险因素干预,如控制血压、降低血清总胆固醇等。发病期间的预防称为二级预防(也称早期治疗)。心脑血管病的二级预防包括早期检出、早期治疗、强化治疗并发症等。治疗后期的预防称为三级预防(也称康复治疗)。心脑血管病属于慢性病,在经历了二级预防即临床治疗后,有一个相当长的三级预防即康复治疗,目的是尽可能恢复患者功能、提高生活质量、防止复发、减少残障及延长生存期。疾病分级预防的划分是相对的,每一阶段的预防既是对本阶段状态的处理,又是对下一阶段的防止,分级不等于分家,防治心脑血管病应当采取综合与协同的防治策略。

2. 共同危险因素的综合预防　心脑血管疾病存在共同的危险因素,因此,针对共同危险因素开展多种疾病的综合预防,有很好的预防效益。

(1)健康教育:充分利用大众传媒,广泛而有效地对群众宣传心脑血管疾病的相关知识和信息,如禁烟宣传、膳食模式介绍、促进群众性体育活动开展等。总之,将已有的知识,有效地应用于心脑血管疾病的健康教育活动。

(2)合理膳食:肥胖、高胆固醇血症、高血糖、高尿酸血症、高血压和动脉粥样硬化等疾病都与富裕膳食有关,"富裕膳食"的特点是高胆固醇(每天＞450mg)、高饱和脂肪酸(每天＞15％总能量)、高脂肪(每天＞35％总能量)或高精制加工糖(每天＞15％总能量),食物能量为动物来源的比例较高。中国营养学会(1997)提出的"中国居民膳食指南"要点:①食物多样,谷类为主(＞50％总能量/日);②多吃蔬菜、水果和薯类;③每天吃奶类、豆类或其制品;④经常吃适量的鱼、禽、蛋和瘦肉,少吃肥肉和荤油(胆固醇每天＜300mg、脂肪每天＜30％总能量);⑤食量与体力活动要平衡,保持适宜体重;⑥吃清淡食物(少盐即每天 6g、少油脂、少动物性及少油炸烟熏等);⑦如饮酒应少量饮用低度酒;⑧吃清洁卫生、未变质的食物。

(3)禁烟、限酒、多运动:吸烟有百害而无一利,禁烟除了健康教育,还需要改进社会环境,调整社会经济结构,是一项长期复杂的健康促进事业。经常少量或中等量饮酒会带来健康危害,如高血压、脑卒中和肝硬化等。充足的体力活动能增强或改善机体各系统的功能,如降低血压、降低胆固醇、增加冠状动脉储备和缓解应激状态等,最生活化而且容易坚持的运动是步行。

(4)治疗慢性支气管炎、风湿热、高血压、高胆固醇血症和糖尿病:这些疾病分别是各种心脑血管疾病致病过程的中间疾病,对它们进行治疗能分别预防肺源性心脏病、风湿性心脏病、脑卒中和冠心病。可采取生活方式措施(如减轻体重、减少乙醇摄入量、增加体育活动、限制食盐、戒烟、减少脂肪摄入、控制糖尿病等)和药物治疗措施。

二、糖尿病的预防

糖尿病是由于遗传因素、后天的环境和行为因素联合作用导致机体的慢性高血糖病理状态,是由多种原因引起,以慢性高血糖,伴有胰岛素分泌不足或作用障碍,导致糖类、脂肪、蛋白质代谢紊乱,造成多种器官慢性损伤、功能障碍衰竭为特征的一种慢性、全身代谢性紊乱的疾病。主要表现为"三多一少"症状,即多尿、多饮、多食及消瘦;同时还伴有疲乏无力、精神萎靡等。相当多的糖尿病患者没有明显的自觉症状,很多人体检时偶然发现;2 型糖尿病患者患病之初,都有或长或短的无症状期,偶然也会有乏力、倦怠易怒等容易被忽略的症状出现。有时可能会出现一些先兆、如饭量增加但体重却下降,视力下降,手足麻木或有针刺感、便秘,伤口愈合缓慢,易发感染,阳萎,外阴瘙痒等。易导致严重的并发症,如慢性高血糖可致各种器官尤其是眼、肾、神经及心血管损害,引起功能不全或衰竭;糖尿病并发症已成为糖尿病患者致死、致残的主要原因。

(一)流行病学特征

随着经济的发展,生活水平的提高,生活方式的改变和人口的老龄化,糖尿病患病率在世界范围内迅速地增长,呈现出明显的上升趋势。糖尿病广泛分布于世界各地,其流行特征与种族、遗传、环境及生活方式等因素有关。我国于1999年正式采用新的分类,将糖尿病分为4型,即1型糖尿病、2型糖尿病、妊娠期糖尿病(GDM)和其他特殊类型糖尿病。糖尿病中90%属于2型糖尿病,1型糖尿病仅占4%~6%,其他类型的糖尿病更少。在地区分布上,经济越发达的地区糖尿病的患病率越高,城市远高于农村,前者为后者的1~4倍。发病率最高的2型糖尿病的发病率与生活方式的改变和社会经济发展程度密切相关。WHO报告显示,仍保留传统生活方式的地区,糖尿病患病率低。如非洲农村成年人为1%~2%,巴布亚新几内亚高原地带的一次调查未发现糖尿病患者;而现代化程度较高的欧美国家,糖尿病患病率高,如美国为6%~8%。我国2型糖尿病患病率表现为大城市高于中、小城市,城市高于农村,富裕县城镇高于农村,经济发达地区的患病率较高。在人群分布上,随人群的性别、年龄、职业、种族、阶层、婚姻状况、家庭情况的不同而有差异,也与人群不同行为及环境有关。以2型糖尿病为例,发病率随年龄增长而增加,40岁前较低,40岁后急剧上升,每增加10岁患病率增长约1%,60岁以上人群患病率为整个人群的3~7倍。我国调查显示40岁以后的人群是2型糖尿病的高危人群。此外,糖耐量低减与糖尿病患病率之比随年龄上升而下降,说明我国糖尿病的患病似有年轻化的趋势。女性略高于男性。

此外,不同职业、社会经济地位、有无糖尿病家族史,其2型糖尿病的发病率和患病率不同,提示2型糖尿病的发生是由环境和遗传因素综合作用的结果。

(二)危险因素

糖尿病的危险因素很多,如遗传、感染、多次妊娠和分娩、精神紧张、活动减少、肥胖等都是糖尿病的诱发因素。同时,膳食因素,高能量饮食是2型糖尿病的重要危险因素。

1. **糖耐量损害** 是指患者血糖水平介于正常人和糖尿病之间的一种中间状态,糖耐量损害已经成为2型糖尿病的一个高危因素。

2. **胰岛素抵抗** 临床观察发现,肥胖、2型糖尿病、高脂血症、高血压、冠心病及脑血管意外等病理过程常合并存在,提示这些疾病可能存在共同的病理生理机制,即胰岛素抵抗。

3. **妊娠** 妊娠糖尿病的妇女以后发生显性糖尿病的比例比较高,研究发现妊娠次数与2型糖尿病的发生有关,妊娠次数多者较妊娠次数少者糖尿病阳性家族史多见。

4. **社会经济状况** 我国1994年调查发现,糖尿病的患病率随着经济收入的增加而增加,而且经济收入越高,文化程度越低者发生糖尿病的危险性越大。

5. **高血压及其他易患因素** 许多研究发现高血压患者发展为糖尿病的危险比正常血压者高,这可能与两者有共同危险因素有关。

(三)预防与控制

1. **分级防控策略**

(1)一级预防:糖尿病的一级预防旨在防止高危人群不发生或减少发生糖尿病。主要的策略是降低发病的高危因子的水平。

糖尿病的一级预防有两个主要的策略。

①群体管理:目的是针对人群或群组的整体,特别是对糖尿病的高危人群的管理,减少发病的高危因子的水平,不专门着眼于个体的危险因子特殊水平。以前的群体管理已经包括了各种环境控制方法,而近年来的群体管理还涉及改变军人的卫生生活行为方式,促进官兵健康。

②高危个体管理:干预的目标是选择那些发病的危险性升高的个体,使他们接受健康教育和指导,提高自我防病的意识,包括采取药物或非药物的干预策略,干预那些葡萄糖耐量降低或其他代谢异常,或具有 B 细胞损坏的免疫学指标及其他指标阳性的个体。

群体管理和高危个体管理策略一般说来是互补的。如果部队官兵中对糖尿病的基因易感性特别高,那么,群体管理策略是恰当的(在这种情况下两种策略的效果是相同的)。如果某种病或危险因子在部队内广泛传播,采用群体管理则是符合逻辑的,如果危险因子倾向于簇集在某些个体身上,某些家庭内或单位内的某些局部,那么,高危个体管理就更符合成本-效益原则。

防治措施:一级预防目的是提高对糖尿病危害的认识,提倡健康的生活方式,加强体育锻炼和体力活动;提倡膳食平衡,预防和控制肥胖,降低糖尿病的发病率。措施是开展以下健康教育。

①借助联合国糖尿病日,组织部队结合宣传主题开展多种形式的宣传活动,在军营内外主要场所设点现场咨询、发放宣传单,悬挂宣传主题的横幅,在报纸报刊上刊登相关宣传文章等。

②在部队广泛地开展专题讲座,进行糖尿病健康知识教育,提高自我防病的能力。

(2)二级预防:目的是早发现、早诊断、早治疗,预防高危糖尿病的发生。通过门诊巡诊、糖尿病筛查、健康体检、疾病监测、开展心理健康教育等防病措施,发现和掌握糖尿病病人,为糖尿病病人的规范化管理提供基础资料。

①门诊巡诊:卫生人员在日常诊疗巡诊服务中发现病人中有糖尿病危险因素者或糖尿病症状者,建议其做快速空腹血糖的检测,如检测结果高于正常值即可诊断为糖尿病。

②糖尿病筛查:对部队 35 周岁以上的人员开展一次糖尿病筛查,筛查率大于目标人群的 10% 以上。采用快速血糖法筛查,筛查工作由部队医疗卫生单位组织,在一定时间内完成,筛查时做好登记,筛查后进行总结。对于在筛查中发现的糖尿病病人,及时进行治疗,为其建立疾病档案,进行跟踪随访。

③健康体检:搞好健康体检,按照健康体检要求对部队各类人员组织进行体检,体检率须达到该人群的 80% 以上。因血糖是必检项目,所以,在体检过程中可能会发现糖尿病新发病例。

④糖尿病监测:目的是了解当地糖尿病的发病情况,为各级决策层制订防治策略提供科学依据。方法是在各级医疗卫生单位中开展糖尿病报病工作,各级报告单位的医师在从事医疗活动的过程中新发现的糖尿病病人,必须填写相应报病卡,各级医疗单位负责报病的科室负责收集卡片,每月定期上报,上报的糖尿病卡片进行整理审核后录入数据库,并按照新发糖尿病病人将其相关信息反馈给患者所在单位为其建立疾病档案,进行跟踪随访。

⑤开展心理健康教育:糖尿病心理健康教育在二级预防中是不可忽视的,糖尿病是一种伴随终身的慢性疾病,严重地危害人类的身体健康。糖尿病对患者的一生的生活和工作有着重大的影响,不仅是身体的痛苦,而且有极大的心理负担,易产生精神及心理障碍。糖尿病的基本知识是心理教育的前提,要教育患者面对现实,培养健康情绪,加强心灵的沟通,增进感情的

交流,针对性地进行思想上的疏导。建立合理的生活方式,确立全方位的和个性化的控糖降糖达标方案,达到有效疾病控制。

(3)三级预防:目的是控制糖尿病病人的血糖和其他心血管危险因素,预防并发症的发生,提高生活质量。措施是对已确诊的糖尿病病人进行规范化管理。

①开展健康教育和健康促进。各级医疗单位的临床医师对前来就诊的糖尿病病人讲解糖尿病的防治知识,发放健康处方,教会病人自测血糖,提高其自我保健能力。

②对已掌握的糖尿病病人为其建立疾病档案,按照慢病要求进行规范化管理。

③对部分糖尿病病人实行"知己"量化管理,健康教育和心理治疗为先,量化饮食治疗、量化运动治疗为主,饮食-运动-药物互动,适当运动、合理用药、合理的营养和膳食指导、减肥、规范监测,采取综合的防治措施。

三级预防策略是针对并发症的早期发现,早期干预治疗。只有早期发现才能早期干预和治疗,这是更为有效的策略。糖尿病第三级预防目的是在已经患糖尿病的患者中防止或推迟并发症的发生,已经伴有或合并糖尿病并发症的病人防止致残或早亡。在实践中,它意味着早期发现,有效处理及代谢的控制,纠正和减少糖尿病病人的特殊功能紊乱的主要危险因素。第三级预防包括3个连续的阶段:防止并发症的出现;防止并发症发展到临床可见的器官或组织病变;防止主要器官或组织衰竭导致的残疾。

三、慢性阻塞性肺疾病

慢性阻塞性肺疾病(chronic obstructive pulmonary disease,COPD)是一种以不完全可逆的气流受限为特征的慢性呼吸道疾病,呈进行性发展,多与肺部对有害颗粒及气体的异常炎症反应相关。COPD 是军队慢性非传染病的常见种类之一。

(一)流行病学特征

COPD 作为一种全球性呼吸系统疾病,患病率和病死率均居高不下。因此,近年来,COPD 的发病情况逐渐引起世界各国的重视。军队 COPD 的患病率和病死率不容乐观。对广州部队 2003—2010 年 559 例老年干部死亡的临床资料进行回顾性分析,结果显示 COPD 是最常见的慢性基础疾病之一,其患病率高达 34.0%。对西安市军队男性离休干部 1268 人进行 18 年的随访研究发现,COPD 在总死亡例数中位居第 2 位,占 16.90%。

COPD 患者多数为 40 岁以上,有危险因素接触史。经常吸烟的人群,是 COPD 最主要的患病人群。经常暴露在二手烟环境中的被动吸烟者,会增大 COPD 的发病率。工作环境恶劣的人群,如纺织工人、煤矿工人、马路清洁工等经常在粉尘大的环境中工作的人群,经常在地下室等一些潮湿环境中工作的人群和经常在化工厂、养殖场工作或从事装修工作等在有异味的地方工作的人群易发生 COPD。肺功能较差,肺功能水平在 3 级以上的人群,易发此病。缺乏体育锻炼的人群和经常胸式呼吸的人群,比如久坐办公室的人员,体内残留的废气不易排出,久而久之,易引发 COPD。经常感冒的人群,尤其是一些经常感冒的中、老年人,患上 COPD 的概率就越大。

由 COPD 引起的疾病经济负担不断增加,根据世界银行/WHO 发表的研究分析,COPD 在 1990 年排在第 12 位,1996 年男性排在第 8 位,女性占第 7 位,预计到 2020 年,COPD 将成为世界疾病经济负担的第 5 位。军队 COPD 患者多为年龄>40 岁的离、退休老干部,该群体有其特殊的社会人口学特征、社会地位、经济水平及比较优越的卫生保健条件,需要长期用药、

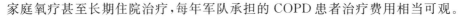

家庭氧疗甚至长期住院治疗,每年军队承担的COPD患者治疗费用相当可观。

(二)主要危险因素

1. **主动和被动吸烟** 主动吸烟是目前公认的慢性阻塞性肺疾病已知危险因素中最重要的,COPD患者中40%～70%归因于主动吸烟。国外的研究结果表明,与不吸烟的人群相比,吸烟人群肺功能异常的发生率明显升高,出现呼吸道症状如咳嗽、咳痰等的人数明显增多。若早期停止吸烟,虽不能恢复丧失的肺功能,但FEV1下降的比率可以恢复到和非吸烟者一样,且早期戒烟可以改善预后。据统计,我国发生COPD的患者中72%是吸烟者,并且吸烟指数愈大,COPD患病率愈高。被动吸烟同样能增加发生COPD的危险,成年人在工作场所被动吸烟者呼吸道症状的发病率为47.5%,而在家中无被动吸烟史者仅为26%。

对西安市22个军队干休所共1268名老年男性离休干部进行吸烟相关死亡18年随访研究,多元Cox模型分析结果显示,既往吸烟者与不吸烟者比较,COPD发病死亡的相对危险度(95%CI)1.91(1.06～3.46),由此可见,吸烟是军队老年男性死亡的主要危险因素。

2. **遗传因子** 研究表明,COPD具有家庭内聚集发病的趋势,COPD患者的子代中,其COPD的患病率明显高于肺功能正常的人群。

3. **职业暴露** COPD患者中19%归因于职业暴露,其中非吸烟者占31%。非吸烟的COPD患者主要集中在从事农业、纺织业、采矿业、冶金业、钢铁制造业、伐木业和建筑业。其他职业危害因素还包括从事水泥厂、橡胶厂工作,在地下隧道工作,接触致冷剂和润滑剂,接触动物皮毛或养鸽等。上述职业由于长期接触粉尘、有机颗粒或有害气体,引起慢性支气管炎、肺气肿和小气道疾病,增加COPD发生风险。

4. **空气污染** 室内空气污染占COPD危险因素的35%,发展中国家90%以上的农村家庭仍然使用未加工的木柴、动物粪便或桔梗等生物性燃料,这些物质的开放燃烧造成室内通气不良,空气污染严重,从而引起呼吸道疾病,增加COPD发生风险。每年,农村约有190万人死于室内污染,而城市约45万人死于此因素。

室外空气污染包括工业烟雾和光化学烟雾,主要来源于工业区固体或液体矿物燃料的燃烧和机动车辆排出的废气。长时间地暴露于大气污染物(如CO、臭氧、氮氧化物等有害气体和与SO_2有关的有毒颗粒物等)中,可增加COPD患病率。由于城市工业生产、机动车尾气、建筑施工、冬季取暖烧煤等排放的有害物质难以扩散,导致空气质量显著下降,雾霾天气现象出现增多,危害加重。雾霾天气时,空气中漂浮着粉尘、烟尘、硫酸、硝酸等有害粒子,人们每次呼吸吸入肺部的微粒比平常多100倍,极易引起呼吸道疾病,对COPD的影响更是不容忽视。大气污染尤其是在拉丁美洲、印度和中国的城市是个突出的问题,每年约有50万人死于大气中的悬浮颗粒物和SO_2。在我国的一些城市,非吸烟者肺气肿病死率几乎比美国的高100倍,这与城市中的大气污染高度相关。

5. **年龄、性别** COPD患者年龄通常超过40岁,同时,COPD病死率在45岁以下人群中非常低,但患病率和病死率均随着年龄增长而增加。男性患病率与病死率均高于女性,而近年的一些研究表明,女性的患病率增长明显高于男性。

6. **感染** 呼吸道感染是COPD发病和加剧的一个重要因素。目前认为肺炎链球菌、流感杆菌、呼吸道合胞病毒和腺病毒等在COPD的发生、发展和急性发作中起重要作用。许多流行病学调查显示儿童期的重度呼吸道感染和成年时的肺功能降低及呼吸系统症状的发生有关,是形成COPD的独立危险因素。对于已经罹患COPD者,呼吸道感染是导致疾病急性发作的一个重要因素,可以加剧病情进展。

7. 营养状况 有研究表明,营养状况可以影响肺功能及患COPD的倾向。营养不良导致肺组织损伤和修复失衡,引发肺气肿;膈肌重量减轻,呼吸肌肌力下降;减少维持正常通气的动力,影响呼吸中枢和呼吸肌,造成通气功能受损;影响肺部防御和免疫功能。营养不良与COPD预后显著相关。研究表明,当血清白蛋白<26g/L时COPD病死率明显增高,体重下降明显的COPD患者其生存期较体重稳定者明显缩短。因此,制定合理的饮食结构,多食用新鲜水果、蔬菜和整粒谷物的食物及低酒精低脂肪的食物,可以降低COPD的患病危险,保护呼吸道健康。

8. 其他 除上述因素外,社会经济地位、气候条件等也与COPD相关。社会经济地位愈低下,其肺功能下降率愈高。而气候条件的不同,COPD的发病高峰不同,秋末冬初增多,隆冬反而减少,但到了3月份又出现发病高峰。这种发病情况与季节变化导致的温度、温差变化有密切关系。另外,还有迷走神经功能失调、气道高反应性、低出生体重、牙周病等均可能与COPD的发病有关。

(三)预防与控制

坚持全人群和高危人群相结合的"三级预防"的策略,对于减缓患者肺功能下降、降低死亡率、提高生活质量等具有重要意义。遗传流行病的证据表明,COPD作为一种多基因疾病是可以预防的。

1. 避免吸烟,避免或减少有害粉尘、烟雾或气体吸入,改良居住环境,加强空气污染治理。迄今为止,戒烟是COPD一级预防的唯一有效办法。

2. 要在社区开展普查,通过问卷调查、肺功能检查等筛查方法,寻找发生COPD的高危人群,及早发现容易引发COPD的肺部疾病,如慢性支气管炎、支气管哮喘、支气管扩张症、重症肺结核、肺尘埃沉着病、肺部肿瘤等,并给予早期干预和治疗,积极做好COPD的二级预防。还需长期进行COPD相关的疾病教育和咨询活动,让高危人群和早期轻度患者对疾病本身有明确的认识和足够的重视,同时,加强对医务工作者的专业培训,建立档案,定期随访高危人群和向患者提供医学指导和医疗服务。

3. 注重COPD患者缓解期的综合性康复治疗,主要包括:①长期家庭氧疗;②呼吸肌锻炼;③预防呼吸道感染;④体能锻炼、耐寒锻炼;⑤加强营养;⑥心理治疗与行为干预;⑦加强COPD康复期护理;⑧健康教育等。

对于军队COPD的预防,主要应研究制定有针对性的控烟措施,深入开展控烟工作。加强组织领导,切实认清控烟工作的重要意义;加大宣传教育力度,增强官兵参与控烟活动的自觉性;完善管理措施,确保控烟工作落到实处;加强监督、干预,形成控烟工作的长效机制。同时,加强对40岁以上现役军人和离、退休干部的肺功能监测和COPD相关知识的宣传教育,保证疾病在发生早期即能给予诊断并接受有效治疗。

四、口腔疾病防治

口腔在外界理化因子的损害、病原的侵入、牙颌面发育异常以及全身性疾病等情况下出现的病理现象,统称为口腔疾病。我国常见的口腔疾病主要有龋病、牙髓病、根尖周病、牙周病、口腔黏膜病、牙缺失等。军队常见口腔疾病主要有龋病、牙周病、牙结石等。

口腔常见疾病多为慢性疾病,种类繁多,其中龋病已被世界卫生组织列为继癌症、心血管疾病之后的第三大慢性非传染性疾病。口腔健康是全身健康的重要组成部分,直接或间接影响全身健康。2007 年世界卫生组织提出口腔疾病是一个严重的公共卫生问题,需要积极防治。部队人员尤其是中、青年官兵口腔保健意识不强,往往存在"牙痛不算病"的错误观念,在军事作业的特殊环境如高温、缺氧、高压条件下,或者在紧张劳累的军事氛围中,官兵免疫系统易失调而导致口腔疾病的发生,形成大量非战斗减员,影响官兵健康和战斗力。因此,广泛开展口腔健康教育,掌握口腔健康保健知识,加强平战时口腔保健工作具有非常重要的军事意义和现实意义。

(一)流行特征

口腔疾病虽然不属于传染病的范畴,但是其在人群分布、地域分布、性别比例等方面具有一定特点。2003 年对陆、海、空军不同军兵种共 1 269 名官兵进行口腔健康状况调查的结果显示,龋病检出率为 26.7%,牙周病检出率为 24.24%,牙结石发病率为 43.42%。2008 年对陆、海、空军不同军兵种共 47 252 名官兵进行口腔健康状况调查的结果显示,龋病检出率为 22.4%,牙周病检出率为 7.9%。

(二)影响因素

1. **个体因素** 个人的受教育水平、经济收入、饮食习惯、是否吸烟及对口腔保健的重视程度直接影响到口腔保健行为。受以上条件影响,其口腔保健行为所依赖的各种物质条件如选用牙线、保健牙刷、可选择的口腔诊所、可选择的治疗和预防措施及接受口腔保健知识等都存在差异,差异导致城市人群定期检查口腔、使用氟化物防龋、正确刷牙方法掌握率、早饭刷牙率、定期更换牙刷率等均高于农村;经济收入和文化水平较高的人其口腔健康行为明显优于较低的人。

个体对口腔健康的重视程度越高,口腔健康行为模式也就越好,例如社交活动较多的人刷牙频率、漱口水和牙线的使用率和口腔科就诊率都明显较高。女性的口腔卫生行为明显优于男性,改善口腔健康的意愿和牙科就诊率也明显高于男性。口腔健康状况越好的个体对口腔健康关注度越高,对口腔健康保健知识知晓率越高的个体有利于口腔健康的行为模式也就越好。

2. **社会因素** 社会经济状况直接影响患者口腔科的就诊率,同时还影响到个体的口腔健康行为、态度、口腔健康知识、对口腔设施的利用状况和牙科畏惧症。调查表明随着社会经济的发展,个体的口腔健康行为、知识水平和态度及口腔科就诊率均有不同程度地提高,同时也降低了牙科恐惧症的发生率,社会经济条件的改善可以提高个体的经济水平,优化口腔保健设施、口腔治疗和预防的措施,提高患者口腔科的就诊率。导致口腔科就诊率不高的重要原因之一是超出大多数人经济承受能力的口腔就诊费用,调查发现医疗保险持有者的牙科就诊率明显高于未参加医疗保险的人群。

3. **生活环境因素** 儿童口腔健康行为受家庭的影响较大,家长在预防子女的口腔疾病和进行口腔健康行为教育方面起着重要的作用。父母对口腔健康知识了解越多,其子女的口腔科就诊率、刷牙频率和含氟牙膏的使用率越高,窝沟封闭和使用氟化物等预防保健措施的比例也就越高。父母受教育程度越高,家庭的社会经济状况越好,其子女的就诊率、使用牙线的频率和龋齿充填率也就越高。

4. **学校教育** 对青少年的口腔健康行为也有较大影响。青少年正处于生活习惯的养成阶段,在此阶段学校开展的口腔健康教育对提高青少年口腔健康知识和改善口腔保健行为有显著作用。学校老师对于口腔保健行为的态度和对口腔保健知识的宣传往往对学生有直接的影响,在学校直接开展的口腔健康促进项目都能取得较好的效果。

军队作为一个特殊群体,开展经常性口腔健康教育对提高广大官兵的自我口腔保健意识具有很重要的影响。近年来,我军官兵整体口腔健康状况正在逐步改善,除得益于广泛开展口腔健康教育外,还与我军提高征兵体格检查中口腔检查的标准,在一定程度上从源头减少了口腔疾病在军队流行的程度密切相关。另外,总后勤部卫生部曾发布多次规定,加强部队官兵口腔疾病防治工作,并逐年增加对基层部队口腔卫生设备的投入,开展部队口腔防治技术培训,大大提高了部队口腔医师的临床技能和服务能力。

(三)预防与控制

我国口腔健康防治存在的主要问题包括国人口腔保健意识及就诊率低,高危人群基数大,缺乏相应的筛查、早期诊治方案与有效管理措施。

口腔健康行为是决定口腔健康的重要因素,与大多数其他的慢性疾病不同,牙和牙周疾病的预防和控制很大程度上取决于一个人的口腔健康行为。注重口腔卫生、培养良好的口腔保健行为、定期检查口腔、出现疼痛等症状时及时治疗,可以预防龋病和牙周病,有利于终身保持口腔健康。

龋病和牙周病是部队最高发的两大口腔疾病,主要由牙菌斑引起。其肉眼不可见,日常漱口也不能将它消除,只有通过有效彻底的刷牙才能去除。因此,选择刷毛较软的牙刷和磨料细致的牙膏,采用短横刷法或竖刷法,均可有效去除牙菌斑和软垢。

日常饮食习惯对预防口腔疾病也有影响,多食用有助于清洁牙和按摩牙龈的纤维性食物,如水果蔬菜等,饮食应粗细搭配,尽量少吃零食和糖果等甜食。

定期的口腔监护检查及洁牙非常重要。儿童3岁左右就可进行专门的口腔检查,接受口腔卫生指导,而成年人每半年到1年检查1次为宜。口腔疾病如果能及早发现并及时治疗,它们是可以得到有效控制的。

注重口腔清洁,保持口腔卫生,尽可能减少口腔内经常停留的外来物质,对口腔疾病的预防十分有效。

2009年我国卫生部印发《中国居民口腔健康指南》,对不同人群维护口腔健康,预防口腔疾病提供了有力依据。《指南》提倡:早晚刷牙、饭后漱口,做到一人一刷一口杯,正确选择和使用漱口液,使用水平颤动拂刷法刷牙,使用保健牙刷、注意及时更换,选择牙线或牙间刷辅助清洁牙间隙,根据口腔健康需要选择牙膏、建议使用含氟牙膏预防龋病、科学用氟,科学吃糖、少喝碳酸饮料,吸烟有害口腔健康,每年至少进行1次口腔健康检查,提倡每年洁牙(洗牙)1次,口腔出现不适、疼痛、牙龈出血、异味等症状应及时就诊,及时修复缺失牙,选择具备执业资质的医疗机构进行口腔保健和治疗。

军队在预防口腔疾病方面,应结合自身实际,首先要改善口腔疾病医疗条件,加强口腔专业技术力量和改善口腔医疗设备。建立口腔疾病巡诊制度,保证每年1次口腔疾病普查普治。其次,加强口腔疾病预防工作。开展经常性口腔健康教育,加强口腔卫生保健培训,提高广大官兵的口腔保健知识水平和自我防护能力。第三,要加强口腔疾病防治工作组织领导,把口腔疾病防治工作纳入基层部队整个卫生保健和疾病医疗工作的重要组成部分,建立医院、部队对口防治网络,提高我军口腔疾病防治的整体水平。

五、恶性肿瘤预防

恶性肿瘤(malignant neoplasm)为由控制细胞生长增殖机制失常而引起的疾病。恶性肿瘤又分为癌和肉瘤,只有来源于上皮组织的恶性肿瘤才称为癌,占恶性肿瘤的 90% 以上,例如皮肤癌、胃癌、大肠癌、乳腺癌、肝癌、肺癌、膜腺癌、甲状腺癌等。来源于上皮组织以外,如骨、脂肪、肌肉、软组织等的恶性肿瘤则称之为肉瘤,例如脂肪肉瘤、骨肉瘤、骨骼肌肉瘤、软组织肉瘤,来源于淋巴、造血组织的恶性肿瘤包括白血病、淋巴瘤、恶性组织细胞病等。由于绝大多数恶性肿瘤是癌,因此人们常把恶性肿瘤称为癌症。癌细胞除了生长失控外,还会局部侵入周围正常组织,甚至经由体内循环系统或淋巴系统转移到身体其他部分。

在过去的 50 年,医学的发展令人瞩目,多数传染性疾病得到了有效的控制,人类疾病谱发生了巨大变化,心血管病、恶性肿瘤成为严重威胁人类健康的主要疾病。根据统计推测,全球1990 年全部肿瘤新发病例 810 万,死亡病例 520 万;2000 年新发病例 1 010 万,死亡病例 620万;预计到 2020 年全球肿瘤新发病例将达 2 000 万,如不进行干预,预计全世界癌症死亡将继续增加,2030 年估计将有 1 200 万人死于癌症。

2012 年底,全国肿瘤登记中心发布的《2012 中国肿瘤登记年报》显示,我国每年新发肿瘤病例约为 312 万例,平均每天发病 8550 例,每分钟有 6 人被诊断为癌症,有 5 人死于癌症,人们一生中患癌概率为 22%。从病种看,全国恶性肿瘤发病第 1 位的是肺癌,其次为胃癌、结直肠癌、肝癌和食管癌,前 10 位恶性肿瘤占全部恶性肿瘤的 76.39%。全国恶性肿瘤病死率第 1位的也是肺癌,其次为肝癌、胃癌、食管癌和结直肠癌,前 10 位恶性肿瘤占全部恶性肿瘤病死率的 84.27%。男女病死率最高的均为肺癌。男性癌症的其他死因包括肝癌、胃癌、食管癌和结直肠癌;女性是胃癌、肝癌、结直肠癌和乳腺癌。

(一)流行特征

1. 地区分布　不同国家和地区恶性肿瘤的发病率和病死率相差很大(可达百倍)。从总体上看,北美、欧洲和大洋洲的发达国家较高,非洲、亚洲和拉丁美洲的发展中国家较低。发达国家以肺癌、结肠癌和乳腺癌为主,发展中国家以消化系统癌为常见。肺癌病死率大多数国家呈上升趋势,英国最高,尼日利亚较低,我国大城市也有明显升高现象。肝癌在日本、马来西亚、新加坡高发,美国和西欧国家较低,我国某些地区也为高发区。胃癌在日本、智利、芬兰发病率高,乌干达发病较低,我国仍属高发国家。食管癌在伊朗、肯尼亚、瑞士、法国高发,尼日利亚最低,我国某些地区也高发。肠癌在美国、西欧、加拿大高发,日本、中国较低,但有上升趋势。白血病在欧美国家高发,日本、埃及较低,我国属于低发国。乳腺癌在欧美等发达国家高发,非洲等发展中国家较低,我国也较低,但有上升趋势。鼻咽癌在东南亚、新加坡高发,英国、美国较低,我国属于高发国。

我国不同地区恶性肿瘤分布也存在较大差异。胃癌主要分布于西北和东北;华东长江以南地区为肝癌高发区;东部沿海地区及工业化大城市肺癌高发;河南、河北、山西三省交界地区食管癌发病率最高,向四周逐渐减低;华南地区鼻咽癌发病率较高。

2. 时间分布　恶性肿瘤的发病率和病死率在绝大多数国家呈现上升现象。我国肺癌变化最为明显,从 20 世纪 60 年代开始明显上升,到 90 年代肺癌病死率与世界其他国家相比,城市男性已达较高水平,女性已属高水平之列,农村仍较低。近 20 年来,我国的宫颈癌发病率和病死率有较大幅度的下降。

3.人群分布

(1)年龄分布:恶性肿瘤随年龄的增长发病率和病死率升高,但在不同年龄段分布有所不同,儿童期最多见的是白血病、恶性淋巴瘤和脑瘤;青、壮年时期较多发生肝癌和白血病;中、老年期多以胃癌、食管癌、肺癌和肝癌为主;乳腺癌则在青春期和更年期出现两个高峰。

(2)性别分布:大多数恶性肿瘤都是男性高于女性;女性明显高于男性的有胆囊癌、甲状腺癌、乳腺癌和宫颈癌。10岁以下和60岁以上年龄组男性发病率较高,但在35～55岁年龄组由于乳腺癌和宫颈癌而使女性发病率增高。另外,早婚、多育妇女宫颈癌多发,而未婚者和犹太妇女中乳腺癌和宫体癌发病率较高。

(3)种族分布:不同种族的恶性肿瘤发病率和病死率也有区别。鼻咽癌多见于中国广东人;原发性肝癌多见于非洲班图人;口腔癌多见印度人;哈萨克人食管癌较常见。白种人易患皮肤癌;以色列犹太人宫颈癌发病率特别低。

(4)职业分布:多种职业性接触与恶性肿瘤有密切关系,接触染料(如α、β萘胺、联苯胺等)橡胶、电缆制造等行业可发生膀胱癌;接触煤焦油、沥青、页岩油和焦炭生产等行业易患皮肤癌和阴囊癌;职业性肺癌以接触石棉、砷、铬、镍及放射性矿开采等行业为多;接触苯及苯生产行业使白血病的发病率升高。

(5)移民中分布:研究移民肿瘤发病情况主要用于探讨恶性肿瘤的发生与环境因素或遗传因素的关系。胃癌在日本病死率比美国高5倍,相反,肠癌美国比日本高5倍,美籍日本人胃癌病死率下降且后代死亡率更低;这就说明环境因素对胃癌影响较大。中国广东人鼻咽癌发病率较高,移居美国后发病率有所降低,但仍显著高于当地人群,与原籍居民相似,这就说明遗传因素对鼻咽癌影响较大。

(二)致病因素

现在医学界认为:人人体内都有原癌基因。原癌基因主管细胞分裂、增殖,人的生长需要它。为了"管束"它,人体里还有抑癌基因。平时,原癌基因和抑癌基因维持着平衡,但在致癌因素作用下,原癌基因的力量会变大,抑癌基因却变得弱小。因此,致癌因素是启动癌细胞生长的"钥匙",主要包括精神因素、遗传因素、生活方式、某些化学物质等,可分为内因和外因两个方面,其中外部环境的因素是致癌的主要因素。

1.内因

(1)免疫状态:当机体免疫功能减弱或缺陷,在致癌诱因的作用下基因发生突变,是癌症发生的关键。如先天性免疫缺陷,各种因素导致的免疫力下降,如长期使用免疫抑制药,其肿瘤发病率将高于正常人多倍。

(2)遗传因素:众所周知,有不少种癌症具有遗传倾向性。有研究估计,约有10%的癌症源自遗传基因,某些特殊人群对于某些癌症确实有易感性,癌症患者第二代发生癌症的危险比一般人高4倍。科学研究证实,某些癌症患者患癌后,可能造成下一代的某些基因缺陷,或是因遗传、先天、生活习惯和环境等因素,造成某些家族对某些癌症较为易感。

(3)人口老龄化:老龄化是人类衰老基因控制生命进程的表现形式,是癌症形成的一个基本因素。癌症发病率随年龄增长而显著升高,反映了生命历程中特定癌症危险因素的积累,老年人细胞修复机制的退变。

(4)内分泌失调:性激素平衡紊乱,逾量激素的长期应用,如卵巢激素、雌激素、垂体促性腺激素、甲状腺素可诱发卵巢癌、睾丸癌、子宫癌、甲状腺癌等。有研究表明,内分泌异常与女性

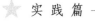

乳腺癌关系密切,乳腺癌患者在阻断卵巢功能后病情可缓解。

2. 外因

(1)物理因素:物理致癌因子中电离辐射的致癌最为明显,遭受过辐射危害地区的白血病、乳腺癌、肺癌等的发病率明显增高。长期受到太阳光中紫外线照射也可能发生皮肤癌。长期的热辐射也可能导致皮肤癌和软组织肿瘤。

(2)化学因素:有报道认为90%以上的恶性肿瘤是由化学致癌物所致。目前证实环境中对人类有致癌作用的化学物质达75种,并且随着科学的发展,新的化学物质还会合成和应用。这些致癌化学物质包括多环芳烃化合物(如苯等)、石棉、烟草烟雾成分、黄曲霉毒素等菌毒素和砷等。亚硝胺类化合物也是很强的致癌物。

(3)生物因素:生物致癌物质包括病毒、真菌、细菌及寄生虫等。如由某些病毒、细菌或寄生虫引起的感染,例如:乙型肝炎病毒和肝癌、人乳头瘤病毒(HPV)和宫颈癌,以及人类免疫缺陷病毒(HIV)和卡波希肉瘤,单纯性疱疹病毒 Ⅱ 型与宫颈癌,幽门螺旋杆菌和胃癌,血吸虫病和膀胱癌。

3. 肿瘤的危险因素　肿瘤危险因素是指增加疾病或死亡发生的可能性的因素,间接反映了人暴露于癌症致病因子的形式和程度。在人类的生活与工作环境中,存在着大量的有害物质影响着人们的健康,并造成人们发生各种恶性肿瘤。

(1)吸烟酗酒:吸烟和酗酒是癌症的两个重要危险因素。饮酒与口腔癌、咽癌、喉癌、食管癌、胃癌和直肠癌有关,饮酒可导致肝硬化,从而与肝癌也有一定的关系。酒中含有亚硝胺和多环芳烃等致癌物。酒也可作为其他致癌原的溶剂,促发各种癌症的发生。吸烟可增加20多种疾病的危险性,同时也增加10多种癌症的危险性。吸烟与肺癌的关系最密切,而且大量资料证实:肺癌与吸烟量、吸烟时间、开始吸烟的年龄、戒烟的年限等,都有明显的剂量反应关系。吸烟除引起肺癌外,还可引起口腔癌、喉癌、食管癌、胰腺癌和膀胱癌等。吸烟与其他危险因素有协同作用。

(2)心理失调:人的不良情绪是引起癌症发生、发展不可忽视的一个重要因素。大量动物实验和临床研究表明,不良心理刺激引起的情绪和行为反应及某些个体特征会以不同的方式和程度影响生理状态,使免疫力降低、内分泌失调,使正常细胞畸变而导致癌症。

(3)膳食不合理:我国的癌症病人中,有35%～50%是由于饮食不科学、过度烹调加工等诱发的,合理膳食可使人类癌症减少1/3。发霉食品和熏制品,还有腌制品和剩菜剩饭等也可能诱发癌症。吃东西太快、太烫,同样损害健康。过度摄入脂肪等可致肥胖,而肥胖对乳腺癌、子宫内膜癌、肾癌、食管癌具有较大的促进作用,对结肠癌具有中等强度的促进作用。

(4)药物过度应用:国际癌症研究中心宣布的致癌药物有近20种,如二乙基己烯雌酚可致阴道腺癌;睾酮诱发肝癌;烷化剂类和[131]I引起白血病等。

(5)职业因素:也是某些恶性肿瘤的危险因素,在职业性癌症中,最严重的是吸入石棉纤维、被动吸烟而引起的肺癌和间皮瘤。调查表明,石棉生产、制革、造纸、化纤、化工及金属冶炼等行业的工人面临的癌症风险最大。

在不同的国家,危险因素的暴露水平和危害存在较大的差异,因而发病率也有很大差异。吸烟、饮酒、水果和蔬菜摄入量偏低以及慢性感染乙型肝炎病毒(HBV)、丙型肝炎病毒(HCV)和部分类型的人乳头瘤病毒(HPV),都是低收入和中等收入国家癌症形成的主要危险因素。在高收入国家,烟草使用、乙醇使用以及体重超重或肥胖是癌症的主要危险因素。

（三）肿瘤的预防

据世界卫生组织预测,21世纪恶性肿瘤将是人类的第一大杀手,因此,对恶性肿瘤的预防控制研究也在不断深入,恶性肿瘤治疗手段虽日新月异,但恶性肿瘤的病死率仍居高不下,已成为个人、家庭及社会的沉重负担,影响了社会经济的发展。在治疗效果不理想的今天,预防应受到特别的重视,需要社会与个人共同参与。

1. 社会综合预防　在一些经济发达国家,恶性肿瘤的预防控制越来越得到政府以及一些相关组织的重视。韩国从1996年就开始制定癌症防控10年计划,并启动全民健康促进行动,规定所有的公共场所都必须划分吸烟区和非吸烟区。1999年,加拿大肿瘤组织和机构在加拿大癌症协会和加拿大国家癌症研究所等组织的领导下首次联合起来,统一协调行动,共同开展肿瘤预防控制,并在2005年制定了加拿大癌症控制计划。美国根据各种致癌危险因素分别采取了不同的控制策略,尤其是政府通过实施"综合烟草控制"计划来降低烟草使用。

我国一贯重视癌症的防治与研究,"七五"期间曾制定"全国肿瘤防治规划纲要(1986—2000)"。2001年7月,我国部分专家承担了卫生部疾病预防控制司"慢病预防与控制研究"项目中的一个课题:"中国癌症控制策略研究",并在2002年3月形成"中国癌症控制策略研究报告"。在此基础上,卫生部疾病预防控制司委托中国癌症研究基金会组织有关专家制定《中国癌症预防与控制规划纲要(2004—2010)》,其中包含了6个具体目标。因此,癌症预防离不开政府引导,团体的积极协助以及社会的共同参与。

(1)开展全民健康教育:政府应主导实施全民健康教育,开展健康促进,通过健康教育,使公民掌握恶性肿瘤的预防知识,改变公民的不良生活方式、戒烟、限酒,倡导合理膳食,合理营养,少吃或不吃腌制食品,消除导致恶性肿瘤发生的危险因素。

(2)防止环境污染:政府立法要求单位、个人保护环境,做好"三废"处理,加强对大气、水、土壤等环境的监测和治理,严格监督公共场所禁烟。为居民提供清洁的空气,安全的饮用水、食品和良好的工作与生活环境。

(3)加大对预防措施的投入:相关政府部门应该投入资金支持癌症预防相关疫苗的研发和推广,当前的重点是乙型肝炎病毒疫苗和人乳头状病毒疫苗。同时,应倡导和资助定期进行健康体检,早发现、早诊断、早治疗,特别是目前对于癌前病变治疗效果较好的宫颈癌与大肠癌普查。

(4)加强劳动保护:职业性癌症与作业环境及条件密切相关。要求改善工作环境条件,改革生产工艺,减少粉尘烟雾,降低环境中有害物质浓度,加强劳动者的个人防护,定期组织人员体检。

2. 分级预防　恶性肿瘤虽然有病因复杂、增殖迅速、转移快、威胁生命等特点,但专家分析提出了3个1/3的论断,即1/3的恶性肿瘤可以预防,根本不会发生;1/3的恶性肿瘤患者可以早期诊断得到根治;1/3的恶性肿瘤患者可以通过有效的治疗,达到延长寿命,减轻痛苦,提高生存质量的目的。

(1)一级预防:即病因预防,指采取有效措施,避免或消除各种对人体产生致癌的因素,从而降低肿瘤的发生率,它是最彻底、最理想的防癌途径。主要有建立化学预防方法,即应用非细胞毒性的营养素和药物抑制或反转克隆和恶化的发生、发展;改变不良生活方式,如控制烟、酒,提倡性卫生预防宫颈癌,注意口腔卫生防止口腔癌、舌癌等;加强锻炼,增强机体抗癌能力等;合理营养膳食,注意饮食、营养平衡,减少脂肪、胆固醇摄入量,多吃富含维生素A、维生素

C、维生素 E 和 B 族纤维素的食物，不吃霉变、烧焦、过咸或过热的食物；控制感染，如预防乙型肝炎防止肝癌等。

（2）二级预防：即早发现、早诊断和早治疗，主要通过筛检普查，发现和防治恶性肿瘤高危人群，根治癌前病变，寻找生物标志物，提高诊治能力；还可通过防癌健康教育、高危人群癌症防治、社区早诊早治等促进癌症的二级预防。

（3）三级预防：尽量提高治愈率、生存率和生存质量，注重康复、姑息和镇痛治疗；癌症的三级预防要求规范化诊治方案，为患者提供康复指导。对癌症患者要进行生理、心理、营养和锻炼指导；对慢性患者开展姑息镇痛疗法；注意临终关怀，提高晚期癌症患者的生存质量。

（四）防癌措施

目前世界各国医务界公认的防癌措施，是建立良好的生活方式，选择致癌因素少或没有致癌因素的食品，科学合理地调整饮食结构等。主要从以下几方面做起。

1. 积极治疗癌前病变　这对于预防癌症的发生是行之有效的，发现有征兆要及时检查治疗。癌前十大症状是：①身体任何部位如乳腺、颈部或腹部的肿块，尤其是逐渐增大者；②身体任何部位如舌、颊、皮肤等处没有外伤的溃疡，特别是经久不愈者；③不正常的出血或分泌物，如中年以上妇女出现不规则阴道出血或分泌物增多；④进食时胸骨后闷胀、灼痛、异物感或进行性加重的吞咽不顺；⑤久治不愈的干咳，声音嘶哑或痰中带血；⑥长期消化不良，进行性食欲缺乏，消瘦，又未找出明确原因者；⑦大便习惯改变或有便血；⑧鼻塞、鼻出血、单侧头痛或伴有复视时；⑨赘生物或黑痣的突然增大或有破溃、出血，或原来的毛发脱落时；⑩无痛性血尿。

2. 保持良好的情绪　生活中应积极克服悲伤、焦虑、痛苦、急躁等情绪，凡事应积极乐观，对生活充满热爱和向往，遇到挫折和打击要坦然面对，拿得起，放得下。学会公开表达自己的情绪，养成胸怀宽广，不计较事的品格。这样能使人体的免疫力得到保护和促进，癌症就会远离。

3. 戒烟限酒　首先是不吸烟，已经吸烟者应该立即戒掉，未吸者千万不要沾染。其次是不喝或少喝烈性酒，以避免对消化道的侵害，每日饮酒量男性应不超过 100ml，女性不应超过 50ml。

4. 适量运动　锻炼身体提高免疫功能和抗病能力。适当锻炼可以避免很多常见病的发生，每天参加 10～15 分钟的体育锻炼，就能使身体免疫力增加，抵御癌症的能力也增强。但要注意运动要适量，多做散步、慢跑、骑自行车、游泳等有氧运动。另外每日晒 10 分钟太阳有利于防癌。

5. 合理膳食　研究显示有 30%～50% 的癌症发病要归咎于饮食不当，尤其是吃霉变食物、过烫食物与熏烤油炸食物等。因此，日常要注意食谱合理，营养均衡、粗细搭配；最好是吃鱼和家禽以替代红肉（猪、牛、羊肉）；少吃高盐、高糖、高脂肪、高胆固醇食品，多吃高蛋白、高维生素、高纤维素食品；不吃霉变、腐败食品和垃圾食品；适量多吃新鲜水果。

6. 远离污染环境　改变烹饪习惯，减少或及时排出厨房油烟；不在有烟环境居留，避免被动吸烟；家庭装修要采用环保材料，装修结束要通风 1 个月以上，尽量排出室内有害气体。

7. 妇幼保健　预防与癌症有关的传染病感染，如新生儿、儿童应接种乙型肝炎疫苗。研究发现，新生儿接种乙型肝炎疫苗并经过加强，80% 可以获得保护。所以推广乙型肝炎疫苗接种是预防肝癌的重要策略。新生儿使用药物阻断 HIV 垂直传播，避免相应肿瘤的发生。提倡晚婚，要节制生育，注意妇女卫生，积极治疗妇女病，提倡母乳喂养，哺乳期以 1 年左右为宜。

（任清明　周青阳　陈　晶　冯　立）

第22章

军队健康教育与健康促进

　　21世纪以来,健康教育与健康促进事业迅猛发展,无论世界、国家和军队都已提到了议事日程。从世界来讲,这一事业的国际组织工作十分活跃,许多国家的组织管理体系日趋完善,有培养专业人才的基地,有充足的经费作保证,注重各类人群的教育、注重多种手段的利用、注重理论研究和效果评价。从我国来讲,更加引起了国家的高度重视,开展了丰富多彩的活动,取得了可喜的成效。就军队来说,健康教育与健康促进是部队卫生工作的重要组成部分,是保障广大官兵身心健康和提高部队战斗力的系统工程,同样引起了广泛关注和重视。

第一节　军队健康教育与健康促进概述

　　军队健康教育与健康促进伴随我军卫生事业的发展而发展,形成了一套完备的理论体系和实践经验,尤其对军队健康教育与健康促进的内涵、任务、原则和意义等有了比较深刻的理解和认识,为军队落实健康教育与健康促进工作奠定了坚实的基础。

一、军队健康教育与健康促进的内涵

(一)健康教育的内涵

　　健康教育是通过有计划、有组织、有系统的社会教育活动,促使人们自愿地改变不良的健康行为和影响健康行为的相关因素,消除或减轻影响健康的危险因素、预防疾病、促进健康和提高生活质量。健康教育的核心问题是促使个体或群体改变不健康的行为和生活方式。许多不良行为并非属于个人责任,也不是有了个人愿望就可以改变的,因为它受社会习俗、文化背景、经济条件、卫生服务等影响。健康教育是连续不断的学习过程,一方面通过人们自我学习或相互学习取得经验和技能;另一方面通过有计划、多部门、多学科的社会实践获取经验。健康教育活动已经超过了保健的范畴。更确切地说,应该包括整个卫生体系和卫生服务的开展及非卫生部门的工作。因此,健康教育不仅是教育活动,也是社会活动。

(二)军队健康教育的内涵

　　军队健康教育是根据军队的特点,有组织、有计划地对军队成员进行系统的健康知识教育,促进广大官兵建立健康行为,改变危害健康的行为和生活方式,以增强自我防护意识和自我保健能力,为提高和维护部队战斗力服务的活动。军队健康教育的对象非常广泛,包括军队所有成员,如军官、士兵、文职人员、职工,还包括军队离退休干部、家属、子女等。此外,军队健康教育还包括军事院校的健康教育;部队健康教育主要指基层部队的健康教育;军事健康教育主要侧重于军事活动过程中的健康教育。

(三)军队健康促进的内涵

军队健康促进是指在各级首长和爱国卫生运动委员会的统一领导下,通过各级作训、军务、宣传、文化、卫生等部门和军队所有成员的共同努力,为广大官兵提供完整的、积极的经验和知识结构,包括设置正式和非正式的健康教育课程,开展健康教育活动,创造良好的学习环境,提供适合官兵的健康服务,让全体官兵共同参与,促进广大官兵身心健康的工作。

军队健康促进遵循了国际《渥太华宪章》明确提出的健康促进 5 条策略:制定健康的公共政策、创造支持性环境、强化社区行动、发展个人技能、调整卫生服务方向。

1. 制定军队健康教育与健康促进政策　首先要求将维护与促进官兵健康的责任纳入各级领导的议事日程上,并从组织上、政策上、资源上得以保证。正如第五届世界健康促进大会《卫生部长宣言》指出:"我们承认,促进健康和社会发展是政府的核心义务和职责,并由社会其他所有部门共同承担。"组织的变革、政策与资源的支持是军队健康促进的首要因素。1992年,解放军三总部在颁发《军队健康教育方案》中明确指出:各级领导要高度重视健康教育工作,将健康教育作为加强部队全面建设的重要内容,列入议事日程,经常研究和解决部队健康教育中存在的实际问题。作训、军务、宣传、文化、卫生等部门要按照职责分工,把健康教育纳入各自的工作计划,通力协作,主动配合,共同抓好落实,依靠和动员全体官兵积极参与,推动这项工作深入发展。这些政策的出台,为军队开展健康教育和健康促进工作指明了方向。

2. 发展与创造支持性环境　官兵的健康与其所生存的环境是密不可分的。发展与创造健康的支持性环境涉及社会环境和物质环境等方面,应积极为官兵营造温馨的社会环境和和谐的自然环境,创造一种健康、良好、满意、愉悦的生活和工作条件。军委、总部领导为了全军官兵的身心健康,设有专项经费用于官兵的文化、娱乐和体育活动等,包括定期给全军部队传放影片、发放体育器材、组织文艺工作者下部队巡回演出等,极大地丰富了官兵们的物质文化生活。为军队创造一个相互支持、相互帮助、不分彼此、团结一致的大家庭。实现了官兵人人享有保障、平等、自由、教育、人权的社会环境。

3. 强化部队社区健康教育　部队是一个特殊的群体,可视为一个特殊社区。部队社区的划分没有统一的规定,一般以一座独立的军营,如独立的团、营或军队院校等,划分较为合适。按总部要求,师、团建有健康教育指导站(室)。军队健康教育与健康促进工作的开展应以"社区(团)"为载体,上级单位"赋权"给"社区",充分发挥"社区"的积极作用。利用"社区"现有的人力、物力资源以增进自我帮助和相互支持,促进全团官兵积极参与。通过具体和有效的"社区行动",包括确定优先项目、做出决策、设计策略及其执行,以达到提高健康和保持部队战斗力的目标。这就要求"社区"能充分、连续地获得卫生信息、学习机会以及经费的支持。必须十分重视在"社区"开展有组织、有计划、有系统的项目规划,并做好监测、评估工作。每年结合贯彻《军队基层建设纲要》和条令、条例,以及年终总结检查考核一并进行。对于健康教育考核不及格的单位和个人,不能作为评选先进的对象。

4. 发展官兵的个人技能　军队人员是经过严格挑选,具有较高文化程度,且知识性、社会适应性、创造性都较高的群体。在健康促进工作中,必须充分发挥广大官兵得天独厚的聪明才智,让他们积极投身到普及卫生常识、开展健康知识技能竞赛、创造喜闻乐见的健康教育作品、参与军队和民众健康需求调查等活动中,为广大军民所需和所用,这已成为军队健康教育与健康促进的特色。

5. 调整健康服务方向　随着医学模式的转变,生物致病因素所占比例逐年下降。据

WHO报告,人类的健康与寿命60%取决于行为与生活方式,15%取决于遗传因素,10%取决于社会因素,8%取决于医疗卫生条件,7%取决于气象条件。表明卫生部门的作用不仅仅是提供临床与治疗服务,而坚持健康教育、健康促进更是有效的服务和方向。军队卫生服务部门始终把一个完整的人的总需求作为服务对象,使卫生服务及其资源向健康促进倾斜;与其他部门和相关学科联合起来,形成强大的公共联盟;抵制有害产品、不健康的生活条件和环境;并特别重视公共卫生问题,如污染、职业毒害、低劣的居住条件;通过军费支出或其他设施支持维护官兵的健康。

二、军队健康教育与健康促进的任务

1. 预防为主是军队卫生工作的重点,健康教育与健康促进是疾病预防工作的核心。健康教育与健康促进是贯彻执行国家和军队卫生工作方针的重要手段。

2. 军队健康教育与健康促进不仅仅是卫生部门的事情,更为重要的是需要协调所有相关部门的行动,包括作训、军务、宣传、文化、卫生及财务等部门,使各有关部门通力协作,参与健康教育与健康促进工作,发挥强大的军队支持体系,以保证广泛、平等地实现人人健康的目标。

3. 建立和促进部队领导及官兵预防疾病、保持健康的责任感,激发官兵对健康的关注,增进广大官兵自我保护的意识和自我保健的能力,走强军之路,最大效能地生成和维护部队战斗力,展现我军文明之师、威武之师的光辉形象。

4. 促使各级领导、各个部门都要关心、支持官兵的身心健康,并对官兵的健康负有责任,促进广大官兵对健康的需求。卫生部门及相关部门应努力满足官兵对健康需求的愿望,创造良好的健康支持环境,使广大官兵做出有利于健康的选择和决策。

5. 有效促进全军官兵关心健康,促进社会主义精神文明的健康发展,提倡文明、科学、健康的生活方式,改善与治理环境,努力实现人人健康的崇高目标。

三、军队健康教育与健康促进的原则

(一)依靠军队的法规

依法施教是健康教育与健康促进必须遵循的一个基本原则。军队是执行特殊任务的群体,军队的工作、训练都必须根据训练大纲有计划、有步骤地执行。军队健康教育与健康促进强调紧密依据军队法规和规定。军队健康教育与健康促进的基本法规有:①《中国人民解放军卫生条例》;②《全军爱国卫生工作规划》;③总参谋部、总政治部、总后勤部联合颁布的《军队健康教育方案》及其所附的《部队健康教育提纲》;④总参谋部和总后勤部共同签发的《军队院校健康教育大纲》等。

(二)突出军队的特点

1. 着眼未来高技术战争需要 重点围绕部队走、打、吃、住、藏和特殊环境条件下的健康和战斗力保持问题,加强军事医学防护教育,包括作战、训练、军事作业的卫生防护和特殊环境条件下的卫生防护,战场自救及防原子、防化学和防生物战等卫生防护知识教育,提高官兵在各种条件下的生存能力和自我保健能力,以保障部队各项任务的顺利完成。

2. 着眼军人现实情况需要 军队以男性青年为主体,机体比较健壮;成员来自祖国各地,再分配到大江南北;部队人员流动性大,每年都有新兵入伍、老兵退役,形成"铁打的军营,流水的兵"的人文景观;官兵高度集中,相互密切接触。这些都需要加强部队健康教育的引导。

3. 着眼部队应急任务需要　部队机动性较大,一旦任务需要或应对突发事件,会出现北方官兵到南方,南方官兵到北方,居住平原的官兵到高原作战、救灾、执行特殊任务等,充分体现部队高度的机动性。战时环境恶劣且复杂多变,生活条件艰苦,部队经常移动,会不断接触自然疫源地,又会面对敌军使用核、化、生武器和高新武器,从而增加了传染病发生、流行和非战斗减员的概率。这些都是部队开展健康教育的重点。

(三)面向军队正规化、现代化建设

军队健康教育与健康促进面向军队正规化、现代化建设,军队正朝向正规化、现代化建设的目标前进,军队健康促进必须与国家、军队的强盛同步发展和提高。军队健康促进应作为军队卫生工作的先导,从军队卫生工作长远建设出发,把健康促进纳入基础卫生建设总体规划中去,加强组织领导,充分发挥全军各级卫生人员的职能作用,从人力、物力、财力等多方面给予保证、关心和支持,发展健康促进,为落实军队各项卫生工作奠定良好的基础。

四、军队健康教育与健康促进的意义

(一)是提高官兵健康,保障部队战斗力的需要

军队健康教育与健康促进是军事训练的重要组成部分,是培养合格军事人才的重要手段。进一步加强军队健康教育与健康促进工作,是新时期军队建设的根本方针,对军队质量建设,提高部队官兵的健康,保障部队战斗力具有十分重要的意义。

(二)是新时期军队正规化建设和精神文明建设的需要

军队健康教育与健康促进是新时期军队正规化建设的一项重要内容。深入开展军队健康教育与健康促进是精神文明建设的重要任务,也是落实"军队精神文明建设要走在全社会前列"要求的具体行动。通过宣传国家和军队的卫生工作方针、政策、法规及卫生管理制度,动员广大官兵自觉执行和遵守各项卫生法规制度,克服社会风俗习惯中存在的愚昧落后现象,养成文明健康的生活方式和维护公共卫生的优良品质,促进部队精神文明建设。

(三)是确保军队在恶劣环境条件下完成各项任务的需要

军队是一个执行特殊任务的群体,面临着传染病与非传染性疾病的双重挑战。随时会面临各种恶劣、复杂的环境和条件。特别是在现代高技术局部战争条件下,官兵很可能要面临更为残酷、恶劣、复杂的战争环境。因此,加强健康教育和健康促进工作,培养官兵在复杂条件下自我保健、顽强生存的能力,才能维护官兵健康,保证各项任务的完成。

(四)是促进全民族健康水平发展的需要

我国人民健康水平与发达国家相比还有一定差距,还存在不健康不文明的行为习惯,社会风俗中还存在愚昧落后的现象。军队成员来自五湖四海,分散在全国各地。在部队进行健康教育与健康促进,传播卫生信息,普及卫生保健知识,不仅有利于提高全体官兵的文明卫生素养,对驻军所在地的卫生保健工作也能起到很好的推动或促进作用。官兵转业退伍后,也会把在部队中学到的健康知识、养成的文明卫生习惯带回家乡,对当地的健康教育与健康促进起到良好的促进和模范带头作用,等于为社会培养了一大批卫生保健人员。

(朱　涛　傅建国　黄尉初)

第二节　军队健康教育与健康促进的基本内容

军队健康教育与健康促进的内容十分丰富。既有军队健康教育的基本内容,也确立了军

队健康促进的内容;既有适合全军的系统健康教育内容,也有适合部队的一般健康教育内容,还有院校和特殊职业的健康教育内容等。总之,这些内容的确立,对于军队有效开展健康教育和健康促进工作起到了保证作用。

一、军队健康教育的基本内容

(一)军队系统健康教育内容

军队系统健康教育分为基础教育、继续教育、专题教育、康复教育和院校教育等5个层次,着力全方位提高官兵卫生知识水平和增强自我保健能力,结合部队实际,整体安排,分步实施,系统教育。

1. 基础教育　主要针对刚入伍的新兵。由于大部分新兵都是刚出学校门,且多为独生子女,家庭与学校在生活习惯和行为规范教育多有缺陷,使新兵在入伍后出现很多不良生活习惯和行为,如不习惯军队生活和训练;不能接受严格的军队纪律,心理承受能力差、任性、冲动、缺乏自我控制力,遇到挫折和打击后容易出现心理障碍,甚至出现逃跑、暴力行为和自杀。所以,教学内容要结合《内务条令》,对他们进行角色定位、行为规范、法律法规及个人卫生、常见传染病、慢性病危险因素及自我保健意识教育。具体内容包括:①健康和健康教育的基础知识,明确健康、健康教育的概念,以及在部队开展健康教育的意义,了解部队健康教育有关规定和主要内容、形式;②个人卫生与集体公共卫生常识,目的是使新兵养成良好的个人卫生习惯,树立环境卫生意识,自觉维护公共卫生和集体卫生,更好地适应部队集体生活;③饮食、饮水卫生知识,部队是集体生活,流动性大,工作生活比较艰苦,养成良好的饮食、饮水卫生习惯,了解常见营养缺乏病的预防,了解饮食、饮水卫生制度,对维护官兵健康十分必要;④生理卫生知识,了解人体基本结构、功能及青春期生理卫生特点,为继续健康教育打下基础;⑤传染病防治知识,了解传染病发生和流行的原因,懂得传染病预防要点,提高自我保护能力;⑥"四害"防治知识,了解"四害"的种类及危害,学会防治"四害"的方法;⑦卫生法制教育,包括国家卫生法规、军队卫生工作条例和各项卫生制度等,增强法制观念,自觉执行有关的卫生法规、条例和制度;⑧心理卫生常识,了解心理现象和心理知识,懂得心理卫生与健康的关系,培养新兵良好的心理调适能力,适应各种环境的需要。

2. 继续教育　新兵集训后分到各连队,教育内容除了按军事训练大纲规定要求的战伤救护和"三防"(防核武器、防化学武器、防生物武器)训练外,还结合作战、训练、执勤、作业、施工、生产等任务及体育锻炼,有组织、有计划地进行训练伤、常见病、多发病、传染病预防知识教育。具体内容包括:①战场救护和"三防"知识,了解自救互救的内容及救治原则,掌握"五大"技术要领,懂得"三防"知识及防护要点,培养士兵的救护能力及在复杂环境下的防护能力;②军训、野营卫生知识,懂得军训卫生的要求,掌握训练创伤和野外训练卫生防护,提高野外生存能力;③常见病、传染病的防治知识,了解常见病的发病原因、临床表现、防治知识,掌握各传染病的传播特点及预防要点,提高士兵对疾病的防护能力。

3. 专题教育　特殊地区(如热带、寒冷地区、高原、海岛)、特殊兵种(海陆空,导弹、坦克、装甲、雷达、通信兵等)及执行特殊任务的部队都应根据特定的需要进行特殊的、形式适宜的、有针对性的健康防护教育和培训。具体内容包括:①饮食、炊事服务人员教育,对这一人群应重点加强饮食、饮水、营养卫生和肠道传染病预防的教育,养成良好的卫生习惯。②在职军官教育,使军官对健康教育有更深入的认识,自觉地担负起督促、管理战士养成良好卫生习惯的责任。③特殊环境、职业的人员教育,根据部队进入地域的自然地理气候条件和当地疫情进行有针对性的教育,如进驻血吸虫病流行地区应进行血吸虫病的防治教育等;对从事特殊工作的人员应进行相应的卫生知识教育,如炮兵应进行预防炮震性耳聋的教育等。

4. 康复教育 各级医疗卫生机构要对门诊、住院、出院官兵进行健康教育,以促进早日康复及康复后防止复发教育。具体内容在后面《军队医院健康教育内容》中详细介绍。

5. 院校教育 军队院校要将预防保健知识教育作为培养合格军人的一项重要内容,纳入教学大纲,为今后提高军人的健康素养和军队战斗力奠定保健基础。具体内容在后面《军队院校健康教育内容》中详细介绍。

(二)部队一般健康教育内容

围绕部队走、打、吃、住、行及娱乐、休闲等方面,着重对官兵进行健康行为和生活习惯培养,预防不良生活方式的形成,提高健康素质,还需要经常进行下列基本教育。

1. 合理营养与膳食教育 "兵马未动,粮草先行",饮食是部队战斗力的基础与保证。因此,增强营养意识,普及科学营养健康知识,改善官兵膳食结构是军队膳食保障工作的一项重要任务。因此,加强部队后勤军需部门和连队炊管人员科学膳食、均衡营养、科学烹饪知识,把好"病"从口入第一关的健康教育非常重要。

2. 科学训练与增强体能教育 人的体能遵循用进废退原理,训练和运动对军人的体能和军队战斗力提高更具有特殊的意义。军队是以男性青年为主的武装集团,身体强化训练不仅是军人生理健康的需要,更是新时期军人心理健康、战斗意志磨炼的要求,能否适应、坚持军事训练和体育锻炼已成为当今军人面临的考验。人的状况直接决定军队的士气和凝聚力。有研究显示:部队干部超重肥胖、高血压、高血脂、高血糖患病率有逐渐升高的趋势,因此加强军队运动健康教育十分重要。

3. 控烟与限酒教育 部队多采用全封闭式管理,生活比较单调艰苦,严格的组织纪律,远离亲人和家乡,加上精神高度紧张、不适应环境,容易产生孤独、寂寞、苦闷等不良情绪,借烟酒消愁。军营是一个特殊的公共场所,更需要创建无烟环境,这不仅有利于军人的身心健康,更有助于精神文明建设。酗酒则不但危害身心健康,还会破坏社会和谐和安宁。军队有严格的纪律,无论是否节假日军营内都严禁酗酒,倡导官兵不饮或少饮烈性酒,树立不劝酒、文明饮酒等健康风尚。

4. 心理卫生教育 军人需要不同于一般人群的心理健康素质和意志力,才能应对社会上的多元观念和种种诱惑;现代战争的高新技术兵器,高精准性、立体化、无形化等,其巨大的杀伤力和现代战场的人机环境变化给官兵带来极大的心理冲击和压力,严重影响部队战斗力和精神面貌。因此,新时期军队心理健康教育工作是健康教育的重要内容,必须给予高度重视。

(三)军队院校健康教育内容

军队院校健康教育是把健康教育作为一门专业基础课程列入军队院校教学计划,以全军卫生工作方针政策为指导,以系统的健康知识为基础,以健康行为养成为重点,以提高学员自我防护、自我保障和部队基层卫生管理能力为目的,对学员进行正规化的健康教育。以满足学员毕业后第一任职的需要,为提高部队战斗力服务为主要特征。

军队院校包括医学院校和非医学院校,所以,健康教育也根据学校性质的不同分为两类。

1. 军队非医学院校健康教育 军队非医学院校主要培养部队基层管理干部,军队非医学院校的健康教育内容既要有适应新的医学模式的基础医学知识,又要有突出军事特色的关于训练伤、战伤防护等知识;既要使学员挖掘健康的生理心理常识及常见病、传染病预防等知识,以维护和增进自身健康,培养健康的人格,又要具备一定的健康教育的组织管理能力,懂得如何组织基层部队官兵开展健康教育。因此,非医学院校的健康教育内容主要包括人体解剖和生理知识,行为和生活方式,心理卫生知识,环境、饮食、饮水卫生常识,军事训练与战时卫生勤务常识,传染病的防治与管理知识,军队卫生管理法规知识,健康教育的组织管理知识等。

军队非医学院校健康教育的教学目标,是以军队卫生工作方针政策为指导,以系统的健康知识为基础,以健康行为养成为重点,通过院校的正规教学活动,使学员系统掌握健康的基本理论、基本知识、基本内容,自觉养成讲科学、讲文明的良好卫生习惯,清除或降低危险因素,降低发病率,以提高学员在各种环境条件下的自我防护、自我保健能力;同时,使学员初步了解基层部队健康教育的计划、组织、领导、实施等基本方法,以便将来在基层部队中对官兵开展日常健康教育工作。

2. 军队医学院校健康教育 军队医学院校学员作为未来的军医,健康教育对于他们来说更重要的是使其掌握扎实的健康教育学理论基础和实践能力,以便其在今后的特殊工作环境中(如高原生活、舰艇或海底作业、高空飞行、野外勘探、野营拉练、前方作战等),做好部队卫勤保障工作,运用各种健康教育的方法和手段组织开展健康教育,将自己所学的医学知识传授给广大官兵,促进官兵健康行为养成,提高部队战斗力。另一方面,作为医学专业人才,军医学院学员毕业后在工作中还要深入进行健康教育理论的教学研究,成为部队健康教育的专家。

军队医学院校健康教育内容可与专业课相结合,同时突出军事特色,体现大军事医学观。其教学内容除了包括使学员掌握部队训练、作战的卫生保健知识,军人平、战时心理障碍的预防知识,改变危害健康的不良行为和生活方式的常识,以及军队卫生管理法规等外,还包括部队健康教育计划的设计、行为改变的理论与方法、传播学方法与手段、部队健康教育的组织管理、部队健康教育学研究等内容。其教学的重点内容是健康教育的基本理论、基本方法、基本技能和评价标准等。

(四)军队医院健康教育内容

军队医院健康教育特别强调根据教育对象的不同特点确定不同的教育内容。军队医院除了负责伤病员的健康教育外,还负责体系部队的指战员健康教育、医务工作者的健康教育、指导和配合部队基层卫生机构做好不同时期的健康教育工作及对健康教育骨干进行强化培训。因此,军队医院健康教育内容一般包括以下几种。

1. 疾病防治及一般卫生知识教育 包括各种传染病防治基本常识,非传染性慢性病的预防、治疗、康复,各种常见病、多发病、急症的防治知识,各种仪器、器械性治疗知识,各种检查、化验基本常识,合理用药知识,各类药物的适应证、禁忌证、服用方法、剂量、不良反应、保存等,心理卫生常识,就诊治疗等。

2. 心理卫生教育 随着医学模式的转变,心理因素在疾病发生、发展及康复中的重要意义已得到广泛重视。良好的心理状态,有助于疾病的好转,稳定病情,延缓恶化和促进患者身心康复。因此,对患者及其家属进行心理卫生教育,是积极有效的医疗措施,是医院健康教育的重要内容。

3. 行为干预 在传播卫生保健知识的基础上,有计划、有组织、有针对性地协助患者和有特定健康行为问题的人学习和掌握必要的技能,改变不良卫生行为,采纳健康行为,也是医院健康教育的重要内容。

此外,军队医院还要指导和配合部队基层卫生机构做好不同时期的健康教育工作。如新兵入伍,要结合贯彻《内务条令》和体检工作,对部队进行卫生法规、个人卫生、传染病预防、"四害"防治、卫生设施利用以及生理、心理、饮食、饮水卫生等方面的教育,并结合作战、训练、值勤、施工、生产等任务和体育锻炼,进行战伤自救、互救、"三防"和训练伤的预防知识教育;针对核潜艇、电子对抗、坦克、导弹、装甲兵、核试验和卫星发射基地等特种部队进行专门的卫生知识及个人卫生防护教育,帮助体系部队抓好经常性地卫生养成教育。还要为部队培训健康教育骨干,通过短训班、以会代训等形式,对基层卫生人员进行强化训练,使之能胜任部队健康教育重任,积极创造条件;为部队建立健康教育专修室等方面的工作,也是军队医院健康教育的基本内容之一。

二、军队健康促进的基本内容

近些年来,军队健康教育与健康促进工作从系统组织、系统建设、系统教育和系统考核等4个方面得到了确立和规范,其基本内容同样十分丰富。从客观上说,调动领导、部门参与健康保健事业的积极性,从组织、建设、教育、考核层面加大工作的力度,实际都是健康促进的重要内容。由于系统健康教育的内容在本节前面做了详细介绍,这里仅介绍其他内容。

(一)系统组织的内容

部队健康教育与健康促进工作在各级首长和爱国卫生运动委员会的统一领导下,由司令部、政治部、后勤部、装备部有关部门按职责分工认真组织实施。要求各级作训、军务、宣传、文化、卫生等部门对部队健康教育与健康促进工作负有组织、协调、检查、指导的责任。

作训部门要对健康教育与健康促进工作计划和效果考核提出建议,加强管理,督促落实,逐步形成制度化。

军务部门要把健康教育与健康促进同贯彻条令条例和行政管理结合起来,抓好部队的养成教育,巩固教育效果。

宣传、文化部门要把健康教育与健康促进作为精神文明建设的重要内容,结合部队政治教育,努力提高官兵的文明卫生素养。

新闻、出版和文艺单位要发挥专业优势,面向部队,开展生动活泼、形式多样的健康教育宣传,为官兵健康服务。

卫生部门要制定切实可行的健康教育与健康促进计划,提供实用的教材,培训骨干,加强指导,认真施教,搞好检查考评,保证健康教育与健康促进相关内容、效果的落实。

(二)系统建设的内容

1. 组织建设　全军逐步形成健康教育与健康促进网络。各大单位疾病预防控制中心为体系部队的健康教育指导中心,负责拟制本级健康教育与健康促进工作计划,组织指导和协助部队开展健康教育与健康促进工作。军、师、旅、团(或相当单位)要在各级卫生机构设立相应的健康教育指导站、室,负责具体实施所属部队的健康教育与健康促进工作。各级医疗卫生机构都负有指导、协助部队开展健康教育与健康促进工作的责任。部队各级卫生人员是健康教育与健康促进的骨干力量。

2. 业务建设　加强各级健康教育指导中心、站、室的建设,抓好专(兼)职人员技术培训,提高健康教育的教学水平和指导能力;建立各级健康教育资料库,形成具有我军特色的健康教育教材资料软件体系;配备必要的器材设备,以适应部队健康教育与健康促进工作的需要。各单位要对健康教育与健康促进给予必要的财力支持；卫生部门要从15％的防疫经费中解决健康教育与健康促进工作的基本开支,保证健康教育与健康促进工作顺利进行。

3.制度建设 建立健康教育与健康促进目标体系,逐步完善各项规章制度,加强登记统计工作,使部队健康教育与健康促进工作的组织计划、备课授课、资料储存、效果考评等组织管理的重点环节,有章可循,规范配套。

(三)系统考评的内容

健康教育与健康促进工作的考评,由团以上单位组织实施,每年结合贯彻《军队基层建设纲要》和条令条例,以及年终总结检查考核一并进行。在各级首长的领导下,有关部门要按职责分工,密切协同,根据军队健康教育与健康促进工作的要求和《部队健康教育提纲》的内容进行分级考评。个人考评,实行知识考核与行为考核相结合,连队及相当于连队的基层单位,80％以上的人员合格为单位达标。健康教育与健康促进工作考评不及格的单位和个人,不能作为评选《全军爱国卫生工作规划》达标先进的对象。考评指标：①基础教育普及率100％,及格率90％；②继续教育普及率90％以上,及格率80％以上；③专题教育普及率90％以上,及格率80％以上。

三、军队健康教育政策的内容

军委和总部首长对军队健康教育给予了高度重视,多次指示要求把健康教育与健康促进工作作为我军卫生工作的一个优先发展的战略重点纳入议事日程,把健康教育与健康促进工作作为我军疾病预防控制工作的核心内容抓紧抓好；要用战略的眼光,切实从军队卫生工作的长远建设出发,把健康促进工作摆到了军队卫生建设的总体规划中优先考虑,作为军队卫生工作一项最优化的对策加以实施。为此,军队制定了一系列的有关健康教育与健康促进的政策和法规,特别是总参谋部、总政治部、总后勤部联合颁发的《军队健康教育方案》,为全军开展健康教育与健康促进工作和活动发挥了重要作用。

（傅建国　朱　涛　黄尉初）

第三节　军队健康教育与健康促进实施

军队健康教育与健康促进工作重在具体落实。本节主要介绍军队健康教育与健康促进的组织机构、实施原则、实施办法、实施步骤、实施形式和工作评定等,这些是军队开展健康教育与健康促进工作的主体,只要组织机构和部队相关工作者尽职尽责,狠抓工作落实,必将对促进广大官兵身心健康发挥重要作用和产生深远影响。

一、军队健康教育与健康促进的组织机构

总后勤部卫生部是军队健康教育与健康促进的行政和专业管理机构,各大单位卫勤机关、疾病预防控制机构、医疗卫生单位是军队健康教育与健康促进的管理及组织实施单位。各级军务、军训、军需、营房部门也负有健康教育与健康促进工作义务。全军健康教育中心、卫生美术摄影中心、卫生影视中心、卫生书报刊中心及各大单位健康教育指导中心是业务指导单位。

1.总后勤部卫生部统一领导和管理全军健康教育工作。

2.全军健康教育中心负责全军健康教育业务指导和理论研究。

3.各大单位健康教育指导中心负责制订本系统、本地区健康教育与健康促进规划并指导实施;开展健康教育调查研究,掌握官兵健康需求;撰写教材、编辑卫生科普宣传资料;组织健康教育技能训练、培训骨干。

4.基层部队按级设立健康教育指导站(室),院校设立健康教育教研室(组),负责本单位健康教育需求调查、制订计划、开展咨询指导、普及卫生知识和做好活动资料的管理。

二、军队健康教育与健康促进的实施原则

军队在实施健康教育过程中,应遵循以下基本原则:

1. 目的性原则 健康教育最根本的目的是通过有组织、有计划、有系统的教育活动,使广大官兵养成科学、文明、健康的生活方式,消除和降低危险因素的危害,从根本上提高健康水平,提高部队的战斗能力。应根据教育的目的合理科学地选择教育的内容,以确保教育的效果。

2. 科学性原则 健康教育是一门综合性学科,是科学性很强的工作。在教育过程中,尽管教育方法多样,形式不一,但应以科学为准绳,实事求是地传播卫生科学知识,而不能为达到某一指标夸大或缩小事实。

3. 针对性原则 部队官兵个体差异较大,来自全国不同地方,存在着年龄大小、文化水平、个人爱好、社会背景、生活习惯的差异。既有刚入伍的新兵,也有入伍几十年的老同志,既有普通兵,又有在特殊岗位的专业兵。再者,部队驻地的地理环境、气候条件、疫情等均有较大不同。所以在实施教育中,必须具有针对性,不能一刀切,应该因地制宜,因人施教,提高教育的效果。

4. 趣味性原则 在实施健康教育过程中,选择什么样的教育方法是关系到健康教育能否成功的一个关键。在选择健康教育方法时,避免单调呆板的灌输,既要科学地表达宣传的内容,又要符合部队官兵的心理需要,既要从实际条件出发,又要讲究宣传效果。

三、军队健康教育与健康促进的实施办法

以全军健康教育中心为龙头,以各大单位健康教育指导中心为骨干,以军以下健康教育指导站(室)为基础的工作体系的构建,在其工作实施过程中需要按照下列办法执行。

1. 严格组织管理,协调上下关系,重视行政干预 军队健康教育与健康促进是在各级首长的统一领导下,由司令部、政治部、后勤部、装备部等部门按职责分工,认真组织管理与实施。各部队由作训、军务、宣传、文化、财务、卫生等部门共同协作,全权管理和统一组织实施。行政干预包括组织领导、经济支持、部门协调、考核、评估、政策法规、行政命令等多种手段的支持,加强和推动部队的健康教育与健康促进工作。领导的率先垂范、参与指导也是干预的有效方式。

2. 积极开展丰富多彩的健康教育活动 利用部队的各种媒介、以健康日、节日为切入点,开展形式多样的群众性的活动,如大讲堂、知识竞赛、健康顺口溜比赛、健康诗歌比赛等;以体育运动比赛为切入点,倡导健康文明的生活方式,改掉不良行为和嗜好,营造健康风尚。

3. 大力培训健康教育与健康促进工作骨干 部队健康教育与健康促进成功与否的关键在于是否有合格的健康教育与健康促进骨干人员开展工作。因此,培训合格、热爱军队健康教育与健康促进的骨干至关重要。

4. 动员官兵共同参与是取得健康教育效果的基础　若要把军队健康教育与健康促进项目落到实处,必须通过各种方式方法调动官兵参与健康教育与健康促进活动的积极性,激发他们对自己健康的责任感及尊重他人健康和保护环境健康的道德感,营造追求健康光荣,破坏健康可耻的氛围。

5. 搞好经费、物质保障　虽然部队健康教育与健康促进是一项投入少、产出高,符合成本效益的工作,但是如果没有持续稳定的经费投入就不可能有持续的开展,就不可能期望广大官兵通过这一渠道获得更大效益。所以经费合理保障必不可少,需要积极争取。

6. 抓好计划的落实与评价　各部队每年要认真研究制定好健康教育与健康促进工作计划,并严密组织实施,任何计划如果不落到实处都是纸上谈兵,官兵一点不会受益。所以,各级管理部门要组织专家和部门进行定期或不定期的监督检查,查看部队健康教育与健康促进计划落实情况及经费的使用情况,选择与使用合适的评价指标,对过程与结果进行评价,为完善下一步实施计划提供依据。

四、军队健康教育与健康促进的实施步骤

由于各级、各单位组织开展健康教育与健康促进工作的实际情况不同,其实施步骤也有差别。现以师以下部队为例,实施步骤如下。

1. 由师健康教育指导站根据《军队健康教育方案》《部队健康教育提纲》和上级健康教育与健康促进的年度工作计划,结合本部队年度训练、施工等任务安排,拟订出师健康教育与健康促进年度工作计划,报师卫生科。

2. 由师卫生科牵头,与师作训、军务等部门协调,确定年度健康教育与健康促进工作的时间、内容和组织办法,形成年度健康教育与健康促进工作的通知或指示下发。

3. 旅、团卫生队根据上级通知或指示,制订年度健康教育与健康促进实施方案,确定团、营的健康教育与健康促进工作落实计划,就部队健康教育课来讲其计划应包括:授课内容、授课时间、授课单位、授课人员、授课地点、受教育对象、组织管理与要求等。

4. 由师、团健康教育指导站(室)培训实施教育的人员,使其熟悉健康教育与健康促进工作的内容,掌握教育的方法。

5. 各级按照计划,实施教育。

6. 由师卫生科、指导站(室)定期检查本级和下级的教育进度和计划完成情况,并对教育效果进行考核与评价。

7. 计划完成后,各级做出书面总结,对该计划做出全面评价。

五、军队健康教育与健康促进的实施形式

部队官兵中总有接受能力较强的,有接受能力较差的,有思想固执的,也有较易于改变的,这些现实的差异,决定了我们进行健康教育与健康促进工作所使用的手段和方法,不应自始至终一种模式、一种格调,应灵活运用各种形式,使教育效果达到最佳。

1. 讲卫生课　是目前基层部队健康教育与健康促进工作的主要形式,是"重头戏"。经验证明,军医的健康教育课上得好,可激发官兵学习卫生知识的热情,增强抗不良习惯的信心,相反则易使他们丧失学习欲望。要讲好一堂课,应做到:一要备好课。这是上课成败的关键,是提高教学质量的重要保证,因为只有充分准备,讲起课来才胸有成竹,才能发挥自己的主导作

用。二要注意语言技巧。应避免过多使用专业术语,而多用通俗易懂、注重结果、简洁有力的语言;还可使用课堂提问、鼓励官兵提出疑问、反向设问、穿插有趣的故事、故意设置悬念、反复强调等方法;经验表明,能调动听众学习、思考热情的就是一堂好课;课堂趣味盎然,可使听者反应强烈,课后印象极其深刻。三要深入浅出。很多抽象的卫生知识难以让战士真正理解,就应把它具体化、形象化,通过举例子、抓身边的病例、打比方,如把皮肤比作人体健康的"晴雨表","鼻毛"比作呼吸道的第一道哨兵等,使道理深入浅出,就容易让人理解。四要配合板书。板书要有计划、有条理,正确清楚,字迹要工整,同时要求听众认真听讲,认真做好笔记,以便复习,对无教材的单位,这一步很有必要;虽然各人上课的方法不同,但一堂好课却有共同点,也是基本要求,即目的明确、内容正确、方法恰当、组织严密、听众积极性高、听课效率高。

2. 观看卫生影视录像 这是受到基层官兵普遍欢迎的教育形式。全军影视中心制作了一套《健康课堂》教育影碟,有条件的部队应结合教育计划安排播放。

3. 行为教育 如结合官兵去医院探望患者的经历,通过患者的患病过程和警语来唤醒不注意行为养成的人。或者由军医到医院将一些因不良习惯和不健康生活方式而致病的患者拍摄下来,并附上患者想说的心里话,然后制作成一个"健康教育与健康促进专栏",请官兵们参观、谈感受。这种教育方法真实、直观,易引起人的注意和反思。

4. 健康教育处方 卫生队、卫生所不应该只是看病治病的地方,而应把基层以"预防为主"的指导思想融入其中,使之成为"防病保健"的窗口。如将常见病、多发病的保健处方张贴在墙上或印制多份,分发给相应的患者,使患者看病也可受到一次防病保健的教育。

5. 标语宣传 标语大都是格言、警句,简洁顺口,喻理深刻,将之贴在明显的地方,就像警钟,时常提醒官兵。

6. 卫生节日的宣传活动 利用各种"卫生节日"大张旗鼓地开展卫生知识宣传活动,如世界卫生日(4 月 7 日)、中国计划免疫宣传日(4 月 22 日)、世界无烟日(5 月 31 日)、世界环境日(6 月 5 日)、世界糖尿病日(6 月 25 日)、全国爱牙日(9 月 20 日)、世界艾滋病宣传日(12 月 1 日)等。

7. 卫生科普期刊 是对固定教材的一种补充,一个单位应多订几种,供大家茶余饭后看,并可组织官兵学习和讨论。

8. 健康教育传单、剪报、墙报 如结合部队常见病、多发病,营院卫生工作动态等制作成防病宣传单、剪报、墙报,让官兵自由观看,效果也不错。

9. 跟踪教育 即官兵走到哪里,如训练场、野营拉练、抢险救灾等,健康教育与健康促进工作的触角就跟踪伸向哪里。在部队展开前讲几句,给他们提个醒,短话精说,能收到十分显著的效果。

10. 其他形式的教育 条件许可的情况下,可举办健康教育讲座、知识竞赛、文艺节目、演讲会,或请专家讲课等。可寓教于乐,极大调动官兵参与教育的热情,取得深远的影响效果。

当然,健康教育与健康促进工作的形式、方法不止这些,它有待于我们去研究、去发展。只要我们注重实践,敢于突破固有的思维定势,敢于推陈出新,那么,一定会摸索出更多、更好的方法。

六、军队健康教育与健康促进的工作评定

军队健康教育与健康促进的工作评定是集检查、督促、提高为一体的工作,很有实用意义。

没有工作评定,就没有压力和动力。因此,大家都要重视并切实做好部队健康教育与健康促进的评定,并且在评定中注意查看了解以下情况。

1. 看领导是否重视 了解行政领导对这项工作是否关心和支持。查看领导是否有这方面的指示,有无签批的文件,各种会议有无这方面的要求,各种场合的讲话有无这方面的内容,检查部队工作有无这方面的强调,特别是发现部队这方面的问题时是否提出过改进意见或拍板解决了某个问题。在一年之中,只要单位主官或分管领导有一次以上批示或强调,就可以认定这个单位领导对部队健康教育与健康促进工作是重视的。批示与强调越多,越能说明这个单位部队健康教育与健康促进有起色。

2. 看组织是否严密 一是部门参与和组织情况。按照总部的要求,逐一衡量集团军、师、旅、团各级有关部门是否履行好了这方面的职责。二是专业机构组织情况。看各级卫勤机关、军区健康教育指导中心、师(旅、团)健康教育指导站(室)和部队各级医疗卫生与疾病预防控制机构,发挥了多大作用,是否履行了职责。三是官兵受教育情况。看官兵真正受教育的人数达到多少,参与受教育的人数越多,越说明组织严密,工作落实。

3. 看管理是否到位 首先,站(室)建设是否上等次。各级机构是否落实了专(兼)人员和配备了必要的器材设备;单位是否对健康教育与健康促进给予必要的财力支持;是否从15%的防疫经费中解决了健康教育与健康促进的基本开支。其次,制度是否落实。各级是否建立了健康教育与健康促进目标体系,完善了登记统计,在健康教育与健康促进的组织计划、备课授教、效果考评等重点管理环节上是否有章可循、规范配套。再次,资料是否齐全。是否建立了健康教育与健康促进资料库,是否形成了软件资料体系;卫生影碟、卫生书报刊有无丢失,有无分发到基层部队等。

4. 看计划是否具体 一是结合部队实际是否紧密。要根据不同季节、不同环境和部队所担负的不同任务,本着缺什么补什么、实际需要什么就普及什么的原则,不能千篇一律,年年如此,更不能改改年号每年复印了事。二是内容是否全面。是否涵盖了总部要求的基础教育、继续教育、专题教育和康复教育的内容。三是条理是否清楚。是否按照指导思想、教育目标、内容、时间、方法步骤、考核、要求的顺序编写。四是责任是否明确。计划中要落实责任单位和责任人,使计划的实施有人负责。

5. 看时间是否保证 一看计划时间。计划中是否按照总部《部队健康教育提纲》所要求的教育时间进行了安排,如基础教育时数为18小时。二看周表时间。连队工作周表中是否安排了健康教育时间,基础教育每周至少安排2小时,继续教育每月安排2小时,其他教育适当安排。三看教育时间。向战士个别询问了解和查看战士学习笔记本以及健康教育登记本等方法评估。四看考核时间。看每年是否安排1~2次健康教育考核。

6. 看内容是否落实 其一,审查计划内容。是否包涵了系统教育的内容,是否融入了部队海训、野营、应付突发事件、抢险救灾和未来作战等情况下的防病知识内容。其二,审查教案内容。了解教案内容与计划内容的一致性,教案是否最近备课。其三,审查笔记内容。官兵是否建立卫生常识学习笔记本,是否记有部队健康教育的内容。其四,审查登记内容。团卫生队、营卫生所的健康教育登记本是否正规,登记内容是否齐全。其五,审查发文、广播、墙报等稿件的内容。是否定期更换等。

7. 看形式是否多样 首先,是否推广了影碟式教育。这种形式不仅形象、生动、直观,很容易激发起官兵们观看的热情,而且目前基层部队都有条件做到。其次,看讲卫生课的时机与质量。是否把握好部队执行重大任务前实施,采取提纲挈领、强调式授课,既简短又能让官兵听明白。再次,看行政干预教育力度。查领导讲话,看机关发文,以确定领导和机关的重视程度。第四,看其他教育形式的使用频率和效果。

8. 看方法是否恰当 检查部队健康教育与健康促进工作的方法时,要注重一些具体细节的探访:第一,讲卫生课的细节。了解何时讲、讲什么、讲多长时间和听课纪律等。第二,影碟发放的细节。了解何时发、发多少、谁领走、有否签名和发到单位后谁保管、何时组织播放、看影碟的人数有多少。第三,出卫生墙报的细节。了解基层部队的墙报是否有卫生阵地,内容如何,登出时间的长短,稿件来源等。第四,卫生广播的细节。了解广播时间、稿源和效果等。第五,卫生干预教育的细节。了解领导指示的内容和机关发文次数、内容和要求等。

9. 看效果是否确实 一方面要求部队每年必须进行 1～2 次健康教育效果考核,并认真做好考核成绩的登记、统计,逐一建立健康教育档案。另一方面下部队检查这项工作时,自带考卷,现场考核,当场测出官兵掌握卫生知识水平的真实情况。

10. 看工作是否总结 一是单位的卫生工作总结中有部队健康教育与健康促进的内容。有的单位把部队健康教育与健康促进作为部队卫生工作的重要组成部分,在上报年终卫生工作总结时,把这方面的工作作为一个重要方面进行了总结,应该说这个单位工作是到位的。二是有专题工作总结。有的单位觉得一年的部队健康教育与健康促进很有起色,有许多好的经验和做法,进行了专题总结,这种情况是最好不过的了。三是在年度工作表彰中对落实部队健康教育与健康促进突出的单位或个人进行了表彰奖励,这种形式应给予肯定。

（傅建国　朱　涛　黄尉初）

第23章

军人心理卫生服务

如何解决军人平战时的心理问题与心理疾病,不断提高军人的心理健康水平,增强部队凝聚力和战斗力,已经成为世界各国军事界关注的重点问题。军人心理卫生工作就是着眼于心理健康,并为心理卫生服务的一门学科、一项事业。自 20 世纪 80～90 年代,我军就十分关注广大官兵的心理健康问题,一些单位开始进行多方面的有益探索,在军人心理卫生领域取得了很多有价值的理论与实践成果,为我军在新时期、新阶段更好地完成各种任务奠定了良好基础。

第一节　军人心理卫生工作概述

只有把握军人心理卫生工作的内涵和发展历史,认清军人心理卫生工作的意义,明确军人心理卫生工作的任务,才能使军人心理卫生工作在理论、模式或机制上不断拓展和创新,实现心理教育训练、心理测试评估、心理咨询与治疗等工作的统合。

一、军人心理卫生工作的内涵

(一)心理卫生的含义

心理卫生,泛指运用心理学的原则和方法,通过教育性的措施,保持并促进个人心理健康,提高个体社会适应能力,改善个人与社会环境间的关系。一般认为,心理卫生即是对保障心理健康的各种措施和活动的总称,是心理健康的前提和保障,心理健康是心理卫生的目的和结果。

(二)军人心理卫生工作的含义

军人心理卫生工作,是指由军队组织实施的,针对军人心理问题、心理疾病、特殊的任务或环境中的心理损伤等心理功能失调或异常状况,开展的一系列预防与干预工作,以维护和促进官兵心理健康,其中包括心理普及教育、心理测试评估、心理训练、心理咨询与治疗、心理危机干预等内容。同时,军人心理卫生工作是疾病预防控制中的重要模块,不仅包含官兵心理功能失调或异常情况下的积极干预,还涉及疾病发生中心理因素、疾病防治中心理变量的研究和干预,是全面的健康促进计划中的重要环节。

(三)心理卫生工作的发展历史

早年的心理卫生运动起源于 1972 年法国皮内尔打开精神病人锁链的创举。美国比尔斯在 1908 年发表的自传著作《一颗发现自身的心灵》是近代心理卫生运动开始的标志。同年,比尔斯发起组建了世界上第一个心理卫生组织——康涅狄格州心理卫生协会。1909 年,他在纽约创办了《心理卫生》杂志,宣传普及心理卫生知识,并于 1930 年召开了世界心理卫生第一次会议。中国心理卫生协会于 1935 年由丁瓒、萧孝峰等人发起,开展了某些精神健康咨询和儿童指导方面的工作。1936 年,中国心理卫生协会正式成立,并于 1985 年重新组建。我国台湾、香港地区引入心理卫生工作较早,如台湾师范大学于 1997 年成立健康中心,后又专设心理卫生辅导部门;香港则在 20 世纪 70 年代中、后期在学校中开展心理卫生与辅导工作。

我国从 20 世纪 80 年代开始,随着对外开放和学术交流,心理卫生工作发展较快。首先在一些精神病治疗机构开设了心理门诊,此后在卫生部门的支持下,许多综合性医院开展了心理咨询门诊。目前,卫生系统的心理咨询是我国的主要工作模式。心理卫生发展的另一个主要领域是学校,尤其是高等学校。1985 年左右,武汉市、上海市、浙江省有若干院校率先开展了大学生的心理咨询的尝试性探索。此后,各地高校陆续有咨询中心成立,积极推行心理卫生工作。到 80 年代末,全国已有相当一批高校开展了心理卫生与咨询工作。1990 年以后,心理卫生工作在我国得到普遍的推动与发展,每年都有全国性的学术会议召开,各级学会也相应成立,心理卫生工作除了进行个别咨询以外,还开展了心理卫生讲座、开设心理卫生选修课、建立心理卫生保健档案等活动。还在一些电台、电视中举办了一系列的心理卫生专题节目,报纸杂志也开辟了心理卫生专栏,这些都有力地普及了心理卫生知识。总之,心理卫生工作在我国近些年来正在得到大家的重视与关注,已沿着良好的运行轨道大踏步向前迈进。

(四)我军心理卫生工作的发展概况

我军的心理卫生工作起源较早,可以说在军事医学的发展过程中,心理卫生蕴涵其中。建国初期我军就进行了心理卫生工作,1958 就开始对飞行员进行心理选拔,这是广义心理卫生的研究与深入。20 世纪 80 年代初,军人心理卫生工作开始有了系统的研究与实践,出版了一批心理卫生的专著,在一些军队医疗机构中也开设了心理咨询门诊。90 年代初期,在国家领导人:"军队干部也要学点心理学""要研究青年官兵的心理特点"等一系列指示下,我军心理卫生工作迅速发展。一批从事医学工作的人员积极推广心理卫生工作,编写了一些心理卫生方面的科普读物与学术著作。1998 年,总政治部、总后勤部先后在一些部队心理教育试点工作的基础上,召开了军人心理教育专题座谈会,听取了专家以及心理卫生工作者的意见。2000年全军下发了《关于重视做好基层部队心理教育与疏导工作的意见》,对心理教育与疏导工作的意义、原则、内容、途径和方法,提出了明确、具体的要求。从此,心理卫生工作得到有效的开展与深入,团以上的部队还专门开设心理咨询门诊,开展了心理知识普及讲座、军人心理卫生专题辅导、对官兵心理进行了测试、建立了官兵心理档案等许多工作。广大官兵也以积极的热情学习与掌握心理知识,促进自我健康发展,为"打得赢""不变质"提供了有力保障。

二、军人心理卫生工作的意义

我军心理卫生工作的根本目的,是为了维护和增进广大官兵的心理健康水平,最大限度地提高部队战斗力,赢得未来作战的胜利。因此,心理卫生工作是新形势下摆在我们面前的一项重要任务,具有以下重要意义。

(一)有利于培养青年军人健康的心理素质

随着社会文明程度的不断提高,健康已赋予了新的含义。心理健康已成为健康的重要指标。人们愈来愈进一步认识到,心理素质在人的整体素质结构中起着桥梁和连接的作用。健康的心理素质是青年军人立身做人、成长进步的必要基础,是个人发挥最大潜能,经得起各种挫折,取得事业成就的必要条件。在青年军人这个特殊的时期,他们的心理问题得不到及时的化解,就会发展成严重的心理失常和心理疾病,不仅直接影响着青年军人心身的健康发展,而且对部队的战斗力及团结稳定会产生不可低估的消极影响。由此可见,加强对青年军人的心理教育和疏导,做好心理卫生工作,是青年军人心理健康成长与发展的现实需求。

(二)有利于适应新时期军事斗争的要求

军人是战争的斗士,战场历来是血与火的竞技场,是灵与肉的搏击与较量,因而对军人的心理素质有着特殊的要求。军人心理健康水平与素质对部队战斗力的生成与提高,有着直接的关系和影响,这已成为人们普遍的共识。尤其在未来高技术战争中,由于高新武器的运用,战争环境更加复杂,场面更加残酷,对军人的心理必然带来前所未有的冲击。如,高技术武器装备所具有的精确性与高强度大面积的杀伤力,加重了军人的心理负荷,这就要求军人必须有健康的心理与过硬的心理素质,确保打赢未来的高技术局部战争。

(三)有利于提高训练成绩和作战效率

军人高质量、高水平的训练,可使训练成绩迅速地提高,也可尽快掌握和运用军事技术,节省人力、物力,缩短训练时间。高效率高成果的战斗,能减少我方战斗减员,也可避免物力的无谓消耗,有效地消灭敌人,保存自己。然而,这些都必须由军人的优良心理素质做保证。增强军人的心理健康水平和心理素质,就会为高效率的训练和作战奠定心理上的基础。

(四)有利于保障安全和减少事故

无论在平时还是战时,有些事故是由于客观的不可避免的原因造成的,而大部分事故与人的因素有关,确切地说与人的心理因素关系更为密切。如:安全意识淡薄,注意力不集中,情绪不稳定,心理负荷过重,认知障碍等。另外,机器设计不符合军人的心理特点,操作环境控制不良,都会使军人心理功能急剧下降,造成事故。因此,加强心理卫生工作,可提高军人的心理素质,可提供保障自身安全,预防或降低事故发生的比率。

(五)有利于预防和治疗心理疾病

军事训练中运用心理学原理作指导,使训练符合军人心理活动规律,既可增进官兵的心理健康,预防心理障碍的发生,又可提高军事训练的水平。平时有充分适应战争的心理训练,战时就会减少心理疾病的出现,并且能增长战斗精神,降低战斗应激的反应。同时,对战争中出现的心理疾病,也能及时有效地进行治疗。在部队中普及心理卫生知识和注重心理训练,对广大官兵自觉地维护心理健康,预防精神疾病,有着十分重要的意义。

三、军人心理卫生工作的主要任务

军人心理卫生工作的任务,就是探求军人个体和群体在各种现实生活与工作中的心理活动规律。具体表现在以下层面。

(一)描述心理事实

军人心理卫生学研究的是一系列的心理卫生问题,如青年战士有哪些心理特点,官兵心理健康水平如何,独生子女军人的个性有哪些,发展社会主义市场经济对军人有哪些心理影响,高技术战争对军人心理构成哪些冲击等。

(二)揭示心理规律

军人心理学还应从现象的描述过渡到现象的测量和分析,揭示这些现象所遵循的规律。一方面需要研究军人各种心理现象的发生、发展、相互间联系以及表现出的特性和作用等;另一方面研究军人心理现象赖以发生和表现的机制,包括心理机制和生理机制。前者涉及心理结构各成分的相互关系和变化,后者涉及生理或病理成分的相互关系和变化。

(三)指导实践应用

军人心理卫生工作的任务就是要指导军人在实践中如何了解、预测、控制和调节心理。这也是军人心理学理论向实践转化的重要环节。例如,可以根据智力、性格、气质、兴趣、态度等心理现象,研究心理测验量表和常模,借以了解军人的心理发展水平和特点,为因材施教和人才选拔提供依据;可以根据军人心理现象和行为的相互联系,预测心理和行为的发展;可以根据某些心理现象发生的机制和影响因素,在不同条件下实施有效的控制和调节。

(汪 微 傅建国 张景兰)

第二节 军人心理卫生工作的主要内容

2000 年底,总政治部、总后勤部下发了《关于重视做好基层部队心理教育与疏导工作的意见》,明确了心理服务的八项任务和要求,全面涵盖了军人心理卫生工作的所有领域,并且清晰地划分了心理卫生工作的内容和范畴,为部队全面认识、综合开展心理卫生工作提供了依据。

一、心理知识普及教育

2009 年 10 月,总参谋部、总政治部、总后勤部和总装备部联合下发了《关于加强新形势下军队心理服务工作的意见》(以下简称《意见》),指出了心理服务工作的主要任务和内容,第一项就是"抓好心理知识普及教育",明确规定了基层部队心理知识普及教育的目标、形式等。实践表明,开展心理知识普及教育是培养官兵良好心理素质的重要前提和基础。

(一)心理知识普及教育的内涵

心理知识普及教育,是根据个体生理、心理发展特点,有目的、有计划地运用有关心理学的方法和手段,对个体(团体)的心理施加影响,培养其良好的心理素质,促进其身心全面和谐发展的教育活动。军队心理知识普及教育,是以心理学的理论和技术为主要依托,结合基层部队担负任务和教育教学训练工作,根据官兵生理、心理发展特点,有目的、有计划地向官兵传授心理科学知识,培养官兵良好的心理素质,开发官兵心理潜能,促进官兵身心和谐发展和素质全面提高的教育活动。简而言之,心理知识普及教育就是维护和增进官兵心理健康的教育活动。

(二)心理知识普及教育的内容

在《意见》中明确提出要抓好心理知识普及教育,"帮助官兵学习掌握心理科学知识,是培养官兵良好心理素质的重要前提和基础。把普及心理知识纳入部队经常性思想教育,……引导官兵正确认识心理现象,了解常见心理问题,掌握心理调节方法,增强和维护心理健康意识。针对官兵履职尽责、成长进步中经常遇到的心理问题,开展挫折教育、青春期心理教育、正确处理人际关系教育等,帮助官兵提高心理认知和自我调适能力,塑造自尊自信、理性平和、积极向上的良好心态。"根据《意见》精神,日常心理知识普及教育应开展以下 5 个方面的教育工作。

1. 心理科学知识教育 针对基层官兵的知识文化基础与当前军事活动特点,开展心理科学知识普及教育工作,主要内容包括军人的认知心理、情感心理、意志心理和军人的个性心理(军人的个性倾向性、军人的个性心理特征与军人自我意识)的知识普及教育,这是基层官兵认识自己、了解别人、提高心理素质所必备的一般心理科学知识。可以将学科知识浓缩精选,以专题讲座形式开展教育。其内容可涉及普通心理学、社会心理学、军事教育训练心理学、部队管理心理学、作战心理、心理健康与心理素质教育训练等多方面的知识。采用的教育方式主要包括专题讲授、小组讨论、播放心理科学专题影片等,还可以充分利用宣传橱窗、板报、墙报、小报、知识卡片等形式进行知识教育。

2. 人际交往心理教育 军队是一个高度集中、组织严密的集体,只要参军加入了这个集体,军人的日常活动无不打下"集体"的烙印。基层官兵生活在军营这个集体里,从起床、早操、操课、训练到熄灯就寝,无时无刻不处在集体之中,也处在与他人的密切交往之中。因此,人际交往心理教育的内容包括社会助长作用、社会从众倾向、社会顾虑倾向、首因效应、近因效应、晕轮效应、刻板印象等社会心理学的知识,并使官兵了解人际吸引、人际交往的原则、人际交往艺术、人际冲突处理策略、人际障碍调适等相关知识,有助于提高官兵的人际交往能力,增强基层部队的集体凝聚力、亲和力和吸引力。

3. 心理健康教育 基层部队官兵大多数正处于青年期,这正是人生发展的关键期,这一时期被一些心理学家称为心理危机期、心理危险期,容易产生各种心理问题。因而心理健康教育显得尤为重要。教育的具体内容包括心理健康的基本内涵、军人心理健康的基本标准、军人心理健康的评估方法、基层官兵常见心理问题及其原因分析与自我调适方法等知识。军事训练中的心理健康教育与心理指导,不仅帮助官兵不断增强维护自身心理健康的意识,提高维护自身心理健康的能力与技巧,还传授一些培养健康情绪的方法,如充实精神生活、增强自信、优化意志、调控期望值、发展友谊,学会幽默、娱乐调节等。

4. 军事训练心理知识教育 基层官兵在进行军事训练中容易出现一些与军事训练有关的心理问题和心理障碍,需要开展有针对性的心理知识普及教育活动。例如,通过开展战士训练动机的激发调动教育、军事知识理解记忆的知识教育、军事技能形成与熟练的心理知识教育等,激发调动官兵军事训练的积极性,帮助他们科学理解军事知识、巧记军事训练有关知识,帮助基层部队科学指导军事技能训练,解决军事训练中产生的各种心理问题与心理障碍,不断提高基层官兵军事训练成绩。

5. 心理调适方法教育 此项教育主要是向官兵传授一些适用、自己可操作的心理调适技巧技能,以便于官兵自主维护心理健康,优化心理素质。

(1)合理变通:人们能否走出现实生活中的各种心理困境,关键在于是否善于自救。善于自救者,即使在生活低谷中也可以蹚出一条平坦的路,由"山穷水尽"走向"柳暗花明",拥有健康的身心,赢得幸福的人生。个体通过对外部信息接收角度和强度的转换,或对原有心理认知在重组、迁移、升华的基础上予以整合,使外部刺激与心理认知互为进退地实现协调一致,以避免心理矛盾冲突激化所造成的心理困境,这就是心理调适的重要方法——合理变通。合理变通的主要方式:回避法——转移注意力;变通法——变恶性刺激为良性刺激;转视法——换个角度看问题;换脑法——换一种认知解释事物,更新观念,重新解释外部环境信息;升华法——让积极的心理认知固定,把挫折变成财富;补偿法——改弦易辙不变初衷,失之东隅收之桑榆;求实法——切合实际,调整目标。

(2)重建心理平衡:部队官兵容易心理失衡,如环境变化、人际交往的变化、受关注程度的变化、训练内容和方法的变化、自我的变化、评价的不恰当、期望得不到满足等都会导致心理失衡。当官兵心理处于一种不平衡状态时,其内心的不安就会以消极的情绪表现出来,如失望、忧虑、怀疑、悲伤、恐惧等,不仅影响正常生活、学习。严重的还会影响中枢神经系统的功能,造成一系列心理、生理上的变化。重建心理平衡的方法主要有宣泄法,"一吐为快""茅塞顿开"获得解脱;激励法,对自己说,"能行,一定行!";自嘲法,人们遇到让自己尴尬或难堪的场合时,自己调侃自己,通过自我贬抑达到出奇制胜的效果,从而使自己心理达到一种高层次的平衡;遗忘法,去做自己喜欢的事,暂时忘掉不愉快;哭泣法,让自己轻松。

(3)拨开冷遇见"明月":冷遇,对人们是一种考验。停留于心理的伤感是一种脆弱的表现。只有从冷遇中摆脱出来,才有可能完全改变自己的生活道路,保持自尊,从而保持心理平衡。如何做到呢? 树立志向,改变印象,转移方向,积累力量。

(4)打开阀门减压:当与周围的人发生激烈的冲突,当遭遇战友误解和疏远,当受到失意、失恋的打击,当父母离异、婚姻危机、突患重病、创业失败等不幸降临的时候,会感到茫然、压抑甚至精神崩溃。打开心理阀门,可以帮自己安然度过种种心理危机。读书、听歌、谈心、冥想、散步、浸浴、写日记、登高远眺、聊天、求助心理热线都是很好的方法。

二、心理测试评估工作

心理测试评估工作不仅对军队管理、教育、训练具有重要作用,也为心理知识普及教育、心理训练、心理咨询疏导、心理治疗、心理危机干预等工作提供了坚实可靠的科学依据。

(一)心理测试评估概述

心理测试评估,也称为心理测验,是关于心理测量的一门技术,用以测量人们各种心理特征的个体差异。心理测验的意义,是用心理测量工具取得心理变化量的数据,用来比较、鉴别和评定不同个体之间心理上的差异,或者同一个体在不同时期、不同条件、不同场合的心理反应和心理状态。

心理测验的功能大致可分为以下几种:

1. 甄别能力,便于教育工作者因材施教。

2. 发现特殊才能,为特殊工作选拔人才。

3. 协助诊断,为临床工作服务。

4. 心理咨询,对个体进行生活、工作、学习、兴趣等方面的指导。

(二)心理测试评估的原则

为了使心理测试评估客观准确,测验者必须经过严格的专门训练,全面熟悉所使用的测验量表的内容、方法和程序,并且应在心理测试实施时遵照以下原则。

1. 慎重选择量表　任何心理测验量表,都有其应用的目的。适合的范畴,都有一定的信度和效度。必须根据需要慎重选用测验,认真取舍。

2. 与被测验者建立协调关系　只有在一个良好的协调合作关系中,被测验者才能"真实地"对测验项目做出反应。

3. 正确地解释测验的结果　每个标准化的心理测验量表,一般都是用分数来表示其结果的。而测验所得到的分数只不过是一个相对的数值。这个数值的真实意义是什么,必须进行具体的分析,并给予恰当的解释,否则,可能会发生误解或带来某种麻烦的后果。

4. 遵守测验的道德　任何工作都必须遵守一定的道德规范,心理测验也是如此。一个测验者决不能利用测验作为压制人的工具;也不能作为搞不正之风的手段,更不能用它来诈骗他人以取得钱财。

5. 注意对测验的保密　对心理测验的保密,主要是两个方面,一方面是对测验内容的保密。心理测验的内容,包括测验指导书、测验量表的项目和器具,是不可向社会泄露的,也不可随意让不够资格的人员使用,以防止测验失去控制,造成滥用而影响测验的信度和效度。另一方面是对测验结果的保密,这是具有个人隐私的资料,是不能随便让无关人员了解的。如有特殊的需要,应向有关方面提供对测验结果的恰当解释。

(三)常用的心理测试问卷简介

常用的心理测试问卷主要有智力测试、人格测试、心理健康测试和职业心理测试 4 种类型,这里从军队心理卫生角度出发,重点介绍军人心理健康测试量表。

1. 症状自评量表 共有 90 个题目,简称 SCL-90 量表。由美国心理学家德若伽第斯(L. R. Derogatis)于 1975 年编制,包含比较广泛的精神病症状学内容,如思维、情感、行为、人际关系、生活习惯等,通常用来评定受测者 1 周以来的身心情况。SCL-90 量表的评定结果主要取决于两个统计指标:总分和因子分。其总分是 90 个项目所得分数之和,总分反映受测者心理问题的严重程度:心理越健康,总分越低;心理问题越严重,总分越高,如果总分超过 70,可考虑筛选阳性。

2. 军人心理健康调查问卷 是由解放军 102 医院等单位研制的、用来评价军人心理健康状况的量表。共有 101 题,主要了解受测军人近 1 个月的心理健康状况,根据受测者回答"是"或"否"分别计 1 分或 0 分。标准分 T 的计算方法如下。

$$T=50+10(X-\bar{X})/SD$$

式中,X——该军人的量表得分;

$\bar{X}$——该军人所在团体的平均分数;

SD——标准差,它可以通过数学计算方式得到。

当 T≤70,表明该受测者的心理健康;当 T≥70,表明该受测者的心理存在健康问题,甚至存在心理障碍。T 分数越高,说明心理障碍越严重。

3. 创伤后应激障碍自评量表 是由我国学者刘贤臣等于 1998 年编制完成的,共有 24 个测题,主要对当事人经历的创伤性事件所造成的心理伤害进行主观评价。测题按照 5 级评分进行评定,并计算总分,受测者总分越高,其应激心理创伤越严重,越需要心理服务。

三、心理训练工作

现代战争中高新武器的杀伤强度、烈度、精度和毁灭效能不断增强,战场环境空前恶化,特别是现代心理战的全方位介入,对官兵心理带来更高强度的考验,使其出现心理危机、心理疾病的概率大大增加。心理训练就是通过心理承受力、耐受力训练、模拟训练等方式增强官兵心理品质,提高官兵心理战斗力。

(一)心理训练的内涵

心理训练是指依据心理学原理,创设特定的环境和条件,对官兵个体和集体的心理活动施加有目的、有计划的特定影响,使其具备军人职业所需要的心理素质,并使其学会控制和调节自己的心理状态,保持心理稳定性,提高其心理活动能力的一种特殊训练活动。

以心理学理论与方法为指导和依据的心理训练建立在一个坚定的信念基础上,即人的心理是可以改造、改善的,教育与训练就是根本的方法和途径。生理学和心理学研究表明,人的生理耐力和心理压力承受力是有"弹性"的,经过训练,可以提高这个"弹性"的阈限值,做到处变不惊、临危不惧,泰山崩于前而色不变,不经训练,心理"弹性"小,很容易波动,甚至因惊惧或压力超限而崩溃。

(二)心理训练要遵循的原则

1. 促进身心健康发展的原则　心理训练是对个体的心理施加影响的训练,它是直接转化人的"内心世界"的特殊教育过程。任何心理训练方法的使用,必须首先有利于个体的身心健康发展。

2. 坚持完全自觉自愿的原则　心理训练的主要任务是培养对心理状态的自我调节能力,心理训练采用的主要手段,要由个体自己掌握,因此,被训练者能否自愿配合,是心理训练效果好坏的主要因素。

3. 结合个体特点的原则　心理训练的主要目的在于改善心理状态,使其达到最佳水平。而改善心理状态必须以个体的身心特征为依据。

4. 持之以恒的原则　心理训练要求从根本上改变人的心理状态和个性特征,这不是轻而易举的事情,受训者必须具有耐心和信心,持之以恒,不断进行自觉的自我训练,逐步学会控制自己的心理状态。

(三)心理训练工作的主要内容

1. 心理适应能力训练　心理适应能力是官兵在作战过程中对外界环境及其变化做出适应性反应的一种心理能力,适应能力强的军人,无论遇到多么艰难困苦、复杂多变的战斗环境都能临危不惧、处变不惊,并始终保持稳定、冷静、积极的情绪;而适应能力弱的军人,则往往表现出过分的紧张、惊恐和被动应付。心理适应能力不是固有的,而是在教育、训练与管理实践活动中逐步形成的。只有通过自觉、严格的心理训练,才能最终形成适应高技术战争特点的各种心理品质。

提高官兵心理适应能力的训练可以通过多种方法、途径来进行,如通过学习有关高技术战争的知识,使官兵掌握高技术局部战争的理论知识,更新作战思想和观念;通过战斗场景的模拟,使官兵建立起与高技术局部战争相一致的新的心理活动方式;通过研究和处置高技术局部战争中可能出现的各种情况,使官兵形成新的心理结构和心理状态。

2. 心理承受能力训练　心理承受力是指官兵承受外界强烈刺激的心理能力。作战中,当军人的心理负荷超出一定限度,就会出现心理疲劳,诱发心理障碍,甚至造成心理创伤。军事心理学研究表明,军人经过心理训练之后,面对外界强烈刺激,往往能够比较自觉地调节心理紧张程度,使其保持适度的紧张状态,促进心理活动能力,从而使心理承受力不断增强。因此,在平时的训练活动中就应当充分利用这种机制,采取科学方法,模拟高技术局部战争可能出现的情况,对官兵的心理活动进行"冲击",以提高他们的心理"抗震"能力、负重能力,扩大其心理容量。

心理承受能力训练,不只是被动的适应性训练,而是建立在官兵对高技术局部战争作战特点充分认识、理解基础上的主动性训练。官兵只有学习掌握有关高技术局部战争的必要知识,才能在作战中准确判断危险的程度,并对其采取恰当的措施。事实证明,当比较了解和熟悉的事物在战场上出现时,因为有心理准备或知道如何应付,官兵就会表现出较强的心理承受力;相反,当不了解和不熟悉的事物在战场上出现时,因为没有心理准备且不知道如何应付,官兵就容易产生慌乱情绪。因此,提高官兵的心理承受力,必须加强对高技术局部战争知识的学习,并利用这些知识来实施训练。

3. 心理耐力训练　心理耐力是指军人心理在经受长期持久的刺激时不受损伤的心理功

能。事实证明,人的心理耐力是有一定极限的。在作战中军人的心理耐力极限被突破,就会患上战斗疲劳症。因此,如何科学地锤炼和发展官兵的心理耐力,使其能够经受住连续持久作战的考验,是心理训练的一个重要问题。人的心理耐力具有很大的弹性。一般来说,只要在紧张作业一段时间后,给予少许休息或睡眠,就可以较长时间持续作业。因此,外军普遍认为,预防战斗疲劳症的主要因素之一是保证充足的睡眠。为了保证官兵在作战过程中能够良好地睡眠,以便迅速恢复心理活动能力,美军专门研制开发一种军民两用的睡眠管理系统。该系统包括睡眠、清醒药剂和睡眠监控装置,可以有效地改善官兵的睡眠状况,提高睡眠质量。法国军事医学研究中心也研制出一种可使军人连续几天保持清醒状态的抗眠药。这种被称为"莫达非尼"的药物,在海湾战争中进行了试用,收到了一定的效果。同时,外军还尽可能地实行工作换班制度,使工作岗位上的人员能够始终保持"头脑清醒"。但是从战争实践来看,提高军人心理耐力,最重要、最有效的还是进行这方面的针对性训练。

提高军人心理耐力的训练,通过让官兵在基本生活条件得不到保障的情况下,在各种恶劣的环境中连续作业,使他们长时间接受高强度的复杂刺激,从而逐步接近和达到心理负荷的极限。苏军曾采取不断提高战斗训练标准的办法,提高官兵的心理耐力。从1933年至1960年,苏军实施作战行动的标准平均提高了60%,动作技能和智力技能的标准提高了70%;肌肉机敏技能的标准提高了20%。因此,使官兵感受和熟悉高强度连续刺激所带来的心理负荷,从中形成较强的心理持久耐力,是高技术条件下心理训练的紧迫科目。

4. 意志品质训练　意志品质是一个人在意志行为中形成的比较稳定的意志特质。它是意志基本特征的具体化。主要包括:意志独立性、意志果断性、意志自制性、意志坚毅性。

意志独立性是指对自己行动的目的及作战意义有清楚而深刻的认识,并能自我调整和控制自己的行动,以实现既定目标的一种心理品质。主要表现为,自己有能力做出重要决定并执行这些决定,有责任并愿意对自己的行为及产生的结果负责,深信这样的行为是切实可行的。作为一名军人,心理的独立性表现为军人行动的明确目的性,尤其是能充分认识到行动效果的作战意义。

意志果断性是指人在选择目的、采取行动和执行决定的过程中,能够迅速地明辨是非真伪,抓住机会,坚决地执行决断和行动,或及时调整策略,以适应不断变化的战场情境。这是意志的一种机敏性品质,表现为善于迅速做出判断,并能及时、坚决地采取措施。果断性体现在指挥员身上,就是善于捕捉战机,在面临决策时,尤其是重要决策时,能独立自主地定下正确的决心;当战场情况错综复杂时能迅速做出准确判断,并采取正确措施。

意志自制性是为了实现预定的目的,有意识地控制和调节自己的心理状态和行为活动的心理品质。主要表现在两个方面:一是善于促使自己执行已做出的决定;二是善于抑制与自己目的相违背的各种愿望、动机、情感和行为。自制力强的军人,能临危不乱,冷静地分析情况和处理情况。做到胜不骄,败不馁,不轻举妄动,不悲观失望,不怨天尤人,不消极懈怠,并且情绪稳定,思维敏捷,注意力集中,具有很强的应变能力。特别是在战场出现僵局、惨局、危局、险局、难局时,善于排除一切干扰,镇定自若,把主要精力集中到完成主要任务上来。

意志坚毅性是指个人在行动中坚定不移、坚持不懈地克服一切困难和障碍,坚决完成既定目标和任务的心理品质,又称坚韧性、顽强性。主要表现为长时间相信自己决定的合理性,坚持不懈地克服困难,为执行决定而努力。具有坚韧性的军人,能排除干扰,顶住压力,顽强地坚持最初的正确决策,具有不达目的决不罢休的坚强决心和毅力;能战胜内外各种困难,在挫折、困难、失利时,毫不动摇和退缩,具有冲破艰难险阻的勇气和毅力。

独立性、果断性、自制性和坚毅性是互相联系的,缺乏独立性就没有行动目的,缺乏果断性就不能当机立断,缺乏自制力就无法坚持行动,坚韧性是其综合体现。缺少任何一种品质,都是一种缺陷。优秀的意志品质,不是与生俱来的,而是在训练实践中培养锻炼出来的。如,设置紧急情况和重要情况,训练军人的应变能力、自控能力、决策能力;设置复杂情况和不利情况,训练军人的孤胆作战能力、合理冒险能力、独立自主能力;设置高强度超负荷情况,训练军人在连续作战的情况下忍受饥饿、干渴、寒冷、高温、疲惫的自制力、意志力。

5. 集体心理训练　良好的军人集体心理品质,包括强烈的集体荣誉感、坚定的必胜信念、团结互助的作风、不怕牺牲的精神、所向无敌的气概等,往往可以对军人个体产生积极的影响。当少数军人出现心慌意乱和畏难怯战情绪时,看到整个集体稳如泰山,就会在无形中受到集体气氛的感染,从内心感到集体的坚强力量,从而迅速恢复信心,振作精神。当个别军人产生了心理障碍时,通过周围其他人员的心理支持和精神激励,就能比较顺利地从心理低谷中解脱出来。因此,在对官兵进行个体心理训练的基础上还必须注重加强军人集体心理训练。这种训练是军人个体心理训练所无法取代的,因为军人战斗集体的心理品质水平,并不是单个军人心理品质的简单相加,而是在一定条件下形成的一种有机融合,必须通过一定的训练方式和训练手段加以完成。军人战斗集体心理训练的内容主要包括:明确集体目标、培养和激发集体荣誉感、增强集体成员之间的心理相容性等。

四、心理咨询与疏导工作

心理咨询疏导,是化解官兵不良心理反应、排除心理困扰的有效手段,更是促进官兵心理疾病康复的重要方法。军队心理卫生工作的开展,应遵循心理学的理论与方法,及时为官兵提供心理上的指导帮助、咨询疏解,引导官兵走出心理困境。

(一)心理咨询与疏导的内涵

所谓心理咨询,是咨询者运用心理学知识、理论和技术,通过与求助者的交谈和指导过程,提供可行性建议,针对正常人及轻度心理障碍者的各种适应和发展问题,帮助求助者进行探讨和研究,维护和增进其身心健康,促进其个性发展和潜能开发的过程,从而达到自立自强、增进健康水平和提高生活质量的目的。心理咨询既是一种技术,也是一门艺术。

心理疏导是指人们运用心理学的相关理论与方法,对心理适应不良者采用语言、动作、感觉和想象的方法,使其压抑在内心的郁结得以宣泄和解脱,心理冲突得以缓解和消除的心理调适方法。

心理咨询、心理疏导的内涵很相近。事实上,两者具有共同的一面,即都是以语言、文字、环境氛围、和谐人际关系等作为媒介,给有心理问题的求助者以支持、帮助、启发和教育的过程。但它们也有细微的差别:心理咨询更为专业,它对工作人员的业务资质具有较高的要求(获得国家职业资格认证);心理疏导是心理咨询的重要方法,它对工作人员的业务资质要求不是很严格,工作对象一般是有情绪问题的求助者。

(二)心理咨询与疏导的原则

心理咨询与疏导是咨询疏导者协助求助者共同确定问题、解决问题的过程。这个过程需要遵循一定的原则,运用恰当的方法,通过合适的途径,循序渐进地完成。

1. 保密原则　保守秘密既是对咨询与疏导者的道德要求,也是咨询能有效进行的基本要求。做好保密工作,应注意绝不能将求助者的资料当做社会闲谈的话题;应小心避免自己有意无意间进行个案举例,以此来炫耀自己的能力和经验;不应将个案记录档案带离服务机构。在工作场所,也要小心保管个人档案,避免放错地方、遗失或被他人翻阅。若有需要,相关资料传阅之前,必须经当事人同意,如果求助者可能危及他人或危及自己的生命(自杀、他杀等),必须与有关人员联系,采取保护措施。此外,由于教学与研究的需要,咨询内容须公开时,必须隐去求助者的真实信息。

2. 中立原则　咨询与疏导者在心理咨询过程中应始终保持不偏不倚的价值中立立场,确保心理咨询的客观与公正,不得把自己私人的意愿、利益、价值观掺杂进去,要保持冷静、清晰的思维。在心理咨询过程中,不轻易批评对方,不把自己的价值观强加于对方。

3. 信赖原则　咨询与疏导者应满腔热情,以真诚的态度,从正面、积极的角度来审视求助者的问题,它是信任与接纳的化身,相信求助者的可塑性、可改变性,采取正面、积极的态度引导求助者转变与成长。

4. 理解与支持原则　咨询与疏导者要设身处地感受求助者的内心体验,以深刻了解其心理痛苦和行为动机。从专业角度而言,这种真诚理解是共情的基础。对求助者的自我反省与转变的努力给予及时的肯定与支持,使他们受到鼓舞,改变他们对自我的消极认识,这样将有助于解除求助者心中的心理郁结,从而获得鼓励和信心。

5. 成长性原则　心理咨询与疏导主要不是一种外部指导或灌输关系,而是一种启发与促进内部成长的关系,要求心理咨询与疏导者对求助者予以尊重、接纳,竭力推动对方进行独立思考,从而强化其自助能力,避免为其直接出谋划策。

(三)心理咨询与疏导的方法

一般方法是在建立信任的基础上,先用语言启发或暗示,鼓励其尽量说出内心的痛苦体验,然后做出分析诊断,再与其一起讨论身心障碍产生的根源及形成过程,使其建立正确的认识;激发和利用其内部有利因素,培养自我领悟、自我认识、自我矫正的能力,引导其认知活动朝着有利于问题解决的方向发展,促使自身心理病理的转化;阐述解决心理适应不良的具体方法,并要求其实践。与此同时,心理工作者所采取的一切方法均应取得求助者的认可,在指导实践中尽量做到具体、说服、保证、劝告、制止、转移、暗示、讲理等,改善其心理状态,解决其面临的心理问题。

(四)心理咨询与疏导的途径

心理咨询与疏导的途径包括:①设立心理咨询室,开展一对一、面对面式的个体心理咨询;②设立团体心理咨询室,开展一对多式的团体心理咨询;③设立心理咨询热线,随时开展心理咨询服务;④开设心理咨询网站,在网上进行心理咨询;⑤可根据部队实际情况,充分利用广播站、报纸、板报、节假日等有利资源,进行心理健康知识的普及与宣传,起到心理保健的作用;⑥定期为官兵进行心理健康测查,建立较为完备的官兵心理档案,发现心理隐患及时化解;⑦建立心理骨干培训制度,为各部队培养心理工作骨干;⑧针对官兵承担的重大任务,开展心理咨询与疏导工作,做好士气激励工作,及时化解军事行动中出现的各种心理问题,并为机关提供官兵在任务中的心理状态情况,为科学决策、高效完成任务提供有价值的心理资料。

五、心理诊断治疗工作

当前,由于信息化建设和军事斗争准备工作中面临的使命越来越多样化、任务越来越繁

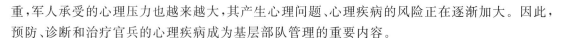

重,军人承受的心理压力也越来越大,其产生心理问题、心理疾病的风险正在逐渐加大。因此,预防、诊断和治疗官兵的心理疾病成为基层部队管理的重要内容。

(一)心理诊断与治疗的内涵

心理诊断,是指运用专门的心理学方法和技术,对求助者或求治者的心理状态与行为特征等进行全面评估和鉴定,以确定求助者心理异常的性质和程度。根据心理诊断对象和任务的不同,心理诊断有广义和狭义之分。广义的心理诊断是指对心理和行为,特别是对人格进行评鉴的方法;狭义的心理诊断专指诊断心理异常、精神疾患的方法。当前,心理诊断已被当做鉴别、评估有心理问题和心理疾病的人的重要手段和方式。

心理治疗,又称精神治疗,就是应用心理学的原则和技巧,通过心理医生或其他医护人员的言语或行为及人际关系的交往,改善病人的情绪,提高病人的认识,解除其顾虑,增强其战胜疾病的信心和能力,以达到改善患者的心理状态和行为方式,从而减轻病痛和提高治疗效果的目的。而不同的心理治疗学派,有其不同的定义。有学者认为:“心理治疗是处理精神或行为障碍的技巧。”也有学者认为:“心理治疗是经特殊训练者运用他们的专业知识和技巧,消除或改变就诊者的症状或异常行为,以促进性格的健康发展。”总之,心理治疗作为一种治疗方法,需要进行专门的训练。心理治疗有它一定的适应证和禁忌证,也可以通过客观方法来测量它的效果和不良作用。

(二)心理诊断的主要方法

在军队心理卫生工作中,开展心理诊断的常用方法包括观察法、会谈法、个案法和心理测试法。

1. 观察法　是获得心理诊断信息的重要手段与途径。观察法是一种有目的、有计划地观察求助者心理、行为表现以做出评估和判断的方法。观察的方式可分随机和明确的观察、长期与定期的观察、一般和重点的观察、自然和实验观察等形式。观察的主要内容包括求助官兵的仪表(穿着、举止、表情)、人际沟通情况(大方或尴尬、主动或被动、可否接触)、言语和动作(表达能力、流畅性、简洁、动作情况)、交往表现(兴趣、爱好、对人对己态度)、在困难情境中的应付方式等相关内容。观察时观察者要有一定的社会阅历,能够从求助者文化背景和社会风俗习惯中观察他们的外在行为,并理解其意义;观察者还要有一定的心理学专业知识和心理咨询与疏导经验。

2. 会谈法　是指心理服务工作者在接见求助官兵时所进行的有目的、有计划的会谈,是双方采用言语或非言语方式进行的人际沟通。心理诊断者通过会谈过程深入了解求助官兵当前存在的心理问题、心理疾病。

真诚的态度是取得会谈成功的前提。会谈时,心理诊断者要认真倾听求助官兵的谈话,并不时要用坚定口吻进行信息反馈,以表示心理诊断者在认真倾听。当需要采用录音、录像时,事先要征求求助官兵的同意后才能实施,并对涉及求助官兵的会谈记录、音像资料要进行妥善保管,不得向无关人员透露。心理诊断者会谈时可采用开放式提问,让求助官兵自由回答,也可以根据需要采用封闭式提问,在使用封闭式提问过程中要预先设计好问题。在会谈中应建立和谐的人际关系,营造关心、尊重、亲切的心理氛围,并不断鼓励求助官兵回答心理诊断者的问题。

3. 个案法　又称调查法,是指广泛收集与心理疾病患者有关的个案资料,通过系统的综合分析,查清其心理疾病的表现及其产生的原因和机制,从而对心理疾病做出判断的方法。个

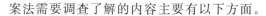

案法需要调查了解的内容主要有以下方面。

(1)一般资料:具体包括求助官兵的姓名、性别、年龄、文化程度、经济状况、婚姻情况等。

(2)求诊原因:就是促使求助者主动就诊或送诊的主要原因,如情绪、个性原因等。

(3)求助者现状:求助者目前心理问题、心理疾病的主要表现、特征、性质、程度等。

(4)求助者的人格特征:主要包括求助者的兴趣爱好、脾气性格、行为习惯、个性倾向、认知风格等。

(5)既往史和社会生活背景:求助者出生前后至就诊时为止的各种有关资料,例如,家庭生活资料(幼年期的生活、现实家庭结构、主要家庭成员关系、家庭成员的健康状况、家庭成员是否存在遗传病史等情况)、成长经历、社交生活、职业状况和婚姻生活等资料。心理诊断者仔细认真掌握这些情况后,需进行进一步分析,并提出简要的诊断意见。

4. 心理测试法 是心理诊断最重要、最常用的科学检查方法,对于迅速了解求助官兵的心理健康状况是很有帮助的。这种方法主要利用科学、合适的心理量表或问卷对求助官兵进行心理测试评估的方法。由于心理测试法采用的是标准化、数量化的方法,因此,能够对求助官兵的心理活动做出相对客观、科学的评价。正确选择合适的心理测试量表和问卷是最为关键的。一般而言,在基层部队进行心理诊断时,心理诊断者通过与求助官兵交谈、观察,根据其生活背景等相关情况,对其存在的心理问题、心理疾病的类型、产生原因和机制有了概括了解,此时,心理诊断者可运用心理诊断的其他方法获得一定认识后,方可选用合适的心理测试量表和问卷。

(三)心理治疗的常用方法

临床上常用的心理治疗通常分为一般性心理治疗和个别心理治疗两种。在具体方法方面,有时也采用国外某些学派的治疗技术,如心理分析、行为纠正、支持和自我训练等。

1. 支持性心理治疗 又称一般性心理治疗,适于各类病人,也是心理治疗的基本技术。具有支持和加强病人心理防御功能的特点,能使病员增强安全感,减少焦虑和不安。最常用的方法有以下几种,即解释、鼓励、安慰、保证和暗示等。在这些方法中,尤以解释为最重要。

(1)解释:是支持性心理治疗的最基本的方法。人们患病后,由于对自己所患疾病的性质缺乏认识和了解,容易产生焦虑不安和紧张情绪。因此,医务人员及时向病人进行解释极为重要。解释就是向病人说明道理,帮助病人解除顾虑,树立信心,加强配合,为继续治疗创造良好的条件。为了做好解释工作,必须详细地收集材料,根据科学的原理,运用通俗易懂的言语,把疾病性质、规律讲清楚,不要使病员发生曲解和误会。在解释时,必须避免和病人发生争辩,不要强迫病人接受医师的意见。解释还可动员病人家属、亲友和组织领导,甚至已被治疗好的病人共同进行,以提高效果。

(2)保证:病人对自己的疾病经常出现多疑和焦虑紧张的情绪,特别对自己的健康和前途等提心吊胆,医生要及时以充分的事实为依据,用充满信心的态度和坚定的语调,向病人提出保证,甚至承担责任,以消除病人的紧张与焦虑情绪,唤起其希望和信心。神经症是施用保证的主要对象,但保证必须是在详细了解病史和必要的检查之后作出,随便下结论,轻易作保证,是不负责的表现。

(3)鼓励与安慰:主要是在病人情绪低落、悲观失望、缺乏自信心和具有强烈自卑感时施行。精神病人容易产生消极悲观情绪,尤其在精神症状消除、自知力开始恢复时,常会出现精神病后忧郁。对这些病人必须进行鼓励与安慰,给予同情和支持,使其振作精神,建立信心,鼓起勇气,提高与疾病作斗争的能力和应付危机的本领。

(4)暗示:是通过言语使病人不经逻辑判断,直觉地接受医师灌输的观念来消除症状的方法。专业心理服务人员的权威性,他的知识和治疗力量,是进行暗示的重要条件。病人的受暗示性与其"人格"特点、所患疾病的类型、医务人员的服务态度及所采用的医疗措施是否恰当有关。其中病人的情感是极为重要的。如果病人对医师比较信任,感情自好,就容易无条件地接受暗示。假如情绪对立,就会无条件地拒绝暗示。

2. 个别心理治疗　是由医师有计划、有步骤地通过会谈方式和病人进行的一种心理治疗。目的是对病人的人格发展进行指导,以改进病人的人际关系,具有病因治疗的性质,需要较长时期才能完成。治疗的主要内容是从病人的历史出发,广泛收集有关材料,对于有疑问和具有关键性的问题,必须调查核实,通过详细的客观分析,采取启发诱导的方法,帮助病人弄清其发病原因和发病机制;在病人家属和其他有关方面的积极配合下,鼓励病人建立信心,加强自我训练,克服病态症状,提高适应能力,最后达到治疗目的。这种治疗可有去除病因和预防复发的作用。

由于这种治疗要对病人的发病因素和发病机制进行深入研究,因此,对医师和治疗对象均有较高要求。要求医师经过专门训练,具有较高的业务技术水平和一定的分析能力,并有善于用通俗的言语向病人解释、说服的本领;要求病人有一定的文化水平和理解力,能领悟医师所讲的道理,并有迫切要求治疗的愿望。这种方法主要适于神经症、心因性疾病和性格障碍基础上的精神疾病。

六、心理危机干预工作

心理危机是官兵在生活、工作、训练中常常遇到的挑战,如果官兵缺乏正确应对心理危机的知识和策略,他们就会产生心理问题,甚至引发心理疾病,从而严重影响基层官兵的健康成长和部队发展建设。因此,军队须组织专业力量,运用科学的方法,进行心理危机干预,帮助官兵消除心理困扰,防止产生心理创伤。

(一)心理危机干预的内涵

从应激心理学的角度看,危机是指军人运用通常应对应激的方式或机制仍不能处理当前所遇到的外界或内部挑战时表现出的一种身心反应。心理危机是指军人受到来自个人、家庭、社会、自然界、执行任务过程等的特定突发事件的影响,遭受超强度的心理应激时的心理反应。心理危机通常会破坏心理平衡状态,进而产生心理问题或心理疾病。

心理危机干预指对处在心理危机状态下的当事人采取明确有效的干预措施,使之最终战胜危机,重新适应生活。它是对处于危机或经历危机的人给予精神上的支持和心理上的救护,对其精神与躯体症状给予必要的解释,并对当事人如何处理危机给予一些建设性建议,帮助当事人从心理上解决迫在眉睫的危机,使其身心症状得到缓解或立即消失,使其身心功能恢复到危机前的水平,获得新的应对技能的过程。

(二)心理危机干预的程序

军队实施心理危机干预时,可按以下 6 个基本工作程序展开干预工作。

1. 确定心理危机问题　从当事人的角度确定和理解当事人所认识的问题。在整个心理危机干预过程中,危机干预人员应该围绕所确定的问题来把握倾听和应用有关技术。为了帮助当事人确定心理危机问题,危机干预人员当进行心理危机干预开始时,应该使用倾听、同情、理解、真诚、接纳及尊重当事人的心理咨询技术。

2. 保证当事人的安全 在心理危机干预过程中,危机干预人员必须将保证当事人的安全作为首要目标。当事人的安全主要包括当事人的人身安全、心理安全和相关信息安全。简单来说,就是对当事人的生理、心理和个人信息暴露的危险性降低到最小。

3. 给予当事人以心理支持 心理危机干预的第三步是强调与当事人的沟通与交流,使当事人知道危机干预人员是能够给予其关心帮助的人。干预人员不要去评价当事人的经历与感受是否值得称赞,或是否是心甘情愿的,而是应该提供这样一种机会,让当事人感受到关心和支持。

4. 提出并验证可变通的应对方式 在多数心理危机情况下,当事人思维处于不灵活的状态,不能恰当地判断什么是最佳选择,有些处于心理危机的当事人甚至认为自己已无路可走了。在这一阶段工作中,心理危机干预工作者有效的工作是帮助当事人认识到,有许多可变通的应对方式可供他们选择。危机干预人员要帮助当事人从多种不同途径思考应对策略。

(1)环境支持:是提供心理援助的最佳资源,当事人知道哪些人现在或过去能关心自己。

(2)应付机制:即当事人可以用来战胜目前危机的行动、行为或环境资源。

(3)积极的、建设性的思维方式:可用来改变自己对问题的看法,并减轻应激与焦虑水平。

如果能从这三方面客观地评价各种可变通的应对策略,心理危机干预工作者就能够给感到绝望和陷入困境的当事人以极大的心理支持。

5. 与当事人共同制订计划 心理危机干预工作者要与当事人共同制订行动步骤来矫正其不良情绪状态。制订计划时应考虑以下问题。

(1)确定有另外的个人、组织团体和有关机构能够提供及时支持。

(2)提供应付机制:提供求助者现在能够采用的、积极的应付机制,确定当事人能够理解和把握的行动步骤。根据当事人的应对能力,心理危机干预计划应切实可行,能系统地帮助当事人解决实际问题,计划中还应包括当事人与心理危机干预工作者的合作——如何使用心理与行为放松技术等。

工作人员制订计划时应该与当事人进行合作,让其感到这是他自己的计划,这一点很重要。制订计划的关键在于让当事人感到没有剥夺他们的权力、独立性和自尊。因此,在计划制订过程中的主要问题是当事人的控制性和自主性,让当事人将计划付诸实施的目的,是恢复他们的自理能力和保证他们不依赖于心理危机干预工作者。

6. 得到当事人的承诺 第六步得到当事人的承诺是紧接在第五步之后的,让当事人复述共同制订的计划:"现在我们已经商讨了你计划要做什么,下一步将看你如何向他或她表达自己的愤怒情绪。请跟我讲一下你将采取哪些行动,以保证你不会大发脾气,避免危机的进一步升级。"在这一步中,心理危机干预工作者要明确,当实施计划时当事人与工作人员是否达成同意合作的协议。

七、遂行重大任务心理卫生工作

随着我军职能使命的拓展,军队在完成多样化军事任务特别是遂行重大任务中发挥着越来越重要的作用。然而,由于遂行重大任务具有复杂性、艰巨性、危险性等特点,官兵往往处在高度的紧张状态下,面对巨大的心理压力,容易产生各种心理问题、心理疾病。实践表明,军队在遂行重大任务中开展有针对性的心理卫生工作,维护官兵心理健康,增强凝聚力和战斗力具有重要作用。

(一)努力营造遂行任务的积极心理氛围

集体氛围是官兵社会支持的主要来源,这种社会支持包括战友感情、团队凝聚力、上级的关心、思想政治工作的正确引导等,这些都是官兵能够积极应对危机的重要心理支持力量。在官兵领受任务后,部队领导要及时搞好思想动员,讲清上级指示、行动决心、任务要求,强化心理准备,增强心理凝聚力;对心理骨干提出工作要求,根据任务需要组建心理服务队伍。在执行任务过程中,各级领导要做好宣传鼓动工作,强化官兵积极心理;心理骨干要及时发现官兵心理问题,做好心理咨询疏导和心理调适减压工作;心理专家要结合任务特点培训心理骨干,传授心理调节知识技能;心理医师要按时进行心理巡诊,对存在心理疾病的官兵实施及时治疗或提出后送建议。

(二)及时解决遂行任务官兵的各种心理问题

1. 一般性心理服务 心理服务工作要发挥增强部队遂行重大任务战斗力的作用,提升官兵的心理综合素质,发挥和增强官兵的理性认知能力、情感表达能力和意志心理品质,增强部队战斗力。

(1)心理服务,能够增强官兵理性:抢险救灾中,官兵长时间高强度参与各类救灾任务,容易产生懈怠、疲倦、厌烦等不良心理反应,有针对性地采取改变认知偏差、对事物进行客观分析和评价等方式,可以把每个官兵的心理预期、精力引导到抢险救灾任务、人民军队的宗旨要求和部队集体心理的共同指向上来。

(2)心理服务,能够激发官兵情感:在抢险救灾中,面对灾区群众,官兵会产生强烈的责任感、使命感、光荣感,官兵之间也会自然而然地产生患难与共、生死相依的兄弟之情。国内有关研究表明,经历了"5·12"汶川地震救援工作后,97.9%的官兵的战友情和亲情加深了,98.4%的官兵的军人使命感和责任感提高了,98.4%的官兵战斗意志增强了。通过积极情感的正向激发,能够有效增强官兵自信心。

(3)心理服务,能够坚强官兵意志:面对巨大险情灾情,官兵意志的强弱往往是制胜的关键。由于官兵个体的性格、气质、习惯和爱好各有不同,因此,每名官兵面对困难挫折时所表现出来的意志品质也存在很大不同。通过特殊氛围实施正向心理激励、开展团体心理游戏、优化集体心理环境等心理服务形式,可以有效培养官兵个体自我信任、自我努力和自我激励的意志,不断增强战胜困难的勇气和排除万难的韧性。

2. 实施心理危机干预 部队心理医师、心理服务干部和基层心理骨干等心理卫生工作力量直接面对广大基层一线官兵,是开展心理服务、进行心理危机干预的"细胞"。基层心理服务人员要具备良好专业素养,掌握心理学的基本知识,准确判断心理疾病与一般心理问题的特征界定;要在实践中不断历练本领,不断提高心理服务工作水平,不断增强工作的主动性、积极性;要做到对官兵心理问题、心理疾病早发现、早疏导、早干预、早诊断、早治疗,积极运用心理危机疏导、心理调适、心理干预等方法,密切配合心理医师完成心理服务工作。

(三)做好遂行重大任务后的心理服务工作

面对遂行重大任务后官兵心理应激反应问题,心理服务人员要对官兵积极实施心理咨询疏导。根据官兵中存在的主要心理问题确定心理咨询疏导任务,通过多种途径、多种形式开展心理服务工作。对于经常存在重现体验、有恐惧心理的官兵,主要采用心理宣泄法、心理倾诉法、转变认知法、注意转移法、呼吸放松法、肌肉松弛法、社会支持法等进行心理疏导;对于具有自责、内疚、悲观情绪等回避症状的官兵,主要采取合理宣泄法、转变认知法、互动游戏法、情感激励法、音乐治疗法等开展心理疏导;对于那些自述兴趣降低、记忆力下降、工作生活受严重影响的官兵,通常采用情感激励法、积极暗示法、适量运动法、互动游戏法、社会支持法等开展心理疏导工作;对于那些警觉性过高,易出现紧张过敏、情绪烦躁、睡眠障碍的官兵,多采用认知疏导法、社会支持法、积极暗示法、呼吸放松法和肌肉松弛法等进行心理疏导;对于团队成员间关系比较松散、缺乏向心力和凝聚力的集体,主要采取共同倾诉法、转变认知法、重建团队法、情感激励法、扔掉包袱法、重塑自信法、积极暗示法等进行心理疏导。如果部队官兵在灾难中心理受到强烈的刺激和伤害,还可运用催眠治疗、脑波治疗等多种心理治疗的方法和手段开展工作。

八、心理防护工作

随着作战样式的不断变化,现代信息化战争对作战人员的心理影响越来越大,尤其是大量威力巨大的信息化武器装备的广泛使用,作战人员的心理压力越来越大,产生战场心理问题、心理疾病、甚至精神病的概率越来越高。因此,军队加强心理防护工作,筑牢心理防线,已成为当前军事斗争准备的重要内容之一。

(一)心理防护的内涵

所谓心理防护是指运用教育、训练、调节、治疗等方法,缓解战场复杂环境造成的心理压力,对抗敌心理战攻击,巩固己方心理防线的方式方法。在现代信息化战争中,当战场刺激过于强烈而持久,超过作战人员身心承受限度时,作战人员的心理就会受到严重损害,从而产生各种战场心理疾病。心理防护的目标就是使作战人员尽快适应战场环境,保持积极心态,从而使作战人员发挥最大潜能,赢得作战胜利。心理防护的内容主要包括平时心理防护工作和战时心理防护工作。具体而言,平时心理防护工作主要包括平时心理防护教育与测评、平时心理防护训练、平时心理调适训练、平时心理危机干预、平时心理疾病治疗;战时心理防护工作主要包括战时心理教育与测评、战时心理训练、战场心理调适、战场心理危机干预和战时心理疾病治疗。

(二)心理防护的基本途径

心理防护是对己方部队和参战人员采取各种防护措施,用以抵御敌心理进攻的防护活动。在信息化战争中,部队既要加强对敌心理进攻,瓦解敌军士气,同时也要重视心理防护,采取多种有效措施使我方官兵保持良好心态。为达到这一目的,基层部队可以通过以下途径做好官兵的心理防护工作。

1. 做好官兵心理选拔工作 心理防护工作的基础就是基层部队广大官兵的良好心理素质。心理素质在官兵心理防护结构中具有基础作用,是一切心理防护的基石。基层官兵良好心理素质受遗传和家庭因素影响较大。因此,把好新兵入伍关,通过心理测试评估技术,选拔身心健康、心理素质过硬的新兵进入军营,是今后基层部队做好心理防护工作的第一关。

2. 着力提高官兵综合素质 信息化战争中的心理攻击是通过我方官兵的既有思想和心理基础而发挥作用的。如果我方官兵具有了良好心理素质,官兵就会从思想与心理上武装起来,增强心理免疫力和抵御力,筑牢心理防护堤坝,从而使敌方心理攻击难以得逞。因此,不断提高基层部队官兵综合素质是做好心理防护的治本之举,也是最为有效的途径之一。

3. 主动消除外在不良诱因 制造流言、谣言,通过多种途径实施宣传,是敌方实施心理攻击的重要手段,目的在于扰乱人心、军心,分散注意力,瓦解斗志和士气。流言传播有一定规律:与人们切身利益联系的流言传播范围广;与事实越接近的流言容易传播;信息源权威性越高的流言容易传播;与人们心理定势相关的流言容易传播。因此,在信息化战争中,军队要把及时消除流言作为心理防护的重要途径和内容来抓。一是要堵塞流言传播渠道,加强信息控制;同时应及时向部队传达上级作战意图,介绍战况,充分利用正式渠道的信息传播功能,拓宽正式渠道信息传播容量,努力使基层部队官兵通过正式渠道满足对战争信息的需求。二是对已经传播的流言要及时辟谣,正本清源,制止流言继续扩散;为了加强辟谣力度,要注意增强部队领导机关和各级指挥官的权威性,揭露流言、谣言和骗局。在制止流言传播过程中,还要注意防止人为造成流言传播速度加快和传播范围扩大的倾向,使消极影响降到最低。

4. 优化官兵集体心理环境　一个富有正气、奋发向上、有很强吸引力和凝聚力的军营集体心理环境,可以使官兵产生强烈归属感和安全感,从而坚定抵制与部队集体目标和要求相悖的各种消极影响,有效地排斥各种负面干扰。因此,开展心理防护工作,必须在营造和优化军营集体心理环境上下工夫,通过加强先进军事文化建设、纯洁基层党组织、密切官兵人际关系、完善内部反心战机制等途径,使官兵集体成为坚强的战斗堡垒。积极优化军营集体心理环境,最关键的是增强官兵凝聚力。因为,官兵凝聚力是军营集体对其成员产生的吸引力和集体内战员间的亲和力的合力,是官兵集体心理素质和集体心理稳定性的重要标志。

5. 及时医治官兵心理创伤　心理创伤是作战人员在战争中的一种常见心理疾病,自古就有。但对它的认识,特别是把它当做一种疾病加以治疗,则经历了一个较长的过程。第二次世界大战中,美军约有 100 万人患战斗紧张症,其中 45 万人因战场精神病而退伍,占美军病退军人的 40%。美陆军的心理伤员占伤员总数的 11%,步兵、装甲兵等直接作战的军兵种人员心理伤员占 16%。1982 年,在以色列入侵黎巴嫩的战斗中,心理失常的人员比例达到 23%,战斗最激烈的地区这一比例高达 48%。在英阿马岛之争中,英军心理创伤比例实际达到 5%～10% 或以上。实战表明,各种心理创伤现已成为部队减员的重要因素,及时医治官兵心理创伤成为增强官兵心理防护能力、提高部队战斗力的有效途径。在现代信息化战争中,医治心理创伤应坚持 3 个基本原则。

(1)及时原则:做到及时发现,及时干预和治疗。

(2)就地原则:做到能就地进行治疗的就绝不后送。

(3)安抚原则:做到对存在心理创伤的人员进行精神安抚、心理慰藉,使他们感到集体的关怀和温暖。

6. 开展心理素质教育训练　军人心理防护能力与心理素质有着十分密切的关系,官兵心理素质好,其心理防护能力就强,官兵心理素质弱,其心理防护能力就差。而基层官兵心理素质的提高,不仅需要良好的遗传禀赋、社会环境,更需要官兵自我努力和军队开展有针对性的心理素质教育训练工作。

(1)教育引导:基层官兵心理素质受政治思想教育的影响很大,思想素质是培养官兵良好心理素质的先决条件。针对官兵实际,结合部队的主题教育工作,深入进行爱国奉献、革命人生观、当代革命军人核心价值观教育等,不断提高基层官兵道德水平和辨别是非的能力,从思想政治、道德品质层面不断增强官兵的心理防护能力。

(2)环境磨炼:基层官兵良好心理素质总是在一定环境中磨炼出来的,有目的地进行心理素质锻炼,是培养基层官兵良好心理素质的有效途径。通过严格的日常管理,不断提高基层官兵的自制力、服从性、规范性等心理品质。通过实装操作、野外演练、驻训、实弹发射、联合军演等涉险训练,不断提高基层官兵勇敢、大胆、合理冒险、自主性、灵活性的心理品质;通过各种体能训练,不断提高基层官兵抗疲劳、耐压力的心理素质;通过日常军事训练有意识锻炼官兵的忍耐性、纪律性、自制力、坚持性等心理品质。

（3）科学训练:基层官兵的良好心理素质的培养也必须通过科学的心理训练。当前,部分军队单位已经建立了心理行为训练场,开展了各种心理行为训练,如挑战极限心理训练、涉险心理训练、信任背摔心理训练等科目,对提高基层官兵的个体与集体心理素质具有很大的促进作用。军队应高度重视这项工作的开展,严格按照《军事训练与考核大纲》有关心理训练的内容与要求施训,并不断针对信息化战争的要求,积极开拓新的心理训练方法,研制新的心理训练器材。

（汪　微　傅建国　黄尉初）

第三节　军人常见心理问题与心理疾病的防治

当代军人在严格军事训练、军事斗争准备、非战争军事行动中面临的使命任务越来越艰巨,承受心理压力不断增加,其出现心理问题、心理疾病的概率正逐步增大。因此,军队应将预防、干预、治疗官兵心理问题、心理疾病作为心理卫生工作的重要内容,心理卫生工作人员应掌握心理咨询、心理治疗等专业知识和技能,使军队心理问题和心理疾病防治工作科学、扎实。

一、军人常见心理问题与调适

军人常见心理问题是指军人在学习训练、日常生活中经常遇到的导致心理适应不良的问题,是军人暂时的心理失调,不是心理疾病,处理方法以自我调适为主,基层干部的心理疏导和专业人员的心理辅导也能起到很好的作用。了解青年军人常见心理问题的一般表现、类型、成因和调适方法,对于维护军人的心理健康是十分重要的。

（一）常见心理问题

1. 环境适应问题　从老百姓到军人,从战士到班长、军官,青年军人经常要面对新的情况,把住新的角色,执行新的任务,适应新的环境。在适应变化的过程中,往往会带来许多心理问题。包括新兵入营后的心理适应、服役期间角色变化的心理适应、日常行为习惯的心理适应、任务转化中的心理适应、军人对社会环境的心理适应、退役时的心理适应等问题。其中以新兵入营后1周到2个月,心理的不适应表现得最为集中和明显。主要表现为紧张、烦恼,学习和生活盲目、无从下手,怀疑自己的选择,甚至出现如腹泻、头痛等躯体症状。

2. 自我意识问题　青年军人在自我发展中,既存在着自我认识、评价与实际情况之间的差距,又存在着理想自我与现实自我的差距。如何协调理想自我与现实自我的关系,以及如何正确看待自己,将是青年军人面临的一个非常重要的课题。青年军人自我意识问题主要表现为以下相互矛盾的倾向:过度的自我接受与过度的自我拒绝;过强的自尊心与过度的自卑感;自我中心与盲目从众;过分的独立意识与过分的逆反心理。其中,最有代表性的是自卑心理。

3. 人际关系问题　人类的适应,首先是人际关系的适应,人类的心理障碍主要也是由人际关系失调而引发的。良好的人际关系使人获得安全感和归属感,给人精神上的愉悦和满足,促进心理健康;不良的人际关系使人感到压抑和紧张,承受孤独与寂寞,身心健康受到损害。

军人人际交往问题主要表现为：缺少知心朋友；与个别人难以交往；与他人交往平淡；社交恐惧；不想交往等。其中孤独心理和猜疑心理是人际关系中具有代表性的问题。

4. 性心理问题 军人常见的性问题包括性意识困扰和性行为困扰等。常见的性意识困扰有与异性"接触"时常想到性问题、性幻想及性梦等表现。其中，"常想到性问题"是指在遇到有吸引力的异性时想到与对方有关的性意念、裸体表象、性感部位及体验到自身性冲动等，或是在阅读与性有关的书刊时，产生对性的臆想等；"性幻想"通常表现为在某特定因素诱导下，"自编""自导""自演"与异性交往内容有关的联想；"性梦"，是进入青春期以后在梦中出现与性内容有关的梦境，一般认为与性激素达到一定水平和睡眠中性器官受内外刺激及潜意识的性本能活动有关。以上3种情况是性冲动的间接发泄形式，属于正常的心理、生理现象，但由于认识的偏差，常造成青年军人的性意识困扰。性行为困扰是指性行为活动在事发当时或事隔多年之后，对一部分人构成了心理困扰，并给其带来了不良的影响。比如，手淫就是青春期最常见的性自慰行为，也是构成青年心理困扰的重要方面之一。

(二)心理问题的自我调适方法

俗话说："解铃还需系铃人"，说明军人心理矛盾的自我调适是维护军人心理健康的一个重要方面。当然，重视心理困扰的自我调适并不是说就可以忽视心理咨询等其他化解心理困扰的方式。

1. 心理自动调适法 是依靠"心理防御机制"进行心理调适的一种方法。心理防御机制有积极和消极之分。积极的心理防御机制在缓解心理挫折、减轻焦虑情绪、恢复心理平衡的同时，常表现出一种自信、进取的倾向。具体方法是：①认同。指军人在遇到挫折而感到痛苦时，效仿他人获得成功的经验和方法，使自己的思想、信仰、目标和言行更适应环境的要求，从而在主观上增强自己获得成功的经验。②替代。指军人在实现某一目标过程中遭受挫折后，用另一目标来代替的心理反应。主要表现为"升华"和"补偿"等。③幽默。用幽默的方式化解困境，维护自己的心理平衡。

2. 意义寻觅法 是指军人树立正确的人生观和价值观，以积极向上的态度来面对和驾驭生活，努力寻找和发现健康的精神追求，寻找生命的价值和生活的意义。精神追求可以统领所有的心智，使你关注未来的事情，忽略微小的心理波动，以良好的心态投入生活和工作之中。一些伟人，他们遇到的困难可谓不小，但在伟大的理想支配下，他们全身心投入事业，已经没有时间和精力来关注自己。精神追求还可以使人有勇气面对各种困难，包括心理痛苦。对于有精神追求的人，痛苦和挫折只是磨炼自己的试金石。

3. 认知调控法 当个人出现不适度、不恰当的情绪反应时，理智地分析和评价所处的情境，理清思路，冷静地做出应对的方法叫认知调控法。认知调控的关键是控制与不良情绪反应同时出现的认知和想象。例如当人非常愤怒时，常会做出过激行为。如果此时能够告诫自己冷静分析一下动怒的原因和可能的解决办法，就会使过分的反应恢复平静，找到恰当的方式解剖问题。

4. 活动调适法 是指通过从事有趣的活动，以达到调节情绪，促进身心健康的一类方法。包括读书、写作、绘画、雕塑、体育运动、听音乐、歌唱、舞蹈、演戏、劳动等多种活动方式。活动调适寓心理治疗于娱乐之中，不仅易为人接受，而且易于操作，可以广泛地运用于一般性的心理不平衡和轻微的心理障碍。活动调适法的实质在于用活动的过程来充实空虚的生活，用活动中获得的愉悦来驱散不良的情绪。因此，应随时把握利用活动中所提供的有利机遇、信息去发现问题,改变错误的认知,调适不良的情绪,纠正不适应的行为,提高自信心。活动的种类要根据自身的文化程度、原先的个人爱好、兴趣和实际条件来选择。

5. 合理宣泄法 是利用或创造某种条件、情境,以合理的方式把压抑的情绪倾诉和表达出来,以减轻或消除心理压力,稳定思想情绪。宣泄是一种释放,宣泄的过程也是人们进行心理的自我调整过程。军营是一种特殊的环境,由于多种原因,军人的心理压力往往比较大,有的人时常会出现一些消极情绪,对他们的合理宣泄甚至牢骚,应予以正确的认识和充分的理解。不能认为军人说了几句不中听的话就是冒犯领导,不能把抹眼泪与意志薄弱划等号。既要注意引导军人采取合理的方式使消极情绪得以排解,又要教育大家自觉遵守条令条例和部队的规定,不影响部队正常的训练、工作秩序。

二、军人常见心理疾病的防治

心理疾病不同于一般的心理问题,难以通过心理咨询与疏导的方式加以解决,必须通过寻求心理服务专业人员、机构进行心理治疗和药物治疗。与其他职业相比较,军人职业更容易产生各种心理疾病,其中主要包括神经症、人格障碍、精神病、心身疾病、行为偏离、大脑疾病引起的心理异常等。以下重点介绍神经症和人格障碍的表现和防治措施。

(一)常见神经症及其防治

1. 常见神经症的类型 神经症又名神经官能症,是一组由于精神因素造成的非器质性的心理障碍,是基层部队临床上最常见的心理疾病,以18岁到30岁的青年官兵患者最多。神经症一般没有任何可以查明的器质性病变,但又确实有心理异常表现,甚至可以表现得非常严重。一般认为是由于各种心理因素引起高级神经活动的过度紧张,致使大脑功能活动暂时失调而造成的。

(1)神经衰弱:是一类以精神容易兴奋和脑力容易疲乏,常有情绪烦恼和心理症状的神经症性障碍。临床主要表现为头痛、头晕、入睡困难、失眠、多梦、精力不足、脑力迟钝、困倦疲乏、注意力不集中、记忆力减退、健忘、做事丢三落四、易激动、自制力差等。

(2)强迫症:是以强迫症状为特征的神经官能症。所谓强迫症状是指在患者主观上感到有某种不可抗拒的和被迫无奈的观念、情绪、意向或行为的存在。患者清楚地认识到,强行进入的、自己并不愿意的思想、纠缠不清的观念或行为都是毫无意义的,明知没有必要,但不能自我控制和克服,因而感到痛苦。强迫症常发生在青年期。强迫症的心理异常表现为强迫观念、强迫意向和强迫行为。

(3)恐怖症:是指患者对某些事物或特殊情境所产生的十分强烈的恐惧感。这种恐惧感与引起恐惧的刺激或情境通常极不相称,让人难以理解。患者明知自己的害怕不切实际,但不能自我控制。恐怖症患者一般女性多于男性,多发生于青少年或成年早期。常见的恐怖症有以下几种:社交恐怖、旷野恐怖、动物恐怖、疾病恐怖等。

(4)疑病症:是指患者在没有任何证据的情况下确信自己有病,而处于对疾病或失调的持续的、强烈的恐惧中。患者表现得极为焦虑,当医师检查证明他们没有病时,他们常会断定医师的诊断是错误的,又去找其他医师进行确认,直到与他们原先判断一致时为止。疑病症状常是患者不自觉地希望从家庭或周围寻求对自己的注意、关心和同情,同时也作为满足某些欲望的手段,在疑病症的背后,实质是患者内心潜在的一种不安全感、心理矛盾、心理冲突和心理困扰。

（5）抑郁症：是一种常见的心理疾病，主要表现为情绪低落，兴趣减低，悲观，思维迟缓，缺乏主动性，自责自罪，饮食、睡眠差，担心自己患有各种疾病，感到全身多处不适，严重者可出现自杀的念头和行为。抑郁症可以分为内源性抑郁症、隐匿性抑郁症、青少年抑郁症、继发性抑郁症等多种类型。

2. 神经症的防治　神经症的干预方法是多方面的，涉及生物、心理和社会多层次的治疗和干预。目前主要有药物治疗和心理干预。一般说来，药物治疗对控制神经症的症状是有效的，但神经症与心理社会刺激因素、个性有密切关系，心理干预也同样重要。

因神经症属医学范畴，对其进行治疗和干预具有很强的专业性，具体表现在：①进行治疗和干预的医师或心理治疗师多为专科从业人员，其中精神科医师可能更适合从事该疾病的干预，而精神科医师就是高度职业化的群体；②治疗神经症的不少药物为精神药物，属于国家管制药品，一般不能作为非处方药物在药店出售，需要有资格的职业医师开处方才能购买，并且需要医师正确指导才能使用；③心理治疗的专业性更强，需要心理治疗师作具体指导。

军人是一个特殊群体，目前在基层部队的专职精神科医师或者心理治疗师可能不多，我们对神经症病人不能盲目治疗，更不能置之不理。较好的办法是尽量寻求部队内精神科医师的帮助，得到专业化干预。当然，基层官兵也可以让病人接受一些有益的心理支持，通过解释、指导、鼓励和安慰等方法帮助病人正确认识和对待其自身疾病，让其充分调动自身的主观能动性，主动配合医师治疗。

（二）常见人格障碍及其防治

人格是个体在行为上的内部倾向，表现为个体适应环境时在能力、气质、性格、需要、动机、价值观和体质等方面的整合，是具有动力一致性和连续性的自我，是个体在社会化过程中形成的给人以特色的身心组织，是人在心理方面相互区别的一种高度概括，具有稳定性、独特性、整体性和社会性。人格障碍是人格缺陷或人格发展的内在不平衡、不协调，表现为人格特征偏离正常状态。它是介于正常和精神病之间的边缘状态。

1. 常见人格障碍的类型

（1）偏执型人格障碍：主要特点是极度的感觉过敏，思想、行为固执死板，坚持毫无根据的怀疑。对别人特别嫉妒，而又非常羡慕。对自己过分关心，且又无端夸张自己的重要性。把由于自己的错误或不慎产生的后果往往归咎于他人，但从来不信任别人，认为别人存心不良。具有这种人格障碍的人在家不能和睦相处，在外不能与朋友、战友、同事和平共处，人际生态极为恶化。

（2）表演型人格障碍：又称癔症型人格障碍，具有浓厚而强烈的情绪反应。行为特点是喜欢自吹自擂、装腔作势。总想引起他人的注意和关心，爱虚荣，有兴奋的事情发生，常把自己的感觉和情感加以夸张的表现，从而加深他人对自己的印象。善变、要求他人的多，内心真情少。总以自我为中心，依赖性强，缺乏主见。

（3）回避型人格障碍：主要表现为心理自卑，行为退缩。面对挑战常常采取逃避态度或难以应对。想与他人交往，但又怕被人拒绝、嫌弃。想得到别人的关心与体贴，又害羞不敢亲近。但他们并不安于或欣赏自己的孤独，不与人来往并非出于自己的心愿。他们的心理处于极其矛盾的状态之中。

（4）分裂样型人格障碍：特点是情感淡漠、疏远，缺乏亲密信任的人际关系，没有知心朋友。孤僻，好沉思幻想，喜欢单独活动。行为怪异，不喜修边幅。对别人的赞美与批评无动于衷。

2.人格障碍的治疗　人格障碍的治疗比较困难。近年来研究发现药物治疗和心理治疗对一些人格障碍患者有一定疗效。

(1)药物治疗:目前,药物治疗人格障碍的确切疗效尚有待于进一步研究来证实。但对某些伴有精神症状或出现严重的异常行为如冲动、易激惹、情绪不稳、敌意、攻击行为等则应采取药物控制。

(2)电休克治疗:有报道应用电休克治疗人格障碍的冲动敌意、焦虑、抑郁与伴随症状有短期疗效,但对人格障碍本身尚无肯定的疗效。

(3)心理治疗:已被广泛应用于人格障碍的治疗,心理治疗的形式、方法多样,对各类型人格障碍患者的疗效不一。

有学者认为心理治疗偏执型人格障碍时的疗效不佳,尤其不适于集体心理治疗。对该类型人格障碍患者进行心理治疗时,医师应用诚恳和尊敬的态度才有可能与患者建立信任,便于帮助患者发现自己敏感多疑、倔强、固执的性格特征,有利于患者进行自我认同和调整心态。

分裂样人格障碍患者常在面临挫折而出现严重心理危机时才会主动求医。心理治疗宜针对问题就事论事,及时干预和解决所面临的问题,但不涉及人格的塑造和纠正。集体心理治疗是有益的。

对表演型人格障碍患者适于用解释心理治疗、认知治疗,最好能与患者建立长期、信任的关系,但又不能使患者产生依赖感,更要防止心理治疗中出现不当的移情,否则,易导致治疗失败。

其他各型人格障碍同样需要个体化、多样性的心理治疗。除了专业性的心理治疗外,改变或营造患者周围的社会环境或人际关系对某些人格障碍患者也是有益的。尤其是在军队这个大环境中,青年人的性格具备一定的可塑性。某些品行障碍或人格障碍在我军团结友爱、集体荣誉感强、刚毅果敢的氛围中得到不断纠正或重塑。

（汪　微　傅建国　张景兰）

第24章

军队爱国卫生工作

军队爱国卫生工作是在各级党委和爱卫会的领导下,各部门密切配合、齐抓共管,动员广大官兵积极参与卫生防病活动,以提高官兵文明卫生素养和身心健康水平,改善部队环境质量和生活质量,有效预防和控制疾病,降低部队发病率,提升部队战斗力和凝聚力为目的的一项系统工程。经过几十年的工作实践,军队爱国卫生工作一方面紧随国家爱国卫生运动、爱国卫生工作的变迁而变化,另一方面军队爱国卫生工作紧密结合部队全面建设的实际,紧跟部队现代化、正规化建设的发展而发展,已成为具有我军特色的一种有效提高部队生活质量与环境质量、官兵文明卫生素质和综合保障能力的军队疾病预防控制组织管理形式之一。

第一节　军队爱国卫生工作的组织与实施

1952 年召开的全国卫生工作会议,毛泽东主席题词:"动员起来,讲究卫生,减少疾病,提高健康水平,粉碎敌人的细菌战争"。爱国主义已成为推动群众性卫生运动不断前进的力量源泉,人们自豪而又亲切地把卫生运动称之为"爱国卫生运动"。这个卫生运动在全军部队也很快行动了起来,随着全国爱国卫生运动委员会(简称"爱卫会")的成立,全军团以上单位各级"爱卫会"相继成立,基层营(连)单位成立了卫生防病领导小组,后改称爱国卫生工作领导小组。爱国卫生工作机制在全军逐步形成。

一、军队爱国卫生工作任务

军队爱国卫生工作经历了 60 多年的广泛实践,在我军建设的各个时期,为保证官兵健康,促进部队任务完成发挥了重要作用,积累了丰富经验。同时,随着部队使命任务的不断调整,军队爱国卫生工作当前和今后一个时期的主要任务是:通过健康教育与健康促进、心理健康维护、疾病预防控制、卫生监督监测、环境综合治理、有害生物管控、生活设施建设与管理等,实现军营和谐健康、官兵身心强健,能够较好适应部队完成各项任务需要。

二、军队爱国卫生工作组织

1. 全军"爱卫会"　由中央军委、总参谋部、总政治部、总后勤部领导,驻京各大单位、武警部队领导和三总部有关部门领导组成。主任委员由中央军委领导兼任,副主任委员由总参谋部、总政治部、总后勤部领导兼任;委员由驻京大单位领导,军委办公厅、总参谋部军训部、军务部、总政组织部、宣传部、文化部、解放军报社,总后勤部司令部、财务部、军需部、物资油料、卫生部、基建营房部等有关部门和单位的领导兼任。1998 年总装备部成立,经中央军委批准,总装备部一名领导增补为全军"爱卫会"副主任委员。全军"爱卫会"是中央军委统筹协调全军爱国卫生和疾病防治工作的最高领导机构。主要职责：①贯彻执行国家有关爱国卫生工作的方针、政策和法律、法规；②研究全军爱国卫生工作发展思路，制定总体规划；③结合实际，组织实施全军爱国卫生工作；④指导、考评爱国卫生工作；⑤表彰奖励爱国卫生工作先进单位和个人；⑥中央军委赋予的其他工作。

2.各大单位"爱卫会"　主任委员由大单位的主要领导兼任，副主任委员由司令部、政治部、联（后）勤部、装备部的领导兼任；委员由军训、军务、组织、宣传文化、军需物油、卫生、基建营房、财务等有关部门和单位的领导兼任。是各大单位统筹协调全军爱国卫生和疾病防治工作的领导机构。主要职责：①贯彻执行国家、军队有关爱国卫生的法律、法规、规章和方针、政策；②按照上级爱卫会的统一要求，组织所属单位开展爱国卫生工作；③研究本级爱国卫生工作发展思路，制定规划、计划；④指导、考评所属单位爱国卫生工作；⑤表彰奖励所属单位爱国卫生工作先进单位和个人；⑥接受上级爱卫会的业务指导，支持地方爱国卫生工作；⑦完成党委和首长交办的其他任务。

3.部队"爱卫会"　指集团军（省军区）、师、旅、团（含）单位的"爱卫会"，主任由该单位军政领导兼任，副主任分别由司、政、联（后）、装备部门领导兼任，委员分别由作训、军务、管理、组织、宣传、财务、军需、卫生、营房等部门领导兼任。部队"爱卫会"是统筹协调本单位爱国卫生和疾病防治工作的领导机构。主要职责：不但要按照本级党委和首长的指示，做好本级爱国卫生工作，还应圆满完成本级党委和首长交办的其他工作任务，积极配合开展群防群治或军民共同开展群众性爱国卫生运动，控制重大疫情的蔓延。

三、军队爱国卫生工作办事机构

全军各级"爱卫会"都设立了办公室。各级"爱卫会"办公室，是军队爱国卫生工作的组织、协调和处置日常工作性事务的机构。

全军"爱卫会"办公室设在总后勤部卫生部。办公室主任由总后勤部卫生部领导兼任，副主任由总参谋部军务局和总后勤部卫生部卫生防疫局领导兼任，办公室设专职办事人员。主要职责：①执行全军"爱卫会"决议并组织贯彻实施；②拟制全军爱国卫生工作规划、实施办法及考评标准；③协调各委员部门履行爱国卫生工作职责；④组织全军爱国卫生工作督查、评比和效果评价；⑤组织军队爱国卫生工作调研，总结、交流、推广经验，培训骨干；⑥协调参加全国爱国卫生工作会议；⑦承办首长赋予的其他任务。

各大单位"爱卫会"办公室设在本单位的联（后）勤部卫生部。办公室主任由卫生部领导兼任，副主任由卫生防疫主管领导兼任，办公室设专、兼职办事人员。部队"爱卫会"办公室，一般设在卫生处、卫生科、卫生队。主任一般由卫生主管领导兼任，办公室有兼职办事人员。大单位和部队爱卫会办公室主要职责：①根据上级的爱国卫生工作要求，拟制本级爱国卫生工作计划、实施细则。根据上级爱卫会的要求和本部队实际，确定当年的工作目标，并制订落实目标的计划或方案，作为本单位、本年度落实爱国卫生工作的依据；②协调本单位"爱卫会"各委员部门，按照职责分工开展爱国卫生工作；③开展爱国卫生工作督查、评比和效果评价；④组织开展爱国卫生工作研究和业务培训；⑤负责本级爱国卫生工作总结，开展经验交流；⑥首长赋予的其他任务。

四、军队爱国卫生工作的实施

军队爱国卫生工作是在各级党委的统一领导下,通过各级爱卫会组织协调,委员部门协同配合,官兵广泛参与进行的"大卫生"实践。

1. 制定工作规划　以5年为一个周期,全军"爱卫会"根据全军部队建设和任务形势对官兵健康的要求,依靠健康管理、卫生学知识和技术制定军队爱国卫生工作规划,明确阶段性军队爱国卫生工作任务、目标、重点和实现形式。1960年至今,我军爱国卫生工作经历了7个阶段完成了7个规划任务。第一个规划是三年规划,以后每五年一个规划,直到现在的"十二五规划"。第一个规划是以防治痢疾、肝炎为重点,开展除"四害",讲卫生,移风易俗活动。第二个规划是1979－1985年全军除害灭病规划,也就是"六五规划",是以部队搞好"两管五改"(管水、管粪,改良水源、厨房、厕所、畜圈、环境)为重点,加强基层生活卫生设施建设,从根本上改善部队的卫生条件,至20世纪80年代中期,基本上控制传染病对军队的危害,使部队健康状况有一个较大的提高。第三个规划是1986－1990年全军除害灭病规划,也就是"七五规划"深入开展以"除害灭病"为中心,以提高环境质量和生活质量为重点,继续搞好生活卫生设施配套建设和卫生管理,努力消除有害健康因素,降低部队发病率。第四个规划是1991－1995年全军害灭病规划,也就是"八五规划",持续有效地开展以害灭病为中心,以提高环境质量、生活质量和增强自我保健能力为重点,主要形式是创建"卫生营院"。第五个规划是1996－2000年全军除害灭病规划,也就是"九五规划",强化"大卫生"观念,深入开展以除害灭病为中心,以提高部队生活和环境卫生质量、增强官兵卫生素质为重点,有效控制危害健康的主要因素,努力维护和增进官兵健康。主要形式是创建"等级卫生单位"。第六、七个规划是2001－2010年全军爱国卫生工作规划,也就是"十五、十一五规划",这2个规划均是以部队文明卫生建设为中心,以营区环境治理、卫生设施建设、系统健康教育、增强官兵文明卫生素养为重点,以开展创建"文明卫生军营"活动为有效形式,由此看来,虽然这2个规划的重点和表现形式相同,但是标准要求在程度和内涵上有了进一步的丰富和拓展。第八个规划是2011－2015年,即现在执行的"十二五"规划,明确提出:以提高部队整体健康水平为中心,以优化健康军营环境、营造健康文化氛围、完善健康饮食条件、强化健康管理能力、提升健康服务水平、深化健康促进与教育、培养健康生活习惯为重点,以开展创建"健康军营"活动为有效抓手和重要形式。在全军规划的统一部署和要求下,大单位以下各级"爱卫会"还根据各自情况制定实施计划和工作要求。

2. 组织开展活动　依据每一个规划的目标、任务和工作重点,确立相应的载体形式,制定实施办法和标准,以此为抓手促进规划目标要求的实现。比如,"六五"期间的"两管五改""七五"至"九五"期间的创建"卫生营院"和"等级卫生单位","十五"与"十一五"期间的创建"文明卫生军营"和"十二五"期间的创建"健康军营"活动,以及形式多样的爱国卫生月活动、控制吸烟活动、饮食百日安全活动、除"四害"活动、每周卫生日活动、卫生检查评比活动等,都是有效落实规划的"大卫生"实践活动。

3. 搞好监督检查　各级"爱卫会"按照落实规划的实施办法和标准要求,组织爱国卫生工作专家,对部队开展爱国卫生工作,落实规划情况进行督查指导,凡达到标准的单位可申报上一级"爱卫会"直至军区级"爱卫会"考评确认并报全军爱卫会备案,作为本规划期间爱国卫生工作达标单位予以挂牌。各级"爱卫会"还可对开展工作积极、落实规划质量高,维护官兵健康成效显著的先进单位和先进个人予以表彰。

4.科学总结评估　各级"爱卫会"要分阶段对部队开展爱国卫生工作情况,按照爱国卫生工作内容分布,特别对部队饮水食品卫生、营区环境卫生、生活设施建管、医疗卫生保健、疾病预防控制、官兵心理健康维护、健康行为养成,部队整体健康适应完成各项任务进行量化考评,科学分析考评结果,优化工作内容,强化工作机制,不断提高军队爱国卫生工作效率和质量,持续增强爱国卫生工作在部队建设中的活力、作用和地位。

(范顺良)

第二节　军队爱国卫生工作的基本内容

军队爱国卫生工作的基本内容随着各时期部队建设的需要而变化。20世纪战争年代和社会主义建设与改造时期,群众性卫生运动的内容主要是动员广大官兵自觉与不良的卫生习惯作斗争,开展卫生大扫除,改造落后的生活、环境条件,防止传染病的传入,努力降低部队发病率。改革开放以来,军队爱国卫生工作的基本内容得到了进一步的拓展和明确,主要包括以下几方面。

一、健康教育与健康促进

健康教育与健康促进是军队爱国卫生工作的重要内容之一。这是根据军队的特点,通过组织、计划、教育、考核和管理等综合手段,增强官兵卫生防病意识和各种环境条件下的自我保健能力的重要形式。就军队爱卫会来讲,其基本工作内容主要有以下几点。

1.组织实施健康教育与健康促进工作　为规范全军健康教育与健康促进工作,提高官兵文明卫生素养和自我保健能力。1992年3月11日总参谋部、总政治部、总后勤部联合颁发了《军队健康教育方案(试行)》。各级爱卫会按照《方案》对部队健康教育与健康促进工作进行系统组织、系统建设、系统教育和系统考核。

2.抓好健康教育与健康促进的各项建设　包括抓好部队健康教育机构建设、业务建设和制度建设,努力提高工作质量。

3.组织开展健康教育与健康促进活动　组织开展全民健身与体育锻炼活动,广泛宣传健身与适度锻炼对身心健康的好处,动员军队全体人员积极投身到健身与体育锻炼的活动中来,使官兵达到军人体能训练标准,其他人员起到增强体质,减少伤病的目的。

4.组织健康教育与健康促进工作的考评　军队健康教育与健康促进工作的考评,在各级首长的领导下,有关部门按职责分工,密切协同,根据《部队健康教育提纲》的内容和要求进行分级考评。

二、卫生监督监测

军队卫生监督监测也是军队爱国卫生工作的主要内容之一。这项工作是在各级爱卫会的组织领导下,通过爱卫会相关部门(军务、管理、财务、军需、卫生、营房等部门)和卫生防疫防护、疾病预防控制、医疗卫生、环境监测等专业机构,共同参与的对军队公共场所、饮食饮水保障、环境质量建设、营房设施、各类有害因素等情况进行的卫生监督检测活动。

军队爱卫会作为部队卫生监督监测工作的组织者,领导和组织军队卫生行政机关、卫生监督专业机构和卫生监督员队伍,对食品卫生、饮用水卫生、放射卫生、公共场所卫生、环境卫生等所采取的卫生监督与控制措施,按照《军队卫生监督规定》的要求,从宏观上检查督促各项卫生措施的落实,以实现维护广大官兵健康的目的。

1. 开展卫生法制宣传教育 卫生法制宣传教育,是把卫生法律规范的基本内容向部队做广泛的传播,使广大官兵能够充分理解、认识和受到教育,从而自觉地遵守卫生法律规范的一种活动。通过运用各种形式的卫生法制宣传教育,能起到提高和普及公共服务与管理人员的卫生法制观念,使其自觉地执行有关规定,履行职责,搞好服务保障。

2. 组织卫生监督检查 卫生监督检查是做出正确的行政强制执行和行政处罚决定的前提和基础。不进行监督检查或不严格监督检查,就无法了解守法与违法者情况,奖惩也就缺乏依据。卫生监督检查的内容,从专业上分,有众多内容,例如食品卫生、公共场所卫生、放射卫生等;从操作上分,有查阅(证照、单据等)、察看(卫生状况、操作情况、个人卫生状况等)、问讯(了解操作情况、卫生知识掌握情况等)、采样检测等多种。

3. 通过卫生行政许可 卫生行政许可,作为卫生监督的重要手段之一,是以"预防为主"卫生工作方针的具体化,其可以通过条件的审核,把可能产生的卫生方面的问题,或危害人身健康的因素控制在生产、生活、劳动等各项活动开始之前。已取得许可证的,则必须遵守许可的范围和公共卫生法规定的许可条件,若超越许可范围或违反许可条件,卫生行政机关就可以撤销许可,吊销其许可证。

4. 进行卫生行政奖励与处罚 在卫生监督中,行政处罚既是一种行为,也是一种监督手段。它是矫正违法行为的强制制裁措施,能通过处罚鞭策其改正错误,使其今后不再重犯。卫生行政处罚的形式主要有警告、罚款、没收、责令停业(产)改正或整顿、吊销许可证等。

5. 卫生行政强制执行 卫生行政强制执行是卫生监督程序的特殊阶段,在军队卫生监督工作中,在实际工作中虽然使用较少,但依照相关法规,要把卫生行政强制执行应用到重大公共卫生事件的处置工作中去,使其发挥应有的作用。

三、疾病预防控制

疾病预防控制既是军队卫生工作的重要组成部分,同时也是军队爱国卫生工作的重要任务之一。爱国卫生工作是通过提高部队文明卫生素养、环境卫生质量、生活卫生水平和综合防病能力,以达到预防疾病、控制疾病的目的。作为卫生行政机关和卫生专业技术人员又是军队爱国卫生工作的重要组成力量,在疾病预防控制工作中发挥着其他部门无法替代的作用。

军队爱卫会在疾病预防控制工作中,贯彻预防为主的方针,通过全军官兵共同参与、防治结合的方法,依靠科学进步,努力降低部队发病率。

1. 组织动员各方面力量共同参与 各级爱卫会赋有教育引导军队全体人员树立"大卫生"意识,组织动员和依靠全社会的力量共同参与疾病预防控制工作的责任。特别是要组织动员基层部队开展经常性的卫生防病工作,争取各级领导的支持和重视,协调军事、政治、后勤、装备各部门密切配合,要求卫生专业人员正确指导和广大官兵积极参与,按照预防、医疗、保健一体化的工作要求,形成人人关心、人人参与的全方位疾病预防控制合力。就像防控艾滋病、传染性非典型肺炎的工作,都是各级领导和爱卫会挂帅、多部门协作、全社会参与来开展工作,并且取得的成效最明显。

2. 采取科学有效的防控措施 各级爱卫会根据军队的特点,尤其人员生活、作业高度集中统一,并且承担了各种急难险重任务,极易引发传染病的发生和流行,采取科学有效的疾病预防控制措施是其工作的重要指针。包括组织采取卫生防病宣传教育、搞好卫生流行病学侦察与调查、免疫与药物预防、开展群众性的爱国卫生运动、心理疏导与维护、针对某种传染病严格管理传染源和切断传播途径及保护易感人群等措施,都是爱国卫生工作的重要内容。

3.依据卫生法规预防和控制疾病 各级爱卫会通过落实卫生法规制度做好疾病预防控制工作。为维护军人的健康,减少或预防各种疾病的危害,军队制定了一系列卫生法律和规章,如《中国人民解放军卫生条例》《中国人民解放军传染病防治条例》《新兵入伍卫生工作规定》《军事训练健康保护规定》等。这些卫生法规都是做好部队疾病防治工作的有力武器,需要通过爱卫会的工作,向部队卫生人员和广大官兵大力进行宣传教育,使各级卫勤机构按卫生法规制度规范疾病防控工作,使有关部门和个人自觉遵守国家和军队的卫生法规制度。

4.迅速启动应急处置预案 当部队发生重大传染病疫情或部队参与处置突发公共卫生事件时,各级爱卫会针对突发情况,迅速启动重大传染病疫情应急处置预案或启动突发公共卫生事件应急处置预案,按照预案一步步组织实施疾病预防控制工作。

四、环境综合治理

营区环境综合治理同样是各级爱卫会的重要工作内容。主管由各委员部门,包括军务、管理、作训、组织、宣传、财务、军需、卫生、营房等业务部门的共同参与,协助整体规划和整体建设及技术指导,努力提高营区生活、环境质量。

1.对营区进行整体规划和建设 研究制订营区长远建设规划与建设实施计划,预算建设经费,落实建设项目,监督管理建设进度和标准,检查验收建设质量。对改造项目提出方案、审批、预算和实施。

2.落实委员部门的职责任务 军务部门结合行政管理抓好营区卫生制度落实和部队养成教育;作训部门结合部队和院校训练抓好军事卫生防护和健康教育;宣传部门把文明教育和健康教育结合起来,大力倡导文明卫生的生活方式;财务部门把环境综合治理经费纳入年度预算统筹安排;军需部门抓好营区餐饮单位的卫生建设和管理;卫生部门搞好技术指导,提供技术保障,做好卫生监督监测;营房部门抓好环境和生活卫生设施配套建设。

3.抓好营区人员的卫生行为养成教育 各级爱卫会将营区的文明与卫生、管理与卫生有机结合,调动各方面的积极性,实施综合治理。一般地说,部队在五大节日(元旦、春节、"五一""八一"和"十一")前,开展卫生整顿、检查评比,促进部队养成。平时,部队进行军容风纪养成教育,搞好检查督促,结合部队行政管理,严格执行有关条令条例和制度,规范单位和个人的卫生行为。公共场所禁止吸烟是维护人体健康的需要,是文明卫生行为的表现。全军爱卫会把控制官兵吸烟率、公共场所禁止吸烟作为特殊要求,在创建卫生营院、等级卫生单位、文明卫生军营和健康军营中实现一票否决。控烟、禁烟,依靠广泛的宣传教育和必要的行为规范,通过检查烟具摆放、环境中烟头的有无及调查吸烟率等形式来判定其成效。

五、生活设施建设与管理

随着军队现代化建设水平的提高,对营区卫生设施建设的质量也相应提高。新时期进一步搞好部队水源、食堂、厕所、畜舍和垃圾处理等设施的建设与管理,仍然是军队爱国卫生工作的重要工作内容,是关系到官兵生活质量的重要问题。

1.进行规划与建设 各级爱卫会赋有组织营房、卫生、军需、财务等部门,对部队生活卫生设施进行规划、计划、设计、审批、预算、建设、维修维护、管理等责任。尤其对新建与改建的卫生设施赋有组织相关人员进行竣工验收的责任。

2. 进行监督与管理　爱卫会应定期或不定期的组织相关人员对部队生活卫生设施的使用与管理情况进行监督检查,落实卫生设施的使用管理制度,督促进行维修保养和正常维护,保持卫生设施的完好状态和利用率,为官兵使用卫生设施提供有效的保证。

六、心理健康维护

心理健康维护是新形势下赋予军队爱国卫生工作的艰巨任务。随着我军执行多样化军事任务的频率越来越多,对官兵心理健康的要求也越来越高,需要军队各级爱卫会多个委员部门的共同参与和部队心理服务工作者的共同努力,积极开展心理问题的调查研究和教育疏导工作,保证军人心理健康和执行军事作业技能的正常发挥,努力提升官兵整体心理素质和确保各项任务的完成。

1. 组织开展心理健康维护　各级爱卫会要把开展心理服务工作,作为深入贯彻落实科学发展观的重要内容,作为加强部队建设的经常性基础性工作,作为服务部队、服务基层、服务官兵的实际举措,加强组织领导,狠抓工作落实,推动部队心理服务工作有效开展。尤其重视做好基层部队心理教育和疏导工作,大力普及心理科学知识,进一步加强骨干队伍建设,开展心理卫生服务,切实加强对心理教育和疏导工作的指导,着力培养官兵健康心理素质。探索新时期治军的特点和规律,指导部队改进思想政治工作和带兵方式,全面提高官兵的综合素质,促进和推动部队全面建设。组织指导开展心理测试评估,建立和完善覆盖各类人员的统一规范的心理测查量表体系,逐步在全军各类人员中定期开展心理测评和选拔,建立官兵心理档案。组织心理训练,把心理训练纳入部队军事训练之中,加强官兵心理适应能力、稳定能力和承受能力训练,强化战斗精神。实施心理危机干预,组织专业力量,根据官兵心理应激反应状况,运用社会情感支持、个体认知干预、教授心理应对方法等,帮助官兵消除心理困扰。

2. 组织开展心理卫生教育　爱卫会的组织、宣传、文化、卫生等部门要通力合作,把普及心理卫生知识纳入部队经常性思想教育,引导官兵正确认识心理现象,了解常见心理问题,掌握心理调节方法,开展挫折教育、青春期心理教育等,帮助官兵提高心理认知和自我调适能力。

3. 协调做好心理咨询疏导　广泛开展心理咨询活动,采取面对面咨询、热线电话咨询和专家网上在线咨询等办法,回答官兵提出的心理问题,为官兵进行心理调适和疏导。抓住部队任务转换、重大政策制度出台、官兵面临进、退、去、留等容易诱发心理问题的时机,积极开展心理咨询和疏导,解答官兵心理困惑。科学鉴别区分生理问题与心理问题、思想问题与心理问题、一般心理问题与严重心理障碍、心理疾病与精神疾病,防止误判误诊。

4. 落实遂行重大任务心理应急服务　深入分析遂行重大任务对官兵心理的影响,预测和了解官兵心理活动和变化趋势,研究制订心理服务保障方案。强化战时心理防护,坚持不懈地加强马克思主义战争观、爱国主义、革命英雄主义和战场政治纪律教育,培养军人不屈不挠、顽强勇敢的意志品质,打牢官兵心理防护的思想基础。

（傅建国　唐博恒）

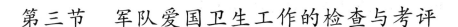

第三节　军队爱国卫生工作的检查与考评

军队爱国卫生工作的检查与考评就是对其工作质量进行检查、考核和评定,是军队爱国卫生工作的重要方面,在军队爱国卫生工作中占有十分重要的比重,对于推动军队爱国卫生工作的落实发挥着极其重要的作用,考核评定这种形式经过我军几十年来爱国卫生工作的实践,已经形成了一套成熟的组织办法和运行机制。

一、军队爱国卫生工作检查考评的目的

1. 掌握情况　军队爱国卫生工作与其他工作一样,上级下达任务以后,需要部队想方设法落实,经过一段时间的运作,就要逐级组织检查验收,了解掌握任务的完成情况。几十年来,军队爱国卫生工作按照这种普通的工作模式,完成了多个《全军除害灭病规划》与《全军爱国卫生工作规划》的落实,并且开展了一系列推动规划落实的检查考评活动,每隔一段时间,全军爱卫会或各大单位爱卫会,都要对落实规划和开展创建主题活动的情况进行检查验收,通过这种形式,调查了解相关情况,掌握部队开展爱国卫生运动的第一手资料,为上级首长和机关决策工作提供有价值的参考。

2. 发现问题　军队爱国卫生工作通过检查考评可以及时发现工作中的薄弱环节,找出与落实规划或开展相关主题活动的差距,以此为突破口,改进工作方法,提升工作质量,实现整体达标。从我军几十年来的爱国卫生工作看,通过考评验收找差距、查问题的方法,十分有效地促进了部队爱国卫生工作的落实。尤其是每一次全军爱卫会或各大单位爱卫会组织检查考评,都有卫生防疫专业技术骨干参与,对考评中发现的薄弱环节,都及时指出,提出解决方案,讲清符合卫生学标准的道理,要求予以纠正。

3. 总结经验　部队创造性地开展爱国卫生运动,总结积累了许多行之有效的成功经验。无论是在落实《全军除害灭病规划》与《全军爱国卫生工作规划》,还是积极响应全军爱卫会的号召,开展各种形式的主题活动中,都紧紧围绕规划提出的目标、任务和各项活动的要求,想方设法搞好部队生活、环境卫生建设,提升部队整体文明卫生建设水平,创造出了许多好的做法和经验。通过爱国卫生工作的检查考评这种形式,可以及时发现和总结部队爱国卫生工作的成功经验。只有通过考评,才能深入实际,做细致的调查研究;才能发现基层好的典型和做法;才能总结出具有全局性、指导性和实用性的经验。

4. 推动工作　爱国卫生工作检查考评是对部队已经开展工作或活动的一种认可,能够对单位和个人起到积极性的调动作用,从而激发单位和个人参与爱国卫生工作的热情。如创建健康军营活动,通过定期对活动的检查考评,可以给某个单位工作以肯定和认可。没有考评及其效果评价,就反映不出活动开展的公平性,就无法激励广大官兵的参与热情。另外,爱国卫生工作的检查考评是推动军队爱国卫生工作科学发展的过程,因为每组织一次考评,都要对部队落实规划或开展相应活动的情况进行现场查看,用科学发展和卫生学的要求,了解其工作的完成情况,提出与军队全面建设协调发展的新要求,以保证部队卫生建设、文明卫生素养、环境生活卫生质量不断提高。

二、军队爱国卫生工作检查考评的内容

军队爱国卫生工作检查考评的内容是做好这项工作的实质和核心所在,是直接面对爱国卫生工作目标所在,是对部队完成爱国卫生工作任务的检验和评价。

1. **爱卫会组织领导情况** ①组织建设情况,是否有健全的爱卫会组织,并以正式文件形式明确等。②领导发挥作用的情况,爱国卫生工作是否列入了党委议事日程和本单位全面建设规划,重大事项党委是否及时研究部署;爱国卫生年度工作是否有重点、有计划、有安排、有要求、有落实;是否召开了爱国卫生工作会议;爱卫会办公经费是否有保证等。③部门发挥作用的情况,委员部门分工是否明确,责任是否落实;年度履职报告制度是否落实等。④办公室发挥作用的情况,办公室是否明确了专(兼)职人员责任;工作是否有制度、有安排、有记录、有总结,资料是否齐全等。⑤官兵满意度的情况,经测评了解官兵对部队健康维护工作与服务满意度、对环境质量满意度、对食品安全满意度等是否达标。

2. **委员部门履行职责情况** ①作训部门履行职责的情况,是否有健康训练计划,且计划落实怎样等;②军务部门履行职责的情况,行政管理和官兵卫生行为管理是否到位等;③组织宣传部门履行职责的情况,爱国卫生工作的奖励处分是否进行,宣传教育是否到位等;④财务部门履行职责的情况,是否将爱国卫生工作必要的经费支出列入了本单位年度经费预算统筹安排等;⑤军需部门履行职责的情况,饮食服务保障场所管理是否到位、饮水和食品管理是否严格、饮食服务保障人员管理是否经常、农副业生产安全管理是否落实等;⑥卫生部门履行职责的情况,卫生监督管理是否到位、"四害"防制是否落实、疾病预防控制是否得力、健康教育与心理卫生服务是否加强等;⑦营房部门履行职责的情况,水源建设与管理是否落实、公共卫生设施建设是否达标、营区环境建设是否规范等;⑧相关管理部门履行职责的情况,各种场所管理是否严格,包括对食堂、生活服务中心、军人服务社、招待所、理发室、公共浴室、游泳场馆等的严格管理。

3. **工作成效情况** 通过受检单位的情况介绍和对其进行的现场查看等,调查了解受检单位通过落实规划和开展主题活动给部队带来了哪些变化,其工作成效到底有多大,需要很好梳理和总结。①官兵健康水平是否有提高。部队发病率是否降低;有无传染病暴发或流行;体育锻炼是否有效开展,各类人员是否完成了规定的体能训练任务,部队文体活动是否活跃等。②官兵卫生防病意识是否增强。健康教育工作是否落实,官兵健康素质和健康素养是否提高等。③军营环境与生活质量建设是否达标。规划是否合理,建设是否规范,卫生设施功能是否齐全配套,是否实现了绿化、美化、净化、低碳、实用的要求等。④饮水饮食健康安全是否有保障。饮用水水质是否达标,食堂和生活服务中心建设是否合格,饮水饮食卫生管理措施是否跟上等。⑤健康管理是否规范、系统。健康检查是否落实,健康档案是否完善,健康评价是否建立,心理卫生服务是否落实等。⑥主题活动的考评成效怎样。如开展"爱国卫生月"和创建"健康军营"等活动,单位自查与上级检查得分率是多少,是否整体达标等。

三、军队爱国卫生工作检查考评的方法

军队爱国卫生工作检查考评方法就是运用军队爱国卫生工作考评体系对下级爱国卫生工作进行检验评价的形式和方法,也是对下级爱国卫生工作落实情况的检验办法。

1. 听取汇报 是军队爱国卫生工作检查考评方法中重要的评估手段之一,是全面、系统了解部队爱国卫生工作情况的基本形式。上级爱卫会组织的爱国卫生工作考评组到下级单位考评,需要听取被考评单位介绍爱国卫生工作落实情况,使考评组的领导和专家对被考评单位的相关情况很快有一个基本印象。听汇报可以放在检查工作内容的开始进行,也可放在检查工作内容基本结束后进行,还可以边看现场边汇报或以书面形式将相关情况提供给考评组的同志。

2. 查看现场 是军队爱国卫生工作检查考评的关键环节,是调查了解部队爱国卫生工作落实情况最直接、最直观、最现实、最有效的形式。查看现场就是考评组的领导和成员,深入到官兵生活与工作场所第一线,深入到部队爱国卫生工作需要按规划、计划抓工作落实的第一现场,深入到部队营区内的伙房、食堂、厕所、畜圈、垃圾场、生活服务中心、农副业生产基地、军人服务社、理发室、浴室、教室、操场、训练场等一切与军人生活、工作、训练密切相关的各类场所,进行实地检查、评估,了解各类设施、设备和建设项目等是否达到规定的建设标准和是否符合卫生学要求。

3. 查阅资料 是军队爱国卫生工作检查考评的最基本方法,是通过查阅被考评单位爱国卫生工作规划、计划、文件、账目、会议与工作记录、部队发病登记统计、监督监测数据、宣传资料等调查了解其工作的落实情况。通过这种考评方法,可以间接了解被考评单位过去爱国卫生工作活动情况、抓工作落实的力度和爱卫会各委员部门间的协同配合情况等。

4. 考核测试 进行相关知识的考核测试是军队爱国卫生工作检查考评的常用方法之一。考核测试以军队爱国卫生活动内容、卫生防病常识和部队文明卫生建设基本知识为主要内容。考核测试形式包括卷面笔试、微机答题、个别提问式等。考核测试目的主要是检查官兵参与爱国卫生工作的情况和部队开展健康教育工作的情况与效果。

5. 问卷调查 是上级爱国卫生工作检查考评组更多地了解掌握基层爱国卫生工作实情,所采用的一种常用调研方法;同时也是一种针对性、目的性和指导性很强的爱国卫生工作考评办法。这种考评方法往往以了解基层官兵对部队领导抓工作落实的反映或基层官兵对部队爱国卫生工作的意见为主,同时也可调查了解官兵参与爱国卫生工作的活动情况及倾听基层官兵对部队文明卫生建设的呼声,还可评判部队爱国卫生工作的质量。

6. 座谈了解 是上级爱国卫生工作检查考评组深入基层部队招集各类人员,以座谈会的形式调查了解部队开展爱国卫生工作情况的一种常用方法。与问卷调查只是形式不一样,目的是相一致的,都是为了倾听广大官兵对部队开展爱国卫生工作的情况反映和相关呼声。座谈了解使用的是小型集会形式,由考评组人员组织并向参加座谈会的官兵提出问题,由官兵面对面的回答,直接了解基层生活环境卫生建设的变化和存在问题。

7. 个别询问 是爱国卫生工作检查考评经常用到的方法,上级爱国卫生工作考评组的同志在查看现场过程中就会经常询问了解各类人员(包括单位领导、委员部门的同志、在一线工作的人员等)对基层爱国卫生工作的看法,尤其是基层生活环境卫生建设方面的突出问题及部队卫生管理制度落实情况等。这种面对面直接询问了解的考评方法,是获取基层真实情况的重要途径,是倾听基层反映的有效形式,是对考评工作内容极大地完善和补充。

8. 总结讲评 是经过考评后对部队爱国卫生工作落实情况的综合评定和反馈性总结汇报。包括对工作成绩的肯定、对存在问题的指出、对做好今后工作的建议等。总结讲评还往往以记分的形式予以表现,凡达到上级规定的分值标准,即可进入先进或达标的行列。有时还需要将考评结果向部队通报、向上级汇报,或作为部队评先创优的条件,或作为树样板、推广典型经验的依据。因此,总结讲评必须严肃认真地对待,必须实事求是地反映,决不能走过场、流于形式、低标准,马虎对待。

(傅建国　唐博恒)

附录 A 国际卫生条例(2005)

第一编 定义、目的和范围、原则及负责当局

第一节 定义

一、为《国际卫生条例》(以下简称"卫生条例"或"条例")之目的:

"受染"是指受到感染或污染或携带感染源或污染源以至于构成公共卫生风险的人员、行李、货物、集装箱、交通工具、物品、邮包或尸体(骸骨)。

"受染地区"是指世界卫生组织依据本条例建议采取卫生措施的某个特定地理区域。

"航空器"是指进行国际航行的航空器。

"机场"是指国际航班到达或离开的任何机场。

交通工具的"到达"是指:

(一)远洋航轮到达或停泊港口的规定区域;

(二)航空器到达机场;

(三)国际航行中的内陆航行船舶到达入境口岸;

(四)火车或公路车辆到达入境口岸。

"行李"是指旅行者的个人物品。

"货物"是指交通工具或集装箱中运载的物品。

"主管当局"是指根据本条例负责执行和采取卫生措施的当局。

"集装箱"是指一种运输设备:

(一)具有永久特性,足够坚固,适于反复使用;

(二)为便于以一种或多种运输方式运送货物而专门设计,中途无需重新装货;

(三)安装了易于搬运的装置,特别便于集装箱从一种运输方式转移至另一种运输方式;以及

(四)专门设计以便于装卸。

"集装箱装卸区"是指为装卸用于国际运输的集装箱而专门开辟的地点或设施。

"污染"是指在人体或动物身体表面、在消费产品中(上)或在其他无生命物体(包括交通工具)上存在可以构成公共卫生风险的传染性病原体或有毒物质。

"交通工具"是指用于国际航行的航空器、船舶、火车、公路车辆或其他运输工具。

"交通工具运营者"是指负责管理交通工具的自然人或法人,或其代理。

"乘务人员"是指交通工具上不是乘客的人员。

"除污"是指采取卫生措施消除在人体或动物身体表面、在消费产品中(上)或在其他无生命物体(包括交通工具)上存在可以构成公共卫生风险的传染性病原体或有毒物质的程序。

"离境"是指人员、行李、货物、交通工具或物品离开某一领土的行动。

"灭鼠"是指在入境口岸采取卫生措施控制或杀灭行李、货物、集装箱、交通工具、设施、物品和邮包中存在的传播人类疾病的啮齿类媒介的程序。

"总干事"是指世界卫生组织总干事。

"疾病"是指对人类构成或可能构成严重危害的任何病症或医疗状况，无论其病因或来源如何。

"消毒"是指采用卫生措施利用化学或物理因子的直接作用控制或杀灭人体或动物身体表面或行李、货物、集装箱、交通工具、物品和邮包中(上)的传染性病原体的程序。

"除虫"是指采用卫生措施控制或杀灭行李、货物、集装箱、交通工具、物品和邮包中传播人类疾病的昆虫媒介的程序。

"事件"是指发生疾病或可能发生疾病的情况。

"无疫通行"是指允许船舶进入港口、离岸或登岸、卸载货物或储备用品；允许航空器着陆后登机或下机、卸载货物或储备用品；允许陆地运输车辆到达后上车或下车、卸载货物或储备用品。

"物品"是指国际航行中运输的有形产品(包括动物和植物)，以及在交通工具上使用的物品。

"陆路口岸"是指一个缔约国内的陆地入境口岸，包括道路车辆和火车使用的口岸。

"陆地运输车辆"是指国际航行中用于陆地运输的机动交通工具，包括火车、客车、货车等机动车辆。

"卫生措施"是指为预防疾病或污染传播实行的程序；卫生措施不包括执行法律或安全措施。

"病人"是指患有或感染可造成公共卫生风险的身体疾患的个人。

"感染"是指传染性病原体进入人体和动物身体并在体内发育或繁殖，并可能构成公共卫生风险。

"检查"是指由主管当局或在其监督下检查地区、行李、集装箱、交通工具、设施、物品或邮包(包括相关资料和文件)，以确定是否存在公共卫生风险。

"国际交通"是指人员、行李、货物、集装箱、交通工具、物品或邮包跨越国际边境的流动，包括国际贸易。

"国际航行"是指：

(一)如为交通工具，是指在不止一个国家领土的入境口岸之间的航行，或者在同一国家领土或各管区的入境口岸之间的航行(该交通工具在航行中必须经停任何其他国家，但只限于有停靠的航程)；

(二)如为旅行者，是指进入某个国家领土的旅行，而此领土不属该旅行者启程的国家。

"侵扰性"是指通过深入或密切的接触或询问可能引起不适。

"创伤性"是指皮肤被刺伤或切开，或者器具或异物插入身体或检查体腔。对本条例而言，对耳、鼻、口进行医学检查，使用耳内、口腔或皮肤温度计测量体温，或者采用热感应成像术、医学检查、听诊、体外触诊、视网膜检影、体外采集尿、粪或唾液标本、体外测量血压以及心电图，应被视为非创伤性的。

"隔离"是指将病人或受染者或受染的行李、集装箱、交通工具、物品或邮包与其他人员和物体分开，以防止感染或污染扩散。

"医学检查"是指经授权的卫生人员或主管当局直接监督下的人员对个人的初步评估，以确定其健康状况和对他人的潜在公共卫生风险，可包括检查健康证书以及根据个案情况需要而进行的体格检查。

"《国际卫生条例》国家归口单位"是指各缔约国指定的,世界卫生组织《国际卫生条例》联络点根据本条例随时可与之沟通的国家中心。

"本组织"或"世卫组织"是指世界卫生组织。

"永久居留"的含义由有关缔约国的国家法律界定。

"个人资料"是指与已确认或可确认的自然人有关的任何信息。

"入境口岸"是指旅行者、行李、货物、集装箱、交通工具、物品和邮包入境或出境的国际关口,以及为入境或出境的旅行者、行李、货物、集装箱、交通工具、物品和邮包提供服务的单位和区域。

"港口"是指国际航行的船舶到达或离开的一个海港或内陆水路港口。

"邮包"是指由邮政或快递服务部门进行国际输送的注明收件地址的物件或包裹。

"国际关注的突发公共卫生事件"是指根据本条例规定所确定的不同寻常的事件:

(一)通过疾病的国际传播构成对其他国家的公共卫生风险;以及

(二)可能需要采取协调一致的国际应对措施。

"公共卫生观察"是指为了确定疾病传播的危险性在一段时间内监测旅行者的健康状况。

"公共卫生风险"是指发生不利于人群健康事件的可能性,特别是可在国际上播散或构成严重和直接危险事件的可能性。

"检疫"是指限制无症状的受染嫌疑人的活动和(或)将无症状的受染嫌疑人及有受染嫌疑的行李、集装箱、交通工具或物品与其他人或物体分开,以防止感染或污染的可能播散。

"建议"和"建议的"是指根据本条例发布的临时或长期建议。

"宿主"是指传染性病原体通常寄居的动物、植物或物质,其存在可构成公共卫生风险。

"公路车辆"是指火车之外的陆地运输车辆。

"科学依据"是指根据既定和公认的科学方法提供一定证据的信息。

"科学原则"是指通过科学方法了解的公认基本自然法则和事实。

"船舶"是指国际航行中的远洋或内河航运船舶。

"长期建议"是指世界卫生组织根据第十六条提出的有关适宜卫生措施的非约束性建议,建议是针对现有的特定公共卫生风险、为防止或减少疾病的国际传播和尽量减少对国际交通的干扰而需要例行或定期采取的措施。

"监测"是指出于公共卫生目的,系统地连续收集、核对和分析数据以及在必要时及时传播公共卫生信息,以供评估和采取公共卫生应对措施。

"嫌疑"是指缔约国认为已经暴露于或可能暴露于公共卫生风险,并且有可能是传播疾病的可能来源的人员、行李、货物、集装箱、交通工具、物品或邮包。

"临时建议"是指世界卫生组织根据第十五条在应对国际关注的突发公共卫生事件时提出的,有时间限定并建立在特定风险基础上的非约束性建议,以防止或减少疾病的国际传播和尽量减少对国际交通的干扰。

"临时居留"的含义由有关缔约国的国家法律界定。

"旅行者"是指进行国际旅行的自然人。

"媒介"是指通常传播构成公共卫生风险的传染性病原体的昆虫或其他动物。

"核实"是指一个缔约国向世界卫生组织提供信息确认该国一处或多处领土内事件的

状况。

"世界卫生组织《国际卫生条例》联络点"是指《国际卫生条例》国家归口单位随时可与之沟通的世界卫生组织内的单位。

二、除非另有规定或依上下文确定,提及本条例时包括其附件。

第二节　目的和范围

本条例的目的和范围是以针对公共卫生风险,同时又避免对国际交通和贸易造成不必要干扰的适当方式,预防、抵御和控制疾病的国际传播,并提供公共卫生应对措施。

第三节　原则

一、本条例的执行应充分尊重人的尊严、人权和基本自由。

二、本条例的执行应以《联合国宪章》和《世界卫生组织组织法》为指导。

三、本条例的执行应以其广泛适用以保护世界上所有人民不受疾病国际传播之害的目标为指导。

四、根据《联合国宪章》和国际法的原则,国家具有根据其卫生政策立法和实施法规的主权权利。在这样做时,它们应遵循本条例的目的。

第四节　负责当局

一、各缔约国应该指定或建立一个《国际卫生条例》国家归口单位以及在各自管辖范围内负责实施本条例规定卫生措施的当局。

二、《国际卫生条例》国家归口单位应随时能够同根据本条第三款设立的世界卫生组织《国际卫生条例》联络点保持联系。《国际卫生条例》国家归口单位的职责应该包括:

(一)代表有关缔约国同世界卫生组织《国际卫生条例》联络点就有关本条例实施的紧急情况进行沟通,特别是根据第六条至第十二条的规定;以及

(二)向有关缔约国的相关行政管理部门传播信息,并汇总反馈意见,其中包括负责监测和报告的部门、入境口岸、公共卫生服务机构、诊所、医院和其他政府机构。

三、世界卫生组织应该指定《国际卫生条例》联络点,后者应与《国际卫生条例》国家归口单位随时保持联系。世界卫生组织《国际卫生条例》联络点应将本条例的执行情况(特别是根据第六条至第十二条的规定)及时分送有关缔约国的《国际卫生条例》国家归口单位。世界卫生组织《国际卫生条例》联络点可由世界卫生组织在本组织总部或区域一级指定。

四、缔约国应该向世界卫生组织提供本国《国际卫生条例》国家归口单位的详细联系方式,同时世界卫生组织应该向缔约国提供世界卫生组织《国际卫生条例》联络点的详细联系方式。以上联系细节应不断更新并每年予以确认。世界卫生组织应该让所有缔约国了解世界卫生组织根据本条规定所收到的《国际卫生条例》国家归口单位的联系细节。

第二编　信息和公共卫生应对

第五节　监测

一、各缔约国应该根据本条例附件1的具体规定,在不迟于本条例在该缔约国生效后五年内,尽快发展、加强和保持其发现、评估、通报和报告事件的能力。

二、在附件1第一部分第(二)项所述的评估之后,缔约国可根据正当需要和实施计划向世界卫生组织报告,从而获得两年的延长期以履行本条第一款规定的义务。在特殊情况下并在一项新的实施计划的支持下,缔约国可向总干事进一步要求不超过两年的延长期,总干事应该

考虑根据第五十条成立的委员会（以下称"审查委员会"）的技术意见作出决定。在本条第一款所述的期限之后，获得延期的缔约国应每年向世界卫生组织报告全面实施方面的进展。

三、应缔约国的要求，世界卫生组织应该帮助缔约国发展、加强和保持本条第一款所述的能力。

四、世界卫生组织应该通过其监测活动收集有关事件的信息，并评估事件引起疾病国际传播和干扰国际交通的可能性。世界卫生组织根据本款收到的信息应该酌情根据第十一条和第四十五条处理。

第六节　通报

一、各缔约国应该利用附件2的决策文件评估本国领土内发生的事件。各缔约国应在评估公共卫生信息后24小时内，以现有最有效的通讯方式，通过《国际卫生条例》国家归口单位向世界卫生组织通报在本国领土内发生、并根据决策文件有可能构成国际关注的突发公共卫生事件的所有事件，以及为应对这些事件所采取的任何卫生措施。如果世界卫生组织接到的通报涉及国际原子能机构的权限，世界卫生组织应立刻通报国际原子能机构。

二、通报后，缔约国应该继续及时向世界卫生组织报告它得到的关于所通报事件的确切和充分详细的公共卫生信息，在可能时包括病例定义、实验室检测结果、风险的来源和类型、病例数和死亡数、影响疾病传播的情况及所采取的卫生措施；必要时，应该报告在应对可能发生的国际关注的突发公共卫生事件时面临的困难和需要的支持。

第七节　在意外或不寻常公共卫生事件期间的信息共享

缔约国如果有证据表明在其领土内存在可能构成国际关注的突发公共卫生事件的意外或不寻常的公共卫生事件，不论其起源或来源如何，应向世界卫生组织提供所有相关的公共卫生信息。在此情况下，第六条的规定应充分适用。

第八节　磋商

若发生在本国领土的事件无需根据第六条通报，特别是现有的信息不足以填写决策文件，缔约国仍可通过《国际卫生条例》国家归口单位让世界卫生组织对此事件知情，并同世界卫生组织就适宜的卫生措施进行磋商。此类联系应根据第十一条第二款至第四款处理。在本国领土发生事件的缔约国可要求世界卫生组织协助评估该缔约国获取的任何流行病学证据。

第九节　其他报告

一、世界卫生组织可考虑来自除通报或磋商外其他来源的报告，应根据既定的流行病学原则评估这些报告，然后将事件信息通报据称在其领土内发生事件的缔约国。在根据这类报告采取任何行动前，世界卫生组织应该根据第十条规定的程序与据称在其领土内发生事件的缔约国进行协商并设法获得核实。为此目的，世界卫生组织应将获得的信息通报各缔约国，并且只有在充分合理的情况下世界卫生组织才可对信息来源进行保密。这类信息将根据第十一条规定的程序加以使用。

二、在可行的情况下，缔约国应该在获得在本国领土外确认发生有可能引起疾病国际传播的公共卫生风险证据后24小时内报告世界卫生组织，其依据为出现以下输出或输入性：

（一）人间病例；

（二）携带感染或污染的媒介；或

（三）被污染的物品。

第十节 核实

一、根据第九条的规定,世界卫生组织应该要求缔约国对来自除通报和磋商以外的其他来源的、声称该国正发生可能构成国际关注的突发公共卫生事件的报告进行核实。在此情况下,世界卫生组织应就正设法核实的报告通知有关缔约国。

二、根据上一款和第九条,当世界卫生组织提出要求时,每个缔约国应该核实并:

(一)在 24 小时内对世界卫生组织的要求做出初步答复或确认;

(二)在 24 小时内提供关于世界卫生组织要求中所提及事件状况的现有公共卫生信息;以及

(三)在第六条规定评估的前提下向世界卫生组织报告信息,其中包括该条陈述的相关信息。

三、世界卫生组织在收到可能构成国际关注的突发公共卫生事件的信息后,应该表示愿意与有关缔约国合作,评估疾病国际传播的可能性、对国际交通的可能干扰和控制措施是否适当。这种活动可包括与其他制定标准的组织合作以及建议动员国际援助以支持国家当局开展和协调现场评估。在缔约国提出要求时,世界卫生组织应该提供支持上述建议的信息。

四、倘若该缔约国不接受合作建议,当公共卫生风险的规模证实有必要时,世界卫生组织可与其他缔约国共享其获得的信息,同时在考虑到有关缔约国意见的情况下鼓励该缔约国接受世界卫生组织的合作建议。

第十一节 世界卫生组织提供信息

一、根据本条第二款,世界卫生组织应该通过目前最有效的途径尽快秘密向所有缔约国并酌情向相关政府间组织发送根据第五条至第十条规定收到并是使该缔约国能够应付公共卫生风险所必需的公共卫生信息。世界卫生组织应向其他缔约国通报可帮助它们防范发生类似事件的信息。

二、世界卫生组织应该利用根据第六条、第八条及第九条第二款收到的信息,根据本条例的规定进行核实、评估和援助,但不得将此类信息广泛提供给其他缔约国,除非与以上条款所涉的缔约国另有协议,直至:

(一)该事件根据第十二条被确定为构成国际关注的突发公共卫生事件;或

(二)根据既定的流行病学原则,世界卫生组织确认了证明感染或污染在国际间传播的信息;或

(三)有证据表明:

1. 由于污染、病原体、媒介或宿主的性质,控制国际传播的措施不可能取得成功;或

2. 缔约国缺乏为防止疾病进一步传播采取必要措施的实际能力;或

(四)鉴于可能受到感染或污染的旅行者、行李、货物、集装箱、交通工具、物品或邮包国际流动的性质和范围,必须立即采取国际控制措施。

三、世界卫生组织应该与在其领土内发生事件的缔约国就根据本条公开信息的意图进行协商。

四、如果有关同一事件的其他信息已经公开,而且有必要发布权威、独立的信息,根据本条例,世界卫生组织在将根据本条第二款收到的信息通报缔约国的同时,也可向公众公开上述信息。

第十二节 国际关注的突发公共卫生事件的确定

一、根据收到的信息，特别是从本国领土上正发生事件的缔约国收到的信息，总干事应该根据本条例规定的标准和程序确定该事件是否构成国际关注的突发公共卫生事件。

二、如果总干事依据本条例规定进行评估，认为国际关注的突发公共卫生事件正在发生，则应该与本国领土上发生事件的缔约国就初步决定进行磋商。如果总干事和缔约国对决定意见一致，总干事应该根据第四十九条规定的程序就适宜的临时建议征求根据第四十八条成立的委员会（以下称"突发事件委员会"）的意见。

三、在以上第二款磋商后，如果总干事和本国领土上发生事件的缔约国未能在48小时内就事件是否构成国际关注的突发公共卫生事件取得一致意见，应该根据第四十九条规定的程序做出决定。

四、在决定某个事件是否构成国际关注的突发公共卫生事件时，总干事应该考虑：

（一）缔约国提供的信息；

（二）附件2所含的决策文件；

（三）突发事件委员会的建议；

（四）科学原则以及现有的科学依据和其他有关信息；以及

（五）对人类健康危险度、疾病国际传播风险和对国际交通干扰危险度的评估。

五、如果总干事经与本国领土上发生国际关注的突发公共卫生事件的缔约国磋商后，认为一起国际关注的突发公共卫生事件业已结束，总干事应该根据第四十九条规定的程序做出决定。

第十三节 公共卫生应对

一、各缔约国应该根据附件1的要求尽速、但不迟于本条例对该缔约国生效之日起五年，发展、加强和保持快速和有效应对公共卫生风险和国际关注的突发公共卫生事件的能力。世界卫生组织应该与会员国协商，发布指南以支持缔约国发展公共卫生应对能力。

二、在附件1第一部分第（二）项所述的评估之后，缔约国可根据正当需要和实施计划向世界卫生组织报告，从而获得两年的延长期以履行本条第一款规定的义务。在特殊情况下并在一项新的实施计划的支持下，缔约国可向总干事进一步要求不超过两年的延长期，总干事应该考虑审查委员会的技术意见并作出决定。在本条第一款所述的时期之后，获得延期的缔约国应每年向世界卫生组织报告全面实施方面的进展。

三、在缔约国的要求下，世界卫生组织应该通过提供技术指导和援助以及通过评估所采取的控制措施的有效性，包括在必要时调动国际专家组开展现场援助，进行合作，以应对公共卫生风险和其他事件。

四、根据第十二条经与有关缔约国磋商后，如果世界卫生组织确定国际关注的突发公共卫生事件正在发生，除本条第三款所示的支持外，它还可向缔约国提供进一步的援助，其中包括评估国际危害的严重性和控制措施是否适当。这种合作可包括建议动员国际援助以支持国家当局开展和协调现场评估。当缔约国提出要求时，世界卫生组织应该提供支持此类建议的信息。

五、在世界卫生组织的要求下，缔约国应该尽最大可能对世界卫生组织协调的应对活动提供支持。

六、当有要求时，世界卫生组织应该应要求向受到国际关注的突发公共卫生事件影响或威胁的其他缔约国提供适宜的指导和援助。

第十四节　世界卫生组织与政府间组织和国际机构的合作

一、世界卫生组织在实施本条例时应该酌情与其他有关政府间组织或国际机构合作并协调其活动,其中包括通过缔结协定和其他类似的安排。

二、如果通报、核实或应对某个事件主要属于其他政府间组织或国际机构的职责范围,则世界卫生组织应该与该组织或机构协调活动,以确保为保护公众健康采取适当的措施。

三、尽管如前所述,本条例不应阻止或限制世界卫生组织出于公共卫生目的而提供建议、支持或给予技术或其他援助。

第三编　建　议

第十五节　临时建议

一、如果根据第十二条确定国际关注的突发公共卫生事件正在发生,总干事应该根据第四十九条规定的程序发布临时建议。此类临时建议可酌情修改或延续,包括在确定国际关注的突发公共卫生事件已经结束后,根据需要发布旨在预防或迅速发现其再次发生的其他临时建议。

二、临时建议可包括遭遇国际关注的突发公共卫生事件的缔约国或其他缔约国对人员、行李、货物、集装箱、交通工具、物品和(或)邮包应该采取的卫生措施,其目的在于防止或减少疾病的国际传播和避免对国际交通的不必要干扰。

三、临时建议可根据第四十九条规定的程序随时撤销,并应在公布三个月后自动失效。临时建议可修改或延续三个月。临时建议至多可持续到确定与其有关的国际关注的突发公共卫生事件之后的第二届世界卫生大会。

第十六节　长期建议

世界卫生组织可根据第五十三条提出关于常规或定期采取适宜卫生措施的长期建议。缔约国可针对正发生的特定公共卫生危害对人员、行李、货物、集装箱、交通工具、物品和(或)邮包采取以上措施,以防止或减少疾病的国际传播和避免对国际交通的不必要干扰。世界卫生组织可根据第五十三条酌情修改或撤销长期建议。

第十七节　建议的标准

总干事在发布、修改或撤销临时或长期建议时应该考虑:

一、有直接关系的缔约国的意见;

二、视情况,突发事件委员会或审查委员会的建议;

三、科学原则以及现有的科学证据和信息;

四、根据适合情况的风险评估所采取的卫生措施,对国际交通和贸易的限制和对人员的侵扰不超过可适度保护健康的其他合理措施;

五、相关的国际标准和文书;

六、其他相关政府间组织和国际机构开展的活动;以及

七、其他与事件有关的适宜和具体信息。

对于临时建议,总干事在本条第五款和第六款中的考虑可因情况紧急而受到限制。

第十八节　针对人员、行李、货物、集装箱、交通工具、物品和邮包的建议

一、世界卫生组织针对人员向缔约国发布的建议可包括以下意见:

——不必采取特定的卫生措施；

——审查在受染地区的旅行史；

——审查医学检查证明和任何实验室分析结果；

——需要做医学检查；

——审查疫苗接种或其他预防措施的证明；

——需要接种疫苗或采取其他预防措施；

——对嫌疑者进行公共卫生观察；

——对嫌疑者实行检疫或其他卫生措施；

——对受染者实行隔离并进行必要的治疗；

——追踪与嫌疑者或受染者接触的人员；

——不准嫌疑者或受染者入境；

——拒绝未感染的人员进入受染地区；以及

——对来自受染地区的人员进行出境检查和（或）限制出境。

二、世界卫生组织针对行李、货物、集装箱、交通工具、物品和邮包向缔约国发布的建议可包括以下意见：

——不必采取特定的卫生措施；

——审查载货清单和航行路线；

——实行检查；

——审查离境或过境时采取消除感染或污染措施的证明；

——处理行李、货物、集装箱、交通工具、物品、邮包或尸体（骸骨）以消除感染或污染，包括病媒和宿主；

——采取具体卫生措施以确保安全处理和运输尸体（骸骨）；

——实行隔离或检疫；

——如果现有的一切处理或操作方法均不成功，则在监控的情况下查封和销毁受感染、污染或者嫌疑的行李、货物、集装箱、交通工具、物品或邮包；以及

——不准离境或入境。

第四编 入境口岸

第十九节 基本职责

除本条例规定的其他职责外，各缔约国应该：

一、确保附件1规定的指定入境口岸的能力在第五条第一款和第十三条第一款规定的期限内得到加强；

二、确定负责本国领土上各指定入境口岸的主管当局；并

三、当为应对特定的潜在公共卫生风险提出要求时，尽量切实可行地向世界卫生组织提供有关入境口岸有可能导致疾病的国际传播的感染源或污染源，包括媒介和宿主的相关资料。

第二十节 机场和港口

一、缔约国应该指定理应发展附件1规定的能力的机场和港口。

二、缔约国应该确保根据第三十九条的要求和附件3的示范格式签发船舶免予卫生控制措施证书和船舶卫生控制措施证书。

三、各缔约国应该向世界卫生组织寄送被授予以下权限的港口名单：

（一）签发船舶卫生控制措施证书和提供附件1和附件3提及的服务；或

（二）只签发船舶免予卫生控制措施证书；以及

（三）延长船舶免于卫生控制措施证书一个月，直至船舶抵达可能收到证书的港口。

每个缔约国应该将列入名单的港口情况可能发生的任何改变通知世界卫生组织。世界卫生组织应该公布根据本款收到的信息。

四、应有关缔约国的要求，世界卫生组织可以经适当调查后，组织对其领土为符合本条第一款和第三款要求的机场或港口进行认证。世界卫生组织可与缔约国协商定期对这些认证进行审核。

五、世界卫生组织应与相关政府间组织和国际机构合作，制订和公布根据本条规定对机场和港口进行认证的指南。世界卫生组织还应该发布经认证的机场和港口的名录。

第二十一节　陆路口岸

一、出于合理的公共卫生原因，缔约国可指定应发展附件1规定能力的陆路口岸，并考虑：

（一）与其他入境口岸相比，缔约国可能指定的陆路口岸各类型国际交通的流量和频率；以及

（二）国际交通始发地或到达特定陆路口岸之前所通过地区存在的公共卫生风险。

二、拥有共同边界的缔约国应考虑：

（一）根据第五十七条就预防或控制疾病在陆路口岸的国际传播达成双边或多边协定或安排；以及

（二）根据本条第一款联合指定需具备附件1中所规定能力的毗邻陆路口岸。

第二十二节　主管当局的职责

一、主管当局应该：

（一）负责监测离开或来自受染地区的行李、货物、集装箱、交通工具、物品、邮包和尸体（骸骨），以便其始终保持无感染源或污染源的状态，包括无媒介和宿主；

（二）尽量切实可行地确保旅行者在入境口岸使用的设施清洁卫生，保持无感染源或污染源，包括无媒介和宿主；

（三）根据本条例要求负责监督对行李、货物、集装箱、交通工具、物品、邮包和尸体（骸骨）采取的任何灭鼠、消毒、除虫或除污措施或对人员采取的任何卫生措施；

（四）尽可能事先告知交通工具运营者对交通工具采取控制措施的意向，并应在有条件的情况下提供有关使用方法的书面信息；

（五）负责监督清除和安全处理交通工具中任何受污染的水或食品、人或动物排泄物、废水和任何其他污染物；

（六）采取与本条例相符的一切可行措施，监测和控制船舶排放的可污染港口、河流、运河、海峡、湖泊或其他国际水道的污水、垃圾、压舱水和其他有可能引起疾病的物质；

（七）负责监督在入境口岸向旅行者、行李、货物、集装箱、交通工具、物品、邮包和尸体（骸骨）提供服务的从业人员，必要时包括实施检查和医学检查；

（八）具备有效的应急机制以应对意外的公共卫生事件；并

（九）就根据本条例采取的相关公共卫生措施同《国际卫生条例》国家归口单位沟通。

二、如有确实迹象和（或）证据表明从受染地区出发时采取的措施并不成功，则可对来自该

受染地区的旅行者、行李、货物、集装箱、交通工具、物品、邮包和尸体（骸骨）在到达时重新采取世界卫生组织建议的卫生措施。

三、在进行除虫、灭鼠、消毒、除污和其他卫生处理程序中,应避免伤害个人并尽可能避免造成不适,或避免损害环境以致影响公共卫生,或损坏行李、货物、集装箱、交通工具、物品和邮包。

第五编 公共卫生措施

第一章 总 则

第二十三节 到达和离开时的卫生措施

一、遵循适用的国际协议和本条例各有关条款,缔约国出于公共卫生目的可要求在到达或离境时:

（一）对旅行者:

1. 了解有关该旅行者旅行目的地的情况,以便与其取得联系;

2. 了解有关该旅行者旅行路线以确认到达前是否在受染地区或其附近进行过旅行或可能接触传染病或污染物,以及根据本条例要求检查旅行者的健康文件;和（或）

3. 进行能够实现公共卫生目标的侵扰性最小的非创伤性医学检查。

（二）对行李、货物、集装箱、交通工具、物品、邮包和尸体（骸骨）进行检查。

二、如通过本条第一款规定的措施或通过其他手段取得的证据表明存在公共卫生风险,缔约国尤其对嫌疑或受染旅行者可在逐案处理的基础上,根据本条例采取能够实现防范疾病国际传播的公共卫生目标的侵扰性和创伤性最小的医学检查等额外卫生措施。

三、根据缔约国的法律和国际义务,未经旅行者本人或其父母或监护人的事先知情同意,不得进行本条例规定的医学检查、疫苗接种、预防或卫生措施,但第三十一条第二款不在此列。

四、根据缔约国的法律和国际义务,根据本条例接种疫苗或接受预防措施的旅行者本人或其父母或监护人应该被告知接种或不接种疫苗以及采用或不采用预防措施引起的任何风险。缔约国应该根据该国的法律将此要求通知医生。

五、对旅行者实行或施行涉及疾病传播危险的任何医学检查、医学操作、疫苗接种或其他预防措施时,必须根据既定的国家或国际安全准则和标准,以尽量减少这种危险。

第二章 对交通工具和交通工具运营者的特别条款

第二十四节 交通工具运营者

一、缔约国应该采取符合本条例的一切可行措施,确保交通工具运营者:

（一）遵守世界卫生组织建议并经缔约国采纳的卫生措施;

（二）告知旅行者世界卫生组织建议并经缔约国采纳在交通工具上实施的卫生措施;并

（三）经常保持所负责的交通工具无感染源或污染源,包括无媒介和宿主。如果发现有感染源或污染源的证据,需要采取相应的控制措施。

二、本条对交通工具和交通工具运营者的具体规定见附件4。在媒介传播疾病方面,适用于交通工具和交通工具运营者的具体措施见附件5。

第二十五节　过境船舶和航空器

除第二十七条和第四十三条规定或经适用的国际协议授权之外,缔约国对以下情况不得采取卫生措施:

一、不是来自受染地区、在前往另一国家领土港口的途中经过该缔约国领土上的运河或航道的船舶。在主管当局监督下应该允许任何此类船舶添加燃料、水、食物和供应品;

二、通过该缔约国管辖的水域、但不在港口或沿岸停靠的任何船舶;以及

三、在该缔约国管辖的机场过境的航空器,但可限制航空器停靠在机场的特定区域,不得上下人员和装卸货物。然而,在主管当局监督下应该允许任何此类航空器添加燃料、水、食物和供应品。

第二十六节　过境的民用货车、火车和客车

除第二十七条和第四十三条规定或经适用的国际协议授权之外,不得对来自非疫区并在无人员上下和装卸货物的情况下通过领土的民用货车、火车或客车采取卫生措施。

第二十七节　受染交通工具

一、如果在交通工具上发现有临床体征或症状和基于公共卫生风险事实或证据的信息,包括感染源和污染源,主管当局应该认为该交通工具受染;并可:

(一)对交通工具进行适宜的消毒、除污、除虫或灭鼠,或使上述措施在其监督下进行;并

(二)在每个病例中决定所采取的技术,以保证根据本条例的规定充分控制公共卫生风险。若世界卫生组织为此程序有建议的方法或材料,应予采用,除非主管当局认为其他方法也同样安全和可靠。

主管当局可执行补充卫生措施,包括必要时隔离交通工具,以预防疾病传播。应该向《国际卫生条例》国家归口单位报告这类补充措施。

二、如果入境口岸的主管当局不具备执行本条要求的控制措施的实力,受染交通工具在符合以下条件的情况下可允许离境:

(一)主管当局应该在离境之际向下一个已知入境口岸的主管当局提供第(二)项提及的信息;以及

(二)如为船舶,则在船舶卫生控制措施证书中应该注明所发现的证据和需要采取的控制措施。

应该允许此类船舶在主管当局的监督下添加燃料、水、食品和供应品。

三、主管当局对以下情况表示满意时,应不再认为该交通工具受染:

(一)本条第一款规定的措施已得到有效执行;以及

(二)交通工具上无构成公共卫生风险的情况。

第二十八节　入境口岸的船舶和航空器

一、除第四十三条或适用的国际协议另有规定之外,不应当因公共卫生原因而阻止船舶或航空器在任何入境口岸停靠。但是,如果入境口岸不具备执行本条例规定的卫生措施的能力,可命令船舶或航空器在自担风险的情况下驶往可到达的最近适宜入境口岸,除非该船舶或航空器有会使更改航程不安全的操作问题。

二、除第四十三条或适用的国际协议另有规定之外,缔约国不应该出于公共卫生理由拒绝授予船舶或航空器"无疫通行",特别是不应该阻止它上下乘客、装卸货物或储备用品,或添加燃料、水、食品和供应品。缔约国可在授予"无疫通行"前进行检查,若舱内发现感染源或污染

源,则可要求进行必要的消毒、除污、除虫或灭鼠,或者采取其他必要措施防止感染或污染传播。

三、在可行的情况下和根据上一款,缔约国如根据船舶或航空器到达前收到的信息认为该船舶或航空器的到达不会引起或传播疾病,则应当通过无线通讯或其他通讯方式授予无疫。

四、在到达目的地港口或机场前,一旦发现交通工具上有可疑传染病病人或公共卫生风险的证据,船长或机长或其代理应当尽早通知港口或机场管制部门。该信息必须立即告知港口或机场的主管当局。在紧急情况下,船长或机长应直接向有关港口或机场主管当局通报。

五、如由于非机长或船长所能控制的原因,嫌疑受染或受染的航空器或船舶着陆或停泊于不是原定到达的机场或港口,则应该采取以下措施:

（一）航空器机长或船长或其他负责人应该尽一切努力立即与最近的主管当局联系;

（二）主管当局一旦得知航空器着陆,可采取世界卫生组织建议的卫生措施或本条例规定的其他卫生措施;

（三）除非出于紧急情况或与主管当局进行联系的需要,或得到主管当局的批准,否则搭乘航空器或船舶的旅客应保持原位,也不得在航空器或船舶内挪动货物;以及

（四）完成主管当局要求的所有相关卫生措施后,航空器或船舶可继续前往原定着陆或停泊的机场或港口,如因技术原因不能前往,可前往方便的机场或港口。

六、虽然有本条的规定,船长或机长可为了交通工具上旅客的健康和安全而采取认为必需的紧急措施。他(她)应将根据本款采取的任何措施尽早告知主管当局。

第二十九节　入境口岸的民用货车、火车和客车

世界卫生组织应与缔约国协商,制定对入境口岸和通过陆路口岸的民用货车、火车和客车所采取卫生措施的指导原则。

第三章　对旅行者的特别条款

第三十节　接受公共卫生观察的旅行者

除第四十三条另有规定外或适用的国际协议另行授权,如在抵达时接受公共卫生观察的可疑旅行者不构成直接的公共卫生风险,而缔约国将其预期到达的时间通知已知入境口岸的主管当局,则可允许该旅行者继续国际旅行。该旅行者在抵达后应向该主管当局报告。

第三十一节　与旅行者入境有关的卫生措施

一、不得将创伤性医学检查、疫苗接种或其他预防措施作为旅行者进入某个缔约国领土的条件。但除第三十二条、第四十二条和第四十五条另有规定外,本条例不排除缔约国在以下情况中要求实行医学检查、疫苗接种或其他预防措施或者提供疫苗接种或其他预防措施的证明:

（一）对确定是否存在公共卫生风险有必要;

（二）作为申请临时或长期居留的旅行者入境的条件;

（三）根据第四十三条或附件6和附件7作为任何旅行者入境的条件;或

（四）根据第二十三条可予以实行。

二、 如果缔约国根据本条第一款要求旅行者接受医学检查、疫苗接种或其他预防措施,而旅行者本人不同意采取任何此类措施或拒绝提供第二十三条第一款第（一）项提及的信息或文件,则有关缔约国可根据第三十二条、第四十二条和第四十五条拒绝该旅行者入境。若有证据表明存在危急的公共卫生风险,则缔约国根据其国家法规并出于控制此风险的必要,可强制

旅行者接受或根据第二十三条第三款建议旅行者接受：

（一）创伤性和侵扰性最小、但可达到公共卫生目的的医学检查；

（二）疫苗接种或其他预防措施；或

（三）预防或控制疾病传播的其他常用的卫生措施，包括隔离、检疫或让旅行者接受公共卫生观察。

第三十二节　旅行者的待遇

在实行本条例规定的卫生措施时，缔约国应该以尊重其尊严、人权和基本自由的态度对待旅行者，并尽量减少此类措施引起的任何不适或痛苦，包括：

一、以礼待人，尊重所有旅行者；

二、考虑旅行者的性别、社会文化、种族或宗教等方面的关注；以及

三、向接受检疫、隔离、医学检查或其他公共卫生措施的旅行者提供或安排足够的食品和饮水、适宜的住处和衣服，保护其行李和其他财物，给予适宜的医疗，如可能，以其理解的语言提供必要交流方式和其他适当的帮助。

第四章　对货物、集装箱和集装箱装卸区的特别条款

第三十三节　转口货物

除非第四十三条规定或经适用的国际协议授权，否则除活的动物外，无须转运的转口货物不应该接受本条例规定的卫生措施或出于公共卫生目的而被扣留。

第三十四节　集装箱和集装箱装卸区

一、缔约国应该在可行的情况下确保集装箱托运人在国际航行中使用的集装箱保持无感染源或污染源，包括无媒介和宿主，特别是在拼箱过程中。

二、缔约国应该在可行的情况下确保集装箱装卸区保持无感染源或污染源，包括无媒介和宿主。

三、一旦缔约国认为国际集装箱装卸量非常繁重时，主管当局应该采取符合本条例的一切可行措施，包括进行检查，评估集装箱装卸区和集装箱的卫生状况，以确保本条例规定的义务得到履行。

四、在可行的情况下，集装箱装卸区应配备检查和隔离集装箱的设施。

五、多用途使用集装箱时，集装箱托运人和受托人应当尽力避免交叉污染。

第六编　卫生文件

第三十五节　一般规定

除本条例或世界卫生组织发布的建议所规定的卫生文件外，在国际航行中不应要求其他卫生文件，但本条不适用于申请临时或长期居留的旅行者，也不适用于根据适用的国际协议有关国际贸易中物品或货物公共卫生状况的文件要求。主管当局可要求旅行者填写符合第二十三条所规定要求的通讯地址表和关于旅行者健康情况的调查表。

第三十六节　疫苗接种或其他预防措施证书

一、根据本条例或建议对旅行者进行的疫苗接种或预防措施以及与此相关的证书应当符合附件6的规定，适用时应当符合附件7有关特殊疾病的规定。

二、除非主管当局有可证实的迹象和（或）证据表明疫苗接种或其他预防措施无效，否则持

有与附件6及适用对附件7相符的疫苗接种或其他预防措施证书的旅行者不应当由于证明中提及的疾病而被拒绝入境，即使该旅行者来自受染地区。

第三十七节 航海健康申报单

一、船长在到达缔约国领土的第一个停靠港口前应当查清船上的健康情况，而且除非缔约国不要求，否则船长应该在船舶到达后，或如果船舶有此配备且缔约国要求事先提交，在船舶到达之前，填写航海健康申报单，并提交给该港口的主管当局；如果带有船医，航海健康申报单则应当有后者的副签。

二、船长或船医应该提供主管当局所要求的有关国际航行中船上卫生状况的任何信息。

三、航海健康申报单应当符合附件8规定的示范格式。

四、缔约国可决定：

（一）免予所有到港船舶提交航海健康申报单；或

（二）根据对来自受染地区船舶的建议，要求其提交航海健康申报单或要求可能受感染或污染的船舶提交此文件。

缔约国应该将以上要求通知船舶运营者或其代理。

第三十八节 航空器总申报单的卫生部分

一、除非缔约国无此要求，航空器机长或其代表在飞行期间或在着陆于缔约国领土的第一个机场后应当尽其所能填写并向该机场的主管当局提交航空器总申报单的卫生部分，后者应符合附件9规定的示范格式。

二、航空器机长或其代表应该提供缔约国所要求的有关国际航行中机舱卫生状况和航空器采取的卫生措施的任何信息。

三、缔约国可决定：

（一）免予所有到达的航空器提交航空器总申报单的卫生部分；或

（二）根据对来自受染地区航空器的建议要求提交航空器总申报单的卫生部分或要求可能携带感染或污染的航空器提交此文件。

缔约国应该将以上要求通知航空器运营者或其代理。

第三十九节 船舶卫生证书

一、船舶免予卫生控制措施证书和船舶卫生控制措施证书的有效期最长应为六个月。如果所要求的检查或控制措施不能在港口完成，此期限可延长一个月。

二、如果未出示有效的船舶免予卫生控制措施证书或船舶卫生控制措施证书，或在船上发现公共卫生风险的证据，缔约国可根据第二十七条第一款行事。

三、本条提及的证书应当符合附件3的示范格式。

四、只要有可能，控制措施应当在船舶和船舱腾空时进行。如果船舶有压舱物，应在装货前进行。

五、如圆满完成需要进行的控制措施，主管当局应该签发船舶卫生控制措施证书，注明发现的证据和采取的控制措施。

六、主管当局如对船舶无感染或污染，包括无媒介和宿主状况表示满意，可在第二十条规定的任何港口签发船舶免予卫生控制措施证书。只有当船舶和船舱腾空时，或只剩下压舱水或其他材料，而根据其性质和摆放方式可对船舱进行彻底检查时，才能对船舶进行检查，检查后通常应签发证书。

七、如果执行控制措施的港口主管当局认为，由于执行措施的条件有限，不可能取得满意的结果，主管当局应该在船舶卫生控制措施证书上如实注明。

第七编 收 费

第四十节 对关于旅行者的卫生措施收费

一、除申请临时或长期居留的旅行者以及符合本条第二款规定外，缔约国根据本条例对以下公共卫生保护措施不得收取费用：

（一）根据本条例进行的医学检查，或缔约国为确定被检查旅行者健康状况而可能要求进行的任何补充检查；

（二）为到达旅行者进行的任何疫苗接种或其他预防措施，如其属于未公布的要求或者在进行疫苗接种或其他预防措施之前十天内公布的要求；

（三）要求对旅行者进行合适的隔离或检疫；

（四）为说明采取的措施和采取措施日期而为旅行者颁发的证书；或

（五）对旅行者随身行李采取的卫生措施。

二、缔约国可对除本条第一款中提及的卫生措施之外的其他卫生措施，包括主要有益于旅行者的措施，收取费用。

三、对根据本条例规定对旅行者采取的此类卫生措施收费时，每个缔约国对此类收费只应有一种价目表，而且每次收费应：

（一）与价目表相符；

（二）不超过提供服务的实际成本；以及

（三）不分旅行者的国籍、住所或居留地。

四、价格表及其任何修订应当至少在征收前十天公布。

五、本条例决不阻止缔约国寻求收回在采取本条第一款中卫生措施时产生的费用：

（一）向交通工具运营者或所有者收取的用于其雇员的费用；或

（二）向有关保险来源收取的费用。

六、在任何情况下都不得因有待交付本条第一款或第二款中提及的费用而阻碍旅行者或交通工具运营者离开缔约国领土。

第四十一节 对行李、货物、集装箱、交通工具、物品或邮包的收费

一、对根据本条例规定对行李、货物、集装箱、交通工具、物品或邮包采取的卫生措施收费时，每个缔约国对此类收费只应有一种价目表，而且每次收费应：

（一）与价目表相符；

（二）不超过提供服务的实际成本；以及

（三）不区分行李、货物、集装箱、交通工具、物品或邮包的国籍、旗帜、注册或所有权，特别不应对行李、货物、集装箱、交通工具、物品或邮包有本国和外国之分。

二、价格表及其任何修订应当至少在征收前十天公布。

第八编 一般条款

第四十二节 卫生措施的执行

根据本条例采取的卫生措施应当无延误地开始和完成，以透明和无歧视的方式实施。

第四十三节　额外的卫生措施

一、本条例不应妨碍缔约国为应对特定公共卫生风险或国际关注的突发公共卫生事件，根据本国有关法律和国际法义务采取卫生措施。此类措施：

（一）可获得与世界卫生组织的建议相同或更大程度的健康保护；或

（二）根据第二十五条、第二十六条、第二十八条第一和二款、第三十条、第三十一条第一款第（三）项和第三十三条禁止使用；

但这些措施须符合本条例。

这些措施对国际交通造成的限制以及对人员的创伤性或侵扰性不应超过能适度保护健康的其他合理的可行措施。

二、在决定是否执行本条第一款提及的卫生措施或第二十三条第二款、第二十七条第一款、第二十八条第二款和第三十一条第二款第（三）项规定的额外卫生措施时，缔约国的决定应基于：

（一）科学原则；

（二）现有的关于人类健康危险的科学证据，或者此类证据不足时，现有信息，包括来自世界卫生组织和其他相关政府间组织和国际机构的信息；以及

（三）世界卫生组织的任何现有特定指导或建议。

三、缔约国执行本条第一款所述并对国际交通造成明显干扰措施的额外卫生措施时，应该向世界卫生组织提供采取此类措施的公共卫生依据和有关科学信息。世界卫生组织应与其他缔约国分享这种信息并应分享关于所执行卫生措施的信息。就本条而言，明显干扰一般是指拒绝国际旅行者、行李、货物、集装箱、交通工具、物品等入境或出境或延误入境或出境24小时以上。

四、对本条第三款和第五款提供的信息和其他相关信息进行评估后，世界卫生组织可要求有关缔约国重新考虑此类措施的执行。

五、缔约国应该在采取本条第一款和第二款所述的对国际交通造成明显干扰的额外卫生措施后48小时内，向世界卫生组织报告此类措施及其卫生依据，临时或长期建议中涵盖的措施除外。

六、缔约国根据本条第一款或第二款采取卫生措施，应该在三个月内考虑世界卫生组织的意见和本条第二款中的标准对这种措施进行复查。

七、在不影响第五十六条权利的情况下，受到根据本条第一款或第二款采取措施影响的任何缔约国可要求采取此类措施的缔约国与之协商。协商的目的是为了明确该措施的科学信息和公共卫生依据并找到共同接受的解决方案。

八、本条的规定可适用于执行涉及参加群体性集会的旅行者的措施。

第四十四节　合作和援助

一、缔约国应尽可能在以下方面相互合作：

（一）根据条例规定，发现和评估事件并采取应对措施；

（二）提供或促进技术合作和后勤支持，特别在发展、加强和保持本条例所要求的公共卫生能力方面；

（三）筹集财政资源以促进履行其根据本条例承担的义务；以及

（四）为履行本条例制订法律草案和其他法律和行政规定。

二、世界卫生组织应该应要求尽可能在以下方面与缔约国合作：

（一）评价和评估其公共卫生能力，以促进本条例的有效实施；

（二）向缔约国提供技术合作和后勤支持或给予方便；并

（三）筹集财政资源以支持发展中国家建设、加强和保持附件1所规定的能力。

三、本条所涉的合作可通过包括双边在内的多渠道，通过区域网络和世界卫生组织区域办事处以及政府间组织和国际机构实施。

第四十五节　个人资料的处理

一、缔约国对根据本条例从另一缔约国或从世界卫生组织收集或收到的、涉及身份明确或可查明身份的个人的健康信息，应根据国家法律要求保密并匿名处理。

二、虽然有第一款的规定，如对评估和管理公共卫生风险至关重要，缔约国可透露和处理个人资料，但缔约国，根据国家法律，和世界卫生组织必须确保个人资料：

（一）得到公平、合法处理，并且不以与该目的不一致的方式予以进一步处理；

（二）与该目的相比充分、相关且不过量；

（三）准确且在必要时保持最新，必须采取一切合理措施确保删除或纠正不准确或不完整的资料；以及

（四）保留期限不超过必需的时间。

三、应要求，世界卫生组织应该在可行的情况下以可理解的形式向个人提供本条中提及的其个人资料，无不当延误或费用，且在必要时允许予以纠正。

第四十六节　诊断用生物物质、试剂和材料的运输和处理

缔约国应该根据国家法律并考虑到有关国际准则，便利根据本条例用于核实和公共卫生应对目的的生物物质、诊断样本、试剂和其他诊断材料的运输、入境、出境、处理和销毁。

第九编　《国际卫生条例》专家名册、突发事件委员会和审查委员会

第一章　《国际卫生条例》专家名册

第四十七节　组成

总干事应该确立由所有相关专业领域的专家组成的名册（以下简称"《国际卫生条例》专家名册"）。除非本条例另有规定，总干事应该根据《世界卫生组织专家咨询团和专家委员会条例》（以下简称《世界卫生组织咨询团条例》）任命《国际卫生条例》专家名册成员。此外，总干事应根据每个缔约国的要求任命一名成员，并酌情任命有关政府间组织和区域经济一体化组织建议的专家。有意的缔约国应将拟推荐为咨询团成员的每位专家的资历和专业领域报告总干事。总干事应将《国际卫生条例》专家名册的组成定期通知缔约国以及有关政府间组织和区域经济一体化组织。

第二章　突发事件委员会

第四十八节　职责和组成

一、总干事应成立突发事件委员会，该委员会应总干事要求就以下方面提出意见：

（一）某个事件是否构成国际关注的突发公共卫生事件；

（二）国际关注的突发公共卫生事件的结束；以及

（三）建议发布、修改、延续或撤销临时建议。

二、突发事件委员会应由总干事从《国际卫生条例》专家名册和酌情从本组织其他专家咨询团选出的专家组成。总干事应从保证审议某个具体事件及其后果连续性的角度出发确定委员的任期。总干事应根据任何特定会议所需要的专业知识和经验并适当考虑地域公平代表性原则选定突发事件委员会的成员。突发事件委员会至少有一名成员应当是在其领土内发生事件的缔约国提名的专家。

三、总干事根据本人的动议或应突发事件委员会的要求可任命一名或多名技术专家担任该委员会的顾问。

第四十九节　程序

一、总干事应根据最接近正发生的具体事件的专业和经验的领域从第四十八条第二款提及的专家中选出若干专家，召开突发事件委员会会议。为本条的目的，突发事件委员会"会议"可包括远程会议、视频会议或电子通讯。

二、总干事应向突发事件委员会提供会议议程和有关事件的信息，包括缔约国提供的信息，以及总干事拟发布的任何临时建议。

三、突发事件委员会应当选举主席并在每次会议后撰写会议进程和讨论情况的简要报告，包括任何对建议的意见。

四、总干事应邀请在本国领土上发生事件的缔约国向突发事件委员会陈述意见。为此，总干事应根据需要尽量提前将突发事件委员会的会议日期和议程通知有关缔约国。但有关缔约国不可为陈述意见而要求推迟突发事件委员会会议。

五、突发事件委员会的意见应提交总干事酌定。总干事应对此作出最终决定。

六、总干事应就国际关注的突发公共卫生事件的确定和结束、有关缔约国采取的任何卫生措施、任何临时建议及此类建议的修改、延续和撤销以及突发事件委员会的意见与缔约国进行沟通。总干事应通过缔约国向交通工具运营者并向有关国际机构通报此类临时建议，包括其修改、延续或撤销。总干事应随后向公众公布此类信息和建议。

七、在本国领土上发生事件的缔约国可向总干事提出国际关注的突发公共卫生事件已经结束和（或）建议撤销临时建议，并可就此向突发事件委员会陈述意见。

第三章　审查委员会

第五十节　职责和组成

一、总干事应该成立审查委员会，其职责如下：

（一）就本条例的修订，向总干事提出技术性建议；

（二）向总干事提出有关长期建议及对其修改或撤销的技术性意见；

（三）向总干事就其所交付的与本条例的实施有关的任何事宜提供技术性意见。

二、审查委员会应被视为专家委员会，应服从于《世界卫生组织咨询团条例》，除非本条另有规定。

三、总干事应从《国际卫生条例》专家名册成员和适当时从本组织其他专家咨询团成员中挑选和任命审查委员会成员。

四、总干事应确定应邀参加审查委员会会议的成员人数，决定开会日期和会期，并召集会议。

五、总干事任命的审查委员会成员只应在一次会议工作期间任职。

六、总干事在地域公平代表性原则、性别平衡、来自发达国家和发展中国家专家之间的平衡、世界不同地区各种科学观点、方法和实践经验的代表性以及适当的学科间平衡的基础上挑选审查委员会成员。

第五十一节　会议进程的掌握

一、审查委员会的决定应当以出席和投票的成员多数通过。

二、总干事应该邀请会员国、联合国及其专门机构和其他相关政府间组织或与世界卫生组织有正式关系的非政府组织指定代表出席委员会会议。以上代表可提交备忘录，并经主席同意就讨论中的议题发言，但无表决权。

第五十二节　报告

一、审查委员会应该为每次会议起草报告，陈述委员会意见和建议。此报告应在当次会议结束前经审查委员会批准。报告中的意见和建议对世界卫生组织无约束力，应作为对总干事的建议提出。报告文本未经委员会同意不可修改。

二、如果审查委员会对审查结果意见不一，任何成员有权在个人或集体报告中表述不同专业观点，陈述坚持不同意见的理由，此类报告应成为审查委员会报告的一部分。

三、审查委员会的报告应提交总干事，总干事应将委员会的意见和建议提请卫生大会或执行委员会审议和采取行动。

第五十三节　长期建议的程序

如果总干事认为长期建议对于某个特定的公共卫生风险是必要和适当的，总干事应该征询审查委员会的意见。除第五十条至第五十二条的相关条款外，以下条款亦应适用：

一、有关长期建议及其修改或撤销的提议可由总干事或由缔约国通过总干事提交审查委员会；

二、任何缔约国可提交供审查委员会审议的相关信息；

三、总干事可要求任何缔约国、政府间组织或与世界卫生组织有正式关系的非政府组织向审查委员会提供所掌握的有关审查委员会提议的长期建议问题的信息，供其参考；

四、总干事可应审查委员会要求或主动任命一名或数名技术专家担任审查委员会的顾问，顾问无表决权；

五、任何包含审查委员会有关长期建议的意见和建议的报告应当提请总干事审议和作出决定，总干事应该向卫生大会报告审查委员会的意见和建议；

六、总干事应该将任何长期建议、对此类建议的修改或撤销以及审查委员会的意见一并通报缔约国；

七、长期建议应该由总干事向随后一届卫生大会提交供审议。

第十编　最终条款

第五十四节　报告和审查

一、缔约国和总干事应该根据卫生大会的决定向卫生大会报告本条例的执行情况。

二、卫生大会应该定期审查本条例的实施情况。为此目的，卫生大会可通过总干事要求审查委员会提出意见。第一次审查应不迟于本条例生效后五年进行。

三、世界卫生组织应定期开展研究以审查和评价附件 2 的实施情况。第一次审查应不迟于本条例生效后一年开始。审查的结果应该酌情提交卫生大会审议。

第五十五节 修正

一、对本条例的修正可由任何缔约国或总干事提出。修正提案应该提交卫生大会审议。

二、任何提议的修正案文本应该由总干事至少在拟审议此修正案的卫生大会前四个月通报所有缔约国。

三、卫生大会根据本条通过的对本条例的修正案，应该以与《世界卫生组织组织法》第二十二条和本条例第五十九条至第六十四条规定相同的条件及权利和义务，在所有缔约国中生效。

第五十六节 争端的解决

一、如两个或两个以上缔约国之间就本条例的解释或执行发生争端，有关缔约国应首先通过谈判或其自行选择的任何其他和平方式寻求解决此争端，包括斡旋、调停或和解。未能达成一致的，并不免除争端各当事方继续寻求解决该争端的责任。

二、如果通过本条第一款所述方式未能解决争端，有关缔约国可商定将争端提交总干事，总干事应该尽全力予以解决。

三、缔约国可在任何时候以书面方式向总干事声明，对于以本国为当事国的本条例解释或执行方面的所有争端或对于与接受同样义务的任何其他缔约国有关的某个具体争端，接受仲裁是强制性的。仲裁应根据提出仲裁要求时适用的常设仲裁法庭仲裁两个国家间争端的任择规则进行。同意接受强制性仲裁的缔约国应该接受仲裁裁决具有约束力而且是最终的。总干事应酌情向卫生大会通报此类行动。

四、本条例不应损害缔约国根据其参加的任何国际协议将争端诉诸该协议建立的或其他政府间组织的争端解决机制的权利。

五、世界卫生组织与一个或多个缔约国就本条例的解释或执行发生的争端，应提交卫生大会。

第五十七节 与其他国际协议的关系

一、缔约国认识到，《国际卫生条例》和其他相关的国际协议应该解释为一致。《国际卫生条例》的规定不应该影响任何缔约国根据其他国际协议享有的权利和承担的义务。

二、根据本条第一款，本条例不应妨碍具有卫生、地域、社会或经济方面的某些共同利益的缔约国缔结特别条约或协议，以促进本条例的实施，特别在以下方面：

（一）在不同国家的毗邻领土之间直接快速交流公共卫生信息；

（二）对国际沿海交通和其管辖范围内水域的国际交通拟采取的卫生措施；

（三）在不同国家毗邻领土的共同边境拟采取的卫生措施；

（四）用专门改装的运输工具运送受染人员或受染尸体（骸骨）的安排；以及

（五）灭鼠、除虫、消毒、除污或使物品无致病因子的其他处理措施。

三、在不损害本条例规定义务的情况下，作为某个区域经济一体化组织成员国的各缔约国应该在其相互关系中实行该区域经济一体化组织施行的共同规则。

第五十八节 国际卫生协议和条例

一、除非第六十二条另有规定及下述例外，在受本条例约束的国家之间以及这些国家和世界卫生组织之间，本条例应该取代下列国际卫生协议和条例：

（一）一九二六年六月二十一日于巴黎签署的《国际卫生公约》；

（二）一九三三年四月十二日于海牙签署的《国际航空卫生公约》；

（三）一九三四年十二月二十二日于巴黎签署的《免予健康证书的国际协议》；

（四）一九三四年十二月二十二日于巴黎签署的《免予健康证书领事签证的国际协议》；

（五）一九三八年十月三十一日于巴黎签署的修正一九二六年六月二十一日《国际卫生公约》的公约；

（六）一九四四年十二月十五日于华盛顿开放供签署的一九四四年国际卫生公约（修改一九二六年六月二十一日的国际卫生公约）；

（七）一九四四年十二月十五日于华盛顿开放供签署的一九四四年《国际航空卫生公约》（修改一九三三年四月十二日的《国际卫生公约》）；

（八）于华盛顿签署的延长一九四四年《国际卫生公约》的一九四六年四月二十三日议定书；

（九）于华盛顿签署的延长一九四四年《国际航空卫生公约》的一九四六年四月二十三日议定书；

（十）一九五一年《国际卫生条例》以及一九五五年、一九五六年、一九六〇年、一九六三年和一九六五年的补充条例；以及

（十一）一九六九年《国际卫生条例》以及一九七三年和一九八一年的修正案。

二、一九二四年十一月十四日于哈瓦那签署的泛美卫生法典依然有效，但第二条、第九条、第十条、第十一条、第十六条至第五十三条、第六十一条和第六十二条除外，本条第一款的相关部分应对此适用。

第五十九节 生效、拒绝或保留的期限

一、为执行《世界卫生组织组织法》第二十二条规定，对本条例或其修正案作出拒绝或保留的期限，应该为总干事通报卫生大会通过本条例或其修正案之日起十八个月。总干事在此期限以后收到的任何拒绝或保留应属无效。

二、本条例应该在本条第一款提及的通报日后二十四个月生效，但以下缔约国不在此列：

（一）根据第六十一条拒绝本条例或其修正的国家；

（二）虽提出保留、但本条例仍应根据第六十二条规定对其生效的国家；

（三）在本条第一款提及的总干事通报日后成为世界卫生组织会员国并且尚不是本条例缔约国的国家，本条例应该根据第六十条的规定对其生效；以及

（四）接受本条例、但不是世界卫生组织会员国的国家，本条例应该根据第六十四条第一款的规定对其生效。

三、如果一个国家不能在本条第二款规定的期限内完全根据本条例调整其国内立法和行政安排，该国应在本条第一款规定的期限内向总干事申明有待作出的调整并最迟在本条例对该缔约国生效后十二个月实现这些调整。

第六十节 世界卫生组织的新会员国

在第五十九条第一款提及的总干事通知日以后成为世界卫生组织会员国、但当时尚不是本条例缔约国的任何国家，可在成为世界卫生组织会员国后自总干事向其通报之日起十二个月内，告知其对本条例的拒绝或任何保留。除非拒绝，本条例应该在上述期限届满后对该国生效，但以第六十二条和六十三条规定为限。本条例在任何情况下都不得早于第五十九条第一款提及的通知日期后二十四个月对该国生效。

第六十一节 拒绝

如果一个国家在第五十九条第一款规定的期限内通知总干事拒绝本条例或其修正案，则本条例或其修正案不应对该缔约国生效。但第五十八条所列、该国已参加的任何国际卫生协议或条例仍然对该国有效。

第六十二节 保留

一、国家可根据本条对本条例提出保留。这种保留不应与本条例的宗旨和目的不符。

二、应酌情根据第五十九条第一款和第六十条、第六十三条第一款或第六十四条第一款向总干事通报对本条例的保留。非世界卫生组织会员国的国家如有任何保留意见，应在通知接受本条例时通知总干事。提出保留的国家应向总干事提供保留的理由。

三、拒绝本条例的部分内容应被视为保留。

四、根据第六十五条第二款，总干事应通报根据本条第二款收到的每项保留。总干事应：

（一）如果保留是在本条例生效之前提出的，则要求未拒绝本条例的会员国在六个月内向其报告对保留的任何反对意见，或者

（二）如果保留是在本条例生效之后提出的，则要求缔约国在六个月内向其报告对保留的任何反对意见。

反对某项保留的国家应向总干事提供反对的理由。

五、在此期限之后，总干事应向所有缔约国通报其收到的对保留的反对意见。除非在本条第四款提及的通报之日起六个月期限结束时一项保留已遭到本条第四款中提及的三分之一国家的反对，否则应认为该保留被接受，而且本条例应对保留国生效，但以保留为条件。

六、如果在本条第四款提及的通报之日起六个月期限结束时，本条第四款中提及的国家至少有三分之一对保留提出反对意见，则总干事应通知保留国以便其考虑在总干事通知之日起三个月内撤回保留。

七、保留国应继续履行该国在第五十八条所列的任何国际卫生协议或条例中已经同意的任何与保留事宜相应的义务。

八、如果保留国在本条第六款中提及的总干事通知之日起三个月内未撤回保留，应保留国要求，总干事应该征求审查委员会的意见。审查委员会应该根据第五十条，就该保留对本条例实施的实际影响尽快向总干事提出意见。

九、总干事应该将保留或审查委员会的意见提交卫生大会审议。如果卫生大会因为保留与本条例的宗旨和目的不符，以多数票反对，则该保留不被接受。本条例只有在保留国根据第六十三条撤回其保留后才能对之生效。如卫生大会接受保留，则本条例应对保留国生效，但以保留为条件。

第六十三节 拒绝和保留的撤回

一、国家可在任何时候通知总干事撤回根据第六十一条所作的拒绝。在此情况下，本条例将在总干事收到通知之日起对该国生效。在该国撤回拒绝时提出保留的情况下，本条例应根据第六十二条的规定生效。本条例在任何情况下都不得早于第五十九条第一款提及的通知日期后二十四个月对该国生效。

二、有关缔约国可在任何时候通知总干事撤回全部或部分保留。在此情况下，该撤回应在总干事收到通知之日起生效。

第六十四节 非世界卫生组织会员国的国家

一、非世界卫生组织会员国的任何国家,如为第五十八条所列的任何国际卫生协议或条例的缔约国或总干事已向其通报本条例得到世界卫生大会通过,可通知总干事接受本条例而成为本条例的缔约国。除第六十二条规定以外,此接受应该在本条例生效之日起开始生效,或者如果关于接受本条例的通知在此日期后发出,则在总干事收到通知之日后三个月生效。

二、成为本条例缔约国的非世界卫生组织会员国的任何国家可以在任何时候通过通知总干事的方式撤回对本条例的参加,此撤回应在总干事收到通知后六个月生效。撤回的国家自此日起应恢复实施第五十八条所列、以前参加的任何国际协议或条例的条款。

第六十五节 总干事的通报

一、总干事应该将卫生大会通过本条例一事通报所有世界卫生组织会员国和准会员以及第五十八条所列的任何国际卫生协议或条例的其他缔约国。

二、总干事还应该将根据第六十条至第六十四条世界卫生组织分别收到的通知以及卫生大会根据第六十二条做出的任何决定通报这些国家以及参加本条例或其任何修正的任何其他国家。

第六十六节 作准文本

一、本条例的阿拉伯文、中文、英文、法文、俄文和西班牙文文本应同等作准。本条例的正本应保存于世界卫生组织。

二、总干事应该随同第五十九条第一款规定的通报将经核证无误的副本寄送给所有会员国和准会员以及第五十八条所列的任何一项国际卫生协议或条例的其他缔约国。

三、本条例一旦生效,总干事应该根据《联合国宪章》第一百零二条将经核证无误的副本交联合国秘书长登记。

附录 A-1 监测和应对的核心能力要求

(一)缔约国应该利用现有的国家机构和资源,满足本条例规定的核心能力要求,包括以下方面:

1. 监测、报告、通报、核实、应对和合作活动;

2. 指定机场、港口和陆路口岸的活动。

(二)每个缔约国应该在本条例对本国生效后两年内评估现有国家机构和资源满足本附件所述的最低要求的能力。根据评估结果,缔约国应制定和实施行动计划,以确保根据第五条第一款和第十三条第一款的规定在本国全部领土内使上述核心能力到位,并发挥作用。

(三)缔约国和世界卫生组织应支持本附件所述的评估、计划和实施过程。

(四)当地社区层面和(或)基层公共卫生应对层面的能力要求:

1. 发现在本国领土的所有地区于特定时间和地点发生的超过预期水平的涉及疾病或死亡的事件;和

2. 立即向相应的卫生保健机构报告所掌握的一切重要信息。在社区层面,应该向当地社区卫生保健机构或合适的卫生人员报告。在基层公共卫生层面,应该根据组织结构向中层或国家机构报告。就本附件而言,重要信息包括:临床记录、实验室结果、风险的来源和类型、患病人数和死亡人数、影响疾病传播的条件和所采取的卫生措施;以及

3. 立即采取初步控制措施。

（五）中层公共卫生应对能力要求：

1. 确认所报告事件的状况并支持或采取额外控制措施；和

2. 立即评估报告的事件，如发现情况紧急，则向国家级机构报告所有重要信息。就本附件而言，紧急事件的标准包括严重的公共卫生影响和（或）不寻常或意外的、传播可能大的特性。

（六）国家层面评估和通报的能力要求：

1. 在 48 小时内评估所有紧急事件的报告；和

2. 如评估结果表明，根据第六条第一款和附件 2 该事件属应通报事件，则通过《国际卫生条例》国家归口单位根据第七条和第九条第二款的要求立即通报世界卫生组织。

国家层面公共卫生应对的能力要求：

1. 迅速决定为防止国内和国际传播需采取的控制措施；

2. 通过专业人员、对样品的实验室分析（在国内或通过合作中心）和后勤援助（如设备、供应和运输）提供支持；

3. 提供需要的现场援助，以补充当地的调查；

4. 与高级卫生官员和其他官员建立直接业务联系，以迅速批准和执行遏制和控制措施；

5. 与其他有关政府部门建立直接联系；

6. 以现有最有效的通讯方式与医院、诊所、机场、港口、陆路口岸、实验室和其他重要的业务部门联系，以传达从世界卫生组织收到的关于在缔约国本国领土和其他缔约国领土上发生事件的信息和建议；

7. 制定、实施和保持国家突发公共卫生事件应急预案，包括建立多学科、多部门工作组以应对可构成国际关注的突发公共卫生情况的事件；并

8. 全天 24 小时执行上述措施。

附录 A-2　指定机场、港口和陆路口岸的核心能力要求

（一）随时具备以下能力：

1. 能提供①地点适宜的医疗服务机构（包括诊断设施）；②足够的医务人员、设备和场所，以使患病的旅行者得到迅速的诊治；

2. 能调动设备和人员，以便将患病的旅行者运送至适当的医疗设施；

3. 配备受过培训的人员检查交通工具；

4. 通过酌情开展卫生监督工作，确保使用入境口岸设施的旅行者拥有安全的环境，包括检查饮水供应、餐饮点、班机服务设施、公共洗手间、固体和液体废物处理措施和其他潜在的危险地方；以及

5. 制定尽可能切实可行的计划并提供受过培训的人员，以控制入境口岸及其附近的媒介和宿主。

（二）应对可能的国际关注的突发公共卫生事件，具备以下能力：

1. 通过建立和完善突发公共卫生事件应急预案，为突发公共卫生事件提供适当的应对措施，包括在相应的入境口岸、公共卫生和其他机构和服务部门任命协调员和指定联系点；

2. 评估和诊治受染的旅行者或动物，为此与当地医疗和兽医机构就其隔离、治疗和可能需要的其他支持性服务做出安排；

3. 提供与其他旅行者分开的适当场地，以便对嫌疑受染或受染的人员进行访视；

4. 对嫌疑旅行者进行评估，必要时进行检疫，检疫设施最好远离入境口岸；

5. 采取建议的措施，对行李、货物、集装箱、交通工具、物品或邮包进行除虫、灭鼠、消毒、除污，或进行其他处理，包括适当时在为此目的特别指定和装备的场所采取这些措施；

6. 对到达和离港的旅行者采取出入境控制措施；并

7. 调动专用设备和穿戴合适个人防护装备的受过培训的人员，以便运送可能携带感染或污染的旅行者。

附录 A-3　评估和通报可能构成国际关注的突发公共卫生事件的决策文件

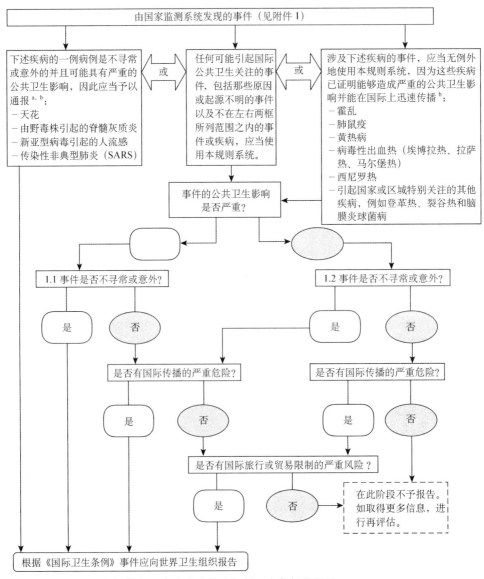

注：a.由世界卫生组织提供定义；b.疾病清单应仅用于本条例的目的

附录 A-4 为评估和通报可能构成国际关注的突发公共卫生事件而适用决策文件的实例

本附件中的实例不具有约束力，其目的是为协助解释决策文件的标准提供指导

事件是否至少符合以下两个标准？

一、事件的公共卫生影响是否严重？
1. 此类事件造成的病例数和（或）死亡数对某地、某时或某人群而言是否众多？
2. 此事件是否有可能产生重大的公共卫生影响？ √以下是导致重大公共卫生影响的情况实例： √由很有可能流行的病原体引起的事件（病原体的传染性、高病死率、多种传播途径或健康携带者）。 √治疗失效的指征（对抗生素新的或正在出现的耐药性、疫苗无效、耐受解毒剂或使之无效）。 √即使人间未发现病例或病例很少，此事件仍构成严重的公共卫生风险。 √在医务人员中报告病例。 √高危人群特别易受侵害（难民、免疫接种水平较低者、儿童、老人、免疫力低下者、营养不良者等）。 √有可能妨碍或推迟做出公共卫生反应的伴随因素（自然灾害、武装冲突、不利的气候条件、缔约国国内有多个疫源地）。 √事件发生在人口十分密集的地区。 √自然或非自然发生的有毒、传染性或其它有害物质的播散，使人群和（或）大范围的地理区域受染或有可能受染。
3. 是否需要外部援助，以便检测、调查、应对和控制当前事件或防止新病例的出现？ 以下为可能需要援助的实例： √人力、财力、物资或技术资源不足，特别是： 　—调查事件的实验室或流行病学能力不足（设备、人员、财政资源） 　—解毒剂、药物和（或）疫苗和（或）防护设备、除污设备或辅助性设备难以满足预计的需要 　—现有的监测体系难以及时发现新病例。
事件的公共卫生影响是否严重？ 如你对以上 1、2 或 3 回答"是"，则表示"严重"。
二、事件是否不寻常或意外？
4. 事件是否不寻常？ 以下为不寻常事件的实例： √事件由未知因子引起，或其来源、载体和传播途径不寻常或不明。 √病例的发展比预期的严重（包括发病率或病死率），或症状罕见。 √事件本身对特定地区、季节或人群属于异常。
5. 从公共卫生的角度看，事件是否意外？ 以下为事件意外的实例： √引起事件的疾病/因子已经在缔约国消灭或根除，或以前未报告过。
事件是否不寻常或意外？ 如你对以上 4 或 5 回答"是"，则表示"不寻常或意外"。

左侧纵向文字：事件的公共卫生影响是否严重？

左侧纵向文字：事件是否不寻常或意外？

（续　表）

	三、是否有国际传播的严重风险？		
是否有国际传播的严重风险	6. 是否有证据表明与其他国家的类似事件存在流行病学联系？		
	7. 是否存在任何因素,警示我们,此病原、载体或宿主有可能跨越国境？ 以下为有可能引发国际传播的情况实例： √在有当地传播证据的地方,存在指示病例（或其他有联系的病例）并且在上个月内有下述历史： 　　—国际旅行（如属已知的病原体,则相当于潜伏期的时间,） 　　—参加国际集会（朝圣、体育竞赛、会议等） 　　—与某位国际旅行者或某个高度流动的人群有密切接触。 √环境污染引起的事件,有跨境扩散的可能。 √事件发生在国际交通频繁的地区,而其卫生控制或环境检测或除污的能力有限。		
	是否有国际传播的严重危险？ 如你对以上6或7回答"是",则表示"有这种危险"。		
	四、是否存在限制国际旅行或贸易的严重危险？		
是否存在国际限制的危险？	8. 过去的类似事件是否导致国际贸易和（或）旅行限制？		
	9. 事件的来源是否怀疑或已知是有可能受污染的食品、水或任何其他物品,而后者已向其他国家出口或从其他国家进口？		
	10. 事件是否与某个国际性集会有联系,或者发生在国际旅游频繁的某个地区？		
	11. 事件是否引起外国官员或国际媒体要求更多的信息？		
	是否存在限制国际贸易或旅行的严重危险？ 如你对以上8、9、10或11回答"是",则表示"存在这种危险"。		

对事件是否符合以上四个标准（一～四）中的任何两个标准回答"是"的缔约国应根据《国际卫生条例》第六条通报世卫组织。

附录 A-5　船舶免予卫生控制措施证书/船舶卫生控制措施证书示范格式

1.港口……………………… 日期……………………

2.此证书记录检查及 1）　免予控制措施和 2）采取的控制措施

3.远洋轮或内陆船只的船名……………………… 船旗…………………… 登记/国际航海组织编号…………………

4.检查时,船舱未装货……………, 装载……………吨……………
检查官员姓名和地址………………………

船舶免予卫生控制措施证书

检查地区[系统和服务]	所见证据[1]	样品结果[2]	审查的文件
厨房			医学日志
食品储藏室			船舶日志
仓库			其他
货舱/货物			
住舱区			
-船员			
-高级船员			
-旅客			
-甲板			
饮用水			
垃圾			
压水舱			
固体和医疗废物			
不流动水			
机舱			
医疗设施			
规定的其他区域 – 见附录			
凡不适用区域,须注明"不适用"			

5.未发现证据,海轮/船只被免予控制措施

船舶卫生控制措施证书

采取的控制措施	再检查日期	有关所见条件的意见

在以下日期采取所示的控制措施

未发现证据,海轮/船只被免予控制措施。在以下日期采取所示的控制措施。

签发官员的姓名、职称…………………………………………签名和印章……………………………………
…… 日期………………………………………..

[1]1)感染或污染的证据包括:所有生长期的媒介、媒介的动物宿主、能携带人类疾病的啮齿类动物或其他类动物、有害人类健康的微生物、化学物和其他危害,说明卫生措施不力的迹象。

2)有关人间疾病的信息(列入航海健康申报单)。

[2]舱内采样取得的结果,以最方便的方式向船长提供分析结果,如需要再检查,则向与证书上标明的再检查日期相一致的下一个合适的停靠港口提供上述分析结果。

免予卫生控制措施证书和卫生控制措施证书的最长有效期为 6 个月,但如不能在港口进行检查,而且未发现感染或污染证据,则有效期可延长 1 个月。

船舶免予卫生控制措施证书/船舶卫生控制措施证书示范格式附录

检查地区/设施/系统	所见证据	样品结果	审查的文件	采取的控制措施	再检日期	有关所见条件的意见
食品						
来源						
储存						
制备						
服务						
水						
来源						
储存						
配送						
废物						
存放						
处理						
销毁						
游泳池/疗养浴池						
设备						
操作						
医疗设施						
设备和医疗仪器						
操作						
药物						
其他检查区域						

凡表中不适用的区域,须注明"不适用"

附录 A-6　对交通工具和交通工具运营者的技术要求

一、交通工具运营者

（一）交通工具运营者应为以下活动提供便利：

1.检查货物、集装箱及交通工具；

2.乘员的医学检查；

3.根据本条例采取其他卫生措施；以及

4.应缔约国要求提供相关的公共卫生信息。

（二）交通工具运营者应根据本条例的要求向主管当局提供有效的船舶免予卫生控制措施证书或船舶卫生控制措施证书或航海健康申报单，或航空器总申报单的卫生部分。

二、交通工具

（一）根据本条例对行李、货物、集装箱、交通工具和物品采取的控制措施应尽可能避免对个人带来损伤或不适，或对行李、货物、集装箱、交通工具和物品造成损坏。应尽可能和酌情在交通工具和货舱腾空时采取控制措施。

（二）缔约国应该以书面形式说明对货物、集装箱或交通工具采取的措施、处理的部分、使用的方法和采取措施的理由。以上信息应向航空器负责人书面提交，如为船舶则在船舶卫生控制措施证书上载明。对于其他货物、集装箱或交通工具，缔约国应向发货人、收货人、承运人、交通工具负责人或各自代理书面发布此类信息。

附录 A-7　针对媒介传播疾病的特定措施

一、世界卫生组织应该定期公布一份地区名单，对来自这些地区的交通工具建议采取除虫或其他媒介控制措施。这些地区的确定应酌情遵循有关临时或长期建议的程序。

二、对离开位于建议采取媒介控制措施地区的入境口岸的每个交通工具均宜采取除虫措施，并保持无媒介状况。凡是有本组织为此类措施建议的方法和材料时，理应予以采用。交通工具中存在媒介的情况和所采取的消灭媒介的措施应列入以下文件：

（一）如为航空器，航空器总申报单的卫生部分，除非到达机场的主管当局免除申报单中的卫生部分；

（二）如为船舶，船舶卫生控制措施证书；以及

（三）如为其他交通工具，分别向发货人、收货人、承运人、交通工具负责人或其他代理人签发书面处理证明。

三、如本组织建议的方法和材料得到采用，缔约国应接受其他国家对交通工具采取的除虫、灭鼠和其他控制措施。

四、缔约国应建立规划，把可传播构成公共卫生危害的传染因子的媒介控制在离用于旅行者、交通工具、集装箱、货物和邮包业务的入境口岸设施地区至少 400 米，如发现较大范围的媒介，则应增加此最近距离。

五、如果为了确定所采用的媒介控制措施是否成功需要进行追踪检查，则建议采取追踪检查的主管当局应将此要求事先通知有检查能力的下一个已知停靠港口或机场的主管当局。如为船舶，则应在船舶卫生控制措施证书上注明。

六、如发现以下情况，交通工具应被视为有嫌疑，并应该检查是否存在媒介和宿主：

（一）交通工具上有可能的媒介传播疾病的病例；

（二）国际航行中的交通工具上出现了可能的媒介传播疾病的病例；或

（三）在离开受染地区的期间内，交通工具上媒介仍可能携带疾病。

七、如本附件第三款提及的控制措施或本组织建议的其他措施业已采用，则缔约国不应该禁止航空器在本国领土着陆或禁止船舶在本国领土停泊。但是，可要求来自受染地区的航空器或船舶着陆于该缔约国为此专门指定的机场或转向前往缔约国为此专门指定的另一港口。

八、如果在某个缔约国领土上出现前述疾病的媒介，该缔约国可对来自媒介传播疾病受染地区的交通工具采取媒介控制措施。

附录 A-8　疫苗接种、预防措施和相关证书

一、附件 7 中规定或根据本条例建议进行的疫苗接种或其他预防措施应质量适宜；由世界卫生组织指定的疫苗和预防措施应经其批准。应要求，缔约国应该向世界卫生组织提供适当的证据说明根据本条例在其领土上使用的疫苗和预防措施是适宜的。

二、对根据本条例接受疫苗接种或其他预防措施的人员，应根据本附件限定的示范格式发给疫苗接种或预防措施国际证书（以下称"证书"）。不得偏离本附件中规定的证书示范格式。

三、只有使用经世界卫生组织批准的疫苗或预防措施，根据本附件签发的证书才有效。

四、证书必须由临床医师亲笔签字，其应当是执业医师或其他经授权的卫生人员，负责监督疫苗接种或预防措施。证书必须盖有施种机构的正式印章；但印章不应被认为可替代签字。

五、证书应用英文或法文填妥。除英文或法文外，也可另用其他语言填写。

六、对证书的任何修改或涂抹或不填写其中的任何部分，均可使之无效。

七、证书属于个人，任何情况下不得集体使用。对儿童应发给单独的证书。

八、儿童不能书写时应由父母或监护人在证书上签字；文盲的签字应由本人以通常的方式画押并由他人注明这是他的画押。

九、如果主管临床医师认为由于医学原因不宜接种疫苗或采取预防措施，应向本人说明理由，以英文或法文以及适宜时以英文或法文以外的另一种语言说明其意见，到达口岸的主管当局应予考虑。主管临床医师和主管当局应根据第二十三条第四款将不接种疫苗或不采取预防措施的任何风险告知本人。

十、由军队发给部队现役军人的对等文件应该得到承认，可代替本附件所示格式的国际证书，若：

（一）它包含的医学信息与此种格式所要求的基本相同；以及

（二）它包含记录疫苗接种或预防措施性质和日期的英文和法文说明，适宜时还应有英文或法文以外的另一种语言的说明，其大意是：该文件乃根据本款的规定而签发。

疫苗接种或预防措施国际证书示范格式

兹证明……………………………出生日期……………………性别………………………………国籍………
………………国家身份证（如有）………………………

签名：………………………………

根据《国际卫生条例》在指明的日期接种了疫苗或接受了预防措施：

（疾病或疾患名称）………………………………………………………………。

疫苗或预防措施	日期	主管临床医师的签名和专业状况	疫苗或预防制品的生产厂商和批号	证书有效期从……至……	施种机构的正式印章
1.					
2.					

只有使用经世界卫生组织批准的疫苗或预防措施，证书才有效。

证书必须由临床医师亲笔签字，其应当是监督疫苗接种或预防措施的执业医师或其他经授权的卫生人员。证书也必须盖有施种机构的正式印章；但印章不应被认为可替代签字。

对证书的任何更改或涂抹或不填写其中任何一部分，均可使之无效。

此证书的有效性将持续至对该特定疫苗接种或预防措施指明的日期。证书应当以英文或法文填写完整。在同一份文件上也可用除英文或法文外的另一种语言填写证书。

附录 A-9　对于特殊疾病的疫苗接种或预防措施要求

一、除了对疫苗接种或预防措施的任何建议外，作为进入某个缔约国的条件，旅行者可能需要有针对本条例专门规定的以下疾病的疫苗接种或预防措施的证明：

黄热病疫苗接种

二、对黄热病疫苗接种的建议和要求：

（一）适用于本附件：

1.黄热病的潜伏期为 6 天；

2.经世界卫生组织批准的黄热病疫苗在接种后 10 天开始发挥防止感染的保护效果；

3.保护效果持续 10 年；以及

4.黄热病疫苗接种证书的有效期应为 10 年，并从接种之日后 10 天开始或，如果在这 10 年中重新接种疫苗，则从重新接种之日开始。

（二）对离开本组织确定存在黄热病传播危险的地区的任何旅行者均可要求接种黄热病疫苗。

（三）如果旅行者持有的黄热病疫苗接种证书尚未生效，可允许该旅行者离境，但在抵达时可援引本附件第二款第（八）项中的规定。

（四）持有有效的黄热病疫苗接种证书的旅行者不应被视为嫌疑人，即使他来自本组织确定存在黄热病传播危险的地区。

（五）根据附件 6 第一款,所用的黄热病疫苗必须经本组织批准。

（六）为了保证使用的操作和材料的质量和安全性,缔约国应在其领土内指定专门的黄热病疫苗接种中心。

（七）凡受雇于本组织确定为存在黄热病传播危险地区的入境口岸的每一名工作人员,以及使用任何此类入境口岸的交通工具乘务员中的每一名成员均应持有有效的黄热病疫苗接种证书。

（八）在本国领土上存在黄热病媒介的缔约国可要求来自本组织确定存在黄热病传播风险、而又不能出示有效的黄热病疫苗接种证书的旅行者接受检疫,至证书生效,或直至不超过 6 天的期限(从最后可能接触感染的日期计算)已过,二者中以日期在先者为准。

（九）尽管如此,可允许持有由经授权的卫生官员或经授权的卫生人员签字的免予黄热病疫苗接种证书的旅行者入境,但须服从本附件前面所述的条款,并被告知有关防范黄热病媒介的信息。若该旅行者未接受检疫,可要求其向主管当局报告任何发热或其他有关症状并接受监测。

附录 A-10 航海健康申报单示范格式

填写者为由从外国港口到达的船舶船长,填写后提交主管当局。

提交的港口…………………………………… 日期………………………………………

海轮或内陆船舶的名称……………………… 登记/国际海事组织编号……………… 来自……………………驶往…………………

(国籍)(船舶的旗帜)…………………… 船长姓名…………………

总吨位(海轮)……………………………

吨位(内河船舶)…………………………

是否持有有效的免予卫生控制措施证书/卫生控制措施证书? 有………… 无………… 签发于…………………… 日期…………………

是否需要复查? 是……. 否…….

海轮/内河船舶是否访问过世界卫生组织确定的受染地区? 是……… 否……….

访问的港口和日期 …………………………………

列出从开始航行后或最近四周内停靠的港口名单以及离港日期,二者中以较短者为准:
……

根据到达口岸主管当局的要求,列出自国际航行开始以来或在最近 30 天内(二者中以较短者为准)登上海轮/内河船舶的船员、旅客或其他人员的名单,其中包括在此期间访问的所有港口/国家(补充名单请在附录中填写):

(1)姓名………………………………….…… 登船:(1)…………….………..(2)…………………
(3)……………………………….

(2)姓名………………………………….…… 登船:(1)…………….………..(2)…………………
(3)……………………………….

(3)姓名………………………………….…… 登船:(1)…………….………..(2)…………………

（3）·······························.

　　　船上船员人数···········

　　　船上旅客人数·········

　　　卫生问题

　　（1）在航行中,船上是否有人死于非意外事故？　是·········否·········

　　如果是,请在附录中说明细节。死亡总人数·········

　　（2）在船上或在国际航行中是否有或曾有怀疑为患有传染性疾病的病人？　是·········否

·········

　　如果是,请在附录中说明细节。

　　（3）旅行中患病旅客的总人数是否超过正常/预期人数？是·········否·········有多少病人？

·········

　　（4）目前在船上是否有任何病人？是······否······如果是,请在附录中说明细节。

　　（5）是否请医师会诊？是·········否·······　如果是,请在附录中详细说明治疗情况或提出

的医疗意见。

　　（6）你是否意识到船上存在可导致感染或疾病传播的情况？是·········否······如果是,请

在附录中说明细节。

　　（7）在船上是否曾采取任何卫生措施（例如,检疫、隔离、消毒或除污）？是······..否·······

　　如果是,请说明类型、地点和日期···

·········

　　（8）船上是否发现任何偷渡者？是·········否·······..如果是,他们在何处登船（如知道）？

·················..

　　（9）船上是否有患病的动物或宠物？是·········否·······.

　　注:在没有船医的情况下,船长应视以下症状为患有传染性疾病的嫌疑:

　　（1）持续数天发热,或伴有①虚脱;②意识减退;③腺体肿胀;④黄疸;⑤咳嗽或呼吸短促;

⑥不寻常出血或⑦瘫痪。

　　（2）有或无发热:①任何急性皮肤发红或发疹;②严重呕吐（不属于晕船）;③严重腹泻;或

④反复惊厥。

　　我谨申明:健康申报单（包括附录）中填写的项目和对问题的回答均竭尽我的知识和认识,

是真实而正确的。

　　　签名　·······························.

　　　船长

　　　副签·······················.·······.

　　　船医（如有）

　　　日期·······························

航海健康申报单示范格式附页

姓名	等级	年龄	性别	国籍	上船的港口、日期	疾病性质	开始出现症状的日期	是否曾报告港口卫生官员	病人的处理情况*	给予病人的药物、药品或其他治疗	意见

* 说明：(1)病人是否康复,仍身患疾病或已死亡;及(2)病人是否仍在船上,已撤离(包括港口或机场的名称),或已海葬。

附录 A-11 航空器总申报单的卫生部分

卫生声明

在机舱内患有除晕机或意外伤害以外疾病的患者(包括出现疾病症状或体征,如出疹、发热、寒战、腹泻者)以及在中途离机的患者……………………………………………………………

……………………………………………………………………………………………

在机舱内存在可导致疾病传播的任何其他情况……………………………………………

……………………………………………………………………………………………

描述飞行中每次灭虫或卫生处理的详情(地点、日期、时间、方法)。如在飞行中未采取除虫措施,提供最近一次除虫的详情……………………………………………………………

……………………………………………………………………………………………

签字(如要求)：……………………………………………………………………………

有关的机组人员

附录 B　国家疾病预防控制法律法规

附录 B-1　中华人民共和国传染病防治法
（2004 年 8 月 28 日）

第一章　总　则

第一条　为了预防、控制和消除传染病的发生与流行,保障人体健康和公共卫生,制定本法。

第二条　国家对传染病防治实行预防为主的方针,防治结合、分类管理、依靠科学、依靠群众。

第三条　本法规定的传染病分为甲类、乙类和丙类。

甲类传染病是指:鼠疫、霍乱。

乙类传染病是指:传染性非典型肺炎、艾滋病、病毒性肝炎、脊髓灰质炎、人感染高致病性禽流感、麻疹、流行性出血热、狂犬病、流行性乙型脑炎、登革热、炭疽、细菌性和阿米巴性痢疾、肺结核、伤寒和副伤寒、流行性脑脊髓膜炎、百日咳、白喉、新生儿破伤风、猩红热、布氏菌病、淋病、梅毒、钩端螺旋体病、血吸虫病、疟疾。

丙类传染病是指:流行性感冒、流行性腮腺炎、风疹、急性出血性结膜炎、麻风病、流行性和地方性斑疹伤寒、黑热病、包虫病、丝虫病,除霍乱、细菌性和阿米巴性痢疾、伤寒和副伤寒以外的感染性腹泻病。

上述规定以外的其他传染病,根据其暴发、流行情况和危害程度,需要列入乙类、丙类传染病的,由国务院卫生行政部门决定并予以公布。

第四条　对乙类传染病中传染性非典型肺炎、炭疽中的肺炭疽和人感染高致病性禽流感,采取本法所称甲类传染病的预防、控制措施。其他乙类传染病和突发原因不明的传染病需要采取本法所称甲类传染病的预防、控制措施的,由国务院卫生行政部门及时报经国务院批准后予以公布、实施。

省、自治区、直辖市人民政府对本行政区域内常见、多发的其他地方性传染病,可以根据情况决定按照乙类或者丙类传染病管理并予以公布,报国务院卫生行政部门备案。

第五条　各级人民政府领导传染病防治工作。

县级以上人民政府制定传染病防治规划并组织实施,建立健全传染病防治的疾病预防控制、医疗救治和监督管理体系。

第六条　国务院卫生行政部门主管全国传染病防治及其监督管理工作。县级以上地方人民政府卫生行政部门负责本行政区域内的传染病防治及其监督管理工作。

县级以上人民政府其他部门在各自的职责范围内负责传染病防治工作。

军队的传染病防治工作,依照本法和国家有关规定办理,由中国人民解放军卫生主管部门实施监督管理。

第七条 各级疾病预防控制机构承担传染病监测、预测、流行病学调查、疫情报告以及其他预防、控制工作。

医疗机构承担与医疗救治有关的传染病防治工作和责任区域内的传染病预防工作。城市社区和农村基层医疗机构在疾病预防控制机构的指导下,承担城市社区、农村基层相应的传染病防治工作。

第八条 国家发展现代医学和中医药等传统医学,支持和鼓励开展传染病防治的科学研究,提高传染病防治的科学技术水平。

国家支持和鼓励开展传染病防治的国际合作。

第九条 国家支持和鼓励单位和个人参与传染病防治工作。各级人民政府应当完善有关制度,方便单位和个人参与防治传染病的宣传教育、疫情报告、志愿服务和捐赠活动。

居民委员会、村民委员会应当组织居民、村民参与社区、农村的传染病预防与控制活动。

第十条 国家开展预防传染病的健康教育。新闻媒体应当无偿开展传染病防治和公共卫生教育的公益宣传。

各级各类学校应当对学生进行健康知识和传染病预防知识的教育。

医学院校应当加强预防医学教育和科学研究,对在校学生以及其他与传染病防治相关人员进行预防医学教育和培训,为传染病防治工作提供技术支持。

疾病预防控制机构、医疗机构应当定期对其工作人员进行传染病防治知识、技能的培训。

第十一条 对在传染病防治工作中做出显著成绩和贡献的单位和个人,给予表彰和奖励。

对因参与传染病防治工作致病、致残、死亡的人员,按照有关规定给予补助、抚恤。

第十二条 在中华人民共和国领域内的一切单位和个人,必须接受疾病预防控制机构、医疗机构有关传染病的调查、检验、采集样本、隔离治疗等预防、控制措施,如实提供有关情况。疾病预防控制机构、医疗机构不得泄露涉及个人隐私的有关信息、资料。

卫生行政部门以及其他有关部门、疾病预防控制机构和医疗机构因违法实施行政管理或者预防、控制措施,侵犯单位和个人合法权益的,有关单位和个人可以依法申请行政复议或者提起诉讼。

第二章 传染病预防

第十三条 各级人民政府组织开展群众性卫生活动,进行预防传染病的健康教育,倡导文明健康的生活方式,提高公众对传染病的防治意识和应对能力,加强环境卫生建设,消除鼠害和蚊、蝇等病媒生物的危害。

各级人民政府农业、水利、林业行政部门按照职责分工负责指导和组织消除农田、湖区、河流、牧场、林区的鼠害与血吸虫危害,以及其他传播传染病的动物和病媒生物的危害。

铁路、交通、民用航空行政部门负责组织消除交通工具以及相关场所的鼠害和蚊、蝇等病媒生物的危害。

第十四条 地方各级人民政府应当有计划地建设和改造公共卫生设施,改善饮用水卫生条件,对污水、污物、粪便进行无害化处置。

第十五条 国家实行有计划的预防接种制度。国务院卫生行政部门和省、自治区、直辖市人民政府卫生行政部门,根据传染病预防、控制的需要,制定传染病预防接种规划并组织实施。

用于预防接种的疫苗必须符合国家质量标准。

国家对儿童实行预防接种证制度。国家免疫规划项目的预防接种实行免费。医疗机构、疾病预防控制机构与儿童的监护人应当相互配合，保证儿童及时接受预防接种。具体办法由国务院制定。

第十六条 国家和社会应当关心、帮助传染病病人、病原携带者和疑似传染病病人，使其得到及时救治。任何单位和个人不得歧视传染病病人、病原携带者和疑似传染病病人。

传染病病人、病原携带者和疑似传染病病人，在治愈前或者在排除传染病嫌疑前，不得从事法律、行政法规和国务院卫生行政部门规定禁止从事的易使该传染病扩散的工作。

第十七条 国家建立传染病监测制度。

国务院卫生行政部门制定国家传染病监测规划和方案。省、自治区、直辖市人民政府卫生行政部门根据国家传染病监测规划和方案，制定本行政区域的传染病监测计划和工作方案。

各级疾病预防控制机构对传染病的发生、流行以及影响其发生、流行的因素，进行监测；对国外发生、国内尚未发生的传染病或者国内新发生的传染病，进行监测。

第十八条 各级疾病预防控制机构在传染病预防控制中履行下列职责：

（一）实施传染病预防控制规划、计划和方案；

（二）收集、分析和报告传染病监测信息，预测传染病的发生、流行趋势；

（三）开展对传染病疫情和突发公共卫生事件的流行病学调查、现场处理及其效果评价；

（四）开展传染病实验室检测、诊断、病原学鉴定；

（五）实施免疫规划，负责预防性生物制品的使用管理；

（六）开展健康教育、咨询，普及传染病防治知识；

（七）指导、培训下级疾病预防控制机构及其工作人员开展传染病监测工作；

（八）开展传染病防治应用性研究和卫生评价，提供技术咨询。

国家、省级疾病预防控制机构负责对传染病发生、流行以及分布进行监测，对重大传染病流行趋势进行预测，提出预防控制对策，参与并指导对暴发的疫情进行调查处理，开展传染病病原学鉴定，建立检测质量控制体系，开展应用性研究和卫生评价。

设区的市和县级疾病预防控制机构负责传染病预防控制规划、方案的落实，组织实施免疫、消毒、控制病媒生物的危害，普及传染病防治知识，负责本地区疫情和突发公共卫生事件监测、报告，开展流行病学调查和常见病原微生物检测。

第十九条 国家建立传染病预警制度。

国务院卫生行政部门和省、自治区、直辖市人民政府根据传染病发生、流行趋势的预测，及时发出传染病预警，根据情况予以公布。

第二十条 县级以上地方人民政府应当制定传染病预防、控制预案，报上一级人民政府备案。

传染病预防、控制预案应当包括以下主要内容：

（一）传染病预防控制指挥部的组成和相关部门的职责；

（二）传染病的监测、信息收集、分析、报告、通报制度；

（三）疾病预防控制机构、医疗机构在发生传染病疫情时的任务与职责；

（四）传染病暴发、流行情况的分级以及相应的应急工作方案；

（五）传染病预防、疫点疫区现场控制，应急设施、设备、救治药品和医疗器械以及其他物资和技术的储备与调用。

地方人民政府和疾病预防控制机构接到国务院卫生行政部门或者省、自治区、直辖市人民政府发出的传染病预警后,应当按照传染病预防、控制预案,采取相应的预防、控制措施。

第二十一条 医疗机构必须严格执行国务院卫生行政部门规定的管理制度、操作规范,防止传染病的医源性感染和医院感染。

医疗机构应当确定专门的部门或者人员,承担传染病疫情报告、本单位的传染病预防、控制以及责任区域内的传染病预防工作;承担医疗活动中与医院感染有关的危险因素监测、安全防护、消毒、隔离和医疗废物处置工作。

疾病预防控制机构应当指定专门人员负责对医疗机构内传染病预防工作进行指导、考核,开展流行病学调查。

第二十二条 疾病预防控制机构、医疗机构的实验室和从事病原微生物实验的单位,应当符合国家规定的条件和技术标准,建立严格的监督管理制度,对传染病病原体样本按照规定的措施实行严格监督管理,严防传染病病原体的实验室感染和病原微生物的扩散。

第二十三条 采供血机构、生物制品生产单位必须严格执行国家有关规定,保证血液、血液制品的质量。禁止非法采集血液或者组织他人出卖血液。

疾病预防控制机构、医疗机构使用血液和血液制品,必须遵守国家有关规定,防止因输入血液、使用血液制品引起经血液传播疾病的发生。

第二十四条 各级人民政府应当加强艾滋病的防治工作,采取预防、控制措施,防止艾滋病的传播。具体办法由国务院制定。

第二十五条 县级以上人民政府农业、林业行政部门以及其他有关部门,依据各自的职责负责与人畜共患传染病有关的动物传染病的防治管理工作。

与人畜共患传染病有关的野生动物、家畜家禽,经检疫合格后,方可出售、运输。

第二十六条 国家建立传染病菌种、毒种库。

对传染病菌种、毒种和传染病检测样本的采集、保藏、携带、运输和使用实行分类管理,建立健全严格的管理制度。

对可能导致甲类传染病传播的以及国务院卫生行政部门规定的菌种、毒种和传染病检测样本,确需采集、保藏、携带、运输和使用的,须经省级以上人民政府卫生行政部门批准。具体办法由国务院制定。

第二十七条 对被传染病病原体污染的污水、污物、场所和物品,有关单位和个人必须在疾病预防控制机构的指导下或者按照其提出的卫生要求,进行严格消毒处理;拒绝消毒处理的,由当地卫生行政部门或者疾病预防控制机构进行强制消毒处理。

第二十八条 在国家确认的自然疫源地计划兴建水利、交通、旅游、能源等大型建设项目的,应当事先由省级以上疾病预防控制机构对施工环境进行卫生调查。建设单位应当根据疾病预防控制机构的意见,采取必要的传染病预防、控制措施。施工期间,建设单位应当设专人负责工地上的卫生防疫工作。工程竣工后,疾病预防控制机构应当对可能发生的传染病进行监测。

第二十九条 用于传染病防治的消毒产品、饮用水供水单位供应的饮用水和涉及饮用水卫生安全的产品,应当符合国家卫生标准和卫生规范。

饮用水供水单位从事生产或者供应活动,应当依法取得卫生许可证。

生产用于传染病防治的消毒产品的单位和生产用于传染病防治的消毒产品,应当经省级以上人民政府卫生行政部门审批。具体办法由国务院制定。

第三章　疫情报告、通报和公布

第三十条　疾病预防控制机构、医疗机构和采供血机构及其执行职务的人员发现本法规定的传染病疫情或者发现其他传染病暴发、流行以及突发原因不明的传染病时,应当遵循疫情报告属地管理原则,按照国务院规定的或者国务院卫生行政部门规定的内容、程序、方式和时限报告。

军队医疗机构向社会公众提供医疗服务,发现前款规定的传染病疫情时,应当按照国务院卫生行政部门的规定报告。

第三十一条　任何单位和个人发现传染病病人或者疑似传染病病人时,应当及时向附近的疾病预防控制机构或者医疗机构报告。

第三十二条　港口、机场、铁路疾病预防控制机构以及国境卫生检疫机关发现甲类传染病病人、病原携带者、疑似传染病病人时,应当按照国家有关规定立即向国境口岸所在地的疾病预防控制机构或者所在地县级以上地方人民政府卫生行政部门报告并互相通报。

第三十三条　疾病预防控制机构应当主动收集、分析、调查、核实传染病疫情信息。接到甲类、乙类传染病疫情报告或者发现传染病暴发、流行时,应当立即报告当地卫生行政部门,由当地卫生行政部门立即报告当地人民政府,同时报告上级卫生行政部门和国务院卫生行政部门。

疾病预防控制机构应当设立或者指定专门的部门、人员负责传染病疫情信息管理工作,及时对疫情报告进行核实、分析。

第三十四条　县级以上地方人民政府卫生行政部门应当及时向本行政区域内的疾病预防控制机构和医疗机构通报传染病疫情以及监测、预警的相关信息。接到通报的疾病预防控制机构和医疗机构应当及时告知本单位的有关人员。

第三十五条　国务院卫生行政部门应当及时向国务院其他有关部门和各省、自治区、直辖市人民政府卫生行政部门通报全国传染病疫情以及监测、预警的相关信息。

毗邻的以及相关的地方人民政府卫生行政部门,应当及时互相通报本行政区域的传染病疫情以及监测、预警的相关信息。

县级以上人民政府有关部门发现传染病疫情时,应当及时向同级人民政府卫生行政部门通报。

中国人民解放军卫生主管部门发现传染病疫情时,应当向国务院卫生行政部门通报。

第三十六条　动物防疫机构和疾病预防控制机构,应当及时互相通报动物间和人间发生的人畜共患传染病疫情以及相关信息。

第三十七条　依照本法的规定负有传染病疫情报告职责的人民政府有关部门、疾病预防控制机构、医疗机构、采供血机构及其工作人员,不得隐瞒、谎报、缓报传染病疫情。

第三十八条　国家建立传染病疫情信息公布制度。

国务院卫生行政部门定期公布全国传染病疫情信息。省、自治区、直辖市人民政府卫生行政部门定期公布本行政区域的传染病疫情信息。

传染病暴发、流行时,国务院卫生行政部门负责向社会公布传染病疫情信息,并可以授权省、自治区、直辖市人民政府卫生行政部门向社会公布本行政区域的传染病疫情信息。

公布传染病疫情信息应当及时、准确。

第四章　疫情控制

第三十九条　医疗机构发现甲类传染病时,应当及时采取下列措施:

(一)对病人、病原携带者,予以隔离治疗,隔离期限根据医学检查结果确定;

(二)对疑似病人,确诊前在指定场所单独隔离治疗;

(三)对医疗机构内的病人、病原携带者、疑似病人的密切接触者,在指定场所进行医学观察和采取其他必要的预防措施。

拒绝隔离治疗或者隔离期未满擅自脱离隔离治疗的,可以由公安机关协助医疗机构采取强制隔离治疗措施。

医疗机构发现乙类或者丙类传染病病人,应当根据病情采取必要的治疗和控制传播措施。

医疗机构对本单位内被传染病病原体污染的场所、物品以及医疗废物,必须依照法律、法规的规定实施消毒和无害化处置。

第四十条　疾病预防控制机构发现传染病疫情或者接到传染病疫情报告时,应当及时采取下列措施:

(一)对传染病疫情进行流行病学调查,根据调查情况提出划定疫点、疫区的建议,对被污染的场所进行卫生处理,对密切接触者,在指定场所进行医学观察和采取其他必要的预防措施,并向卫生行政部门提出疫情控制方案;

(二)传染病暴发、流行时,对疫点、疫区进行卫生处理,向卫生行政部门提出疫情控制方案,并按照卫生行政部门的要求采取措施;

(三)指导下级疾病预防控制机构实施传染病预防、控制措施,组织、指导有关单位对传染病疫情的处理。

第四十一条　对已经发生甲类传染病病例的场所或者该场所内的特定区域的人员,所在地的县级以上地方人民政府可以实施隔离措施,并同时向上一级人民政府报告;接到报告的上级人民政府应当即时作出是否批准的决定。上级人民政府作出不予批准决定的,实施隔离措施的人民政府应当立即解除隔离措施。

在隔离期间,实施隔离措施的人民政府应当对被隔离人员提供生活保障;被隔离人员有工作单位的,所在单位不得停止支付其隔离期间的工作报酬。

隔离措施的解除,由原决定机关决定并宣布。

第四十二条　传染病暴发、流行时,县级以上地方人民政府应当立即组织力量,按照预防、控制预案进行防治,切断传染病的传播途径,必要时,报经上一级人民政府决定,可以采取下列紧急措施并予以公告:

(一)限制或者停止集市、影剧院演出或者其他人群聚集的活动;

(二)停工、停业、停课;

(三)封闭或者封存被传染病病原体污染的公共饮用水源、食品以及相关物品;

(四)控制或者扑杀染疫野生动物、家畜家禽;

(五)封闭可能造成传染病扩散的场所。

上级人民政府接到下级人民政府关于采取前款所列紧急措施的报告时,应当即时作出决定。

紧急措施的解除,由原决定机关决定并宣布。

第四十三条　甲类、乙类传染病暴发、流行时,县级以上地方人民政府报经上一级人民政府决定,可以宣布本行政区域部分或者全部为疫区;国务院可以决定并宣布跨省、自治区、直辖市的疫区。县级以上地方人民政府可以在疫区内采取本法第四十二条规定的紧急措施,并可以对出入疫区的人员、物资和交通工具实施卫生检疫。

省、自治区、直辖市人民政府可以决定对本行政区域内的甲类传染病疫区实施封锁;但是,封锁大、中城市的疫区或者封锁跨省、自治区、直辖市的疫区,以及封锁疫区导致中断干线交通或者封锁国境的,由国务院决定。

疫区封锁的解除,由原决定机关决定并宣布。

第四十四条　发生甲类传染病时,为了防止该传染病通过交通工具及其乘运的人员、物资传播,可以实施交通卫生检疫。具体办法由国务院制定。

第四十五条　传染病暴发、流行时,根据传染病疫情控制的需要,国务院有权在全国范围或者跨省、自治区、直辖市范围内,县级以上地方人民政府有权在本行政区域内紧急调集人员或者调用储备物资,临时征用房屋、交通工具以及相关设施、设备。

紧急调集人员的,应当按照规定给予合理报酬。临时征用房屋、交通工具以及相关设施、设备的,应当依法给予补偿;能返还的,应当及时返还。

第四十六条　患甲类传染病、炭疽死亡的,应当将尸体立即进行卫生处理,就近火化。患其他传染病死亡的,必要时,应当将尸体进行卫生处理后火化或者按照规定深埋。

为了查找传染病病因,医疗机构在必要时可以按照国务院卫生行政部门的规定,对传染病病人尸体或者疑似传染病病人尸体进行解剖查验,并应当告知死者家属。

第四十七条　疫区中被传染病病原体污染或者可能被传染病病原体污染的物品,经消毒可以使用的,应当在当地疾病预防控制机构的指导下,进行消毒处理后,方可使用、出售和运输。

第四十八条　发生传染病疫情时,疾病预防控制机构和省级以上人民政府卫生行政部门指派的其他与传染病有关的专业技术机构,可以进入传染病疫点、疫区进行调查、采集样本、技术分析和检验。

第四十九条　传染病暴发、流行时,药品和医疗器械生产、供应单位应当及时生产、供应防治传染病的药品和医疗器械。铁路、交通、民用航空经营单位必须优先运送处理传染病疫情的人员以及防治传染病的药品和医疗器械。县级以上人民政府有关部门应当做好组织协调工作。

第五章　医疗救治

第五十条　县级以上人民政府应当加强和完善传染病医疗救治服务网络的建设,指定具备传染病救治条件和能力的医疗机构承担传染病救治任务,或者根据传染病救治需要设置传染病医院。

第五十一条　医疗机构的基本标准、建筑设计和服务流程,应当符合预防传染病医院感染的要求。

医疗机构应当按照规定对使用的医疗器械进行消毒;对按照规定一次使用的医疗器具,应当在使用后予以销毁。

医疗机构应当按照国务院卫生行政部门规定的传染病诊断标准和治疗要求,采取相应措施,提高传染病医疗救治能力。

第五十二条　医疗机构应当对传染病病人或者疑似传染病病人提供医疗救护、现场救援和接诊治疗,书写病历记录以及其他有关资料,并妥善保管。

医疗机构应当实行传染病预检、分诊制度;对传染病病人、疑似传染病病人,应当引导至相对隔离的分诊点进行初诊。医疗机构不具备相应救治能力的,应当将患者及其病历记录复印件一并转至具备相应救治能力的医疗机构。具体办法由国务院卫生行政部门规定。

第六章　监督管理

第五十三条　县级以上人民政府卫生行政部门对传染病防治工作履行下列监督检查职责:

(一)对下级人民政府卫生行政部门履行本法规定的传染病防治职责进行监督检查;

(二)对疾病预防控制机构、医疗机构的传染病防治工作进行监督检查;

(三)对采供血机构的采供血活动进行监督检查;

(四)对用于传染病防治的消毒产品及其生产单位进行监督检查,并对饮用水供水单位从事生产或者供应活动以及涉及饮用水卫生安全的产品进行监督检查;

(五)对传染病菌种、毒种和传染病检测样本的采集、保藏、携带、运输、使用进行监督检查;

(六)对公共场所和有关单位的卫生条件和传染病预防、控制措施进行监督检查。

省级以上人民政府卫生行政部门负责组织对传染病防治重大事项的处理。

第五十四条　县级以上人民政府卫生行政部门在履行监督检查职责时,有权进入被检查单位和传染病疫情发生现场调查取证,查阅或者复制有关的资料和采集样本。被检查单位应当予以配合,不得拒绝、阻挠。

第五十五条　县级以上地方人民政府卫生行政部门在履行监督检查职责时,发现被传染病病原体污染的公共饮用水源、食品以及相关物品,如不及时采取控制措施可能导致传染病传播、流行的,可以采取封闭公共饮用水源、封存食品以及相关物品或者暂停销售的临时控制措施,并予以检验或者进行消毒。经检验,属于被污染的食品,应当予以销毁;对未被污染的食品或者经消毒后可以使用的物品,应当解除控制措施。

第五十六条　卫生行政部门工作人员依法执行职务时,应当不少于两人,并出示执法证件,填写卫生执法文书。

卫生执法文书经核对无误后,应当由卫生执法人员和当事人签名。当事人拒绝签名的,卫生执法人员应当注明情况。

第五十七条　卫生行政部门应当依法建立健全内部监督制度,对其工作人员依据法定职权和程序履行职责的情况进行监督。

上级卫生行政部门发现下级卫生行政部门不及时处理职责范围内的事项或者不履行职责的,应当责令纠正或者直接予以处理。

第五十八条　卫生行政部门及其工作人员履行职责,应当自觉接受社会和公民的监督。单位和个人有权向上级人民政府及其卫生行政部门举报违反本法的行为。接到举报的有关人民政府或者其卫生行政部门,应当及时调查处理。

第七章　保障措施

第五十九条　国家将传染病防治工作纳入国民经济和社会发展计划,县级以上地方人民政府将传染病防治工作纳入本行政区域的国民经济和社会发展计划。

第六十条　县级以上地方人民政府按照本级政府职责负责本行政区域内传染病预防、控制、监督工作的日常经费。

国务院卫生行政部门会同国务院有关部门,根据传染病流行趋势,确定全国传染病预防、控制、救治、监测、预测、预警、监督检查等项目。中央财政对困难地区实施重大传染病防治项目给予补助。

省、自治区、直辖市人民政府根据本行政区域内传染病流行趋势,在国务院卫生行政部门确定的项目范围内,确定传染病预防、控制、监督等项目,并保障项目的实施经费。

第六十一条　国家加强基层传染病防治体系建设,扶持贫困地区和少数民族地区的传染病防治工作。

地方各级人民政府应当保障城市社区、农村基层传染病预防工作的经费。

第六十二条　国家对患有特定传染病的困难人群实行医疗救助,减免医疗费用。具体办法由国务院卫生行政部门会同国务院财政部门等部门制定。

第六十三条　县级以上人民政府负责储备防治传染病的药品、医疗器械和其他物资,以备调用。

第六十四条　对从事传染病预防、医疗、科研、教学、现场处理疫情的人员,以及在生产、工作中接触传染病病原体的其他人员,有关单位应当按照国家规定,采取有效的卫生防护措施和医疗保健措施,并给予适当的津贴。

第八章　法律责任

第六十五条　地方各级人民政府未依照本法的规定履行报告职责,或者隐瞒、谎报、缓报传染病疫情,或者在传染病暴发、流行时,未及时组织救治、采取控制措施的,由上级人民政府责令改正,通报批评;造成传染病传播、流行或者其他严重后果的,对负有责任的主管人员,依法给予行政处分;构成犯罪的,依法追究刑事责任。

第六十六条　县级以上人民政府卫生行政部门违反本法规定,有下列情形之一的,由本级人民政府、上级人民政府卫生行政部门责令改正,通报批评;造成传染病传播、流行或者其他严重后果的,对负有责任的主管人员和其他直接责任人员,依法给予行政处分;构成犯罪的,依法追究刑事责任:

(一)未依法履行传染病疫情通报、报告或者公布职责,或者隐瞒、谎报、缓报传染病疫情的;

(二)发生或者可能发生传染病传播时未及时采取预防、控制措施的;

(三)未依法履行监督检查职责,或者发现违法行为不及时查处的;

(四)未及时调查、处理单位和个人对下级卫生行政部门不履行传染病防治职责的举报的;

(五)违反本法的其他失职、渎职行为。

第六十七条　县级以上人民政府有关部门未依照本法的规定履行传染病防治和保障职责的,由本级人民政府或者上级人民政府有关部门责令改正,通报批评;造成传染病传播、流行或者其他严重后果的,对负有责任的主管人员和其他直接责任人员,依法给予行政处分;构成犯罪的,依法追究刑事责任。

第六十八条　疾病预防控制机构违反本法规定,有下列情形之一的,由县级以上人民政府卫生行政部门责令限期改正,通报批评,给予警告;对负有责任的主管人员和其他直接责任人员,依法给予降级、撤职、开除的处分,并可以依法吊销有关责任人员的执业证书;构成犯罪的,依法追究刑事责任:

(一)未依法履行传染病监测职责的;

(二)未依法履行传染病疫情报告、通报职责,或者隐瞒、谎报、缓报传染病疫情的;

(三)未主动收集传染病疫情信息,或者对传染病疫情信息和疫情报告未及时进行分析、调查、核实的;

(四)发现传染病疫情时,未依据职责及时采取本法规定的措施的;

(五)故意泄露传染病病人、病原携带者、疑似传染病病人、密切接触者涉及个人隐私的有关信息、资料的。

第六十九条　医疗机构违反本法规定,有下列情形之一的,由县级以上人民政府卫生行政部门责令改正,通报批评,给予警告;造成传染病传播、流行或者其他严重后果的,对负有责任的主管人员和其他直接责任人员,依法给予降级、撤职、开除的处分,并可以依法吊销有关责任人员的执业证书;构成犯罪的,依法追究刑事责任:

(一)未按照规定承担本单位的传染病预防、控制工作、医院感染控制任务和责任区域内的传染病预防工作的;

(二)未按照规定报告传染病疫情,或者隐瞒、谎报、缓报传染病疫情的;

(三)发现传染病疫情时,未按照规定对传染病病人、疑似传染病病人提供医疗救护、现场救援、接诊、转诊的,或者拒绝接受转诊的;

(四)未按照规定对本单位内被传染病病原体污染的场所、物品以及医疗废物实施消毒或者无害化处置的;

(五)未按照规定对医疗器械进行消毒,或者对按照规定一次使用的医疗器具未予销毁,再次使用的;

(六)在医疗救治过程中未按照规定保管医学记录资料的;

(七)故意泄露传染病病人、病原携带者、疑似传染病病人、密切接触者涉及个人隐私的有关信息、资料的。

第七十条　采供血机构未按照规定报告传染病疫情,或者隐瞒、谎报、缓报传染病疫情,或者未执行国家有关规定,导致因输入血液引起经血液传播疾病发生的,由县级以上人民政府卫生行政部门责令改正,通报批评,给予警告;造成传染病传播、流行或者其他严重后果的,对负有责任的主管人员和其他直接责任人员,依法给予降级、撤职、开除的处分,并可以依法吊销采供血机构的执业许可证;构成犯罪的,依法追究刑事责任。

非法采集血液或者组织他人出卖血液的,由县级以上人民政府卫生行政部门予以取缔,没收违法所得,可以并处十万元以下的罚款;构成犯罪的,依法追究刑事责任。

第七十一条　国境卫生检疫机关、动物防疫机构未依法履行传染病疫情通报职责的,由有关部门在各自职责范围内责令改正,通报批评;造成传染病传播、流行或者其他严重后果的,对负有责任的主管人员和其他直接责任人员,依法给予降级、撤职、开除的处分;构成犯罪的,依法追究刑事责任。

第七十二条　铁路、交通、民用航空经营单位未依照本法的规定优先运送处理传染病疫情的人员以及防治传染病的药品和医疗器械的,由有关部门责令限期改正,给予警告;造成严重后果的,对负有责任的主管人员和其他直接责任人员,依法给予降级、撤职、开除的处分。

第七十三条　违反本法规定,有下列情形之一,导致或者可能导致传染病传播、流行的,由县级以上人民政府卫生行政部门责令限期改正,没收违法所得,可以并处五万元以下的罚款;已取得许可证的,原发证部门可以依法暂扣或者吊销许可证;构成犯罪的,依法追究刑事责任:

(一)饮用水供水单位供应的饮用水不符合国家卫生标准和卫生规范的;

(二)涉及饮用水卫生安全的产品不符合国家卫生标准和卫生规范的;

(三)用于传染病防治的消毒产品不符合国家卫生标准和卫生规范的;

(四)出售、运输疫区中被传染病病原体污染或者可能被传染病病原体污染的物品,未进行消毒处理的;

(五)生物制品生产单位生产的血液制品不符合国家质量标准的。

第七十四条　违反本法规定,有下列情形之一的,由县级以上地方人民政府卫生行政部门责令改正,通报批评,给予警告,已取得许可证的,可以依法暂扣或者吊销许可证;造成传染病传播、流行以及其他严重后果的,对负有责任的主管人员和其他直接责任人员,依法给予降级、撤职、开除的处分,并可以依法吊销有关责任人员的执业证书;构成犯罪的,依法追究刑事责任:

(一)疾病预防控制机构、医疗机构和从事病原微生物实验的单位,不符合国家规定的条件和技术标准,对传染病病原体样本未按照规定进行严格管理,造成实验室感染和病原微生物扩散的;

(二)违反国家有关规定,采集、保藏、携带、运输和使用传染病菌种、毒种和传染病检测样本的;

(三)疾病预防控制机构、医疗机构未执行国家有关规定,导致因输入血液、使用血液制品引起经血液传播疾病发生的。

第七十五条　未经检疫出售、运输与人畜共患传染病有关的野生动物、家畜家禽的,由县级以上地方人民政府畜牧兽医行政部门责令停止违法行为,并依法给予行政处罚。

第七十六条　在国家确认的自然疫源地兴建水利、交通、旅游、能源等大型建设项目,未经卫生调查进行施工的,或者未按照疾病预防控制机构的意见采取必要的传染病预防、控制措施的,由县级以上人民政府卫生行政部门责令限期改正,给予警告,处五千元以上三万元以下的罚款;逾期不改正的,处三万元以上十万元以下的罚款,并可以提请有关人民政府依据职责权限,责令停建、关闭。

第七十七条　单位和个人违反本法规定,导致传染病传播、流行,给他人人身、财产造成损害的,应当依法承担民事责任。

第九章　附　　则

第七十八条　本法中下列用语的含义:

(一)传染病病人、疑似传染病病人:指根据国务院卫生行政部门发布的《中华人民共和国传染病防治法规定管理的传染病诊断标准》,符合传染病病人和疑似传染病病人诊断标准的人。

(二)病原携带者:指感染病原体无临床症状但能排出病原体的人。

(三)流行病学调查:指对人群中疾病或者健康状况的分布及其决定因素进行调查研究,提出疾病预防控制措施及保健对策。

(四)疫点:指病原体从传染源向周围播散的范围较小或者单个疫源地。

(五)疫区:指传染病在人群中暴发、流行,其病原体向周围播散时所能波及的地区。

(六)人畜共患传染病:指人与脊椎动物共同罹患的传染病,如鼠疫、狂犬病、血吸虫病等。

(七)自然疫源地:指某些可引起人类传染病的病原体在自然界的野生动物中长期存在和循环的地区。

(八)病媒生物:指能够将病原体从人或者其他动物传播给人的生物,如蚊、蝇、蚤类等。

(九)医源性感染:指在医学服务中,因病原体传播引起的感染。

(十)医院感染:指住院病人在医院内获得的感染,包括在住院期间发生的感染和在医院内获得出院后发生的感染,但不包括入院前已开始或者入院时已处于潜伏期的感染。医院工作人员在医院内获得的感染也属医院感染。

(十一)实验室感染:指从事实验室工作时,因接触病原体所致的感染。

(十二)菌种、毒种:指可能引起本法规定的传染病发生的细菌菌种、病毒毒种。

(十三)消毒:指用化学、物理、生物的方法杀灭或者消除环境中的病原微生物。

(十四)疾病预防控制机构:指从事疾病预防控制活动的疾病预防控制中心以及与上述机构业务活动相同的单位。

(十五)医疗机构:指按照《医疗机构管理条例》取得医疗机构执业许可证,从事疾病诊断、治疗活动的机构。

第七十九条 传染病防治中有关食品、药品、血液、水、医疗废物和病原微生物的管理以及动物防疫和国境卫生检疫,本法未规定的,分别适用其他有关法律、行政法规的规定。

第八十条 本法自 2004 年 12 月 1 日起施行。

附录 B-2 中华人民共和国食品安全法

(2009 年 6 月 1 日)

第一章 总 则

第一条 为保证食品安全,保障公众身体健康和生命安全,制定本法。

第二条 在中华人民共和国境内从事下列活动,应当遵守本法:

(一)食品生产和加工(以下称食品生产),食品流通和餐饮服务(以下称食品经营);

(二)食品添加剂的生产经营;

(三)用于食品的包装材料、容器、洗涤剂、消毒剂和用于食品生产经营的工具、设备(以下称食品相关产品)的生产经营;

(四)食品生产经营者使用食品添加剂、食品相关产品;

(五)对食品、食品添加剂和食品相关产品的安全管理。

供食用的源于农业的初级产品(以下称食用农产品)的质量安全管理,遵守《中华人民共和国农产品质量安全法》的规定。但是,制定有关食用农产品的质量安全标准、公布食用农产品安全有关信息,应当遵守本法的有关规定。

第三条　食品生产经营者应当依照法律、法规和食品安全标准从事生产经营活动,对社会和公众负责,保证食品安全,接受社会监督,承担社会责任。

第四条　国务院设立食品安全委员会,其工作职责由国务院规定。

国务院卫生行政部门承担食品安全综合协调职责,负责食品安全风险评估、食品安全标准制定、食品安全信息公布、食品检验机构的资质认定条件和检验规范的制定,组织查处食品安全重大事故。

国务院质量监督、工商行政管理和国家食品药品监督管理部门依照本法和国务院规定的职责,分别对食品生产、食品流通、餐饮服务活动实施监督管理。

第五条　县级以上地方人民政府统一负责、领导、组织、协调本行政区域的食品安全监督管理工作,建立健全食品安全全程监督管理的工作机制;统一领导、指挥食品安全突发事件应对工作;完善、落实食品安全监督管理责任制,对食品安全监督管理部门进行评议、考核。

县级以上地方人民政府依照本法和国务院的规定确定本级卫生行政、农业行政、质量监督、工商行政管理、食品药品监督管理部门的食品安全监督管理职责。有关部门在各自职责范围内负责本行政区域的食品安全监督管理工作。

上级人民政府所属部门在下级行政区域设置的机构应当在所在地人民政府的统一组织、协调下,依法做好食品安全监督管理工作。

第六条　县级以上卫生行政、农业行政、质量监督、工商行政管理、食品药品监督管理部门应当加强沟通、密切配合,按照各自职责分工,依法行使职权,承担责任。

第七条　食品行业协会应当加强行业自律,引导食品生产经营者依法生产经营,推动行业诚信建设,宣传、普及食品安全知识。

第八条　国家鼓励社会团体、基层群众性自治组织开展食品安全法律、法规以及食品安全标准和知识的普及工作,倡导健康的饮食方式,增强消费者食品安全意识和自我保护能力。

新闻媒体应当开展食品安全法律、法规以及食品安全标准和知识的公益宣传,并对违反本法的行为进行舆论监督。

第九条　国家鼓励和支持开展与食品安全有关的基础研究和应用研究,鼓励和支持食品生产经营者为提高食品安全水平采用先进技术和先进管理规范。

第十条　任何组织或者个人有权举报食品生产经营中违反本法的行为,有权向有关部门了解食品安全信息,对食品安全监督管理工作提出意见和建议。

第二章　食品安全风险监测和评估

第十一条　国家建立食品安全风险监测制度,对食源性疾病、食品污染以及食品中的有害因素进行监测。

国务院卫生行政部门会同国务院有关部门制定、实施国家食品安全风险监测计划。省、自治区、直辖市人民政府卫生行政部门根据国家食品安全风险监测计划,结合本行政区域的具体情况,组织制定、实施本行政区域的食品安全风险监测方案。

第十二条　国务院农业行政、质量监督、工商行政管理和国家食品药品监督管理等有关部门获知有关食品安全风险信息后,应当立即向国务院卫生行政部门通报。国务院卫生行政部门会同有关部门对信息核实后,应当及时调整食品安全风险监测计划。

第十三条　国家建立食品安全风险评估制度,对食品、食品添加剂中生物性、化学性和物理性危害进行风险评估。

国务院卫生行政部门负责组织食品安全风险评估工作,成立由医学、农业、食品、营养等方面的专家组成的食品安全风险评估专家委员会进行食品安全风险评估。

对农药、肥料、生长调节剂、兽药、饲料和饲料添加剂等的安全性评估,应当有食品安全风险评估专家委员会的专家参加。

食品安全风险评估应当运用科学方法,根据食品安全风险监测信息、科学数据以及其他有关信息进行。

第十四条　国务院卫生行政部门通过食品安全风险监测或者接到举报发现食品可能存在安全隐患的,应当立即组织进行检验和食品安全风险评估。

第十五条　国务院农业行政、质量监督、工商行政管理和国家食品药品监督管理等有关部门应当向国务院卫生行政部门提出食品安全风险评估的建议,并提供有关信息和资料。

国务院卫生行政部门应当及时向国务院有关部门通报食品安全风险评估的结果。

第十六条　食品安全风险评估结果是制定、修订食品安全标准和对食品安全实施监督管理的科学依据。

食品安全风险评估结果得出食品不安全结论的,国务院质量监督、工商行政管理和国家食品药品监督管理部门应当依据各自职责立即采取相应措施,确保该食品停止生产经营,并告知消费者停止食用;需要制定、修订相关食品安全国家标准的,国务院卫生行政部门应当立即制定、修订。

第十七条　国务院卫生行政部门应当会同国务院有关部门,根据食品安全风险评估结果、食品安全监督管理信息,对食品安全状况进行综合分析。对经综合分析表明可能具有较高程度安全风险的食品,国务院卫生行政部门应当及时提出食品安全风险警示,并予以公布。

第三章　食品安全标准

第十八条　制定食品安全标准,应当以保障公众身体健康为宗旨,做到科学合理、安全可靠。

第十九条　食品安全标准是强制执行的标准。除食品安全标准外,不得制定其他的食品强制性标准。

第二十条　食品安全标准应当包括下列内容:

(一)食品、食品相关产品中的致病性微生物、农药残留、兽药残留、重金属、污染物质以及其他危害人体健康物质的限量规定;

(二)食品添加剂的品种、使用范围、用量;

(三)专供婴幼儿和其他特定人群的主辅食品的营养成分要求;

(四)对与食品安全、营养有关的标签、标识、说明书的要求;

(五)食品生产经营过程的卫生要求;

(六)与食品安全有关的质量要求;

(七)食品检验方法与规程;

(八)其他需要制定为食品安全标准的内容。

第二十一条　食品安全国家标准由国务院卫生行政部门负责制定、公布,国务院标准化行政部门提供国家标准编号。

食品中农药残留、兽药残留的限量规定及其检验方法与规程由国务院卫生行政部门、国务院农业行政部门制定。

屠宰畜、禽的检验规程由国务院有关主管部门会同国务院卫生行政部门制定。

有关产品国家标准涉及食品安全国家标准规定内容的,应当与食品安全国家标准相一致。

第二十二条　国务院卫生行政部门应当对现行的食用农产品质量安全标准、食品卫生标准、食品质量标准和有关食品的行业标准中强制执行的标准予以整合,统一公布为食品安全国家标准。

本法规定的食品安全国家标准公布前,食品生产经营者应当按照现行食用农产品质量安全标准、食品卫生标准、食品质量标准和有关食品的行业标准生产经营食品。

第二十三条　食品安全国家标准应当经食品安全国家标准审评委员会审查通过。食品安全国家标准审评委员会由医学、农业、食品、营养等方面的专家以及国务院有关部门的代表组成。

制定食品安全国家标准,应当依据食品安全风险评估结果并充分考虑食用农产品质量安全风险评估结果,参照相关的国际标准和国际食品安全风险评估结果,并广泛听取食品生产经营者和消费者的意见。

第二十四条　没有食品安全国家标准的,可以制定食品安全地方标准。

省、自治区、直辖市人民政府卫生行政部门组织制定食品安全地方标准,应当参照执行本法有关食品安全国家标准制定的规定,并报国务院卫生行政部门备案。

第二十五条　企业生产的食品没有食品安全国家标准或者地方标准的,应当制定企业标准,作为组织生产的依据。国家鼓励食品生产企业制定严于食品安全国家标准或者地方标准的企业标准。企业标准应当报省级卫生行政部门备案,在本企业内部适用。

第二十六条　食品安全标准应当供公众免费查阅。

第四章　食品生产经营

第二十七条　食品生产经营应当符合食品安全标准,并符合下列要求:

(一)具有与生产经营的食品品种、数量相适应的食品原料处理和食品加工、包装、贮存等场所,保持该场所环境整洁,并与有毒、有害场所以及其他污染源保持规定的距离;

(二)具有与生产经营的食品品种、数量相适应的生产经营设备或者设施,有相应的消毒、更衣、盥洗、采光、照明、通风、防腐、防尘、防蝇、防鼠、防虫、洗涤以及处理废水、存放垃圾和废弃物的设备或者设施;

(三)有食品安全专业技术人员、管理人员和保证食品安全的规章制度;

(四)具有合理的设备布局和工艺流程,防止待加工食品与直接入口食品、原料与成品交叉污染,避免食品接触有毒物、不洁物;

(五)餐具、饮具和盛放直接入口食品的容器,使用前应当洗净、消毒,炊具、用具用后应当洗净,保持清洁;

(六)贮存、运输和装卸食品的容器、工具和设备应当安全、无害,保持清洁,防止食品污染,并符合保证食品安全所需的温度等特殊要求,不得将食品与有毒、有害物品一同运输;

(七)直接入口的食品应当有小包装或者使用无毒、清洁的包装材料、餐具;

（八）食品生产经营人员应当保持个人卫生，生产经营食品时，应当将手洗净，穿戴清洁的工作衣、帽；销售无包装的直接入口食品时，应当使用无毒、清洁的售货工具；

（九）用水应当符合国家规定的生活饮用水卫生标准；

（十）使用的洗涤剂、消毒剂应当对人体安全、无害；

（十一）法律、法规规定的其他要求。

第二十八条　禁止生产经营下列食品：

（一）用非食品原料生产的食品或者添加食品添加剂以外的化学物质和其他可能危害人体健康物质的食品，或者用回收食品作为原料生产的食品；

（二）致病性微生物、农药残留、兽药残留、重金属、污染物质以及其他危害人体健康的物质含量超过食品安全标准限量的食品；

（三）营养成分不符合食品安全标准的专供婴幼儿和其他特定人群的主辅食品；

（四）腐败变质、油脂酸败、霉变生虫、污秽不洁、混有异物、掺假掺杂或者感官性状异常的食品；

（五）病死、毒死或者死因不明的禽、畜、兽、水产动物肉类及其制品；

（六）未经动物卫生监督机构检疫或者检疫不合格的肉类，或者未经检验或者检验不合格的肉类制品；

（七）被包装材料、容器、运输工具等污染的食品；

（八）超过保质期的食品；

（九）无标签的预包装食品；

（十）国家为防病等特殊需要明令禁止生产经营的食品；

（十一）其他不符合食品安全标准或者要求的食品。

第二十九条　国家对食品生产经营实行许可制度。从事食品生产、食品流通、餐饮服务，应当依法取得食品生产许可、食品流通许可、餐饮服务许可。

取得食品生产许可的食品生产者在其生产场所销售其生产的食品，不需要取得食品流通的许可；取得餐饮服务许可的餐饮服务提供者在其餐饮服务场所出售其制作加工的食品，不需要取得食品生产和流通的许可；农民个人销售其自产的食用农产品，不需要取得食品流通的许可。

食品生产加工小作坊和食品摊贩从事食品生产经营活动，应当符合本法规定的与其生产经营规模、条件相适应的食品安全要求，保证所生产经营的食品卫生、无毒、无害，有关部门应当对其加强监督管理，具体管理办法由省、自治区、直辖市人民代表大会常务委员会依照本法制定。

第三十条　县级以上地方人民政府鼓励食品生产加工小作坊改进生产条件；鼓励食品摊贩进入集中交易市场、店铺等固定场所经营。

第三十一条　县级以上质量监督、工商行政管理、食品药品监督管理部门应当依照《中华人民共和国行政许可法》的规定，审核申请人提交的本法第二十七条第一项至第四项规定要求的相关资料，必要时对申请人的生产经营场所进行现场核查；对符合规定条件的，决定准予许可；对不符合规定条件的，决定不予许可并书面说明理由。

第三十二条　食品生产经营企业应当建立健全本单位的食品安全管理制度，加强对职工食品安全知识的培训，配备专职或者兼职食品安全管理人员，做好对所生产经营食品的检验工作,依法从事食品生产经营活动。

第三十三条　国家鼓励食品生产经营企业符合良好生产规范要求,实施危害分析与关键控制点体系,提高食品安全管理水平。

对通过良好生产规范、危害分析与关键控制点体系认证的食品生产经营企业,认证机构应当依法实施跟踪调查;对不再符合认证要求的企业,应当依法撤销认证,及时向有关质量监督、工商行政管理、食品药品监督管理部门通报,并向社会公布。认证机构实施跟踪调查不收取任何费用。

第三十四条　食品生产经营者应当建立并执行从业人员健康管理制度。患有痢疾、伤寒、病毒性肝炎等消化道传染病的人员,以及患有活动性肺结核、化脓性或者渗出性皮肤病等有碍食品安全的疾病的人员,不得从事接触直接入口食品的工作。

食品生产经营人员每年应当进行健康检查,取得健康证明后方可参加工作。

第三十五条　食用农产品生产者应当依照食品安全标准和国家有关规定使用农药、肥料、生长调节剂、兽药、饲料和饲料添加剂等农业投入品。食用农产品的生产企业和农民专业合作经济组织应当建立食用农产品生产记录制度。

县级以上农业行政部门应当加强对农业投入品使用的管理和指导,建立健全农业投入品的安全使用制度。

第三十六条　食品生产者采购食品原料、食品添加剂、食品相关产品,应当查验供货者的许可证和产品合格证明文件;对无法提供合格证明文件的食品原料,应当依照食品安全标准进行检验;不得采购或者使用不符合食品安全标准的食品原料、食品添加剂、食品相关产品。

食品生产企业应当建立食品原料、食品添加剂、食品相关产品进货查验记录制度,如实记录食品原料、食品添加剂、食品相关产品的名称、规格、数量、供货者名称及联系方式、进货日期等内容。

食品原料、食品添加剂、食品相关产品进货查验记录应当真实,保存期限不得少于二年。

第三十七条　食品生产企业应当建立食品出厂检验记录制度,查验出厂食品的检验合格证和安全状况,并如实记录食品的名称、规格、数量、生产日期、生产批号、检验合格证号、购货者名称及联系方式、销售日期等内容。

食品出厂检验记录应当真实,保存期限不得少于二年。

第三十八条　食品、食品添加剂和食品相关产品的生产者,应当依照食品安全标准对所生产的食品、食品添加剂和食品相关产品进行检验,检验合格后方可出厂或者销售。

第三十九条　食品经营者采购食品,应当查验供货者的许可证和食品合格的证明文件。

食品经营企业应当建立食品进货查验记录制度,如实记录食品的名称、规格、数量、生产批号、保质期、供货者名称及联系方式、进货日期等内容。

食品进货查验记录应当真实,保存期限不得少于二年。

实行统一配送经营方式的食品经营企业,可以由企业总部统一查验供货者的许可证和食品合格的证明文件,进行食品进货查验记录。

第四十条　食品经营者应当按照保证食品安全的要求贮存食品,定期检查库存食品,及时清理变质或者超过保质期的食品。

第四十一条　食品经营者贮存散装食品,应当在贮存位置标明食品的名称、生产日期、保质期、生产者名称及联系方式等内容。

食品经营者销售散装食品,应当在散装食品的容器、外包装上标明食品的名称、生产日期、保质期、生产经营者名称及联系方式等内容。

第四十二条　预包装食品的包装上应当有标签。标签应当标明下列事项:

(一)名称、规格、净含量、生产日期;

(二)成分或者配料表;

(三)生产者的名称、地址、联系方式;

(四)保质期;

(五)产品标准代号;

(六)贮存条件;

(七)所使用的食品添加剂在国家标准中的通用名称;

(八)生产许可证编号;

(九)法律、法规或者食品安全标准规定必须标明的其他事项。

专供婴幼儿和其他特定人群的主辅食品,其标签还应当标明主要营养成分及其含量。

第四十三条　国家对食品添加剂的生产实行许可制度。申请食品添加剂生产许可的条件、程序,按照国家有关工业产品生产许可证管理的规定执行。

第四十四条　申请利用新的食品原料从事食品生产或者从事食品添加剂新品种、食品相关产品新品种生产活动的单位或者个人,应当向国务院卫生行政部门提交相关产品的安全性评估材料。国务院卫生行政部门应当自收到申请之日起六十日内组织对相关产品的安全性评估材料进行审查;对符合食品安全要求的,依法决定准予许可并予以公布;对不符合食品安全要求的,决定不予许可并书面说明理由。

第四十五条　食品添加剂应当在技术上确有必要且经过风险评估证明安全可靠,方可列入允许使用的范围。国务院卫生行政部门应当根据技术必要性和食品安全风险评估结果,及时对食品添加剂的品种、使用范围、用量的标准进行修订。

第四十六条　食品生产者应当依照食品安全标准关于食品添加剂的品种、使用范围、用量的规定使用食品添加剂;不得在食品生产中使用食品添加剂以外的化学物质和其他可能危害人体健康的物质。

第四十七条　食品添加剂应当有标签、说明书和包装。标签、说明书应当载明本法第四十二条第一款第一项至第六项、第八项、第九项规定的事项,以及食品添加剂的使用范围、用量、使用方法,并在标签上载明"食品添加剂"字样。

第四十八条　食品和食品添加剂的标签、说明书,不得含有虚假、夸大的内容,不得涉及疾病预防、治疗功能。生产者对标签、说明书上所载明的内容负责。

食品和食品添加剂的标签、说明书应当清楚、明显,容易辨识。

食品和食品添加剂与其标签、说明书所载明的内容不符的,不得上市销售。

第四十九条　食品经营者应当按照食品标签标示的警示标志、警示说明或者注意事项的要求,销售预包装食品。

第五十条　生产经营的食品中不得添加药品,但是可以添加按照传统既是食品又是中药材的物质。按照传统既是食品又是中药材的物质的目录由国务院卫生行政部门制定、公布。

第五十一条　国家对声称具有特定保健功能的食品实行严格监管。有关监督管理部门应当依法履职,承担责任。具体管理办法由国务院规定。

声称具有特定保健功能的食品不得对人体产生急性、亚急性或者慢性危害，其标签、说明书不得涉及疾病预防、治疗功能，内容必须真实，应当载明适宜人群、不适宜人群、功效成分或者标志性成分及其含量等；产品的功能和成分必须与标签、说明书相一致。

第五十二条 集中交易市场的开办者、柜台出租者和展销会举办者，应当审查入场食品经营者的许可证，明确入场食品经营者的食品安全管理责任，定期对入场食品经营者的经营环境和条件进行检查，发现食品经营者有违反本法规定的行为的，应当及时制止并立即报告所在地县级工商行政管理部门或者食品药品监督管理部门。

集中交易市场的开办者、柜台出租者和展销会举办者未履行前款规定义务，本市场发生食品安全事故的，应当承担连带责任。

第五十三条 国家建立食品召回制度。食品生产者发现其生产的食品不符合食品安全标准，应当立即停止生产，召回已经上市销售的食品，通知相关生产经营者和消费者，并记录召回和通知情况。

食品经营者发现其经营的食品不符合食品安全标准，应当立即停止经营，通知相关生产经营者和消费者，并记录停止经营和通知情况。食品生产者认为应当召回的，应当立即召回。

食品生产者应当对召回的食品采取补救、无害化处理、销毁等措施，并将食品召回和处理情况向县级以上质量监督部门报告。

食品生产经营者未依照本条规定召回或者停止经营不符合食品安全标准的食品的，县级以上质量监督、工商行政管理、食品药品监督管理部门可以责令其召回或者停止经营。

第五十四条 食品广告的内容应当真实合法，不得含有虚假、夸大的内容，不得涉及疾病预防、治疗功能。

食品安全监督管理部门或者承担食品检验职责的机构、食品行业协会、消费者协会不得以广告或者其他形式向消费者推荐食品。

第五十五条 社会团体或者其他组织、个人在虚假广告中向消费者推荐食品，使消费者的合法权益受到损害的，与食品生产经营者承担连带责任。

第五十六条 地方各级人民政府鼓励食品规模化生产和连锁经营、配送。

第五章 食品检验

第五十七条 食品检验机构按照国家有关认证认可的规定取得资质认定后，方可从事食品检验活动。但是，法律另有规定的除外。

食品检验机构的资质认定条件和检验规范，由国务院卫生行政部门规定。

本法施行前经国务院有关主管部门批准设立或者经依法认定的食品检验机构，可以依照本法继续从事食品检验活动。

第五十八条 食品检验由食品检验机构指定的检验人独立进行。

检验人应当依照有关法律、法规的规定，并依照食品安全标准和检验规范对食品进行检验，尊重科学，恪守职业道德，保证出具的检验数据和结论客观、公正，不得出具虚假的检验报告。

第五十九条 食品检验实行食品检验机构与检验人负责制。食品检验报告应当加盖食品检验机构公章，并有检验人的签名或者盖章。食品检验机构和检验人对出具的食品检验报告负责。

第六十条 食品安全监督管理部门对食品不得实施免检。

县级以上质量监督、工商行政管理、食品药品监督管理部门应当对食品进行定期或者不定期的抽样检验。进行抽样检验，应当购买抽取的样品，不收取检验费和其他任何费用。

县级以上质量监督、工商行政管理、食品药品监督管理部门在执法工作中需要对食品进行检验的，应当委托符合本法规定的食品检验机构进行，并支付相关费用。对检验结论有异议的，可以依法进行复检。

第六十一条 食品生产经营企业可以自行对所生产的食品进行检验，也可以委托符合本法规定的食品检验机构进行检验。

食品行业协会等组织、消费者需要委托食品检验机构对食品进行检验的，应当委托符合本法规定的食品检验机构进行。

第六章 食品进出口

第六十二条 进口的食品、食品添加剂以及食品相关产品应当符合我国食品安全国家标准。

进口的食品应当经出入境检验检疫机构检验合格后，海关凭出入境检验检疫机构签发的通关证明放行。

第六十三条 进口尚无食品安全国家标准的食品，或者首次进口食品添加剂新品种、食品相关产品新品种，进口商应当向国务院卫生行政部门提出申请并提交相关的安全性评估材料。国务院卫生行政部门依照本法第四十四条的规定作出是否准予许可的决定，并及时制定相应的食品安全国家标准。

第六十四条 境外发生的食品安全事件可能对我国境内造成影响，或者在进口食品中发现严重食品安全问题的，国家出入境检验检疫部门应当及时采取风险预警或者控制措施，并向国务院卫生行政、农业行政、工商行政管理和国家食品药品监督管理部门通报。接到通报的部门应当及时采取相应措施。

第六十五条 向我国境内出口食品的出口商或者代理商应当向国家出入境检验检疫部门备案。向我国境内出口食品的境外食品生产企业应当经国家出入境检验检疫部门注册。

国家出入境检验检疫部门应当定期公布已经备案的出口商、代理商和已经注册的境外食品生产企业名单。

第六十六条 进口的预包装食品应当有中文标签、中文说明书。标签、说明书应当符合本法以及我国其他有关法律、行政法规的规定和食品安全国家标准的要求，载明食品的原产地以及境内代理商的名称、地址、联系方式。预包装食品没有中文标签、中文说明书或者标签、说明书不符合本条规定的，不得进口。

第六十七条 进口商应当建立食品进口和销售记录制度，如实记录食品的名称、规格、数量、生产日期、生产或者进口批号、保质期、出口商和购货者名称及联系方式、交货日期等内容。

食品进口和销售记录应当真实，保存期限不得少于二年。

第六十八条 出口的食品由出入境检验检疫机构进行监督、抽检，海关凭出入境检验检疫机构签发的通关证明放行。

出口食品生产企业和出口食品原料种植、养殖场应当向国家出入境检验检疫部门备案。

第六十九条 国家出入境检验检疫部门应当收集、汇总进出口食品安全信息，并及时通报相关部门、机构和企业。

国家出入境检验检疫部门应当建立进出口食品的进口商、出口商和出口食品生产企业的信誉记录,并予以公布。对有不良记录的进口商、出口商和出口食品生产企业,应当加强对其进出口食品的检验检疫。

第七章 食品安全事故处置

第七十条 国务院组织制定国家食品安全事故应急预案。

县级以上地方人民政府应当根据有关法律、法规的规定和上级人民政府的食品安全事故应急预案以及本地区的实际情况,制定本行政区域的食品安全事故应急预案,并报上一级人民政府备案。

食品生产经营企业应当制定食品安全事故处置方案,定期检查本企业各项食品安全防范措施的落实情况,及时消除食品安全事故隐患。

第七十一条 发生食品安全事故的单位应当立即予以处置,防止事故扩大。事故发生单位和接收病人进行治疗的单位应当及时向事故发生地县级卫生行政部门报告。

农业行政、质量监督、工商行政管理、食品药品监督管理部门在日常监督管理中发现食品安全事故,或者接到有关食品安全事故的举报,应当立即向卫生行政部门通报。

发生重大食品安全事故的,接到报告的县级卫生行政部门应当按照规定向本级人民政府和上级人民政府卫生行政部门报告。县级人民政府和上级人民政府卫生行政部门应当按照规定上报。

任何单位或者个人不得对食品安全事故隐瞒、谎报、缓报,不得毁灭有关证据。

第七十二条 县级以上卫生行政部门接到食品安全事故的报告后,应当立即会同有关农业行政、质量监督、工商行政管理、食品药品监督管理部门进行调查处理,并采取下列措施,防止或者减轻社会危害:

(一)开展应急救援工作,对因食品安全事故导致人身伤害的人员,卫生行政部门应当立即组织救治;

(二)封存可能导致食品安全事故的食品及其原料,并立即进行检验;对确认属于被污染的食品及其原料,责令食品生产经营者依照本法第五十三条的规定予以召回、停止经营并销毁;

(三)封存被污染的食品用工具及用具,并责令进行清洗消毒;

(四)做好信息发布工作,依法对食品安全事故及其处理情况进行发布,并对可能产生的危害加以解释、说明。

发生重大食品安全事故的,县级以上人民政府应当立即成立食品安全事故处置指挥机构,启动应急预案,依照前款规定进行处置。

第七十三条 发生重大食品安全事故,设区的市级以上人民政府卫生行政部门应当立即会同有关部门进行事故责任调查,督促有关部门履行职责,向本级人民政府提出事故责任调查处理报告。

重大食品安全事故涉及两个以上省、自治区、直辖市的,由国务院卫生行政部门依照前款规定组织事故责任调查。

第七十四条 发生食品安全事故,县级以上疾病预防控制机构应当协助卫生行政部门和有关部门对事故现场进行卫生处理,并对与食品安全事故有关的因素开展流行病学调查。

第七十五条 调查食品安全事故,除了查明事故单位的责任,还应当查明负有监督管理和认证职责的监督管理部门、认证机构的工作人员失职、渎职情况。

第八章 监督管理

第七十六条 县级以上地方人民政府组织本级卫生行政、农业行政、质量监督、工商行政管理、食品药品监督管理部门制定本行政区域的食品安全年度监督管理计划,并按照年度计划组织开展工作。

第七十七条 县级以上质量监督、工商行政管理、食品药品监督管理部门履行各自食品安全监督管理职责,有权采取下列措施:

(一)进入生产经营场所实施现场检查;

(二)对生产经营的食品进行抽样检验;

(三)查阅、复制有关合同、票据、账簿以及其他有关资料;

(四)查封、扣押有证据证明不符合食品安全标准的食品,违法使用的食品原料、食品添加剂、食品相关产品,以及用于违法生产经营或者被污染的工具、设备;

(五)查封违法从事食品生产经营活动的场所。

县级以上农业行政部门应当依照《中华人民共和国农产品质量安全法》规定的职责,对食用农产品进行监督管理。

第七十八条 县级以上质量监督、工商行政管理、食品药品监督管理部门对食品生产经营者进行监督检查,应当记录监督检查的情况和处理结果。监督检查记录经监督检查人员和食品生产经营者签字后归档。

第七十九条 县级以上质量监督、工商行政管理、食品药品监督管理部门应当建立食品生产经营者食品安全信用档案,记录许可颁发、日常监督检查结果、违法行为查处等情况;根据食品安全信用档案的记录,对有不良信用记录的食品生产经营者增加监督检查频次。

第八十条 县级以上卫生行政、质量监督、工商行政管理、食品药品监督管理部门接到咨询、投诉、举报,对属于本部门职责的,应当受理,并及时进行答复、核实、处理;对不属于本部门职责的,应当书面通知并移交有权处理的部门处理。有权处理的部门应当及时处理,不得推诿;属于食品安全事故的,依照本法第七章有关规定进行处置。

第八十一条 县级以上卫生行政、质量监督、工商行政管理、食品药品监督管理部门应当按照法定权限和程序履行食品安全监督管理职责;对生产经营者的同一违法行为,不得给予二次以上罚款的行政处罚;涉嫌犯罪的,应当依法向公安机关移送。

第八十二条 国家建立食品安全信息统一公布制度。下列信息由国务院卫生行政部门统一公布:

(一)国家食品安全总体情况;

(二)食品安全风险评估信息和食品安全风险警示信息;

(三)重大食品安全事故及其处理信息;

(四)其他重要的食品安全信息和国务院确定的需要统一公布的信息。

前款第二项、第三项规定的信息,其影响限于特定区域的,也可以由有关省、自治区、直辖市人民政府卫生行政部门公布。县级以上农业行政、质量监督、工商行政管理、食品药品监督管理部门依据各自职责公布食品安全日常监督管理信息。

食品安全监督管理部门公布信息,应当做到准确、及时、客观。

第八十三条　县级以上地方卫生行政、农业行政、质量监督、工商行政管理、食品药品监督管理部门获知本法第八十二条第一款规定的需要统一公布的信息,应当向上级主管部门报告,由上级主管部门立即报告国务院卫生行政部门;必要时,可以直接向国务院卫生行政部门报告。

县级以上卫生行政、农业行政、质量监督、工商行政管理、食品药品监督管理部门应当相互通报获知的食品安全信息。

第九章　法律责任

第八十四条　违反本法规定,未经许可从事食品生产经营活动,或者未经许可生产食品添加剂的,由有关主管部门按照各自职责分工,没收违法所得、违法生产经营的食品、食品添加剂和用于违法生产经营的工具、设备、原料等物品;违法生产经营的食品、食品添加剂货值金额不足一万元的,并处二千元以上五万元以下罚款;货值金额一万元以上的,并处货值金额五倍以上十倍以下罚款。

第八十五条　违反本法规定,有下列情形之一的,由有关主管部门按照各自职责分工,没收违法所得、违法生产经营的食品和用于违法生产经营的工具、设备、原料等物品;违法生产经营的食品货值金额不足一万元的,并处二千元以上五万元以下罚款;货值金额一万元以上的,并处货值金额五倍以上十倍以下罚款;情节严重的,吊销许可证:

(一)用非食品原料生产食品或者在食品中添加食品添加剂以外的化学物质和其他可能危害人体健康的物质,或者用回收食品作为原料生产食品;

(二)生产经营致病性微生物、农药残留、兽药残留、重金属、污染物质以及其他危害人体健康的物质含量超过食品安全标准限量的食品;

(三)生产经营营养成分不符合食品安全标准的专供婴幼儿和其他特定人群的主辅食品;

(四)经营腐败变质、油脂酸败、霉变生虫、污秽不洁、混有异物、掺假掺杂或者感官性状异常的食品;

(五)经营病死、毒死或者死因不明的禽、畜、兽、水产动物肉类,或者生产经营病死、毒死或者死因不明的禽、畜、兽、水产动物肉类的制品;

(六)经营未经动物卫生监督机构检疫或者检疫不合格的肉类,或者生产经营未经检验或者检验不合格的肉类制品;

(七)经营超过保质期的食品;

(八)生产经营国家为防病等特殊需要明令禁止生产经营的食品;

(九)利用新的食品原料从事食品生产或者从事食品添加剂新品种、食品相关产品新品种生产,未经过安全性评估;

(十)食品生产经营者在有关主管部门责令其召回或者停止经营不符合食品安全标准的食品后,仍拒不召回或者停止经营的。

第八十六条　违反本法规定,有下列情形之一的,由有关主管部门按照各自职责分工,没收违法所得、违法生产经营的食品和用于违法生产经营的工具、设备、原料等物品;违法生产经营的食品货值金额不足一万元的,并处二千元以上五万元以下罚款;货值金额一万元以上的,并处货值金额二倍以上五倍以下罚款;情节严重的,责令停产停业,直至吊销许可证:

（一）经营被包装材料、容器、运输工具等污染的食品；

（二）生产经营无标签的预包装食品、食品添加剂或者标签、说明书不符合本法规定的食品、食品添加剂；

（三）食品生产者采购、使用不符合食品安全标准的食品原料、食品添加剂、食品相关产品；

（四）食品生产经营者在食品中添加药品。

第八十七条　违反本法规定，有下列情形之一的，由有关主管部门按照各自职责分工，责令改正，给予警告；拒不改正的，处二千元以上二万元以下罚款；情节严重的，责令停产停业，直至吊销许可证：

（一）未对采购的食品原料和生产的食品、食品添加剂、食品相关产品进行检验；

（二）未建立并遵守查验记录制度、出厂检验记录制度；

（三）制定食品安全企业标准未依照本法规定备案；

（四）未按规定要求贮存、销售食品或者清理库存食品；

（五）进货时未查验许可证和相关证明文件；

（六）生产的食品、食品添加剂的标签、说明书涉及疾病预防、治疗功能；

（七）安排患有本法第三十四条所列疾病的人员从事接触直接入口食品的工作。

第八十八条　违反本法规定，事故单位在发生食品安全事故后未进行处置、报告的，由有关主管部门按照各自职责分工，责令改正，给予警告；毁灭有关证据的，责令停产停业，并处二千元以上十万元以下罚款；造成严重后果的，由原发证部门吊销许可证。

第八十九条　违反本法规定，有下列情形之一的，依照本法第八十五条的规定给予处罚：

（一）进口不符合我国食品安全国家标准的食品；

（二）进口尚无食品安全国家标准的食品，或者首次进口食品添加剂新品种、食品相关产品新品种，未经过安全性评估；

（三）出口商未遵守本法的规定出口食品。

违反本法规定，进口商未建立并遵守食品进口和销售记录制度的，依照本法第八十七条的规定给予处罚。

第九十条　违反本法规定，集中交易市场的开办者、柜台出租者、展销会的举办者允许未取得许可的食品经营者进入市场销售食品，或者未履行检查、报告等义务的，由有关主管部门按照各自职责分工，处二千元以上五万元以下罚款；造成严重后果的，责令停业，由原发证部门吊销许可证。

第九十一条　违反本法规定，未按照要求进行食品运输的，由有关主管部门按照各自职责分工，责令改正，给予警告；拒不改正的，责令停产停业，并处二千元以上五万元以下罚款；情节严重的，由原发证部门吊销许可证。

第九十二条　被吊销食品生产、流通或者餐饮服务许可证的单位，其直接负责的主管人员自处罚决定作出之日起五年内不得从事食品生产经营管理工作。

食品生产经营者聘用不得从事食品生产经营管理工作的人员从事管理工作的，由原发证部门吊销许可证。

第九十三条　违反本法规定，食品检验机构、食品检验人员出具虚假检验报告的，由授予其资质的主管部门或者机构撤销该检验机构的检验资格；依法对检验机构直接负责的主管人员和食品检验人员给予撤职或者开除的处分。

违反本法规定,受到刑事处罚或者开除处分的食品检验机构人员,自刑罚执行完毕或者处分决定作出之日起十年内不得从事食品检验工作。食品检验机构聘用不得从事食品检验工作的人员的,由授予其资质的主管部门或者机构撤销该检验机构的检验资格。

第九十四条 违反本法规定,在广告中对食品质量作虚假宣传,欺骗消费者的,依照《中华人民共和国广告法》的规定给予处罚。

违反本法规定,食品安全监督管理部门或者承担食品检验职责的机构、食品行业协会、消费者协会以广告或者其他形式向消费者推荐食品的,由有关主管部门没收违法所得,依法对直接负责的主管人员和其他直接责任人员给予记大过、降级或者撤职的处分。

第九十五条 违反本法规定,县级以上地方人民政府在食品安全监督管理中未履行职责,本行政区域出现重大食品安全事故、造成严重社会影响的,依法对直接负责的主管人员和其他直接责任人员给予记大过、降级、撤职或者开除的处分。

违反本法规定,县级以上卫生行政、农业行政、质量监督、工商行政管理、食品药品监督管理部门或者其他有关行政部门不履行本法规定的职责或者滥用职权、玩忽职守、徇私舞弊的,依法对直接负责的主管人员和其他直接责任人员给予记大过或者降级的处分;造成严重后果的,给予撤职或者开除的处分;其主要负责人应当引咎辞职。

第九十六条 违反本法规定,造成人身、财产或者其他损害的,依法承担赔偿责任。

生产不符合食品安全标准的食品或者销售明知是不符合食品安全标准的食品,消费者除要求赔偿损失外,还可以向生产者或者销售者要求支付价款十倍的赔偿金。

第九十七条 违反本法规定,应当承担民事赔偿责任和缴纳罚款、罚金,其财产不足以同时支付时,先承担民事赔偿责任。

第九十八条 违反本法规定,构成犯罪的,依法追究刑事责任。

第十章 附 则

第九十九条 本法下列用语的含义:

食品,指各种供人食用或者饮用的成品和原料以及按照传统既是食品又是药品的物品,但是不包括以治疗为目的的物品。

食品安全,指食品无毒、无害,符合应当有的营养要求,对人体健康不造成任何急性、亚急性或者慢性危害。

预包装食品,指预先定量包装或者制作在包装材料和容器中的食品。

食品添加剂,指为改善食品品质和色、香、味以及为防腐、保鲜和加工工艺的需要而加入食品中的人工合成或者天然物质。

用于食品的包装材料和容器,指包装、盛放食品或者食品添加剂用的纸、竹、木、金属、搪瓷、陶瓷、塑料、橡胶、天然纤维、化学纤维、玻璃等制品和直接接触食品或者食品添加剂的涂料。

用于食品生产经营的工具、设备,指在食品或者食品添加剂生产、流通、使用过程中直接接触食品或者食品添加剂的机械、管道、传送带、容器、用具、餐具等。

用于食品的洗涤剂、消毒剂,指直接用于洗涤或者消毒食品、餐饮具以及直接接触食品的工具、设备或者食品包装材料和容器的物质。

保质期,指预包装食品在标签指明的贮存条件下保持品质的期限。

食源性疾病,指食品中致病因素进入人体引起的感染性、中毒性等疾病。

食物中毒,指食用了被有毒有害物质污染的食品或者食用了含有毒有害物质的食品后出现的急性、亚急性疾病。

食品安全事故,指食物中毒、食源性疾病、食品污染等源于食品,对人体健康有危害或者可能有危害的事故。

第一百条　食品生产经营者在本法施行前已经取得相应许可证的,该许可证继续有效。

第一百零一条　乳品、转基因食品、生猪屠宰、酒类和食盐的食品安全管理,适用本法;法律、行政法规另有规定的,依照其规定。

第一百零二条　铁路运营中食品安全的管理办法由国务院卫生行政部门会同国务院有关部门依照本法制定。

军队专用食品和自供食品的食品安全管理办法由中央军事委员会依照本法制定。

第一百零三条　国务院根据实际需要,可以对食品安全监督管理体制作出调整。

第一百零四条　本法自 2009 年 6 月 1 日起施行。《中华人民共和国食品卫生法》同时废止。

附录 B-3　突发公共卫生事件应急条例

(2003 年 5 月 9 日)

第一章　总　则

第一条　为了有效预防、及时控制和消除突发公共卫生事件的危害,保障公众身体健康与生命安全,维护正常的社会秩序,制定本条例。

第二条　本条例所称突发公共卫生事件(以下简称突发事件),是指突然发生,造成或者可能造成社会公众健康严重损害的重大传染病疫情、群体性不明原因疾病、重大食物和职业中毒以及其他严重影响公众健康的事件。

第三条　突发事件发生后,国务院设立全国突发事件应急处理指挥部,由国务院有关部门和军队有关部门组成,国务院主管领导人担任总指挥,负责对全国突发事件应急处理的统一领导、统一指挥。

国务院卫生行政主管部门和其他有关部门,在各自的职责范围内做好突发事件应急处理的有关工作。

第四条　突发事件发生后,省、自治区、直辖市人民政府成立地方突发事件应急处理指挥部,省、自治区、直辖市人民政府主要领导人担任总指挥,负责领导、指挥本行政区域内突发事件应急处理工作。

县级以上地方人民政府卫生行政主管部门,具体负责组织突发事件的调查、控制和医疗救治工作。

县级以上地方人民政府有关部门,在各自的职责范围内做好突发事件应急处理的有关工作。

第五条　突发事件应急工作,应当遵循预防为主、常备不懈的方针,贯彻统一领导、分级负责、反应及时、措施果断、依靠科学、加强合作的原则。

第六条　县级以上各级人民政府应当组织开展防治突发事件相关科学研究,建立突发事件应急流行病学调查、传染源隔离、医疗救护、现场处置、监督检查、监测检验、卫生防护等有关物资、设备、设施、技术与人才资源储备,所需经费列入本级政府财政预算。

国家对边远贫困地区突发事件应急工作给予财政支持。

第七条　国家鼓励、支持开展突发事件监测、预警、反应处理有关技术的国际交流与合作。

第八条　国务院有关部门和县级以上地方人民政府及其有关部门,应当建立严格的突发事件防范和应急处理责任制,切实履行各自的职责,保证突发事件应急处理工作的正常进行。

第九条　县级以上各级人民政府及其卫生行政主管部门,应当对参加突发事件应急处理的医疗卫生人员,给予适当补助和保健津贴;对参加突发事件应急处理作出贡献的人员,给予表彰和奖励;对因参与应急处理工作致病、致残、死亡的人员,按照国家有关规定,给予相应的补助和抚恤。

第二章　预防与应急准备

第十条　国务院卫生行政主管部门按照分类指导、快速反应的要求,制定全国突发事件应急预案,报请国务院批准。

省、自治区、直辖市人民政府根据全国突发事件应急预案,结合本地实际情况,制定本行政区域的突发事件应急预案。

第十一条　全国突发事件应急预案应当包括以下主要内容:

(一)突发事件应急处理指挥部的组成和相关部门的职责;

(二)突发事件的监测与预警;

(三)突发事件信息的收集、分析、报告、通报制度;

(四)突发事件应急处理技术和监测机构及其任务;

(五)突发事件的分级和应急处理工作方案;

(六)突发事件预防、现场控制,应急设施、设备、救治药品和医疗器械以及其他物资和技术的储备与调度;

(七)突发事件应急处理专业队伍的建设和培训。

第十二条　突发事件应急预案应当根据突发事件的变化和实施中发现的问题及时进行修订、补充。

第十三条　地方各级人民政府应当依照法律、行政法规的规定,做好传染病预防和其他公共卫生工作,防范突发事件的发生。

县级以上各级人民政府卫生行政主管部门和其他有关部门,应当对公众开展突发事件应急知识的专门教育,增强全社会对突发事件的防范意识和应对能力。

第十四条　国家建立统一的突发事件预防控制体系。

县级以上地方人民政府应当建立和完善突发事件监测与预警系统。

县级以上各级人民政府卫生行政主管部门,应当指定机构负责开展突发事件的日常监测,并确保监测与预警系统的正常运行。

第十五条　监测与预警工作应当根据突发事件的类别,制定监测计划,科学分析、综合评价监测数据。对早期发现的潜在隐患以及可能发生的突发事件,应当依照本条例规定的报告程序和时限及时报告。

第十六条　国务院有关部门和县级以上地方人民政府及其有关部门,应当根据突发事件应急预案的要求,保证应急设施、设备、救治药品和医疗器械等物资储备。

第十七条　县级以上各级人民政府应当加强急救医疗服务网络的建设,配备相应的医疗救治药物、技术、设备和人员,提高医疗卫生机构应对各类突发事件的救治能力。

设区的市级以上地方人民政府应当设置与传染病防治工作需要相适应的传染病专科医院,或者指定具备传染病防治条件和能力的医疗机构承担传染病防治任务。

第十八条　县级以上地方人民政府卫生行政主管部门,应当定期对医疗卫生机构和人员开展突发事件应急处理相关知识、技能的培训,定期组织医疗卫生机构进行突发事件应急演练,推广最新知识和先进技术。

第三章　报告与信息发布

第十九条　国家建立突发事件应急报告制度。

国务院卫生行政主管部门制定突发事件应急报告规范,建立重大、紧急疫情信息报告系统。

有下列情形之一的,省、自治区、直辖市人民政府应当在接到报告1小时内,向国务院卫生行政主管部门报告:

(一)发生或者可能发生传染病暴发、流行的;

(二)发生或者发现不明原因的群体性疾病的;

(三)发生传染病菌种、毒种丢失的;

(四)发生或者可能发生重大食物和职业中毒事件的。

国务院卫生行政主管部门对可能造成重大社会影响的突发事件,应当立即向国务院报告。

第二十条　突发事件监测机构、医疗卫生机构和有关单位发现有本条例第十九条规定情形之一的,应当在2小时内向所在地县级人民政府卫生行政主管部门报告;接到报告的卫生行政主管部门应当在2小时内向本级人民政府报告,并同时向上级人民政府卫生行政主管部门和国务院卫生行政主管部门报告。

县级人民政府应当在接到报告后2小时内向设区的市级人民政府或者上一级人民政府报告;设区的市级人民政府应当在接到报告后2小时内向省、自治区、直辖市人民政府报告。

第二十一条　任何单位和个人对突发事件,不得隐瞒、缓报、谎报或者授意他人隐瞒、缓报、谎报。

第二十二条　接到报告的地方人民政府、卫生行政主管部门依照本条例规定报告的同时,应当立即组织力量对报告事项调查核实、确证,采取必要的控制措施,并及时报告调查情况。

第二十三条　国务院卫生行政主管部门应当根据发生突发事件的情况,及时向国务院有关部门和各省、自治区、直辖市人民政府卫生行政主管部门以及军队有关部门通报。

突发事件发生地的省、自治区、直辖市人民政府卫生行政主管部门,应当及时向毗邻省、自治区、直辖市人民政府卫生行政主管部门通报。

接到通报的省、自治区、直辖市人民政府卫生行政主管部门,必要时应当及时通知本行政区域内的医疗卫生机构。

县级以上地方人民政府有关部门,已经发生或者发现可能引起突发事件的情形时,应当及时向同级人民政府卫生行政主管部门通报。

第二十四条　国家建立突发事件举报制度,公布统一的突发事件报告、举报电话。

任何单位和个人有权向人民政府及其有关部门报告突发事件隐患,有权向上级人民政府及其有关部门举报地方人民政府及其有关部门不履行突发事件应急处理职责,或者不按照规定履行职责的情况。接到报告、举报的有关人民政府及其有关部门,应当立即组织对突发事件隐患、不履行或者不按照规定履行突发事件应急处理职责的情况进行调查处理。

对举报突发事件有功的单位和个人,县级以上各级人民政府及其有关部门应当予以奖励。

第二十五条 国家建立突发事件的信息发布制度。

国务院卫生行政主管部门负责向社会发布突发事件的信息。必要时,可以授权省、自治区、直辖市人民政府卫生行政主管部门向社会发布本行政区域内突发事件的信息。

信息发布应当及时、准确、全面。

第四章 应急处理

第二十六条 突发事件发生后,卫生行政主管部门应当组织专家对突发事件进行综合评估,初步判断突发事件的类型,提出是否启动突发事件应急预案的建议。

第二十七条 在全国范围内或者跨省、自治区、直辖市范围内启动全国突发事件应急预案,由国务院卫生行政主管部门报国务院批准后实施。省、自治区、直辖市启动突发事件应急预案,由省、自治区、直辖市人民政府决定,并向国务院报告。

第二十八条 全国突发事件应急处理指挥部对突发事件应急处理工作进行督察和指导,地方各级人民政府及其有关部门应当予以配合。

省、自治区、直辖市突发事件应急处理指挥部对本行政区域内突发事件应急处理工作进行督察和指导。

第二十九条 省级以上人民政府卫生行政主管部门或者其他有关部门指定的突发事件应急处理专业技术机构,负责突发事件的技术调查、确证、处置、控制和评价工作。

第三十条 国务院卫生行政主管部门对新发现的突发传染病,根据危害程度、流行强度,依照《中华人民共和国传染病防治法》的规定及时宣布为法定传染病;宣布为甲类传染病的,由国务院决定。

第三十一条 应急预案启动前,县级以上各级人民政府有关部门应当根据突发事件的实际情况,做好应急处理准备,采取必要的应急措施。

应急预案启动后,突发事件发生地的人民政府有关部门,应当根据预案规定的职责要求,服从突发事件应急处理指挥部的统一指挥,立即到达规定岗位,采取有关的控制措施。

医疗卫生机构、监测机构和科学研究机构,应当服从突发事件应急处理指挥部的统一指挥,相互配合、协作,集中力量开展相关的科学研究工作。

第三十二条 突发事件发生后,国务院有关部门和县级以上地方人民政府及其有关部门,应当保证突发事件应急处理所需的医疗救护设备、救治药品、医疗器械等物资的生产、供应;铁路、交通、民用航空行政主管部门应当保证及时运送。

第三十三条 根据突发事件应急处理的需要,突发事件应急处理指挥部有权紧急调集人员、储备的物资、交通工具以及相关设施、设备;必要时,对人员进行疏散或者隔离,并可以依法对传染病疫区实行封锁。

第三十四条 突发事件应急处理指挥部根据突发事件应急处理的需要,可以对食物和水源采取控制措施。

县级以上地方人民政府卫生行政主管部门应当对突发事件现场等采取控制措施,宣传突发事件防治知识,及时对易受感染的人群和其他易受损害的人群采取应急接种、预防性投药、群体防护等措施。

第三十五条 参加突发事件应急处理的工作人员,应当按照预案的规定,采取卫生防护措施,并在专业人员的指导下进行工作。

第三十六条 国务院卫生行政主管部门或者其他有关部门指定的专业技术机构,有权进入突发事件现场进行调查、采样、技术分析和检验,对地方突发事件的应急处理工作进行技术指导,有关单位和个人应当予以配合;任何单位和个人不得以任何理由予以拒绝。

第三十七条 对新发现的突发传染病、不明原因的群体性疾病、重大食物和职业中毒事件,国务院卫生行政主管部门应当尽快组织力量制定相关的技术标准、规范和控制措施。

第三十八条 交通工具上发现根据国务院卫生行政主管部门的规定需要采取应急控制措施的传染病病人、疑似传染病病人,其负责人应当以最快的方式通知前方停靠点,并向交通工具的营运单位报告。交通工具的前方停靠点和营运单位应当立即向交通工具营运单位行政主管部门和县级以上地方人民政府卫生行政主管部门报告。卫生行政主管部门接到报告后,应当立即组织有关人员采取相应的医学处置措施。

交通工具上的传染病病人密切接触者,由交通工具停靠点的县级以上各级人民政府卫生行政主管部门或者铁路、交通、民用航空行政主管部门,根据各自的职责,依照传染病防治法律、行政法规的规定,采取控制措施。

涉及国境口岸和入出境的人员、交通工具、货物、集装箱、行李、邮包等需要采取传染病应急控制措施的,依照国境卫生检疫法律、行政法规的规定办理。

第三十九条 医疗卫生机构应当对因突发事件致病的人员提供医疗救护和现场救援,对就诊病人必须接诊治疗,并书写详细、完整的病历记录;对需要转送的病人,应当按照规定将病人及其病历记录的复印件转送至接诊的或者指定的医疗机构。

医疗卫生机构内应当采取卫生防护措施,防止交叉感染和污染。

医疗卫生机构应当对传染病病人密切接触者采取医学观察措施,传染病病人密切接触者应当予以配合。

医疗机构收治传染病病人、疑似传染病病人,应当依法报告所在地的疾病预防控制机构。接到报告的疾病预防控制机构应当立即对可能受到危害的人员进行调查,根据需要采取必要的控制措施。

第四十条 传染病暴发、流行时,街道、乡镇以及居民委员会、村民委员会应当组织力量,团结协作,群防群治,协助卫生行政主管部门和其他有关部门、医疗卫生机构做好疫情信息的收集和报告、人员的分散隔离、公共卫生措施的落实工作,向居民、村民宣传传染病防治的相关知识。

第四十一条 对传染病暴发、流行区域内流动人口,突发事件发生地的县级以上地方人民政府应当做好预防工作,落实有关卫生控制措施;对传染病病人和疑似传染病病人,应当采取就地隔离、就地观察、就地治疗的措施。对需要治疗和转诊的,应当依照本条例第三十九条第一款的规定执行。

第四十二条 有关部门、医疗卫生机构应当对传染病做到早发现、早报告、早隔离、早治疗,切断传播途径,防止扩散。

第四十三条 县级以上各级人民政府应当提供必要资金,保障因突发事件致病、致残的人员得到及时、有效的救治。具体办法由国务院财政部门、卫生行政主管部门和劳动保障行政主管部门制定。

第四十四条 在突发事件中需要接受隔离治疗、医学观察措施的病人、疑似病人和传染病病人密切接触者在卫生行政主管部门或者有关机构采取医学措施时应当予以配合;拒绝配合的,由公安机关依法协助强制执行。

第五章 法律责任

第四十五条 县级以上地方人民政府及其卫生行政主管部门未依照本条例的规定履行报告职责,对突发事件隐瞒、缓报、谎报或者授意他人隐瞒、缓报、谎报的,对政府主要领导人及其卫生行政主管部门主要负责人,依法给予降级或者撤职的行政处分;造成传染病传播、流行或者对社会公众健康造成其他严重危害后果的,依法给予开除的行政处分;构成犯罪的,依法追究刑事责任。

第四十六条 国务院有关部门、县级以上地方人民政府及其有关部门未依照本条例的规定,完成突发事件应急处理所需要的设施、设备、药品和医疗器械等物资的生产、供应、运输和储备的,对政府主要领导人和政府部门主要负责人依法给予降级或者撤职的行政处分;造成传染病传播、流行或者对社会公众健康造成其他严重危害后果的,依法给予开除的行政处分;构成犯罪的,依法追究刑事责任。

第四十七条 突发事件发生后,县级以上地方人民政府及其有关部门对上级人民政府有关部门的调查不予配合,或者采取其他方式阻碍、干涉调查的,对政府主要领导人和政府部门主要负责人依法给予降级或者撤职的行政处分;构成犯罪的,依法追究刑事责任。

第四十八条 县级以上各级人民政府卫生行政主管部门和其他有关部门在突发事件调查、控制、医疗救治工作中玩忽职守、失职、渎职的,由本级人民政府或者上级人民政府有关部门责令改正、通报批评、给予警告;对主要负责人、负有责任的主管人员和其他责任人员依法给予降级、撤职的行政处分;造成传染病传播、流行或者对社会公众健康造成其他严重危害后果的,依法给予开除的行政处分;构成犯罪的,依法追究刑事责任。

第四十九条 县级以上各级人民政府有关部门拒不履行应急处理职责的,由同级人民政府或者上级人民政府有关部门责令改正、通报批评、给予警告;对主要负责人、负有责任的主管人员和其他责任人员依法给予降级、撤职的行政处分;造成传染病传播、流行或者对社会公众健康造成其他严重危害后果的,依法给予开除的行政处分;构成犯罪的,依法追究刑事责任。

第五十条 医疗卫生机构有下列行为之一的,由卫生行政主管部门责令改正、通报批评、给予警告;情节严重的,吊销《医疗机构执业许可证》;对主要负责人、负有责任的主管人员和其他直接责任人员依法给予降级或者撤职的纪律处分;造成传染病传播、流行或者对社会公众健康造成其他严重危害后果,构成犯罪的,依法追究刑事责任:

(一)未依照本条例的规定履行报告职责,隐瞒、缓报或者谎报的;

(二)未依照本条例的规定及时采取控制措施的;

(三)未依照本条例的规定履行突发事件监测职责的;

(四)拒绝接诊病人的;

(五)拒不服从突发事件应急处理指挥部调度的。

第五十一条　在突发事件应急处理工作中,有关单位和个人未依照本条例的规定履行报告职责,隐瞒、缓报或者谎报,阻碍突发事件应急处理工作人员执行职务,拒绝国务院卫生行政主管部门或者其他有关部门指定的专业技术机构进入突发事件现场,或者不配合调查、采样、技术分析和检验的,对有关责任人员依法给予行政处分或者纪律处分;触犯《中华人民共和国治安管理处罚条例》,构成违反治安管理行为的,由公安机关依法予以处罚;构成犯罪的,依法追究刑事责任。

第五十二条　在突发事件发生期间,散布谣言、哄抬物价、欺骗消费者,扰乱社会秩序、市场秩序的,由公安机关或者工商行政管理部门依法给予行政处罚;构成犯罪的,依法追究刑事责任。

第六章　附　则

第五十三条　中国人民解放军、武装警察部队医疗卫生机构参与突发事件应急处理的,依照本条例的规定和军队的相关规定执行。

第五十四条　本条例自公布之日起施行。

附录 C　军队疾病预防控制法规目录

一、综合管理

1. 中国人民解放军卫生条例(1996 年 1 月 10 日)
2. 军队联勤卫生工作规定(2005 年 4 月 6 日)
3. 中国人民解放军传染病防治条例(2008 年 10 月 19 日)

二、部队卫生

4. 应征公民体格检查标准(2003 年 9 月 1 日)
5. 军队院校招收学员检查标准(2006 年 4 月 4 日)
6. 入伍新兵卫生工作规定(2008 年 12 月 31 日)
7. 空中战勤人员体格检查标准(2008 年 12 月 31 日)
8. 关于进一步加强部队卫生工作的意见(2009 年 6 月 3 日)
9. 部队卫生机构业务工作规则(2009 年 6 月 3 日)
10. 关于加强新形势下军队心理服务工作的意见(2009 年 10 月 20 日)
11. 关于加强和改进新形势下部队心理卫生工作的实施意见(2009 年 12 月 31 日)
12. 关于师级以下部队卫生干部培养提高和管理使用的意见(2010 年 4 月 16 日)
13. 关于进一步加强部队卫生能力建设的指导意见(2010 年 8 月 31 日)

三、疾病预防控制

14. 军队疫情处理技术规范(1996 年 2 月 7 日)
15. 军队预防接种管理办法(1996 年 7 月 23 日)
16. 军队卫生防疫工作规则(1999 年 6 月 15 日)
17. 军队消毒管理办法(2003 年 2 月 13 日)
18. 军队战时预防接种办法(2007 年 12 月 20 日)
19. 军队疾病预防控制机构基本卫生装备配备标准(2008 年 12 月 26 日)
20. 关于组织实施军队突发公共卫生事件和传染病疫情直报工作的通知(2009 年 4 月 30 日)
21. 军队疾病预防控制机构业务工作规定(2010 年 6 月 13 日)
22. 军队防治艾滋病工作规定(2010 年 7 月 23 日)
23. 印发《军队疾病预防控制机构检测检验能力标准》(试行)(2011 年 5 月 26 日)
24. 关于进一步明确军队艾滋病患者(感染者)防治管理有关问题的通知(2011 年 6 月 13 日)
25. 关于开展军队疾病预防控制机构达标建设活动的通知(2011 年 9 月 14 日)

四、卫生监督与防护

26. 军队放射防护监督实施办法(2000 年 9 月 18 日)
27. 军队食堂卫生管理办法(2001 年 5 月 9 日)
28. 军队社会化保障单位卫生管理暂行规定(2001 年 6 月 28 日)

29. 军队卫生监督监测规程(2002 年 8 月 5 日)

30. 军事训练健康保护规定(2003 年 11 月 18 日)

31. 军队卫生监督实施办法(2007 年 4 月 20 日)

32. 军队卫生监督规定(2011 年 3 月 7 日)

五、兽医卫生

33. 军队畜禽屠宰检验监督规程(1996 年 7 月 9 日)

34. 军队兽医工作暂行规定(1997 年 7 月 9 日)

35. 军队防治牲畜口蹄疫暂行规定(2001 年 1 月 10 日)

36. 军队动物性食品卫生检验规定(2002 年 12 月 16 日)

六、应急处置

37. 军队重大疫情食物中毒处理规定(2002 年 9 月 18 日)

38. 军队应急处理突发公共卫生事件规定(2003 年 8 月 27 日)

39. 军地传染病防控合作机制(2006 年 6 月 14 日)

40. 军地突发公共卫生事件应急处置合作机制(2008 年 7 月 18 日)

41. 军队处置突发公共卫生事件应急预案(2009 年 9 月 21 日)

42. 军队处置突发动物疫情应急预案(2009 年 9 月 21 日)

参 考 文 献

[1] 黄留玉.疾病预防控制概念的探讨.中国消毒学杂志[J],2012,29(7):561-562.

[2] 李春明.军队疾病预防控制工作世纪回顾与展望.解放军预防医学杂志[J],2001,19(1):1-4.

[3] 汪鑫主编.预防医学.北京:科学出版社,2010.

[4] 曹佳,俞守义.医学模式的发展与转变//程天民主编.军事预防医学[M].北京:人民军医出版社,2006.

[5] 郭继志,汪洋主编.社会医学[M].青岛:中国海洋大学出版社,2004.

[6] 国家自然科学基金委员会.自然科学学科发展战略调研报告—预防医学[M].北京:科学出版社,1995.

[7] 中国医学科学院主编.中国医学科技发展报告[M].北京:科学出版社,2010.

[8] 杰弗里.罗斯.寻求健康.预防医学策略[M].北京:中国协和医科大学出版社,2009.

[9] 侯悦主编.军队卫生学[M].北京:人民军医出版社,1998.

[10] 仲来福主编.卫生学[M].人民卫生出版社,2008.

[11] 糜漫天主编.军队营养与食品卫生学[M].北京:军事医学科学出版社,2009.

[12] 余争平主编.军事劳动卫生学[M].北京:军事医学科学出版社,2009.

[13] 舒为群主编.军队环境卫生学[M].北京:军事医学科学出版社,2009.

[14] 熊鸿燕主编.军队流行病学[M].北京:军事医学科学出版社,2009.

[15] 李立明主编.流行病学[M].北京:人民卫生出版社,2007.

[16] 谭红专主编.现代流行病学[M].北京.人民卫生出版社,2001.

[17] 徐辉主编.核武器与核事件医学防护学[M].北京:军事医学科学出版社,2009.

[18] 董兆君主编.化学武器与化学事件医学防护学[M].北京:军事医学科学出版社,2009.

[19] 熊鸿燕主编.生物武器损伤防护学[M].北京:军事医学科学出版社,2009.

[20] 总后勤部卫生部主编.核化生武器损伤防治学[M].北京:人民军医出版社,2007.

[21] 宁竹之主编.卫生防疫专业技术人员教材[M].北京:解放军出版社,1999.

[22] 任国荃,徐天昊主编.核化生武器损伤防治药物使用培训教材[M].总后勤部卫生部,2007.

[23] 朱壬葆主编.中华医学百科全书核武器损伤与放射医学[M].上海:上海科学技术出版社,1984.

[24] 李鲁主编.社会医学[M].北京:人民卫生出版社,2012.

[25] 陈俊国主编.军事社会医学[M].北京:军事医学科学出版社,2009.

[26] 冯正直主编.军事心理学[M].北京:军事医学科学出版社,2009.

[27] 皇甫恩主编.军事医学心理学[M].北京:人民军医出版社,1996.

[28] 医学心理学,百度:http://baike.baidu.com/view/5486.htm.

[29] 马骁主编.健康教育学[M].北京:人民卫生出版社,2012.

[30] 胡俊峰,侯培森.当代健康教育与健康促进[M].北京:人民卫生出版社,2005.

[31] 易东主编.军事医学统计学[M].北京:军事医学科学出版社,2009.

[32] 孙振球主编.医学统计学[M].北京:人民卫生出版社,2002.

[33] 李晓松主编.医学统计学[M].北京:高等教育出版社,2008.

[34] 罗爱静主编.卫生信息管理学.北京:人民卫生出版社,2003.

[35] 周世伟主编.军队卫生勤务学.北京:军事医学科学出版社,2001.

[36] 贺加主编.军队卫生事业管理学.北京:军事医学科学出版社,2009.

[37] 梁万年主编.卫生事业管理学.北京:人民卫生出版社.2003.

[38] 总参谋部,总政治部,总后勤部.中国人民解放军传染病防治条例.2008.

[39] 国务院.中华人民共和国传染病防治法.2004.

[40] 王谦,陈文亮.非军事斗争行动卫勤应急管理[M].北京:人民军医出版社,2009.

[41] 王陇德.突发公共卫生事件应急管理[M].北京:人民卫生出版社,2008.

[42] 陈锦治,王旭辉,等.突发公共卫生事件预防与应急处理[M].南京:东南大学出版社,2005.

[43] 总后勤部.军队处置突发公共卫生事件应急预案.2009.

[44] 总参谋部,总政治部,总后勤部,总装备部.军队应急处理突发公共卫生事件规定.2003.

[45] 国家卫生部,总后卫生部.军地突发公共卫生事件应急处置合作机制.2008.

[46] 国家卫生部,武警总部.卫生部门武警部队卫生应急协作机制.2011.

[47] 国家卫生部,总参作战部,总后卫生部.军队与国家卫生部卫生应急协调机制.2012.

[48] 国家卫生部.突发公共卫生事件与传染病疫情监测信息报告管理办法.2003.

[49] 总后卫生部卫防疫局.关于组织实施军队突发公共卫生事件和传染病疫情直报工作的通知.2009.

[50] 国务院. 国家突发公共事件总体应急预案[S]. 2005.

[51] 卫生部. 国家突发公共卫生事件应急预案[S]. 2006.

[52] 卫生部. 国家突发公共事件医疗卫生救援应急预案[S]. 2006.

[53] 王陇德. 卫生应急工作手册[S]. 北京:人民卫生出版社,2005.

[54] 王陇德. 突发公共卫生事件—应急管理理论与实践[M]. 北京:人民卫生出版社,2008.

[55] 邸泽青.浅谈我国突发公共卫生事件应急预案体系的构成与管理[J]. 现代预防医学,2008,35(12):2350.

[56] 邸泽青.我国突发公共卫生事件应急预案体系建设中存在的问题及其对策[J]. 中国预防医学杂志,2008,9(6)449-451.

[57] 王桂巧. 计划家族的新成员—预案的特点及其写作. 秘书之友, 2003, 11: 22-24.

[58] 胡国清,饶克勤,孙振球.突发公共卫生事件应急预案编制初探[J].中华医学杂志,2005,85(31):2173-2175.

[59] 周浩,王玥,杨超,等.现场流行病学技术综述.中国卫生工程学[J].2013,12(3):243-245.

[60] 张顺祥主译.现场流行病学[M].第3版.北京:人民卫生出版社,2011.

[61] 叶临湘主编.现场流行病学[M]. 第2版.北京:人民卫生出版社,2009.

[62] 曹务春主编.传染病流行病学[M].北京:高等教育出版社,2008.

[63] 王晓平,尹冀源,苏华,等.现场暴发调查报告规范书写模式探讨.中国公共卫生管理[J].2011,27(6):577-578.

[64] 王心如主编.毒理学基础[M].第5版.北京:人民卫生出版社,2007.

[65] 张继全主编.事故风险分析理论与方法[M].北京:北京大学出版社,2011.

[66] 郭清主编.健康管理学概论[M].北京:人民卫生出版社,2011.

[67] 潘小琴,肖斌权主编.环境污染的流行病学研究方法[M].北京:人民卫生出版社,1997.

[68] 石阶平主编.食品安全风险评估[M].北京:中国农业大学出版社,2010.

[69] 吴永宁主编.食品污染检测与控制技术[M].北京:化学工业出版社,2011.

[70] 世界卫生组织,联合国粮食及农业组织.食品中微生物危害风险特征描述指南[M]. 北京:人民卫生出版社,2011.

[71] 范道津,陈伟珂主编.风险管理理论与工具[M].天津:天津大学出版社,2010.

[72] 霍华德·昆鲁斯(Howard Kunreuther),迈克尔·尤西姆(Michael Useem)等著.灾难的启示:建立有效的应急反应战略[M].北京:中国人民大学出版社,2011.

[73] CAC/RCP 1-1969(Rev.4-2003),食品卫生通则.

[74] HACCP原理和应用导则. NACMCF国家食品微生物标准咨询委员会, 1997.

[75] GB/T 27306-2008食品安全管理体系餐饮业要求.

[76] FDA. Regulations on Statements Made for Dietary Supplements Concerning the Effect of the Product on the Structure or Function of the Body; Final Rule. 21 CFR part 101.

［77］ GJB 1101-1991 军队食堂卫生管理规范.

［78］ GJB 2806-1997 野战食品通用规范.

［79］ GJB 4240-2001 军队食品卫生要求.

［80］ 总参谋部，总后勤部.军队卫生监督规定.2011.

［81］ 姜乾金.医学心理学理论、方法与临床.北京：人民卫生出版社，2012.

［82］ 王长虹，丛中.临床心理治疗学.北京：人民军医出版社，2001.

［83］ 王江红，何成森.医学心理学.合肥：安徽科学技术出版社，2009.

［84］ 姜乾金.医学心理学.北京：人民卫生出版社，2002.

［85］ 陈力.医学心理学.北京：北京大学医学出版社，2003.

［86］ 陈松.心理咨询与治疗.北京：高等教育出版社.

［87］ 吴均林.医学心理学.北京：高等教育出版社，2009.

［88］ 总政治部宣传部.全军心理服务工作座谈会文件材料汇编.

［89］ 中华人民共和国卫生部.消毒技术规范［S］，2002 年版.

［90］ 中华人民共和国国家标准 GB-19193.疫源地消毒总则［S］，2012.

［91］ 中华人民共和国国家标准 GB 27953-2011.疫源地消毒剂卫生要求［S］，2011.

［92］ 中华人民共和国国家军用标准 GJB 3126.军队防疫消毒技术要求［S］，1997.

［93］ 中华人民共和国国家标准 GB 15981.消毒与灭菌效果的评价方法与标准［S］，2005.

［94］ Rutala WA，Weber D J. Guideline for Disinfection and Sterilization in Healthcare Facilities（2008）［M］. US-CDC. 2008.

［95］ UK. Community Health Services，Infection Control Guidelines for Cleaning and Decontamination - Community Hospitals and Primary Care［S］，2011.

［96］ USA Michigan department of community health. Guideline for environmental cleaning and disinfection of Norovirus［S］. 2009.

［97］ Provincial Infectious Diseases Advisory Committee，Best Practices for Cleaning，Disinfection and Sterilization in All Healthcare Settings［S］，2006.

［98］ GJB 3124-1997.军队卫生害虫化学控制技术要求.1998.

［99］ 中国人民解放军总后勤部卫生部.军队卫生防疫技术规范［M］. 北京：人民军医出版社，2004.

［100］ World Health Organization. 2000. Manual for indoor residual spraying. Application of residual sprays for vector control. WHO/CDS/WHOPES/GCDPP/2000.3.

［101］ World Health Organization. 2003. Space spray application of insecticides for vector and public health pest control. A practitioner's guide. WHO/CDS/WHOPES/GCDPP/2003.5.

［102］ World Health Organization. 2006. Pesticides and their application. For the control of vectors and pests of public health importance. WHO/CDS/NTD/WHOPES/GCDPP/2006.1.

［103］ Kogan M. Integrated pest management：historical perspectives and contemporary developments ［J］. Annual review of entomology，1998，43（1）：243-270.

［104］ 龚坤元，高锦亚，孙耘芹，等.溴氰菊酯抗性家蝇的防治及其对策的研究［J］.医学动物防制，1989，5（2）：9-19.

［105］ 沈元.鼠类不育剂及其应用研究进展［J］.中华卫生杀虫药械，2003，19（3）：177-181.

［106］ 杨振洲，宋宏斌，孙岩松，等.卫生杀虫药械评价与应用［M］.北京：军事医学科学出版社，2008.

［107］ 钱万红，王忠灿，吴光华.卫生杀虫技术［M］.北京：人民卫生出版社，2011.

［108］ 国家认监委.质检机构管理知识［M］.北京：中国计量出版社，2005.

［109］ 国家认监委.实验室资质认定工作指南［M］.北京：中国计量出版社，2007.

［110］ 李悦.实验室资质认定 ABC［M］.北京：军事医学科学出版社，2013.

[107] 彭双清,郝卫东,伍一军.毒理学替代法[M].北京:军事医学科学出版社,2008.

[108] 王心如,周宗灿.毒理学基础.第 5 版.北京:人民卫生出版社,2008.

[109] 周宗灿.毒理学教程.第 3 版.北京:北京大学医学出版社,2006.

[110] 国家食品药品监督管理局.化学药物急性毒性试验技术指导原则.2005.

[111] 郭磊,吴弼东,谢剑林.药物分析检测技术研究进展[J].中国科学:生命科学,2011,41(10):904-912.

[112] 唐突主编.食品卫生检测技术[M].北京:化学工业出版社,2006.

[113] 徐建玲主编.现代环境卫生学[M].北京:北京大学出版社,2009.

[114] 李凌雁,王绍鑫,周艳琴.论卫生监督现场快速检测研究进展及发展趋势[J].中国卫生监督杂志,2010,17(2):133-136.

[115] 师邱毅,纪其雄,许莉勇编著.食品安全快速检测技术及应用[M].北京:化学工业出版社,2010.

[116] 冯军,吴晓华,李石柱,等.空间统计分析方法及相关软件在传染病研究中的应用.中国血吸虫病防治杂志[J],2011,23(2):217-220.

[117] 李道苹.医学信息分析[M].北京:人民卫生出版社,2009.

[118] 井庆丰.微波与卫星通信技术[M].北京:国防工业出版社,2011.

[119] 汪双顶,姚羽.网络互联技术与实践教程[M].北京:清华大学出版社,2009.

[120] 张春红,裘晓峰,夏海轮,等.物联网技术与应用[M].北京:人民邮电出版社,2011.

[121] 宋一兵,魏宾,高静.局域网技术[M].北京:人民邮电出版社,2011.

[122] 王珊,萨师煊.数据库系统概论[M].北京:高等教育出版社,2006.

[123] 西尔伯沙茨等.数据库系统概念[M].北京:机械工业出版社,2012.

[124] 周学思.传染病监测数据仓库的设计与实现[D].北京:军事医学科学院卫生勤务与医学情报研究所,2013.

[125] 韩家炜,等.数据挖掘:概念与技术[M].北京:机械工业出版社,2012.

[126] Harvey, Francis. A Primer of GIS, Fundamental geographic and cartographic concepts. The Guilford Press, 2008, 31 pp.

[127] 汤国安,杨昕.ArcGIS 地理信息系统空间分析试验教程[M].上海:科学出版社,2006.

[128] 卡普兰,赫加蒂,等.GPS 原理与应用[M].电子工业出版社,2012.

[129] 孙家柄.遥感原理与应用[M].武汉大学出版社,2009.

[130] 王升启.生物安全相关病原微生物检测新技术.中国工程科技论坛-临床分子诊断暨第二届中国分子诊断技术大会. 2011.

[131] 张慧静,管萧,等.一种病原微生物分析检测方法.发明专利公报. 2011,19(12):CN101776610B.

[132] 王稳,曲武斌,等.利用 MPprimer 设计引物并优化扩增条件以提高多重 PCR 效率的实验研究.生物化学与生物物理进展[J].2010;37(3):342-346.

[133] Altschul SF, Gish W, Miller W, et al. Basic local alignment search tool[J]. Journal of Molecular Biology. 1990, 215 (3): 403 - 10.

[134] Lipman DJ, Pearson WR. Rapid and sensitive protein similarity searches[J]. Science. 1985, 227 (4693): 1435 - 41.

[135] Richard D, Sean ER, et al. Biological sequence analysis: probalistic models of proteins and nucleic acids [M]. Cambridge, UK: Cambridge University Press.1998.

[136] Hughey R, Karplus K, Krogh A. SAM: sequence alignment and modeling software system. Technical report UCSC-CRL-99-11 (Report). University of California, Santa Cruz, CA. 2003.

[137] Liu YC, Schmidt B, et al. CUDASW＋＋2.0: enhanced Smith-Waterman protein database search on CUDA-enabled GPUs based on SIMT and virtualized SIMD abstractions[J]. BMC Research Notes. 2010, 3:93-105.

[138] Kent，W. J. BLAT--the BLAST-like alignment tool.Genome research.2002.12(4)：656-664.

[139] Li H，Ruan J，Durbin R. Mapping short DNA sequencing reads and calling variants using mapping quality scores[J]. Genome Research. 2008,18(11):1851-1858.

[140] Langmead B，Trapnell C，Pop M，et al. Ultrafast and memory-efficient aligment of short DNA sequencing to the human genome. Genome Biology，2009，10(3):R25.

[141] Li H. and Durbin R. Fast and accurate short read alignment with Burrows-Wheeler Transform. Bioinformatics. 2009，25:1754-1760.

[142] Li RQ，LI YR，et al. SOAP：short oligonucleotide alignment program[J]. BIOINFORMATICS. 2008，24(5)：713 － 714.

[143] Li RQ，Yu C，et al. SOAP2：an improved ultrafast tool for short read alignment[J]. BIOINFORMATICS. 2009，25 (15)：1966-1967.

[144] 管　峥,郑中华,闻向东. LIMS 技术的研究进展 [J]. 分析试验室,2007,26(12):252-254.

[145] 杨海鹰,潘华.实验室信息管理系统[M].北京:化学工业出版社,2007.

[145] Daniel Zeng 主编,宋宏彬译.传染病信息学.北京:科学出版社,2011.

[146] WHO. Communicable disease alert and response for mass gatherings. Key considerations.2008.

[147] 李中杰,张伟东,叶楚楚,等.传染病症状监测系统的设计要点与方法.中华流行病学杂志,2010;31(8):942-944.

[148] 总后卫生部.关于组织实施军队突发公共卫生事件和传染病疫情直报工作的通知.2009.

[149] 韩黎,胡小华,尹丽霞. 医院感染控制-重要公共卫生问题[J]. 中国感染控制杂志，2009，8(5)：331-335.

[150] Halpin H，Shortell SM，Milstein A，et al. Hospital adoption of automated surveillance technology and the implementation of infection prevention and control programs [J]. Am J Infect Control. 2011，39 (4):270-276.

[151] 史锋庆,高建宏,韩雪玲,等. 医院感染监测系统研制进展 [J]. 中医药管理杂志,2010,18(1):29-31.

[152] 韩黎,田晓丽,胡小华,等. 基于互联网的医院感染信息实时监测与管理网络平台设计 [J]. 中国感染控制杂志，2013，12(3):182-185.

[153] Allegranzi B，Bagheri Nejad S，Combescure C，et al. Burden of endemic health-care-associated infection in developing countries：systematic review and meta-analysis [J]. Lancet，2011，377(9761):228-241.

[154] 任南,文细毛,吴安华. 全国医院感染监测与数据直报系统的研制及使用 [J]. 中国感染控制杂志，2008，7(3):170-172.

[155] 任南主编.实用医院感染监测方法与技术[M]. 长沙：湖南科学技术出版社，2008:1-17.

[156] Meyer WG，Pavlin JA，Hospentha D，et al. Antimicrobial resistance surveillance in the AFHSC-GEIS network [J]. BMC Public Health，2011，11(S2):S8.

[157] 龙红,梅灿辉.我国食品安全预警体系和溯源体系发展现状及建议[J].现代食品科技,2012,28(9):1256-1261.

[158] 杨杰.全国食品污染物监测网络平台的建设[D].2011.

[159] 闫永平主编.军队流行病学.北京:人民军医出版社,2007.

[160] 杨绍基主编.传染病学[M].北京:人民卫生出版社,2007.

[161] 中国疾病预防控制中心.中国重点传染病和病媒生物监测报告[R].2011.

[162] 刘克洲,陈智.人类病毒性疾病[M].北京:人民卫生出版社,2002.

[163] 罗红,聂青和.感染性腹泻研究进展[M].寄生虫病与感染性疾病.2003.

[164] 马亦林,李兰娟,高志良,等. 传染病学.第 5 版[M]. 上海:上海科学技术出版社,2011.

[164] 李兰娟. 传染病学高级教程[M]. 北京:人民军医出版社,2011.

[165] 张迈伦,杨大峥.新编实用传染病手册.天津:天津科技翻译出版公司,2009.

[166] 俞永新.狂犬病与狂犬病疫苗[M].北京:中国医药科技出版社,2009.

[167] 张玲霞,周先志.现代传染病学.第2版[M].北京:人民军医出版社,2010.

[168] 李梦东,王宇明.实用传染病学.第3版[M].北京:人民卫生出版社,2004.

[169] 周伯平,崇雨田,吴诗品,等.病毒性肝炎[M].北京:人民卫生出版社,2011

[170] 罗明,张茂林,涂长春.我国狂犬病流行状况及防治对策.中国人兽共患病杂志[J],2005,21:188-190.

[171] 杨绍基,任红主编,传染病学,第7版,北京:人民卫生出版社,2008.

[172] 陈灏珠,林果为主编,实用内科学,第13版,北京:人民卫生出版社,2009,358.

[173] 朱元珏,陈文彬主编,呼吸病学,北京:人民卫生出版社,2003,703.

[174] 中华人民共和国卫生部.流行性感冒诊断与治疗指南.2011.

[175] 王明旭,张文.抗击非典精神的反思.中国医学伦理学.2003,16(5):16.

[176] 苗蓄,刘俊荣,王家骥,从甲型H1N1流感看突发传染病事件防治中的伦理,中国医学伦理学,2009.22(6):88.

[177] 徐小元,郑颖颖.甲型H1N1流感:一种新发传染病.中华医学杂志,2009;89(21):1441.

[178] 张晓芳,刁天喜,翟晓洁,等.军队应对新发传染病疫情策略研究.解放军医药杂志,2011,23(2):70.

[179] 赵月娥,王淑兰,史套兴.新发传染病出现的机制和影响因素分析.解放军预防医学杂志,2008,26(3):157.

[180] 李祝文,吕卫东.部队后勤管理[M].北京:解放军出版社,2009.

[181] 孙海龙,张习坦,马纯纲,等.军队主要传染病流行状况和趋势.西南国防医药,2005,15(5):567.

[182] 孙晓冬,王海银.新发传染病流行现状及防治策略.上海预防医学杂志,2009;21(9):461.

[183] 谢学勤,高建华,杨晓英,等.当前新发传染病的流行特点及防控建议.首都公共卫生,2007;1(5):205.

[184] 洪涛,王健伟.我国传染病防治的现状与挑战.中国实用内科,2003,23(12):705.

[185] 传染病控制手册.北京:中国协和医科大学出版社,2008.

[186] 中华人民共和国卫生部.人禽流感诊疗方案(2005版修订版).2005.

[187] 梁之祥.新发传染病研究概况.实用医药杂志,2010,27(10):950.

[188] 顾中祥.对疾控机构应对传染病预防控制现状的分析研究.中国保健营养,2013;1:517.

[189] 周文华.我国疾控体系建设分析与展望.现代预防医学,2010,7(6):223

[190] 刘叶花.新发传染病的流行与控制探析.中国医药指南,2013,11(4).

[191] 潘孝彰,卢洪洲.新发传染病[M].第2版.北京:人民卫生出版社,2008.

[192] Zinsstag J, Schelling E, Wyss K, et al. Potential of cooperation between human and animal heath to strengthen health systems.Lancet,2005,366(9503):2142.

[193] Samlee Plianbangchang.Combating Emerging Infectious Diseases.WHO Organization.2005:4.

[194] Tsiodras S, Ketesidis T, KelesidisI, et al. Human infections associated with wild birds.Infect,2008,56(2):83.

[195] Wang LF, Eaton BT. Bats, civets and the emergence of SARS. Curr Top Microbio Immunol,2007,315:325.

[196] Jones KE,Patel NG,Levy MA,et al. Global trends in emerging infectious diseases.Nature,2008;451(7181):990.

[197] Yu-Mei Wen, Hans-Dieter Klenk . H7N9 avian influenza virus - search and re-search. Emerging Microbes and Infections 2013,2:1.

[198] 张顺祥主译.现场流行病学[M].第3版.北京:人民卫生出版社,2011.

[199] 曹务春主编.传染病流行病学[M].北京:高等教育出版社,2008.

[200] 卓家同,王树声.暴发疫情的调查处理.广西预防医学[J].1995,1(1):67-68.

[201] 徐春华,马家奇.现行传染病暴发判定标准与方法.疾病监测[J].2007,22(11):777-780.

[202] 王晓平,尹冀源,苏华,等.现场暴发调查处理规范模式的讨论.中国公共卫生管理[J].2011,27(5):455-457.

[203] 郭新彪,刘君卓.突发公共卫生事件应急指引.第2版.北京:化学工业出版社,2009:147-191.

[204] 陈嘉斌,张春明.群体性急性化学物中毒事故调查方法探讨.国际医药卫生导报,2005;11(06):114-115.

[205] 卫生部.食品安全事故流行病学调查技术指南.北京:人民军医出版社,2012.

[206] 成晓霞,张国顺主编.食品安全事故的应急处理要求[M].北京:轻工业出版社,2011.

[207] 张永惠,吴永宁主编.食品安全事故应急处置与案例分析.第1版.北京:中国质检出版社,2012.

[208] 主皓主编.非战争军事行动卫生防疫[M].北京:解放军出版社,2011.

[209] 郭新彪,刘君卓主编.突发公共卫生事件应急指引[M].第2版.北京:化学工业出版社,2009.

[210] 电离辐射防护与辐射源安全基本标准.GB 18871-2002.

[211] 放射事故医学应急预案编制规范.WS/T 328-2011.

[212] 顾乃谷,吴锦海.核(放射)突发事件应急处置[M].上海:复旦大学出版社.2004.

[213] 国务院.放射性同位素与射线装置安全和防护条例.2005.

[214] 卫生部.群体性不明原因疾病应急处置方案(试行).2007.

[215] 王陇德主编.国家公共卫生应急手册[M].北京:人民卫生出版社,2005.

[216] 曹平,唐功臣.赴汶川地震灾区某抗震救灾部队饮用水卫生状况调查,预防医学论坛,2009,15(2).

[217] 谢朝新,龙腾锐,方振东,等.从伊拉克战争看美军的野战供水保障特点.给水排水,2004,30(10):28.

[218] 王绪明,刘兵,施耀勇,等.舟曲特大山洪泥石流救灾部队的食品卫生保障.职业与健康,2011;27(5):524.

[219] 刘兵,周林,袁健,等.震区任务部队食品卫生保障的做法与体会.中国食品卫生杂志,2008;20(6):495.

[220] 杨会锁,于瑞敏,王民,等.某区战略战役集训演习食品卫生保障的主要做法和体会.解放军预防医学杂志,2013,31(2):132.

[221] 总后勤部卫生部.军队食品采购、运输、储存卫生要求.WSB 3-1997.

[222] 张仁学,刘汉学.部队非战争军事行动卫勤保障[M].北京:解放军出版社,2003.

[223] 黄伟灿.非战争军事行动保障案例[M].北京:人民军医出版社,2009.

[224] YU L,LAI K K,WANG S Y. Currency Crisis Forecasting with General Regression Neural.Networks,International Journal of Information Technology and Decision Making,2006.

[225] 崔振民.军队灾害害救援卫勤保障模式研究[R],2004.

[226] 李阳.军医大为地震灾害救援应急卫生防疫队组织训练及实用软件研究[R],2010.

[227] 李丽娟.外军非战争军事行动卫勤保障体制及借鉴研究[R],2010.

[228] Joint Force Employment, Military Operations Other Than War, Briefing Slides and Script. J-7Operational Plans and Interoperatability Directorate, March 1997. Available at:http://www.dtic.mil/doctrine/jrm/mootw.pdf,accessed on January 7,2009.

[229] 郑静晨,侯世科,樊毫军.灾害救援医学.北京:科学出版社,2008.

[230] 张勇.军队灾害救援卫勤保障模式研究[R].2004.

[231] 中国人民解放军卫生部.中国人民解放军卫生监督员教材[M].北京:解放军出版社,2002:1-18.

[232] 刘雪林,宋宏彬,孙岩松主编.卫生监督技术与应用[M].北京:军事医学出版社,2009:19-60.

[233] Agis D Tsouros & Panos A.Efstathiou. 大规模集会活动与公共卫生[M]. 世界卫生组织欧洲办事处,2007:5.

[234] 靳连群,刘雪林,邹文,等.重大会议活动保障专用便携式现场卫生监督箱的研制[J].军事医学,2011,35(12):881-884.

[235] 张东普.职业卫生与职业病危害控制[M],北京:化学工业出版社,2004.

[236] 程天民,军事预防医学概论,北京:人民军医出版社,1999.

[237] 王登高,军事预防医学.第 2 版.北京:军事医学科学院出版社,2009.

[238] 于永军,刘汉学主编.部队进驻寒区卫生防护教材[M].解放军出版社,2004.

[239] 傅征主编.军队卫生装备学[M].北京:人民军医出版社,2004.

[240] 候悦.第 4 版.军队卫生学.北京:人民军医出版社,1998.

[241] 吕永达,谭玲.高原气候特点及对人体生理功能的影响.旅行医学科学,1999,5(1):1-6,11.

[242] 宁竹之.高原环境卫生//:候悦主编.军队卫生学.第 4 版.北京:人民军医出版社,1998:487-497.

[243] 谢印芝,尹昭云,洪欣,等.试述高原医学基本名词术语的概念与定义.高原医学杂志,1998;8(1):1-4.

[244] 牛文忠,王毅,张进军,等.急性高原病发病率调查及群体预防措施的探讨.高原医学杂志,2002,12(2):12-14.

[245] 崔建华.高原医学基础与临床[M].北京:人民军医出版社,2012.

[246] 朱震达.中国沙漠概论[M].北京:科学出版社,1980.

[247] 魏文寿,懂江荣.古特班古特沙漠的辐射热量交换分析.中国沙漠,1997,17(4);335.

[248] 刘兵.戈壁沙漠作业人员中暑的防治//茅志成,邬堂春主编.现代中暑诊断治疗学[M].北京:人民军医出版社,2000.

[249] 毛用泽,军队现代化和核监测技术发展前沿.防化学报,2008,4(100):5-11.

[250] 姜志保,郑波,赵广宁.贫铀弹的作用机理及其危害与防护.大学物理,2005,24(2):52-56.

[251] 尚爱国,过惠平,秦晋,等.核武器辐射防护技术基础.西安:西北工业大学出版社,2009,10.

[252] 刘志娟,郭斌.肼类火箭推进剂气体检测技术.低温与特气,2007,25(4):37-42.

[253] 杨小龙.盐酸萘乙二胺分光光度法测定环境空气中氮氧化物若干问题的探讨.北方环境,2011,23(9):212.

[254] 关彩虹.军事环境特种污染与控制对策.北京:气象出版社,2011,6.

[255] 总后勤部卫生部.部队健康教育教材[M].北京:解放军出版社,2003.

[256] 黄昌林.军事训练伤防治手册[M].北京:人民军医出版社,2008.

[257] 王登高,余争平,钟敏.军事作业医学[M].北京:军事医学科学院出版社,2009.

[258] 刘淑红,谢荣厚,吴忠东,等.医学干预前后军事训练伤发生情况的对比研究.中国急救复苏与灾害医学杂志,2008,3(11):679-681.

[259] 杜明奎,穆学涛,郑静晨,等.高温高强度军事训练伤的医学干预研究.中国急救复苏与灾害医学杂志,2010,5(8):713-714.

[260] 路闯,袁宏伟,刘晓彬,等.军事训练伤医务监督效果的调查分析.实用医药杂志,2006,23(7):856-857.

[261] 冉德洲,高兴.运动医务监督.成都:四川教育出版社,1997;76.

[262] 全国体育学院教材委员会.体育测量评价.北京:人民体育出版社,1995:88.

[263] 王心,单学柏,王兴.武警战士过劳性损伤危险因素巢式病例对照研究.第四军医大学学报,2003;24(2):48.

[264] 王满,白和平.某部新兵结构与训练伤的关系.湖北医药,2001,23(10):50.

[265] 化前珍,刘片娥,尼春萍.新兵训练伤与文化程度和入伍前生活环境等关系.人民军医,1999;42(2):19.

[266] 徐玫,刘燕,李富军,等.新兵初始运动能力对训练伤的影响.第四军医大学学报,2001.22(2):100.

[267] 谭百庆.武警战士训练伤与体能体质因素的关系.人民军医,1997,40(11):35.

[268] 黄如山,何覃萍.某军校新学员强化训练中致伤的调查分析.解放军预防医学杂志,1998,16(4):280.

[269] 戴海崎.心理教育测量.广州:暨南大学出版社,2002,143.

[270] 易彬樘,杨水福,陈运华.心理学干预对降低新兵训练伤的效果观察.解放军预防医学杂志,1997,15(6):448.

［271］陈吉棣.运动营养学.北京：北京医科大学出版社,2002 :52.

［272］体质课题组.特种兵竞赛集训的医务监督及应用效果研究.解放军体育学院学报,2001,20(4):76.

［273］陈敏雄.运动性疲劳及消除疲劳的特殊营养补充品.安徽体育科技,2003,24(3):17.

［274］李志敏,罗兴华.葡萄糖对消除躯体运动性疲劳的影响.现代康复,2000,4(4):6.

［275］廖八根,罗兴华,甘少雄.柔道运动员运动性疲劳的心理监控.北京体育学院学报,1999,22(3):20.

［276］张剑,陈佩杰,庄浩,等.心理应激和心理训练对不同特质焦虑运动员免疫指标的影响.中国运动医学杂志,2000,19(2):177.

［277］林建棣,吕金萍,王文胜.体育专业学生教学训练后身体效应与营养调控的研究.上海体育学院学报,1995,19(2):40.

［278］徐文斌,廖晓平.军事训练与疲劳关系的调查及对策.解放军预防医学杂志,1999,17(3):27.

［279］李端阳,任爱民,刘俊斌,等.武警某部战士运动系统训练伤的流行病学调查.解放军预防医学杂志,2002,20(1):42.

［280］吴钦永,杨占清,李欣,等.干预措施预防军事训练伤的效果.前卫医药杂志,1999,16(1):30.

［281］刘莉,林建棣,成伟栋.军事训练伤医务监督的研究现状及展望.解放军预防医学杂志,2006,24(1):74-77.

［282］陈尧忠,蔡建明 .军事航海医学概论.上海：第二军医大学出版社,2010:25-31.

［283］MANUAL OF NAVY PREVENRIVE MEDICINE food safety ：NAVMWD P-5010-1.美国：Bureau of Medicine and surgery,2004.

［284］MANUAL OF NAVY PREVENRIVE MEDICINE water aupply afloat NAVMWD P-5010-6.美国：Bureau of Medicine and surgery,2005.

［285］MANUAL OF NAVY PREVENRIVE MEDICINE navy entomology and pest control technology：NAVMWD P-5010-8.美国：Bureau of Medicine and surgery,2004.

［286］US Navy Shipboard Pest Control Manual：NAVMED P-5052-26［S］.美 国： Navy Disease Vector Ecology Control Center,2000.

［287］龚锦涵.航海医学［M］.北京：人民军医出版社,1996.

［288］国家卫生部防疫司. 生活饮用水卫生标准(GB5749－2006)[J] .北京：中国标准出版社,2007.

［289］国际植物检疫措施标准 ISPM 27 诊断规程 第三号诊断规程：Trogoderma granarium Everts(谷斑皮蠹）［S］.2012.

［290］Shadia E. Abd El-Aziz ，Control Strategies of Stored Product Pests[J]. Journ al of Entomology, 2011, 8：101-122

［291］王登高.军事航空医学概论［M］:常见航空性疾病.北京：军事医学科学出版社,2009.

［292］〔美〕R·L·DeHART.航空航天医学基础:航空航天医学中的耳鼻喉科学.《航空航天医学基础》翻译组.北京：解放军出版社,1990:431－433.

［293］陈炳卿.营养与食品卫生学［M］.第 3 版.北京：人民卫生出版社,1993.

［294］高兴兰,郭俊生,郭长江.军队营养与食品学［M］.北京：军事医学科学出版社,2008.

［295］李志刚.航空医学［M］.北京：人民军医出版社,1992.

［296］高峰,马衡阳,邓致荣,等. 核辐射卫生防护［M］. 北京：人民军医出版社,2011.

［297］罗敏,陈震兵,陈小立,等.纳米吸波材料在人体防护中的现状及发展方向［J］.化学世界,2005,12(6):324-326.

［298］刘顺华,刘军民,董星龙.电磁波屏蔽及吸波材料［M］.北京：化学工业出版社,2006.

［299］刘翠枝.宽频带多层吸波材料的理论研究及其优化设计［D］.北京交通大学,2009.

［300］顾增惠,傅军,邱晶.慢性非传染性疾病预防与控制//陈新峰主编.疾病预防控制"三基".北京：人民军医出版社,2009.

[301] 汪莲开.高血压病的预防、治疗与护理[M].武汉:湖北科学技术出版社,2012.

[302] 国际心脏病学会及世界卫生组织临床命名标准联合专业组.冠心病(缺血性心脏病)诊断标准.

[303] 中华医学会.全科医学与社区疾病管理-冠心病与血脂异常防治.

[304] 栾荣生.心血管疾病流行病学//李立明主编.流行病学[M].第4版.北京:人民卫生出版社,1999.

[305] 陆再英,钟南山.内科学.第7版.北京:人民卫生出版社,2008,267-302.

[306] 陈灏珠主编.实用内科学[M].北京:人民卫生出版社,2005.

[307] 胡大一主编.冠心病与并存疾病[M].北京:北京大学医学出版社,2009.

[308] 中华医学会编著.临床诊疗指南-心血管外科分册[M].北京:人民卫生出版社,2009.

[309] 韩峭青,裘建尧,李丽,等.对830名军队疗养干部健康状况的调查分析.中国疗养医学,2000,9(5):35-36.

[310] 李靖,赛晓勇,何耀,等.北京地区离退休干部疾病构成及高血压危险因素的流行病学调查.中华保健医学杂志,2008,10(2):96-98.

[311] 廖忠友,田径,谢琳刚.630例军队疗养员疾病分析.西南国防医药,2003,13(2):228-230.

[312] Critchley J.et al.Circulation.2004,110(10):1236-44.

[313] Sleight P. Current options in the management of coronary artery disease. Am J Cardiol.2003,92:4N-8N.

[314] Zheng ZJ. et al.Circulation. 2001,104:2158-63.

[315] 宋涛,赵虹,胡华祥,等.脑中风患者的心理社会因素及健康教育.[J] 医学信息,2010,nol:122-123.

[316] 师占红,王叔霞.80例青年缺血性脑卒中相关危险因素的分析.[J] 河南科技大学学报(医学版),2007,25(4):256-257.

[317] 张素华.衣食住行与糖尿病防治[M].北京:人民军医出版社,2012.

[318] 胡俊峰,候培森.当代健康教育与健康促进,北京:人民卫生出版社,2005:749-751.

[319] 施焕中.慢性阻塞性肺疾病[M].北京:人民卫生出版社.2006.

[320] 蔡柏蔷,李龙芸.协和呼吸病学[M].北京:中国协和医科大学出版社.2005.

[321] 周建华,彭华生,任和芬,等.患有慢性阻塞性肺疾病的老年军人330例生活质量现状调查.中国临床康复,2006,10(44):13-15.

[322] 赛晓勇,何耀,王波,等.西安市1268名军队老年男性吸烟相关死亡18年随访研究.中国慢性病预防与控制,2006,14(6):392-394.

[323] 赛晓勇,何耀,王波,等.西安市军队老年人慢性阻塞性肺疾病死亡危险因素的18年队列研究.中华流行病学杂志,2006,27(9):765-768.

[324] David M,Fernando H. Epidemiology and global impact of chronicobstructive pulmonary disease. Respiratory MedicineCOPD Update,2006,1:114-120.

[325] RaherisonC,Girodet P-O. Epidemiology of COPD. Eur Respir Rev. 2009,18(114):213-221.

[326] 郭静,李刚,王胜朝,等. 我军现役人员口腔健康现状的变化和发展. 牙体牙髓牙周病学杂志, 2012,22(9):533-536.

[327] 白书忠.中国慢病管理的目标与对策.第六届中国健康产业论坛.北京.

[328] 李冬霞,尹音,周小玲,等. 256名军队干部口腔健康状况调查. 中国药业,2012,21(Z1):228-229.

[329] 李刚,郭志远,于涛,等. 1269名官兵口腔医疗需要情况调查.解放军预防医学杂志,2005,23(1):39-40.

[330] 张文静,蒋勇. 口腔健康行为的影响因素. 国际口腔医学杂志,2010,37(1):77-80.

[331] Dumitrescu AL,Kawamura M,Toma C,et al.Social intelligence andself-rated oral health status and behaviours.Rom J Intern Med,2007,45(4):393-400.

[332] Kawamura M,Takase N,Sasahara H,et al.Teenagers oral healthattitudes and behavior in Japan:Comparison by sex and age group.JOral Sci,2008,50(2):167-174

[333] Sthhlnacke K,Soderfeldt B,Unell L, et a1.Changes over 5 years inutilization of dental care by a Swedish

age cohor.Community DentOral Epidemiol,2005,33(1):64-73.

[334] Manski RJ,Cooper PF.Dental care use:Does dental in surance truly make a difference in the US.Community Dent Health,2007,24(4):205-212.

[335] 刘翠平,种道群,袁蕾蕾,等.肿瘤预防与早期治疗.北京:人民军医出版社,2009.

[336] 何裕民,杨昆,田玲编著.更加众志成城:肿瘤预防篇.北京:中国协和医科大学出版社,2008.

[337] 王庆生.肿瘤主要危险因素的预防控制策略.中国肿瘤,2011,20(1):10-13.

[337] 陆建邦.我国肿瘤预防控制指导思想与政策研究.中国肿瘤,2011,20(1):3-6.

[338] 赵新汉.癌症的预防及对策.医药与保健,2006,(10):16-17.

[339] 张亚玮,邓茜,毕晓峰,等.美国肿瘤预防控制概况.中国肿瘤,2011,20(9):630-634.

[340] 靳光付,马红霞,胡志斌,等.加拿大恶性肿瘤预防控制概况.中国肿瘤,2011,20(10):708-712.

[341] 李霓,李倩,陈玉恒,等.韩国肿瘤预防控制概况.中国肿瘤,2011,20(4):251-255.

[342] 较顺畅.生活方式与肿瘤预防.解放军保健医学杂志,2005,7(2)72-74.

[343] 郑媛芳,林颖.饮食健康与癌症的预防.医学导刊,2008,(4):151-152.

[344] 王晓军,孙家荣.基层部队心理服务工作[M].西安:西北工业大学出版社,2012.

[345] 武小梅.军人心理健康指导[M].济南:黄河出版社,2006:28.

[346] 王焕林.部队心理卫生培训教材[M].北京:解放军出版社,2001:383-385.

[347] 王应立,李健.实用军人心理学[M].广州:广州出版社,2004:149,212-216.

[348] 主皓.紧贴形势任务和官兵需求推动军队心理卫生工作科学发展[J].解放军预防医学杂志,2010,28(3):157-159.